TRAITÉ

PRATIQUE ET RAISONNÉ

DE L'EMPLOI DES

PLANTES MÉDICINALES

INDIGÈNES.

BOULOGNE-SUR-MER,

Imprimerie Berger frères, 51, Grande Rue.

1850.

TRAITÉ

PRATIQUE ET RAISONNÉ

DE L'EMPLOI DES

PLANTES MÉDICINALES INDIGÈNES

PAR F.-J. CAZIN,

Médecin à Boulogne-sur-mer,

MEMBRE CORRESPONDANT DE LA SOCIÉTÉ NATIONALE DE MÉDECINE DE MARSEILLE,
DE L'ACADÉMIE MÉDICO-CHIRURGICALE DE FERRARE, DE LA SOCIÉTÉ DES
SCIENCES MÉDICALES ET NATURELLES DE BRUXELLES, DE LA
SOCIÉTÉ NATIONALE D'AGRICULTURE, D'HISTOIRE NATU-
RELLE ET DES ARTS UTILES DE LYON, ET DE
PLUSIEURS AUTRES SOCIÉTÉS SAVANTES.

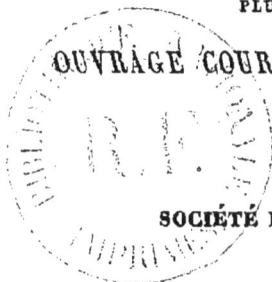

OUVRAGE COURONNÉ (MÉDAILLE D'OR) AU CONCOURS
OUVERT EN 1847

PAR LA

SOCIÉTÉ ROYALE DE MÉDECINE DE MARSEILLE,

Sur la question suivante :

« DES RESSOURCES QUE LA FLORE MÉDICALE INDIGÈNE
PRÉSENTE AUX MÉDECINS DE CAMPAGNE. »

*Auquel l'auteur a ajouté un travail complémentaire considérable et un
Atlas de plantes lithographiées,*

Trahimur peregrinis et exoticis, domestica
vero et indigena despicimus. (*Baglivi.*)

———

BOULOGNE,
CHEZ L'AUTEUR,
Rue du Pot-d'Étain, n° 5.

PARIS,
CHEZ LABÉ, LIBRAIRE,
Place de l'École de Médecine, n° 4.

1850.

INTRODUCTION.

———

Après vingt années de pratique à Calais, j'ai dû, pour des raisons particulières, me fixer à la campagne, où j'ai exercé la médecine depuis 1832 jusqu'en 1846.

Il m'a suffi de jeter un coup-d'œil sur l'état comparé des villes et des campagnes pour me convaincre, au point de vue médical, de l'énorme différence qui existe entre les ressources des unes et celles des autres.

Dans les villes, l'état social forme un corps dont toutes les parties distinctes, mais intimement liées, agissent et réagissent les unes sur les autres. L'aspect de la misère agglomérée y excite la pitié, et sollicite des secours qu'il est presque toujours facile de se procurer. Les villes ont des hospices, des bureaux de bienfaisance, des caisses de secours mutuels pour les ouvriers, des associations pieuses, des dispensaires, etc.

Les campagnes sont privées de tous ces avantages et restent abandonnées à elles-mêmes, comme si, formant un peuple à part, elles n'étaient pas régies par les mêmes lois et ne devaient pas prétendre aux mêmes bienfaits. Dans les communes rurales, plus qu'ailleurs, s'offre le contraste du bien-être des riches et de l'infortune des nombreux habitants qui n'ont d'autres biens que l'emploi de leurs forces. Si l'ouvrier des campagnes est moins à plaindre que celui des villes tant qu'il se porte bien, il est beaucoup plus pauvre, plus écrasé par le malheur quand la maladie l'atteint. Le plus souvent, alors, il souffre sans secours, lutte péniblement, languit ignoré et meurt silencieux et résigné dans une chaumière où le froid, l'humidité, la malpropreté se joignent aux autres causes de destruction.

Le curé et le médecin assistent presque toujours seuls à ce déchirant spectacle de la misère aux prises avec la maladie. Si l'un, représentant la pensée religieuse comme une immortelle espérance entre la terre et le Ciel, est la première providence du village, l'autre, prodiguant avec désintéressement les secours et les consolations de son art, en est assurément la seconde. Quand, ne possédant pour eux-mêmes que le strict nécessaire, ils ne peuvent faire, sous le rapport physique, tout le bien que leur suggèrent leurs bonnes intentions, réduits alors à solliciter des secours, à associer à leur dévouement quelques personnes charitables, ils deviennent, pour ainsi dire, les messagers de la bienfaisance, malheureusement trop restreinte et toujours insuffisante, des habitants de la commune.

Cet état déplorable de nos campagnes, qui réclame toute la sollicitude du gouvernement, et auquel on ne remédiera que par l'établissement d'un service de santé gratuit, m'a convaincu de la nécessité d'y faire de la médecine à bon marché. J'ai donc renoncé, dans ma pratique rurale, aux médicaments d'un prix plus ou moins élevé, et aux préparations pharmaceutiques dont le luxe ne peut être payé que par le riche, pour m'occuper de l'emploi si simple et si économique des plantes que la nature fait naître avec profusion autour de nous. « Sur nos rochers les

» plus stériles, dit M. Munaret, au fond des ombreuses vallées,.
» aux pieds de nos balsamiques sapins, sur les bords du ruis-
» seau qui serpente inconnu dans la prairie, comme le long
» du sentier que je gravissais tous les matins, pour visiter mes
» malades, partout j'ai pu récolter des *espèces* préférables, avec
» leurs sucs et leur naïve fraîcheur, à ces racines équivoques,
» à ces bois vermoulus que le nouveau-monde échange contre
» notre or, et souvent contre notre santé...... (1) »

J'ai fait comme le spirituel auteur que je viens de citer, et
les résultats que j'ai obtenus ont dépassé de beaucoup mes
espérances. Livré à la pratique rurale après avoir été pendant
long-temps familiarisé avec la thérapeutique urbaine, j'ai pu
comparer et juger les deux genres de médication. L'expérience
m'a démontré plus d'une fois que l'on doit presque toujours
préférer les plantes indigènes, lorsqu'elles offrent les mêmes
principes médicamenteux, aux substances exotiques, souvent
altérées par le voyage ou le séjour dans les magasins, plus
souvent encore falsifiées par la cupidité (2).

» La frelatation des drogues, dit Gilibert, est la seule science
» dont les marchands se piquent. Les drogues les plus chères
» sont les plus maltraitées. L'abus est poussé à un tel point
» que certains articles quadruplent de masse en sortant de
» Marseille. On vend, par exemple, cent fois plus de quinquina
» que l'Amérique n'en peut fournir ; on vend cinquante fois
» plus de manne qu'il n'en arrive à Marseille. Les résines les
» plus précieuses, les aromates, les bois sont presque tous
» contrefaits ; pour y parvenir on ajoute des bois analogues

_____

(1) *Du médecin des villes et du médecin de campagne*, 2ᵉ *édition*, *p.* 259.

(2) Je ne fais d'exception qu'en faveur du quinquina, qu'il est impossible, quant à présent, de remplacer dans le traitement des fièvres pernicieuses.

» qui prennent un peu d'aromate par le contact, on les peint,
» on les colore , etc. etc. (1). »

Non-seulement on falsifie les substances exotiques dans leur
pays natal, à leur arrivée dans nos ports et chez les droguistes,
mais encore , quand elles sont d'un prix élevé , chez les pharmaciens avides et peu consciencieux.

Si dans tous les temps on a préféré les objets difficiles à
obtenir, dans tous les temps aussi il s'est trouvé des hommes
assez dévoués à leur pays et à l'humanité pour combattre ce
préjugé.

Pline se plaignait déjà de ce que , pour une légère excoriation, on mettait à contribution les rives de la Mer-Rouge, tandis
que les vrais remèdes se trouvent partout à la portée de la
classe la plus indigente (2).

Tabernœmontanus en Allemage (3) , Thomas Bartholin en
Danemark (4), Beverovicius (Jean de Beverwick) en Hollande (5) , Jean Prévost en Italie (6), Burtin (7) et Wau-

---

(1) L'anarchie médic. ou la méd. consid. comme nuisible à la société;
Neufchâtel, 1772.

(2) *Ulceri parvo medicina à mari rubro imputatur , cum remedia vera
quotidie pauperrimus quisque tenet* (Pline, lib. xxiv).

(3) Recueil de plantes (en allemand) , Francfort, 1588. Cet auteur
étudiait les vertus des plantes indigènes au lit des malades, et les employait de préférence aux exotiques.

(4) *De medicina danor. domestica,* etc. Copenhag., 1606.

(5) *Introductio ad medicin. indigen.* Leyde 1644.

(6) *Medicina pauperum ,* etc. Francfort , 1641 ; Lyon , 1643 ; Paris ,
1654; Pavie, 1660. ibid, 1718.

(7) Quels sont les végétaux indig. que l'on pourrait substituer dans

ters (1) en Belgique ; Campegius (Champier) (2), Antoine
Constantin (3), Garidel (4), Coste et Wilmet (5), Bodart (6),
Loiseleur-Deslongchamps (7) en France, ont prouvé que la
nature ayant suffisamment pourvu chaque pays des secours
nécessaires à ceux qui l'habitent, on peut, sans avoir recours
aux substances exotiques, guérir les malades avec les remèdes
tirés des plantes indigènes.

Ceux qui, pour me servir de l'expression pittoresque de M.
Munaret, sacrifient sur l'autel de l'exotisme leur raison et leur
pays , objectent que les plantes indigènes ou naturalisées sont
peu énergiques ou infidèles dans leur action sur nos organes.

Il suffit, pour réfuter la première objection, de rappeler que
nous possédons des plantes amères, astringentes, aromatiques,
purgatives, diurétiques, etc., tout aussi actives que celles que

les Pays-Bas aux vég. exot., relativement aux différents usages de la vie ?
Bruxelles, 1784. Mémoire couronné en 1783 par l'Acad. des Sc. de
Bruxelles.

(1) *Repertor. remedior. indigen.*, etc. Gandæ , 1810. Couronné en
1807 par la Société de Méd. de Bordeaux.

(2) *Hortus gallicus* , etc. , *cui accedit analogia medicinar. exoticar
et gallicar.* Lyon, 1533.

(3) Brief traité de la pharmacie provençale et familière, Lyon, 1507.

(4) Hist. des pl. qui naissent aux environs d'Aix, etc. Paris, 1723.

(5) Essai botan., chim. et pharm. sur les pl. indig. substituées avec
succès à des végét. exotiques, Nancy, 1776, Paris, 1793. Couronné par
l'Acad. de Lyon.

(6) Cours de botan. Médic. comparée ; Paris, 1810.

(7) 1o Rech. et observ. sur l'emploi de plusieurs plantes de France
qui, dans la pratique de la méd., peuvent remplacer un certain nombre
de substances exotiques. — 2o Manuel des plantes usuelles indigènes ,
Paris, 1819.

nous faisons venir à grands frais des régions lointaines ; que nous avons l'aconit, l'arnica, la bryone, la belladone, la chélidoine, le colchique, la coloquinte, la digitale, les ellébores, l'élatérion, les euphorbes indigènes, la gratiole, la jusquiame, la laitue vireuse, la moutarde, le nerprun, le pavot et l'opium indigène, la pulsatille, la scille, le seigle ergoté, la soldanelle, le stramonium, le tabac, les varecs et l'iode, la valériane, etc.

La seconde objection n'est pas mieux fondée. La prétendue infidélité thérapeutique de nos plantes provient de causes que l'observation la moins attentive peut journellement constater, et qu'il est facile de faire disparaître. Indépendamment de la diversité des effets produits par les médicaments quelconques, suivant l'idiosyncrasie des sujets et les circonstances morbides, dont la prévention ne tient aucun compte, nous ferons remarquer, dans nos grandes villes, le défaut de soins et de précautions relativement au choix de la plante, à sa récolte, à sa conservation, à ses diverses préparations, etc.

Souvent, en effet, les plantes sont récoltées avant leur parfait développement ou lorsqu'elles ont perdu la plus grande partie de leurs facultés, par des femmes qui n'ont d'autre instruction que la routine. Elles sont livrées à l'herboriste tantôt chargées de rosées, tantôt mouillées et rafraîchies pour les faire paraître plus récentes quand elles n'ont pas été vendues au marché précédent, et, dans cet état, elles s'altèrent au lieu de se conserver par la dessiccation. Les malades les emploient d'habitude sans les faire examiner par le médecin, lequel peut seul constater leur identité, savoir si elles sont en bon état, s'assurer si elles ne sont pas récoltées depuis plusieurs annés (1), si elles ont été cueillies chacune dans la saison con-

_____

(1) La racine d'asaret, par exemple, sera considérée comme le meilleur succédané de l'ipécacuanha par le médecin qui l'emploiera dans

venable, dans l'exposition, dans le climat et dans le terrain qu
leur est propre. On cultive souvent dans les jardins les végétaux les plus disparates, pour éviter la peine de les aller chercher dans les lieux où ils croissent naturellement. Une plante
aromatique qui aime les montagnes et l'exposition au midi,
se chargeant des principes au milieu desquels elle vit, devient
aqueuse, se gonfle et perd les trois quarts de son énergie
dans un terrain gras, trop humide, privé des rayons vivifiants
du soleil.

Les extraits de nos plantes fournis par le commerce, et dont
les médecins des villes et des hôpitaux se servent, sont-ils
toujours convenablement préparés et bien conservés ? Non ; et
j'en apporte pour preuve leur complète inertie dans des cas
assez nombreux où un suc épaissi préparé sous mes yeux produisait constamment l'effet que je désirais obtenir.

Parmi les causes auxquelles on peut avec raison attribuer
l'oubli dans lequel sont tombées les plantes qui croissent sur
notre continent, il en est une que je dois particulièrement
signaler : c'est la négligence que l'on apporte généralement
dans l'étude de la botanique médicale. Si l'histoire naturelle
et les diverses méthodes de classification des végétaux sont
parvenues, par les travaux, de nos savants, au plus haut degré
de perfection, il n'en est pas ainsi de la science, qui consiste à
déterminer les propriétés thérapeutiques des plantes qu'il nous
importe le plus de connaître. « La botanique, dit Fontenelle
» (éloge de Tournefort), ne serait qu'une simple curiosité, si
» elle ne se rapportait à la médecine ; et quand on veut qu'elle

---

les six premiers mois de sa récolte, tandis que celui qui la mettra en
usage après un ou deux ans ne lui trouvera qu'une propriété purgative,
ou même simplement diurétique.

„ soit utile, c'est la botanique de son pays qu'il faut étudier."
Et, cependant, chose à peine croyable, le plus grand nombre
des médecins ne s'occupent de cette partie essentielle de l'art
de guérir que d'une manière très-superficielle, ou y sont même
d'une ignorance absolue. On devrait exiger dans les examens,
la présentation d'un herbier contenant les plantes usuelles
indigènes recueillies dans les herborisations et fait par l'élève
lui-même. Chaque plante de cette collection serait accompagnée d'une notice exposant succinctement ses noms, sa classe,
sa description, le lieu où on l'a récoltée, l'époque de sa floraison et ses vertus. La peine qu'on s'est donnée pour acquérir une science se grave dans la mémoire, et inspire presque
toujours le désir de la mettre à profit.

C'est surtout au médecin de campagne qu'il appartient
d'employer les plantes indigènes. C'est pour lui une ressource dont il peut d'autant plus facilement tirer parti, que
l'homme des champs lui-même témoigne de la prédilection
pour les *simples*. Il en est tout autrement dans nos cités, où
les préjugés de l'opulence, entretenus par l'intérêt du pharmacien, et même par celui du médecin, s'opposeront encore
long-temps, et peut-être toujours, à l'adoption de la médecine
économique. « Les hommes qui appartiennent aux premières
classes de la société, dit Montfalcon, ont sur les propriétés
des médicaments des préjugés qu'il serait dangereux de heur-
ter ; ils aiment la multiplicité des remèdes, ils prennent pour
de grandes vertus la singularité de leurs noms, leur rareté, et
surtout leur prix élevé. Médecins, n'allez pas leur prescrire ces
végétaux précieux, mais d'un emploi trop vulgaire, que la
nature fait croître abondamment dans nos campagnes, réser-
vez-les pour le peuple. Voulez-vous donner une haute idée
de votre génie ? N'ordonnez jamais que des remèdes extraor-

dinaires, ou des substances amenées à grands frais des contrées les plus éloignées (1).

L'ouvrage que je soumets aujourd'hui au jugement du public médical est beaucoup plus volumineux que le mémoire qui m'a valu, en 1847, la récompense flatteuse décernée par la Société royale de Médecine de Marseille. N'ayant eu connaissance du prix proposé par cette Société *sur les ressources que présente la flore médicale indigène aux médecins des campagnes,* que peu de temps avant la clôture du concours, je n'ai pu lui présenter qu'un travail incomplet. L'addition d'un grand nombre d'articles, de compléments d'articles, d'observations, de notes pathologiques et thérapeutiques, etc., en ont fait un traité proportionné à l'importance du sujet (2).

Cependant, j'ai rapporté sommairement la plupart des faits que j'ai recueillis, et souvent même je me suis borné à une simple mention, afin de donner à cet ouvrage une concision toute pratique et propre à atteindre le plus directement possible le but d'utilité que je me suis proposé.

C'est l'expérience seule qui, en médecine, peut confirmer ou détruire les opinions de ceux qui nous ont précédés. Aussi, ai-je cru nécessaire de répéter des essais déjà tentés sur les propriétés de beaucoup de plantes, afin de juger par moi-même de la réalité et du degré de leur action sur l'organisme (3). Egalement éloigné de la crédulité des anciens, con-

---

(1) *Dict. des Sc. Méd.* du savoir-faire ; t. XXXI, p, 342.

(2) Les articles qui n'étaient pas dans le mémoire couronné sont indiqués par une note ou par un astérisque, et les compléments d'articles par des crochets. Les notes forment aussi un travail additionnel.

(3) *Liberam profiteor medicinam, nec ab antiquis sum, nec à novis ; utrosque ubi veritatem colunt, sequor ; magni facio sæpius repetitam experientiam* (Klein, interp. clinic. Præfat.)

cernant les vertus de nos végétaux, et du dédain des modernes
pour tout médicament qui ne vient pas d'un autre hémisphère,
j'ai cherché sans prévention la vérité : je l'ai quelquefois trouvée dans les pratiques traditionnelles des paysans. Qui ne sait,
en effet, qu'un grand nombre de moyens préservatifs ou curatifs doivent leur origine à la médecine populaire? (1).

En exposant les propriétés de chaque plante, je me suis particulièrement attaché à préciser les cas qui en indiquent ou en
contre-indiquent l'emploi. Il n'est de remèdes que ceux qui
sont adaptés à la circonstance ; c'est l'opportunité ou l'art de
saisir l'occasion qui caractérise l'habileté pratique (2).

J'ai cru devoir exposer en tête de chaque article les divers
modes d'administration de la plante qui en est le sujet. Quoique
les préparations pharmaceutiques indiquées soient quelquefois
très-nombreuses, je dois dire que je n'ai mis en usage dans
ma pratique rurale que les plus simples et les moins coûteuses.
J'emploie de préférence l'infusion théïforme ou la décoction
aqueuse, la macération dans le vin, la bière ou le cidre, le
suc exprimé dépuré ou épaissi par évaporation, la poudre mêlée avec du miel, dans un liquide ou en pilules, quelquefois
l'extrait aqueux et la teinture alcoolique. « La simplicité des
» préparations, dit M. Munaret, économise l'argent du malade
» et le temps du médecin. — Gaubius nous fait un précepte
» de la première économie; quant à la seconde, elle est d'au-
» tant plus appréciable, que toutes nos heures se dépensent en
» mille petits et imperceptibles détails attachés à la pratique
» des campagnes.» (3).

---

(2) *Ne pigeat eo plebeis sciscitari, si quid ad curationem utile* (Hipp.
in præcep.)

(3) *In morbis curandis magni semper momenti est opportunitas* (Fernel, *method. medend.* lib. 4.)

(4) Ouv. cit. p. 233.

L'ordre alphabétique, quoique éloignant toute idée de plan et de système, m'a paru le plus propre à faciliter les recherches. La classification thérapeutique placée à la fin aurait donné lieu, si je l'avais employée dans le corps de l'ouvrage, à de nombreuses répétitions nécessitées par les diverses propriétés d'une seule et même plante.

En me livrant à l'étude des végétaux indigènes considérés au point de vue des ressources qu'ils offrent à la médecine rurale, je n'avais ni l'intention de publier les résultats que j'ai obtenus, ni la prévision d'un concours. Mon seul désir était de me rendre utile aux indigents et aux cultivateurs peu aisés du canton dans lequel j'exerçais. Je suis déjà payé de mon travail par le bien que j'ai pu faire, et par le suffrage de la Société savante qui m'a engagé, au nom de l'humanité, à poursuivre mes recherches, et à contribuer de tous mes efforts à la propagation des vérités pratiques dont je me suis fait le défenseur. Je serai doublement récompensé si les médecins de campagne, auxquels cet ouvrage est principalement destiné, adoptant mes vues d'économie, de bienfaisance et de patriotisme, répandent l'usage des plantes qui croissent naturellement dans les villages qu'ils parcourent.

TRAITÉ PRATIQUE ET RAISONNÉ

DE L'EMPLOI DES

PLANTES MÉDICINALES

INDIGÈNES.

ABSYNTHE,

ABSYNTHE COMMUNE, GRANDE ABSYNTHE, ALUINE.

Absynthium vulgare (T.)
Artemisia absynthium (L.)

L'absynthe est une plante vivace qui croît dans presque tous les climats, mais qui préfère les pays froids, les terrains incultes et arides, et que l'on cultive généralement dans les jardins. Les feuilles et sommités sont usitées.

Préparations et doses.

A L'INTÉRIEUR : *Eau distillée*, 45 à 100 gram., en potion.
Infusion aqueuse, 10 à 50 gram. par kilog. d'eau.
Sirop (1 d'infusion sur 2 de sucre), de 15 à 100 gram., pour édulcorer les potions, etc.
Teinture (1 sur 8 d'alcool à 21°), de 2 à 10 gram., en potion.
Vin (1 sur 16 de vin), de 30 à 120 gram.
Huile essentielle, de 1 à 2 gram., en potion.
Extrait, de 2 à 4 gram., en pilul. ou délayé dans un véhicule.
Conserve (1 sur 1 de sucre), de 4 à 10 gram., en pilul., potion, etc.
Poudre (rarement employée), 1 à 2 gram., en bols, pilules, etc.

A L'EXTÉRIEUR : En décoction, pour fomentations, lotions, etc., et en cataplasme.

Propriétés.

D'une odeur forte et aromatique, d'une saveur extrêmement amère, l'absynthe est tonique, stimulante, anthelmintique, fébrifuge et antiseptique. — On l'emploie principalement dans les affections atoniques du canal digestif, dans l'aménorrhée, la leucorrhée, la chlorose, l'anasarque, les fièvres intermittentes, et surtout comme anthelmintique.

Je n'ai jamais employé, dans ma pratique rurale, que
l'infusion aqueuse, le vin, la teinture ou l'extrait d'absynthe.
Je prépare le vin, d'après le conseil de Chaumeton, d'une
manière à la fois simple, prompte et économique : sur 30
gram. de feuilles et de sommités d'absynthe, je verse un
litre de bon vin blanc ; je soumets pendant une nuit ce
mélange à la chaleur de 30 degrés du thermomètre centi-
grade ; le lendemain matin je le filtre, et le vin peut de suite
être employé ou gardé pour l'usage.

L'absynthe est une des plantes indigènes les plus précieuses. Je l'ai souvent employée contre les fièvres intermittentes de tous les types, lorsque l'état des voies digestives
m'en permettait l'usage. Elle m'a surtout réussi dans les cas
de récidive, après un long emploi des préparations de quinquina. Entre autres cas, je citerai celui d'un manouvrier
âgé de 41 ans, d'un tempérament lymphatique, habitant une
chaumière basse, non aérée, sur le bord d'une tourbière, et
qui depuis deux ans était atteint d'une fièvre intermittente
plusieurs fois suspendue par l'usage du sulfate de quinine,
et reparaissant ensuite sous divers types. Je vis ce malade
en novembre 1832. Atteint alors d'une fièvre quotidienne, il
était accablé sous le poids de la misère et de la maladie.
Les accès avaient peu d'intensité ; mais les extrémités inférieures étaient œdématiées, la face infiltrée et blafarde, la
rate manifestement engorgée, la débilité très-grande.

Le vin d'absynthe, à la dose de 60 gram., en augmentant
graduellement jusqu'à celle de 150 gram. par jour, rétablit
promptement les forces, augmenta la sécrétion urinaire,
diminua peu à peu le volume de la rate, fit disparaître
l'œdématie, intercepta les accès dans l'espace de six à huit
jours, et amena un rétablissement complet et non suivi de
récidive au bout de vingt jours de traitement.

J'emploie fréquemment le vin d'absynthe comme vermifuge. Dans ce cas, j'y joins souvent les fleurs de tanaisie.
Chez les enfants, j'applique l'absynthe en cataplasme sur
l'abdomen, bouillie dans le lait avec quelques gousses d'ail.
Ces moyens me réussissent souvent.

J'ai mis en usage avec succès un vin fébrifuge fait avec
l'absynthe et l'écorce de saule blanc. Il m'a offert dans la
plupart des cas le même avantage que le vin de quinquina.
Je l'ai employé avantageusement dans les leucorrhées atoniques et dans la débilité des organes digestifs, dans l'épuisement des forces à la suite de longues maladies fébriles,
d'hémorrhagies utérines, de suppurations abondantes, etc.
Dans ces derniers cas, j'en fais prendre une ou deux cuille-

rées à bouche trois ou quatre fois par jour. Comme fébrifuge, j'en administre 80 à 150 gram. par jour, dans l'intervalle des accès.

Les brasseurs substituent ou joignent l'absynthe au houblon dans la fabrication de la bière, soit pour en modérer la fermentation ou empêcher son acidité, soit par économie, lorsque le prix du houblon est trop élevé. La présence d'une certaine quantité d'absynthe dans cette boisson la rend plus enivrante : c'est un fait que j'ai constaté. Déjà les anciens avaient remarqué que l'usage trop fréquent de l'absynthe nuit à la tête et aux yeux. Cette opinion existe aussi dans nos campagnes, et paraît justifiée par l'observation. Lindestolpe a éprouvé de violents maux de tête et de l'inflammation aux yeux toutes les fois qu'il a fait usage de l'extrait ou de l'essence d'absynthe. J'ai moi-même observé cet effet chez un jeune cultivateur d'un tempérament sanguin, et qui, atteint d'une irritation gastrique, avait pris du vin d'absynthe pendant quinze jours *pour se fortifier l'estomac.* J'ai vu, par la même cause, une femme irritable, atteinte de gastralgie et d'affections horpétiques revenant chaque printemps, éprouver des céphalalgies, des vertiges, avec injections des conjonctives. Il est donc de toute évidence que l'absynthe est nuisible lorsqu'il existe une grande excitation nerveuse ou un état phlegmasique.

A l'extérieur, l'absynthe déterge les ulcères et limite la gangrène. J'ai eu l'occasion de l'employer avec succès dans le flegmon diffus gangréneux. Je me sers, dans ce cas, d'une forte décoction d'absynthe, à laquelle je fais ajouter une certaine quantité de sel commun. Dans les ulcères atoniques, scorbutiques ou scrophuleux, de même que dans les plaies entretenues par l'abondance de la suppuration, j'applique le suc exprimé d'absynthe, étendu plus ou moins dans l'eau, et dont j'imbibe les plumaceux. L'hiver j'emploie de la même manière l'extrait d'absynthe, que je prépare moi-même par macération et évaporation.

L'ABSYNTHE MARINE (*Artemisia maritima*) est employée d'une manière tout-à-fait populaire dans nos campagnes, comme anthelmintique. On fait bouillir 4 gram. de sommités de cette plante dans 100 gram. d'eau ; on édulcore avec suffisante quantité de sucre, et l'on administre cette dose à jeu pendant plusieurs jours.

ACHE,

CÉLERI SAUVAGE OU DES MARAIS, PERSIL DES MARAIS.

Apium palustre et *Appium officinarum* (T.).
— *Apium graveolens* (L.).

L'ache est une plante qui croît partout dans les lieux humides, et que l'on cultive dans nos jardins sous le nom de *céleri*. — On emploie les feuilles, les racines et les semences.

Préparations et doses.

A L'INTÉRIEUR : *Infusion*, 50 à 60 gram. par kilog. d'eau.
Sirop, de 50 à 60 gram., en potion.
Conserve, de 8 à 15 gram.

A L'EXTÉRIEUR : *Infusion*, de 50 à 100 gram. par kilog. d'eau, pour fomentation.
Feuilles, quantité suffisante, en cataplasme.

Propriétés.

Elle est diurétique, résolutive, expectorante. — J'ai vu employer avec avantage par quelques cultivateurs atteints de catarrhe pulmonaire chronique, ou d'asthme humide, une décoction d'ache dans du lait sortant du pis de la vache, et prise à jeun. Les femmes de la campagne appliquent sur les engorgements laiteux froids des mamelles un cataplasme de feuilles d'ache bouillies dans le sain-doux. Ce cataplasme a quelquefois dissipé des engorgements glanduleux, suite de mammite aiguë. — On applique aussi les feuilles d'ache, de même que celles de persil, sur les contusions.

ACONIT NAPEL,

Vulg. CAPUCHON, PISTOLETS.

Aconitum cœruleum seu Napellus (T.). — *Aconitum Napellus* (L.).

Cette plante croît dans toute l'Europe, dans les vallées humides de la Suisse, de l'Allemagne, et est cultivée dans les jardins, à cause de la beauté de sa fleur. — On emploie ses feuilles et ses racines.

Préparations et doses.

A L'INTÉRIEUR : *Extrait alcoolique* (2 sur 7 d'alcool à 21°), 2 cent. à 1 gram., en potion.

Extrait aqueux, 5 cent. à 1 gram. 20 cent.

Extrait avec les feuilles vertes, 5 à 20 cent.

Teinture alcoolique (2 sur 5 d'alcool à 21°), 50 cent. à 3 gram.

Teinture éthérée (1 sur 8 d'éther), 10 cent. à 1 gram. 50 cent.

Teinture avec feuilles fraîches (1 sur 8 d'alcool à 55°), 25 cent. à 1 gram. 50 cent.

Teinture avec feuilles sèches (1 sur 4 d'alcool à 21°), 10 cent. à 60 cent.

Poudre, 2 cent. à 20 cent.

A L'EXTÉRIEUR : *Extrait*, de 2 à 4 gram.

Teinture alcoolique, 1 à 8 gram., en liniment.

Poudre, 10 cent. à 60 cent.

Propriétés.

L'aconit est un poison violent qui contracte fortement la pupille au lieu de la dilater comme fait la belladone. On devrait en défendre la culture dans les jardins. — Cette plante énergique, d'une *saveur* âcre, d'une *odeur* vireuse, est narcotique, antispasmodique, sudorifique, diurétique. — On l'emploie dans les rhumatismes chroniques, la goutte, les névralgies, la syphilis secondaire ou tertiaire, les affections dartreuses, les hydropisies, les paralysies, la phthisie, etc.

Dans l'emploi que j'ai fait des préparations d'aconit, je n'ai rien observé qui ne soit déjà connu de tous les praticiens. Je dois dire néanmoins que c'est surtout contre les névralgies que j'en ai retiré de grands avantages, administrées tant à l'intérieur qu'appliquées extérieurement sur le siége de la douleur. — La plante, appliquée fraîche, m'a quelquefois réussi pour apaiser des douleurs que rien ne pouvait calmer. Mais continuée, cette application peut rubéfier la peau. Il résulte des essais nombreux faits par M. Fouquier, qu'une augmentation notable dans la sécrétion urinaire est le seul effet constant auquel l'administration de l'aconit napel donne lieu : c'est surtout dans les cas d'hydropisies passives que ce professeur a employé cette plante avec le plus de succès. — Il est bien certain que Stœrk a beaucoup exagéré les propriétés de l'aconit.

L'aconit est plus actif dans le midi que dans le nord, et perd une grande partie de ses propriétés par la dessiccation.

AGARIC BLANC,

AGARIC DU MÉLÈZE.

Agaricus albus.— *Agaricus albus optimus.* (T.)
— *Boletus laricis* (L.).

Ce végétal parasite est assez commun dans la Savoie, dans les forêts du Dauphiné et de la Provence.

Préparations et doses.

A L'INTÉRIEUR : *Poudre*, 20 cent. à 60 cent., bols, pilul., comme drastique. — Contre les sueurs des phthisiques, à la dose de 5 cent. à 20 centigrammes.

Propriétés.

L'agaric blanc est un purgatif drastique presque entièrement abandonné de nos jours. Je ne l'ai jamais employé, attendu que je n'ai jamais manqué de purgatifs plus doux, plus sûrs et surtout moins dangereux. — A petites doses, je l'ai mis en usage quelquefois contre les sueurs des phthisiques.

AIGREMOINE,

AGRIMOINE, INGREMOINE, EUPATOIRE DES GRECS.

Agrimonia officinarum (T.).— *Agrimonia eupatoria* (L.).

Cette plante vivace croît dans presque tous les climats, le long des haies, des chemins, dans les bois, les prairies.— L'herbe seule est usitée.

Propriétés.

L'aigremoine est un astringent peu énergique. Les campagnards l'emploient en décoction, avec du miel, pour gargarisme, dans les inflammations légères de la gorge.—Cette plante est généralement employée dans le nord de la France, par nos paysans, en guise de thé. Son arôme est très-agréable, quoique peu prononcé.

AIL.

Allium sativum (T.).— *Allium sativum* (L.).

Cette plante exotique est devenue indigène par sa culture dans nos jardins. — Le bulbe est la seule partie usitée.

Préparations et doses.

À L'INTÉRIEUR : *Décoction*, 8 à 20 gram. par kilogr. d'eau ou de lait.

Sirop (1 sur 2 d'eau et 2 de sucre), 50 à 60 gram., en potion.

Suc, 25 cent. à 60 cent., en potion, bols, pilul.

Oxymel (1 de vinaigre d'ail sur 2 de miel), 30 à 60 gram., en potion.

Vinaigre (1 sur 12 de vinaigre), 3 à 20 gram. dans 50 à 100 gram. de tisane.

À L'EXTÉRIEUR : En substance, comme épithème rubéfiant, vésicant. — Le vinaigre pour lotions, fumigations, etc.

Propriétés.

L'ail est un excitant énergique, mais d'une action momentanée. Il facilite la digestion, augmente l'appétit et excite les organes urinaires et pulmonaires. On l'emploie dans diverses maladies chroniques sans phlegmasie, dans les fièvres intermittentes, les hydropisies, l'asthme humide, le catarrhe chronique, les affections scorbutiques, vermineuses. — A l'extérieur, on l'applique comme rubéfiant et vésicant, comme résolutif sur les tumeurs scrofuleuses, l'œdème, etc. A Sumatra une feuille stimulante frottée d'ail sert de vésicatoire.

J'ai souvent employé l'ail comme vermicide, expectorant et fébrifuge. Je lui ai reconnu une vertu plus particulièrement prononcée sur l'appareil génito-urinaire et sur la peau. Il m'a été très-utile comme expectorant. L'emploi de l'ail comme vermifuge et comme préservatif du mauvais air est tout-à-fait populaire dans nos campagnes. Son odeur forte, extrêmement volatile et très-pénétrante, semble justifier son emploi pendant le règne des épidémies. Je ne pense pas qu'il agisse ici seulement comme tonique. Son arôme, imprégnant l'atmosphère et pénétrant dans nos humeurs, peut les modifier et s'opposer à l'intoxication qui produit les fièvres de mauvais caractère, le typhus et la peste. J'ai connu des paysans qui ont pu se préserver des fièvres intermittentes sévissant dans les marais du Calaisis, qu'ils habitaient, en mangeant de l'ail matin et soir. Il serait à désirer que l'on en fît un usage habituel dans les lieux aquatiques. La vertu fébrifuge de l'ail, reconnue par Celse, et constatée par Bergius et par Boerhaave, ne m'a laissé aucun doute depuis que je l'ai moi-même employé dans des cas de fièvres invétérées et accompagnées d'un état cachectique voisin de l'hydropisie. Comme les célèbres médecins que je viens de citer, je fais prendre matin et soir une gousse d'ail que le malade mange ; j'augmente jusqu'au nombre de six. Quand la fièvre est passée, je fais diminuer jusqu'au nombre de deux, et le malade continue ce nombre pendant plusieurs semaines.

Le suc d'ail mêlé dans un verre de vin blanc, et pris à jeun, m'a réussi pour dissiper en peu de temps l'anasarque essentielle, suite de suppression de transpiration ou de fièvres intermittentes. Sydenham vante les bons effets de l'ail dans l'hydropisie.

J'emploie souvent ce précieux bulbe dans la bronchite chronique et apyrétique, dans l'asthme humide, dans les affections vermineuses. Dans ces cas je le donne en décoction dans le lait. Rosensten cite une femme qui, après avoir mangé pendant six mois une gousse d'ail tous les matins, rendit enfin un ténia de seize brasses de longueur.

Je fais un vin d'absynthe et d'ail (15 gram. d'ail et 30 gram. d'absynthe), que j'administre par cuillerées plus ou moins rapprochées, suivant l'âge et le but que je me propose. Ce vin est surtout employé comme anthelmintique et fébrifuge. Lind employait l'ail dans le scorbut.

Desséché au point de perdre plus de la moitié de son poids, l'ail ne perd presque rien de sa saveur ni de son odeur; mais cuit dans l'eau ou dans le vinaigre, il perd l'une et l'autre, et se réduit en un mucilage très-visqueux, qui peut rendre les plus grands services comme émollient, et remplacer les gommes arabique et adragant.

A l'extérieur, l'ail agit comme rubéfiant, et excite même des phlyctens comme la semence de moutarde. Je l'ai souvent employé dans mes tournées à la campagne, faute d'autres substances, pour remplacer la moutarde ou les cantharides. C'est surtout pendant l'hiver que j'employais ce moyen. Pendant l'été, des plantes âcres et vésicantes s'offrent en foule pour produire le même effet.

J'ai fréquemment appliqué à la plante des pieds, contre la coqueluche, un mélange de parties égales d'axonge, de feuilles de jusquiame et d'ail, réduit en pommade. Une légère rubéfaction avait lieu, et l'action de la jusquiame se faisait remarquer par une diminution marquée dans la fréquence des quintes. Cette diminution n'avait pas lieu aussi promptement par le simple mélange de l'ail et de l'axonge employé comme révulsif, bien que la rubéfaction fût plus fortement produite.

J'ai vu un garçon de ferme se débarrasser de la gale par des frictions pendant huit jours faites avec un mélange de suc d'ail et de beurre salé. (Voy. *supplément*, p. 601.)

ALCHIMILLE,

PIED-DE-LION, MANTEAU DES DAMES.

Alchimilla vulgaris (T.).— *Alchemilla vulgaris* (L.).

Le pied-de-lion est une plante vivace qui croît partout, dans les prés, dans les bois, etc. — Toute la plante est usitée.

Préparations et doses.

A L'INTÉRIEUR : *Infusion ou décoction*, de 50 à 60 gram. par kilog. d'eau.

Suc, de 50 à 60 gram., en potion, julep., etc.

Propriétés.

Tonique et astringent qu'on a conseillé dans les leucorrhées, les dyssenteries chroniques, les ulcères atoniques.

J'ai quelquefois employé le pied-de-lion; mais comme son action ne m'a pas paru très-marquée, je l'ai abandonné pour recourir aux astringents indigènes plus énergiques.

ALKEKENGE,

COQUERET, COQUERELLE.

Alkekengi officinarum (T.).—*Physialis alkekengi* (L.).

Cette plante, qui croît spontanément dans les bois taillis, dans les lieux ombragés des départements du centre de la France, est cultivée dans les jardins pour l'usage médical. — On emploie les baies et les feuilles.

Préparations et doses.

A L'INTÉRIEUR : *Infusion des baies*, de 15 à 60 gram. par kilog. d'eau.

Suc récemment exprimé, de 50 à 60 gram., en potion.

A L'EXTÉRIEUR : *Décoction*, de 50 à 60 gram. par kilog. d'eau, en fomentation, lotions, etc.

Propriétés.

Acidules, mucilagineuses, rafraîchissantes et diurétiques, les baies d'alkekenge ont été vantées dans les maladies des voies urinaires, quelques hydropisies, ictères, etc. Les feuilles, émollientes et calmantes, ont pu être employées à l'extérieur contre l'érysipèle, le phlegmon, etc.

Les baies d'alkekenge, diurétiques et anodines tout à la fois, peuvent déterminer un flux abondant d'urine sans trop stimuler les organes, ce qui les rend précieuses dans diverses affections graves des reins et de la vessie.—Comme Gilibert, j'ai employé les baies d'alkekenge avec succès dans la gravelle, l'œdème et les leucophlegmaties qui suivent les fièvres intermittentes. Dans l'œdème et l'anasarque qui accompagnent les maladies organiques du centre circulatoire, dans l'hydropéricarde, ces baies m'ont été très-utiles, à cause de leur action peu stimulante. Dans ces cas je les fais prendre en décoction. — Contre l'hydropisie, je fais écraser sept ou huit baies dans un verre de vin blanc, que le malade prend à jeun, en y joignant l'infusion ou la décoction pour boisson. — L'extrait se donne à la dose de 15 grammes, dans un véhicule approprié.

Je ne puis m'empêcher de remarquer, avec Gilibert, que les solanées cessent d'être des poisons lorsqu'ils sont aigrelets : l'alkekenge et la tomate en sont la preuve.

ALLELUIA,

OXALIDE-OSEILLE, SURELLE, PAIN DE COUCOU.

Oxis flore albo (T.).—*Oxalis acetosella* (L.).

Cette plante croît abondamment dans les bois, au pied des arbres, à l'ombre. — On emploie toute la plante.

Préparations et doses.

A L'INTÉRIEUR : *Décoction*, une poignée par 500 gram. d'eau ou de petit-lait.
Suc, de 16 à 50 gram.
Sirop, 50 à 60 gram. dans une potion.
Conserve d'alleluia, 1 à 4 gram.

Propriétés.

L'alleluia est acidule, tempérante, diurétique. — Elle convient dans les affections bilieuses, inflammatoires, les embarras gastriques. — Elle fournit l'oxalate de potasse (sel d'oseille), objet de commerce important pour quelques cantons de l'Allemagne et de la Suisse.

Dans tous les cas où les acides sont indiqués, je fais avec l'alleluia une limonade des plus agréables, et qui remplace celle que l'on compose avec le citron, que l'on n'a pas toujours sous la main. Cette limonade, si facile à se procurer pendant l'été, apaise la soif et l'ardeur fébrile, favorise la sécrétion des urines, et lâche quelquefois le ventre. J'ai remarqué qu'elle aide à l'action des purgatifs. — L'hiver je la remplace en faisant dissoudre 2 à 6 gram. d'oxalate de potasse dans 500 gram. d'eau, avec addition d'une suffisante quantité de sucre.

A l'extérieur, elle est maturative comme l'oseille commune. Je l'ai quelquefois appliquée sur des tumeurs scrophuleuses et des abcès froids, pour les résoudre ou en hâter la maturité ; mais j'ai, dans ces cas, employé avec plus d'avantage la petite oseille sauvage, conseillée par Pinel. Elle est plus active et se trouve partout, dans les pâturages et le long des haies.

ALLIAIRE.

Hesperis allium redolens (T.). — *Erysimum alliara* (L.).

L'alliaire, qui croît dans toute la France et se trouve principalement le long des haies, a l'odeur et le goût de l'ail. La dessiccation affaiblit ce goût et cette odeur, et lui ôte une grande partie de son énergie. — On emploie les sommités fleuries et récentes.

Préparations et doses.

A L'INTÉRIEUR : *Infusion*, de 30 à 60 gram. par kilog. d'eau.
Décoction, idem.
Suc, de 15 à 50 gram., en potion.

Propriétés.

Cette plante est stimulante, incisive, diurétique et antiputride. La dessiccation, ainsi que je viens de le dire, de même que la coction, dissipe presque toutes ses propriétés. Cependant la décoction d'alliaire fraîchement cueillie est très-expectorante et agit plus fortement que celle du velar (*Erysimum officin.*)

J'ai employé peu cette plante intérieurement ; mais j'ai eu l'occasion de constater (après Simon Pauli et Boerrhaave) les bons effets de son suc appliqué sur des ulcères sordides et gangréneux. Un vaste ulcère de cette nature existait à la partie externe de la jambe droite d'un enfant de dix ans, et avait l'aspect et la fétidité de la pourriture d'hôpital, par suite sans doute de l'habitation inaccoutumée dans un lieu bas, humide et non aéré (au village de Verlincthun, situé au milieu d'eaux stagnantes). Le suc d'alliaire appliqué avec de la charpie, et continué pendant quinze jours, détergea l'ulcère, procura une suppuration louable, et amena une cicatrisation favorisée à la fin par l'application du vin miellé.

ANCOLIE,

GANT DE NOTRE-DAME.

Aquilegia sylvestris (T.). — *Aquilegia vulgaris* (L.).

L'ancolie croît spontanément dans les bois et le long des haies, en France et dans la plupart des autres régions de l'Europe. Les racines, les feuilles, les fleurs et les graines ont été employées.

Préparations et doses.

A L'INTÉRIEUR : *Semence en poudre*, 2 à 4 grammes.
Infusion des semences, 4 à 8 gram. par 1/2 kilog. d'eau bouillante.
Sirop (1 de fleurs sur 2 d'eau et 2 de sucre), 30 à 50 gram., en potion.
Teinture (4 de fleurs sur 50 d'eau d'ancolie et 1 d'acide sulfurique), de 15 à 50 gram., en potion.

Propriétés.

Toutes les parties de cette plante ont été regardées comme apératives, diurétiques, diaphorétiques, antiscorbutiques. — Quelques médecins lui ont reconnu seulement une vertu calmante et tempérante. — On a employé les semences pour favoriser l'éruption de la variole, de la rougeole et de la scarlatine. Il est certain que les vétérinaires prescrivent la racine en poudre, à la dose de 30 gram., pour faciliter la sortie du claveau. — Le docteur Eysel prétend qu'elle guérit le scorbut, et Tragus que l'ictère ne lui résiste pas. Fourcroy dit que ses graines, qu'on peut administrer en émulsion, communiquent aux mortiers dans lesquels on les pile une odeur forte et tellement tenace, qu'il est presque impossible de la dissiper. Le sirop de fleurs d'ancolie, d'une belle couleur bleue, décèle, mieux que celui de violette, les acides et les alkalis.

L'action de l'ancolie est mal connue. Je me propose de la soumettre à des expériences, afin de mieux apprécier ses effets et de lui assigner la place qu'elle mérite d'occuper dans la matière médicale.

ANÉMONE DES BOIS, (1)

SYLVIE.

Ranunculus purpureus, vernus (T.).— *Anemone nemorosa* (L.).

Cette plante est très-commune le long des haies et dans les bois, où elle montre sa fleur dans les premiers jours du printemps.

La sylvie fraîche est extrêmement âcre. A l'intérieur, même à petite dose, elle produit de grands ravages. On doit se borner à l'usage externe de cette plante. Appliquées à nu sur la peau, les feuilles et les racines sont vésicatoires et peuvent même produire en très-peu de temps les effets d'un cautère. Il est nécessaire de faire connaître aux paysans qui conseillent aux fiévreux de s'appliquer sur le poignet cette plante pilée, les dangers qui pourraient en résulter.

Chomel indique la décoction d'anémone des bois comme propre à guérir la teigne, employée en lotions. Cette même décoction a été mise en usage à l'extérieur contre la gale. Les feuilles pilées sont, dit-on, employées avec succès pour détruire les cors ; mais, nous le répétons, ces applications ne sont pas sans danger : il faut y mettre beaucoup de précaution. Les parties environnantes doivent être garanties par un emplâtre fenêtré qui limite l'action du médicament

---

ANETH, (2)

FENOUIL PUANT, ANETH A ODEUR FORTE.

Anethum hortense (T.).—*Anethum graveolens* (L.).

Cette plante croît spontanément en Italie, en Espagne et dans les départements du midi de la France. On la cultive dans nos jardins potagers, où il faut semer la graine aussitôt qu'elle est mûre. — On emploie l'herbe et la semence.

L'aneth contient de l'huile volatile et répand une *odeur* forte et agréable ; la *saveur* de la semence est aromatique et chaude.

Préparations et doses.

A L'INTÉRIEUR : *Infusion des semences*, 4 à 8 gram. par kilog. d'eau.

Eau distillée, de 50 à 100 gram., en potion.

---

(1) Cet article n'était pas dans le mémoire couronné.
(2) Même observation.

Huile essentielle, 25 cent. à 1 gram, en potion.
Poudre, 1 à 2 gram.

A L'EXTÉRIEUR : *Infusion*, pour fomentations, lotions, cataplasmes, etc.

Propriétés.

Cette plante est stimulante ; ses semences sont carminatives et conviennent dans la débilité gastrique, les coliques venteuses, la gastralgie. Elle est recommandée comme celle du fenouil par Droscoride, pour augmenter la sécrétion du lait des nourrices. A l'extérieur, les feuilles, les semences et les fleurs sont employées en cataplasme, en fomentations, comme résolutives. On les administre aussi en lavements, comme carminatives.

ANGÉLIQUE,

ANGÉLIQUE DES JARDINS, RACINE DU SAINT-ESPRIT, ANGÉLIQUE OFFICINALE.

Imperatoria sativa (T.). — *Angelica archan gelica* (L.).

Cette plante, d'une *odeur* forte, aromatique, d'une *saveur* âcre, piquante, un peu amère, croît naturellement dans les Alpes, les Pyrénées, en Bohême, en Suisse, en Norwége. Cultivée dans les jardins, où elle se sème d'elle-même, on la regarde comme indigène en France.—Les parties usitées sont la racine, les tiges et les semences.

Préparations et doses.

A L'INTÉRIEUR : *Infusion*, de 10 à 50 gram. par kilog. d'eau bouillante.
Eau distillée, de 50 à 100 gram., en potion, julep.
Teinture (1 de racine sèche sur 6 d'alcool), 2 à 10 gram., en potion.
Vin (2 sur 32 de vin), 50 à 100 gram.
Conserve (1 sur 2 de sucre), de 10 à 50 gram.
Extrait (1 sur 5 d'alcool), de 1 à 4 gram., en bols, pilules.
Poudre, de 4 à 8 gram., en bols, pilules ou dans un véhicule quelconque.

A L'EXTÉRIEUR : Vinaigre d'angélique, en lotions, fomentations, frictions, etc.

Propriétés.

L'angélique est tonique, excitante, sudorifique, emménagogue. Elle est très-utile dans l'atonie générale, dans celle des organes digestifs, les vomissements spasmodiques, certaines céphalalgies nerveuses, l'aménorrhée, la chlorose, les névroses avec débilité, etc. — On la donne aussi avec avantage comme diaphorétique et expectorante dans la dernière période des bronchites chroniques, pour tonifier la muqueuse pulmonaire.

Les propriétés de l'angélique, que je mets souvent à profit, sont beaucoup plus prononcées dans la racine que dans les autres parties de la plante. Je la substitue, ainsi que le conseille Hildenbrand, à la serpentaire de Virginie dans les fièvres typhoïdes et adynamiques, soit en poudre, soit en infusion, ou en teinture alcoolique dans les potions. J'ai constaté, comme Chaumeton, les bons effets d'une boisson préparée en versant un litre d'eau bouillante sur 30 grammes de racine d'angélique coupée en tranches minces, et ajoutant à l'infusion quatre centilitres d'eau-de-vie, un hectogramme de sirop de vinaigre et quelques gouttes d'huile volatile de citron. Les malades trouvent délicieuse cette espèce de punch.

J'ai fait, dans ma pratique à la campagne, un fréquent usage de la racine d'angélique, et je puis affirmer qu'elle est d'une grande ressource pour remplacer non seulement la serpentaire de Virginie, mais aussi la racine de contrayerva et le costus d'Arabie. — J'ai employé la semence comme stimulante et carminative. — J'associe souvent la racine d'angélique aux amers dans la composition des vins médicinaux toniques, pour les aromatiser.

ANIS, [1]

ANIS VERT, BOUCAGE A FRUITS SUAVES.

Apium anisum dictum, semine suaveolente. (T.) — *Pimpinella anisum* (L.).

Cette plante, que l'on cultive dans les jardins, croît spontanément en Égypte, en Turquie, en Sicile, en Italie. — Les graines, dont on fait exclusivement usage, sont l'objet d'un commerce étendu.

Préparations et doses.

A L'INTÉRIEUR : De 8 à 50 gram. par kilogr. d'eau bouillante.
Eau distillée, 15 à 100 gram., en potion.
Teinture (1 sur 4 d'alcool à 52°), 4 à 15 gram., en potion.
Sirop (1 d'eau distillée sur 2 de sucre), 50 à 60 gram., en potion.
Poudre, 1 à 8 gram., mêlés avec du sucre ou délayés dans l'eau ou le vin.

---

(1) Cet article n'était pas dans le mémoire couronné.

Propriétés.

La semence d'anis, d'une *saveur* sucrée et aromatique, et d'une *odeur* agréable, est moins chaude que plusieurs autres aromates du même genre. Stimulante et carminative, on l'emploie vulgairement dans la débilité des voies digestives, contre les flatuosités, les tranchées des enfants, la gastralgie, etc., tant à l'intérieur qu'à l'extérieur, en forme de cataplasme. Sous cette dernière forme, elle est vantée comme résolutive contre les engorgements laiteux et les ecchymoses.

Les anciens employaient souvent la semence d'anis pour enchaîner la violence de certains médicaments purgatifs. Elle était un des aromates avec lesquels Mesué corrigeait l'action du *momordica elaterium*. Il est à désirer que l'on multiplie cette plante dans le midi de la France, où elle conserve toute son énergie.

ARISTOLOCHE CLÉMATITE. (1)

Aristolochia clematitis recta (T.).— *Aristolochia clematitis* (L.).

Cette espèce d'aristoloche croît spontanément en Italie, en Espagne, dans le midi de la France, et même dans les environs de Paris ; elle préfère les terrains pierreux, les haies et les vignes.— La racine seule est employée.

Préparations et doses.

A L'INTÉRIEUR : *Décoction ou infusion des racines*, 12 à 15 gram. pour un kilog. d'eau.
Poudre, 4 à 8 gram., avec du vin ou du miel, ou en pilul., bols, etc.
Extrait alcoolique (1 de racine sur 6 d'alcool), 2 à 4 gram., selon l'âge et les forces.
Teinture (1 de racine sur 5 d'alcool), 1 à 2 gram., eu potiou.

Propriétés.

Douée, comme les aristoloches longue et ronde (qui nous viennent des pays méridionaux), d'une *saveur* âcre, amère, d'une *odeur* forte, pénétrante, elle paraît jouir des mêmes propriétés que ces dernières, et a pour nous le précieux avantage d'être indigène.

N'ayant sur les effets de cette plante aucune observation

---

(1) Cet artile n'était pas dans le mémoire couronné

qui me soit propre, je ne puis mieux faire que de citer l'opinion de Gilibert. Voici comme il s'exprime :

« Toutes les aristoloches, même notre aristoloche clématite, cachent un principe médicamenteux très-pénétrant, répandant une odeur forte, d'une saveur vive, amère, aromatique, qui laisse une longue impression sur la langue. L'infusion des racines édulcorée avec le miel est un remède énergique qui augmente le flux des urines, détermine plus abondamment les menstrues. On en donne aussi la poudre dans du vin. Ce remède a réussi dans les pâles couleurs, la bouffissure, les fièvres intermittentes, l'asthme humide, l'anorexie dépendante d'une atonie avec glaires ; c'est un puissant adjuvant dans la paralysie, la goutte sereine ; appliqué extérieurement, il déterge les ulcères sordides. Toutes ces propriétés, ajoute le même auteur, sont constatées par des observations spéciales : aussi doit-on être étonné, dit-il, qu'une plante aussi énergique soit presque abandonnée. Nous nous sommes toujours servi de l'aristoloche clématite, d'après notre principe, ajoute-t-il, que l'on doit préférer les plantes indigènes lorsqu'elles offrent les mêmes principes médicamenteux que les exotiques. »

Alston rapporte qu'en Écosse on emploie l'aristoloche clématite de préférence aux autres espèces, surtout comme antigoutteuse. Selon Helde, administrée en poudre ou en extrait, et principalement en essence simple ou teinture alcoolique, elle a prévenu les accès de la goutte ; on lui attribue même la faculté de calmer les spasmes que les goutteux éprouvent fréquemment dans les jambes avant le paroxysme ; mais n'est-il pas à craindre que ce prétendu spécifique ne produise des rétrocessions funestes, ainsi qu'on l'a observé par l'administration de la fameuse poudre de Portland, dont la racine d'aristoloche ronde fait la base, et que je l'ai vu moi-même par l'usage des préparations de colchique ?

Toutes les espèces d'aristoloche, et particulièrement l'aristoloche clématite, peuvent, à une dose trop forte, causer des crampes d'estomac, de vives douleurs instestinales, des vomissements, des superpurgations, et même, si l'on en croit quelques auteurs, occasionner des pertes et des avortements. Ces divers accidents, résultant de l'administration imprudente d'un médicament, loin de démontrer le danger de son emploi thérapeutique, prouvent, au contraire, son énergie. D'un autre côté, des médecins dignes de foi ont regardé l'aristoloche clématite comme une plante faible et douteuse, malgré les éloges que lui ont accordé les anciens. Ces diverses opinions viennent sans doute du lieu où a été récoltée la plante, de la saison où elle a été recueillie, et surtout de son degré d'ancienneté. Il ne faut point oublier que Gilibert l'a employée dans les environs de Lyon, et que la même plante, croissant dans les départements du nord de la France, est souvent beaucoup moins active. Il suffirait peut-être, dans ces derniers cas, d'augmenter les doses.

ARMOISE,

HERBE DE LA SAINT-JEAN.

Artemisia vulgaris (T.).—*Artemisia vulgaris* (L.(.

On rencontre cette plante partout. Elle croît dans les lieux incultes, le long des chemins, sur le bord des champs, et fleurit en France au mois de juillet. — On doit la cueillir dans les lieux secs, arides, sur les masures, : c'est là qu'elle jouit de toutes ses propriétés. Elle est moins active dans les jardins et dans les terrains gras ou humides. — On met en usage la racine et les sommités.

Préparations et doses.

A L'INTÉRIEUR : *Infusion*, de 10 à 30 gram. par kilog. d'eau bouillante.
Eau distillée, de 50 à 100 gram., comme véhicule de potion.
Huile essentielle, de 1 à 2 gram., en potion.
Sirop simple ou sirop composé, de 50 à 60 gram., en potion, julep, etc.
Extrait, de 2 à 4 gram., en bols, pilul., potion.
Poudre, de 2 à 8 gram., en bols, pilul., potion.
Suc exprimé, 15 à 80 gram.

A L'EXTÉRIEUR : De 60 à 100 gram. par kilog. d'eau bouillante, pour fumigations, lavements, etc.

Propriétés.

L'armoise est stimulante, tonique, emménagogue, antispasmodique. — On s'en sert généralement, dans les campagnes, contre l'aménorrhée. — La racine est employée en poudre contre l'épilepsie et la chorée.

J'ai employé le suc d'armoise avec succès dans l'aménorrhée; j'en fais prendre 30 à 80 grammes à jeun pendant les dix jours qui précèdent le molimen utérin ou l'époque habituelle des règles. — Lorsque les malades répugnent à prendre le suc, je leur fais prendre une forte décoction des sommités, tiède, le matin, pendant le même espace de temps.

Je pourrais citer un grand nombre d'observations qui constatent l'effet emménagogue de l'armoise ainsi administrée : les limites qui me sont tracées par la nature de mon travail ne me permettent le plus souvent qu'une simple mention.— Lorsqu'il y a chlorose, je joins au suc d'armoise la teinture de mars tartarisée, et je fais prendre ce mélange dans un verre de vin blanc. Ce moyen m'a surtout réussi lorsque la chlorose était accompagnée d'un état d'inertie de la matrice. Il serait nuisible si cet organe, comme cela se rencontre quelquefois, était surexcité.

[Le docteur Burmann, de Peine (Hanovre), administre contre les convulsions, pendant la première dentition, deux centigrammes et demi de poudre de racine d'armoise mêlée à vingt-cinq centigrammes de sucre pulvérisé. Cette dose est donnée d'heure en heure. On l'augmente graduellement jusqu'à dix centigrammes. — On a employé aussi, en Allemagne, la racine d'armoise contre l'épilepsie : on prétend en avoir obtenu des avantages réels dans cette maladie. On donne, dans ce cas, la racine en poudre à la dose de quatre grammes.]

Lorsque par atonie les lochies languissent, je fais prendre l'infusion chaude d'armoise, surtout chez les femmes qui n'allaitent pas. J'ai remarqué que l'écoulement muqueux utérin qui suit l'écoulement sanguin est plus abondant par l'effet de l'armoise, et que cette dérivation contribue à la diminution de l'afflux du lait dans les mamelles. Une longue pratique comme médecin-accoucheur m'a mis à même de vérifier ce fait un grand nombre de fois. Il est d'ailleurs expliqué par les relations sympathiques qui existent entre deux appareils d'organes qui concourent au même but. C'est par un effet inverse, et en vertu de ces mêmes relations, que les ventouses appliquées aux mamelles font cesser une hémorrhagie utérine, et que les lochies se suppriment momentanément pendant la fièvre de lait.

[J'ai rappelé une leucorrhée habituelle et dont la suppression avait donné lieu à une toux inquiétante, en faisant prendre à la malade pendant 10 jours 60 gram. de suc exprimé d'armoise.]

A une certaine dose, le suc d'armoise peut provoquer le vomissement. Je l'ai vu produire cet effet à la dose de deux onces, chez une femme délicate et nerveuse. Lorsqu'on veut le donner comme altérant, il est bon de commencer par une moindre dose et de n'augmenter que graduellement.

ARNIQUE-ARNICA, [1]

BÉTOINE DES MONTAGNES, TABAC DES VOSGES, DORONIQUE D'ALLEMAGNE.

Doronicum plantaginis foliis alterum (T.). — *Arnica montana* (L.).

Cette plante, qui aime les lieux élevés, froids et ombragés, croît abondamment sur les montagnes du centre et du midi de la France, dans le Lyonnais, sur les Alpes, etc. — Les racines, les feuilles et les fleurs sont usitées.

Préparations et doses.

A L'INTÉRIEUR : *Infusion et décoction*, 8 à 50 gram. par kilog. d'eau bouillante.

Racine en poudre, 60 cent. à 12 gram. progressivement, en électuaire, opiat, bols, etc.

Fleurs en poudre, 50 cent. à 2 gram. progressivement, en bols, pilules, etc.

Eau distillée, 50 à 100 gram., en potion.

Teinture alcoolique (1 de racines sur 8 d'alcool), 1 à 20 gram., en potion.

Teinture éthérée (1 de fleurs sur 4 d'éther), 1 à 10 gram., en potion.

Extrait aqueux (1 sur 5 d'eau), 50 cent. à 4 gram., en potion, pilules, etc.

Extrait alcoolique (1 de fleurs sur 8 d'alcool et 1 d'eau), 50 cent. à 4 gram., en potion, etc.

A L'EXTÉRIEUR : *Feuilles et fleurs*, en cataplasme.

En poudre, comme sternutatoire.

Propriétés.

Les racines et les fleurs d'arnica, d'une *odeur* balsamique, d'une *saveur* âcre, piquante, décèlent leurs vertus stimulantes, toniques, légèrement émétiques et sternutatoires.

Les effets primitifs de cette plante ont lieu sur les voies digestives, qu'elle irrite plus ou moins ; l'action secondaire se produit par une excitation sur le cerveau et le système nerveux. — Les effets de son administration se manifestent assez promptement par des démangeaisons à la peau, des nausées, des vomissements, des anxiétés, des étourdissements, quelquefois même par des tremblements, des secousses nerveuses, des spasmes, etc.

L'arnica a été préconisée contre les fièvres typhoïdes-adynamiques, les catarrhes chroniques, l'asthme humide, l'œdématie, certaines paralysies, l'amaurose, la danse de Saint-Guy atonique, les rhumatismes chroniques, les chûtes

---

(1) Cet article n'était pas dans le mémoire couronné.

et contusions avec ecchymose, les fièvres intermittentes, etc.

On doit considérer l'arnique, dit Gilibert, comme tonique et apéritive, donnée à petite dose, et comme émétique, purgative, diurétique, sudorifique et emménagogue, donnée à plus grande dose.

Dans les fièvres adynamiques ou putrides, on administre l'infusion ou la décoction de fleurs d'arnica édulcorée avec un sirop convenable ou avec addition d'un peu de racines de réglisse, à la dose d'une tasse, de deux heures en deux heures. C'est surtout dans cette forme de fièvre typhoïde caractérisée par l'enduit fuligineux de la langue, la prostration des forces, le délire obscur, le pouls faible, petit, accéléré, que ce médicament convient. Je l'ai vu employer avec succès dans les hôpitaux de l'armée, pendant la campagne de 1809, en Allemagne, contre la fièvre putride qui sévissait alors d'une, manière générale. Depuis, je l'ai souvent mis en usage dans les mêmes cas, en l'associant le plus souvent à la racine de valériane et à celle d'angélique. Je fais verser la décoction bouillante de fleurs d'arnica et de racine de valériane, faite à vase clos, sur la racine d'angélique. Le malade prend de cette tisane à doses modérées, mais fréquemment répétées. Administrée de cette manière, l'arnica détermine rarement le vomissement et la douleur gastrique, et elle n'en est pas moins efficace, quoi qu'en disent les médecins qui regardent ces manifestations comme favorables à l'excitation générale que l'on veut produire. Cette excitation est même plus durable quand elle est obtenue plus graduellement et sans douleur ; car il est bien évident que la douleur, surtout quand elle a son siége dans les organes digestffs, épuise les forces au lieu de les relever. Je pense néanmoins que l'arnica réussit moins en infusion légère, comme le recommande Stoll, que lorsqu'elle est administrée en décoction rapprochée ; mais c'est toujours progressivement et à petites doses fréquemment répétées que cette décoction doit être mise en contact avec la muqueuse gastrique : il faut toujours en surveiller l'effet.

L'arnica ne convient pas aux tempéraments nerveux. On doit s'abstenir de son emploi dans les fièvres caractérisées par l'excitation cérébrale et l'ataxie.

Dans les fièvres intermittentes, l'arnica diminue seulement l'intensité des accès et augmente les sueurs ; ce n'est point là un effet suffisant pour en recommander l'emploi dans le traitement de ces fièvres. Quoique Stoll l'ait décoré du nom de *quinquina des pauvres*, c'est, à mon avis, comme anti-périodique, un *pauvre quinquina*.

La propriété très-excitante de l'arnica a déterminé quelques praticiens à l'employer contre certaines paralysies. Le docteur Rogery cite, dans le *Recueil périodique* de la Société de médecine de Paris, le cas très - remarquable d'une jeune femme qui, à là suite d'une fièvre mal jugée, éprouvait une sorte d'engourdissement et un état d'impuissance dans les membres inférieurs. Ce médecin lui prescrivit la décoction des fleurs d'arnica et l'extrait de ces mêmes fleurs, qu'on faisait dissoudre dans l'eau de menthe édulcorée avec le sucre. Comme il n'avait pas obtenu tout le succès désiré, il donna judicieusement les fleurs pulvérisées de cette plante dans suffisante quantité de miel, et bientôt la malade éprouva des fourmillements et des douleurs auxquelles succéda la restitution complète du mouvement et de la sensibilité.

Comment constater les effets de l'arnique dans les chûtes, les contusions avec ecchymoses, les collections de sang caillé ?.. Ne sait- on pas que la nature dissipe souvent les suites de ces accidents sans le secours de l'art ? Et d'ailleurs, dans ces cas, ne vaut-il pas mieux avoir recours à la saignée et aux antiphlogistiques qu'à ces prétendus vulnéraires, qui n'ont d'action que celle qu'ils exercent sur l'imagination des malades ?

Si Collin, Stoll, Junker, Fohr et autres auteurs ont exagéré les propriétés de l'arnica contre les engorgements du foie et de la rate, l'apoplexie, l'hémiplégie, l'épilepsie, l'amaurose, etc., Vacca-Berlinghieri a fait connaître des essais négatifs qui réduisent ces propriétés à leur juste valeur, et les déprécient quelquefois même trop, sous l'autorité de faits isolés et insuffisants : *est modus in rebus...* Une jeune dame était attaquée d'une maladie convulsive, à laquelle s'était jointe une fièvre intermittente très-légère. On proposa les fleurs d'arnica ; Vacca-Berlinghiéri les accorda ; mais elle ne procurèrent aucun soulagement ; de plus, elles soulevaient l'estomac et causaient des désordres dans les viscères. Il ne faut pas plus ajouter foi, selon l'opinion du médecin que je viens de citer, à la faculté qu'on attribue à l'arnica de guérir la goutte-sereine.

Les feuilles d'arnica, en infusion aqueuse ou vineuse, ont les mêmes propriétés médicales que la racine et les fleurs. Appliquées en cataplasme sur les tumeurs douloureuses, elles en ont puissamment favorisé la résolution, au rapport de Scopoli. Les paysans des Vosges font dessécher les feuilles et les fleurs, et s'en servent en guise de tabac.

On préfère généralement l'arnica recueillie sur les montagnes de la Bohême, comme étant plus énergique.

ARRÊTE-BOEUF,

BOUGRANE, BUGRANE.

Anonis spinosa (T.).— *Ononis spinosa* (L).

L'arrête-bœuf est une plante vivace qui croît partout en France, surtout dans les lieux incultes, les pâturages médiocres.—On emploie la racine en décoction (16 à 60 gram. par kilog. d'eau).

Propriétés.

Les racines sont apéritives, diurétiques.—Je les ai souvent mises en usage dans les tisanes diurétiques. Elles ne méritent pas l'oubli dans lequel elles sont tombées. — Les gens de la campagne emploient les feuilles et les fleurs d'arrête-bœuf en gargarisme, bouillies dans une certaine quantité d'eau, à laquelleils ajoutent du miel et du vinaigre, contre l'angine tonsillaire.

ARROCHE,

BONNE-DAME.

Atriplex alba hortensis (T.).—*Atriplex hortensis* (L.).

Cette plante est cultivée dans les jardins, pour l'usage culinaire.

Préparations et doses.

En décoction, de 50 *à* 60 *gram.*
Semences (comme éméto-cathartique), de 2 à 5 gram.

Propriétés.

Ses feuilles sont émollientes, rafraîchissantes. On en met dans les bouillons de veau et de poulet.—J'ai essayé la semence d'arroche comme éméto-cathartique, d'après le rapport de quelques campagnards qui en avaient fait usage au début des fièvres tierces. Employée à la dose de 2 à 3 gram., légèrement contuse, et mise pendant une heure dans un verre d'eau, elle a produit trois à cinq vomissements et autant de selles ; mais dans d'autres cas elle a été moins régulière dans ses effets ; elle a produit de l'anxiété, des coliques, sans amener d'évacuations suffisantes. Je l'ai abandonnée, comme peu certaine et ne pouvant remplacer l'ipécacuanha ni le tartre stibié.

ARROCHE FÉTIDE, (1)

ARROCHE PUANTE, VULVAIRE, ANSÉRINE FÉTIDE, HERBE
DE BOUC.

Chenopodium fœtidum (T.). — *Chenopodium vulvaria* (L.).

Cette plante est très - commune et se rencontre dans les lieux incultes, sur le bord des chemins.

Préparations et doses.

A L'INTÉRIEUR : *Infusion*, de 45 à 50 gram. par kilog. d'eau.

A L'EXTÉRIEUR : *Décoction*, de 50 à 60 gram. par kilog. d'eau, pour fomentations, lavements, injections, cataplasmes.

Propriétés.

La vulvaire est antispasmodique. Je l'ai employée quelquefois en infusion dans les névroses de l'estomac et des intestins. On lui attribue une vertu emménagogue que je n'ai pas été à même de constater. Mais je pense qu'elle peut être utilement administrée dans l'hystérie. A l'extérieur elle est légèrement résolutive et détersive. Les payans s'en servent en décoction, pour appliquer sur les ulcères putrides et vermineux des bêtes à cornes, en y ajoutant un peu d'eau-de-vie ou de vinaigre.

ARUM,

PIED-DE-VEAU, GOUET, GOUET COMMUN, VIT-DE-PRÊTRE,
VAQUETTE.

Arum vulgare (T.).—*Arum maculatum* (L).

L'arum est une plante très-commune dans les lieux humides, le long des haies, sur le bord des chemins, dans les bois.—On se sert des racines et des feuilles.

Préparations et doses.

A L'INTÉRIEUR : *Poudre*, de 5 à 10 gram;—*altérant*, de 1 à 2 gram.

A L'EXTÉRIEUR : Comme visicant, écrasé, en application, en cataplasme.

Propriétés.

La racine, partie usitée autrefois, est à tort abandonnée dans la pratique, où la mode exerce son empire comme sur

---

(1) Cet article n'était pas dans le mémoire couronné.

tant d'autres choses. On l'employait dans les pneumonies chroniques, dans l'asthme humide, sur la fin de la coqueluche, etc.—A l'extérieur elle est vésicante.

L'arum est regardée par les auteurs qui en ont parlé, comme incisive, résolutive, expectorante. Les anciens recommandaient la racine de pied-de-veau dans l'asthme et les affections chroniques des organes respiratoires. Gesner dit qu'elle a guéri trois hommes et une femme atteints de phthisie commençante, et en a soulagé plusieurs autres en leur administrant l'extrait vineux des feuilles et des racines de cette plante en parties égales. L'effet de ce remède était de produire des évacuations abondantes.—Antoine Constantin, médecin provençal, employait, à l'imitation de Mesué (liv. II, chap. 24, *de med. simp. purg.*), la racine d'arum de la manière suivante : Racine d'arum maculat., 3 gros. Lavez dans du vin, pilez long-temps dans un mortier de marbre, passez par un tamis, ajoutez : menthe pulvérisée 3 gros, absynthe 1 gros 1/2, et un peu de suc de coing ou autre fruit astringent ; faites un opiat avec q. s. de miel ou de vin cuit. Dose, 3 à 4 gros, *pour atténuer les humeurs et la pituite épaissies dans* l'organe de la respiration, dans l'estomac, dans la tête et dans les articulations. Le même médecin conseille aussi des potions ou des pilules de poudre d'arum avec le jus d'origan, d'absynthe ou de sauge. Cette composition, dit-il, à la dose de quatre scrupules, purge efficacement et sans violence.

J'ai employé la racine d'arum dans l'asthme humide, la cachexie, suite de fièvres intermittentes prolongées, l'hydropisie, comme purgative et diurétique. Je commençais par la dose de deux ou trois grammes en poudre dans de la tisane d'orge ; j'étais souvent obligé de diminuer cette dose pour l'augmenter graduellement. La racine fraîche est d'une âcreté telle qu'elle produit dans la bouche, lorsqu'on la mâche, une saveur brûlante qu'on ne peut dissiper qu'avec de l'huile d'olive ou d'amandes douces, ou mieux avec l'oseille. La dessiccation lui ôte en grande partie cette acrimonie ; il n'en reste aucune trace si l'on soumet cette racine à la torréfaction ou à des ébullitions répétées. On obtient par ces procédés une fécule blanche très-nourrissante, et avec laquelle, suivant Cirillo, on peut faire de fort bon pain. Il y a évidemment une grande analogie entre l'arum et le manioc : dans l'un comme dans l'autre, la matière nutritive se trouve mêlée au poison, dont il est facile de la séparer.

C'est surtout dans les affections chroniques des organes respiratoires que l'on a recommandé l'usage de la racine d'arum. J'ai fait cesser en dix jours une bronchorrée chez un cultivateur qui en était atteint depuis un mois, par suite d'une bronchite aiguë, en administrant trois fois par jour 1 gram. de racine de cette plante mêlée en forme d'électuaire avec q. s. de miel. Je l'ai employée aussi avec succès chez un enfant de trois ans, atteint d'une coqueluche qui menaçait de se terminer par une pneumonie chronique. Je faisais prendre 30 centig. de cette racine pulvérisée, trois fois par jour, et ensuite cinq fois. Elle produisait quelquefois le vomissement, et toujours quelques évacuations alvines. Après douze à quinze jours de son usage la guérison était complète. Dans d'autres cas je l'ai associée à la poudre de racine de belladone. Son effet me paraissait analogue à celui de l'ipécacuanha, qu'elle peut, je crois, remplacer comme expectorante, ayant la même action sur les muqueuses bronchique et gastrique.

[Je n'emploie que la racine de l'année; plus ancienne et trop desséchée, elle est d'un effet incertain :—on ne peut apprécier le plus ou le moins de perte de son principe actif par la vétusté.]

[Voici ce que dit, au rapport de Bulliard (Histoire des plantes vénéneuse de la France), au sujet d'une des propriétés particulières de la racine d'arum, l'auteur d'un *Traité de médicaments simples* : « J'ai éprouvé d'heureux effets de l'usage de cette racine dans le traitement des douleurs de rhumathismes, surtout quand elles étaient fixes et situées profondément. En pareil cas j'ai fait prendre depuis dix grains jusqu'à un scrupule de racine fraîche d'arum, deux ou trois fois par jour; elle s'avalait en bol ou en émulsion, jointe à des substances huileuses et mucilagineuses qui empêchaient que son âcreté et son irritation ne se fissent sentir vivement et ne produisissent sur la langue une impression douloureuse. En général, elle occasionne partout le corps une légère agitation avec picotement, et quand le malade se tient chaudement au lit, elle cause des sueurs abondantes. »]

A l'extérieur. Les feuilles fraîches pilées, ou la racine récente coupée en tranches minces, apppliquées sur la peau, y produisent un effet rubéfiant et vésicant. J'ai souvent employé ce vésicatoire, parce que je l'ai toujours trouvé sous la main pendant la belle saison. Un mélange de feuilles d'arum et d'oseille, cuites sous la cendre dans une feuille de choux, et incorporées avec du sain-doux, m'a souvent servi comme maturatif sur les abcès froids, les tumeurs scrophuleuses ouvertes, mais encore engorgées dans leur voisinage, dans tous les cas enfin où il fallait animer des tissus tuméfiés, soit cellulaires, soit glandulaires.

[L'oseille, mitigeant l'action de l'arum, empêche la vésication et borne cette action à un effet puissamment résolutif, stimulant et détersif. Quand ce mélange est fait avec les feuilles fraîches pilées dans un mortier, il est plus actif et convient surtout pour dissiper les engorgements glanduleux, œdémateux, etc.]

J'ai détergé promptement des ulcères atoniques, scorbutiques ou scrophuleux par l'application du suc des feuilles et de la racine d'arum ; son action est très-énergique et change le mode d'irritation des parties affectées. Une suppuration louable a lieu, et une cicatrisation solide s'opère peu à peu. On réitère plusieurs fois cette application.

ASARET,

ASARINE D'EUROPE, CABARET, OREILLE D'HOMME.

Asarum (T.). — *Asarum europœum* (L.).

Cette plante se rencontre dans les lieux ombragés, et vient spontanément dans toute l'Europe. — J'en ai cultivé dans mon jardin. — Les racines et les feuilles sont usitées.

Préparations et doses.

A L'INTÉRIEUR : *Poudre*, comme *excitant*, 5 à 10 cent.; — comme *vomitif*, 50 cent. à 2 gram.

Feuilles fraîches, de 4 à 12, infusées pendant une nuit dans six onces d'eau bien pure.

Extrait aqueux, de 1 gram. à 1 gram. 50 cent.

Extrait spiritueux, idem.

Propriétés.

Les racines et les feuilles d'asaret sont excitantes, *émétiques* et anthelmintiques. — Elles sont aussi sternutatoires. — On les emploie dans les fièvres intermittentes invétérées, les obstructions du bas-ventre, et principalement dans les engorgements de la rate et du mésentère, les hydropisies, les maladies cutanées, etc. Des auteurs ont avancé que l'énergie des feuilles est moins puissante que celle des racines.— Je n'ai pas cette opinion; les feuilles m'ont paru jouir d'une action tout aussi prononcée.

Le véritable succédané de l'ipécacuanha est la racine d'asaret. Wauters s'exprime ainsi sur cette plante : *Principiis suis constituentibus cum ipecacuanha coincidere vide-*

tur, licet aliquando venenis adnumeratum fuerit, quum ab imprudentibus sine debitis cautelis prœscribebatur. En effet, je pense avec cet auteur que si quelques praticiens ont rejeté l'emploi de l'asaret comme agissant avec violence et n'ayant qu'une action irrégulière et inconstante, c'est parce qu'on l'a administré sans précaution ou à des doses trop élevées, ou même dans des cas où une irritation préexistante en contre-indiquait l'usage. Si une prédilection marquée pour les médicaments exotiques n'existait pas chez la plupart des médecins, on tiendrait compte aussi de l'action irrégulière de l'ipécacuanha, si souvent observée dans la pratique. Le plus ou le moins d'effet des médicaments vient bien plus de la disposition idiosyncrasique des sujets qui en reçoivent l'action que du médicament lui-même. C'est une vérité pratique que l'expérience journalière confirme, et qui s'applique à tous les genres de médication.

L'asarum, dont les anciens faisaient grand cas, a été négligé depuis la découverte de l'ipécacuanha; mais les gens de la campagne, plus attachés aux traditions populaires que les citadins, ont conservé l'usage de ce remède. Ils emploient l'infusion des feuilles pour provoquer le vomissement et la purgation. Je dois dire que je l'ai toujours vu employer avec avantage, et qu'il n'a produit, dans certains cas, d'autres accidents que ceux que tous les purgatifs excitent quand ils sont pris à doses trop élevées ou intempestivement administrés. Soixante à quatre-vingts centigrammes de poudre de racine d'asaret font aussi bien vomir que la même dose d'ipécacuanha, et ne fatiguent pas davantage. J'ai employé cette poudre à la dose de deux, trois ou quatre grains (10, 15 ou 20 centigrammes), comme altérante, dans la bronchite chronique, la coqueluche, et surtout dans la diarrhée. Elle m'a réussi aussi bien que l'ipécacuanha. Je la mêle quelquefois à la belladone pour combattre la coqueluche. Long-temps gardée, cette racine n'est plus vomitive; après six mois elle n'est que purgative; après deux ans elle ne purge presque plus, même à la dose de 1 gram. 50 centigram. — Elle acquiert alors la vertu diurétique, et peut être employée comme telle dans les tisanes. — Il faut donc avoir égard à son plus ou moins de vétusté pour en régler les doses. Lorsque les feuilles et les racines de cette plante ont été pendant sept à huit mois dans un grenier aéré, on peut en toute sûreté les administrer à la dose de 1 à 2 gram. Coste en faisait prendre la racine à cette dose dans une tasse de bouillon de veau. Nos paysans se contentent de l'infusion de 6 à 15 feuilles sur des cendres chaudes pendant une nuit, dans l'eau bien pure, pour prendre le matin à jeun, avec un peu de miel ou de cassonnade.

Les maréchaux, qui dans nos campagnes exercent la médecine vétérinaire d'une manière toute traditionnelle et routinière, regardent le cabaret comme un bon purgatif, propre au traitement du farcin et à l'expulsion des vers chez les poulains.

[La meilleure racine d'asaret est celle qu'on récolte dès le commencement du printemps ou vers l'automne. — Quand on la prend dans le commerce, il faut la choisir belle, entière, bien nourrie, grosse comme une moyenne plume d'oie, récemment séchée, grise, d'une odeur agréable et pénétrante.]

ASPERGE.

Asparagus sativa officinalis (T.). — *Asparagus officinalis* (L.).

Cette plante venant spontanément dans les terrains légers et sablonneux, est généralement cultivée dans les jardins. — On utilise les racines et les jeunes pousses.

Préparations et doses.

A L'INTÉRIEUR : *Décoction*, de 15 à 60 gram. par kilog. d'eau. *Sirop de pointes d'asperges*, de 50 à 100 gram., seul ou en potion. *Extrait de pointes*, de 1 à 20 gram., en pilules, potion, tisane.

Propriétés.

Les racines et les pousses d'asperge sont diurétiques, apéritives et (dit-on) sédatives de la circulation. — On utilise souvent l'asperge dans l'hydropisie, les obstructions abdominales, l'ictère, les maladies des voies urinaires, l'hypertrophie et les palpitations du cœur.

Je mets fréquemment en usage la racine d'asperge comme diurétique; mais je dois dire que le sirop de pointes d'asperges ne m'a jamais réussi. J'ai essayé une forte infusion de pointes, et je n'ai observé que l'effet diurétique à un moindre degré que dans les racines, et non l'action sédative récemment préconisée.

AULNÉE ou AUNÉE,

ENULA CAMPANA.

Aster omnium maximus (T.). — *Inula helenium* (L.).

Cette plante vivace croît dans les départements du centre de la France, dans les prairies, aux bords des ruisseaux et des rivières.—On emploie la racine.

Préparations et doses.

A L'INTÉRIEUR : *Décoction ou infusion*, de 15 à 50 gram. par kilog. d'eau.
Sirop, de 30 à 100 gram., en potion.
Teinture, de 5 à 15 gram., en potion.
Vin (1 de racine fraîche sur 16 de vin blanc), de 60 à 100 gram.
Extrait, de 1 à 10 gram., en bols, pilules.
Conserve, de 5 à 10 gram., en bols, pilules.
Poudre, de 2 à 10 gram., en bols, pilules ou en substances dans du vin.

A L'EXTÉRIEUR : *Décoction concentrée*, pour lotions, fomentations.
Poudre, 1 à 5 d'axonge, pour onguent, pommade en frictions.

Propriétés.

Cette racine est tonique, excitante, emménagogue. Elle est regardée comme utile dans l'atonie des organes digestifs, les catarrhes vésicaux et pulmonaires chroniques, la diarrhée séreuse, l'aménorrhée. — A l'extérieur on l'emploie dans la gale et les dartres.

L'aunée est une plante indigène très-précieuse et dont je fais un grand usage. Je donne la décoction de la racine de cette plante dans l'eau contre la débilité générale. Je la fais quelquefois infuser dans le vin, ou tout simplement dans la bière, lorsque le vin est trop cher pour les pauvres, auxquels je l'administre souvent.—Dans la chlorose je donne la décoction de racine d'aunée coupée avec autant d'eau de clous rouillés : elle me réussit très-bien dans ce cas. La même décoction, à laquelle j'ajoute une once de suc d'oignon pour six à huit onces de décoction, avec une suffisante quantité de miel, forme une potion expectorante très-efficace dans le catarrhe pulmonaire à sa période d'atonie, et dans la bronchorrée, qu'elle tarit promptement. J'ai aussi donné en pareil cas la poudre de racine d'aunée à la dose de 3 à 6 grammes par jour, soit dans du vin, ou incorporée avec du miel.

M. Delens a lu à la Société de Médecine de Paris une notice sur l'efficacité de la racine d'aunée employée contre la leucorrhée et contre les maladies scrofuleuses. Entre autres faits rapportés par ce médecin, je citerai les suivants :

« Une jeune dame conservait, à la suite d'une blennorrhagie, une leucorrhée des plus abondantes, accompagnée de faiblesse et de langueur d'estomac, et d'un état de malaise et de débilité générale. On eut vainement recours aux médications générales et locales les plus diverses, aux émollients, aux astringents, aux stimulants de toute sorte. Le spéculum ayant été appliqué, on reconnut quelques traces de la blennorrhagie, accompagnant de légères ulcérations du col : quelques cautérisations avec le nitrate acide de mercure en amenèrent promptement la guérison, mais ne tarirent point le cours de l'écoulement leucorrhéïque, qu'on voyait sortir en nappe de l'orifice du col utérin. — Cependant tous les toniques ayant été inutilement employés à l'intérieur, M. Delens crut devoir prescrire la racine d'aunée pour remédier à la débilité de l'estomac. Une décoction de deux gros de cette racine fut donc administrée, et l'on fut extrêmement surpris de voir qu'au bout de quelques jours l'écoulement leucorrhéïque avait complètement cessé, et que de plus l'état général de la malade était infiniment meilleur. On continua l'usage du médicament, porté à trois gros, pendant plusieurs jours, et cette dame se trouva complètement guérie. »

« Une dame d'une faible constitution, et éminemment scrofuleuse, fut atteinte de chlorose et guérie par l'emploi du fer uni au carbonate de potasse. Peu de temps après, il lui survint dans la mâchoire une tumeur qui acquit bientôt une grosseur considérable. Malgré l'application de deux vésicatoires volants sur la tumeur, celle-ci s'accrut si rapidement qu'on fut persuadé qu'elle allait devenir le siége d'un volumineux dépôt. Ce fut alors que M. Delens prescrivit la décoction de racine d'aunée, non dans la vue d'obtenir la résolution de cette tumeur, mais afin d'agir favorablement sur l'état général de la malade, qui était fort débilitée ; mais le succès obtenu dépassa toutes les prévisions, puisque la tumeur cessa aussitôt de s'accroître. Le lendemain elle était diminuée de plus de moitié, et quelques jours après elle était entièrement fondue. »

(*Journal de Médecine et de Chirurgie pratiques*, tom. 7, page 433.)

Depuis 1836 que ces faits ont été publiés, j'ai eu souvent l'occasion d'employer la racine d'aunée dans la leucorrhée, et toujours j'en ai retiré de grands avantages. Une jeune fille de la campagne, d'un tempérament lymphatique, ayant eu des engorgements glanduleux au col dans son enfance, était atteinte de fleurs-blanches abondantes depuis près de deux ans. Elle était dans un grand état de débilité ; des *tiraillements* d'estomac, de l'innapétence, avaient lieu. Je lui fis prendre chaque matin une décoction de racine d'aunée, à la dose de 12 grammes, dans 4 à 5 onces d'eau. Au bout de huit jours l'écoulement était diminué de moitié, l'estomac faisait ses fonctions, et un mois après je revis cette malade entièrement rétablie.

A l'extérieur. Wolf (*De Viribus inulæ helenii in scabie persanaudâ, epistola, Lipsiæ,* 1787) vante l'emploi extérieur de la racine d'aunée contre la gale. On se sert de l'onguent et de la décoction de la racine de cette plante pour lotions et frictions. — Je n'ai qu'un seul cas de gale guérie par des lotions faites avec une forte décoction de racine d'aunée chez un garçon de 10 ans. Ces lotions étaient faites tous les soirs pendant un quart d'heure. Au bout de huit jours la guérison fut obtenue. Cette gale n'existait que depuis un mois environ.

La pommade d'aunée serait sans doute plus efficace. On peut l'employer aussi contre les dartres, et l'appliquer comme résolutive sur les engorgements scrofuleux. Cette racine, pilée crue, réduite en pâte, m'a mieux réussi dans ce dernier cas, ainsi que dans les ulcères atoniques.

AUNE ou AULNE.

Betula alnus (T.). — *Alnus glatinosa* (L.).

Cet arbre, commun dans toutes les forêts, surtout dans les lieux bas et humides, a une écorce riche en tannin.

Préparations et doses.

Poudre de l'écorce, de 8 à 16 gram., pendant l'apyrexie.

Propriétés.

L'écorce d'aune est astringente, fébrifuge.

Si nous n'avions pas l'écorce de chêne, celle d'aune serait souvent employée comme astringente.

Je ne dois pas laisser ignorer un fait qui s'est plusieurs fois offert à mon observation. Lorsqu'un cheval est atteint d'un écoulement muqueux et purulent sortant abondamment par les naseaux, on l'attache dans une pâture, de manière à ne lui laisser que l'herbe pour toute nourriture, et pour toute boisson l'eau déposée dans une cuve tenant en macération une assez grande quantité d'écorce d'aune. Par ce traitement simple, le cheval guérit dans l'espace d'un à deux mois. Quelques campagnards m'ont dit avoir guéri la morve par ce moyen ; mais comme ils ont pu confondre une affection purement muqueuse avec cette maladie, je ne puis rien affirmer à cet égard. Cette médication est, sous le rapport de la médecine comparée, de nature à fixer l'attention des praticiens.

[Roussille Chamseru a préconisé l'écorce d'aune comme un des meilleurs succédanés du quinquina. Je pense qu'on pourrait avec avantage associer cette écorce, si riche en tannin, à la gentiane, à la petite centaurée, à l'absynthe ou au chardon étoilé, afin de la rapprocher plus encore, par cette addition, de l'écorce du Pérou.]

[J'ai vu employer avec succès, dans les inflammations légères de la gorge, le gargarisme de décoction de feuilles d'aune miellée. Ce gargarisme convient aussi dans l'angine chronique, les engorgements des gencives et les ulcérations de la muqueuse buccale.]

AURONE, [1]

AURONE MALE, CITRONELLE DES JARDINS, IVROGNE.

Abrotanum mas angustifolium majus (T.).
— *Artemisia abrotanum* (L.).

Cet arbuste ligneux est cultivé dans nos jardins.

Préparations et doses.

Infusion des feuilles et sommités, 15 à 30 gram. par kilog. d'eau.

Cette plante, d'une *odeur* forte de citron et de camphre en même temps, d'une *saveur* âcre et amère, est regardée comme stimulante, emménagogue, sudorifique. — Je l'ai souvent employée dans les espèces aromatiques ; — les semences sont employées comme vermifuges dans les campagnes.

J'ai vu un asthmatique se soulager dans les accès en pre-

---

(1) Cet article n'était pas dans le mémoire couronné.

nant en grande quantité l'infusion chaude de feuilles d'aurone sèches.

A *l'extérieur* la décoction des feuilles et sommités d'aurone dans l'eau où l'on a fait dissoudre du sel commun, s'emploie avec avantage dans la gangrène, les ulcères putrides et vermineux, et dans l'œdème.

AVOINE.

Avena vulgaris (T.).—Avena sativa (L.).

Plante cultivée partout, et qui préfère aux climats chauds et secs ceux dans lesquels une température peu élevée s'accompagne d'une légère humidité.—Semence usitée.

Propriétés.

La semence, dépouillée de sa pellicule, forme le gruau, qui est émollient et nutritif. Il est très-employé dans les maladies de poitrine, les catarrhes, les toux sèches, l'hémoptysie, les flegmasies du tube digestif. C'est avec le lait qu'il forme une nourriture douce, rafraîchissante, calmante, qui convient surtout pour les enfants.—Les balles d'avoine sont employées à l'extérieur, dans des coussinets, pour les appareils de fracture. Je m'en sers pour cet usage et pour les oreillers dans les affections de la tête, où les oreillers de plumes causent trop de chaleur. — Dans ma pratique, j'emploie généralement la tisane d'avoine telle qu'elle est, dans les maladies aiguës, pour boisson ordinaire. Je lui ai quelquefois reconnue une propriété diurétique assez marquée, mais irrégulière et inconstante.

L'eau aigrie, sur la farine d'avoine, forme, avec le sucre et une petite dose de vin blanc, une limonade antiseptique et stimulante dont Pringle a constaté les avantages pour arrêter les progrès du scorbut.

L'avoine noire ou rouge, bouillie dans le lait destiné à faire des crêmes, lui communique un arôme analogue à celui de la vanille. Les traiteurs de Paris connaissent et emploient cette innocente falsification.

A *l'extérieur*. En cataplasme, la farine d'avoine est émolliente et résolutive. J'emploie quelquefois l'avoine cuite avec du vinaigre, appliquée sur les points de côté pleurétiques, qu'ils soulagent ; mais je leur préfère l'action d'un rubéfiant.

[J'ai employé avec avantage sur les ulcères putrides un cataplasme composé de farine d'avoine et de levûre de bierre : l'effet antiseptique de ce cataplasme est très-prompt.]

BALSAMITE, (1)

COQ DES JARDINS, BAUME-COQ.

Tanacetum hortense, foliis et odore menthæ (T.).— — *Tanacetum balsamita* (L.).

Cette plante vient spontanément dans plusieurs parties de l'Europe, et est cultivée ordinairement dans les jardins.— Les feuilles, les fleurs et les semences sont usitées.

Préparations et doses.

A L'INTÉRIEUR : *Infusion aqueuse ou vineuse*, en poudre.
A L'EXTÉRIEUR : *Infusion*, pour fomentation, lotions, etc.

Propriétés.

La balsamite est aromatique, excitante, vermifuge. J'emploie les feuilles de cette plante dans tous les cas où les aromatiques sont indiqués. Les fleurs et la semence peuvent être administrées comme vermicides de la même manière que celles de tanaisie, avec lesquelles elles ont une grande analogie de famille. La poudre des fleurs, à la dose de deux grammes, a fait rendre cinq ascarides lombricoïdes, après trois jours de son usage chez un enfant de quatre ans. Ce médicament peut remplacer le semen-contrà.

BARDANE,

HERBE AUX TEIGNEUX, GLOUTERON, DOGUE.

Lappa major (T.).— *Arctium lappa* (L.).

Cette plante, commune dans presque tous les climats, croît le long des chemins, sur les terrains incultes, au voisinage des masures. — On emploie la racine, les feuilles et quelquefois la semence.

---

(1) Cet article n'était pas dans le mémoire couronné.

Préparations et doses.

A l'intérieur : *Racine ou feuilles*, 15 à 60 gram. par kilog. d'eau, en décoction ou infusion.

Sirop (1 de racine fraîche sur 8 d'eau et 8 de sucre), de 50 à 100 gram., seul ou en potion.

Teinture (1 de racine sur 5 d'alcool), de 1 à 10 gram., en potion.

Extrait (1 sur 6 d'eau par infusion, décoction ou inspissation du suc), de 1 à 10 gram., en pilules, bols, etc.

Poudre (rarement), de 1 à 4 gram., en bols, pilules, ou en substance dans un véhicule.

A l'extérieur : *Feuilles*, q. quelconque, en cataplasme.

Décoction, pour lavements.

Suc de feuilles, pour pommade, etc.

Propriétés.

La racine de bardane, regardée comme sudorifique, diurétique et dépurative, a été recommandée dans le rhumatisme, la goutte, le catarrhe pulmonaire, les dartres squammeuses et surfuracées, les affections syphilitiques secondaires et tertiaires. Baglivi la recommande dans cette dernière maladie, à cause de sa vertu diaphorétique. Les feuilles ont à peu près les mêmes propriétés.

Henri III, roi de France, fut guéri de la syphilis au moyen de la bardane et du séné par Pena. Samuel Formius (*Observat*. 41) rapporte ainsi les détails de cette cure : « Henricus *tertius Gallorum rex huc venereâ laborans à medicis ordinariis curari non poterat. Monitus fuit Penam tunc temporis Lutetiæ medicinam facientem multos ab hoc morbo liberare remedio peculiari quod à quodam Turca didicerat; illum vocari jussit : ab eoque curatus est. Remedium tale erat :*

» *Radic. bardanæ in toleolis sectæ unc.* 8. — *Vini albi et aquæ fontis lib.* 2. — *Bulliant ad mediæ partis consumptionem, addendo sub finem, Senn. mund. unc.* lib. 1 1/2 *pro dispositione ægrotantis : colaturæ capiat manè lib.* 1/2. *Sudores provocando cum silicibus majoribus calidis linteis obvolutis, quorum unus admoveatur plantis pedum, duo tibiis, duo cruribus, duo juxta medium parte exteriore, et duo juxta humeros, probè tegendo ægrum; sudores copiosi excitantur per horam unam cum dimidia et circa vesperam alvus solvitur bis aut ter : hoc remedium præmissis universalibus usurpabatur per spatium quindecim aut viginti dierum. Posteà capiebat manè singulis diebus decoctum bardanæ sine sennâ et sine ullo regimen per mensem integrum aut dies quadraginta.* »

On voit, d'après cette observation, que les sueurs *provo-quées* ont été très-utiles, et qu'elles ont pu, après plusieurs traitements mercuriels, amener la guérison de la syphilis dont était atteint Henri III. Il est à remarquer que ce n'est guère que dans ces circonstances que les végétaux dits sudorifiques guérissent la vérole.

J'ai employé la racine de bardane en décoction dans un cas de syphilis tertiaire, chez un militaire libéré du service, et chez lequel, après une guérison apparente, il était survenu des pustules au front (*corona veneris*) et des douleurs nocturnes au périoste des tibias (*périostite*) tellement vives que le malade ne pouvait trouver un seul instant de repos que vers le matin. Je l'ai traité absolument et de point en point comme Pena avait traité Henri III, et j'ai obtenu le même résultat. Ce malade, affaibli par deux traitements mercuriels subis dans les hôpitaux militaires, était dans les conditions les plus favorables pour l'usage des sudorifiques. Il a continué pendant cinquante jours la décoction de racine de bardane ; mais je n'ai eu besoin de provoquer les sueurs que pendant quinze jours. Les symptômes avaient promptement cédé. Il y a maintenant près de six ans que la guérison a eu lieu, et aucune récidive ne s'est manifestée.

J'ai depuis employé cette plante sans succès dans une circonstance à peu près semblable ; mais la salsepareille elle-même, à laquelle on a proposé de substituer la bardane, réussit-elle toujours ? [Il est bien certain qu'aujourd'hui l'iodure de potassium l'emporte en efficacité sur ces moyens pour combattre la syphilis constitutionnelle ; mais ce médicament est d'un prix très-élevé.]

J'ai acquis la certitude que la semence de bardane infusée dans du vin blanc, à la dose de 4 gram. pour 500 gram. de vin, est diurétique. Je l'ai donnée avec succès dans un cas d'anasarque survenue chez une petite fille de dix ans à la suite de la scarlatine. On peut donner cette semence en émulsion.

A l'extérieur. Les feuilles de bardane appliquées extérieurement sont résolutives et détergent les ulcères. Percy employait le suc des feuilles de cette plante dans les excoriations légères avec inflammation, dans les croûtes de lait et la teigne squammeuse ; usage ancien sans doute d'où vient probablement le nom *d'herbe aux teigneux* qu'on donne vulgairement à cette plante. Il recommandait surtout un onguent, espèce de *nutritum* qu'il faisait préparer avec un demi-verre de suc de feuilles de bardane non clarifié et autant d'huile, qu'on triturait et qu'on agitait à froid avec plusieurs balles de plomb dans un vase d'étain ; il en résultait une pommade verte contenant un peu d'oxide de plomb, qui sans doute ajoutait encore aux propriétés du suc de bardane. La plupart de ces ulcères atoniques variqueux, si opiniâtres, aux jambes, guérissent très-facilement en les recouvrant d'un plumaceau trempé dans cet onguent, et pardessus d'une feuille de bardane. Il est rare, dit Percy, de les voir résister à ce puissant topique : il en ramollit les bords calleux, y attire une suppuration de bonne qualité. Enfin cette pommade a été souvent appliquée avec succès sur des tumeurs scrofuleuses ouvertes, et même sur des cancers, dont elle a ralenti la marche et calmé les douleurs.

Les cataplasmes de feuilles de bardane soulagent dans les gonflements articulaires chroniques, suites de l'arthrite aiguë. J'ai vu un engorgement de cette nature au poignet se dissiper au moyen de cataplasmes de feuilles de bardane bouillies dans l'urine avec une suffisante quantité de son, appliqués soir et matin pendant quinze jours, et recouverts avec les feuilles fraîches de la même plante.

Les feuilles vertes de bardane, légèrement froissées et appliquées sur les tumeurs blanches, à l'envers, excitent une exhalation cutanée qui soulage beaucoup. Pour provoquer la transpiration aux pieds dans les affections catarrhales, j'ai vu des paysans se les envelopper avec de larges feuilles de bardane. Cela m'a donné l'idée d'en appliquer sur la poitrine et entre les épaules dans les maladies de poitrine, ce qui m'a parfaitement réussi. Il est plus facile de trouver ce moyen à la campagne que de se procurer un emplâtre de poix de Bourgogne. — Je dois faire remarquer que ces feuilles, étant glutineuses, adhèrent quelquefois assez fortement à la peau.

La bardane, comme on le voit, peut rendre quelques services dans la pratique rurale. C'est à tort que Cullen et Desbois, de Rochefort, regardent les propriétés de cette plante comme inutiles et fort douteuses.

BECCABUNGA,

VÉRONIQUE AQUATIQUE, CRESSONNÉE.

Veronica aquatica major (T.). — *Veronica beccabunga* (L.).

Cette plante est très-commune sur le bord des ruisseaux et des fontaines. Elle a bien moins d'analogie, sous le rapport médical, avec les véroniques qu'avec la famille des crucifères. — On ne se sert que de la plante fraîche.

Propriétés.

Cette plante fraîche est excitante et antiscorbutique.

A l'intérieur. On administre pour l'ordinaire le suc exprimé à la dose de deux à quatre onces (60 à 120 gram.), soit seul, soit mêlé à ceux de cresson, de cochlearia, soit uni au lait ou au petit-lait. Les autres préparations de beccabunga sont aujourd'hui abandonnées.

BELLADONE,

BELLE-DAME, MORELLE FURIEUSE.

Belladona majoribus soliis et floribus (T.).
— *Atropa belladona* (L.).

Cette plante, commune dans les climats chauds et tempérés, croît sur les montagnes, dans les fossés ombragés, le long des haies, dans les bois taillis, etc. — Elle est cultivée dans les jardins. — Les racines, les feuilles et les fruits sont usités.

Préparations et doses.

A L'INTÉRIEUR : *Infusion*, de 40 à 60 cent. pour 150 gram. d'eau bouillante, dont on prend par jour 30 à 50 gram.

Teinture de feuilles fraîches (1 sur 1 d'alcool à 30°), 5 à 50 cent., en potion.

Teinture de feuilles sèches (1 sur 8 d'alcool à 22°), 10 à 50 cent., en potion.

Teinture éthérée (1 de feuilles sèches sur 8 d'éther), 10 à 50 cent., en potion.

Sirop (1 d'extrait sur 50 d'eau et 75 de sucre), 15 à 50 gram., en potion.

Extrait aqueux, de 5 cent. à 1 gram., en potion, pilules, progressivement.

Extrait de suc clarifié, par inspissation, de 5 à 20 cent., en potion, pilules, progressivement.

Extrait de suc non dépuré, de 5 cent. à 1 gram., progressivement.

Extrait alcoolique (1 de suc sur 4 d'alcool à 55°, ou 2 de feuilles sèches sur 7 d'alcool à 21°), 1 à 10 cent., progressivement.

Poudre, 5 à 60 cent., progressivement.

A L'EXTÉRIEUR : *Infusion*, 4 à 15 gram. par kilog. d'eau, pour lotions, fomentations, bains, etc.; — de 50 à 60 cent. par 200 gram. d'eau, pour lavements.

Extrait, de 5 à 50 cent., en lavements; — de 1 sur 8 d'axonge, en pommade.

Poudre, en topique, rarement.

Feuilles sèches, fumées en cigarettes.

Propriétés.

La belladone est un poison narcotico-âcre.

[A la dose de 40 centig. à 1 gram., cette plante irrite vivement l'estomac et tout le tube intestinal, cause des vomissements, des déjections fréquentes, le ténesme; la circulation devient irrégulière, l'action des reins et de la peau est augmentée, et il survient des sueurs ou une diurèse; le système nerveux est atteint; la vue se trouble, des vertiges et des éblouissements ont lieu, et le malade éprouve un sentiment particulier de gêne dans les tempes et les paupières, de la pesanteur de tête, de la faiblesse musculaire prononcée, de la somnolence troublée par des allucinations fantastiques, enfin tous les symptômes d'une congestion cérébrale. Ces accidents disparaissent peu à peu après trois ou quatre heures; mais la pupille reste dilatée quelquefois pendant plusieurs jours.— Si la dose de la belladone est plus considérable, elle cause l'empoisonnement caractérisé par les mêmes symptômes, mais beaucoup plus intenses. — Les médecins de campagne qui cultivent la belladone doivent prendre des précautions contre les dangers qu'offre cette plante aux enfants, qui se laissent séduire par la couleur de ses baies, dont le goût n'a rien de désagréable.]

A petite dose elle est narcotique, stupéfiante et calmante d'une manière toute spéciale. — Elle paraît agir principalement sur le système nerveux, tant ganglionaire que de la vie animale, en émoussant leur sensibilité. — On l'emploie à l'intérieur dans les névroses, les névralgies, la coqueluche, la toux convulsive, le croup, l'asthme, les cancers, l'ictère spasmodique, la dyssenterie avec ténesme, etc. — Elle est regardée comme un préservatif de la scarlatine. — A l'extérieur on s'en sert avec avantage comme calmant contre certaines inflammations aiguës et chroniques de la peau, les tumeurs blanches articulaires, le rhumatisme, la sciatique. — Unie à l'onguent mercuriel, elle est utile dans l'iritis, la rétinite, la sclérotite et quelques ophtalmies.

La belladone est utilisée encore contre les douleurs aiguës des fissures, les contractions spasmodiques, les irritations de l'anus et les hémorroïdes. Elle jouit aussi de la propriété de combattre le spasme de divers organes, tels que l'anus, l'urètre, l'utérus, l'anneau inguinal, etc., et de dilater la pupille. On s'en sert dans ce dernier cas pour rendre plus facile l'opération de la cataracte, et pour explorer le cristallin et ses annexes.

On emploie la belladone par la méthode endermique contre le tic douloureux de la face, la sciatique et les névralgies en général. Dans ces cas, et surtout dans les affections spasmodiques des organes respiratoires, les feuilles de belladone, fumées seules ou mêlées à du tabac, à de la sauge, etc., réussissent très-bien.

J'ai quelquefois employé les feuilles fraîches de belladone dans les engorgements des mamelles. Je les mêlais avec du saindoux ou du beurre frais. C'était une pommade de belladone extamporanée. Elles m'ont servi, ainsi préparées, dans tous les cas où la pommade de belladone est indiquée. — [Cuites sous la cendre dans une feuille de choux, et mêlées avec autant de saindoux, elles sont appliquées en cataplasme sur les douleurs, les tumeurs glanduleuses, shirreuses, etc.]

Je traite toujours la coqueluche avec la poudre de racine de belladone, à la dose de 1 à 5 centig., répétée de quatre heures en quatre heures, et mêlée avec une certaine quantité de sucre blanc pulvérisé. Je l'administre aussitôt que la période catarrhale ou inflammatoire est dissipée. J'applique en même temps, tous les soirs, à la plante des pieds, le mélange d'ail, de feuilles de jusquiane et d'axonge. Ce traitement modère et éloigne promptement les quintes de toux ; les symptômes se dissipent ordinairement dans l'espace de vingt-cinq à trente-cinq jours.

Dans tous les cas où la douleur névralgique ou le spasme local existent, l'usage de la belladone produit toujours de bons effets. J'ai deux fois rendu facile la réduction d'une hernie inguinale étranglée par l'application du suc de belladone mêlé avec autant d'eau chaude, ou employé pur en frictions. L'effet est plus prompt qu'en usant de la pommade composée avec cette plante.

[Mme Debette, de Calais, âgée de 33 ans, d'une grande taille, d'une constitution grêle, d'un tempérament nervoso-sanguin, enceinte de cinq mois, fut prise au mois d'août 1811 d'un resserrement spasmodique des mâchoires, qui, d'abord peu prononcé, augmenta dans l'espace de cinq à six jours au point de tenir la bouche constamment fermée. Le contact sur les lèvres et les gencives de boissons ayant une saveur quelconque, et surtout acide, augmentait le spasme et la constriction jusqu'à faire saigner les gencives. Il y avait absence complète de douleur. Une saignée de 7 à 800 grammes fut pratiquée et n'amena aucun soulagement. Je prescrivis des demi-lavements avec l'extrait gommeux d'opium, un liniment camphré et opiacé, sans obtenir plus de succès. La malade était dans le même état depuis six jours, quand il me vint à l'idée d'employer des onctions de pommade de belladone sur les mâchoires. Cette pommade, dans la proportion de 4 grammes d'extrait sur 30 grammes d'axonge, était appliquée à la dose de 4 grammes toutes les trois heures. Dès le second jour de l'emploi de ce moyen, la malade commença à desserrer les dents ; sa bouche s'ouvrit peu à peu, et au bout de six à huit jours la guérison de ce trismus était complète. Il est à remarquer que pendant plus de quinze jours une tension spasmodique était toujours provoquée par la présence des boissons acides dans la bouche.

Ne pourrait-on pas obtenir quelque succès dans le tétanos en frictionnant la région rachidienne avec la pommade de belladone ? La vertu anticontractile de cette plante semble l'annoncer.

Mme Hanson, demeurant à Calais, âgée de 26 ans, d'un tempérament lymphatique, me fit appeler le 15 juin 1818. Elle était prise d'un violent accès de colique néphrétique. J'avais inutilement employé la saignée et le bain de longue durée, quand, attribuant les symptômes au spasme local, je fis frictionner de demi-heure en demi-heure, avec la pommade de belladone (4 grammes d'extrait pour 30 grammes d'axonge), la région correspondante au rein, siége de douleurs lancinantes très-vives. Dès la seconde friction la douleur s'apaisa. La malade s'endormit après la troisième friction. Le lendemain les douleurs étaient entièrement dissipées, et cinq petits calculs avaient été rendus avec quelque difficulté pendant leur passage dans l'urètre. Deux de ces calculs étaient de la grosseur d'un pois. — Je suis convaincu que dans la plupart des cas les douleurs néphrétiques sont causées par le spasme déterminé, par la présence des calculs dans les uretères.

Mme H****, de Boulogne, âgée de 44 ans, ayant eu des hémorrhoïdes à la suite des couches, était atteinte d'une constriction douloureuse du sphincter de l'anus. Une constipation habituelle avait lieu ; les excréments étaient comme arrêtés au fondement, et ne pouvaient être expulsés que peu à peu, à diverses reprises, et avec douleur et excoriation. Il n'y avait pas de fissure. Cet état durait plus ou moins violemment depuis quinze ans, lorsque je fis pratiquer des onctions à l'intérieur du rectum, matin et soir, avec la pommade de belladone. Au bout de deux ou trois jours l'effet avantageux de ce simple moyen fut très-prononcé. Les selles devinrent plus faciles et moins douloureuses; la constipation fut combattue avec succès par les lavements d'eau froide. Il suffit, toutes les fois que la constriction du sphincter donne la moindre apparence de retour, d'employer la même pommade pour la dissiper aussitôt.

La pommade de belladone produit le même soulagement dans les affections hémorrhoïdales, où elle calme la douleur et diminue la constipation.

Je suis parvenu à faire cesser des palpitations de cœur très-violentes chez une jeune fille de 18 ans devenue chlorotique par suite de frayeur, en faisant frictionner deux fois par jour la région précordiale avec un liniment composé d'un jaune d'œuf, de 2 grammes de suc de belladone et de 4 grammes de suc de digitale. Ces palpitations étaient purement nerveuses.—J'ai obtenu un soulagement prompt dans les palpitations et les douleurs causées par l'hypertrophie du cœur, en employant le même liniment ou la pommade de belladone. Il est à remarquer que dans ces cas l'usage interne de la belladone ne produit aucun soulagement. — J'ai eu deux fois occasion d'employer la pommade de belladone dans le cas de régidité spasmodique du col utérin pendant l'accouchement. L'effet en a été prompt et satisfaisant. Une fois j'ai introduit de cette pommade dans l'utérus pour faire cesser le resserrement partiel de cet organe, produisant l'enchatonnement du placenta ; mais je ne puis assurer que la dilatation n'eût pas eu lieu sans cela, ainsi qu'on l'observe fréquemment quand on attend quelques minutes et que l'on sollicite les contractions générales de la matrice par des frictions sur l'hypogastre.

M. de B*****, de Boulogne, âgé de 66 ans, d'un tempérament nerveux, d'une constitution grêle, était atteint d'un engorgement chronique de la prostate, avec difficulté d'uriner, flux muqueux, et surtout douleurs vives pendant l'émission fréquemment répétée des urines. Lorsque je vis le malade, au printemps de 1846, ces douleurs existaient depuis six mois et avaient résisté à l'application réitérée des sangsues, à l'usage journalier des bains et à un repos absolu dans une position horizontale. Je fis pratiquer matin et soir des frictions avec la pommade de belladone (4 grammes d'extrait sur 30 grammes d'axonge), au périnée et le long du canal de l'urètre, dans lequel je faisais introduire plusieurs fois par jour de cette même pommade au moyen d'une bougie. Dès le premier jour il y eut soulagement, et au bout de huit jours les douleurs étaient complètement dissipées et l'émission des urines plus rare. Il a suffi d'enduire la bougie dont le malade se sert habituellement, pour empêcher le retour des douleurs. L'embonpoint et les forces, que la continuité des souffrances avait fait perdre, se rétablirent peu à peu sous l'influence du calme moral, du repos et d'une alimentation analeptique.

Mme la marquise de B****, de Soissons, âgée de 63 ans, d'un tempérament lymphatique, était à Boulogne pour prendre les bains de mer dans l'été de 1846, lorsqu'elle me fit appeler. Cette dame, atteinte d'un arthrite chronique, était en même temps en proie, depuis plus de deux ans, à des attaques très-fréquentes de strangurie spasmodique attribuée par les médecins qu'elle avait consultés à Paris à l'existence d'une cystalgie essentielle ayant son siège au col de la vessie. Une extrême irritabilité du tube intestinal et des douleurs arthritiques vagues alternaient avec les accès de cystalgie, ou les accompagnaient avec plus ou moins d'intensité. Les antispasmodiques, les bains généraux et locaux, un régime antiphlogistique, avaient été employés en vain. Les douleurs vésicales, avec émission goutte à goutte et fréquemment répétée des urines, persistaient et épuisaient les forces de la malade, lorsque je prescrivis l'introduction matin et soir dans le rectum d'un suppositoire de beurre de cacao, au centre duquel je faisais mettre 5 centigrammes d'extrait de belladone. L'effet en fut si prononcé dès le premier jour, que je fus obligé, à cause de l'action générale de ce médicament, d'en réduire la dose à 3 centigrammes. Bientôt les douleurs et le spasme diminuèrent graduellement ; la malade put goûter quelques heures de sommeil non interrompu par l'émission des urines. Ce moyen si simple, continué depuis un an, avec augmentation très-graduelle des doses d'extrait de belladone, a toujours produit le même soulagement toutes les fois qu'il y a eu apparence de récidive du spasme ou de la douleur. (1)

M. Morand, médecin, et l'un des fondateurs de la colonie agricole de Mettray, combat l'incontinence nocturne d'urine, chez les enfants, par l'administration de la belladone. Sans se montrer toujours infaillible, ce médicament obtient entre ses mains des succès fort nombreux. Voici, du reste, comment ce praticien l'emploie : « Il fait ordinairement confectionner des pilules de 1 centigramme d'extrait de bella-

---

(1) Le suppositoire est introduit assez profondément pour rester en place et fondre peu à peu.

donc ; il en administre d'abord une le matin et une autre le soir aux enfants de 4 à 6 ans. Si au bout de huit jours il n'y a aucun effet de produit, il en donne une troisième à midi, au bout de quinze jours une quatrième. Pour les enfants de 12 à 15 ans, on peut commencer par trois pilules, et augmenter en conséquence. Chez les adultes, on peut aller jusqu'à dix, douze et quinze par jour.

» Si la vue vient à se troubler, s'il survient quelques symptômes toxiques, on suspend, pour reprendre plus tard.

» Deux, trois ou quatre mois de l'usage de la belladone suffisent ordinairement pour amener la cure radicale de l'incontinence d'urine. Toutefois, on comprend qu'une des conditions de succès est que cette maladie ne se rattache à aucune lésion des organes génito-urinaires, en un mot qu'elle soit *essentielle*. Alors la belladone étend ses bienfaits jusque sur les vieillards, du moins pendant quelque temps. » (1) (*Journal de Médec. et de Chirurg. pratiq.*, tom. XVI, page 199.)

Mᵐᵉ Fayolle, de Boulogne, âgée de 43 ans, brune, d'une taille moyenne, d'une forte constitution, mariée depuis un an, enceinte de trois mois environ, fait un grand effort pour pousser une voiture hors de la remise, et éprouve à l'instant même une douleur au-dessus de la région inguinale gauche. Cette douleur se dissipe presque immédiatement. Trois jours après, le 4 décembre 1847, vers six heures du matin, des douleurs abdominales se font sentir. Ces douleurs alternent avec des instants de calme, augmentent graduellement, et sont accompagnées d'une perte légère.

Je suis appelé à huit heures du matin. Je trouve la malade en proie à des douleurs utérines d'une violence extrême, presque continues, avec pâleur et contraction de la face, petitesse et fréquence du pouls, en un mot concentration des forces par l'intensité des souffrances. Le col utérin, alongé, épais, comme dans l'état normal, n'offre point de dilatation ; mais on sent au toucher le produit de la conception s'appliquant au-dessus à chaque douleur : les contractions de la matrice sont manifestes.

---

(1) On a obtenu dans l'incontinence nocturne d'urine des succès constatés de l'emploi de l'extrait de noix vomique, dont l'action est opposée à celle de la belladone. Ne pourrait-on pas conclure de ces faits que l'affection dépend tantôt d'un défaut, tantôt d'une augmentation de sensibilité du col de la vessie ?

Je prescris la potion suivante :

Eau distillée de fleurs de tilleuls. . 125 gram.
Éther sulfurique. . . . . 2 gram.
Laudanum liquide. . . . . 1 gram.
Sirop d'écorce d'orange. . . . . . 30 gram.

La malade prend successivement trois cuillerées à bouche de cette potion, et ensuite une cuillerée de dix minutes en dix minutes. Au bout d'un quart d'heure les douleurs se ralentissent sans diminuer d'intensité, le pouls se développe peu à peu, les traits reprennent leur expression naturelle, bref la réaction a lieu et est complète vers deux heures de l'après-midi. Néanmoins les contractions utérines continuent, deviennent plus fortes, et sont toujours suivies d'un écoulement sanguin peu abondant. L'orifice utérin est un peu moins alongé et légèrement entr'ouvert. Une saignée du bras de 6 à 700 grammes est pratiquée. Dès ce moment les douleurs laissent plus d'intervalle, et la perte diminue peu à peu. A sept heures du soir les douleurs ont cessé, et il ne reste plus qu'un léger écoulement sanguin. Une transpiration abondante s'établit et dure toute la nuit. Le 5 au matin, le pouls est presque dans son état normal ; l'écoulement de sang est encore diminué ; la malade a dormi deux heures et n'a éprouvé aucune douleur. Je recommande le repos le plus absolu. Le 6 au matin, le mieux encore plus prononcé, sommeil durant quatre à cinq heures ; le sang ne coule plus qu'en très-petite quantité ; la malade a de l'appétit et prend deux soupes dans la journée. Mais vers deux heures de l'après-midi les douleurs reviennent après un lavement pris sans mon ordonnance et quelques efforts pour aller à la garde-robe. D'abord légères, ces douleurs augmentent et sont tellement vives vers sept heures, que la concentration de la vitalité se manifeste de nouveau par la petitesse du pouls, la paleur de la face, l'agitation et l'anxiété portées au plus haut degré. Quelques cuillerées de la potion éthérée produisent, cette fois, un effet beaucoup plus prompt : la réaction s'opère en moins d'une demi-heure ; mais les douleurs persistent, alternent avec des intervalles de calme plus prononcés, et sont décidément expultrices ; le col utérin s'efface, l'orifice se dilate peu à peu, s'amincit et présente, à huit heures et demie, une ouverture d'environ 15 centimètres, et sur laquelle l'œuf s'applique à chaque contraction de l'utérus.

Dans cet état de choses, où, regardant comme inévitable l'avortement, il ne s'agit plus, suivant tous les accoucheurs, que d'aider la femme à se débarrasser du produit de la conception de la manière la plus facile et la moins dangereuse, je saisis néanmoins l'occasion qui se présente d'essayer l'application de la pommade de belladone (2 gram. d'extrait sur 15 gram. d'axonge), sans espérer pouvoir enrayer un travail aussi avancé. J'en introduis environ 3 grammes, dont une partie reste dans le vagin et l'autre est employée en frictions légères sur le bord de l'orifice de la matrice. Après dix minutes, les contractions utérines semblent moins violentes et moins longues. Je réitère l'emploi de la pommade à la même dose et de la même manière. L'effet cette fois en est plus appréciable; une troisième application a lieu une demi-heure après, et fait graduellement diminuer et enfin cesser complètement les douleurs dans l'espace de quarante minutes. L'orifice utérin reste dilaté et plus souple. Je laisse la malade vers minuit dans un état de calme parfait, mais fatiguée et disposée à se livrer au sommeil.

Le lendemain 7, je visite la malade. La nuit a été tranquille, quoiqu'il y ait eu peu de sommeil ; l'écoulement sanguin est diminué des trois quarts et n'excède pas celui des règles. L'appétit est bon, le pouls dans son état normal : lorifice est moins dilaté, mais encore souple.

Les jours suivants le mieux se prononce de plus en plus ; l'écoulement sanguin disparaît peu à peu, les mamelles ne sont point affaissées, la face reprend son état d'épanouissement habituel. Une constipation qui existe depuis dix jours, et contre laquelle je n'ai rien employé, de crainte de rappeler l'irritation de la matrice, cesse sans inconvénient au moyen de 25 grammes d'huile de ricin. Malgré quelques coliques pour l'expulsion de matières fécales durcies et volumineuses, aucun retour de symptômes pouvant faire craindre de nouveaux accidents n'a lieu, et la malade, après avoir tenu le lit pendant quinze jours, se livre avec prudence aux occupations ordinaires du ménage ; elle se trouve aujourd'hui, 8 janvier 1848, tout aussi bien qu'avant l'accident qui a amené les symptômes généralement regardés comme précurseurs d'un avortement inévitable. Le col utérin est revenu à son état naturel.

Le fait que je viens de rapporter, et qui constate l'heureux effet de l'emploi de la belladone pour enrayer les contractions de la matrice dans les avortements causés par la surexcitation de cet organe, n'a pas besoin de commentaires. Tous les accoucheurs reconnaîtront facilement les cas où ce précieux moyen est indiqué, et apprécieront les immenses services qu'il est appelé à rendre à l'humanité.

Dans une observation communiquée au *Journal de Médecine et de Chirurgie pratiques* (1833, art. 674), on trouve
le fait suivant :

« M. Carré, chirurgien en chef de l'hôpital militaire de
Briançon, avait inutilement employé la saignée et les bains
sans pouvoir réduire une hernie étranglée et volumineuse
qu'il était sur le point d'opérer. Une bougie enduite de pommade de belladone fut introduite dans l'urètre, et à peine
une demi-heure s'était écoulée que ce chirurgien put opérer
facilement la réduction. »

M. B***, directeur des postes, âgé de 47 ans, d'un tempérament bilioso-sanguin, d'une forte constitution, était atteint depuis plusieurs mois d'une douleur fixe et continue à
la région hypogastrique, sans cause connue, et n'apportant
aucun changement dans les fonctions intestinales ni dans
celles des organes urinaires. Cette douleur, plus incommode
que vive, avait résisté à l'usage des bains, à l'application
des sangsues à l'anus, aux cataplasmes et aux liniments
opiacés. Je prescrivis un suppositoire de beurre de cacao
avec 5 centigrammes d'extrait de belladone, à introduire
matin et soir. Dès le second jour de l'emploi de ce moyen,
la douleur diminua. J'augmentai la dose d'extrait de belladone graduellement jusqu'à celle de 12 centigrammes. Dès
lors la douleur disparut complètement. Depuis deux mois
que le malade a cessé l'emploi du suppositoire belladoné,
aucun symptôme de récidive n'a eu lieu.

« Un homme âgé de 60 ans, d'un tempérament nerveux,
éprouvait depuis quelques jours des douleurs abdominales
aiguës. Chez lui le pouls était petit, précipité, la face pâle,
grippée, couverte de sueur froide ; narines contractées, respiration anxieuse, ardeur à l'estomac, vomissements, ventre
rétracté, dur, constipation opiniâtre, extrémités froides ; tout
annonçait la fin prochaine de ce malheureux. Des moyens
en apparence très-rationnels, tels que des potions laudani-
sées, des lavements huileux, des cataplasmes, etc., avaient
échoué. M. Groenendaels formula un lavement composé
avec l'eau chaude, l'huile d'olive et 2 grains d'extrait de
belladone, dont l'administration dut être répétée de trois
heures en trois heures. Un peu de délire et quelques phénomènes cérébraux survenus la nuit suivante firent craindre
que la dose de l'extrait ne fût trop élevée. En conséquence
on recomposa des lavements avec un demi-grain au lieu
de deux grains ; puis au lieu de trois lavements, il fut con-
venu qu'on n'en donnerait que deux, un le matin, l'autre le

soir. Deux jours après, les douleurs avaient cessé, le ventre était libre, et bientôt le malade entra en convalescence.

» Au bout de quatre mois, nouvelle attaque : 15 grains d'extrait de belladone injectés en dix fois, dans l'espace de trois jours, font disparaître tous les symptômes. Enfin ce double succès devait avoir la consécration de la contre-épreuve, dans une circonstance malheureusement fatale au malade. Quelques jours à peine s'étaient écoulés que le pauvre homme mourut à la suite d'une attaque semblable aux précédentes, et contre laquelle le médecin appelé persista à faire administrer les laxatifs, au lieu de lui prescrire les calmants. » (*Journal de Médec. et de Chirurg. pratiq.*, page 197.)

Tout porte à croire, par analogie, que la belladone peut être employée avec succès en lavements et en frictions sur l'abdomen dans les coliques nerveuses quelconques, le volvulus, la colique saturnine, l'invagination intestinale, les épreintes et le ténesme qui accompagnent la dysenterie, etc.

Le docteur Magistel (*Gazette Médicale*, décembre 1834, page 817) préconise l'emploi des fumigations de feuilles de belladone dans le traitement de l'asthme. Sur cinq malades traités par ce moyen, quatre ont guéri, et le cinquième, vieillard âgé de 75 ans, a éprouvé de l'amélioration.

J'ai apaisé comme par enchantement des migraines très-intenses en mettant dans l'oreille du coton imbibé de teinture de belladone, et en frictionnant à diverses reprises la partie douloureuse avec cette même teinture. On peut aussi dans ce cas appliquer l'extrait de cette plante. M. Piorri, qui attribue la migraine à une névrose de l'iris, fait faire des frictions sur les paupières avec l'extrait de belladone mêlé avec une suffisante quantité d'eau pour lui donner une consistance sirupeuse. Je l'ai employé une fois de cette manière avec succès.]

D'après les faits que nous venons de rapporter, il sera facile au praticien de juger de tous les cas qui réclament l'emploi de la belladone. Il est une foule de circonstances où ce précieux médicament peut être de la plus grande utilité.

BENOITE,

BENOÎTE CARYOPHYLLÉE, HERBE DE SAINT-BENOÎT.

Caryophillata vulgaris (T.). — *Geum urbanum* (L.).

On trouve communément la benoîte dans les bois, le long des chemins, dans les lieux ombragés. — La racine seule est usitée.

Préparations et doses.

A L'INTÉRIEUR : *Infusion ou décoction*, de 30 à 60 gram. par kilog. d'eau.

Teinture (1 sur 8 d'alcool), de 15 à 50 gram., en potion.

Vin (1 sur 12 de vin), de 50 à 60 gram.

Poudre, 1 à 8 gram., en substance, pilules, etc.

Extrait, 2 à 4 gram., en pilules ou dans du vin.

Propriétés.

La racine de benoîte, astringente, tonique, d'une *odeur* agréable, d'une *saveur* chaude, aromatique et un peu amère et âpre, a été employée contre les diarrhées chroniques, la dysenterie atonique, les métrorrhagies passives, les catarrhes, les leucorrhées et quelques fièvres intermittentes.

Entre l'enthousiasme de Buchlave, médecin danois ; de Weber, de Gilibert, et le dédain de Brandeléus et de beaucoup d'autres médecins, il n'y avait qu'un parti à prendre, celui de l'expérimentation. Je déclare ici avoir employé la racine de benoîte comme fébrifuge sans succès ; mais je l'ai quelquefois associée à l'écorce de saule, à cause de ses qualités aromatiques et astringentes. Voici la formule que j'emploie, d'après Bouillon-Lagrange :

Racine de benoîte. . . . ⎫ 30 grammes.
Écorce de saule blanc. . ⎭

Faites bouillir dans 1 litre 1/2 d'eau réduite à 400 gram.

Ajoutez : Hydrochlorate d'ammoniaque, de 1 à 2 gram.

Sirop d'écorces d'orange, 30 gram.

A donner en deux fois au malade, à une heure de distance.

BÉTOINE.

Betonica purpurea (T.). — *Betonica officinalis* (L.).

On trouve cette plante dans les endroits ombragés, les taillis, les prairies. — Elle est vivace. — Racines, feuilles et fleurs usitées.

Préparations et doses.

A L'INTÉRIEUR : *Infusion*, de 5 à 20 gram. par kilog. d'eau.
Eau distillée, 50 à 100 gram.
Poudre, 1 à 5 gram.

A L'EXTÉRIEUR : Comme sternutatoire.

Propriétés.

La bétoine est excitante. La racine, plus particulièrement émétique et purgative, est peu employée. Les feuilles et les fleurs le sont davantage, comme sternutatoires et à la manière du tabac, dans la céphalalgie, l'hémiplégie, etc. — Je n'ai jamais essayé l'emploi de la bétoine à l'intérieur.. — Elle a, dit-on, été administrée comme fébrifuge dans les fièvres intermittentes automnales, à la dose de 3 à 6 gram. de feuilles en poudre, dans un jaune d'œuf, quatre heures après la fin de l'accès. Cette dose nous paraît propre à produire une violente révulsion.

BETTE,

BETTE-RAVES (DEUX ESPÈCES).

1° Bette ou poirée blanche, joutte — *Beta cycla.*
2° Bette commune. — Bette-rave champêtre. *Beta vulgaris.*

Ces deux espèces sont cultivées dans les jardins et dans les champs. — On emploie la racine et les feuilles.

Préparations et doses.

A L'INTÉRIEUR : *Décoction,* de 100 à 200 gram. par kilog. d'eau.
Suc, 50 à 100 gram.

A L'EXTÉRIEUR : *Décoction*, pour lavements, lotions.
Feuilles, pour pansement des vésicatoires.

Propriétés.

Elles sont émollientes, rafraîchissantes, souvent utiles dans les affections chroniques de poitrine, les irritations gastro-intestinales, les entérites ; — plus souvent employées comme condiment et pour la fabrication du sucre indigène. Les feuilles sont mises en usage dans le pansement des vésicatoires.

BISTORTE,

BISTORTE COMMUNE.

Bistorta (T.).— *Polygonum distorta* (L.).

Préparations et doses.

A L'INTÉRIEUR : *Décoction*, de 50 à 60 gram. par kilog. d'eau.
Macération, de 15 à 50 gr. par kilog. d'eau froide.
Extrait, de 1 à 4 gram., en potion, bols, pilules.
Poudre, de 2 à 10 gram., en bols, pilules ou en substance dans du vin.
Suc, de 20 à 50 gram., pur ou mêlé avec du vin.

Propriétés.

La racine de bistorte est un puissant astringent ; à petite dose elle agit seulement sur l'estomac, tandis qu'en quantité suffisante elle agit sur tous les appareils organiques. Elle réussit contre les flux muqueux, les hémorrhagies passives, les écoulements de l'urètre, les leucorrhées, les diarrhées, la dysenterie, après avoir combattu les symptômes inflammatoires et dans la période d'atonie.

J'emploie la racine de bistorte avec autant d'avantage que celle de ratanhia. Elle a constamment répondu à mon attente dans les cas d'hémorrhagies passives. Je l'ai administrée avec beaucoup de succès dans un melæna très-grave, chez une fille de 27 ans, déjà affaiblie par une gastro-entérite chronique. Je la faisais prendre en décoction rapprochée et à petites doses fréquemment répétées. La guérison était complète le douzième jour.—Unie à l'absynthe et à la racine d'aunée en macération dans le vin blanc, elle m'a réussi contre les leucorrhées sans irritation. Je fais prendre deux à quatre onces de ce vin par jour.

[Cullen donnait la racine de bistorte en poudre, mêlée avec autant de poudre de racine de gentiane, comme fébrifuge, à la dose de 4 à 12 grammes par jour. Ce mélange peut être fort utile non seulement dans les fièvres intermittentes, mais aussi dans tous les cas où les toniques fixes sont indiqués.]

A l'extérieur, je l'ai essayée en décoction dans un cas de fissure à l'anus. Elle a amené une amélioration marquée sans opérer la guérison. L'emploi de la racine de ratanhia dans ce cas m'avait conduit à celui de la racine de bistorte. Je ne doute pas qu'on ne parvienne à obtenir par l'usage de cette dernière, les mêmes résultats. [La décoction de racine de bistorte en gargarisme raffermit les gencives et déterge les aphtes.]

BOUILLON-BLANC,

MOLÈNE, BONHOMME, HERBE DE SAINT-FIACRE.

Verbascum mas latifolium luteum (T.).
— *Verbascum thapsus* (L.).

Cette plante croît abondamment en France, dans les endroits pierreux, sur les bords des chemins, dans les décombres et les ruines.—On se sert des feuilles et des fleurs.

Préparations et doses.

A L'INTÉRIEUR : *Infusion*, de 10 à 50 gram. par kilog. d'eau.
Macération, de 8 à 15 gram. par kilog. d'eau froide.
A L'EXTÉRIEUR : *Décoction*. de 30 à 60 gram. par kilog. d'eau, pour lotions, fomentations.
Feuilles, quantité suffisante pour cataplasmes.
Huile (1 de fleurs sur 2 d'huile d'olive), q. s. pour lotions, ambrocations, frictions.

Propriétés.

Les feuilles et les fleurs sont pectorales, adoucissantes, antispasmodiques, émollientes. Elles conviennent dans les inflammations gastro-intestinales, le catarrhe pulmonaire, la toux, le crachement de sang, la phthisie. On a vanté le bouillon-blanc contre la diarrhée, la dysenterie, la difficulté d'uriner. — En topique les feuilles peuvent être utiles dans les douleurs hémorrhoïdales, dans les inflammations externes.

Le bouillon-blanc est un remède tout-à-fait domestique et généralement mis en usage, soit intérieurement, soit extérieurement, par les habitants des campagnes, dans tous les cas où les émollients et les adoucissants sont indiqués. Il est plus adoucissant que les autres émollients. Je l'ai employé avec beaucoup de succès en lavements dans les diarrhées avec coliques et ténesme. Les feuilles bouillies dans du lait, et appliquées en cataplasme sur les hémorrhoïdes douloureuses, apportent du soulagement. J'ai souvent mêlé à ce cataplasme autant de feuilles de jusquiame noire. La fomentation de bouillon-blanc et de semence de jusquiame cuite dans l'eau a guéri une douleur d'hémorrhoïdes insupportable, au rapport de Forestus. Mais dans ces cas la jusquiame l'emporte en efficacité sur le bouillon-blanc, qui n'est plus qu'un auxiliaire peu énergique.

C'est surtout dans les affections du tube intestinal et dans celles des voies urinaires, à l'état aigü, que j'administre la décoction ou l'infusion des fleurs de bouillon-blanc. Elle rend les urines limpides et abondantes. La décoction des feuilles en lavements peu volumineux et fréquemment répétés est employée concurremment. — J'emploie fréquemment aussi la décoction des fleurs dans les affections de poitrine, soit avec le suc de réglisse, soit avec du miel.

[Il est nécessaire de passer l'infusion de bouillon-blanc avant de la prendre, parce qu'il existe sur les fleurs de petits poils qui, s'arrêtant à la gorge, pourraient causer de l'irritation et provoquer la toux. Cette remarque paraîtra minutieuse à ceux qui, peu familiarisés avec la pratique, ne savent pas combien la médecine, riche en principes et en aperçus généraux, manque de détails utiles dans l'application.]

BOURRACHE,

Borrago floribus cœroleis. (T.).— *Borrago officinalis.* (L.).

Cette plante annuelle se cultive dans les jardins, où elle se propage avec une extrême facilité. — Les feuilles et les fleurs sont usitées.

Préparations et doses.

A L'INTÉRIEUR : *Infusion* ou *décoction*, 50 à 60 gram. par kilog. d'eau.
Suc exprimé, 50 à 100 gram.
A L'EXTÉRIEUR : *Décoction*, 50 à 100 gram. par kilog. d'eau bouillante, pour fomentations, fumigations, etc.

Propriétés.

La bourrache est émolliente, légèrement sudorifique et diurétique, — fréquemment employée dans le catarrhe, la pneumonie, et dans un grand nombre d'affections inflammatoires et éruptives (rougeole, variole, scarlatine, miliaire), les fièvres bilieuses, etc.

La bourrache est très-souvent employée à la campagne, à cause de la facilité que l'on a de se la procurer. La décoction miellée convient surtout dans les bronchites et les affections éruptives aiguës.

BOURGÈNE,

BOURDAINE, AUNE NOIR, BOURDAINIER.

Frangula dodonœi semintegrifolia (T.).
— *Rhamnus frangula* (L.).

La bourgène vient abondamment dans les taillis, les haies et les terrains frais du nord de la France. — L'écorce est usitée, et on a aussi employé quelquefois les baies.

Préparations et doses.

À L'INTÉRIEUR : *Infusion ou décoction des racines*, 50 à 60 gram. par kilog. d'eau.
Sirop (1 sur 2 de sucre), de 50 à 60 gram., en potion.
En substance, triturée avec un mucilage, 1 à 2 gram.

Propriétés.

L'écorce moyenne, jaune, inodore, d'une *saveur* amère, styptique, nauséabonde, vomitive quand elle est fraîche, purgative quand elle est sèche, peut être employée avec avantage dans quelques cas, surtout chez les indigents, à cause de la facilité que l'on a de se la procurer.

J'ai donné plusieurs fois l'écorce de bourgène à la dose de 2 gram., triturée long-temps avec le mucilage de guimauve ou de graine de lin, et réduite en pilules. — Elle a toujours produit un effet purgatif régulier. Un garçon de douze ans a rendu par ce remède, pris à la dose de 1 gram., une grande quantité de vers lombrics. Gilibert rapporte qu'il a vu rendre un ver solitaire par l'action de cette écorce. — Roques indique depuis 2 gros jusqu'à demi-once (8 à 16 gram.) de l'écorce de bourgène sèche et concassée, bouillie dans quantité d'eau suffisante pour obtenir 20 onces (620 gram.) de *decoctum* édulcoré avec un sirop agréable; on en donne 4 onces (120 gram.), répétées plusieurs fois le jour. — Je l'ai administrée de cette manière chez un cultivateur atteint d'anasarque par suite de fièvres intermittentes négligées. Elle a produit des évacuations répétées qui ont diminué promptement l'infiltration cellulaire. A cause de l'état de débilité du sujet, j'ai discontinué l'usage de ce purgatif pour achever la guérison au moyen d'un vin diurétique amer, que je prépare avec l'absynthe, la cendre de genêt et le vin blanc.

Les baies, que l'on regarde aussi comme purgatives, sans doute à cause de leur analogie avec celles du nerprun, n'ont point cette propriété. J'en ai vu manger par des enfants, en assez grande quantité, sans qu'aucun effet ait été produit. Cette remarque avait déjà été faite par quelques auteurs.

[L'écorce de bourgène bouillie dans une très-petite quantité d'eau, ou pilée avec du vinaigre, a été employée extérieurement avec avantage contre la gale et certaines affections dartreuses invétérées.]

BOURSE-A-PASTEUR,

BOURSETTE, MOLETTE A BERGER.

Bursa pastoris (T.).— *Thlaspi bursa pastoris* (L.).

Cette plante est très-commune partout.—L'herbe entière est usitée.

Préparations et doses.

A L'INTÉRIEUR : *Décoction*, de 50 à 60 gram. par kilog. d'eau. *Suc exprimé*, 50 à 100 gram.

Propriétés.

La boursette est astringente et peut être employée dans les diarrhées, les dyssenteries, les hémorragies passives, lorsque l'on ne veut produire qu'une astringence modérée et graduée, pour ensuite faire usage d'astringents plus actifs.

On trouve dans un journal allemand (*Medicinische Zeitung*) un article de M. Lange qui prouve que la bourse-à-pasteur a rendu d'éminents services dans beaucoup de cas de métrorrhagie passive et générale, et de menstruation surabondante chez des personnes d'une constitution faible et d'un tempérament lymphatique. — Voici comment M. Lange administre ce médicament : on fait bouillir une demi-poignée de la plante entière dans trois tasses d'eau, jusqu'à réduction d'un tiers. Le malade en prend une tasse à la fois. Or, il arrive qu'au bout d'une heure l'hémorrhagie diminue à ce point qu'il devient inutile de recourir à une seconde tasse. S'il s'agit d'une menstruation trop abondante, M. Lange parvient souvent à modérer l'écoulement sanguin, et même à le prévenir, en administrant le médicament dès le début. Il suffit, en général, d'user de cette médication à deux ou trois époques menstruelles, pour qu'après cela le flux périodique reparaisse dans des conditions normales. M. Lange croit d'ailleurs devoir observer que la bourse-à-pasteur n'a donné lieu à aucun accident, et qu'elle s'est montrée utile alors qu'on avait employé inutilement les astringents de toute nature. (*Journal de Médecine et de Chirurgie pratiques*, année 1844, page 363.)

BRIONE, ou BRYONE, COULEUVRÉE,

VIGNE BLANCHE, NAVET GALANT, NAVET DU DIABLE.

Bryonia aspera sive alba (T.). — *Bryonia dioïca* (L.).

Cette plante vivace, extrêmement commune dans presque tous les climats, croît principalement dans les haies. — On emploie la racine et quelquefois les jeunes pousses.

Préparations et doses.

A L'INTÉRIEUR : *Décoction*, de 15 à 50 gram. par kilog. d'eau.

Sirop (3 de suc sur 4 de sucre), de 50 à 50 gram., en potion ou seul.

Vin (1 de racine fraîche sur 16 de vin blanc), de 50 à 100 gram., selon l'effet que l'on veut produire.

Suc, de 4 à 12 gram., dans un bouillon ou tout autre véhicule, souvent dans l'eau miellée.

Extrait, de 25 à 75 centigrammes.

Poudre, de 50 cent. à 4 gram., en bols, pilules, selon l'effet que l'on désire.

A L'EXTÉRIEUR : *Décoction*, q. s., pour lotions, fomentations, lavements.

Pulpe et suc, seuls ou avec mie de pain, farine, etc., pour cataplasmes résolutifs, vésicants.

Propriétés.

La racine de Bryone est incisive, fondante, vomitive, purgative et diurétique. — Administrée récente et à forte dose, elle devient un drastique puissant, un irritant énergique.— Cette racine, qui peut remplacer l'ipécacuanha, le jalap et le séné, a beaucoup d'analogie avec celle d'arum. On peut en extraire, comme de cette dernière, une fécule fine et blanche, susceptible de fournir une substance alimentaire très-utile dans les cas de disette. — On l'a employée dans les hydropisies, la dysenterie, les fièvres muqueuses et vermineuses continues ou intermittentes, les affections catarrhales aiguës ou chroniques, la coqueluche, la pneumonie bilieuse, la rougeole, la variole, etc.

Comme en Allemagne et en Suède, j'ai vu des cultivateurs de nos contrées creuser les racines de bryone fraîche pour en faire un *gobelet* qu'ils remplissaient de bière, laquelle, dans l'espace d'une nuit, devenait émétique et purgative.

J'ai souvent employé le vin de bryone préparé avec 50 à 60 gram. de racine sèche dans un kilog. de vin blanc. Ce vin, à la dose d'une once (30 gram.) à deux onces (60 gram.), est diurétique et un peu laxatif, et convient dans l'anasarque. J'ai fréquemment mêlé autant de vin de bryone que de vin d'absynthe avec avantage dans le même cas, et surtout dans les cachexies qui suivent les fièvres intermittentes. Ce mélange convient aussi contre les affections vermineuses. Le vin de bryone, à la dose de 60 à 100 gram., est éméto-cathartique et même drastique. C'est surtout à cette dose qu'il convient dans les hydropisies, où les diurétiques sont nuls ou insuffisants. Le sieur Dubois, couvreur en paille, âgé de 44 ans, était devenu leucophlegmatique à la suite d'une fièvre double-tierce négligée pendant l'été de 1846. Je vis ce malade vers le mois de novembre de la même année : il était enflé de tout le corps ; sa respiration était difficile et semblait annoncer de l'épanchement séreux, bien que l'ausculation et la percussion ne l'annonçassent nullement. La gêne du mouvement respiratoire était due à la compression résultant de l'infiltration séreuse générale. Je mis le malade à l'usage de la digitale à l'intérieur. Je fis pratiquer des frictions à la partie interne des cuisses et sur l'abdomen avec la teinture de digitale et de scille. L'infusion de baies de genièvre fut prescrite pour boisson. Ces moyens, continués pendant dix jours, n'amenèrent aucun changement. Les urines n'augmentèrent point en quantité. Je fis prendre l'acétate de potasse liquide uni à la teinture de digitale et de scille, avec tout aussi peu de succès. Un vin préparé avec la cendre de genêt à balai (carbonate de potasse) ne produisit pas plus d'effet. — Je pris alors le parti de mettre en usage un drastique, et je choisis de préférence la racine de bryone infusée dans le vin blanc. Bien que cette racine fût sèche avant son infusion, elle n'en produisit pas moins un bon effet. 80 gram. de ce vin provoquèrent trois vomissements et quinze selles abondantes et séreuses. Trois jours après, la même dose fut répétée et produisit le même effet. Dans l'intervalle je faisais prendre le même vin, à la dose de 30 gram., matin et soir. Une diurèse des plus abondantes eut lieu. Après quinze jours de ce traitement, le malade était complètement désenflé. Le vin d'absynthe, continué pendant quelques jours, compléta le rétablissement. Aucune récidive n'eut lieu.

Je pourrais citer un grand nombre de cas analogues où la racine de bryone a été employée avec succès, soit à dose diurétique, soit à dose cathartique ou drastique, selon les indications. — J'administre le suc de racine de bryone à la dose de 8 à 12 gram., dans une décoction dé racine de guimauve.

Un à deux grammes de racine de cette plante, en poudre et délayée dans un verre d'eau, est un vomitif qui convient aux constitutions délicates, et que j'ai administré plusieurs fois.

Dans l'asthme humide, dans les affections catarrhales, dans la coqueluche, ce médicament m'a paru aussi efficace que le kermès pour faciliter l'expectoration. Dans toutes les affections chroniques de la poitrine où les expectorants sont indiqués, je donne la racine de bryone en oximel, à la dose d'une ou deux cuillerées, de deux heures en deux heures. Je prépare ainsi cet oximel : je prends une once et demie de bryone concassée (45 gram.), une livre de miel (1/2 kilog.) et une livre et demie de vinaigre (750 gram.) ; on fait bouillir pendant une demi-heure, et on coule. — J'administre quelquefois, pour remplir la même indication, et par petites demi-cuillerées, un mélange de 4 gram. de bryone et de 120 gram. de miel.

La bryone est celui des drastiques qui mérite la préférence, dit Desbois de Rochefort. Reussner dit avoir guéri plusieurs enfants épileptiques en les purgeant avec le suc de racine de bryone deux fois par semaine. Ces faits prouvent seulement que dans certains cas les purgatifs conviennent pour combattre l'épilepsie, mais ne démontrent aucune propriété spéciale contre cette maladie. Il est à remarquer que la bryone est vermifuge, et que l'épilepsie reconnaît quelquefois pour cause la présence des vers dans les intestins.

[Aucun médecin n'a mieux étudié les effets de la racine de bryone que Harmand de Montgarny, médecin de Verdun. Les avantages qu'il en a retirés l'ont porté à lui donner le nom d'*ipécacuanha européen*. Ce médecin l'a employée avec succès dans la dysenterie épidémique (*Nouveau Traitement des maladies dysentériques, à l'usage du peuple indigent,* 1783), dans toutes les maladies que nous avons désignées, et surtout dans les affections catarrhales, la pneumonie bilieuse, la rougeole, la variole, etc. (*Ancien Journal de Médecine,* année 1788, août, page 250.) Dans ces derniers exanthèmes, après avoir fait vomir avec la bryone avant l'apparition de l'éruption, il faisait donner, jusqu'au moment de la desquamation, du lait de vache, que l'on coupait avec partie égale d'une décoction de 2 gram. de bryone dans une livre d'eau, édulcorée avec un peu de sucre, et dont le malade prenait sept ou huit verres par jour. Cette boisson excite une diaphorèse légère et active la secrétion des urines. Je l'ai administrée avec avantage vers la fin de l'arthrite aiguë, lorsque les articulations restent engorgées et peu douloureuses. J'ai aussi, dans ces derniers cas, employé la poudre de racine de bryone à dose altérante, et quelquefois j'en fais des pilules avec l'extrait de pavot blanc. Administrée ainsi, elle m'a tenu lieu de poudre *de Dover.*]

A l'extérieur, j'ai souvent appliqué la pulpe de racine de bryone sur les engorgements glanduleux et dans tous les cas où de puissants résolutifs sont nécessaires. Ce topique a dissipé une hydarthrose chez un jeune homme de 17 ans. Je produisais sur la partie une rubéfaction qui se dissipait assez promptement pour me permettre de réitérer au bout de deux jours. A la fin, des phlictains ont eu lieu. La résolution s'est opérée en quinze jours.

Je me suis quelquefois servi de petites tranches semilunaires de racine de bryone pour appliquer derrière les oreilles des enfants, afin de rappeler une exsudation salutaire, pendant la dentition.

Ainsi, cette plante, qui croît dans nos champs, peut être très-utile dans une foule de cas. Le médecin de campagne doit en faire un fréquent usage. Elle peut remplacer les autres vomitifs, les purgatifs et diurétiques les plus énergiques. Il suffit de la manier avec prudence et d'en faire une judicieuse application.

[Pour conserver à la racine de bryone ses propriétés, lui enlever son odeur vireuse et la dépouiller de ses principes les plus âcres, on la prépare de la manière suivante : on fait arracher cette racine en automne, lorsque la tige est sèche et la baie bien mûre, ou même pendant l'hiver, jusqu'au moment où elle jette sa pousse au commencement du printemps ; on la lave, on la coupe en rouelles minces, que l'on fait sécher à l'ombre, en les étendant sur des claies d'osier, ou mieux, en les suspendant après les avoir enfilées en forme de chapelet, de manière que les rouelles soient un peu espacées entre elles.]

BRUNELLE,

PETITE CONSOUDE.

Brunella major (T.). — *Brunella vulgaris* (L.).

Cette plante est très-commune dans les prés. — L'herbe entière est usitée.

Préparations et doses.

A L'INTÉRIEUR : *En décoction*, de 50 à 60 gram. par kilog. d'eau. *Suc exprimé de ses feuilles*, de 60 à 90 gram.

Propriétés.

Cette plante, un peu amère, est astringente, détersive.— On l'employait autrefois dans les hémorrhagies, les diarhées chroniques, les gargarismes détersifs, etc.

M. H****, professeur de rhétorique, âgé de 42 ans, était atteint depuis plus de quinze ans d'hémorrhoïdes volumineuses, très-incommodes et souvent très-douloureuses. Elles étaient assez rarement fluentes, mais presque toujours accompagnées d'une excrétion muqueuse plus ou moins abondante. Ayant employé beaucoup de moyens pour obtenir du soulagement, il lui fut conseillé par un homme de la campagne qui s'était trouvé dans le même cas, de manger en salade, tous les jours, une certaine quantité de feuilles de brunelle, assaisonnées, comme pour les autres préparations du même genre, de sel, d'huile et de vinaigre. M. H**** mangea à ses repas de cette salade au lieu de celle de laitue, dont il faisait usage fréquemment. Au bout de cinq à six jours de l'usage de ce remède, il éprouva du soulagement. Il continua ; après dix à douze jours, le *paquet* hémorrhoïdal était notablement diminué. Au bout de vingt-cinq à trente jours il était presque entièrement affaissé.— Depuis trois ans M. H**** réitère son traitement chaque année. Les deux premières fois qu'il mangea de cette salade, il éprouva un sentiment pénible de pesanteur à l'épigastre; il n'en fut ensuite nullement incommodé.— Un seul fait ne pouvant suffire en médecine pour établir une vérité pratique, je me propose d'essayer ce moyen quand l'occasion se présentera et que rien ne s'opposera à la cure d'une maladie qu'il est souvent dangereux de guérir, mais que l'on peut toujours modérer, afin de la rendre supportable.

BUGLE.

Bugula dodonœi (T.). — *Ajuga reptans* (L.).

Cette plante est très-commune dans les prés et les bois.

Préparations et doses.

A L'INTÉRIEUR : *Décoction*, de 30 à 60 gram. par kilog. d'eau.
Suc exprimé, de 60 à 90 gram.

Propriétés.

Léger astringent qu'on a dit utile dans les hémorrhagies, les dysenteries, les crachements de sang, les ulcérations de la bouche, etc.—Elle agit à peu près comme la brunelle.

BUGLOSE.

Buglossum augustifolium majus (T.).
— *Anchusa officinalis* (L.).

Cette plante, qui a la plus grande analogie avec la bourrache, se trouve dans les lieux incultes.—Les feuilles et les fleurs sont usitées.

Propriétés.

Le mode d'administration et les propriétés sont les mêmes que ceux de la bourrache.

BUIS.

Buxus arborescens (T.). — *Buxus sempervirens* (L.).

Spontané sur les collines pierreuses des départements méridionaux, en Italie, en Suisse et en Espagne, le buis est cultivé dans nos jardins. — On utilise le bois, les feuilles et les racines.

Préparations et doses.

A L'INTÉRIEUR : *Infusion*, de 15 à 100 gram. par kilog. d'eau bouillante ou de vin (râpure du bois).
Feuilles en poudre, 4 gram.

Extrait (2 d'écorce de racine sur 7 d'alcool à 24°), de 5 à 20 gram.
Huile , de 20 à 30 cent., en potion. (Blennorrhée.)

Propriétés.

Le buis est un excitant sudorifique qu'on a préconisé contre la goutte, les affections rhumatismales chroniques, les maladies syphilitiques secondaires et tertiaires. — Les feuilles ont été employées comme purgatives.

Gilibert, Macquart, Roques, Bodart, Biett, prescrivirent la râpure du bois ou de la racine de buis, à la dose de 30 à 60 grammes, bouillie dans un kilog. d'eau ou infusée dans la même quantité de vin, comme pouvant remplacer le gayac.

Roques indique particulièrement 30 gram. de racine râpée, à bouillir dans un kilogram. d'eau réduit à moitié, pour trois doses qu'on fait prendre dans le jour. C'est ainsi que je l'ai employée chez un manouvrier atteint d'arthrite chronique, suite d'un rhumatisme aigu articulaire mal soigné. Ce malade avait les articulations plus ou moins engorgées et douloureuses, alternativement l'une ou l'autre, avec plus d'intensité, depuis près de trois ans. Il se présenta chez moi au printemps de 1834 ; il était âgé de 48 ans, d'un tempérament lymphatico-sanguin, affaibli par le chagrin que lui causait son état impotent et la misère qui en était le résultat. Je lui procurai quelques secours et le mis de suite à l'usage de la décoction que je viens d'indiquer. Elle réussit au-delà de mes espérances. Au bout de huit jours de son usage, le soulagement était marqué, bien que la transpiration ne fût pas sensiblement augmentée. Je conseillai de prendre les trois doses à jeun et de rester au lit jusqu'à dix heures du matin. L'amélioration se prononça de plus en plus ; l'engorgement articulaire se dissipa graduellement, et après deux mois de traitement il n'en restait aucune trace. Le malade, complètement rétabli, put travailler à la moisson pendant tout l'été sans éprouver la moindre récidive. Je lui fis porter une chemise de laine sur la peau l'hiver suivant ; car, ainsi que tous les praticiens ont été à même de l'observer, aucune maladie n'est plus sujette à récidiver que le rhumatisme articulaire chronique, lors même qu'il n'en reste aucune trace apparente.

Dans un autre cas analogue à celui que je viens de rapporter, et qui eut lieu chez un individu âgé de 58 ans, habitant une chaumière humide, je n'ai pu obtenir par le même traitement qu'un soulagement momentané. Si ce malade avait été placé dans des conditions hygiéniques plus favorables, peut-être eût-il eu le même bonheur.

Les feuilles de buis ont été proposées comme purgatives, à la dose de 4 grammes, en poudre, par Vogel et Puyhn.— Je n'ai point essayé ce moyen, à cause de la facilité que j'ai toujours eu de me procurer des purgatifs indigènes d'un effet constaté par l'expérience, et sur lesquels je n'avais à observer que leur plus ou moins d'action pour faire un choix.

BUSSEROLE,

BOUSSEROLE, RAISIN D'OURS, ARBOUSIER.

Uva ursi (T.).—*Arbutus uva ursi* (L.).

On rencontre cette plante dans le midi de la France, principalement sur les montagnes de la Provence et du Dauphiné.— (Dans les lieux élevés, ombrageux, stériles.)— Les feuilles, l'écorce et les baies sont usitées.

Préparations et doses.

À L'INTÉRIEUR : *Infusion ou décoction*, 8 à 15 gram. par kilog. d'eau.
Extrait (1 sur 7 d'eau), 1 à 2 gram., en potion, bols, pilules.
Poudre, de 1 à 4 gram., en bols, pilules.

Propriétés.

La busserole est astringente, excitante, diurétique.—Elle est employée contre la gravelle, le catarrhe chronique de la vessie, la blennorrhagie, la leucorrhée, la diarrhée atonique, l'albuminurie, l'engorgement de la prostate, etc.

Je n'ai rien observé de particulier sur les propriétés de cette plante. Je l'ai employée, comme tous les praticiens, dans les tisanes diurétiques. J'ai eu soin de m'assurer qu'il n'existait aucun signe d'inflammation, avant de la mettre en usage.

[« Un journal hollandais rapporte que le docteur Sommers, chirurgien à Leyde, a cherché à réhabiliter l'usage de l'*uva ursi*, ou *busserole*, qui pendant long-temps a été employé dans le traitement de diverses affections des voies urinaires. Cette plante a été administrée à trois malades, et avec le succès le plus complet. L'un d'eux, âgé de 75 ans, affecté d'épiplocèle et d'hydropisie scrotale, se trouvait, à la suite d'un refroidissement, dans l'impossibilité de rendre ses urines ; une saignée du bras fut pratiquée, et M. Sommers sonda le malade, mais avec difficulté, la prostate étant très-volumineuse. Pendant un mois divers moyens furent employés, mais sans succès, lorsqu'on recourut enfin aux feuilles de busserole de la manière suivante :

> Pr. feuilles de busserole pulvérisées. . 2 gros.
> Camphre en poudre. . . . . 6 grains.
> Sucre blanc . . . . 2 gros.

» Mêlez et faites douze paquets, à prendre un paquet quatre fois dans la journée.

» Deux jours après, le malade se trouvait déjà notablement mieux ; il urinait naturellement, et l'engorgement de la prostate paraissait sensiblement diminué. Au bout d'une quinzaine de l'emploi de la busserole sans camphre, la guérison était complète.

» Chez le second malade, également avancé en âge, l'*uva ursi* fut prescrit en infusion, à la dose de 2 gros par jour. Deux semaines suffirent pour amener une guérison complète.

» Enfin le troisième malade était un garçon de ferme qui avait depuis deux ans une incontinence d'urine. On mélangea parties égales de poudre de feuilles d'*uva ursi* et de sucre blanc (4 gros de chaque), et l'on divisa en vingt-quatre paquets égaux. Le malade devait en prendre un toutes les trois heures.

» Au bout de trois semaines, l'incontinence d'urine avait entièrement disparu. » (*Journal de Médecine et de Chirurgie pratiques*, tome XVIII, 1847, page 490.)

Le célèbre Barthez, atteint de la pierre, et ne voulant pas se faire opérer, crut pouvoir calmer ses souffrances par l'usage de la busserole, à laquelle il attribuait la propriété de diminuer sympathiquement l'irritation de la poitrine par son action sur la vessie : il croyait ainsi combattre à la fois deux affections dont il était atteint ; lorsqu'il se décida à se faire opérer, il était trop tard. Sa confiance dans les vertus de l'*uva ursi* lui a été fatale.

Suivant MM. Mérat et Delens, on donne souvent dans les pharmacies, pour des feuilles de busserole, la plante connue sous le nom de *vaccinium vitis idœa*, qui ne possède aucune des propriétés de l'*uva ursi*. Cette substitution frauduleuse peut expliquer la diversité des opinions sur les effets de cette dernière plante.]

CAILL-LAIT,

PETIT MUGUET.

Deux espèces : 1° Caill-lait jaune.— *Gallium verum.*
2° Caille-lait grateron. — *Gallium operim.*

Ces plantes sont très-communes. — On se sert des sommités fleuries.

Préparations et doses.

A L'INTÉRIEUR : *Infusion*, de 4 à 15 gram. par kilog. d'eau.
Suc exprimé, de 100 à 200 gram.
Eau distillée, de 50 à 100 gram.

Propriétés.

J'ai employé le caille-lait jaune comme antispasmodique, légèrement diurétique et astringent. On l'a vanté dans l'épilepsie et quelques affections épileptiformes. — Je l'ai mis en usage dans les gastralgies , les affections nerveuses , comme auxiliaires de moyens plus énergiques.

J'ai vu employer la semence de grateron à la dose de 4 gram. environ, infusée (après l'avoir réduite en poudre) dans un verre de vin blanc, pendant la nuit, et avalée le matin, contre la gravelle. L'effet diurétique de ce mélange est assez prononcé.—La décoction de la plante, ou son suc, à la dose de 60 à 100 gram., produit le même effet. — L'uva ursi ou l'alkekenge sont bien préférables, à cause de leur énergie mieux connue.

CALAMENT.

Calamintha vulgaris (T.).— *Melissa calamintha* (L.).

Cette plante se trouve dans les lieux incultes. — Les feuilles et les fleurs sont usitées.

Propriétés.

Le calament est excitant, antispasmodique, carminatif, et s'emploie comme la mélisse, la menthe poivrée, etc.

CAMOMILLE ROMAINE.

Chamæmelum nobile (T.) — *Anthemis nobilis* (L.).

Cette plante, très-commune dans les climats chauds et tempérés, croît sur le sol de la France, dans les lieux secs, sablonneux, le long des grandes routes, sur les rives de la Loire, de l'Indre, du Cher et de la Mayenne. Elle est cultivée en grand. — Les fleurs particulièrement usitées.

Préparations et doses.

A L'INTÉRIEUR : *Décoction ou infusion*, 5 à 15 gram. par kilog. d'eau.

Eau distillée (1 sur 4 d'eau), de 30 à 100 gram., en potion.

Sirop (1 fraîche sur 2 d'eau et 5 de sucre), de 15 à 60 gram., en potion.

Teinture (1 sur 8 d'eau-de-vie), de 4 à 10 gram., en potion.

Extrait (1 sur 9 d'eau), 1 à 4 gram., bols, pilules.

Extrait alcoolique (1 sur 4 d'alcool à 22°), de 1 à 4 gram., en bols, pilules.

Conserve (1 sur 5 de sucre), de 1 à 4 gram.

Huile essentielle, de 25 à 50 cent., en potion.

Poudre, de 1 à 5 gram., en substance, en bols, pilules, etc.

A L'EXTÉRIEUR : *Infusion* pour lotions, fomentations, cataplasmes, lavements.

Huile essentielle, de 50 à 60 gram., en liniment, pour embrocations.

Propriétés.

Les fleurs de camomille romaine sont stimulantes, amères, toniques, fébrifuges, anthelmintiques, emménagogues. Elles conviennent dans les langueurs d'estomac, le défaut d'appétit, les digestions difficiles, les coliques venteuses, la dyspepsie, l'ypocondrie, la diarrhée atonique, les fièvres bilieuses, putrides, muqueuses, continues ou intermittentes, l'aménorrhée, la chlorose, l'hystérie. A *l'extérieur*, on applique la camomille sur les seins des nouvelles accouchées, comme résolutive ; sur les ulcères atoniques et sur les parties gangrénées, comme tonique et antiseptique.

Il n'est pas inutile de faire connaître que les propriétés de la camomille romaine varient suivant la forme que l'on donne au médicament ; ainsi la décoction, l'extrait, la conserve, la teinture, sont particulièrement toniques ; tandis que l'eau distillée, le sirop, l'infusion, sont plutôt excitants et antispasmodiques.

Bodart rapporte des observations qui constatent l'effet fébrifuge de la camomille noble. « L'espèce d'oubli où cette plante est tombée, dit cet auteur, vient de deux causes : la première, parce qu'on donne la préférence à la camomille romaine à fleur double, cultivée dans les jardins ; la seconde, parce qu'on vend souvent pour cette fleur la matricaire à fleur double, qui lui ressemble beaucoup. »

J'ai administré la poudre de fleurs de camomille romaine dans trois cas de fièvre intermittente tierce. Elle a réussi dans deux cas ; le troisième a cédé promptement à l'emploi de l'écorce de saule blanc.

Je mets fréquemment en usage l'infusion de camomille noble dans le traitement des fièvres muqueuses et adynamiques. Je verse un 1/2 kilog. d'eau bouillante sur 8 à 15 gram. de fleurs, et j'ajoute quelquefois à cette infusion 30 à 60 gram. de bon vin blanc ou un peu d'eau-de-vie, d'eau de fleurs d'oranger, ou quelques gouttes d'éther, suivant l'indication qui se présente.

A *l'extérieur*, j'ai employé la décoction concentrée de camomille avec avantage, comme antiseptique, contre la gangrène. J'y ajoutais presque toujours une certaine quantité d'eau-de-vie camphrée.— Cette décoction convient dans les ulcères atoniques, et comme résolutive dans les inflammations avec engorgement œdémateux.

CAMOMILLE PUANTE,

MAROUTE, CAMOMILLE FÉTIDE.

Chamœmelum fœtidam (T.). — *Anthemis cotula* (L.).

Cette plante est très-commune dans les champs incultes. —Toute la plante est usitée.

Préparations et doses.

A L'INTÉRIEUR : *Infusion des fleurs*, 5 à 12 gram. par 1/2 kilog. d'eau.

A L'EXTÉRIEUR : *En fomentation* (toute la plante), cataplasmes, etc.

Propriétés.

La camomille fétide, d'une *saveur* amère, d'une *odeur* pénétrante, est antispasmodique, carminative, antihystérique.

Cette plante, trop négligée, et que l'on peut se procurer si facilement, peut être employée avec avantage dans les névroses, et surtout dans l'hystérie, la gastralgie, l'entéralgie.—Elle m'a réussi dans les cas où la gastralgie s'accompagne de flatuosités, qu'elle dissipe très-promptement.

[Peyrilhe ordonnait la camomille fétide avec succès, à forte dose, contre des fièvres intermittentes rebelles au quinquina. On sait que quelquefois ces fièvres sont entretenues par un état nerveux qui cède à l'emploi des sédatifs et des antispasmodiques, après avoir résisté aux fébrifuges amers et astringents.

[On peut, pour l'usage extérieur, substituer les fleurs de cette plante à celles de camomille romaine.]

CAPUCINE (Grande),
CRESSON DU PÉROU, CRESSON D'INDE, CRESSON DU MEXIQUE.

Cardamindum ampliorefolio et majori flore (T.).—
— *Tropæolum majus* (L.).

Originaire du Mexique et du Pérou, cette plante fait aujourd'hui l'ornement de nos jardins : toutefois elle n'y est qu'annuelle, tandis qu'elle est vivace dans son pays natal. —Les feuilles, les fleurs, les boutons et les fruits tendres sont usités.

Préparations et doses.
A L'INTÉRIEUR : *Décoction*, de 15 à 50 gram. par kilog. d'eau.
Suc exprimé, de 50 à 60 gram., seul ou mêlé avec le lait, la conserve de roses, etc.

Propriétés.
Douée d'une *saveur* âcre, piquante, et d'une faculté stimulante et tonique, elle offre un antiscorbutique qui n'est pas assez employé. — On confit au vinaigre les jeunes boutons et les fruits verts, comme ceux du câprier, qu'ils peuvent remplacer.—On doit dire cependant que l'action médicamenteuse de ce cresson péruvien est très-inférieure à celle de nos cressons indigènes comme antiscorbutique.

On a préconisé le suc de capucine contre la phthisie : « On entend ici, à ce que je crois, dit Ettmuller, la phthisie scorbutique, lorsque l'acide du scorbut corrode le poumon.» Je crois plutôt, avec Roques et Biett, que le catarrhe pulmonaire ayant été confondu mille fois avec la phthisie, on doit ajouter peu de foi à ces cures brillantes fastueusement prônées par des médecins inhabiles et incapables de saisir le vrai caractère d'une maladie. J'ai été à même de vérifier la justesse de cette remarque, et d'apprécier en même temps les propriétés de la capucine. Marie Rousselle, âgée de 30 ans, d'un tempérament lymphatico-sanguin, avait été prise, dans les premiers jours du mois d'août, à la suite de travaux pénibles, et après avoir bu de l'eau froide étant en sueur, d'une bronchite très-intense. Cette affection fut négligée, devint chronique et prit toutes les apparences d'une phthisie pulmonaire au second degré. C'est dans cet état que je vis la malade, vers la fin de septembre 1842. Elle avait perdu tout son embonpoint, avait des sueurs nocturnes, toussait beaucoup, et expectorait abondamment des crachats épais et muqueux, principalement le matin. Avant d'avoir percutté et ansculté la poitrine, je la croyais moi-même phthisique. L'exploration la plus attentive ne m'offrit que l'existence d'un râle muqueux très-prononcé. Je fus rassuré, sans cependant annoncer une guérison à laquelle je n'osais pas croire, malgré les signes favorables fournis par l'examen local, tant l'état général était peu satisfaisant. Je saisis cette occasion d'essayer l'usage du suc exprimé de capucine. J'en fis prendre d'abord une once dans une tasse de petit lait. J'augmentai la dose peu à peu, jusqu'à celle de 3 onces en deux fois, dans la journée. Dès les premiers jours la toux diminua, ainsi que l'expectoration ; les sueurs cessèrent peu à peu, le mouvement fébril du soir disparut, le pouls (habituellement fréquent dans ce genre d'affection) reprit son rythme habituel, les forces se rétablirent avec l'appétit et le sommeil, et au bout de 25 à 30 jours le rétablissement était assuré. Il fut consolidé par l'usage pendant quinze jours d'une décoction de racine d'aunée, dont la convalescente prenait trois tasses par jour.

Je suis convaincu que le suc de cresson de fontaine, dont j'ai fait usage dans des cas analogues, eût produit le même effet.

CARDAMINE,

CRESSON DES PRÉS, CRESSON ÉLÉGANT, CRESSON SAUVAGE, PASSERAGE SAUVAGE.

Nasturtium pratense (T.). — *Cardamine pratensis* (L.).

On trouve cette plante partout, dans les prairies basses et humides, dans les marais, le long des fossés. — On met en usage la plante et les sommités fleuries.

Préparations et doses.

A L'INTÉRIEUR : *Décoction ou infusion*, de 30 à 50 gram. par kilog. d'eau.

Suc exprimé, de 50 à 100 gram., en potion, dans un bouillon, etc.

Feuilles pulvérisées, de 1 à 4 gram. (d'après Georges Baker, qui en préconise l'emploi dans l'hystérie, la chorée, la dysphagie, l'asthme, etc.

Propriétés.

La cadarmine se rapproche du cresson. Les jeunes feuilles pourraient se manger, comme celles de ce dernier, en salade, ou servir à assaisonner les salades d'une saveur plus douce. On peut considérer cette plante comme antiscorbutique, tonique, excitante. Je l'ai vu employer dans l'asthme comme expectorante, chez un vieillard. Il en éprouvait beaucoup de soulagement en la prenant en décoction aqueuse avec une suffisante quantité de miel.

CAROTTE.

Daucus vulgaris (T.).— *Daucus carotta* (L.).

La carotte sauvage se trouve dans les prés, sur le bord des champs et des chemins. La culture améliore cette carotte sans altérer notablement ses caractères botaniques. — On emploie la semence et la racine.

Préparations et doses.

A L'INTÉRIEUR : *L'infusion des semences*, 1 à 4 gram. par 1/2 kilog. d'eau bouillante.

Décoction des racines, 50 à 100 gram. par kilog. d'eau.

Sirop (1 de suc sur 2 d'eau et 4 de sucre), de 30 à 100 gram.

A L'EXTÉRIEUR : *Pulpe*, q. s en cataplasme.

Propriétés.

La semence est carminative, diurétique ; la racine est émolliente, résolutive, un peu antiseptique à l'extérieur dans les ulcères putrides, scorbutiques ou cancéreux.

La carotte est un anti-ictérique vulgairement employé et pourtant bien peu actif. — J'ai administré la décoction de graine de carotte sauvage comme diurétique ; elle a un effet assez prononcé, et convient toutes les fois qu'un état inflammatoire n'en contre-indique pas l'usage. — Quelques brasseurs mettent dans la bière une petite quantité de graine de carotte, afin de lui communiquer une saveur piquante et une qualité supérieure.

J'ai souvent appliqué la pulpe de carotte sur les ulcères sordides, et surtout sur l'ulcère cancéreux, dont il diminue l'odeur putride, tout en le détergeant doucement et sans douleur.—Je l'ai souvent appliquée en cataplasme sur les engorgements des mamelles.

[J'ai vu employer avec succès, dans l'extinction de voix, les toux opiniâtres, la phthisie et l'asthme, le suc de carotte ainsi préparé : on fait cuire deux ou trois carottes rouges dans l'eau pendant un quart d'heure. On les râpe ensuite entièrement, et l'on tord la pulpe dans un linge. On ajoute par verre de suc extrait, deux verres d'eau pure. Cette dose se prend tiède dans la journée, en trois ou six fois.]

CARVI, [1]

CUMIN DES PRÉS.

Carvi officinarum (T.).— *Carum Carvi* (L.).

Le carvi vient spontanément dans les départements méridionaux de la France.—Les semences sont usitées.

Préparations et doses.

Infusion, 4 à 8 gram. par kilog. d'eau bouillante.
Poudre, 1 à 4 gram., dans du vin ou en électuaire, bols, pilules, etc.
Eau distillée, 30 à 100 gram., en potion.
Teinture (1 sur 12 d'alcool), 2 à 15 gram., en potion.
Huile essentielle, 10 à 50 cent., en potion.

Propriétés.

La semence de carvi, d'une *saveur* chaude et agréable, d'une *odeur* aromatique analogue à celle du fenouil, est très-stimulante et carminative. — On l'emploie avec avantage dans la débilité des voies digestives, la cardialgie, les coliques venteuses, lorsque toutefois celles-ci proviennent de l'atonie ; car lorsqu'elles sont l'effet d'une irritation gastrique ou intestinale, elles ne pourraient qu'ajouter à la cause qui les occasionne. L'huile essentielle, mêlée à l'huile

---

(1.) Cet article n'était pas dans l'ouvrage couronné.

d'olive ou d'amandes douces, en embrocation sur le ventre, convient dans les douleurs nerveuses ou venteuses des intestins, surtout chez les enfants.

La semence de carvi a été proposée par Wauters comme propre à remplacer le cumin.

CASSIS,

GROSEILLER NOIR.

Ribes nigrum (T.).—*Ribes nigrum* (L.).

Cet arbrisseau est cultivé dans tous les jardins.—On utilise les fruits et les feuilles.

Préparations et doses.

A L'INTÉRIEUR : *Décoction des feuilles et sommités*, de 50 à 60 gram. par kilog. d'eau.
Macération, 50 à 60 gram. par kilog. d'eau froide, avec addition d'un peu de vin blanc, de cidre ou d'eau-de-vie.
Teinture, de 5 à 15 gram., en potion.
Suc des fruits, de 5 à 15 gram., en potion ou étendu dans l'eau.
Sirop (1 de suc et 2 de sucre), en potion, boisson, etc.

Propriétés.

Les feuilles sont stomachiques et diurétiques.—Les fruits sont acidules et conviennent dans les angines et dans quelques diarrhées et dysenteries chroniques entretenues par la flegmasie chronique de la muqueuse intestinale.

Je prépare avec les feuilles et les sommités fraîches de cassis une boisson très-agréable pour les malades, en les faisant macérer dans l'eau froide et en ajoutant à cette infusion une certaine quantité de vin blanc et de sucre. Cette boisson convient dans la période des fièvres muqueuses, où de légers toniques sont indiqués, sans perdre de vue l'irritation encore existante des cryptes muqueux. Je l'emploie aussi avec avantage dans les hydropisies accompagnées d'une soif intense, qu'elle calme tout en favorisant la sécrétion des urines.—J'ai conseillé aux moissonneurs du nord de la France, qui trop souvent ne font usage que de l'eau froide pendant leurs travaux, de se désaltérer avec l'infusion à froid de feuilles de cassis, à laquelle on ajoute quatre cuillerées d'eau de-vie par kilogramme de cette infusion. C'est de toutes les boissons la plus convenable et la moins dispendieuse pour se désaltérer pendant les chaleurs de l'été et les pénibles travaux de la récolte.

CATAIRE,

CHATAIRE, HERBE AUX CHATS.

Cataria major, vulgaris (T.). — *Nepeta cataria* (L.).

On trouve communément cette plante vivace sur le bord des chemins et le long des haies.—On se sert des sommités fleuries.

Préparations et doses.

A L'INTÉRIEUR : *Infusion*, de 20 à 50 gram. par kilog. d'eau.

A L'EXTÉRIEUR : *Infusion vineuse*, en fumigations, en fomentations, en pédiluves, en demi-bains, en injections, en lavements.

Propriétés.

Les sommités sont toniques, stomachiques, carminatives, emménagogues et antihystériques.—L'*odeur* aromatique, la *saveur* amère de cette plante, démontrent des vertus que quelques observations ont justifiées. — Lainé en a vanté les effets dans la chlorose.

Nous possédons sans doute dans le même genre beaucoup d'autres plantes utiles ; mais il importe, ainsi que le fait remarquer Bodart, de connaître toutes celles qui sont congénères en vertus, parce que dans certains cas urgents, la seule plante consacrée à telle ou telle maladie peut ne pas se trouver sous la main, et le malade manque de secours ou succombe faute d'avoir employé le végétal qui eût pu remplacer le premier.

CENTAURÉE (Petite),

CHIRONÉE, CENTAURELLE, GENTIANE CENTAURÉE.

Centaurium minus (T.). — *Gentiana centaurium* (L.).

La petite centaurée se trouve dans toute la France, dans les bois, les prairies.—On emploie les sommités.

Préparations et doses.

A L'INTÉRIEUR : *Infusion*, de 10 à 50 gram. par kilog. d'eau.

Eau distillée (1 sur 5 d'eau), de 50 à 100 gram., en potion.

Sirop (1 sur 50 d'eau et 60 de sucre), de 50 à 100 gram., en potion.

Suc, de 50 à 60 gram., en potion.

Teinture, de 5 à 15 gram., en potion.

Vin, de 100 à 200 grammes.

Bière, de 100 à 200 gram.

Extrait (1 sur 6 d'eau), de 1 à 5 gram., en pilules, dans du vin, etc.

Poudre, de 2 à 10 gram., en électuaire ou dans du vin.

Propriétés.

Les sommités fleuries, très-amères, sont toniques, fébrifuges, et conviennent dans la convalescence des fièvres intermittentes, dans la chlorose, dans l'atonie des organes digestifs, en un mot dans tous les cas où les toniques fixes sont indiqués.

J'ai souvent mis en usage la petite centaurée. Elle jouit, à un plus faible degré, de toutes les propriétés de la gentiane jaune.— Roques administrait contre les fièvres intermittentes une infusion très-rapprochée de cette plante, avec partie égale de camomille noble, et addition de 2 a 4 gram. d'éther sulfurique, à la dose d'un verre, de quatre en quatre heures, dans l'apyrexie.— Je donne souvent la bière de petite centaurée dans la convalescence des fièvres muqueuses et intermittentes, dans la chlorose et à la suite des hydropisies, après l'évacuation des sérosités, afin de fortifier tous les organes.— Je ne crois pas, avec Wedelius, que la petite centaurée, appliquée en cataplasme, puisse guérir des ulcères fistuleux rebelles à tous les moyens curatifs ; mais je dois dire que j'en ai retiré des avantages appréciables dans les ulcères atoniques, scrofuleux et scorbutiques.

CERFEUIL COMMUN,

CERFEUIL CULTIVÉ.

Chœrophyllum sativum (T.).— *Scandix cerefolium* (L.).

Cette plante est cultivée dans nos jardins.— L'herbe et les semences sont usitées.

Préparations et doses.

A L'INTÉRIEUR : *Infusion*, 50 à 60 gram. par kilog. d'eau bouillante
à vase clos.

Eau distillée (1 sur 5 d'eau), 50 à 60 gram., en potion.

Suc dépuré, de 50 à 100 gram., seul ou mêlé avec du petit lait.

Sirop, de 15 à 60 gram., en potion, ou seul.

Extrait, de 1 à 15 gram., en bols, pilules, etc.

A L'EXTÉRIEUR : *Décoction*, de 50 à 60 gram. par kilog. d'eau,
pour lotions, fomentations, cataplasmes.

Feuilles, en quantité suffisante, pour cataplasmes.

Propriétés.

Le cerfeuil est un peu diurétique et stimulant ; il convient
dans l'ictère, l'hépatite chronique, le catarrhe chronique, les
engorgements laiteux des mamelles. — A l'extérieur, il est
d'un usage vulgaire dans les démangeaisons des parties
génitales, les hémorrhoïdes, les flegmasies érysipélateuses
légères, l'ophtalmie, etc.

M. le docteur Deval a consigné dans les *Annales d'oculistique* le résultat d'expérimentations nombreuses faites
avec le cerfeuil sur des malades affectés d'ophtalmie. — Il
cite surtout le cas d'une jeune fille de 10 ans portant une
ophtalmie intense de l'œil droit, avec sécrétion muqueuse,
phlyctènes garnissant le cercle scléro-kératique, photophobie et larmoiement. Les évacuations sanguines n'avaient
procuré qu'un soulagement momentané. Il avait conseillé
un traitement énergique, de nouvelles évacuations sanguines ; rien ne fut exécuté. « Or, voici ce qui était arrivé :
les avis d'une commère, chose si fréquente dans la pratique, l'avaient emporté sur ceux de l'homme de l'art. Depuis la veille, trois heures de l'après-midi, jusqu'à 6 heures
du lendemain matin, des cataplasmes de cerfeuil avaient
été constamment maintenus sur les paupières de l'œil phlogosé, l'herbe cuite pendant dix minutes ou un quart d'heure
étant placée à nu sur ces parties ; de plus, depuis le matin
jusqu'à trois heures du soir l'organe avait été soumis à de
nombreuses lotions avec une décoction concentrée de cerfeuil. Ce traitement si simple, continué pendant quelque
temps, avait suffi pour produire une cure vraiment surprenante par sa rapidité. » (*Journal de Médec. et de Chirurg.
pratiq.*, tome XVI, page 151.)

« Depuis cette époque, plus de soixante malades furent
soumis à l'usage du même agent, et toujours avec le même
succès. » (*Ibid.*)

Ces résultats avaient déjà été obtenus en 1762 par Demours, et plus récemment par M. Chabrely, de Bordeaux. Moi-même j'employais ce topique depuis plus de vingt ans, d'après l'usage tout populaire qu'en faisaient nos paysans depuis un temps immémorial. Il m'a presque toujours réussi.

J'ai souvent employé le cerfeuil en cataplasme sur les mamelles engorgées, même lorsque la peau était phlogosée. — La décoction est très-efficace dans l'érysipèle.

Le Cerfeuil musqué (cerfeuil d'Espagne, odorant, anisé), *chœrophyllum odoratum*, est légèrement aromatique, antispasmodique. J'ai vu des athmatiques se soulager en fumant les feuilles sèches de ce cerfeuil.

CERISIER.

Cerasus vulgaris seu domestica (T.), — *Prunus cerasus* (L.).

Les parties mises en usage sont l'écorce, les pédoncules, la semence et les fruits.

Préparations et doses.

A l'intérieur : *Décoction de l'écorce*, de 50 à 60 gram. par kilog. d'eau.
Écorce en poudre, de 2 à 10 gram.
Eau distillée de cerise noire, de 50 à 100 gram.

Propriétés.

L'écorce et les pédoncules sont astringents et légèrement fébrifuges. Les fruits sont rafraîchissants, tempérants, diurétiques. On les recommande dans les irritations gastro-intestinales.

[La gomme de cerisier peut dans beaucoup de cas remplacer la gomme arabique. On ne peut cependant admettre avec Bodart et Gilibert leur identité parfaite. La gomme arabique est plus sèche, plus transparente, et se fond plus facilement dans l'eau sans en troubler la limpidité.]

J'ai vu employer très-fréquemment les pédoncules ou queues de cerises par les campagnards, comme diurétiques, dans l'hydropisie et la gravelle. Il les font bouillir à la dose de 30 gram. dans un kilog. d'eau. J'ai été à même de constater cette propriété. Souvent d'autres diurétiques avaient été employés sans succès lorsque cette décoction opérait promptement et abondamment la sécrétion urinaire. — Quand on conserve ces pédoncules pour l'hiver, on a soin, avant de les faire bouillir, de les laisser macérer douze heures dans l'eau froide, afin de les ramollir. Il serait bon même de les contondre un peu.

Je n'ai jamais employé l'écorce de cerisier comme fébrifuge, parce que je la regarde comme presque nulle.

[Sous l'Empire on mêlait souvent, pour le service des hôpitaux de l'armée, l'écorce de cerisier à celle du quinquina, dont le prix était alors très-élevé. On trompait à la fois la religion du médecin et l'on se jouait de la vie des braves, pour étancher la soif de l'or. Cette fraude était d'autant plus facile que de toutes les écorces, celle de cerisier se rapproche le plus, par ses caractères extérieurs, de l'écorce péruvienne.]

L'eau de cerise noire est sédative. — Elle était très-employée dans le siècle dernier, comme base des potions calmantes et antispasmodiques.

[De toutes les variétés du cerisier, les griottes sont les plus salubres et les plus agréables. On en exprime le suc, qu'on délaie dans l'eau, à laquelle on ajoute un peu de sucre, pour donner en boisson dans les fièvres inflammatoires et bilieuses, dans les phlegmasies gastro-intestinales chroniques, l'ictère, la néphrite chronique. Fernel cite plusieurs exemples de mélancoliques guéris par la décoction de cerises desséchées, et Vanswieten rapporte que des maniaques ont été rendus à la raison après avoir mangé des quantités considérables de ce fruit. On sait que ces affections sont souvent produites ou entretenues sympathiquement par des lésions abdominales et un état de constipation que la propriété laxative et rafraîchissante des fruits rouges peut dissiper.]

CHANVRE. (1)

Cannabis sativa (T.). — *Cannabis sativa* (L.).

Bien que le chanvre soit originaire des Indes orientales, il croît spontanément sur les bords de la Newa, du Borysthène et du Wolga. On le cultive dans nos champs pour l'emploi industriel de la partie textile de sa tige, et pour sa

---

(1) Cet article n'était pas dans le mémoire présenté au concours.

graine, connue sous le nom de *chenevis*.. — Les feuilles et les semences sont usitées en médecine.

Préparations et doses.

A L'INTÉRIEUR : *Infusion aqueuse des feuilles*, 50 à 60 gram. par kilog. d'eau.

Infusion des semences, 50 à 60 gram. par kilog. d'eau.

Emulsion, 8 à 16 gram. pour 150 gram. d'eau.

A L'EXTÉRIEUR : *Feuilles fraîches*, en cataplasme.

Propriétés.

Tout le monde connaît l'odeur vireuse qui s'exhale du chanvre. On sait aussi que ceux qui dorment près du champ où il se trouve en pleine vigueur éprouvent en s'éveillant des vertiges, des éblouissements, une sorte d'ivresse. Cet effet ne se produit pas aussi facilement dans le nord que dans le midi. Cependant on m'a dit l'avoir observé dans le Calaisis, chez un enfant de neuf ans qui s'était endormi en plein midi près d'une chenevière exposée aux rayons ardents du soleil. L'eau dans laquelle on rouit le chanvre exhale des miasmes qui occasionnent des maladies graves ; elle contracte un degré de putréfaction tel que les poissons soumis à son action délétère languissent et meurent. Cependant la toux, l'hémoptysie, l'asthme, la phthisie, qui attaquent les individus qui battent et cardent le chanvre, sont plutôt produits par la poussière qui pénètre avec l'air dans les bronches que par les exhalaisons qui se dégagent de cette plante. Ce qui vient à l'appui de cette opinion, c'est que les cardeurs de lin, respirant aussi un air chargé d'une poussière fine et tenue, sont sujets aux mêmes maladies.

Gilibert a étudié sur lui-même l'action des feuilles de chanvre. Il en fit infuser une once dans une demi-livre d'eau. Cette infusion, d'une odeur et d'un goût nauséeux, souleva l'estomac, produisit la céphalalgie, augmenta le cours des urines et détermina une sueur fétide. Le même praticien a vu réussir cette boisson dans le rhumatisme chronique et les dartres ; il dit aussi que les feuilles fraîches appliquées en cataplasme raniment les tumeurs froides, et les disposent à la résolution.

Le *chenevis*, écrasé et infusé dans de l'eau bouillante, fournit une émulsion adoucissante que Tode et Swediaur ont employée avec avantage dans la gonorrhée accompagnée d'une vive irritation inflammatoire. Elle est aussi très-utile, suivant Murray, dans la blennorrhagie arthritique, et suivant d'autres auteurs, dans l'ictère spasmodique. Je l'ai employée avec succès dans la période d'irritation du catarrhe vésical, et dans un cas de rétention d'urine accidentelle et occasionnée par l'abus des spiritueux. — Je pense que cette émulsion peut être aussi administrée avec avantage dans les phlegmasies gastro-intestinales et bronchiques. — Il paraît que la semence de chanvre participe jusqu'à un certain point des propriétés narcotiques des feuilles de cette plante.

Ne pourrait-on pas, en médecine, substituer l'huile qu'on en tire à celle d'amandes douces ?

Le chenevis, pour être de bonne qualité, doit être gros, lisse, noirâtre et pesant.

Tout porte à croire, malgré l'opinion du botaniste Lamarck, que le *cannabis indica* avec lequel les Orientaux préparent le *huschish* des Ismaéliens, le *bangue* des Usbecks, le *maslac* des Turcs, compositions exhilarantes, enivrantes et aphrodisiaques, n'est autre chose que le *cannabis sativa* rendu plus énergique par l'influence du climat. Cette plante, comme tant d'autres, diminue d'activité à mesure qu'on avance dans le nord, et si l'on en croit Bergius, les chanvres de la Suède sont tout-à-fait dépourvus de la propriété enivrante, quoique provenant de la même semence que ceux du midi.

CHARDON BÉNIT,

CENTAURÉE SUDORIFIQUE.

Carduus benedictus (T.).— *Centaurea benedicta* (L.).

Cette plante, spontanée dans le midi de la France, se cultive dans les jardins. On emploie les feuilles et les fleurs, — quelquefois les semences.

Préparations et doses.

A L'INTÉRIEUR : *Infusion ou décoction*, 15 à 60 gram. par kilog. d'eau.

Suc exprimé, 50 à 100 gram.

Infusion vineuse, 30 à 50 gram. par kilog. de vin (15 à 160 gram.).

Eau distillée, 60 à 120 gram., en potion.

Teinture, 2 à 5 gram., en potion.

Semence en émulsion, 2 à 4 gram.

Extrait, 2 à 4 gram., en pilules, bols, ou délayé dans du vin, de la bière, etc.

Propriétés.

Le chardon bénit, doué d'une amertume très-prononcée,

est tonique, fébrifuge léger, sudorifique, diurétique ; à forte dose, il est émétique. — Il est employé dans les fièvres intermittentes, les fièvres éruptives avec atonie, etc.

J'ai vérifié le fait rapporté par quelques auteurs, savoir : que l'urine est rendue fétide par l'usage de la décoction de chardon bénit. — L'eau distillée de cette plante servait autrefois de base aux potions excitantes et sudorifiques. Elle est à tort abandonnée de nos jours.

[Lewis, Linné et Gilibert ont constaté les bons effets du chardon bénit dans la débilité d'estomac, l'anorexie et la dyspepsie atoniques, les fièvres intermittentes, l'ictère. Dans cette dernière maladie, il faut s'assurer de l'état du foie et des conduits biliaires ; car il est bien évident que lorsque la jaunisse dépend d'un état phlegmasique ou d'un spasme du canal cholédoque, l'action du chardon bénit, comme celle de tous les toniques, ne peut que nuire : les antiphlogistiques, les calmants et les diurétiques délayants sont alors plus rationnellement indiqués.]

La décoction des feuilles de cette plante est détersive et peut être employée sur les ulcères atoniques ; mais nous possédons des moyens plus énergiques pour satisfaire à cette indication.

CHARDON ROLLAND,

CHARDON A CENT TÊTES, PANICAULT COMMUN.

Eryngium vulgare campestre (T.).—
Eryngium campestre (L).

Cette plante est commune dans les lieux incultes. — On emploie la racine et la semence.

Préparations et doses.

Décoction, 50 à 60 gram. par kilog. d'eau.

Propriétés.

La racine de chardon rolland est diurétique. — On l'emploie dans l'hydropisie, l'ictère, la gravelle, etc.

CHARDON ÉTOILÉ ou CHAUSSE-TRAPE,

CALCITRAPE.

Carduus stellatus seu calcitrapa (T.).
— *Centaurea calcitrapa* (L.).

Cette plante croît dans toute la France, sur le bord des chemins, autour des villes et des villages.—Toute la plante est usitée.

Préparations et doses.

A L'INTÉRIEUR : *Décoction*, 15 à 60 gram. par kilog. d'eau.
Suc des feuilles, de 120 à 160 gram., comme fébrifuge.
Feuilles en poudre, de 1 à 4 gram., dans du vin, ou en électuaire.
Extrait, de 15 à 60 grammes.
Semence, 4 gram., macérée dans du vin blanc, comme puissant diurétique.
Vin, 50 à 60 gram. pour 1 kilog. (de 60 à 100 gram.)

Propriétés.

Cette plante, d'une *saveur* très-amère, est tonique, fébrifuge. — La racine et les semences passent pour apéritives; diurétiques, etc.

Tournefort, Linné, Gilibert, ont reconnu des propriétés diurétiques et fébrifuges dans la racine, les feuilles, les fleurs et les graines de la chausse-trape.

Je regarde le chardon étoilé comme un de nos meilleurs amers indigènes. J'ai employé trois fois son suc dans des fièvres intermittentes tierces. J'ai réussi deux fois.

J'ai quelquefois associé cette plante, en décoction, à l'écorce de saule et à l'absynthe, dans les cas de fièvres automnales cachectiques. — Dans tous les cas où les toniques fixes sont indiqués, le chardon étoilé peut être avantageusement employé et remplacer les amers exotiques. Je l'ai substitué au *quassia amora*. Il m'a réussi complètement dans la leucorrhée atonique, soit en décoction, soit infusé dans le vin blanc, avec addition d'un peu de racine d'angélique.

La semence de calcitrape est certainement très-diurétique. Je l'ai fait prendre en poudre, avec du vin blanc, dans des cas d'hydropisie, où elle a produit une abondante sécrétion urinaire.—La racine ne m'a pas paru avoir une action diurétique aussi prononcée.

CHARDON A CARDER,

CHARDON A FOULON.

Carduus fullonus (T.). — *Dipsacus fullonum* (L.).

Cette plante est très-commune dans les lieux incultes, les pâturages.

Propriétés.

On rencontre dans la partie supérieure du chardon à foulon un ver qui, écrasé sur les dents, peut, par son application, ou même par le contact des doigts avec lesquels on l'a broyé, produire un calme instantané, une cessation immédiate de la douleur odontalgique. J'ai plusieurs fois employé ce singulier moyen avec succès. La douleur revient au bout de dix, quinze ou vingt minutes ; mais une nouvelle application produit le même soulagement. Je l'ai réitérée jusqu'à cinq fois successives sur la même dent, et toujours j'ai obtenu le même résultat. J'engage les savants à faire des recherches sur les causes de cet effet vraiment extraordinaire. La coccinelle à sept points noirs a, dit-on, la même faculté, mais beaucoup moins marquée et plus inconstante.

Les paysans se servent de l'eau qui séjourne dans les feuilles du chardon à foulon comme antiophtalmique. J'en ai vu de bons effets dans les ophtalmies très-légères.

CHÊNE.

Quercus latifolia robur (T.). —
Quercus robur (L.).

Le chêne se trouve dans toutes les forêts de l'Europe.— L'écorce, les fruits et les feuilles sont usités.

Préparations et doses.

A L'INTÉRIEUR : *Décoction*, de 10 à 30 gram. par kilog. d'eau.
Glands torréfiés, en *infusion*, de 30 à 40 gram. par kilog. d'eau, et même à plus forte dose.
Poudre de l'écorce, de 2 à 4 gram., en électuaire ou dans du vin.
Cupule du gland, en *poudre*, 2 à 4 gram., dans du vin ou en électuaire, bols, pilules, etc.

A L'EXTÉRIEUR : *Décoction*, q. s. pour lotions, fomentations, injections, etc.

Poudre de l'écorce, q. s. pour saupoudrer les ulcères, suppositoires, cataplasmes.

Propriétés.

L'écorce de chêne est astringente, fébrifuge, styptique.— On la prescrit rarement à l'intérieur, bien qu'elle ait été conseillée dans les métrorrhagies atoniques, les fleurs blanches sans irritation, la fin des blennorrhagies, les hémorragies passives, l'incontinence d'urine, les fièvres intermittentes, les diarrhées, les dysenteries chroniques, etc.

Cet astringent indigène peut remplacer tous les astringents exotiques. J'ai employé la poudre d'écorce de chêne mêlée avec du miel, à la dose de 2 à 4 grammes, contre des hémorragies utérines qui n'avaient cédé à aucun autre moyen. — Le gland torréfié ne m'a pas moins réussi en pareil cas (1). Je pourrais rapporter en détail vingt observations qui prouvent l'efficacité de l'un ou de l'autre de ces moyens contre la ménorrhagie atonique, le mélœna, l'hémoptysie, etc.

J'ai, à l'exemple de Scopoli, employé le calice ou cupule du gland pulvérisé, à la dose de 4 grammes dans un verre de vin rouge, répétée toutes les trois heures, dans un cas d'hémorragie utérine continuant à la suite d'un avortement, chez une jeune femme d'une faible constitution et ayant habituellement une menstruation abondante. Dès le premier jour, l'hémorragie diminua de moitié, et dans l'espace de trois jours elle avait entièrement cessé. Il n'est pas inutile de dire que cette femme avait fait usage sans succès d'une décoction de racines de grande consoude et de ratanhia, prescrite par un médecin de la ville voisine du village qu'elle habite.

[Alibert employait avec succès l'écorce de chêne dans les leucorrhées continuelles entretenues par une faiblesse générale et un relâchement de la muqueuse vaginale. Dans ce dernier cas on injecte la partie souffrante avec la décoction de cette écorce, en même temps qu'on en fait prendre à l'intérieur la poudre ou l'infusion vineuse.—Cullen, Wauters et Schwilgué ont dissipé des fièvres intermittentes par l'administration de ces dernières préparations. Dans ces cas,

---

(1) D'après les recherches de Davy, la torréfaction est très-propre à développer le principe tannin, puisque les glands qu'on a fait cuire dans un four chauffé à 88° de Réaumur en ont donné une quantité considérable, tandis qu'ils n'en fournissent point dans l'état naturel. *(Philoso. Transact.*, 1803.)

je crois qu'il est avantageux de l'associer, comme pour l'emploi de l'écorce d'aune et de la racine de bistorte, à une certaine quantité de racine de gentiane, de sommités de petite centaurée, d'absynthe ou de feuilles de calcitrape. Ce mélange m'a quelquefois réussi dans des fièvres intermittentes anciennes, et contre lesquelles on avait à diverses reprises fait usage des préparations de quinquina.]

Les habitants de la campagne usent contre les vers d'une décoction de quatre grammes environ de tan dans une tasse d'eau réduite à moitié, et qu'ils font prendre aux enfants le matin. J'en ai vu de si bons résultats que je l'ai employée dans ma pratique. Je l'administre de la même manière dans les cas d'affection vermineuse sans complication, et dans les fièvres mucoso-vermineuses.

Un cultivateur âgé de 53 ans m'a dit s'être débarrassé de fissures à l'anus, qui le faisaient beaucoup souffrir, par le moyen d'injections et de lotions faites avec la décoction rapprochée de feuilles de chêne dans l'eau où l'on avait fait éteindre à diverses reprises du fer rougi au feu. — Je pense que l'écorce de chêne aurait dans cette maladie le même avantage que la racine de ratanhia, que quelques praticiens ont employée avec succès.

A l'extérieur, l'écorce de chêne peut remplacer le quinquina. J'en ai vu de très-bons effets dans les hôpitaux militaires, du temps de l'Empire, lorsque le quinquina était d'un prix tellement élevé qu'il était impossible d'en étendre l'usage au service chirurgical. Ce succédané rendait de grands services comme antiseptique et astringent dans la gangrène, la pourriture d'hôpital, les ulcères de mauvais caractères, les engorgements scorbutiques des extrémités inférieures, etc. — On l'employait en décoction simple ou animée avec s. q. d'eau-de-vie camphrée ou mêlée avec autant d'eau de chaux, et en poudre seule ou mêlée avec le sel ammoniac, le sel commun, la poudre de charbon, le camphre, etc.

[J'ai vu employer avec avantage, sur les hernies commençantes, l'hydrocèle et la chûte du rectum chez les enfants, le tan seul ou mêlé avec une suffisante quantité de lie de vin. — Les feuilles de chêne infusées dans du vin rouge, avec addition d'un peu de miel, forment un gargarisme dont j'ai reconnu l'efficacité dans le relâchement des gencives, l'angine commençante ou chronique, la stomacace, etc.]

CHÈVRE-FEUILLE,

CHÈVRE-FEUILLE DES BOIS.

Caprifolium (T.). — *Leonicera peri-
clynum* (L.)

Cette plante se trouve dans les haies et dans les bois.—
Les tiges, les feuilles et les fleurs sont usitées.

Préparations et doses.

A L'INTÉRIEUR : *Infusion des fleurs et décoction des feuilles*, 4 à 15
gram. par kilog. d'eau.

Propriétés.

Le chèvre-feuille est très-peu employé, bien qu'il ait été
regardé comme astringent, tonique léger et diurétique.

Je mets en usage l'infusion des fleurs de chèvre-feuille,
comme antispasmodique. — Je pense que l'eau distillée de
ces fleurs pourrait remplacer l'eau de fleurs d'oranger.

CHICORÉE SAUVAGE.

Cichorium sylvestre intybus (T.). —
Cichorium intybus (L.).

Plante très-commune et très-connue dans toute la France.
—Les parties usitées sont la racine et les feuilles.

Préparations et doses.

A L'INTÉRIEUR : *Décoction*, de 50 à 60 gram. de racine, ou 6 à 12
gram. de feuilles par kilog.
Suc épuré, de 60 à 120 gram., pur ou mêlé dans du petit lait.
Sirop, de 50 à 100 gram.
Extrait, de 4 à 10 gram., en pilules, bois, etc.

Propriétés.

La racine et les feuilles de chicorée sont amères, toniques, fébrifuges, très-fréquemment employées dans l'atonie
des premières voies, l'ictère, les engorgements viscéraux,
quelques maladies de la peau, les fièvres intermittentes vernales, vers la fin des fièvres muqueuses, etc.

La racine torréfiée constitue le café indigène.

L'usage long-temps continué de la racine de chicorée torréfiée donne quelquefois une couleur jaune-paille à la peau.
J'ai toujours vu disparaître peu à peu cette coloration en
faisant cesser la cause qui l'avait produite.

CHIENDENT.

Gramen officinarum (T.) — *Triticum repens* (L.).

Les rhizomes (improprement racines), sont usitées comme émollientes, diurétiques, et très-employées dans les maladies aiguës, surtout dans les flegmasics des voies urinaires, en décoction ; en extrait, comme pectoral.

Il est nécessaire de contondre le chiendent avant de le faire bouillir.

CHOU VERT, CHOU ROUGE.

Brassica (T.). — *Brassica oleracea veridis, rubra* (L.).

Le chou est antiscorbutique, pectoral, légèrement excitant. — Le chou rouge surtout est souvent employé comme béchique.

J'emploie avec avantage le bouillon de mou de veau et de chou rouge dans les affections catarrhales bronchiques et dans la phthisie pulmonaire.

[On prépare aussi une gelée avec 10 grammes de chou rouge cuit dans quantité suffisante d'eau. On passe et l'on y fait fondre 2 grammes d'ichtyocolli ; on passe de nouveau, et on ajoute sur le feu 25 grammes de sucre ; on clarifie avec deux blancs d'œuf, et on fait évaporer. Cette gelée s'emploie dans le rhume, la bronchite aiguë ou chronique, la phthisie.]

Appliquées chaudes sur la poitrine, les feuilles de chou ont quelquefois diminué ou fait disparaître des points de côté. Leur application sur les plaies des vésicatoires excite une exhalation séreuse abondante ; sur la tête, elles rappellent la croûte laiteuse ; sur les douleurs arthrisiques, elles soulagent beaucoup. On a conseillé même d'en couvrir tout le corps, afin d'exciter une abondante transpiration.

[Chelius (*Traité de Chirurg.*, trad. par M. Pigné) conseille contre la croûte laiteuse la décoction de 16 grammes de chou vert dans du lait, que l'on administre matin et soir, ou une once de cette plante, desséchée et réduite en poudre, que l'on donne chaque jour dans du lait ou dans de la bouillie.]

CIGUË (Grande),

Cicuta major (T.). — *Conium maculatum* (L.).

Cette plante, d'une *odeur* vireuse, se rencontre dans les lieux frais, dans les terrains gras, autour des villages, dans le milieu et le nord de la France. — L'herbe est usitée.

Préparations et doses.

A L'INTÉRIEUR : *Infusion*, de 10 à 20 gram. par kilog. d'eau.
Suc dépuré, de 50 cent. à 2 gram., en potion.
Teinture avec feuilles fraîches (5 sur 2 d'alcool à 21°), de 20 à 60 cent., en potion.
Teinture avec feuilles sèches (1 sur 4 d'alcool à 21°), de 50 cent. à 1 gram. 50 cent., en potion.
Teinture éthérée, de 25 cent. à 1 gram. 50 cent., en potion.
Extrait aqueux ou alcoolique, de 5 cent. à 2 gram. et plus, progressivement.
Poudre, de 10 cent. à 4 gram., progressivement, en potion, pilules, etc.

A L'EXTÉRIEUR : *Décoction*, de 50 à 60 gram. par kilog. d'eau, pour lotions, fomentations, etc.
Huile (1 fraîche sur 2 d'huile d'olive ou de jusquiame), de 10 à 50 gram., pour embrocation.
Feuilles contuses, de 10 à 15 gram. par kilog. de cataplasme émollient, ou appliquées seules.
Onguent (1 partie de suc sur 4 d'axonge), frictions, onctions, emplâtre, etc.

Propriétés.

La grande ciguë est un poison narcotico-âcre. Elle agit particulièrement sur le système nerveux et la moelle épinière, et enflamme l'estomac. Elle est d'autant plus énergique que la plante a été récoltée dans un pays plus chaud. L'empoisonnement par cette plante produit une vive exaltation nerveuse avec délire, ou une sorte d'ivresse avec abattement, insensibilité, tremblement général, suivant le tempérament et les dispositions particulières du sujet. D'après les expériences de M. Orfila, le *conium maculatum* n'a produit la mort que dans un petit nombre de cas. Il n'en faut pas moins l'administrer avec prudence et à doses graduées.

A petite dose, cette plante est un sédatif puissant. On l'a conseillée dans les affections nerveuses, l'épilepsie, les toux rebelles, les vomissements spasmodiques, le satyriasis, la fureur utérine, les névralgies, les spasmes, les douleurs du cancer, etc.—Son action sur le système lymphatique la rend utile dans les engorgements des mamelles, de l'utérus, de l'estomac, du foie, des testicules ; dans les affections scrofuleuses et tuberculeuses, dans la syphilis constitutionnelle et qui a résisté au mercure ; dans les abcès chroniques, les ulcères de mauvaise nature, etc.—On l'emploie à l'extérieur comme calmant et résolutif.

La ciguë a été administrée avec des succès différents, selon le pays où elle avait été récoltée, la manière dont elle avait été préparée et les circonstances dans lesquelles on l'avait administrée. Après avoir exagéré ses vertus, on les a peut-être trop dépréciées : en thérapeutique, nous nous tenons rarement dans les limites d'une rigoureuse observation des faits. L'enthousiasme, la crédulité ou le scepticisme s'opposent trop souvent, même chez les plus illustres médecins, à la juste appréciation de l'effet des médicaments.

J'emploie rarement l'extrait de ciguë, parce que je suis convaincu qu'il est mal préparé et presque toujours brûlé, ce qui lui ôte toutes ses propriétés. Je préfère la poudre des feuilles, que je mêle avec un extrait approprié.—Ce que je puis dire sur les propriétés de la ciguë est connu. On en retire de grands avantages contre les névralgies. Pour ce qui est de ses vertus curatives, vantées par Stœrk contre les affections cancéreuses, les praticiens qui ne se laissent guider que par l'observation, savent à quoi s'en tenir.

[Cependant je dois dire que les bains de ciguë ont été employés avec succès par Hoffmann dans le cancer des mamelles, et par Hufeland dans le cancer utérin et dans les scrofules. Ce dernier rapporte une observation recueillie par le docteur Günther, de Cologne, qui constate les bons effets de ces bains dans les affections cancéreuses de la matrice. Ils étaient préparés avec dix poignées de ciguë fraîche et quantité suffisante d'eau pour un bain entier. Le malade y restait une demi-heure chaque jour. Les douleurs cessèrent presque entièrement et l'écoulement fétide diminua beaucoup dans l'espace de vingt jours. « Je ne puis assez recommander, dit M. Hufeland à cette occasion, les bains de ciguë dans les affections cancéreuses ; je les emploie depuis trente ans, et je les ai déjà conseillés dans un traité sur les scrofules. Si je ne guéris pas toujours les malades attaqués de tubercules cancéreux, je réussis cependant à en arrêter les progrès et à prolonger ainsi la vie des malades. » (*Journ. de Médec. pratiq.*, de Hufeland, 1832.)]

M. Baudelocque emploie à l'hospice l'extrait de ciguë contre les scrofules chez les enfants. Il commence par la dose de 10 centigrammes, et augmente peu à peu jusqu'à 4 grammes et plus, sans danger. Lorsqu'il survient quelques vertiges ou des éblouissements, on suspend et on purge les malades. Au bout de quinze jours on en recommence l'usage à la dose de 50 centigrammes à 1 gramme, suivant la quantité que l'on donnait au moment de la cessation. (*Journ. de Méd. et de Chir. prat.*, 1529.)

J'ai donné la poudre de feuilles de ciguë dans la coqueluche, à la dose d'un demi-grain à un grain (2 à 5 centigr.), trois ou quatre fois par jour. J'augmente ou je diminue cette dose selon l'âge des enfants. Elle m'a réussi quelquefois ; mais je lui préfère la poudre de racine de belladone, dont l'effet m'a paru plus constant et plus spécial.

Dans les névralgies, j'ai administré tantôt la poudre, tantôt le suc de ciguë. Je commençais l'usage du suc à la dose de 10 à 15 gouttes, et j'augmentais graduellement jusqu'à celle de 40 et même 50 gouttes. J'en ai retiré des avantages réels et appréciables dans ce genre d'affection.

A l'extérieur, j'ai fréquemment employé la ciguë fraîche en cataplasme, sur les engorgements des mamelles, sur les tumeurs scrofuleuses, l'engorgement chronique des testicules, etc. L'emplâtre de ciguë appliqué sur les parois de la poitrine soulage les phthisiques.

[Pilée et mêlée avec autant de pulpe de carotte, elle m'a été utile sur le cancer ulcéré des mamelles. Je mêle quelquefois à ce topique une certaine quantité de charbon en poudre.]

[Hallé employait la ciguë à l'extérieur contre les engorgements squireux du sein, de la manière suivante : « Je faisais faire, dit-il, un cataplasme de farine de graine de lin, souvent mêlé de pulpe de carotte, et alors humecté avec le suc même exprimé des carottes. Le cataplasme était cuit et bien chaud. J'y faisais mêler un peu de saindoux (demi-once sur un cataplasme fait pour recouvrir le sein), dans l'intention de rendre le cataplasme onctueux et de l'empêcher de se refroidir trop promptement, de se sécher et d'adhérer à la peau de manière à s'en détacher difficilement. Au moment de l'application, je faisais couvrir le cataplasme d'une demi-once à une once de poudre de ciguë, que l'on mêlait avec la surface du cataplasme qui devait être en contact avec la peau. On tenait ce cataplasme appliqué pendant six heures le jour ; on le renouvelait. Je le faisais aussi appliquer le soir, pour rester en place toute la nuit. Bien souvent je me suis contenté du cataplasme de farine de graine de lin seule, toujours mêlée avec le saindoux, mais couvert de la poudre de ciguë.» *(Bibliothèque de Thérapeutique*, par A.-L.-J. Bayle, D. M., tom. 3.]

On doit faire dessécher les feuilles de ciguë à l'étuve et à l'abri du contact de la lumière, parce qu'en perdant leur couleur verte, elles perdent aussi une partie de leurs propriétés.

CITROUILLE,

COURGE, PASTÈQUE.

Cucurbita major rotonda (T.).— *Cucurbita citrullus* (L.).

Les semences de citrouille sont rafraîchissantes et tempérantes. Elles conviennent dans les phlegmasies aiguës, la cystite, la néphrite, la blennorrhagie, l'hépatite, les fièvres bilieuses, etc. On les donne en décoction (30 à 60 gram. par kilog. d'eau), ou en émulsion.

[M. Brunet communiqua en 1845 à la Société de Médecine de Bordeaux deux observations sur l'efficacité de la pâte de semence de courge contre le ténia. Soixante-douze pilules d'extrait de fougère mâle avaient provoqué chez un marin l'expulsion de quelques fragments de ver solitaire. M. Brunet fit prendre un purgatif sans succès. Il fit alors administrer 45 grammes de semence de courge pilée avec autant de sucre. Après diverses doses de cette pâte, le malade rendit un ténia complet. Un second malade porteur du même parasite prit le même remède et obtint un résultat semblable. M. Sarraméa présenta peu de temps après à la même Société deux ténias rendus par des jeunes gens après l'administration de la pâte de graine de citrouille. L'un des deux malades a rendu le ver après la troisième dose; chez l'autre il a été expulsé après la première dose.]

Le parenchyme et le tissu extérieur de la courge, appliqués, après avoir été pilés, sur les inflammations superficielles, sur les brûlures du premier degré, les inflammations traumatiques et les ophtalmies, procurent un soulagement instantané. J'ai eu fréquemment recours à ce moyen tout populaire, et toujours j'ai eu à me louer de ses bons effets. —On renouvelle fréquemment cette application, que l'on fait toujours à froid.

CLÉMATITE DES HAIES,

HERBE AUX GUEUX, VIGNE BLANCHE, VIORNE, CRANQUILLIER.

Clematis sylvestris latifolia (T.).—
Clematis vitalba (L.).

Cette plante croît dans toutes les haies de la France, de l'Europe.— On emploie l'herbe et les fleurs.

Préparations et doses.

A L'INTÉRIEUR : *Infusion*, de 5 à 12 gram. par 500 gram. d'eau bouillante, comme *diaphorétique*, à prendre en plusieurs fois.
Extrait alcoolique (1 d'alcool sur 1 d'herbe et 8 d'eau), 5 à 20 cent.
Poudre, de 5 à 15 cent., en potion, comme *purgatif*.

A L'EXTÉRIEUR : *Feuilles pilées*, q. s., comme vésicatoire.

Propriétés.

L'herbe et les fleurs de clématite sont âcres, irritantes, rubéfiantes, vésicantes. On a préconisé cette plante comme diaphorétique, diurétique et purgatif drastique dans les maladies vénériennes secondaires et tertiaires, l'hydropisie, les scrofules. — Son administration demande beaucoup de prudence. On doit commencer par des doses très-légères, et observer soigneusement son action sur le tube digestif.

Il est à regretter que les médecins aient laissé tomber dans l'oubli une plante aussi énergique, et qui, bien étudiée dans ses effets, peut être d'un grand secours à la thérapeutique.

Je n'ai jamais fait l'essai de la clématite à l'intérieur. Je me promets, à l'occasion, de l'employer comme drastique et comme diaphorétique. — Je l'ai mise en usage à l'extérieur pour produire la vésication; elle a un effet très-prompt et dont on peut tirer un grand parti à la campagne.

J'ai employé avec avantage la décoction des feuilles de clématite comme détersive dans les ulcères sordides, atoniques et scrofuleux; elle déterge puissamment et promptement. Après son action la cicatrisation s'opère avec plus de rapidité.

Les paysans se guérissent quelquefois de la gale par des frictions avec de l'huile dans laquelle cette plante a été broyée et macérée. Ces frictions peuvent exciter vivement la peau, l'enflammer, et donner lieu même à un mouvement fébrile plus ou moins vif. Les propriétés de la clématite diminuent beaucoup par la dessiccation et par l'ébullition.

COCHLEARIA,

HERBE AUX CUILLERS.

Cochlearia folio subrotundo (T.). —
Cochlearïa officinalis (L.).

Cette plante, croissant spontanément sur les Pyrénées, dans les contrées maritimes du nord de l'Europe, est cultivée dans les jardins.—On emploie l'herbe et la graine.

Préparations et doses.

A L'INTÉRIEUR : *Infusion*, de 20 à 50 gram. par kilog. d'eau, de lait, de petit lait, de bouillon, de bière ou de vin.

Suc exprimé, de 50 à 200 gram., en potion, dans la journée.

Teinture (1 de suc sur 1 d'alcool à 56°), de 2 à 15 gram., en potion.

Sirop (1 de suc sur 2 de sucre), de 20 à 60 gram., en potion.

Extrait, 2 à 5 gram., en potion.

Conserve (1 sur 1 de sucre), de 2 à 5 gram., en potion.

Eau distillée,

A L'EXTÉRIEUR : *Infusion*, q. s., en lotions, fomentations, injections, etc.

Teinture, 2 à 15 gram., en gargarisme, étendu dans le vin blanc ou dans l'eau.

Eau distillée, en gargarisme pour guérir les ulcères scorbutiques des gencives.

Propriétés.

Le cochlearia, d'une *saveur* chaude, irritante et désagréable, est excitant, antiscorbutique, diurétique. — On le donne contre le scorbut, l'œdème du poumon, la toux avec expectoration, l'asthme, le catharre chronique, la cachexie, la leucorrhée, la paralysie, l'hydropisie, les scrofules, les engorgements atoniques des viscères et certaines maladies cutanées chroniques.

[Cette plante a été recommandée dans les maladies calculeuses par Desbois de Rochefort, dans les fièvres quartes par Stalh, dans le rhumatisme chronique vague par Sydenham. Mais il faut se garder de l'employer, quand il y a irritation inflammatoire, dans les affections hémorrhoïdales, l'hémoptysie, les toux sèches et spasmodiques, les palpitations, les congestions sanguines au cerveau, la céphalalgie. Lorsqu'on est forcé d'en faire usage dans ces circonstances, il faut préparer le malade par l'usage des antiphlogistiques et mitiger l'action de la plante par l'addition des mucilagineux. Dans ces cas j'administre le mélange de suc de cochlearia et de lait ou de bouillon de veau ; souvent aussi il est utile de lui associer des acides végétaux , comme le suc d'oseille, d'*alleluia,* d'épine-vinette, le cidre, etc.

Je considère les feuilles et les semences de cochlearia comme antiscorbutiques par excellence. Le mélange à parties égales de suc de cochlearia , de trèfle d'eau et de cresson , est précieux dans les affections scorbutiques arrivées même au plus haut degré, et caractérisées par l'altération du sang, des hémorragies, des ecchymoses, un état d'infiltration cachectique, etc.

Je citerai le fait suivant comme assez remarquable : un garçon boucher en service chez le sieur Lafranchise , de Calais , se fractura la jambe droite en tombant de cheval. La fracture fut réduite et maintenue par les moyens ordinaires. Ce blessé était âgé de 25 ans , d'un tempérament lymphatique, et se nourrissait principalement de viandes. Au bout de quarante jours je voulus m'assurer de la consolidation du cal ; mais, à mon grand étonnement, les deux fragments du tibia étaient tout aussi mobiles que le jour même de la chûte. Dès lors je soupçonnai l'existence d'une diathèse scorbutique. J'examinai les gencives , que je trouvai engorgées et saignantes. Cependant aucun autre symptôme n'existait , excepté une sorte de bouffissure de la face difficile à désigner, et qui s'observe souvent dans les affections de ce genre.

Je mis de suite le malade à l'usage du mélange dont je viens de parler. Le suc exprimé des trois plantes fut pris chaque jour à la dose de 90 grammes d'abord , et ensuite de 120 , 150 et 200 grammes. J'interdis l'usage de la viande et je donnai pour toute nourriture les pommes de terre, les légumes, et pour boisson la décoction de houblon coupée avec le vin de Bordeaux.

Après quarante jours de ce traitement , la consolidation, résultat de la guérison de l'affection scorbutique générale, était parfaite et la santé tout-à-fait en bon état.

On doit faire remarquer que la dessiccation et l'ébullition enlèvent les propriétés du cochlearia comme de la plupart des végétaux antiscorbutiques.—Cette plante forme la base du sirop antiscorbutique fréquemment employé dans les maladies du système lymphatique chez les enfants.

Le cochlearia, par son action diurétique, m'a réussi dans quelques anasarques causées par la durée des fièvres intermittentes.

A l'extérieur, le cochlearia est légèrement rubéfiant, détersif. — J'ai appliqué avec succès le suc de cette plante sur les ulcères scorbutiques et atoniques. Etendu dans l'eau, il convient en gargarisme pour déterger et raffermir les gencives scorbutiques. L'hiver je lui substitue la teinture alcoolique de la même plante, étendue dans suffisante quantité d'eau. On fait mâcher les feuilles de cochlearia comme celles de cresson, pour raffermir les gencives molles, livides, boursouflées ou scorbutiques.

On compose un *esprit ardent*, dit de cochlearia, qui est le produit de la distillation des feuilles de cette plante avec la racine de raifort sauvage sur l'alcool, et que l'on donne à la dose de dix à douze gouttes dans des tisanes, en potions antiscorbutiques ou pour gargarisme.

COGNASSIER ou COIGNASSIER.

Cydonia vulgaris (T.).— *Pyrus cydonia* (L.).

Cet arbre est cultivé dans toute la France. — Ses fruits et ses graines sont usités.

Préparations et doses.

A L'INTÉRIEUR : *Coings, suc* étendu dans s. q. d'eau, pour boisson.
Sirop, de 50 à 100 gram., en potion ou pur.
Rob et gelée (6 sur 10 d'eau et 4 de sucre), de 100 à 200 gram.
Sirop composé, aromatisé, de 50 à 100 gram.
Semences, en décoction, de 10 à 50 gram. par kilog. d'eau.
Mucilage, étendu dans s. q. d'eau.

A L'EXTÉRIEUR : *Pulpe décoctée*, q. s. pour cataplasme.
Semence décoctée, q. s. pour lotions, fomentations, injections, etc.

Propriétés.

Les coings sont astringents et conviennent dans les diarrhées et les dysenteries chroniques, l'hémoptysie, la métrorrhagie, les flux hémorrhoïdaux, la leucorrhée atonique, la faiblesse des organes digestifs, etc.

Les semences sont émollientes et adoucissantes ; elles sont prescrites dans les gerçures du sein et des lèvres, la brûlure, les ophtalmies aiguës, etc.—Elles conviennent en décoction dans les irritations des voies digestives et urinaires, dans la bronchite, la diarrhée, etc.

Le mucilage de semences de coings peut très-bien remplacer la gomme arabique ; il possède toutes les qualités de cette substance. On s'en sert en pharmacie pour favoriser la solution et l'incorporation des substances résineuses et gommo-résineuses avec différents médicaments.

Dans le traitement des hémoptysies sans molimen vers l'organe malade, ainsi que dans celui des diarrhées chroniques et atoniques, j'ai souvent prescrit la décoction de coings coupés par morceaux, et mêlée à égale quantité de décoction de semences de la même plante. Ce mélange, à la fois mucilagineux et astringent, produit un très-bon effet.

[Chez les enfants atteints de diarrhées abondantes et qui les jettent promptement dans une extrême débilité, j'emploie avec succès, par petites cuillerées fréquemment répétées, une mixture composée de sirop de coing 30 grammes, d'infusion concentrée de sauge 60 grammes. Je fais quelquefois appliquer en même temps sur le bas-ventre des fomentations tièdes de décoction vineuse de coings préalablement coupés par tranches. Ces moyens sont d'autant plus efficaces, qu'il existe moins d'irritation intestinale, ainsi que je l'ai observé dans une diarrhée qui a régné épidémiquement chez les enfants au-dessous de l'âge de deux ans pendant l'eté de 1846, et qui, par le prompt épuisement qu'elle causait, s'emblait présenter quelque analogie avec le choléra.]

Le vin de coing obtenu par la macération dans le vin de ce fruit divisé par tranches, convient dans la faiblesse générale, dans les convalescences et chez les vieillards ; mais il a l'inconvénient de produire la constipation. — Ce vin est employé à l'extérieur dans le relâchement du vagin, les chûtes de la matrice, le boursouflement des gencives, etc.

[J'ai vu employer avec succès, contre la chûte du rectum, un cataplasme de pulpe de coing.]

COLOQUINTE,

CONCOMBRE COLOQUINTE.

Colocynthis fructu rotondo majore (T.).
— *Cucumis colocynthis* (L.).

Cette plante, originaire de la Syrie, d'Alep, des îles de l'Archipel, est naturalisée et cultivée en France.—Ses fruits sont usités.

Préparations et doses.

A L'INTÉRIEUR : *Infusion ou décoction*, de 1 à 5 gram. pour 1 kilog. d'eau (rarement employée, à cause de son amertume).

La pulpe bien pulvérisée, de 20 à 60 cent., seule ou associée à la gomme adragante.

Teinture (1 sur 12 d'alcool), de 20 cent. à 1 gram., progressivement, dans un véhicule approprié.

Vin (*vin sucré*) (1 sur 6 de vin blanc), de 45 à 60 gram.

Extrait aqueux (1 de chair sur 7 d'eau froide), } de 5 à 40 cent.,
Extrait alcoolique (2 sur 5 d'alcool et 9 d'eau), } en bols, pilules.

A L'EXTÉRIEUR : *Pulpe*, appliquée sur l'ombilic, comme purgative et vermifuge.

Propriétés.

La coloquinte, d'une *saveur* très-amère, est un purgatif drastique, hydrogogue, emménagogue et vermifuge.—On l'a vanté dans les hydropisies passives, les affections soporeuses, certaines maladies de la peau, la manie, l'épilepsie, la colique saturnine, la goutte, l'arthrite chronique, la sciatique, les engorgements atoniques des viscères, les douleurs mercurielles, les congestions cérébrales, et comme vermifuge assez énergique pour tuer le ténia.

Ce purgatif drastique agit avec la même énergie que la gomme-gutte. A grande dose, il est toxique ; il produit des évacuations sanglantes très-douloureuses, l'érosion et l'ulcération des intestins. J'ai vu des militaires atteints d'entérite pour avoir pris intérieurement de fortes doses de coloquinte, dans l'intention de supprimer promptement la chaude-pisse.

Je l'ai administré dans les cas d'hémiplégie apoplectique, en lavement, à la dose de 4 à 8 grammes décoctés, toutefois après une déplétion sanguine suffisante.

Les anciens ont regardé avec raison la coloquinte comme un purgatif violent et dangereux.—Les Anglais font un usage fréquent de l'extrait de cette plante, mêlé à d'autres ingredients, et surtout au calomel, dans les maladies chroniques du foie.

Mais de toutes les maladies dans lesquelles on en a fait usage, la syphilis constitutionnelle, s'il faut en croire Schrœder, serait celle où la coloquinte aurait eu le plus de succès.

J'applique souvent sur l'abdomen des enfants, comme vermifuge, un mélange d'extrait de coloquinte, 1 gramme ; d'aloës pulvérisé, 2 grammes, et de suc d'absinthe, quantité suffisante. Je place ce mélange au centre d'un emplâtre agglutinatif, afin de le maintenir assez long-temps en place pour lui faire produire l'effet désiré. Ce topique fait souvent rendre les lombrics qui existent dans les intestins chez les enfants auxquels il est difficile d'administrer les vermicides à l'intérieur.

J'ai quelquefois appliqué sur le nombril, pour produire le même effet, la pulpe de coloquinte mêlée avec le fiel de bœuf.

[Le docteur Chrestien, de Montpellier (*de la Méthode Iatraleptique,* Paris, 1811), a employé avec succès la coloquinte en frictions sur l'abdomen ou à l'intérieur des cuisses, dans les affections mentales. Ce médecin rapporte huit observations de manie guéries par l'usage de ces frictions, pratiquées soit avec la teinture (60 à 100 gouttes), soit avec la poudre de coloquinte (1 à 2 grammes), mêlée à l'axonge. L'action du médicament se manifestait tantôt par des évacuations alvines, tantôt par l'augmentation de la sécrétion des urines.]

[La coloquinte doit ses propriétés à un principe très-actif que Vauquelin en a séparé sous le nom de *colocynthine,* substance résinoïde d'une amertume extrême, et si énergique qu'elle peut, à la dose de 5 à 10 centigrammes, remplacer l'huile de croton tiglium.—La coloquinte entre dans une foule de médicaments composés dont les formules ne se trouvent plus que dans les anciennes pharmacopées telles que celle de Lemery, de Charas, de Beaumé et autres.]

CONCOMBRE SAUVAGE,

ÉLATERIUM, ELATÉRION, MOMORDIQUE PIQUANTE, GICLET, CONCOMBRE D'ANE.

Cucumis sylvestris (T.). — *Momordica elaterium* (L.).

Cette plante vient spontanément en Italie, dans le midi de la France.— Sa racine et ses fruits sont usités en médecine.

Préparations et doses.

A L'INTÉRIEUR : *Fécule,* de 50 cent. à 1 gram., en pilules.
Extrait (*élatérion*), de 5 à 20 cent., en pilules.
A L'EXTÉRIEUR : *Miel,* de 5 à 10 gram., dans un lavement.

Propriétés.

Le concombre sauvage est un purgatif drastique que l'on a vanté dans les hydropisies passives, les engorgements atoniques, les affections cutanées chroniques, la leucorrhée, l'aménorrhée, les affections comateuses, etc.

[Les anciens faisaient un grand usage de l'élatérium, et lui attribuaient les vertus les plus merveilleuses. Je crois inutile de rapporter ici tout ce qu'ont dit Théophaste et Dioscoride sur les différentes manières de préparer ce médicament. Quoique très-intéressants, ces détails historiques n'ajouteraient rien à ce que l'expérience nous a appris sur ses propriétés réelles.

L'élatérion, préparé suivant le *Codex Medicamentarius*, est un des plus violents purgatifs. Lister a observé que les malades qui en font usage ont le pouls plus fort et ressentent un mouvement extraordinaire à l'extrémité des doigts. Sydenham, Bontius, Heurnius, le recommandent comme très-efficace pour évacuer les sérosités par les selles dans les hydropisies. Les dangers de l'administration de l'élatérium n'existent pas plus dans cette substance que dans la scamonéc, la gomme-gutte, l'huile de croton tiglium. Ses effets sont subordonnés aux précautions ou à l'incurie qui président à son emploi. On a tort de négliger ce médicament. Je l'ai employé à la dose de 15 centigrammes, mêlé à un peu de poudre de semence d'anis et à l'extrait de genièvre, dans un cas d'anasarque exempt de toute irritation viscérale, et je m'en suis bien trouvé.

L'élatérium fait partie de l'*électuaire* panchimagogue de Crollius et des onguents d'*agrippa* et d'*arthanita*, compositions tombées en désuétude et qu'on ne trouve plus que dans les anciens ouvrages de pharmacie.

CONSOUDE (Grande),

OREILLE D'ANE.

Consolida major (T.).—*Symphitum majus sive officinalis* (L.).

Cette plante, très-commune, se trouve dans les prés, sur le bord des ruisseaux.— Sa racine est usitée.

Préparations et doses.

A L'INTÉRIEUR : *Décoction*, de 15 à 30 gram. par kilog. d'eau.
Sirop (1 sur 6 d'eau et 52 de sucre), de 50 à 100 gram., en potion ou mêlé aux tisanes.

Propriétés.

Cette racine est mucilagineuse, adoucissante, émolliente, béchique et un peu astringente. On l'emploie dans l'hémoptysie, l'hématurie, la métrorrhagie, la diarrhée, la dysenterie., etc.

Je fais un très-grand usage de la racine de grande consoude dans ces diverses maladies. Cette plante étant très-commune, est à la portée des pauvres.

[La décoction, qui est la forme la plus usitée pour l'emploi de cette plante, ne doit pas être faite dans des vases de fer, à cause de l'action de l'acide gallique sur ce métal.]

La grande consoude est loin de justifier la haute opinion qu'en avaient conçue les anciens dans le traitement des plaies, des hernies, des fractures, des luxations, de la sciatique, des douleurs de goutte. Il suffit du plus simple examen pour faire justice de ces erreurs de la crédulité.]

J'ai été témoin des bons effets de la racine de grande consoude contre les gerçures du sein chez les nourrices. On creuse cette racine fraîche en lui donnant la forme d'un dé à coudre, et l'on introduit le mamelon dans la cavité, de manière que la paroi intérieure s'applique sur le mal. Ce moyen aussi simple qu'ingénieux, et que beaucoup de femmes mettent en pratique dans nos villages, vaut mieux que toutes les compositions pharmaceutiques proposées pour remédier aux gerçures du mamelon. Il calme la douleur et procure une prompte cicatrisation.

COQUELICOT.

Papaver erraticum (T.).— *Papaver rheas* (L.).

Le coquelicot croît spontanément, et se trouve surtout dans les champs de blé.—Les fleurs sont usitées.

Préparations et doses.

▲ L'INTÉRIEUR : *En infusion*, 3 à 4 pincées par kilog. d'eau.
Teinture, 1 à 2 gram., en potion.
Extrait des capsules, 10 à 40 centigrammes.
Eau distillée, 50 à 100 gram., en potion.
Sirop, 10 à 50 grammes.
Suc, 20 cent. à 5 gram.

Propriétés.

Calmant, légèrement narcotique et sudorifique, le coquelicot convient dans le catarrhe pulmonaire, les fièvres éruptives, les tranchées des enfants, la coqueluche.

Chez les malades qui ne supportent point les effets de

l'opium sans éprouver des accidents graves, j'emploie le coquelicot avec avantage. Il produit alors le même effet que l'opium, eu égard à l'extrême susceptibilité des organes et à une sorte d'idiosyncrasie qui ne permet pas l'administration de ce dernier médicament, même à la dose la plus légère. — Il convient aussi aux enfants pour la même raison.

[Fouquet en administrait le suc à la dose de 20 centigrammes à 1 gramme, dans la coqueluche et les maladies convulsives. Baglivi associait l'infusion des fleurs à celle des semences de lin dans la pleurésie. — On a prétendu, d'après l'analyse chimique, que le coquelicot ne contient pas de narcotine et qu'il n'a aucune propriété médicale. — Je répondrai à cette assertion par un fait irrécusable : un de mes enfants âgé de 3 ans, atteint de coqueluche, ayant pris le soir 16 grammes de sirop de coquelicot, eut pendant toute la nuit des hallucinations continuelles. La même dose, répétée quatre jours après, produisit le même effet.]

CORIANDRE. (1)

Coriandrum majus (T.).—*Coriandrum sativum* (L.).

La coriandre croît spontanément en Italie et en Espagne, et est cultivée dans nos jardins.—Les semences sont usitées.

Préparations et doses.

A L'INTÉRIEUR : *Infusion*, 10 à 50 gram. par kilog. d'eau.
Eau distillée (1 sur 4 d'alcool), 50 à 100 gram., en potion.
Poudre, 1 à 4 gram., en pilules, bols, électuaire, ou dans du vin.
Teinture (1 sur 8 d'eau-de-vie), 2 à 4 gram., en potion.
Huile essentielle, 50 cent. à 1 gram., en potion.

Propriétés.

Les semences de coriandre, d'une *saveur* forte et piquante, sont stimulantes, carminatives ; on les emploie dans les affections atoniques des voies digestives, et elles sont surtout propres à dissiper le gaz qui s'y accumule. Cependant elles ne conviennent, ainsi que les semences d'anis, de carvi, etc., que lorsque le développement de ce gaz tient à des causes

---

(1) Cet article n'était pas dans l'ouvrage couronné.

débilitantes.— Ajoutées aux potions purgatives, elles neutralisent jusqu'à un certain point l'odeur du séné, et empêchent même, suivant la remarque de Cullen, cette dernière substance d'occasionner des coliques.—On a vanté les semences de coriandre à haute dose contre les fièvres quartes rebelles : je n'ai aucun fait à citer en faveur de leur propriété fébrifuge.

La plante verte paraît avoir une propriété narcotique qui n'existe point dans la plante sèche. Lorsqu'elle est fraîche, elle exhale une odeur vireuse qui n'est pas exempte de danger. Gilibert dit avoir éprouvé des cardialgies, des maux de tête, des nausées; en respirant l'odeur de cette plante rassemblée en grande quantité. Cette odeur, qui se rapproche de celle de la punaise, se dissipe par la dessiccation, et se transforme en un parfum aromatique.

C'est avec raison que Cartheuser, Wauters et Bodart ont proposé de substituer la coriandre, que nous cultivons très-facilement, au cumin, qui nous vient de l'étranger.

CORONILLE,

SÉNÉ BATARD, FAUX SÉNÉ.

Coronilla cesalpini (T.).—*Coronilla emerus* (L.).

Cette plante croît spontanément dans les climats tempérés de l'Europe, dans les haies et les lieux ombragés.

Les gens de la campagne se purgent avec les folioles de la coronille. Je puis assurer qu'elles font autant d'effet que le séné, en augmentant la dose d'un tiers environ.

CRESSON DE FONTAINE,

CRESSON D'EAU.

Sisymbrium palustre repens (T.).—
Sisymbrium nasturtium (L.).

Cette plante, dont les feuilles sont usitées, se trouve dans les eaux courantes des petits ruisseaux.

Préparations et doses.

A L'INTÉRIEUR : *Infusion ou décoction à vase clos*, de 50 à 60 gram. par kilog. d'eau.

Suc exprimé de l'herbe fraîche, de 60 à 120 gram.

Sirop (1 de suc sur 2 de sucre), de 50 à 100 gram., en potion ou pur.

Huile essentielle, de 25 cent. à 1 gram., en potion (rarement em-employée).

En salade, en quantité quelconque.— On mâche les feuilles pour raffermir les gencives, déterger les, ulcères scorbutiques de la bouche.

Propriétés.

Le cresson d'eau est stimulant, antiscorbutique, diuré-tique, expectorant et diaphorétique.—Il augmente les forces digestives et convient dans la débilité de l'estomac, le scor-but, les cachexies, les engorgements de la rate par suite de fièvres intermittentes, l'anasarque, les scrofules, la phthisie, l'empième', les calculs. Son action est analogue à celle du cochlearia, du raifort et des autres plantes antiscorbutiques.

Le cresson est d'un usage tout-à-fait populaire ; on le mange en salade et le paysan le prend avec son pain.—Tou-tefois, cette plante ne peut être utile que lorsque les ma-lades qui en font usage sont exempts de fièvre, d'inflam-mation, d'irritation locale quelconque ou d'irritabilité ner-veuse.— J'ai employé le cresson dans un foule de cas de maladies chroniques. Je ne parlerai point du scorbut, contre lequel on l'administre sous toutes les formes. J'en ai retiré de grands avantages dans les catarrhes pulmonaires chez les sujets lymphatiques et qui expectoraient abondamment. Dans ces cas, je donne le suc à la dose de 120 grammes, mêlé avec autant de lait.

Un jeune homme de 23 ans, fils d'un cultivateur du vil-lage de Crémarest, était atteint de toux avec sueurs noc-turnes, amaigrissement, grande débilité, inappétence, etc.; il était regardé généralement comme poitrinaire depuis trois mois environ. Sa maladie datait du mois de février 1834, et nous étions en juin de la même année. Lorsque je le vis, ses traits étaient altérés, sa débilité prononcée au point qu'il ne pouvait plus sortir ; sa toux était fréquente, surtout pen-dant la nuit, et il expectorait abondamment des crachats mu-coso-purulents ; mais il avait peu de fièvre. Il rapportait un état de gêne parfois très-pénible à la région sternale, sans signe de vive irritation. L'exploration de la poitrine me fit concevoir l'espérance de guérir ce malade : les poumons me paraissaient sains. Je le mis à l'usage du suc exprimé de cresson mêlé avec autant de lait chaud. Dès les premiers jours de l'emploi de ce moyen, l'amélioration fut sensible ; la toux et l'expectoration diminuèrent, l'appétit revint, les sueurs nocturnes cessèrent ; les forces se rétablirent si promptement qu'au bout de quarante à cinquante jours de traitement le malade fut complètement guéri.

Je pense que les prétendues cures de phthisie pulmonaire par l'emploi du cresson et des autres anti-scorbutiques, souvent donnés sous forme de sirop dans la pratique urbaine, ne se rapportent qu'à des affections catarrhales bronchiques. Il était souvent difficile de distinguer ces deux maladies avant la découverte de l'auscultation médiate.

A l'extérieur, j'ai employé le cresson comme résolutif et détersif, en cataplasme ou tout simplement pilé. Il convient sur les ulcères scorbutiques, scrofuleux, sordides, etc.— J'ai vu des paysans débarrasser leurs enfants de la teigne en leur faisant manger du cresson et en appliquant sur la tête cette herbe pilée avec du saindoux, pendant quinze à vingt jours. Après la guérison apparente, on fait continuer l'usage intérieur du cresson aussi long-temps que la saison le permet. On conçoit toute l'action de cette plante sur les systèmes lymphatique et dermoïde.—Selon Tournefort, son suc, injecté souvent dans les narines, aurait guéri des polypes muqueux.

Le suc de cresson est la meilleure préparation à employer. La conserve et l'extrait aqueux qu'on en préparait autrefois ne méritent aucune confiance. La décoction, même à vase clos, est peu énergique. La dessiccation dissipe le principe actif de cette plante.

CYCLAMEN,

CYCLAME, CYCLAMINE D'EUROPE, PAIN DE POURCEAU.

Cyclamen europeum (L.).

Les Arabes donnent à cette plante le nom d'*arthanita.* Elle se trouve dans les lieux ombragés, les haies, les fossés et les bois frais du midi de l'Europe.—La racine est usitée.

Préparations et doses.

La racine fraîche, en décoction, 4 à 12 gram. dans un 1/2 kilog. d'eau.

En poudre, de 50 cent. à 1 gram., selon son degré de dessiccation.

Propriétés.

La racine fraîche, *inodore,* d'une *saveur* âcre, brûlante et amère, est purgative, résolutive et vermifuge. Le principe âcre se volatilise en partie par la dessiccation. Cette racine, gardée un an dans un lieu sec, et pulvérisée, à la dose de 50 à 60 centigrammes, triturée avec de la gomme, purge très-bien et sans tranchées. « C'est, dit Gilibert, un de ces médicaments précieux que la pratique des médecins anodins a chassés des boutiques, qui offre cependant de grandes ressources dans les maladies chroniques. »

Elle est la base de l'onguent d'*arthanita* que l'on appliquait autrefois sur le bas-ventre des enfants, comme purgative et vermifuge.

Je regrette que l'on ait abandonné l'usage de l'onguent d'hartanita. Je l'ai employé en frictions sur l'abdomen des enfants, comme purgatif et vermifuge : il m'a presque toujours réussi. Quant à l'emploi intérieur de la racine de cyclame, je ne puis fournir aucune observation concluante. Ses effets plus ou moins prononcés, selon le degré de dessiccation, m'ont éloigné de tout essai. Il faut, en thérapeutique, une action sur laquelle on puisse compter.

A l'extérieur cette racine est résolutive.

On assure que récoltée en automne, la racine de cyclamen est plus active que dans les autres saisons.

CYNOGLOSSE,

LANGUE DE CHIEN.

Cynoglossum vulgare (T.).— *Cynoglossum officinale* (L.).

La cynoglosse croît presque partout, dans les lieux incultes et pierreux. — Les racines et les feuilles ont été employées.

Propriétés.

Il règne beaucoup de vague sur les propriétés de la cynoglosse, que les uns considèrent comme narcotique, tandis que les autres la regardent seulement comme adoucissante et mucilagineuse. Cette plante est réellement délétère ; mais cette qualité s'affaiblit et disparaît même par la dessiccation. Dans ce dernier état, j'en ai employé les racines et les feuilles comme béchiques et adoucissantes, à la dose de 30 à 60 grammes pour un kilog. d'eau, dans les affections catharrhales, les diarrhées avec tranchées, les toux sèches ou nerveuses.

Les feuilles et les racines fraîches de cynoglosse, en cataplasme ou en décoction rapprochée, sont très-utiles appliquées sur les brûlures, les inflammations superficielles et
les érysipèles. Elles calment la douleur. — Les cultivateurs
en font très-fréquemment usage dans la médecine vétérinaire, en fomentation sur les engorgements inflammatoires
et dans l'ophtalmie aiguë.

Les pilules de cynoglosse, si usitées en médecine, méri-
tent-elles le nom qu'elles portent? C'est évidemment à
l'opium et aux semences de jusquiame, qui entrent dans
leur composition, que l'on doit attribuer la propriété narcotique dont elles jouissent.

DENTELAIRE,

DENTAIRE, HERBE AUX CANCERS.

Plumbago quorumdam (T.). —
Plumbago europea (L.).,

La dentelaire, ainsi nommée à cause de la propriété que
les anciens lui supposaient d'apaiser les douleurs de dents,
ne croît en France que dans les départements méridionaux.
— La racine est usitée.

Propriétés.

La racine de cette plante est d'une *saveur* âcre et brûlante.
Bien que Widelius, cité par Peyrilhe, ait considéré le plumbago comme émétho-cathartique et antidysentérique, et
qu'il l'ait même décoré du nom d'*ipecacuanha nostras,* je
n'ai jamais été tenté de l'administrer à l'intérieur. L'application à l'extérieur exige même beaucoup de précautions.
Cette racine caustique a été long-temps employée en Provence pour la guérison de la teigne et de la gale ; mais
Garidel a vu résulter de graves accidents de ce traitement
empirique, et Sauvages parle d'une jeune fille qui fut en
quelque sorte écorchée vive pour en avoir fait usage.
Cependant Sumeire l'a proposée en 1779 contre la gale,
mais en lui faisant préalablement subir une préparation
ayant pour effet d'en diminuer l'extrême âcreté. Cette préparation consiste à triturer dans un mortier de marbre deux
ou trois poignées de racine de cette plante, sur lesquelles
on verse un demi kilogramme d'huile bouillante. Après
avoir broyé le tout pendant quelques minutes, passé à tra-

vers un linge et exprimé fortement le résidu, on place une partie de ce résidu dans un nouet de linge fin que l'on trempe ensuite dans l'huile tiède, pour en faire des onctions sur la peau. Trois ou quatre de ces onctions suffisent en général pour la guérison de la gale simple. Les bons effets de ce traitement ont été constatés dans le temps par une commission de la Société royale de Médecine de Paris.

[Mais on doit distinguer la gale du prurigo, avec lequel on la confond souvent; car si on pratiquait des frictions avec la préparation dont nous venons de parler sur le *prurigo formicans,* cette éruption, au lieu de guérir, en deviendrait plus rebelle.] (1)

Presque toutes les parties de la dentelaire peuvent être employées à l'extérieur comme vésicatoires : l'effet en est prompt. On s'en sert avantageusement dans les ulcères atoniques, pour réprimer les chairs fougueuses et activer le travail de la cicatrisation dans les plaies anciennes, pâles et blafardes.

DIGITALE POURPRÉE,

GANT DE NOTRE-DAME. (2)

Digitalis purpurea (T.). — *Digitalis purpurea* (L.).

La digitale se trouve dans les bois des environs de Paris, et surtout dans la Normandie et la Bretagne, le long des routes, dans les terrains sablonneux et élevés. On la cultive dans les jardins, où elle se sème d'elle-même.—Les feuilles et les fleurs sont usitées.

---

(1) La gale consiste dans de petites vésicules occupant les interstices des doigts, les aisselles, la partie interne des cuisses, et contenant une matière séreuse qui, de transparente qu'elle est d'abord, devient jaunâtre, épaisse, concrète. Le prurigo se développe le plus souvent dans le sens de l'extension des membres, et les papules qui le constituent, déchirées par les ongles, se couvrent ordinairement de petites croûtes noires de sang desséché. Mais ce qui distingue surtout le prurigo de la gale, c'est que dans cette dernière les malades éprouvent du soulagement en se grattant, tandis que dans le prurigo la démangeaison n'en devient que plus vive. L'absence de l'*acarus scabiei* dans le prurigo établit encore une différence entre ces deux dermatoses.

(2) Cet article a été presque entièrement refondu et considérablement augmenté.

Préparations et doses.

A L'INTÉRIEUR : *Infusion des feuilles* (comme diurétique), 1 à 4 gram. par kilog. d'eau bouillante.

Infusion des feuilles (comme contro-stimulant), 4 à 12 gram. par kilog. d'eau.

Suc exprimé (comme diurétique et sédatif), 2 à 8 gram.

Sirop d'infusion (1 de feuilles sur 16 d'eau et autant de sucre), 15 à 100 gram., comme diurétique.

Sirop de suc (2 de teinture de suc sur 7 d'eau et 15 de sucre), 15 à 100 grammes.

Sirop d'extrait (1 d'extrait hydro-alcoolique sur 100 de sirop), 15 à 100 gram.

Poudre (comme diurétique), 5 à 60 centigram., progressivement.

Poudre (comme contro - stimulant), 50 centigr. à 4 gram., progressivement.

Extrait alcoolique (1 sur 8 d'alcool à 21°), 2 à 50 centigram., en pilules, potion, etc.

Extrait aqueux (opéré par évaporation avec le suc), 2 à 50 centigram., en pilules, etc.

Suc épaissi, 2 à 50 centigrammes.

Teinture alcoolique (1 de feuilles sur 4 d'alcool), 10 centigram. à 1 gram. comme diurétique, et de 1 à 2 gram. et plus comme contro-stimulant.

Teinture éthérée, comme la teinture alcoolique.

A L'EXTÉRIEUR : *Poudre*, en frictions (macérée dans la salive ou dans l'eau), ou par la méthode endermique.

Teinture, 2 à 15 gram., en frictions.

Feuilles en décoction, cataplasme, fomentations, pommade, etc.

Propriétés.

La digitale, d'une *saveur* d'abord nauséeuse, puis très-amère, détermine l'excrétion d'une assez grande quantité de salive, un léger sentiment d'âcreté dans le gosier, un faible soulèvement de cœur et de la sécheresse dans la bouche. Cette plante exerce une action stimulante sur les organes digestifs, sur le système nerveux, sur divers organes sécréteurs, et même, quoique d'une manière instantanée, sur le système sanguin. Ses effets sur l'organisme sont, comme pour toutes les substances toxiques, subordonnés aux doses auxquelles on l'administre. À haute dose, elle irrite fortement la muqueuse gastro-intestinale, stupéfie le système nerveux, cause des nausées, des vomissements, des cardialgies, des vertiges, des syncopes, du délire, des hallucinations, un coma profond et la mort.—A dose modérée, elle stimule l'estomac, augmente d'abord l'action du cœur, et devient secondairement contro-stimulante. — A petite dose, elle augmente la sécrétion urinaire et active les fonctions du système absorbant. Presque toujours elle diminue la fréquence du pouls : cette diminution peut être d'un tiers ou même de moitié. On l'a vue quelquefois, chez certains sujets, exciter la salivation et même la sueur.

[L'effet sédatif de la digitale sur la circulation est d'autant plus facilement obtenu que l'estomac, qui en reçoit l'action primitive, est moins irrité. Broussais a le premier remarqué que lorsque l'irritation gastrique est prononcée, la sédation n'est point opérée, ce qui peut jusqu'à un certain point expliquer la diversité des opinions émises sur les effets de cette plante. Cependant lorsqu'il n'existe pas d'irritation gastrique antérieure et qu'on n'élève pas les doses de la digitale au-delà de 15 à 30 centigrammes par jour, l'excitation que cette plante détermine momentanément et à diverses reprises dans les premières voies ne l'empêche pas de produire le ralentissement du pouls.

Si après avoir obtenu ce ralentissement, on continue d'administrer la digitale à la même dose, le pouls revient à son rythme habituel. Il est donc nécessaire d'en suspendre de temps en temps l'usage, et de recommencer par des doses légères qu'on augmente progressivement.]

J'ai rencontré des sujets chez lesquels je n'ai jamais pu produire la sédation par la digitale administrée sous toutes les formes et avec toutes les précautions possibles. J'ai quelquefois même constaté une accélération soutenue du pouls par son usage, sans qu'il se manifestât la moindre irritation d'estomac. Ces cas exceptionnels se rencontrent très-rarement ; mais, quoiqu'il soit plus facile des les observer que de les expliquer, il n'est pas inutile d'en faire mention.

[J'ai vu la digitale en poudre, donnée à la dose de 25 centigrammes en trois prises dans la journée, à une jeune femme atteinte de palpitations par suite de chagrins domestiques, causer des vertiges, des étourdissements, suivis de vomissements, d'anxiété précordiale, et d'un ralentissement si prononcé dans la circulation, que le pouls ne donnait plus que trente-quatre pulsations par minute. Ces accidents se dissipèrent peu à peu, et je pus de nouveau et sans inconvénient employer le même médicament en teinture, à la dose de trois gouttes, et en augmentant progressivement jusqu'à celle de quinze gouttes par jour. La sédation s'est manifestée par la cessation graduelle des palpitations.

Ce qui arrive presque toujours, comme nous l'avons dit plus haut, par l'action de la digitale prise à une certaine dose, c'est une excitation du cœur et des vaisseaux sanguins, à laquelle succède bientôt un ralentissement, un effet sédatif qui ne saurait être contesté. Ces changements physiologiques sont d'autant plus prononcés que la dose de la plante a été plus élevée et que l'on a persisté dans son usage. Saunders, dont les expériences sont connues, a vu la fièvre inflammatoire être le résultat immédiat de cette persistance. Un fait à peu près semblable s'est offert à mon observation chez un jeune homme de 15 ans, atteint de palpitations telles qu'on en observe à l'âge de puberté, et qui ne reconnaissent le plus souvent d'autre cause que le développement naturel, le surcroît d'activité des organes contenus dans la poitrine. Il a suffi de six doses de 5 centigrammes chacune, prises dans l'espace de quarante-huit heures, pour donner lieu à une fièvre violente, qu'une saignée de 400 grammes et l'usage des boissons émulsives et mucilagineuses ont promptement dissipée. Un ralentissement marqué dans la circulation a succédé immédiatement à l'excitation fébrile : de 105 pulsations le pouls était tombé à 65. L'état des voies digestives me le permettant, j'ai pu entretenir ce ralentissement en donnant au malade l'extrait aqueux de digitale à la dose légère de 2 centigrammes, trois fois par jour, et progressivement à celle de 10 centigrammes, que je n'ai point dépassée. Le malade, dont l'affection morale était grande, par la crainte d'un anévrisme, était guéri le trentième jour.

J'ai cru devoir dans ce cas suspendre l'administration de la digitale quelques jours après l'émission sanguine, afin de m'assurer de la réalité de son action sédative ; dès le troisième jour de cette suspension, le pouls était revenu à 80 pulsations : la reprise du médicament l'a ramené de nouveau à une variation de 60 à 65 battements.

On peut induire des faits que nous venons de citer : 1° que dans l'administration des médicaments énergiques en général et de la digitale en particulier, il est important de varier les doses et de ne commencer que par les plus légères ; 2° qu'il est quelquefois utile de substituer une préparation à une autre ; 3° que l'on obtient le ralentissement du pouls sans excitation primitive appréciable, en commençant l'usage de la digitale par des doses très-légères qu'on n'augmente que à peu.

L'infusion de la poudre de digitale pendant une heure, dans s. q. d'eau, à la dose de 50 centigrammes à 1 gramme, m'a semblé la préparation la plus active ; mais elle est plus difficilement supportée par l'estomac que la poudre, la teinture et l'extrait aqueux préparé par évaporation avec le suc. Quelquefois, après avoir donné inutilement la teinture, j'ai obtenu de prompts effets de la poudre chez le même malade et tout-à-fait dans les mêmes circonstances.

J'ai reconnu que la poudre de digitale , en substance ou en infusion, et l'extrait aqueux préparé avec le suc exprimé, avaient un effet plus certain et plus constant que toutes les autres préparations. J'emploie le suc exprimé de digitale dans les palpitations, les dyspnées, etc. Je commence par la dose de 1 à 2 grammes, et j'augmente graduellement jusqu'à celle de trois cuillerées à café , mêlées avec une suffisante quantité d'eau miellée ou sucrée.]

L'influence si marquée de la digitale sur la circulation a dû la faire employer dans les maladies du cœur, où elle a eu des avantages réels dans les palpitations anévrismatiques, dans certaines hémorrhagies actives, telles que l'hémoptysie, la métrorrhagie par afflux utérin, l'épitaxis, etc. La teinture alcoolique de cette plante, à la dose de 1 à 2 grammes, avec 4 grammes de nitrate de potasse dans 220 grammes d'eau distillée de laitue, donnée par cuillerées d'heure en heure, m'a parfaitement réussi dans plusieurs cas d'hémoptysie grave, principalement caractérisés par le molimen hémorrhagique très-prononcé et par la fréquence du pouls. J'ai pu ainsi m'abstenir de saignées répétées et conserver les forces dans des circonstances où une disposition phthisique rendait redoutables les émissions sanguines trop abondantes.

L'emploi de la digitale, indiqué quand il y a hypertrophie, contractions énergiques des ventricules avec ou sans dilatation, est évidemment nuisible dans la dilatation des cavités du cœur avec amincissement des parois, débilité générale, teinte violacée de la face, etc.

Dans les palpitations résultant d'une surexcitation primitive du système nerveux, l'effet sédatif de la digitale est bien moins marqué et même souvent nul : c'est directement sûr la cause première qu'il faut agir, et non sur le cœur, qui n'est que sympathiquement atteint ou seulement sous l'influence d'une concentration essentiellement vitale.

[Considérant l'effet sédatif de la digitale, on a été conduit à l'employer dans les inflammations. Beddoes, qui a exagéré les propriétés de cette plante, a cru néanmoins devoir signaler les dangers auxquels expose l'abus qu'on peut en faire.

« Si quelqu'un était assez fou, dit-il, pour négliger la ressource presque certaine qu'offre la lancette dans la pleurésie, en faveur de la vertu sédative de la digitale, il augmenterait la maladie s'il se bornait à des doses modérées. Si, voulant associer divers agents thérapeutiques , il faisait en même temps des saignées copieuses, sa pratique ne serait pas rationnelle, le bien-être produit par la phlébotomie pouvant masquer les mauvais effets causés par le remède. »

Cependant nous ne devons pas laisser ignorer que Tommassini employa la digitale dans un cas de pleurésie où les saignées lui avaient paru inutiles, et que Mac-Léan cite un cas à peu près semblable. Cette plante m'a réussi dans les épanchements pleurétiques, où elle agissait plutôt comme diurétique que comme sédative ; mais ayant toujours appliqué en même temps un vésicatoire sur le côté malade, je ne puis faire la part du médicament dans les résultats heureux que j'ai obtenus.

La digitale a été placée par les médecins italiens au nombre des remèdes contro-stimulants. Rasori l'a employée dans la pneumonie, et J. Frank l'a proposée en décoction, unie au nitrate de potasse (1 à 2 gram. de feuilles de digitale dans 650 gram. d'eau réduite à 500 gram., avec addition de 4 gram. de nitrate de potasse et 30 gram. de sirop simple). Mais comme on a dans le tartre stibié un moyen beaucoup plus certain, la digitale, dont les avantages dans ce cas sont loin d'être démontrés, a été avec raison abandonnée.

Comme diurétique, la digitale est un des meilleurs moyens curatifs dans les hydropisies essentielles. Dans l'hydrothorax dépendant d'une lésion organique du centre circulatoire, elle produit un soulagement tel, en dissipant l'infiltration et les collections séreuses, que des malades ont pu prolonger leur existence pendant plusieurs années et rester quelquefois long-temps sans récidive. Ici l'hydropisie n'est que l'effet d'une autre maladie ; mais cet effet devient lui-même une cause qui tue le malade avant que la lésion essentielle soit arrivée à sa dernière période. Dans ce dernier cas, la digitale agit à la fois comme sédative et comme diurétique contre les palpitations et contre l'hydropisie. Comme diurétique elle est si énergique qu'après quatre ou cinq jours de son usage, les hydropiques rendent quelquefois six litres d'urine en vingt-quatre heures, quoique dans le même temps ils n'aient pris qu'un litre de boisson. Cette diurèse ne commence en général que trois à cinq jours après l'emploi de la digitale, et elle est annoncée par la limpidité des urines, lorsque celles-ci étaient auparavant troubles et sédimenteuses. Quand ce changement a lieu, lors même que la secrétion urinaire n'est pas augmentée, je puis pronostiquer avec certitude le succès désiré : c'est un fait de séméïotique que j'ai constamment observé. L'orsqu'au bout de huit jours de l'usage de la digitale l'effet diurétique ne s'est point manifesté, il est inutile d'en continuer l'administration. Il faut recourir à d'autres moyens ou l'employer à l'extérieur, ce qui réussit quelquefois.

Je pense avec le Dr Vassal *(Dissertation sur les effets de la digitale pourprée dans les hydropisies)*, que la digitale est sans effets dans les hydropisies enkistées et dans celles du cerveau et du rachis. Je crois même qu'elle réussit bien rarement dans l'ascite, à moins que cette dernière maladie ne soit essentielle et passive. (1)

J'ai rencontré en 1840 un cas de cette espèce, survenu à la suite de la scarlatine, chez un garçon de douze ans, ayant le sang appauvri par la misère, et qui fut guéri d'un épanchement séreux abdominal par l'usage de la poudre de digitale à l'intérieur et des frictions avec la teinture de la même plante sur le bas-ventre.

Je pourrais produire un grand nombre d'observations en faveur de l'emploi de la digitale dans les hydropisies ; mais elles ont tant d'analogie avec celles qu'on trouve dans les auteurs (2), qu'elles ne pourraient être qu'une répétition de faits connus de tous les praticiens, et sur lesquels il ne reste aucun doute.]

Je me contenterai de rapporter ici un cas d'albuminurie aiguë bien caractérisée (maladie de Brigh : hydropisie dépendante d'une affection des reins), et dans lequel la teinture de digitale a été employée avec succès. Mme de Lamarlière, âgée de 35 ans, d'un tempérament lymphatico-sanguin, enceinte de cinq mois environ, et n'ayant jamais eu d'enfant, était dans un état alarmant lorsque je fus appelé, bien qu'elle ne fût malade que depuis une dizaine de jours. Elle avait de fréquents vomissements, le pouls était dur, vîte et plein, et la difficulté de respirer tellement grande qu'elle était obligée de se tenir sur son séant. Une douleur sourde, plus prononcée à gauche, existait à la région lombaire ; les extrémités inférieures étaient œdéma-

---

(1) Dans ces hydropisies les absorbants et les exhalants sont inactifs ou agissent avec beaucoup moins d'énergie. Je sais qu'on a nié l'existence de cette cause dans les hydropisies, comme on a repoussé dans la doctrine physiologique la possibilité des hémorrhagies passives ; comme si dans l'inertie de l'utérus, par exemple, où les orifices vasculaires laissent échapper le sang, on n'avait pas une preuve irrécusable de l'existence de ces hémorrhagies. Eh bien ! l'épanchement séreux dont je parle est-il autre chose qu'une hémorrhagie blanche passive ?

(2) Ces auteurs sont principalement BIDAULT-DE-VILLERS *(Essai sur les propriétés médic. de la digitale*, 2e édit., 1812) ; VASSAL *(Dissert. inaug. sur les effets de la digitale dans les hydropisies*, 1809) ; COMTE *(de l'Hydropisie de poitrine et des palpitations du cœur*, 2e édit., 1822).

tiées, volumineuses, tendues, crypsipélateuses vers la partie inférieure, où se trouvaient d'anciens ulcères variqueux et un engorgement cellulaire habituel. Les urines étaient sanguinolentes.

La région du cœur m'offrit à l'exploration des battements précipités, profonds, sourds, de la matité à la base dans une étendue assez considérable, et telle que je pus constater l'existence d'un épanchement péricardique. Ce fut le 17 mai 1845 que je vis la malade pour la première fois. Je pratiquai immédiatement une saignée du bras de 500 gram. Je constatai dès le lendemain, d'abord par l'acide nitrique, ensuite par l'action de la chaleur, d'après les procédés indiqués par M. Rayer, la présence d'une grande quantité d'albumine dans l'urine. Le sang tiré la veille était très-couenneux et avec retrait considérable du caillot. Le soulagement étant peu sensible, je pratiquai une seconde saignée le 21, de 600 grammes environ, et je prescrivis la teinture de digitale à la dose de dix gouttes dans un peu d'eau sucrée, quatre fois dans les vingt - quatre heures, en augmentant d'une goutte chaque fois tous les jours. Le soulagement ne se fit pas attendre : après deux jours de l'usage de ce médicament, la dyspnée diminua considérablement ; bientôt les urines, qui étaient beaucoup moins abondantes, augmentèrent, le pouls fut moins fréquent, l'œdématie des cuisses moins considérable.

Mais vers le 27 (dix jours après ma première visite), il y eut récrudescence des symptômes ; le pouls reprit de la dureté et de la fréquence, l'oppression revint, la douleur rénale augmenta, et une plus grande quantité d'albumine se fit remarquer dans l'urine, qui reprit aussi plus de coloration et devint noirâtre au bout de quelques minutes de repos. Une troisième saignée de 500 grammes environ fut pratiquée. On continua l'usage de la teinture de digitale à l'intérieur, toujours à doses graduellement augmentées, et l'on fit des frictions à la partie interne des cuisses avec cette même teinture, à la dose de 12 grammes pour chaque friction, que l'on pratiquait matin et soir. Dès lors le mieux fut progressif et très-sensible ; dans les huit jours qui suivirent, la respiration devint beaucoup plus facile, les urines furent de nouveau plus abondantes, à peine sanguinolentes, mais toujours plus ou moins albumineuses. Les battements du cœur plus rapprochés de la paroi thoracique, et la matité précordiale tout-à-fait dissipée, me rassurèrent. Cependant, malgré l'amélioration des symptômes principaux, les jambes et la partie inférieure des cuisses restaient œdématiées, les urines contenaient toujours plus ou moins de flocons albumineux; enfin la cure n'était pas complète et je craignais de nouveaux accidents, lorsque le 22 juin (33 jours après ma première visite, 43me jour de la maladie), la malade ressentit vers minuit les douleurs de l'enfantement. A cinq heures du matin, le 23, elle accoucha d'un garçon mort depuis quelque temps, en état de macération putride, et au terme de six mois environ. Dès ce moment, et sans médication aucune, l'œdème et tous les autres symptômes se dissipèrent avec une promptitude telle que dix jours après il ne restait aucune trace de la maladie. Les suites de couches furent naturelles, les forces se rétablirent peu à peu, et la malade se livra bientôt à ses occupations ordinaires.

Cette dame est de nouveau enceinte. Elle a été saignée au cinquième mois de sa grossesse; elle est maintenant arrivée au neuvième mois sans le moindre indice de reproduction de symptômes pouvant faire craindre le retour de la néphrite albumineuse. (1)

[Considérée sous le rapport de son action sur le système absorbant et dans l'ensemble de ses propriétés, la digitale a été préconisée dans la phthisie, les scrofules, l'asthme, les toux spasmodiques, les dyspnées, quelques névroses, et même contre l'épilepsie.

Withering, Darwin, Broc, Fowler, Kinglake, Bedlers, Drake, Mossmann, Ferriar, Beddoes, Magennis, etc., citent de nombreuses cures de phthisie opérées à l'aide de la digitale. Drake prétend avoir guéri radicalement des phthisies confirmées avec expectoration purulente, et Beddoes sécrie avec enthousiasme que la digitale est le spécifique de la phthisie comme le quinquina est celui des fièvres intermittentes et le mercure celui de la syphilis. Magennis dit avoir guéri tous les malades au premier degré, et 25 sur 48 au troisième (*Journ. de Méd. et de chirurg. prat.*, tome VI, page 149). Malheureusement, depuis que le diagnostic de la phthisie est devenu plus certain au moyen de l'auscultation médiate, l'expérience n'a eu pour résultat que la presque certitude que les auteurs que nous venons de citer ont cru traiter la phthisie quand ils n'avaient affaire qu'à des catarrhes pulmonaires chroniques. J'emploie la teinture de digitale avec succès dans ces derniers cas, surtout quand il existe, ainsi que cela a souvent lieu, une accélération marquée dans la circulation. Je m'en suis bien trouvé aussi comme

(1) Mme de Lamarlière est accouchée à la fin de juillet 1847, d'un enfant très-bien portant, et jouit elle même d'une bonne santé.

moyen de ralentir autant que possible la marche rapide de certaines phthisies et de procurer au malade quelque soulagement. À l'exemple du docteur Mayer, j'administre 10, 15 et 20 gouttes dans un demi-verre d'eau sucrée, d'un mélange de parties égales de teinture de digitale et d'eau distillée de laurier-cerise. Quelquefois je donne la teinture de digitale seule, et j'en élève graduellement la dose, que je n'ai cependant jamais portée au-delà de 100 gouttes par jour.

L'efficacité de la digitale dans les affections scrofuleuses laisse encore bien des doutes. C'est à Van-Helmont qu'on doit les premiers renseignements sur son emploi dans ces affections. Ce médecin conseille de faire prendre intérieurement la racine de cette plante, et de l'appliquer à l'extérieur, unie sous forme d'emplâtre, à la gomme-résine ammoniaque et au Bdellium. Hulse prétend que la digitale, utile dans les scrofules humides ou suppurantes, ne convient point aux sèches. Meyer, Hufeland et Mossmann affirment, au contraire, qu'elle est dans ces dernières d'une grande efficacité. Haller rapporte des observations de scrofules dans lesquelles la digitale a été employée avec succès ; parmi ces observations, nous avons remarqué les deux suivantes : on administra pendant plusieurs mois une décoction de feuilles de digitale à un homme scrofuleux par une cause héréditaire ; les symptômes s'améliorèrent et disparurent presque entièrement.— Un homme était atteint d'un ulcère à la cuisse droite, qui avait fait les plus grands ravages ; on ne croyait pouvoir en arrêter les progrès que par l'amputation. On lui fit prendre une petite cuillerée de suc de digitale dans une demi-bouteille de bière chaude, pendant quatorze jours. On appliquait en même temps des cataplasmes de feuilles de digitale sur les ulcères, qui changèrent de nature et s'animèrent ; l'état du malade s'améliora, et après quelques mois la guérison fut complète.

Le médecin allemand Merz rapporte, dans son opuscule *(De Digitali purp. ejusque usu in scrofulis medico, dissert. inaug. ienæ*, 1790), trois observations qui sont loin d'être concluantes : le premier malade n'a pas guéri, malgré l'emploi de la digitale, de la ciguë, du quinquina, des antimonieux ; et chez les deux autres, les caractères de l'affection scrofuleuse ne me paraissent pas bien établis, malgré les efforts de l'auteur. Pour mon compte, j'ai employé plusieurs fois la digitale, soit en poudre, soit en teinture, dans les affections scrofuleuses, sans en retirer des avantages apppréciables et qu'on puisse attribuer à l'effet du médicament. C'est ainsi, par exemple, que donnée pendant près de trois mois à une jeune fille atteinte d'engorgements lymphatiques ulcérés, la digitale aurait pu être considérée comme ayant amené une notable amélioration, si le changement d'air et les efforts salutaires de la nature à l'âge de puberté, n'étaient venus revendiquer leur puissante influence. Dans le cas dont il s'agit, on a cessé l'usage de la digitale, et la guérison s'est opérée spontanément. Il est plus difficile qu'on ne le pense communément de savoir jusqu'à quel point, dans certaines maladies et au milieu de circonstances concomitantes, les médicaments contribuent à la guérison.

Lorsque dans la chlorose il existe de violentes palpitations, je joins avec avantage la digitale aux préparations ferrugineuses qui forment le traitement principal.

Withering, Parkinson, Kinglake, ont conseillé la digitale dans l'épilepsie. M. Patrice Sharkey (the Lancet, 1831) emploie contre cette maladie la digitale à dose perturbatrice ; il l'unit au polypode de chêne ; mais cette addition ne paraît pas y être d'une nécessité absolue ; car, suivant l'auteur, le traitement a souvent réussi sans le secours de cette substance. Voici la formule de M. Sharkey : feuilles de digitale récentes, trois onces et demie ; broyez-les dans un mortier en consistance de pulpe, et ajoutez-y ensuite une livre de forte bière ; faites infuser pendant sept heures, coulez et exprimez. Le malade prend quatre onces de cette infusion avec dix grains de poudre de feuilles ou de racine de polypode de chêne. Peu de temps après, il éprouve des vomissements nombreux et violents qui durent quelquefois plusieurs jours ; le pouls se ralentit, devient irrégulier, intermittent, la faiblesse est extrême, et des crampes, que l'on regarde comme de bon augure, surviennent dans les membres. La force revient, le pouls se relève, la réaction a lieu, les accès épileptiques sont d'abord moins nombreux et finissent par ne plus reparaître.

M. Sharkey commence, avant d'administrer la potion, par s'assurer qu'il n'existe aucune affection des viscères : « Dans plusieurs cas, dit-il, j'ai trouvé l'épilepsie liée à une maladie du foie, et j'ajouterai que cette liaison est beaucoup plus fréquente qu'on ne le pense généralement. » S'il reconnaît quelque maladie de cet organe ou du cerveau, des poumons, de l'estomac, etc., il la traite par les moyens convenables. Quand il y a manie ou quelque affection cérébro-spinale, il n'administre jamais le remède anti-épileptique. Ce traitement *préparatoire* guérit quelquefois l'épilepsie ; mais s'il est insuffisant, on emploie la digitale, dont les effets curatifs ont lieu sans qu'on ait besoin de l'administrer une seconde fois. Quels que soit l'âge, le tempérament, la constitution du sujet, la dose est toujours la même. « Les sujets les plus délicats, dit M. Sharkey, supportent ce médicament au moins aussi bien que les plus robustes. » « J'ai observé, ajoute l'auteur, que lorsqu'il survient des crampes dans les premières quarante-huit heures, la guérison a généralement lieu, quoiqu'elle puisse être obtenue sans que ces symptômes se manifestent. S'ils étaient portés au point de causer quelque inquiétude, on pourrait les modérer en donnant au malade une pinte de bouillon de poulet ou quelque léger stimulant, sinon il vaut mieux les laisser suivre leur cours. Dans aucun cas il n'est arrivé d'accident, et je conçois les craintes qu'inspirait aux anciens l'administration de la digitale. Donnée à petites doses, comme ils le pratiquaient, et à des intervalles assez éloignés pour lui donner le temps d'être absorbée, elle devait exercer une action délétère. Aussi n'ai-je jamais changé les doses, quelque fût l'âge du malade, de peur qu'une moindre quantité ne devînt vénéneuse. »

Le nombre des épileptiques que M. Sharkey a guéri est considérable. Toutefois il avoue des insuccès, et dans un cas où il s'agissait d'une demoiselle de seize ans, il conçut des craintes sur l'effet du médicament : « Je fus très-alarmé sur son compte, dit-il ; car l'heure qui suivit l'administration de la potion se passa sans vomissements, ce qui est extraordinaire. La prostration était excessive, le pouls très-irrégulier, intermittent, à peine sensible, à quarante-quatre, etc. Mais heureusement le vomissement survint, et elle ne cessa de vomir pendant trois jours.

Parmi les observations que rapporte M. Sharkey, il en est une surtout qui nous semble de nature à la recommander. « Le cas suivant, dit l'auteur, est celui d'un homme qui était épileptique depuis vingt ans. Il était robuste, d'un tempérament sanguin, d'une bonne santé en général, quoique habituellement constipé. Il avait été traité par plusieurs médecins distingués, et déclaré incurable. Entre autres remèdes, il avait pris une grande quantité de nitrate d'argent qui avait donné à sa peau une couleur horrible, sans soulager son mal. Pour abréger, je me contenterai de dire que je lui fis subir un traitement préparatoire pendant deux ou trois mois, sans amender les accès. Je lui fis prendre la digitale et les feuilles de polypode en poudre. La prostration et la faiblesse du pouls devinrent effrayantes. Il y a dix ans qu'il est géri, et il n'a pas eu le moindre accès depuis. Six ans après je guéris son frère, et cette guérison a été tout aussi complète. » Cette observation est remarquable à cause de l'ancienneté de la maladie, parce que cette dernière était probablement héréditaire, puisque son frère en était atteint, et parce qu'enfin il n'y eut aucune récidive dans les dix ans qui suivirent l'époque de la guérison.

La méthode suivie par M. Sharkey mérite toute l'attention des praticiens. Si elle présente des dangers qui réclament tous les soins du médecin, elle a pour compensation l'espérance de pouvoir triompher d'une maladie contre laquelle les moyens ordinaires échouent presque toujours.

Lorsque l'irritation de l'estomac s'oppose à l'usage intérieur de la digitale, on emploie cette plante à l'extérieur, en fomentations, en cataplasme, en frictions avec la teinture ou la poudre, et par la méthode endermique ; quelquefois on l'administre simultanément à l'intérieur et à l'extérieur, surtout dans les hydropisies , afin d'obtenir à la fois des effets plus prompts et plus certains. Bréra employait la poudre de digitale à la dose de **60** centigrammes à **1** gramme, macérée pendant douze heures dans 1 à 2 gros de salive. On se sert généralement de la teinture alcoolique en frictions sur l'abdomen ou à la partie interne des cuisses. J'ai employé avec succès le suc délayé dans l'eau ou l'infusion chaude de digitale sur l'abdomen dans les hydropisies. Dans deux cas d'anasarque j'ai observé un effet très-prompt d'un demi-bain dans lequel j'avais fait ajouter une décoction de 60 grammes de cette plante dans un litre d'eau. Ce demi-bain , répété chaque jour, a fait désenfler les malades en moins de quinze jours.

J'ai aussi employé la digitale en injection dans le rectum chez les malades atteints d'irritation gastrique ou de vomissements : l'absorption est plus prompte par cette voie que par la peau. Je préfère ce moyen à la méthode endermique, qui nécessite l'application répétée et plus ou moins douloureuse d'un vésicatoire. L'introduction de ce médicament dans le gros intestin n'exige pas moins de précaution que son administration par la bouche. J'ai plus d'une fois observé , dans le cours de ma pratique , que les substances énergiques données en lavement avaient un effet aussi prononcé et quelquefois même plus prononcé que par leur ingestion dans l'estomac. L'emploi de ces substances doit faire exception à la règle générale établie dans tous les livres de thérapeutique, et qui consiste à doubler ou tripler les doses qu'on injecte dans le rectum. L'expérience m'a dicté à cet égard des précautions dont je ne m'écarte jamais.

Le docteur Rademacher, de Berlin , emploie la digitale à l'extérieur dans les cas de croup où il est impossible de faire avaler quelque médicament que ce soit aux petits malades. Ce médecin met en usage une pommade composée de 8 grammes d'extrait de digitale et de 30 grammes de cérat; il fait recouvrir toute la partie correspondant à la trachée-artère, depuis l'os hyoïde jusqu'à la partie supérieure du sternum, avec des compresses largement enduites de cette pommade : il fait réitérer ces applications très-souvent dans les vingt-quatre heures. Sous l'influence de ce moyen, les accès de suffocation diminuent promptement d'intensité et de fréquence; la fièvre baisse en même proportion, et dans l'espace de trois jours le rétablissement est obtenu. (*Abeille Médicale*, tome 2, page 195.) — Il est à croire que le docteur Rademacher n'a pu obtenir un résultat aussi heureux que dans des cas de pseudo-croup. Dans le vrai croup bien caractérisé, nous ne conseillerons pas de s'en tenir à un moyen que nous ne pouvons regarder que comme auxiliaire.

Pour les maladies externes, on se sert des feuilles de digitale réduites en pulpe, comme maturatif, détersif et résolutif. On les fait aussi macérer dans du miel ou dans une décoction de sauge. On en prépare un onguent avec l'axonge, qu'on applique sur les engorgements lymphatiques et scrofuleux, les tumeurs blanches, les engorgements glanduleux des mamelles. Je me suis servi avec avantage du suc de digitale mêlé à l'onguent digestif simple pour déterger les ulcères scrofuleux recouverts d'une couche blafarde ; mais il faut surveiller les effets de son absorption, et en cesser l'usage dès que la surface de la plaie est rouge et offre des bourgeons charnus.

La digitale est plus ou moins énergique, suivant la saison où elle a été récoltée et son plus ou moins de vétusté. Toutes les propriétés de la plante paraissent s'être concentrées dans les feuilles. On doit choisir celles qui ont reçu l'influence du soleil, et les cueillir lorsque les fleurs commencent à se montrer. Leur dessiccation doit être opérée avec beaucoup de soin et à l'étuve. Les feuilles vertes ont moins d'efficacité que les feuilles sèches ; mais celles-ci perdent en vieillissant une grande partie de leurs vertus : on donnera donc la préférence à celles de l'année.]

DIGITALINE.

[La digitaline est le principe actif de la digitale, et a été administrée dans les mêmes cas que cette dernière. Nous rapporterons sur cette substance, encore peu connue, ce qu'en ont dit MM. Homolle, docteur en médecine, et Quevenne, pharmacien de l'hôpital de la Charité. La digitaline qu'ils ont extraite se présente sous la forme d'une poudre blanche inodore, d'une saveur très-amère, se faisant surtout sentir à l'arrière-bouche, et pouvant provoquer de violents éternuements lorsqu'elle est disséminée en particules très-tenues dans l'air.

Préparations et doses.

A L'INTÉRIEUR : *Granules* (1 gram. de digitaline sur 50 gram. de sucre), 4 à 6 dans les vingt-quatre heures.
Sirop (50 cent. de digitaline sur 1500 gram. de sirop de sucre), de 60 à 90 gram. par jour.
Potion (digitaline, 5 milligr.; eau distillée de laitue, 100 gram.; sirop de fleurs d'oranger, 25 gram.), à prendre par cuillerées dans les vingt-quatre heures, pur ou dans une boisson appropriée.

A L'EXTÉRIEUR : *Pommade* (digitaline dissoute dans quelques gouttes d'alcool à 22°, 5 centigr.; axonge balsamique, 10 gram.

Propriétés.

L'administration de ce médicament demande une grande circonspection : 4 milligrammes de digitaline représentent 40 centigrammes de poudre de digitale préparée avec soin et prise en nature. Ce principe actif offre donc à la thérapeutique une énergie centuple de celle de la préparation de la digitale la plus active et la plus constante dans ses effets. Les granules, d'une solubilité complète et d'une inaltérabilité parfaite, n'exigeant d'autre précaution que celle d'en compter le nombre, doivent être préférées. Afin de n'être pas obligé de peser une si petite quantité, ce qui est souvent difficile, on peut, pour la potion, préparer à l'avance une solution de digitaline dans l'alcool à 50 degrés centigrades, dans la proportion de 2 milligrammes par gramme.

Écoutons M. Homolle sur l'emploi de la digitaline : « Si l'on cherche à pénétrer le mode d'action de cet agent médicamenteux, si l'on étudie les affections dans lesquelles il a été employé avec succès, on reconnaît qu'il agit comme altérant, c'est-à-dire comme modificateur puissant des fonctions de la vie organique, doué d'une action spécifique sur l'organe central de la circulation. A ce titre, combien d'indications n'est-il pas appelé à remplir? C'est à bien préciser ces indications que doit tendre le médecin jaloux d'augmenter les ressources de la thérapeutique; c'est le travail qui nous occupe.

» Nous sera-t-il permis, après avoir répondu aux objections élevées contre l'emploi du principe actif de la digitale pourprée, de dire en quelques mots les avantages qu'il présente sur celui des préparations pharmaceutiques de la plante?

» Il n'est pas de praticien qui n'ait eu à déplorer l'infidélité de ces dernières. La plante elle-même varie d'énergie selon son âge, le terrain où elle a poussé, le plus ou le moins de sécheresse de la saison pendant laquelle on l'a récoltée, le soin mis à sa dessiccation et le temps depuis lequel elle est conservée.

» La poudre peut être ancienne ou récente, plus ou moins chargée de parties ligneuses, altérée par l'influence de la lumière ou de l'humidité.

» L'infusion, la teinture et l'extrait de digitale varieront nécessairement en vertu des qualités de la plante, et de plus en raison des inconvénients attachés à ces divers modes de préparations, inconvénients trop connus pour que nous croyions devoir insister.

» Avec le principe actif, et en adoptant nos formules, le médicament est toujours identique et n'expose à aucun mécompte ; on observe des effets certains en rapport avec les doses employées ; l'administration n'excite pas la moindre répugnance, et le dosage est toujours facile.

» Quant à l'impossibilité d'employer la digitaline par la méthode endermique (impossibilité que nous avons le premier dénoncée), il faudrait renoncer au plus grand nombre des agents thérapeutiques, si elle devait constituer un arrêt de proscription. N'oublions pas d'ailleurs qu'elle n'implique nullement la nécessité de rejeter l'usage des frictions avec la solution alcoolique de ce principe actif ou la pommade provenant de son incorporation dans l'axonge. » (*L'Abeille médicale*, tom. 2, page 181.)

D'après ces considérations, la digitaline jouirait de tous les avantages de la digitale, sans avoir les inconvénients attachés aux autres préparations de cette plante, et conviendrait dans tous les cas où ces mêmes préparations sont indiquées.]

DOMPTE - VENIN, [1]

ASCLÉPIADE BLANCHE.

Ascleplias aleo flore (T.). — *Asclepias vincetoxicum* (L.).

Cette plante est très-commune dans toute l'Europe ; on la

---

(1) Cet article n'était pas dans le mémoire couronné.

rencontre dans les bois, les terrains incultes, sur les côteaux secs et pierreux. — La racine et les feuilles sont usitées.

Préparations et doses.

A L'INTÉRIEUR : *Décoction*, 15 à 50 gram. par kilog. d'eau.
Poudre, 2 à 4 gram., en bols, pilules, électuaire, ou dans du vin.
Extrait (1 sur 6 d'eau), 1 à 4 gram., en potion, bols, dans le miel, etc.
Teinture (1 sur 5 d'alcool), 2 à 6 gram., en potion.

A L'EXTÉRIEUR : *Feuilles*, en cataplasme.

Propriétés.

Les effets de cette plante sur nos organes varient suivant les doses auxquelles on l'administre. A grande dose elle est vomitive et purgative. A petite dose elle agit principalement sur les voies urinaires et sur le système cutané. On l'a conseillée dans les affections scrofuleuses, dartreuses et syphilitiques ; dans l'hydropisie, les engorgements hépatiques, l'Ictère, etc.—Ses feuilles sont employées par les paysans comme résolutives dans les engorgements lymphatiques et glanduleux, les abcès froids, etc.

Coste et Wilmet (*Mat. méd. indigène*) rapportent que les habitants du pays de Liége prennent communément, à titre de vomitif doux, 30 à 40 grains (1 gram. 50 cent. à 2 gram.) de feuilles d'asclépiade blanche infusées dans un verre d'eau. Aussi les auteurs que nous venons de citer conseillent-ils de substituer cette plante à l'ipécacuanha. Wauters indique aussi comme succédané de ce dernier la racine de *vincetoxicum*.

« Quelques auteurs, dit Gilibert, condamnent l'usage de cette racine. Cependant la décoction, que nous avons souvent ordonnée à haute dose, n'a jamais causé le moindre accident : nous l'avons trouvée utile dans les dartres, les anasarques, les écrouelles, la chlorose et la suppression des règles ; elle augmente sensiblement le cours des urines ; extérieurement elle déterge les ulcères et arrête les progrès du vice scrofuleux. »

J'ai employé deux fois la racine de dompte-venin comme vomitive ; elle m'a paru produire un effet analogue à celui de l'ipécacuanha. Cependant je lui préfère, comme succédanée de ce dernier, la racine d'asaret, dont l'action est à la fois plus active et plus constante. A petite dose, en décoction, la racine d'asclépiade m'a été utile par son action à la fois diurétique et diaphorétique, dans trois cas d'anasarque survenus à la suite de la scarlatine.

Après avoir accordé à l'asclépiade des vertus imaginaires, on l'a à tort condamnée à l'oubli. Comme sudorifique, elle pourrait être substituée à la salsepareille dans les affections syphilitiques secondaires et tertiaires. Cette plante mérite d'être réhabilitée dans l'opinion des praticiens.

DORADILLE,

CÉTÉRACH, CÉTÉRAC, VRAIE SCOLOPENDRE, HERBE DORÉE, DORADE.

Asplenium sive ceterach. (T.).—
Ceterach officinarum. (L.).

Cette plante est très-commune, et se trouve sur les rochers et à l'ombre.— L'herbe est usitée.

Préparations et doses.

À L'INTÉRIEUR : *Infusion*, 10 à 30 gram. par kilog. d'eau.
Sirop, 50 à 60 gram.

Propriétés.

La doradille est diurétique et astringente.—On l'emploie dans le catarrhe de la vessie, la néphrite, la gravelle et la plupart des maladies des voies urinaires où un état flegmasique trop intense n'en contre-indique pas l'usage. On l'a aussi conseillée dans les engorgements des viscères abdominaux.

J'ai été à même de constater l'action assez fortement diurétique de la doradille dans deux cas de gravelle non accompagnée d'une trop grande irritation des voies urinaires. On ne doit pas négliger cette plante ; elle peut être fort utile dans la pratique rurale.

[La décoction de cétérac dans l'eau de forgeron (où l'on éteint le fer) est un remède populaire contre les engorgements de la rate et l'œdème qui suivent ou accompagnent des fièvres intermittentes.]

DOUCE-AMÈRE,

MORELLE GRIMPANTE, VIGNE VIERGE, VIGNE DE JUDÉE, LOQUE. (1)

Solanum scandens (T.) — *Solanum dulcamara* (L.)

Cette plante se trouve dans toute la France, dans les fossés humides, dans les haies, sur le bord des ruisseaux. Les sommités et les jeunes rameaux sont usités. — Les feuilles sont employées à l'extérieur.

Préparations et doses.

A L'INTÉRIEUR : *Décoction et infusion des rameaux*, 8 à 30 gram. par kilog. d'eau.

Suc exprimé des feuilles, 20 à 60 gram. (presque abandonné).

Poudre, 2 à 8 gram. (assez rarement employée).

Sirop (2 sur 11 d'eau et 8 de sirop de sucre), 50 à 100 gram. et plus, en potion.

Extrait par infusion, 50 cent. à 10 gram. et plus, progressivement.

Propriétés.

La douce-amère est stimulante, sudorifique, dépurative, légèrement narcotique. On la conseille dans les affections rhumatismales et vénériennes, les dartres, la gale, les ulcères de mauvais caractère, les engorgements des viscères abdominaux, les scrophules, les inflammations latentes du poumon, la phtisie, la goutte, les affections catarrhales chroniques, l'ictère, l'asthme, les convulsions, la coqueluche, etc.

[Les effets primitifs de la douce-amère se font remarquer sur le tube digestif; mais cette plante a une action secondaire sur divers systèmes et notamment sur le cerveau et le système nerveux. Cette action varie beaucoup selon les dispositions individuelles et l'état des organes; elle se porte plus ou moins sur la peau, les reins, l'encéphale, etc. Mais l'irritation révulsive qu'elle détermine sur le tube digestif est la chose la plus importante à observer par rapport aux effets secondaires qui en résultent et qui lui sont en grande partie subordonnés.

Donnée à grande dose, cette plante produit des nausées,

---

(1) Cet article, peu étendu dans le mémoire couronné, a été considérablement augmenté.

des vomissements, de l'anxiété, des picotements dans diverses parties du corps, quelquefois un prurit des organes génitaux, des évacuations alvines, une abondante sécrétion d'urine, des sueurs, des crampes, de légers mouvements convulsifs dans les paupières, les lèvres et les mains, de l'agitation, de la pesanteur de tête, de l'insomnie, des vertiges, des étourdissements; en un mot, la série des symptômes qui annoncent évidemment un principe vénéneux tel que celui qu'on rencontre dans d'autres plantes du même genre, mais moins actif que dans la belladone et autres solanées. Chez certains individus ce principe ne produit même aucun effet. Guersent rapporte avoir pris jusqu'à 15 grammes d'extrait de douce-amère sans en avoir éprouvé la moindre influence.

Floyer (*pharmacol.; page* 86), dit que trente des fruits de douce-amère ont fait périr un chien dans l'espace de trois heures ; mais M. Dunal (*histoire médicale des solanées*), a fait avaler à des cabiais et à des chiens de moyenne taille, de trente à cent cinquante de ces fruits sans qu'il soit arrivé le moindre accident à ces animaux. D'après ces dernières expériences, il est reconnu aujourd'hui que les baies de douce-amère n'ont aucune action vénéneuse sur les animaux, et que la mort du chien dont parle Floyer doit être attribuée à une cause accidentelle n'ayant eu d'autre relation, avec l'ingestion de ces baies, que la coïncidence de deux faits distincts.

Les feuilles de douce-amère n'ont pas plus d'action que les fruits ; les tiges sèches de cette plante sont les seules parties qui jouissent d'une énergie généralement reconnue.

Il n'est rien de plus vague, de plus contradictoire que tout ce que les auteurs rapportent sur les propriétés médicinales de la douce-amère. On a fait un grand usage ou plutôt un grand abus de cette plante, et cependant rien de positif, dans la plupart des faits recueillis, n'est venu éclairer le praticien. Boerhaave et Haller en ont conseillé l'emploi dans les pleurésies et les pneumonies ; Werlhoff et Sagar ont vanté son efficacité contre la phthisie pulmonaire ; Linné assure l'avoir donnée avec avantage à l'hôpital de Stockolm contre le scorbut. Tragus (Lebouc) l'a administrée dans les engorgements glanduleux et viscéraux, et surtout dans l'ictère. Dehaen l'a mise en usage contre les convulsions et diverses affections spasmodiques. Sauvages lui attribue la guérison d'une syphilis constitutionnelle. Razoux a préconisé ses vertus contre l'hydropisie, la cacochymie, les scrophules. Guersent l'a trouvé utile dans certains catarrhes avec atonie et sans fièvre, et dans plusieurs cas de blennorrhagie et de leucorrhée. Quelques auteurs l'ont regardée comme anthelmintique. Carrère a observé des rhumatismes aigus guéris par la douce-amère, ou plutôt par les saignées, les bains, les délayants, qu'il employait en même temps comme *auxiliaires*, en ne voyant jamais que les vertus de la plante en faveur de laquelle il était prévenu. On peut croire néanmoins que cette plante, en augmentant l'action de la peau, a pu contribuer à la guérison, bien que Cullen, qui en a fait usage dans ces maladies, avoue que si elle a paru quelquefois y être avantageuse, le plus souvent elle n'y a produit aucun effet.

Il en a été de la douce-amère comme de beaucoup d'autres médicaments. On a trop vanté ses vertus ; les plus belles espérances ayant été déçues, on lui a refusé trop légèrement la place qu'elle doit occuper dans la matière médicale. Les observations de Razoux, de Bertrand de la Grésie et de plusieurs autres médecins, ne laissent aucun doute sur l'efficacité de cette plante contre les dartres ; et si Desbois de Rochefort et Alibert n'en ont obtenu que des succès médiocres, il faut, suivant la remarque de Guersent, en attribuer la cause à ce qu'ils ne l'ont pas employée à dose assez forte. L'usage que j'en ai fait dans les affections cutanées chroniques vient à l'appui de cette dernière opinion. J'ai vu chez un marin de Calais, âgé de quarante-un ans, d'un tempérament lymphatique, une dartre eczémateuse occupant les deux tiers de la jambe droite, avec exsudation séro-purulente, et qui avait résisté pendant un an à divers traitements, guérir dans l'espace de deux mois par l'usage interne d'une forte décoction de rameaux de douce-amère. Les premières doses (12 grammes, en augmentant tous les jours d'un gramme jusqu'à 60 grammes par jour), ont produit des maux de tête, des vertiges et des étourdissements. J'ai persisté ; et ces symptômes ont disparu pour faire place à une excitation de la peau, à des sueurs pendant la nuit et quelquefois à des évacuations alvines. Le succès obtenu dans ce cas m'a paru d'autant plus remarquable, que l'on n'a pu l'attribuer à aucun autre médicament ; car le plus souvent la douce-amère étant administrée en même temps que d'autres substances, on ne peut en distinguer les effets.

Je dois dire, cependant, que Wauters (*repertor. remed. indigen.*) cite plusieurs observations rapportées par Althof et qui prouvent aussi incontestablement que cette plante, donnée à grande dose et sans autre médicament, a guéri des affections herpétiques graves, des leucorrhées âcres, des ulcères invétérés, etc.

M. Fages (*Recueil périodiq. de la Soc. de méd. de Paris, tom.* vi, *pag.* 162), a employé avec succès la douce-amère associée à une certaine quantité de tartre stibié dans le traitement des dartres. Ce médecin faisait prendre, dès le principe, 50 centigrammes d'extrait de douce-amère avec 2 centigrammes et demi de tartre stibié, et il augmentait progressivement la dose de l'une et de l'autre substance, de manière que, dans un cas, il a ordonné l'extrait jusqu'à la dose de 32 gros (120 grammes), et le tartre stibié à celle de 32 grains (1 gram. 60 cent.) par jour, en divisant cette quantité en deux prises, l'une pour le matin, et l'autre pour le soir. D'un côté le tartre stibié avait perdu une grande partie de son action émétique par son union avec la douce-amère, de l'autre il était toléré par la graduation des doses, et le médicament opérait le plus souvent par une augmentation des sécrétions et surtout par des sueurs qui laissaient quelquefois le malade dans une sorte d'abattement.

Les observations rapportées par l'auteur semblent ne devoir laisser aucun doute sur l'efficacité de ce mélange, qu'on pourrait, je crois, administrer aussi avec avantage dans le rhumatisme articulaire chronique et même dans l'arthrite aigue, après l'emploi, dans ce dernier cas, des émissions sanguines dont l'effet antiphlogistique place l'organisme dans les conditions favorables à la révulsion.

On trouve dans le journal d'Hufeland quatre observations recueillies à l'Institut polyclynique de Berlin, sur l'emploi de l'extrait de douce-amère contre la coqueluche ; mais, comme dans le traitement mis en usage cet extrait est joint à des préparations antimoniales, il est difficile d'apprécier l'action de chaque substance. Ces observations n'en sont pas moins intéressantes sous le rapport pratique.

Swediaur recommande l'usage de la douce-amère dans les affections syphilitiques de la peau. Murray et Carrère disent l'avoir employée avec succès dans les douleurs ostéocopes et dans la leucorrhée regardée comme suite ou comme cause de dartre à la vulve. Cependant, on ne doit compter sur ses bons effets que dans les affections syphilitiques qui ont résisté au traitement mercuriel. Je l'ai administrée avec succès, jointe à la racine de bardane et à celle de mezereum, dans un cas de syphilide squammeuse survenue trois mois après un traitement mercuriel incomplet et mal dirigé. Le malade, âgé de vingt-quatre ans, et qui n'avait eu, pour affection primitive, qu'un chancre resté un peu induré après la cicatrisation, avait aux bras, au front et au cuir chevelu des plaques rouges, pustuleuses et squammeuses. Dans les premiers jours du traitement l'éruption augmenta ; mais, au bout de trois semaines environ, les squammes se détachèrent, la rougeur disparut peu à peu, les pustules se cicatrisèrent et la guérison fut complète au cinquantième jour. Quoique l'on ne puisse faire ici la part de la douce-amère dans le résultat obtenu, je n'ai pas cru devoir passer sous silence un fait qui m'a paru présenter quelque intérêt sous le rapport de la possibilité de trouver dans nos plantes indigènes les moyens de remplacer la salsepareille.

J'ai employé pendant près de trois mois la décoction et l'extrait de douce-amère à doses progressivement augmentées jusqu'à celle de 45 grammes par jour, chez trois scrophuleux ayant des engorgements glanduleux ulcérés au cou, et je n'en ai observé aucun avantage. Il me paraît démontré que les effets qu'on attribue à cette plante, dans le traitement des scrophules, sont dus aux substances énergiques auxquelles on l'associe presque toujours.]

Donnée en décoction dans le lait contre les bronchites chroniques, la douce-amère m'a réussi dans certains cas, et a été sans effet appréciable dans d'autres cas de même espèce. J'ai remarqué qu'en général elle réussissait mieux dans les toux sèches et nerveuses que dans celles qui étaient accompagnées d'expectoration.

On a recommandé les bains de décoction de tiges de douce-amère dans les affections herpétiques et dans les dermatoses syphilitiques. On employait autrefois les feuilles de cette plante en topique sur les engorgements des mamelles, sur les hémorroïdes douloureuses, les squirres et les cancers ulcérés, sur les contusions, les entorses, les échymoses, etc. La confiance qu'on leur accordait venait sans doute de l'analogie de la douce-amère avec les autres solanées. Aujourd'hui on regarde les feuilles de cette plante comme simplement émollientes. Cependant je les ai quelquefois appliquées, avec celles de morelle, en cataplasme sur les engorgements du tissu cellulaire ou glanduleux des seins chez les nourrices.

[Les médecins ont beaucoup varié sur le mode d'administration de la douce-amère. Tragus faisait bouillir une livre (500 gram.) de tiges de cette plante dans deux livres (1 kilog.) de vin blanc, et prescrivait deux verres par jour de cette décoction au malade. Razoux, craignant l'action

vénéneuse de cette plante, ne dépassait pas la dose de
4 grammes dans une pinte d'eau réduite à moitié. Carrère
en donnait 8 grammes en décoction, en augmentant cette
dose d'autant tous les six jours. Quarin la porta à 60 gram.
Crichton en conseillait 30 grammes par jour en trois fois,
dans 45 grammes d'eau réduits à 30 grammes, et Gardner
(*London, Medical Repertory*, 1830), en a prescrit jusqu'à
90 grammes qu'il faisait prendre aussi en trois fois chaque
jour. Quoique la douce-amère ne puisse occasionner aucun
accident dangereux, il est bon cependant d'en commencer
l'usage par la dose de 4 à 8 grammes, et d'augmenter progressivement jusqu'à 60 grammes et plus, s'il ne survient
aucun symptôme qui oblige d'agir avec plus de ménagement. On prépare la décoction de cette plante en faisant
d'abord infuser les tiges coupées par morceaux pendant
plusieurs heures dans l'eau bouillante. On fait ensuite
réduire le liquide par l'ébullition, d'un tiers environ. Le
malade doit prendre au moins un demi-kilogramme de cette
décoction par jour, seule ou mêlée avec du lait. L'infusion
aqueuse est rarement employée.

Les tiges de douce-amère doivent être mises en usage
dans l'année, être remplies de moëlle et recueillies au printemps ou vers la fin de l'automne. On les coupe par morceaux longs de deux à cinq centimètres, que l'on fend suivant leur longueur pour les faire sécher ensuite avec soin.
On doit préférer la douce-amère récoltée dans le midi, ou
dans les endroits secs et élevés, à celle que l'on cultive
dans les jardins comme objet d'agrément, ou qui vient dans
les lieux bas et humides.]

———

[LA SOLANINE, découverte par Desfosses, est le principe
immédiat alcaloïde de la douce-amère, de la morelle et des
baies de pomme de terre. Il se présente sous forme de
poudre blanche ou de cristaux réunis en étoiles, d'une
saveur légèrement amère et nauséeuse. De tous les sels de
solanine, l'acétate est le seul dont on ait essayé l'action
sur l'homme. Comme l'opium, la solanine peut produire le
vomissement et le sommeil ; mais ses propriétés vomitives
paraissent plus développées que celles de l'opium, tandis
que ses propriétés narcotiques le sont beaucoup moins
(*Magendie, Desfosses*). Ce principe actif diffère des autres
alkalis des solanées, puisqu'il ne dilate pas la pupille, et
qu'à dose toxique il paralyse les extrémités inférieures. Ses
propriétés thérapeutiques sont encore peu connues ; on

devrait en étudier l'action dans les cas où les extraits de douce-amère et de morelle sont indiqués, mais à doses très-minimes, comme de 6 à 12 milligrammes, en pilules.

ÉCLAIRE,

GRANDE ÉCLAIRE, CHÉLIDOINE, FELOUGUE.

Chelidonium majus vulgare (T.)—
Chelidonium majus (L.)

Cette plante croît dans toute la France et se trouve dans les masures, dans les lieux frais et ombragés, le long des haies, etc. La racine, l'herbe et les fleurs sont usitées.

Préparations et doses.

A L'INTÉRIEUR : *Racine en décoction*, de 10 à 15 gram. par kilog. d'eau, à prendre par tasses dans les vingt-quatre heures.
Suc exprimé, de 1 à 4 gram. dans de l'eau sucrée; en émulsion, potion, etc.
Extrait (1 sur 10 d'eau), de 25 cent. à 10 gram. progressivement ou suivant l'effet que l'on veut produire.
Vin (15 à 50 gram. de racine pour 1 kilog. de vin), 50 à 90 gram. chaque matin.

A L'EXTÉRIEUR : *Suc de la plante fraîche*, quantité suffisante, seul ou étendu dans l'eau, pour topique rubéfiant ou stimulant de la peau; pommade avec l'axonge et le suc ou l'extrait; décoction pour lotions, injections, etc.

Propriétés.

Toute la plante contient un principe âcre, volatil. Des incisions faites à la tige découle un suc jaune, amer, caustique, d'une odeur forte et nauséabonde, d'une saveur âcre, tenace, très-amère. Purgative, excitante et diurétique, la chélidoine peut être utile dans les engorgements abdominaux, l'hydropisie, l'ictère, les affections scrofuleuses, syphilitiques et dartreuses, la goutte, le calcul, etc. Les feuilles fraîches de cette plante sont rubéfiantes et vésicantes; son suc âcre et caustique a été utile en lotions sur les ulcères atoniques, scrofuleux, les dartres, les excroissances, les verrues, les cors, etc.

La chélidoine, qui croît partout et que les anciens avaient parfaitement appréciée, ne mérite pas l'oubli auquel elle a été condamnée par les médecins modernes. Son énergie est très-grande et ses effets plus ou moins prononcés suivant la dose à laquelle on l'administre et ses divers modes de préparation. Une cuillerée de suc de chélidoine, dit Bodart, purge et fait vomir. Il m'a suffi de cette dose mêlée avec autant d'eau sucrée pour obtenir un effet éméto-cathartique violent chez une jeune fille atteinte d'une fièvre quarte, avec gonflement de la rate et état cachectique très-prononcé. La perturbation causée par l'action de ce médicament amena une grande amélioration dans l'état de cette jeune fille. Elle n'éprouva plus que de faibles accès qui, plus tard, cédèrent tout-à-fait à l'usage d'une forte décoction de trèfle d'eau et d'écorce de saule blanc.

Je crois, avec les anciens, que les propriétés de la grande-éclaire sont plus énergiques dans la racine. Galien administrait cette racine en infusion dans du vin blanc, pour la guérison de l'ictère. Forestus la faisait bouillir dans la bière. Je l'ai employée de l'une et de l'autre manière, selon les circonstances et la position de fortune des malades, dans l'hydropisie et dans les embarras atoniques des viscères, qu'il est plus facile d'apprécier chez le malade que d'expliquer, et que l'on rencontre fréquemment chez les pauvres exposés à l'action du froid humide et soumis à toutes les autres causes de destruction qui les entourent.

Lange (*médecine domestique de Brunswick*) emploie de préférence l'extrait de chélidoine préparé avec du vin à un feu doux, et l'ordonne à la dose de 1 gram. 20 centig. à 1 gram. 50 centig. dissous dans de l'eau distillée, que l'on fait prendre au malade chaque jour pendant plusieurs semaines, pour combattre l'ictère, les fièvres intermittentes et les obstructions lentes des viscères abdominaux. J'ai vu employer avec succès contre la gravelle et l'hydropisie, par le conseil d'un guérisseur de campagne, la racine de chélidoine infusée dans le vin blanc (30 à 60 gram. de racine pour 1 kilog. de vin) ; ce vin était pris à la dose de 30 à 90 gram. chaque matin, et agissait à-la-fois comme diurétique et comme laxatif.

[Gilibert assure avoir guéri des ictères chroniques et des empâtements de la rate par l'usage de la décoction de chélidoine. Wagner et Linnée l'ont employée avec succès dans les fièvres intermittentes. M. Récamier regarde aussi cette plante comme ayant sur les engorgements indolents de la rate une action particulière.]

J'ai adopté dans l'administration de la chélidoine la méthode indiquée par le professeur Wendt : j'exprime, en été, le suc de toute la plante, et le mêle à une égale quantité de

miel. La dose de ce mélange, qui d'abord est de 8 gram.,
est graduellement portée à 16 gram. délayés dans une à
deux cuillerées d'eau. Au printemps et en automne, je n'emploie
que le suc de la racine, et, en hiver, je donne l'extrait
de la plante tout entière, dont je forme des pilules de
10 centigrammes; je commence par en donner deux; puis
j'arrive progressivement à dix, et je continue cette dose
jusqu'à la guérison. Administrée de cette manière, la chélidoine
est un médicament d'autant plus utile qu'on le trouve
toujours sous la main. Je l'ai employée avec succès chez un
garçon de ferme, enfant de l'hospice, âgé de dix-sept ans,
d'un tempéramment éminemment lymphatique, et atteint
d'une dartre squammeuse-humide occupant les aines et la
partie interne et supérieure des cuisses. Cette affection datait
d'un an environ. Je commençai le traitement au mois de
juin 1833, en donnant d'abord 6 gram. de suc d'éclaire mêlé
avec autant de miel, et j'augmentai graduellement et de
manière qu'au quinzième jour de traitement le malade en
prenait 12 grammes : à cette époque l'amélioration était
sensible. Je fis alors pratiquer des onctions avec une pommade
composée de suc de la même plante bouillie dans du
saindoux jusqu'à consomption de ce suc, d'après le conseil
d'un curé qui avait employé cette pommade dans des cas
semblables. Au bout d'un mois de ce traitement, aussi simple
que peu coûteux, la dartre était entièrement guérie. Ce
jeune homme, que j'ai revu depuis, jouit d'une très-bonne
santé.

[La chélidoine est un purgatif prompt et certain que le
médecin de campagne peut employer dans presque tous les
cas où ce genre de médication est indiqué, et surtout dans les
maladies chroniques. Cette propriété est due à la présence de
la gomme-gutte. Moins active que cette dernière, la chélidoine
en a tous les avantages sans en avoir les inconvénients.
Ce purgatif indigène est le plus efficace de tous ceux
que l'on a proposés comme succédanés des évacuants exotiques.
S'il nous venait de l'Amérique ou des Indes, on le
trouverait dans toutes les pharmacies, et tous les médecins
le prescriraient. Quand donc finira cette *exoticomanie* qui
rend la médecine inaccessible au pauvre, et la France tributaire
de l'étranger, pour des ressources qu'elle possède et
dont elle pourrait user à si bon marché ?

Le suc ou l'extrait de grande-éclaire, mêlé avec le jaune
d'œuf, le mucilage de semence de coing, de racine de guimauve
ou de graine de lin, dans suffisante quantité d'eau
sucrée, forme la base d'une potion purgative, légèrement

laxative ou altérante, suivant la dose à laquelle on l'administre. J'ai quelquefois employé avec succès comme vermifuge l'extrait de chélidoine en pilules avec le calomel. L'usage de ces pilules, continué longtemps, m'a réussi dans quelques affections scrofuleuses et dartreuses présumées d'origine syphilitique par hérédité, dans les engorgements chroniques du foie et de la rate, et dans les constipations opiniâtres dues à l'inertie des intestins. L'effet laxatif produit par la chélidoine permet d'administrer le protochlorure de mercure à petites doses, sans craindre son action sur la bouche. On sait qu'une petite quantité de calomel répétée et qui séjourne dans les premières voies, où elle est absorbée, cause plus facilement la salivation qu'une dose plus forte de cette substance déterminant des contractions intestinales et la purgation.

La chélidoine doit être maniée avec prudence. Comme toutes les plantes énergiques, elle peut, à trop forte dose, occasionner des accidents et même la mort, en déterminant une vive inflammation des organes digestifs, et secondairement une irritation du système nerveux. M. Orfila pense que cette plante agit spécialement sur les poumons.]

Les anciens préparaient dans un vase de cuivre un collyre composé de suc de chélidoine et de miel. Je ne dirai pas, avec certains enthousiastes, que l'on a prévenu la cataracte et guéri des amauroses par l'usage interne et externe de cette plante ; mais je puis affirmer que nos paysans ont souvent guéri des ophtalmies chroniques qui avaient résisté à toutes les ressources de l'oculistique, par la décoction de ses feuilles employée comme collyre. Ce moyen est tout-à-fait populaire et a dû être connu de temps immémorial, ainsi que l'annonce le nom de *grande-éclaire*, fondé sans doute sur une propriété constatée par l'expérience. J'ai moi-même employé avec succès le suc des feuilles de chélidoine, étendu dans plus ou moins d'eau fraîche, en collyre pour les ulcères des paupières, les palpébrites muqueuses ou glanduleuses ; les ophtalmies chroniques, les taies de la cornée et les restes du ptérigion. L'emploi de ce collyre réclame de la circonspection : le suc pur de cette plante, en contact avec la conjonctive, peut déterminer une vive irritation et même une inflammation grave de l'organe de la vue. Je pense néanmoins que le suc des feuilles de chélidoine, plus ou moins étendu dans l'eau et même pur, conviendrait, instillé entre les paupières, dans l'ophtalmie purulente des nouveaux-nés ; c'est un moyen à essayer.

J'ai appliqué la racine fraîche de grande-éclaire sur les

tumeurs scrophuleuses ulcérées ; elles ont eu un effet marqué et à-peu-près semblable à celui que produit la racine d'arum employée de la même manière. Le suc des feuilles et des racines de cette plante, pur ou mêlé avec plus ou moins d'eau, selon qu'on veut lui donner plus ou moins d'activité, appliqué avec de la charpie sur les ulcères sordides, scorbutiques, atoniques, les modifient avantageusement, les détergent et les mettent dans des conditions qui en favorisent la cicatrisation. J'ai eu plusieurs fois l'occasion de constater les bons effets de ces applications. Les injections de ce suc dans les ulcères sinueux pourraient, en déterminant une irritation phlegmasique de leurs parois, en produire l'adhérence, si j'en juge par l'essai que j'en ai fait dans un cas de décollement survenu à la suite d'un abcès ouvert spontanément à l'aisselle, entretenant une supuration assez abondante depuis trois mois et que j'ai guéri par ce moyen. Je laissais séjourner le suc injecté jusqu'à production de la chaleur et de la douleur, ce qui avait lieu au bout de deux à trois minutes. J'exerçais ensuite une compression graduée.

[J'ai vu mettre en usage avec succès, pour provoquer l'écoulement des règles, un pédiluve préparé avec une grande quantité de chélidoine fraîche en décoction dans une suffisante quantité d'eau. Ce pédiluve gonfle promptement les veines des extrémités inférieures et leur donne l'apparence d'une dilatation variqueuse. On pourrait l'employer dans tous es cas où les bains de pieds irritants sont indiqués.

On applique le suc de grande-éclaire pour détruire les verrues et les cors ; mais son action, trop faible pour cela, est assez forte pour enflammer les parties voisines et augmenter le mal au lieu de le détruire.

La chélidoine qui a été récoltée dans un terrain sec ou sur de vieux murs est beaucoup plus active que celle qui a crû dans des lieux humides et ombragés. La dessication lui fait perdre une partie de son âcreté, tandis qu'elle augmente au contraire son amertume. Sa racine, blanche intérieurement et d'un brun rougeâtre à l'extérieur, devient presque noire quand elle est sèche.]

ÉGLANTIER,

ROSIER SAUVAGE.

Rosa sylvestris (T.) — *Rosa canina* (L.)

L'églantier se trouve partout dans les haies. On utilise ses fleurs et ses fruits.

Préparations et doses.

A L'INTÉRIEUR : *Décoction* des fruits concassés, 30 à 60 gram. par kilogramme d'eau.

Conserve de cynorrhodon (fruit), 50 à 60 grammes, seule ou dans du vin.

A L'EXTÉRIEUR : *Décoction* des fruits ou des fleurs, en collyre.

Propriétés.

Les fleurs, et surtout les fruits de l'églantier, sont astringents. Les fruits, connus sous le nom de *gratte-cu*, à cause du prurit que les poils qu'ils renferment causent à la peau, servent à la confection connue sous le nom de conserve de *cynorrhodon,* qu'on emploie dans la diarrhée, l'atonie des voies digestives, etc. J'ai quelquefois mis en usage la décoction des fruits concassés du rosier sauvage (après en avoir enlevé les poils), avec une suffisante quantité de sucre, dans les diarrhées des enfants. Cette préparation, d'un goût agréable, tient lieu de sirop de coing là où il n'est pas toujours possible de se procurer ce dernier. La décoction des fleurs est employée en collyre dans les ophtalmies et les palpébrites légères.

[Il naît, sur le fruit, la tige, la feuille et son pétiole, par la piqûre d'un insecte parasite *(cinips rosæ)*, une excroissance spongieuse connue dans les anciennes pharmacopées sous le nom de *bédéguar,* et à laquelle on attribuait, entre autres propriétés, celle de dissiper les goîtres. L'expérience a depuis longtemps fait justice de la prétendue efficacité de cette production tout-à-fait inerte.]

Je me propose d'essayer comme vermicide mécanique l'administration à l'intérieur des poils contenus dans le fruit de l'églantier.

ELLÉBORE NOIR,

ROSE DE NOEL.

Helleborus niger flore roseo (T.)
Helleborus niger (L.)

Cette plante vivace croît dans les montagnes d'Italie, de la Suisse et dans le midi de la France, les Pyrénées, etc. On la cultive partout ailleurs, dans les jardins, pour la beauté de ses fleurs hiémales. On se sert de sa racine et rarement de ses feuilles.

Préparations et doses.

A L'INTÉRIEUR : *Infusion ou décoction des racines*, de 2 à 8 gram. par kilog. d'eau.

Poudre (de la racine), 40 centig. à 1 gram. en électuaire, dans l'eau ou le vin, etc.

Vin (préparé avec la racine), de 20 à 60 gram.

Teinture (1 sur 4 d'alcool à 22°), de 50 centig. à 4 gram. progressivement, en potion.

Extrait (par infusion ou décoction de la racine, 1 sur 6 d'eau), de 10 à 80 centig. en pilule, etc.

A L'EXTÉRIEUR : *Décoction pour lotions*. Pommade (4 à 8 gram. de poudre de racine pour 50 grammes d'axonge) en frictions.

Propriétés.

L'ellébore noir, dont la racine est plus ou moins âcre et détermine sur la langue un sentiment de stupeur, est un purgatif drastique qui peut produire l'empoisonnement si on le donne à trop forte dose, et que l'on doit administrer avec beaucoup de prudence. A l'état frais, sa racine, appliquée sur une plaie saignante pendant quelques instants, détermine le vomissement ; aucune des substances vénéneuses employées jusqu'à ce jour ne produit aussi promptement cet effet, au rapport de M. Orfila. Administrée à forte dose, cette plante peut causer une superpurgation, des vomissements opiniâtres, l'inflammation du tube digestif, des selles sanguinolentes, un froid excessif et la mort.

A petite dose, les anciens comme les modernes ont employé l'ellébore noir dans les affections mentales non fébriles, dans les fièvres intermittentes, les affections vermineuses, la paralysie, l'hypocondrie, l'apoplexie, la léthargie, l'épilepsie, les céphalalgies nerveuses, l'hydropisie, le rhumatisme, la goutte, la chorée ; dans les maladies chroniques de la peau, telles que la lèpre, l'éléphantiasis, les dartres; la suppression des règles ou des hémorroïdes par suite d'atonie générale, etc.

[A très-petite dose et comme altérant, l'ellébore noir paraît exercer une action spéciale sur le système nerveux; on l'associe souvent, en cette qualité, à l'extrait de valériane et à la jusquiame dans les névralgies; mais cette action n'est pas démontrée d'une manière certaine et paraît plutôt le résultat d'une révulsion faible, mais continue, sur les intestins au profit du cerveau. Si, donné à plus haute dose, et produisant par conséquent une stimulation plus grande sur l'appareil digestif, l'ellébore donne lieu à des syptômes nerveux secondaires, il a cela de commun avec tous les excitants. Pourquoi chercher, dans un principe occulte et spécial, des effets physiologiques que le raisonnement et l'observation expliquent et constatent suffisamment ?

Les anciens faisaient grand cas de la racine d'ellébore contre la folie. Les historiens et les poëtes ont célébré de tout temps les cures merveilleuses opérées par l'*elleborisme* dans l'île d'Antycire. On pense que la plante dont se servaient les anciens était l'*helleborus orientalis,* dont les propriétés peuvent être très-diffiérentes de celles de notre ellébore noir. Quoi qu'il en soit, l'action perturbatrice de ce dernier peut être efficace dans certains cas d'aliénation accompagnés d'une sorte d'inertie, de torpeur du canal digestif, et d'un état du cerveau et du système nerveux indiquant la nécessité d'une forte révulsion.

La puissante dérivation que produit l'ellébore noir sur les organes digestifs l'a fait employer avec succès dans les hydropisies passives, lorsque, toutefois, il y a absence de phlegmasie péritonéale ou de lésions organiques avec irritation. Freind et Brunner, d'après Avicenne, l'ont employé dans cette indication. Brunner faisait infuser une once (32 grammes) de racine fraîche de cette plante dans quatre livres (2 kilogram.) de vin généreux, avec une poignée d'absynthe ; il en faisait prendre un verre le matin à jeun.]

Tous les médecins savent que l'ellébore noir fait la base des pilules toniques et antihydropiques de Bacher, lesquels sont composées de 30 grammes d'ellébore noir, de pareille quantité d'extrait de myrrhe à l'eau et de 12 grammes de poudre de chardon bénit, dont on fait des pilules de 2 centigrammes et demi. J'ai employé ces pilules avec avantage dans quelques cas d'anasarque où il n'existait aucune irritation inflammatoire des organes digestifs, et lorsque la maladie avait un caractère passif bien évident.

[Hildanus s'est guéri lui-même, avec la racine d'ellébore noir, d'une fièvre quarte, et a obtenu le même succès sur d'autres malades. Il est quelquefois utile de rompre, par une violente perturbation, l'habitude morbide qui entretient les fièvres intermittentes anciennes. Au reste, dans ces cas, tout autre drastique produit le même effet, ainsi que je l'ai observé à l'occasion de l'emploi de la chélidoine chez une jeune fille atteinte depuis long-temps d'une fièvre quarte. (*Voy.* Éclaire, *page* 135.)

Les anciens employaient fréquemment l'ellébore dans les maladies cutanées chroniques. Arétée et Celse, Halles et Hildanus, la recommandent dans la lèpre, l'éléphantiasis, les affections herpétiques et psoriques.]

J'ai fait prendre plusieurs fois, avec un succès remarquable, la mixture de Rosenstein dans les affections vermineuses. Cette mixture se compose de 1 gram. 20 centig. d'extrait d'ellébore noir, de 50 centig. de sulfate de fer, de 32 gram. d'eau de chardon bénit et de 32 gram. de sirop de violette ou de miel. La dose de ce mélange est d'une cuillerée à bouche, le matin à jeun, pour les enfants ; on augmente ou l'on diminue cette dose, suivant l'âge et les circonstances.

[Il faut bien se garder d'employer l'ellébore noir comme vomitif ou purgatif chez les sujets sanguins ou trop irritables. On ne le donnera aux enfants, aux vieillards et aux femmes délicates qu'avec la plus grande circonspection. On s'en abstiendra toujours lorsqu'il existera une irritation inflammatoire ou nerveuse des organes digestifs. En imitant la prudence des anciens dans la manière de l'administrer, il pourra remplacer beaucoup de purgatifs exotiques. Comme *altérant* (diurétique, excitant, emménagogue, etc.), on ne doit pas dépasser la dose de 35 à 40 centigrammes; comme *purgatif*, on ne doit pas aller au-delà de 1 gramme 50 centigrammes de poudre, et de 1 gramme d'extrait, préparations le plus ordinairement employées.

A l'extérieur, on emploie la pommade d'ellébore avec succès dans les dartres invétérées. La plante, appliquée fraîche sur la peau, y produit un effet vésicant. On l'a signalée comme un sternutatoire violent ; mais cette propriété est plus prononcée dans les *varaires*, connus aussi sous le nom d'ellébores.

Dans le commerce l'ellébore noir est souvent mêlé avec plusieurs autres racines qui lui sont ainsi substituées à l'insçu du médecin qui le prescrit. On y trouve celles de l'*helleborus fœtidus*, de l'*helleborus viridis*, de l'*adonis vernalis*, de l'*aconitum napellus*, etc. Cette falsification, ou plutôt cette négligence, est sans doute la cause principale de la diversité des opinions sur les effets de l'ellébore noir et sur les doses auxquelles il convient de l'administrer. La racine de ce dernier est d'un brun noirâtre à l'extérieur et blanche ou grisâtre en dedans. Elle se compose de tronçons de la longueur et de la grosseur du petit doigt, irréguliers, couverts de radicules, et parsemés d'anneaux circulaires. On voit sous son écorce un cercle de points blancs indiquant la naissance des radicules.

Les effets plus ou moins prononcés de cette racine dépendent de son degré de fraîcheur ou de siccité. Si l'on veut compter sur son efficacité il faut l'employer à l'état frais pour ses diverses préparations, et, dans tous les cas, ne jamais attendre que la vétusté l'ait privée de ses principes les plus actifs.]

ELLÉBORE BLANC,

VARAIRE , VÉRATRE , VÉRATRE BLANC.

Veratrum flore subviridi (T.)
Veratrum album (L.)

Cette plante vivace croît en Suisse, en Italie et dans le midi de la France. Les racines et les feuilles sont employées, mais celles-ci rarement.

Préparations et doses.

A L'INTÉRIEUR : *Racine en poudre*, 20 à 50 cent.
Racine en décoction, 60 cent à 1 gram. très-progressivement.
A L'EXTÉRIEUR : *Décoction*, 10 à 12 gram. par kilog. d'eau, pour lotions antipsoriques, etc.
Vinaigre (1 sur 100 de vinaigre) pour lotions anti-herpétiques.
Pommade (1 sur 4 d'axonge) pour onctions anti-psoriques.

Propriétés.

La racine d'ellébore blanc, d'une saveur d'abord douceâtre, puis âcre, amère et corrosive, est un purgatif violent.

[A forte dose elle cause des vomissements, une faiblesse extrême du pouls, des convulsions, la perte de la voix, une sueur froide, le hocquet, en un mot, des symptômes analogues à ceux de l'empoisonnement par l'ellébore noir, mais plus intenses. Réduite en poudre, elle est très-fortement sternutatoire.

Les évacuations abondantes que la racine de cet ellébore produit, ont quelquefois favorisé la guérison de l'hydropisie ; mais, ainsi que l'observe le judicieux Murray, la violence de son action a donné la mort à plusieurs hydropiques. Comme j'ai toujours pu remplir les mêmes indications avec d'autres plantes sans exposer les malades à de tels dangers, je me suis abstenu de l'usage de l'ellébore blanc à l'intérieur.]

Cependant Gesner, qui a essayé les propriétés de cette plante sur lui-même, a trouvé le moyen d'enchaîner cette substance trop énergique, et de guérir par son usage des obstructions abdominales. Voici comme il procédait : Racine sèche et pulvérisée d'ellébore blanc, 8 grammes ; faites digérer pendant un mois dans 170 grammes de vin spiritueux, que l'on administre à la dose de 1 gram. 25 centig., non dans l'intention de purger, mais de résoudre les embarras des viscères. Gilibert indique ce remède comme un des meilleurs fondants ; sous cette forme, on l'a employé dans les dartres, la teigne, la lèpre et l'éléphantiasis.

[La racine d'ellébore blanc a été mise en usage à l'extérieur contre certaines maladies chroniques de la peau. Swediaur employait dans le prurigo et le porrigo favosa, la lotion suivante : Racine d'ellébore blanc, 15 grammes ; eau bouillante, 1 kilog. ; passez après refroidissement, et ajoutez à la solution 135 grammes de teinture d'ellébore blanc. Biet s'est servi dans le traitement de la gale, chez les personnes qui redoutaient les préparations sulfureuses, d'une pommade composée de 4 grammes de poudre de racine d'ellébore blanc, de 32 grammes d'axonge et deux gouttes d'essence de bergamotte, pour deux frictions, matin et soir. Quarante malades ont été guéris en treize jours (durée moyenne) sans accidents.

Plistonicus faisait des suppositoires avec l'ellébore blanc, et excitait ainsi le vomissement. Dioclès en faisait des pessaires pour introduire dans le vagin, et produire le même effet. Dans les affections goutteuses des extrémités, les médecins de l'antiquité arrosaient les pieds avec l'ellébore en décoction dans l'eau de mer ; ces lotions produisaient des vomissements qui diminuaient les douleurs des articulations.]

ELLÉBORE FÉTIDE,

PIED DE GRIFFON.

Helleborus niger fœtidus (T.)
Helleborus fœtidus (L.)

Cette plante croît spontanément en Suisse, en Allemagne, dans presque toute la France, sur les lisières des bois, dans les lieux stériles, ombragés et pierreux. La racine et les feuilles sont employées.

Préparations et doses.

A l'INTÉRIEUR : *Décoction des feuilles fraîches*, 2 à 4 grammes pour 180 gram. d'eau.
Suc, mêle au miel ou au sucre, 1 à 4 grammes.
Poudre, 40 à 80 centigrammes, progressivement.

Propriétés.

Cet ellébore, d'une odeur fétide, d'une saveur âcre et amère, si on l'emploie sans précaution, est aussi vénéneux que les deux espèces dont je viens de parler. Il peut être très-utile comme purgatif et vermifuge quand il est manié avec prudence. A l'exemple des anciens, qui excellaient dans l'art de diminuer l'action trop véhémente des substances les plus délétères, on peut faire macérer modérément ses feuilles dans le vinaigre, ou les humecter simplement avec cette liqueur, en exprimer ensuite le suc pour en faire un sirop avec le sucre ou le miel. Ainsi préparé, l'ellébore fétide ne cause ni nausées ni vomissement. On en administre une moyenne cuillerée le soir, et une ou deux le matin pendant deux ou trois jours de suite, pour un enfant de cinq à six ans. On augmente ou l'on diminue la dose selon l'âge et l'état du malade. Comme cette dose produit rarement des selles, on peut prendre ensuite un léger purgatif. J'ai employé la poudre des feuilles de cet ellébore à la dose de 50 à 80 centigram. dans quantité suffisante d'eau miellée, pour expulser les vers intestinaux. Ordinairement cette dose, proportionnée à l'âge des enfants, et que l'on répète tous les deux ou trois jours, purge suffisamment tout en agissant très-efficacement comme vermicide. Donnée en plus grande quantité, cette plante devient éméto-cathartique.

[Bisset (*Essai sur la constitut. médic. de l'Angleterre*) dit que c'est un remède qui ne lui a jamais manqué à titre de vermifuge ; mais, ainsi que le fait remarquer Pinel (*Ency-*

clopéd. méthod.), à cause des qualités très-âcres de cette plante, il faut commencer par de très-petites doses pour éviter l'effet irritant qu'elle peut produire sur des individus délicats et sensibles.

« Si, dans les maladies vermineuses des enfants, dit Bulliard, on leur fait prendre tous les matins à jeun un bol composé avec les jeunes feuilles de cette plante pilée et unie avec un peu de miel, et saupoudrée de sucre, cela tue les vers ; mais il faut observer les effets de ce médicament : commencez par purger doucement ; donnez un très-petit bol le lendemain de la médecine ; augmentez-en peu à peu le diamètre, et faites boire souvent à cet enfant beaucoup de limonade cuite ou du sirop de vinaigre. » (*Hist. des plantes vénéneuses de la France, p. 273.*)]

La racine de pied de griffon est employée par les vétérinaires comme purgatif et pour en former des sétons ; elle entretient une irritation et une suppuration continue.

ÉPINE-VINETTE,

BERBÉRIS, VINETIER.

Berberis dumetorum (T.)
Berberis vulgaris (L.)

Cet arbuste, remarquable par la faculté contractile de ses étamines (1), croît partout, le long des bois, dans les haies, au voisinage des fermes. L'écorce, les feuilles et les fruits sont usités.

Préparations et doses.

A L'INTÉRIEUR : *Décoction de l'écorce intérieure de la tige ou de la racine*, 4 grammes pour 500 grammes d'eau.
Suc des fruits, 50 à 60 grammes par kilog. d'eau pour boisson.
Sirop (2 de suc des fruits sur 5 de sucre) 30 à 150 grammes en potion, et pour édulcorer les boissons.
Rob, *gelée*, *conserve*, etc., de 30 à 60 grammes.

Propriétés.

Toutes les parties de l'épine-vinette sont utiles. La seconde écorce de la tige, ou mieux de la racine, est amère et légè-

---

(1) Les fleurs de berbéris présentent un phénomène curieux : les étamines sont douées d'une irritabilité telle, qu'au plus léger attouchement elles se contractent et se portent aussitôt vers le pistil, où elles demeurent fixées pendant un certain temps comme pour le garantir de toute atteinte extérieure.

rement purgative. Gilibert la regarde comme un bon fondant indiqué dans les embarras du foie et de la rate. Je l'ai mise en usage avec succès dans les hydropisies. Je me sers de la formule suivante : Seconde écorce de berbéris 4 grammes, eau froide trois verres ; faites cuire jusqu'à ce que l'eau soit bouillante, retirez alors de dessus le feu ; ajoutez du sucre et laissez refroidir l'infusion ; pour une dose à prendre en trois fois chaque jour le matin. Quelques praticiens ont recommandé la même écorce macérée dans du vin blanc, contre l'ictère, sans préciser l'indication de son emploi, comme si la coloration symptomatique de la peau qui caractérise cette maladie, tenait toujours à une seule et même cause.

La décoction des feuilles de berbéris, avec addition d'un peu de miel, a été employée dans le scorbut et dans quelques espèces de dyssenteries.

Les fruits de cet arbrisseau ont la saveur et les avantages réunis de la groseille et du limon. On en prépare un rob, un sirop et une gelée. On confit, pour l'usage de la table, des grappes d'épine-vinette dans le sucre. Les baies fermentées avec de l'eau miellée fournissent un hydromel aigrelet fort agréable. On emploie avec avantage la limonade faite avec le suc de ces baies dans l'angine, les fièvres imflammatoires, bilieuses et typhoïdes. Cette limonade, comme celle d'alleluia, est à la fois simple, agréable et économique ; elle est supérieure à celle que l'on prépare avec le citron.—Les fruits d'épine-vinette, séchés pour l'hiver, conservent leurs qualités.— Il serait à désirer que l'on cultivât cette plante partout où elle n'est pas assez abondante ; elle n'est sans doute si négligée que parce que le groseiller, plus productif, donne des produits analogues.

EUPATOIRE,

EUPATOIRE D'AVICENNE, EUPATOIRE DES ARABES, HERBE DE SAINTE CUNÉGONDE.

Eupatorium cannabinum (T.)
Eupatorium cannabinum (L.)

Cette plante se trouve partout, sur les bords des eaux stagnantes, dans les prés humides, les marais. Ses feuilles et ses racines sont usitées.

Préparations et doses.

A L'INTÉRIEUR : *Infusion ou décoction des feuilles*, de 30 à 60 gram. par kilog. d'eau.

Décoction des racines dans l'eau, ou infusion dans le vin ou dans la bière, de 30 à 60 gram. par kilog. d'eau.

Suc des feuilles, de 50 à 120 grammes.

A L'EXTÉRIEUR : *Feuilles*, en cataplasme, décoction, pour fomentations, lotions, etc.

Propriétés.

Toutes les parties de cette plante ont une saveur amère, aromatique et piquante. Elle est purgative, apéritive, stimulante, tonique. On l'a employée dans les hydropisies, les catarrhes chroniques, la chlorose, le scorbut, l'ictère, les engorgements du foie et de la rate, les affections cutanées chroniques, l'aménorrhée, etc., et à l'extérieur comme résolutif, détersif, tonique, etc.

Les auteurs sont loin d'être d'accord sur les propriétés de l'eupatoire d'avicenne. La vertu purgative de la racine, constatée par les uns, a été révoquée en doute par les autres. Mais, ainsi que Guersent l'a judicieusement remarqué, cela tient probablement à ce que la racine a été, dans les diverses expériences, récoltée à des époques différentes. On sait, en effet, qu'après la maturité des semences, les racines des plantes les plus actives sont dénuées d'une grande partie de leurs propriétés. Il paraît démontré aujourd'hui, par les essais de Gesner, confirmés par ceux de Boudet et de Chambon de Montaux (*Bulletin de pharm.*, tom. 1er et 3), et ma propre expérience vient à l'appui de cette opinion, fondée sur des faits, que la racine de cette plante, récoltée en saison convenable, est purgative, et que les feuilles agissent à la manière des toniques amers. J'ai vu des paysans employer les racines et les feuilles d'eupatoire infusées ensemble dans la bière, afin de produire à la fois un effet purgatif, tonique et surtout vermifuge. Infusées de la même manière dans le vin blanc, elles peuvent être utiles dans l'hydropisie, l'œdème, les engorgements viscéraux succédant aux fièvres intermittentes, les cachexies, etc. ; mais rien n'est venu justifier les merveilleuses propriétés attribuées à l'eupatoire par un grand nombre d'auteurs. Ses propriétés résolutives sont tout aussi douteuses. J'ai essayé l'application de ses feuilles en cataplasme sans en retirer aucun avantage appréciable. La racine pilée a été un peu plus active, sans cependant produire un effet qui puisse la faire adopter de préférence à tant d'autres agents de même nature, et que l'on a abandonnés depuis longtemps. Ce qu'on dit du suc de cette plante, associé au vinaigre et au sel commun, pour le traitement de la gale, paraît plus conforme à l'observation journalière.

lorsqu'on réfléchit que les lotions faites avec la décoction de presque toutes les plantes âcres ou aromatiques suffisent souvent pour guérir cette affection,

[L'eupatoire ayant une action analogue à celle de la rhubarbe, comme à la fois purgative et tonique, me paraît pouvoir être substituée souvent à cette dernière dans la pratique rurale.]

EUPHORBE CYPARISSE,

PETITE ÉSULE, EUPHORBE A FEUILLES DE CYPRÈS, RHUBARBE DES PAYSANS.

Euphorbia cyparissias (T.)
Euphorbia cyparissias (L.)

Cette plante croît partout, sur les lisières des chemins et des bois, dans les lieux incultes. Ses feuilles ressemblent si bien à la linaire qu'on ne les distingue que par le lait dont l'ésule est remplie et que la linaire n'a point, ce qui a donné lieu à ce vers :

Esula lactescit, sine lacte linaria crescit.

[Ainsi que d'autres espèces de la même famille, la petite ésule a des propriétés analogues à celles de l'euphorbe-épurge. Sa racine, avalée, même en très-petite quantité, excite de violents vomissements et purge abondamment. C'est à sa vertu drastique qu'elle doit le nom vulgaire de *rhubarbe des paysans.* Cette plante est plus active encore que l'épurge ; elle enflamme, corrode et ulcère la membrane muqueuse du tube digestif. Toutefois, son âcreté peut être corrigée soit en la faisant macérer pendant vingt-quatre heures dans le vinaigre, dans le suc d'oseille ou toute autre liqueur acide, soit en la faisant dessécher selon le procédé de Coste, indiqué pour l'épurge. Dans cet état, on peut l'administrer comme drastique en substance à la dose de 50 centigram. à 1 gramme. Géoffroy l'employait même à la dose de 1 gram. 25 centigram. à 4 grammes. On en a quelquefois donné les feuilles en décoction dans le lait ou dans l'eau de racine de guimauve à la dose de 8 grammes. Les fruits de cette plante, au nombre de dix à douze, purgent violemment les sujets les plus robustes. C'est avec la poudre des feuilles de petite ésule que l'on préparait le fameux purgatif appelé *polychreste,* tout-à-fait oublié aujourd'hui comme tant d'autres compositions de la polypharmacie des anciens. Haller a vu une ophtalmie suivie de cécité résulter de l'application du suc de petite ésule à la face externe des paupières. Vicat fait mention d'un homme qui eut le visage écorché pour s'être frotté avec le suc de cet euphorbe, et Lamotte parle d'un clystère préparé avec cette herbe, qu'on avait prise en place de mercuriale, et dont l'effet fut mortel.]

Les campagnards font disparaître les verrues avec le suc de toutes les tithymales, et surtout avec celui de l'espèce appelée *réveille-matin*, qui est beaucoup plus commune que les autres; mais il faut, avant d'appliquer ce suc, enlever légèrement la superficie de l'excroissance avec un instrument tranchant.

L'Euphorbe réveille-matin (*euphorbia helioscopia*), qui croît dans tous les terrains cultivés et principalement dans les jardins, était considéré par les anciens comme la moins active de ses congénères. Ils attribuaient, en outre, plus ou moins d'activité à chacune des parties de cette plante : le lait était la substance la plus violente ; la graine l'était moins, les feuilles moins encore que les graines, et les racines moins actives que les feuilles. Hippocrate et Deoscoride incorporaient le lait de réveille-matin avec la pulpe de figue sèche, et l'y laissaient séjourner plus ou moins longtemps avant d'en faire usage. La graine, récoltée en automne, séchée et pulvérisée, était mêlée avec du miel, ou bien, selon Pline, avec le raisiné ou le vin cuit, à la dose de 20 grains (1 gram.). Actuarius faisait torréfier les feuilles de réveille-matin dans un vase de terre neuf ; après les avoir pulvérisées, il en mêlait 4 grammes avec de la farine d'orge, dans une tisane mucilagineuse, dans du miel, dans la pulpe de raisin, dans du raisiné, dans l'eau simple ou dans un bouillon de poulet. On l'employait aussi dans le vin blanc, le suc d'absinthe, de mélisse, etc., ou en pilules. Constantin, dans son *brief Traité de la Pharmacie provençale et familière*, recommande les graines pulvérisées, ou la racine en poudre, avec la pulpe de prunes aigres ou douces, avec celle des raisins secs ou de figues, en forme de lénitif.

On faisait encore macérer pendant quelque temps les feuilles, l'écorce ou la semence de réveille-matin, à la dose de 8 à 12 grammes dans une décoction de bourrache, de buglosse, de chicorée, de mélisse, de pourpier, d'alkekenge, d'oseille, d'hypociste, de raisins secs, de pruneaux et de grande consoude. Après avoir passé cette tisane on la donnait au malade à dose plus ou moins forte, selon les cas. On administrait aussi en électuaire les feuilles macérées de la plante, après les avoir fait sécher et pulvériser ; l'effet en était alors mitigé.

D'après le degré d'énergie des diverses parties de la

plante, le suc laiteux corrigé était donné à la dose de 1 gram. à 2 grammes ; les semences à 1 gramme, les feuilles à 1 gramme 25 centigrammes, et les racines à 1 gramme 50 centigrammes.

D'autres espèces de tithymales, telles que l'euphorbe des vignes (*euphorbia peplus*), l'euphorbe des marais ou grande ésule (*euphorbia palustris*), l'euphorbe nummulaire ou petit tithymale (*euphorbia chamœcice*), peuvent être employés comme ceux dont nous venons de parler, et être substitués à l'euphorbe officinale ou des anciens, et à la gomme-gutte, à la scamonée. Tous les tithymales bien vérifiés, dit Gilibert, offrent divers degrés d'activité ; maniés par des praticiens sagement hardis, ils peuvent produire des effets très-heureux. Cependant on les néglige, quoiqu'une foule d'observations anciennes parlent en leur faveur ; et, par une étonnante contradiction, les médecins ordonnent chaque jour, dans les maladies atoniques, des drogues étrangères qui ne sont que des sucs résineux plus âcres dans leurs plantes vivaces que celui de nos tithymales.

J'ajouterai à ces considérations, que les drastiques sont supportés plus facilement dans le nord que dans le midi, dans les campagnes que dans les villes, dans les lieux bas et aquatiques que sur les montagnes. De là les opinions contradictoires des praticiens sur l'action plus ou moins véhémente de nos euphorbes et des autres drastiques indigènes. J'ai été plus d'une fois à même d'observer que tel médicament de ce genre, administré sans inconvénient aux paysans, occasionnait chez les citadins, où le système nerveux est habituellement surexcité, des superpurgations et des accidents sympathiques très-graves. L'action des médicaments énergiques est donc subordonnée à l'état du système nerveux.]

EUPHORBE-ÉPURGE,

ÉPURGE, CATAPUCE, EUPHORBE LATHYRIENNE.

Tithymalus latifolius, cataputia dictus (T.)
Euphorbia lathyris (L.)

Cette plante, une des plus belles espèces d'euphorbe parmi celles de l'Europe, se trouve sur les lisières des grandes routes, dans les terrains sablonneux et boisés, et est plus abondante dans les parties tempérées de la France que dans les départements du nord. Je la cultive dans mon jardin, où elle se sème d'elle-même. On utilise les semences, les feuilles et les racines.

Préparations et doses.

A L'INTÉRIEUR : *Semences*, 6 à 12 comme cathartique, éméto-cathartique ou drastique.
Huile des semences, 20 centigrammes à 1 gramme en pilules, potion, émultion.

A L'EXTÉRIEUR : *Huile en frictions*, de 1 à 2 grammes.

Propriétés.

L'épurge est un purgatif drastique des plus violents. La semence de cette plante n'en est pas moins d'un emploi tout à fait vulgaire dans nos campagnes. On en avale six à douze graines pour produire un effet purgatif suffisant. On prend aussi quelquefois quatre ou cinq de ses feuilles broyées avec du miel. Les paysans qui se purgent avec les semences les mâchent bien avant de les avaler quand ils désirent produire *un grand effet;* ils les concassent légèrement lorsqu'ils ne veulent qu'un *effet modéré.* Pour moi, je les emploie en émulsion avec le jaune d'œuf et une suffisante quantité d'eau. Cependant, chez les sujets robustes et surtout dans les hydropisies non accompagnées d'irritation gastro-intestinale ou d'inflammation, je les administre en substance. Ces semences peuvent remplacer avantageusement l'huile de croton tiglium ; elles sont d'une action moins violente et tout aussi certaine.

[L'huile qu'on en retire est, au rapport de Carlo Calderini, qui le premier l'a obtenue, un purgatif très-doux. A la dose de trois gouttes chez les enfants, et de six à huit gouttes pour les adultes, elle produit des évacuations alvines sans coliques, sans ténesme. Ce n'est que lorsqu'elle est rance qu'elle produit des coliques. Avec le temps, et surtout par l'influence d'une température chaude, elle se trouble et rancit ; alors sa saveur, de douce qu'elle était, devient piquante. Dans l'usage que j'en ai fait, je l'ai vue produire assez souvent des contractions de l'estomac, et absolument le même effet, sur les intestins, que l'huile de croton tiglium. Louis Frank pense que l'huile d'épurge pourrait être employée contre le ténia, l'ascite, l'hystéralgie, etc. M. Martin Solon l'a administré avec succès à la dose de 1 gramme 25 centigrammes jusqu'à 4 et 6 grammes dans plusieurs cas d'albuminurie chronique (*Bulletin de thérapeut., tom.* VIII). Mais, ainsi que le fait judicieusement remarquer M. Valleix (*Guide du méd. praticien, tom.* VII), dans d'autres cas aussi, en continuant trop longtemps son administration, on a produit une irritation assez vive de la muqueuse intestinale, qui a paru hâter la mort. Lorsque dans cette maladie il y a opportunité pour l'emploi des purgatifs, je donne la préférence à la racine de bryone, à l'écorce intérieure de sureau, à la gratiole, au nerprun, etc., qui remplissent la même indication avec moins de violence.

Dans les cas où il n'existe pas trop d'irritation intestinale, j'ai pu remplacer l'huile de ricin par un mélange d'huile d'olive ou d'œillette et d'huile d'épurge (6 à 12 centig. pour 30 grammes d'huile.]

J'ai produit la rubéfaction et une éruption à la peau, comme avec l'huile d'épurge, dans les affections bronchiques, dans la sciatique, etc., en employant l'huile d'olive ou d'œillette dans laquelle j'avais fait macérer les semences concassées d'épurge. Cette huile m'a été d'un grand secours dans les épidémies de coqueluche, concurremment avec l'usage intérieur de la belladone. L'irritation qu'elle produit en friction sur la poitrine est moins douloureuse que celle qu'on provoque par la pommade stibiée, et l'action en est plus facilement graduée. Les feuilles fraîches d'épurge et de quelques autres espèces d'euphorbe, avec lesquelles on frictionne la peau, produisent aussi la rubéfaction ; mais je leur préfère les frictions huileuses préparées avec la semence comme je l'ai indiqué plus haut. Le prix élevé des huiles de croton et d'épurge n'en permet pas l'usage à l'extérieur dans la médecine des pauvres.

L'épurge ne doit être employée à l'intérieur qu'avec une extrême prudence ; dans les mains du vulgaire elle peut devenir un poison violent. J'ai vu déterminer une diarrhée rebelle chez un cultivateur qui avait pris quinze semences de cette plante dans un jaune d'œuf. Ce ne fut qu'après un long usage des mucilagineux et des opiacés que je parvins à le guérir. Au reste, dans les circonstances où l'énergie de l'épurge est indiquée, le médecin n'a d'autres précautions à prendre que celles que réclame l'emploi de la scamonée, de la scille, de la gomme-gutte, etc.

[Bulliard conseille d'administrer l'épurge de la manière suivante : « Vous faites infuser 8 grammes des feuilles, des tiges ou des fruits de tithymale encore vert, dans une livre d'eau tiède, dans laquelle on délaie une cuillerée de miel, et l'on prend de cette eau de la même manière que l'eau émétisée, c'est-à-dire, que l'on en prend d'abord deux cuillerées, une heure après deux autres cuillerées, et de demi-heure en demi-heure une nouvelle cuillerée, jusqu'à ce que ce remède produise l'effet qu'on en attend : il faut, à chaque fois que l'on prend de cette eau, avaler un petit bouillon gras (*Hist. des plantes vénén.*, *pag.* 256.)

On peut modérer l'énergie de l'épurge par la dessication prolongée ou par une légère torréfaction. Séchée à l'air libre pendant dix mois et mêlée avec du sucre, les feuilles, la racine et l'écorce des tithymales, agissent, suivant Coste, sans inconvénient comme purgatif et même comme émétique à la dose d'un gramme : huit paysans robustes, atteints de fièvre tierce, à qui on a administré ce remède, en ont fourni la preuve.]

EUPHRAISE,

EUPHRAISE.

Euphrasia officinarum (T.)
Euphrasia officinalis (L.)

Je ne parle de cette plante que parce qu'un grand nombre d'auteurs lui ont attribué les propriétés les plus merveilleuses. Il faut la crédulité de Mathiole pour croire que l'euphraise guérit la cataracte, l'épiphora, l'obscurité de la vue, la cécité et presque toutes les maladies de l'appareil oculaire. Des hommes célèbres, tels que Fabrice de Hilden, Lanzoni, Camérarius, Hoffmann, Rai, Jean Frank, se sont laissés entraîner par le préjugé en faveur d'une plante, très-jolie du reste, mais sans vertus. Quand de grands noms accréditent l'erreur, elle marche, traverse les siècles et vient s'asseoir gravement à côté de la science. Croira-t-on qu'il est encore des praticiens instruits qui prescrivent comme un précieux anti-ophtalmique l'eau distillée d'euphraise ?

Quel est donc l'origine de la réputation de l'euphraise ? La voici : La tâche jaune qu'on observe sur ses fleurs est remarquable ; on lui a trouvé la forme d'un œil, dit Chaumeton, et, à une époque où l'absurde système des signatures était en vigueur, on en a conclu que l'euphraise devait être un remède infaillible contre les maladies des yeux.

FENOUIL,

ANETH OU ANIS DOUX.

Fœniculum dulce (T.)
Anethum fœniculum (L.)

Le fenouil croît en France, en Italie, etc., dans les terrains pierreux, les décombres ; on le cultive dans les jardins. Les racines, l'herbe et les semences sont usitées.

Préparations et doses.

A L'INTÉRIEUR : *Semences en poudre*, 2 à 4 grammes.

Décoction des racines, de 50 à 60 gram. par kilog. d'eau.

Infusion aqueuse des semences, de 45 à 60 gram. par kilog. d'eau.

Eau distillée (1 de fenouil sur 4 d'eau), de 30 à 100 gram. comme véhicule en potion, collyre, etc.

Vin (50 à 60 gram. de semences pour 1 kilogram. de vin), de 50 à 120 grammes.

Teinture (1 sur 8 d'alcool à 21°), de 50 centigram. à 2 gram., en potion.

Huile essentielle, de 50 à 50 centig., en potion.

A L'EXTÉRIEUR : *Huile essentielle et teinture*, en frictions.

Poudre, quantité suffisante en topique, en pommade avec l'axonge, etc.

Feuilles et sommités, en cataplasme, fomentations, etc.

Propriétés.

Le fenouil, d'une saveur aromatique, âcre et pénétrante, est excitant. On peut, à ce titre, l'employer dans toutes les affections qui réclament l'action des toniques diffusibles. Hippocrate, et après lui Dioscoride, l'ont recommandé pour activer la sécrétion du lait. Bodard a vérifié cette propriété : « Nous pourrions, dit cet auteur, citer plusieurs exemples de mères qui, manquant de lait, étaient sur le point d'abandonner leur enfant à un lait étranger, et chez lesquelles nous avons rétabli la sécrétion de ce fluide précieux, au moyen d'une infusion théiforme de semences de fenouil, édulcérée avec un peu de racine de réglisse verte. (*Cours de Botaniq. médic. comparée.*) » J'ai employé plusieurs fois le même moyen avec succès chez les femmes atteintes d'agalactie par suite de dyspepsie produite par l'atonie de l'estomac ou la gastralgie. Lorsqu'il existe une irritation phlegmasique de l'astomac, accompagnant ou causant la suppression du lait, l'usage du fenouil ne peut que nuire. Attribuer à cette plante des vertus carminatives comme à l'anis, au carvi, à la coriandre, etc., et la dire stomachique, diurétique, emménagogue, antispasmodique et même fébrifuge, c'est exprimer tout simplement une action excitante sur l'économie en général, et, selon les dispositions individuelles, sur tel ou tel organe en particulier.

La racine de fenouil est mise au nombre des racines apéritives ; les feuilles et les sommités sont appliquées en cataplasme sur les engorgements des mamelles. Cette plante, comme toutes celles du même genre, est beaucoup plus aromatique dans le midi que dans les départements du centre et du nord de la France. La semence de fenouil doit être nouvelle, nette, bien nourrie, et d'un goût agréable.

FENU-GREC,

TRIGONELLE FENU-GREC, SÉNÉGRÉE (1).

Fœnum græcum sativum. (T.)
Trigonella fœnum-græcum (L.)

Le fenu-grec, très-commun dans l'ancienne Grèce et en Égypte, où on le cultive, se rencontre dans plusieurs des départements méridionaux de la France, dans les champs et sur les bords des chemins. On cultive cette plante comme fourrage dans quelques parties du Languedoc et du Dauphiné.—Les semences sont usitées.

Propriétés.

La grande quantité de mucilage que contiennent les graines de fenu-grec les rendent adoucissantes, émollientes, lubrifiantes ; 30 grammes de ces semences donnent, par l'ébullition, la consistance mucilagineuse à 500 gram. d'eau, qu'on peut employer avec avantage à l'intérieur et en lavement, pour appaiser l'irritation de l'appareil digestif dans les diarrhées, la dyssenterie, l'empoisonnement produit par les substances corrosives, la gastro-entérite chronique, etc. Mais c'est surtout à l'extérieur qu'on emploie les semences de fenu-grec, en décoction dans l'ophtalmie, les aphtes, les gerçures des lèvres et du mamelon. En cataplasme, la graine de fenu-grec convient pour calmer la douleur et favoriser la résolution dans le phlegmon et autres inflammations externes. Il faut choisir cette graine récente, grosse, de couleur jaune ; la vétusté la rend obscure ou brune.

FÈVE DES MARAIS.

Faba major, sive flore candido (T.)
Faba vulgaris (L.)

Cette plante est cultivée pour son fourrage et pour sa graine.

Propriétés.

Les fleurs de cette plante sont légèrement aromatiques et antispasmodiques. Les semences sont adoucissantes, résolutives et astringentes. J'ai vu des diarrhées chroniques

---

(1) Cet article n'était pas dans le mémoire couronné.

traitées inutilement par les moyens les plus rationnels, céder à l'usage exclusif d'une bouillie faite avec la farine de fève. C'est surtout dans les cas où la maladie est entretenue par une vive irritation de la muqueuse intestinale coïncidant avec un état de débilité, que cette bouillie me réussit. L'infusion de la cendre des tiges et des gousses de fève dans le vin blanc (60 à 90 gram. de cendre pour 1 kilog. de vin) est employée vulgairement dans nos campagnes comme diurétique, dans la gravelle, l'hydropisie et les engorgements viscéraux sans inflammation. La dose de ce vin est de 60 à 100 grammes chaque jour. On fait, avec la farine de fève, des cataplasmes légèrement résolutifs.

FIGUIER (1).

Ficus communis (T.) — *Ficus carica* (L.)

Tout le monde connaît le figuier. Ses fruits sont usités comme aliment et comme médicament. Nous ne devons le considérer que sous ce dernier rapport.

Propriétés.

Les figues sont émollientes, adoucissantes, relâchantes. La décoction de figues dans l'eau convient dans les maladies inflammatoires, la pneumonie, la pleurésie, le catarrhe bronchique, la cystite, la néphrite, la variole, la rougeole, la scarlatine, etc. Bouillies dans le lait, on les emploie en gargarisme lorsqu'il y a tension, douleur, gonflement dans l'engine, la gingivite et la stomatite. On les applique en cataplasme sur les tumeurs inflammatoires. Je me sers souvent de figues grasses pour excipient d'une certaine quantité de semence de moutarde pulvérisée, comme résolutif, rubéfiant, en cataplasme. J'emploie de la même manière d'autres substances énergiques pour en adoucir plus ou moins l'effet, selon l'indication que j'ai à remplir.

Les anciens employaient le suc âcre et laiteux du figuier, à l'extérieur, dans le traitement de la lèpre et autres maladies cutanées chroniques. On en frotte les verrues et les cors pour les faire disparaître peu à peu.

_____

(1) Cet article n'était pas dans l'ouvrage couronné.

FILIPENDULE (1).

Filipendula vulgaris (T.)
Spiræa filipendula (L.)

La filipendule est très-commune en France. Sa racine est usitée.

Préparations et doses.

A L'INTÉRIEUR : *Décoction des racines*, de 50 à 60 gram. par kilog. d'eau.

Propriétés.

Cette plante est douée d'une certaine astringence. Les racines, cueillies à la fin de l'automne, exhalent une odeur analogue à celle des fleurs d'oranger. Rapées fraîches, elles communiquent à l'eau une couleur rosée, et déposent une fécule amylacée dont Bergius a obtenu une colle excellente. Ces racines ont fourni dans les temps de disette une ressource alimentaire. Gilibert en a retiré une farine de bonne qualité, après les avoir fait cuire et pulvériser. Les médecins savent aujourd'hui à quoi s'en tenir sur les vertus diurétiques et lithontriptiques qu'on leur attribuait autrefois. Leur astringence légère les font encore employer dans les diarrhées et la dyssenterie, après la période d'irritation, et avant d'en venir à des astringents plus énergiques.

FOUGÈRE MALE.

Filix non ramosa, dentata (T.)
Polypodium filix mas (L.)

L'espèce dont il est ici question, placée d'abord parmi les polypodes, appartenant aujourd'hui aux *aspidium*, se rencontre partout dans les lieux incultes et dans les bois. On emploie la souche, ou stipe, improprement nommée racine.

Préparations et doses.

A L'INTÉRIEUR : *Décoction*, de 15 à 60 gram. par kilog. d'eau.
Poudre, de 4 à 15 gram. en substance, pilules, électuaire, etc.
Eau distillée, de 50 à 100 gram. en potion.
Extrait alcoolique, de 1 à 2 gram. en pilules.
Extrait résineux, de 50 cent. à 2 gram. en pilules.
Huile éthérée, de 2 à 10 gram. en potion.

A L'EXTÉRIEUR : *Décoction en lavement*, de 15 à 60 par kilog d'eau.

---

(1) Cet article n'était pas dans le mémoire couronné.

Propriétés.

La racine de fougère mâle, d'une saveur d'abord styptique, ensuite douceâtre, un peu aromatique, visqueuse et légèrement amère, est généralement regardée comme anthelmintique. On l'administre contre les ascarides lombricoïdes, les tricocéphales, et même contre le ténia. On a aussi préconisé cette racine comme adoucissante, tonique, et légèrement astringente ; elle a été employée contre la goutte, le rachitisme, le scorbut, les embarras viscéraux. On a été jusqu'à lui attribuer la propriété d'activer la sécrétion du lait, de rappeler l'écoulement des règles , et de provoquer même l'expulsion du fœtus.

Pour déterminer avec précision les véritables propriétés d'un médicament, il faut l'administrer isolément. Ce n'est pas ce que l'on a fait pour la fougère. Le remède de Mme Nouffer, qui a mis cette plante en vogue, se compose de 12 grammes de poudre de racine de fougère, par-dessus lesquels on fait avaler au malade un mélange de calomel (60 centigrammes),de scamonée (60 à 75 centigrammes),de gomme-gutte (25 à 40 centigrammes). Bourdier donnait la fougère conjointement avec des doses assez fortes d'éther. Mathieu, pharmacien de Berlin, l'associait au fer et à la limaille d'étain. Comment distinguer, dans ces divers traitements, ce qui appartient à la fougère et ce qui est l'effet des autres médicaments vermifuges et purgatifs ?

La fougère mâle, en décoction ou en poudre, ne m'a réussi que d'une manière peu fidèle. Chez certains enfants, elle a réellement agi comme anthelmintique, tandis que, chez d'autres, elle n'a point eu cet effet, bien que la présence des vers ait été prouvée par l'expulsion de ces derniers après l'administration de vermicides plus énergiques. Ces faits me portent à croire, avec Guersent, que la fougère n'a pas d'autre action que celle des astringents et des toniques ordinaires.

[Il paraît démontré, néanmoins, que l'huile grasse, aromatique et un peu empyreumatique, obtenue par le pharmacien Peschier, et à laquelle on a donné le nom d'*oléo-résine*, a été employée avec le plus grand succès contre le ténia. La dose de l'oléo-résine de fougère est de 30 à 36 gouttes dans de l'huile de ricin, à prendre en deux fois, l'une le matin et l'autre le soir. On peut aussi la donner en pilules, une goutte pour chaque, ou dans un électuaire approprié, dans un sirop, une émulsion. Ainsi administré, ce médicament ne cause aucune douleur intestinale. Deux heures après la seconde dose on fait prendre deux onces d'huile de ricin pour provoquer la sortie du ver. Il est rare, dit-on, qu'on soit obligé de revenir à une seconde dose de ce médicament.

Le docteur Albert, professeur à l'université de Bonn, emploie avec succès, depuis vingt ans, l'extrait éthéré de fougère mâle à la dose de 15 décigrammes répétée au bout de trois heures; après cette seconde dose il fait avaler au malade 30 grammes d'huile de ricin. Une ou deux heures sont à peine écoulées depuis l'ingestion de cette huile, que le ver est ordinairement rendu au milieu de matières muqueuses abondantes.]

Les feuilles de fougère servent, dans nos campagnes, à composer la couche des enfants. Les coussins et les matelas qu'on en fait sont beaucoup plus sains que ceux qui sont faits avec la plume. On les recommande surtout aux scrofuleux et aux rachitiques.

[La racine de fougère mâle perd en vieillissant une grande partie de ses propriétés. Il faut la prendre fraîche pour en extraire les parties actives ; sèche, elle est bien moins sûre dans ses effets, et vieille, elle est presque nulle. Elle doit être récoltée avec soin, plutôt dans l'été que dans les autres saisons, parce qu'à cette époque elle est dans toute sa vigueur, ce que l'on reconnaît à sa cassure verte. L'oubli de ces conditions a peut-être été la cause de la diversité des opinions émises sur les propriétés de cette plante.

La Fougère femelle (*Filix ramosa major* (T.), *Pteris aquilinina* (L.), qui n'est pas du même genre que la précédente et appartient aux *pteris*, a joui de la même réputation contre le ténia. Malgré les assertions de Haller, d'Alston et d'Audry, qui ont élevé sa vertu anthelmintique au-dessus de celle de la fougère mâle, les effets réels de cette racine sont encore à constater. Il est probable que, faiblement astringente et tonique, elle n'a dû la faveur qu'on lui a accordée comme vermifuge et purgative, qu'aux substances drastiques ou résineuses qui lui ont toujours été associées.]

FRAISIER.

Fragaria vulgaris (T.)
Fragaria vesca (L.)

Tout le monde connaît cette plante et surtout les fruits agréables qu'elle fournit. Ses racines, ses feuilles et ses fruits sont usités.

Préparations et doses.

A L'INTÉRIEUR : *Décoction des racines ou des feuilles*, de 50 à 60 gram. par kilog. d'eau.

Suc des fruits, quantité suffisante étendue dans l'eau pour boisson.

Sirop, en potion, et pour édulcorer les boissons.

Propriétés.

La racine et les feuilles de fraisier sont diurétiques et un peu astringentes. Elles sont fréquemment employées dans les affections des voies urinaires, dans quelques hémorrhagies passives, surtout dans l'hématurie lorsque l'irritation est calmée, dans la période d'atonie des diarrhées, etc. La décoction de racine de fraisier donne aux urines une teinte rosée.

[« On trouve dans un recueil scientifique d'Amérique, le *Southern medical and surgical Journal*, l'exposé de diverses expériences tentées par le docteur Blackburn avec les feuilles du fraisier sauvage dans la dysenterie. Ce médecin a fait usage des feuilles de fraisier sous toutes les formes, dans le traitement de cette maladie ; mais voici la formule à laquelle il s'est arrêté, comme étant la meilleure : Pr. feuilles vertes, 375 grammes, bonne eau-de-vie 1 litre 15 centilitres ; faites bouillir jusqu'à ce que le liquide soit réduit à 55 centilitres. Filtrez. On administre cette boisson par cuillerées à bouche toutes les trois heures jusqu'à ce que les symptômes alarmants aient disparu. M. Blackburn cite plusieurs observations desquelles il résulte que dans des cas de dysenterie où les moyens ordinaires avaient échoué, il a suffi de dix cuillerées de la décoction de feuilles de fraisier pour produire une amélioration qui, bientôt, a fait place à une guérison complète. »

« Nous ajouterons, à ce qui précède, une observation encore plus récente que celles de M. Blackburn, et qui ne prouve pas moins en faveur du remède préconisé par ce praticien : c'est la relation sommaire d'un fait recueilli par M. Malgaigne, et consigné dans la *Revue médico-chirurgicale de Paris*. « Le 11 janvier 1848, dit le rédacteur en chef de ce journal, est entré à l'hôpital Saint-Louis un militaire réformé âgé de vingt-cinq ans. Ce jeune homme avait la diarrhée depuis plusieurs mois. Il était dans un état anémique très-prononcé ; la peau était décolorée ; il y avait jusqu'à douze selles dans les vingt-quatre heures, accompagnées de coliques ayant leur siège du côté de la fosse iliaque gauche et vers l'ombilic ; mais sans ténesme ni chaleur à l'anus. Les selles étaient abondantes, liquides, jaunes, mêlées de mucus non sanguinolent. Pas de douleur à la pression ; pas de nausées ; pas de vomissements ; pas de fièvre.

« M. Malgaigne prescrit : *gomme sucrée*, 2 pots ; *ipéca*, 1 gramme en trois paquets. Le 13, le malade a vomi ; il n'y a eu que six selles dans les vingt-quatre heures. Prescription : ipéca 0,50 centigrammes. Le 14, pas de vomissements; encore six selles dans les vingt-quatre heures. M. Malgaigne se résout à essayer les feuilles de fraisier. Il prescrit, en conséquence, la décoction suivante : feuilles fraîches de fraisier, *ad libitum ;* eau-de-vie, trois fois leur poids. Faites bouillir jusqu'à réduction à moitié. Trois cuillerées par jour.

« Le 15, il n'y a eu que trois selles moins liquides avec moins de coliques. L'appétit est augmenté (*même potion, deux portions*). Le 16, une seule selle, rendue même avec quelques efforts et sans coliques (*même prescription, trois portions*). Le 17, ni selles, ni coliques, l'appétit va croissant (*on cesse la potion, quatre portions*). Le 21, pas de selles depuis le 17 ; le malade reprend progressivement ses forces et sort de l'hôpital le 24, treize jours après son entrée. (1) (*Journal de méd. et de chir. pratiq.*, tom. XIX, *art.* 3585.)] »

Les fraises sont rafraîchissantes et tempérantes. Elles conviennent aux tempéraments bilieux et sanguins. J'ai vu une gastro-entérite chronique survenue à la suite de l'abus des spiritueux, chez un cultivateur âgé de trente-quatre ans, d'une constitution sèche, d'un tempérament nerveux, se dissiper entièrement par l'usage des fraises mangées en grande quantité et presque comme seul aliment pendant un mois. Cette cure eut lieu en 1826. Depuis cette époque, aucun symptôme de gastrite n'a reparu. On sait que Linné parvint à se garantir des attaques douloureuses de la goutte par ce moyen, et que plusieurs goutteux ou calculeux en ont fait avec succès leur principale nourriture. Le journal de chimie médicale (année 1840) rapporte que M. Sauquet, pharmacien à Sigeau, a adressé, à la Société des sciences physiques, une observation relative à un de ses amis qui

_____

(1) Ces faits sont à ajouter à tous ceux que nous possédons, et qui militent en faveur de l'usage des plantes indigènes. Que les médecins haut placés et doués de l'esprit d'observation, acceptent les richesses que notre flore leur offre si libéralement, qu'ils commencent l'œuvre de la réforme thérapeutique, et bientôt tous les praticiens, entraînés par l'exemple, se convaincront de la possibilité de mettre les ressources de la médecine à la portée de la classe ouvrière, et d'affranchir, en même temps, la France des millions qu'elle paie à l'étranger pour des drogues dont elle peut facilement se passer.

s'était délivré de la goutte en mangeant annuellement, soir et matin, des fraises. On a aussi conseillé l'usage de ce fruit contre la jaunisse, les obstructions, la phtisie, la bronchite avec toux sèche et chaleur des voies aériennes.

[Van Swieten rapporte que des maniaques, ayant mangé jusqu'à vingt livres de fraises par jour, pendant plusieurs semaines, ont été complètement rendus à la raison. Gilibert et Hoffmann citent des guérisons de phtisie qui n'étaient sans doute que des catarrhes pulmonaires, des inflammations chroniques de la poitrine accompagnées, comme cela a souvent lieu, de fièvre lente et de marasme. Gesner rapporte que le suc exprimé des fraises, macéré dans l'esprit de vin, administré à la dose d'une cuillerée à bouche chaque matin, a puissamment soulagé des personnes atteintes de la pierre. Boerhaave dit que la propriété diurétique réside plus particulièrement dans les graines; il les prescrit infusées dans du vin blanc. M. Juste Liébig, chimiste distingué de Giessen, a prouvé par l'analyse que, pendant l'usage des fraises, l'urine cessait de contenir cet excès d'acide urique qu'elle présente quelquefois chez les individus sujets ou prédisposés à la néphrite calculeuse. Ce fait confirme les observations des auteurs que nous venons de citer.]

Les fraises déterminent, chez certaines personnes, une éruption, une sorte de roséole occupant une étendue plus ou moins grande et surtout marquée au cou et à la face. J'ai observé ce fait sur moi-même jusqu'à l'âge de trente ans environ. J'ai pu ensuite m'habituer peu à peu à l'usage de ce fruit sans en être incommodé.

FRAXINELLE,*

DICTAME BLANC.

Fraxinella (T.) — *Dictamus albus* (L.)

La fraxinelle est une belle plante vivace qui croît spontanément sur les collines pierreuses et dans les bois élevés de la France, de la Suisse, de l'Italie, de l'Allemagne, etc. La racine seule est usitée.

Préparations et doses.

À L'INTÉRIEUR : *Infusion*, de 15 à 50 gram. par kilog. d'eau, de bierre ou de vin.

Poudre, de 4 à 10 gram. en bols, pilules, ou dans du vin.

Teinture (1 de racines fraîches sur 8 d'alcool), de 1 à 2 gr. en potion.

---

* Les articles qui n'étaient pas dans le mémoire couronné seront désormais marqués d'un astérisque.

La racine de fraxinelle, d'une odeur forte à l'état frais, d'une saveur aromatique et amère, est tonique et stimulante. Gesner et Stark l'ont trop vantée comme fébrifuge, anthelmintique, emménagogue, etc. En réduisant ses vertus à ce qu'elles ont de réel, elle peut encore être un précieux stimulant diffusible, convenable dans les affections atoniques en général, et en particulier dans le scorbut, les scrofules, les cachexies, etc.

La *racine de dictame*, en matière médicale, est celle de fraxinelle, tandis que *les feuilles de dictame* désignent les feuilles du dictame de Crète. La partie ligneuse de la racine du dictame blanc est inerte : on la sépare de l'écorce, qu'on livre au commerce, en morceaux de la longueur d'un pouce, de couleur blanchâtre, roulés sur eux-mêmes comme la canelle.

FRÊNE COMMUN.

Fraxinus excelsior (T.) — *Fraxinus excelsior* (L.)

Cet arbre croît dans toute l'Europe. On emploie son écorce, ses feuilles et ses fruits.

Préparations et doses.

À L'INTÉRIEUR : *Décoction de l'écorce ou des semences*, de 30 à 60 grammes par kilog. d'eau.

Infusion ou décoction des feuilles, de 8 à 12 grammes pour 250 grammes d'eau.

Poudre de l'écorce, de 10 à 30 gram. en électuaire ou dans du vin.

Semences en poudre, de 10 à 50 gram. en électuaire ou dans le vin.

Propriétés.

Boerhaave a dit de l'écorce de frêne, comparée à celle du quinquina : *Si duplo majori copia sumatur, tunc eundem effectum præstat ac Cortex peruvianus.* Helwig appelle cette écorce le quinquina d'Europe. Bergius, Coste et Wilmet la recommandent comme fébrifuge. Je l'ai employée en cette qualité dans six cas de fièvres intermittentes, tierces ou doubles-tierces. J'en faisais prendre la décoction à la dose de 30 grammes dans 500 grammes d'eau. J'ai réussi à intercepter les accès chez trois malades ; mais chez l'un d'eux l'effet a été douteux, attendu qu'avant l'administration du médicament la maladie avait déjà diminuée d'intensité. L'écorce de saule blanc m'ayant donné des résultats beaucoup plus avantageux, j'ai cessé d'employer celle de frêne contre les fièvres intermittentes.

[J'ai vu un paysan, âgé de cinquante ans, se guérir très-promptement d'une leucophlegmatie par l'usage d'une tisane faite avec l'écorce de racine de frêne, à la dose, chaque jour, de deux onces environ pour un litre d'eau. L'alkali tiré des cendres de l'écorce de frêne, est, selon Gilibert, un puissant diurétique.]

Petelin, médecin de Lyon, a employé les feuilles de frêne contre les scrophules. Gilibert dit aussi avoir guéri plusieurs affections scrophuleuses commençantes, et arrêté les progrès de cette maladie chez d'autres sujets, au moyen des bains faits avec les feuilles de frêne et par l'usage de ces mêmes feuilles à l'intérieur. On sait que tous les amers conviennent dans ces affections, sans pour cela posséder une propriété qui leur soit spécialement applicable.

Tablet assure que les feuilles de frêne, prises à la même dose et de la même manière que le séné, purgent tout aussi bien et sans coliques. Bodart dit que dans les essais qu'il en a faits à Pise en Toscane, ces feuilles, administrées à double dose du séné, ont constamment procuré des purgations efficaces, sans coliques et sans aucun inconvénient. Il ne les a pas essayées en France. Quant à moi, j'ai administré plusieurs fois ces mêmes feuilles à double et triple dose du séné, afin de constater leur vertu purgative, et je n'ai obtenu que des résultats irréguliers et incertains. Cette différence dans les effets peut s'expliquer par celle des climats : mes essais ayant eu lieu dans le nord, ne peuvent infirmer les résultats obtenus par Bodart sous l'influence vivifiante du ciel de l'Italie.

J'ai administré la semence de frêne en poudre dans des cas de cachexie, d'engorgements hépatiques et spléniques chez des sujets lymphatiques et exempts d'irritation ou de phlegmasie des voies digestives. J'en ai obtenu des avantages appréciables ; mais d'autres plantes amères auraient, sans doute, produit le même effet. Cependant, le frêne étant très-commun, doit être préféré pour les malades indigents.

FROMENT, *

BLÉ.

Triticum hybernum (T.)—*Triticum sativum* (L.)

Parmi les graminées le froment tient le premier rang comme servant à la nourriture de l'homme. La farine qui provient de sa graine contient, sous un volume donné, une plus grande quantité de parties nutritives. On en fait le pain qui sert comme aliment journalier, et dont on ne se dégoûte point tant qu'on est en santé. On regarde même, comme l'annonce d'une prochaine convalescence, le désir qu'a un malade de manger du pain.

Vers la fin des maladies aigues, chez les convalescents et dans les phlegmasies chroniques des voies digestives, dans tous les cas enfin où une alimentation est nécessaire, malgré l'irritation qui semble l'interdire, on fait usage d'une crême de pain ainsi composée : Faites bouillir pendant une heure 125 grammes du meilleur pain dans un kilogramme d'eau ; après avoir bien brisé et passé ce mélange, remettez-le au feu pour le faire cuire jusqu'à consistance d'une crême légère ; ajoutez-y 30 grammes de sucre et 10 grammes d'eau de fleur d'oranger.

La décoction de pain (eau panée) est adoucissante, rafraîchissante ; elle convient dans les maladies aigues. La mie de pain entre dans la décoction blanche de Sydenham. On corrige la crudité de l'eau en y mettant tremper une croûte de pain rôtie deux heures avant de la boire. J'ai vu maintes fois, à la campagne, des malades atteints de fièvre typhoïde, n'avoir d'autre ressource que cette boisson, refuser toute autre médication, et guérir tout aussi bien et peut-être plus facilement qu'avec le concours des nombreux moyens employés contre cette maladie, et tour à tour vantés ou dépréciés suivant la prédominance de telle ou telle doctrine.

La mie de pain sert à lier les pilules, à étendre des substances actives ; on la donne quelquefois seule en pilules qui passent pour contenir des médicaments auxquels on feint d'attribuer de grandes vertus. Corvisart, qui, certes, n'était pas charlatan, donna à l'impératrice Joséphine des pilules de *mica panis aurata*, qui la guérirent d'une maladie qu'elle n'avait que dans son imagination. C'est une petite fraude que le médecin peut se permettre en vue des bons effets qu'il en attend. En pareil cas, ou lorsque la maladie est incurable, *une ordonnance* console le malade, inspire la confiance, et cache l'impuissance de l'art. Quel prix, d'ailleurs, attacher à une visite dont tout le résultat est *de ne rien faire ?*

On compose des cataplasmes émollients avec la mie de pain mêlée à l'eau, au lait ou à la décoction de semences de lin. Le levain ou pâte fermentée sert à former un vésicatoire étant étendu sur du linge et saupoudré de cantharides. Ce même levain, cuit avec une suffisante quantité de vieille bierre, peut être employé en cataplasme comme maturatif.

Un campagnard m'a dit s'être guéri d'un rhumatisme articulaire chronique, en s'étendant à nu sur une couche de pâte amincie au moyen d'un rouleau et saupoudrée de farine, et se faisant recouvrir avec pareille couche de la même pâte jusqu'au cou, de manière à en être complètement enveloppé. Il restait chaque jour pendant deux ou trois heures dans cette singulière enveloppe, laquelle provoquait une abondante transpiration, qu'excitait encore l'ingestion de quelques tasses d'infusion chaude de fleurs de sureau.

M. le docteur Faverot a récemment publié, dans *la Revue médico-chirurgicale de Paris*, plusieurs observations sur les avantages de la *farine* de froment dans le traitement des érysipèles. Ce moyen, pour n'être pas nouveau, n'en est pas moins bon : les habitants de la campagne l'ont employé de temps immémorial. Théodore Zwinger en parle ainsi, d'après Schroeder : *Tritica farina sicca cum fructu erysipelati adspergitur. (Compend. medicinæ univers. Basileæ,* 1724, *page* 482). Cullen l'a indiqué, et Pinel (*nosograph. philosoph.*, tom. III, *p.* 78), ne recommande que ce topique pulvurulent pour calmer l'inflammation érysipélateuse. Je le mets moi-même en pratique depuis plus de trente ans, surtout quand la phlegmasie a son siège à la face, en raison de la difficulté de recouvrir cette partie de compresses imbibées d'infusion de fleurs de sureau, comme on le fait habituellement sur les membres. La farine diminue constamment et promptement l'inflammation, et par suite la réaction fébrile qui en est la conséquence ; mais le plus souvent la maladie, bien que moins intense, n'en parcourt pas moins ses périodes. Considéré comme local, l'érysipèle simple guérit de lui-même ; ce qui est dû à la nature est souvent attribué aux moyens successivement préconisés par les médecins qui se sont occupés du traitement externe de cette maladie.

La farine, ajoutée aux bains généraux, convient dans les affections cutanées chroniques accompagnées d'irritation. Afin d'administrer avec plus de facilité une poudre active, on peut la diviser avec de la farine.

Le Son en décoction (une poignée pour un kilog. d'eau) est adoucissant, émollient, rafraîchissant. On l'emploie souvent dans les catarrhes aigus, les irritations gastro-intestinales, en boisson, en lavements, en fomentations et en bains. Chauffé à sec et appliqué en sachet, le son convient dans les douleurs rhumatismales, la pleurodynie, les coliques nerveuses, les douleurs gastralgiques, les engorgements articulaires chroniques, l'asphyxie par submersion, etc., ces sachets doivent être fréquemment renouvelés, afin d'entretenir le degré de chaleur propre à atteindre le but qu'on se propose. Les cataplasmes de son et de décoction de graine de lin ou de plantes émollientes, sont les plus légers et les plus économiques.

L'Amidon est une fécule amylacée qu'on retire plus particulièrement du froment. Cette substance est adoucissante, émolliente, nourrissante ; elle convient dans les inflammations intestinales, la diarrhée avec irritation, la dysenterie, etc. On la donne en décoction (de 8 à 15 gram. par kilog. d'eau), en lavement (de 8 à 15 gram. par 500 gram. d'eau); en cataplasme, et pour solidifier les bandages à fracture. Beaucoup de médecins se contentent, quand ils prescrivent des lavements amylacés, de mettre la poudre d'amidon dans l'eau ; il est nécessaire, pour l'effet adoucissant qu'on se propose d'obtenir, de la faire légèrement décocter, afin de lui donner la consistance d'une bouillie légère.

La Dextrine. L'eau chaude convertit l'amidon en une espèce de gelée que l'on nomme *empois*. Cet empois, traité par l'orge germé, se fluidifie et forme un principe soluble connu sous le nom de dextrine. Ce principe sert à la préparation des appareils employés pour le maintien des fragments dans le traitement des fractures, et doit être préféré, pour cela, à l'amidon simplement converti en empois.

L'Iodure d'amidon est un composé d'iode, d'amidon et d'alcool. Il a les mêmes propriétés que l'iode et est particulièrement employé contre les affections scrophuleuses. On l'administre ordinairement à la dose de 6 à 18 grammes en boisson, potion, etc.

Le Gluten, composé de gélatine et d'albumine végétale, est extrait des céréales et plus particulièrement du froment. Cette substance est analeptique et adoucissante. On la conseille dans la débilité d'estomac, dans la convalescence des maladies graves, lorsque l'on ne peut ingérer aucun autre aliment. Taddéi l'a proposé pour combattre l'empoissonnement par le sublimé corrosif ; on l'administre en décoction à la dose de 30 à 60 grammes par kilogramme d'eau.

FUMETERRE,

FIEL DE TERRE.

Fumaria officinarum (T.) — *Fumaria officinalis* (L.)

Cette plante croît dans toute l'Europe, et se rencontre dans les terres cultivées et principalement dans les jardins. L'herbe est usitée.

Préparations et doses.

A l'INTÉRIEUR : *Décoction et infusion*, de 50 à 60 grammes par kilogramme d'eau.

Suc exprimé, de 50 à 100 grammes.

Sirop (parties égales de suc et de sucre), de 50 à 100 grammes.

Extrait, de 2 à 10 gram. en bols, pilules, julep, potion, etc.

Conserve, de 5 à 15 grammes.

A l'EXTÉRIEUR : *Décoction pour fomentation.* — Suc délayé dans l'eau, herbe en cataplasme.

Propriétés.

La fumeterre, d'une saveur amère qui augmente par la dessication, est tonique, fondante, dépurative, vermifuge. On l'emploi dans la débilité des voies digestives, l'ictère, les engorgements des viscères abdominaux ; dans les affections cutanées, scorbutiques et scrophuleuses ; dans les dartres, l'éléphantiasis, etc.

[Les médecins de l'antiquité faisaient un grand usage de la fumeterre contre les diverses maladies que nous venons d'énumérer. Les modernes l'ont aussi employé avec succès. Gilibert regarde cette plante comme un bon antiscorbutique, et Hoffmann lui attribue de grands succès contre les affections lentes des viscères, l'hypocondrie et les scrophules. C'est principalement contre les affections cutanées chroniques qu'elle a montré une efficacité incontestable. Leidenfrost, Thomson, Bodart, rangent la fumeterre parmi les meilleurs moyens curatifs de la lèpre en général, et particulièrement du *radesyge*, que le docteur Demangeon appelle éléphantiasis du nord. Le médecin suédois Strandberg a constaté ses propriétés antidartreuses. Je joindrai à ces témoignages celui de Pinel, dont la réserve thérapeutique est connue. « Je pourrais citer, dit ce médecin, une observation faite avec soin sur la guérison d'une dartre invétérée qui se manifestait au bras. La malade eut la constance de faire usage, pendant près de six mois, de la fumeterre infusée dans du lait, en même temps qu'elle pratiquait des lotions sur la partie avec la même infusion. Après cette époque, il n'a resté aucune trace de maladie. (*Encyclop. méthod.*)] »

Je fais un usage fréquent de la fumeterre dans les tisanes dépuratives. L'été, j'emploie de préférence le suc de cette plante ; comme elle est beaucoup plus commune que le trèfle d'eau, je la substitue souvent à ce dernier dans les sucs antiscorbutiques. — Les enfants atteints de croûtes de lait, de débilité des voies digestives et d'affections vermineuses, se trouvent très-bien de l'usage du sirop de fumeterre, qu'on administre seul ou mêlé à la décoction de pensée sauvage.

[Suivant la plupart des auteurs, plusieurs autres espèces de fumeterre, telles que les *fumaria media, spicata, capreolata*, etc., jouissent des mêmes propriétés que la fumeterre officinale, et elles peuvent remplacer celle-ci. M. A. Steinheil (*archiv. de botaniq.*, 1833, *t.* 1, *p.* 420), a remarqué que dans les *fumaria capreolata et media*, la saveur, au lieu d'être franchement amère, comme dans la fumeterre officinale, était excessivement âcre et brûlante. Cette différence de saveur avait porté M. Steinheil à croire qu'il pouvait en exister une dans les propriétés médicales de ces plantes; il attribua dès lors l'effet purgatif qui a quelquefois lieu par l'administration de la fumeterre, à la substitution du *fumaria media* et du *fumaria capreolata* au *fumaria officinalis*, dans la préparation du suc. J'ai employé séparément, et à plusieurs reprises, ces trois espèces de fumeterre, et j'ai pu me convaincre qu'en effet l'excitation intestinale et la purgation se manifestaient toujours d'une manière plus ou moins prononcée après l'ingestion du suc des deux premières espèces, tandis que celui de fumeterre officinale, donné à la même dose, ne produisait rien de semblable. Il est donc prudent de n'employer que la fumeterre officinale, dont le degré d'énergie et les propriétés sont bien connus.]

FUSAIN.*

BONNET DE PRÊTRE, BOIS A LARDOIRÉ.

Evonymus vulgaris granis rubentibus (T.)
Evonymus europœus (L.)

Le fusain est très-commun, et se rencontre surtout dans les haies. Les feuilles, les jeunes tiges, les capsules et les fruits peuvent être employés.

Propriétés.

Il existe dans l'écorce, les feuilles et les fruits du fusain, un principe âcre, éméto-cathartique et drastique. Si les médecins ont différé d'opinion sur les effets de cette plante, c'est parce que son énergie est plus ou moins prononcée, suivant la saison où elle est recueillie. Au printemps, il n'en faut qu'une petite dose pour provoquer le vomissement, tandis que dans d'autres saisons elle est moins active; les jeunes pousses surtout sont drastiques à un tel degré qu'on ne les emploie presque jamais à l'intérieur : elles sont mortelles pour les moutons, les chèvres et même les vaches, quand elles produisent une vive irritation sans évacuations, ou qu'elles superpurgent jusqu'à déterminer une violente inflammation du tube digestif.

Les fruits, en quelque temps qu'on les emploie, sont fortement émétiques et purgatifs au nombre de trois ou quatre. J'ai vu des paysans robustes les prendre à cette dose sans inconvénient, en buvant abondamment du bouillon de veau, de la tisane de mauve ou de graine de lin. Martin, ancien chirurgien-major de l'hôpital de Dunkerque, m'a dit avoir vu, en 1808, un cultivateur des environs de Bergues, âgé de 35 ans, se débarrasser du ténia après avoir inutilement mis en usage tous les moyens jusqu'alors connus, en prenant pendant six jours une graine de fusain dans trois onces d'huile d'œillette (pavot), et en se purgeant le septième jour avec cinq semences de la même plante, lesquelles firent rendre la dernière partie de cet entozoaire après dix selles accompagnées de violentes coliques, de vomissements et d'une syncope. Ce traitement n'a été suivi d'aucun accident ; l'usage du lait a suffi pour rétablir complètement le malade dans l'espace de quelques jours.

La décoction acqueuse de jeunes tiges et de feuilles de fusain, est un détersif très-énergique dans les ulcères invétérés, sordides, atoniques, œdémateux, scorbutiques ou gangréneux. Une partie de cette décoction et deux parties de décoction de feuilles de noyer, mêlées et employées en lotion et en application, au moyen de la charpie, sur un ulcère scrophuleux, blafard et engorgé, situé au-dessous de l'angle de la mâchoire inférieure, l'a avantageusement modifié en quelques jours.

La décoction des fruits et des capsules de fusain (15 à 30 grammes par kilog. d'eau), à laquelle on ajoute un peu de vinaigre, est d'un usage populaire contre la gale. Les vétérinaires emploient la décoction des feuilles, de l'écorce, des capsules et des graines dans le vinaigre, en lavage contre la gale des chevaux et celle des chiens et autres animaux domestiques. On en fait aussi une pommade (8 grammes de poudre sur 30 grammes d'axonge).—Répandue sur la tête, comme celle de staphisaigre, la poudre de semence de fusain fait mourir les poux.

GARANCE,*

GARENCE.

Rubia tinctorum sativa (T.).
Rubia tinctorum (L.).

Cette plante, que l'on cultive pour la teinture, est spontanée dans la Zélande, aux environs de Montpellier et de Lyon, en Suisse, etc. Sa racine est usitée.

Préparations et doses.

A L'INTÉRIEUR : Décoction de 15 à 30 gram. par kilog. d'eau.
Poudre, de 1 à 4 gram. en pilules, électuaire, etc.
Extrait alcoolique, de 1 à 2 gram. en pilules, ou dans un véhicule approprié.

Propriétés.

La racine de garance, qui semble n'annoncer qu'une propriété légèrement tonique et astringente, a été conseillée dans l'ictère, les toux anciennes, les affections lymphatiques, le rachitis, etc. Les anciens l'ont recommandée contre les rétentions d'urine, la dysenterie, la sciatique, les fleurs blanches, les cachexies. « Quelques observations incontestables, dit Gilibert, prouvent l'utilité de la racine de garance dans le rachitis ; on en a même prescrit la décoction avec avantage contre la toux chronique, la jaunisse, la chlorose, les dartres. » Des praticiens l'ont recommandée dans le vomissement chronique, l'ischurie, les calculs de la vessie, l'hypocondrie, l'hystérie, la sciatique. On l'a aussi considérée comme emménagogue. Boerhaave faisait appliquer sur la peau des linges teints avec la garance pour soulager les goutteux !... Cette *macédoine* de propriétés médicales ne suffit-elle pas pour faire naître l'incrédulité et justifier l'oubli dans lequel la garance est tombée ? La coloration des os en rouge, chez les animaux qui se nourrissent de cette plante, est le seul effet bien constaté qui résulte de son action. Cette singulière propriété conduisit Bergius, Bochmer et Duhamel aux expériences qui facilitèrent les progrès de l'ostéogénie.

GAROU.

(*Les plus usitées :* TROIS ESPÈCES.)

1°. GAROU SAINT-BOIS,— *Thymelæa foliis lini* (T.) — *Daphne gnidium* (L.) — croît dans les départements méridionaux.

2°. LAURÉOLE, LAURÉOLE MALE, — *Thymelea lauri folio deciduo seu laureola mas* (T.) — *Daphne laureola* (L.) — se trouve dans les lieux ombragés du milieu et du midi de la France, et dans toute l'Europe méridionale.

3°. MÉZERÉON, BOIS-GENTIL, LAURÉOLE FEMELLE, — *Thymelæa lauri folio deciduo sive laureola fœmina* (T.), — *Daphne mesereum* (L.) — vient naturellement sur les Alpes, les Apennins, les Pyrénées, dans le midi de la France, et est cultivé dans les jardins pour la beauté de ses fleurs.

Les écorces et les fruits des trois espèces sont usités.

Préparations et doses.

A L'INTÉRIEUR : *Décoction du mesereum*, de 4 à 8 gram. par kilog. d'eau.

Poudre de mesereum, de 5 à 50 centig. en pilules, bols, électuaire, etc.

A L'EXTÉRIEUR : *Extrait alcoolique* de l'une des deux espèces pour taffetas et papier vésicant.

Huile vésicante (4 d'écorce pilée sur 2 d'huile).

Pommade (1 de poudre sur 44 d'axonge), comme épispastique.

Écorce en morceaux, pour vésicatoires, cautères, etc.

Propriétés.

[Les feuilles dans l'état frais, les écorces et les semences de ces plantes, soit fraîches, soit sèches, font éprouver, quand on les mâche un certain temps, une sensation âcre et brûlante qui s'étend jusqu'au gosier et qui ne se dissipe que lentement. Comme poison, elles déterminent une vive inflammation de l'estomac et des intestins, et une irritation sympathique du système nerveux. Linné rapporte qu'une demoiselle, atteinte d'une fièvre intermittente, mourut hémoptoïque après avoir pris douze baies de *mesereum* ou bois-gentil. Vicat cite un cas où le garou a occasionné une diarrhée mortelle.]

Ce sont des médicaments dangereux quand ils ne sont pas maniés avec la plus grande circonspection. Comme stimulantes et diaphorétiques, on a employé ces plantes à l'intérieur dans les maladies du système osseux, les douleurs ostéocopes, les exostoses, les scrophules, les affections dartreuses, la syphilis secondaire ou tertiaire, le rhumatisme chronique, etc.

Gilibert conseille la pulpe des baies de mesereum un peu torréfiée, unie avec la gomme en pilules de cinq centigrammes, comme un des meilleurs fondants et comme le vrai spécifique contre les dartres rebelles. J'ai employé deux fois cette médication avec un succès complet contre des dartres qui avaient résisté à divers traitements. Russel, Home,

Swediaur, Wright recommandent, dans les affections syphilitiques constitutionnelles, l'usage de l'écorce de mesereum comme un remède précieux. On la donne ainsi préparée : écorce récente de racine de mesereum 4 grammes, eau de fontaine 7 kilogrammes et demi. Faites bouillir jusqu'à réduction d'un tiers ; ajoutez : racine de réglisse 30 grammes ; décantez et gardez pour l'usage, à la dose de 250 grammes répétée quatre fois par jour. J'ai plusieurs fois, dans le cours de ma pratique, employé ce remède dans la syphilis secondaire ou tertiaire. Je n'ai pu constater son efficacité que dans un seul cas, où il existait un ulcère serpigineux à la joue et une tumeur gommeuse au bras, à la suite de diverses infections vénériennes et de plusieurs traitements mercuriels. Le malade fut complètement guéri au bout de cinquante jours de traitement. Dans deux autres cas, des douleurs ostéocopes m'ayant obligé à donner concurremment les préparations d'opium, le succès obtenu a pu être également attribué à ce dernier médicament, qui, comme on sait, suffit quelquefois seul, dans certaines circonstances, pour guérir la syphilis invétérée. Hufeland cite un malade qui avait une exostose du crâne, avec de violentes douleurs à l'intérieur de cette cavité, qui, dès le sixième jour de l'usage du garou, éprouva du soulagement, et fut guéri au bout d'un mois. (*Journal d'Hufeland*, 1808.)

Le mesereum, macéré pendant vingt-quatre heures, à une dose plus ou moins grande, selon les cas, dans un mucilage, dans le petit lait ou dans le lait, devenait, dans les mains des anciens, et surtout des médecins du seizième siècle, un purgatif sûr ou un fondant efficace et exempt de danger.

Constantin, qui s'attachait particulièrement à tirer parti des végétaux indigènes, employait le topique suivant sur le ventre des hydropiques pour produire un effet purgatif : feuilles de *daphné* 20 grammes. Faites tremper dans deux kilogrammes et demi d'eau pendant vingt-quatre heures ; faites bouillir jusqu'à réduction de moitié. Passez, ajoutez 250 grammes d'huile d'amandes douce ; faites bouillir encore jusqu'à ce que l'eau soit toute consommée. Ce moyen iatraleptique mérite une attention toute particulière. Je m'empresserai de l'essayer à la première occasion.

L'écorce des garous, macérée pendant quelques heures dans du vinaigre et appliquée sur la peau, agit comme rubéfiant, vésicant et escarotique. C'est un épispastique habituellement employé et qui supplée à l'action des cantharides sans avoir l'inconvénient de porter sur la vessie, mais qui a celui d'occasionner souvent une démangeaison insupportable, une éruption boutonneuse et de l'inflammation autour de la partie sur laquelle il est appliqué. La pommade de garou, que l'on mitige à volonté, sert à entretenir les vésicatoires.

GENÊT A BALAI.

Cytiso-genista vulgaris scoparia (T.)
Genista scoparia (L.)

Cette plante est très-commune et se trouve principalement dans les bois. On emploie l'herbe entière, les fleurs, les graines et les écorces.

Préparations et doses.

A L'INTÉRIEUR : *Décoction* concentrée de l'herbe ou des fleurs, de 50 à 60 gramm. par kilog. d'eau.
Suc exprimé des branches tendres, 15 à 30 gram., seul ou mêlé au miel comme purgatif.
Semence en poudre, de 2 à 4 gram. infusée pendant une nuit dans un verre de vin blanc comme éméto-cathartique, purgatif ou diurétique, suivant la dose administrée.
Conserve des fleurs, de 15 à 50 gram. comme éméto-cathartique ou purgatif.
Vin diurétique (30 à 45 gram. de cendre de genêt, infusée à froid, par kilog. de vin blanc ou de bon cidre), — de 60 à 90 gram. deux ou trois fois par jour.
Sirop des fleurs, de 50 à 60 gram.

A L'EXTÉRIEUR : *Lessive des cendres*, *décoction*, en cataplasmes, etc.

Propriétés.

Le genêt est purgatif et diurétique. La fleur est plus purgative que la semence. L'une et l'autre sont employées vulgairement dans l'hydropisie. Les paysans prennent le suc exprimé des branches tendres, qui agit souvent comme éméto-cathartique. Le vin préparé avec la cendre de genêt est un excellent diurétique que j'emploie fréquemment dans l'anasarque. Ce remède agit sûrement et promptement. Il débarrassa le maréchal de Saxe d'une hydropisie contre laquelle on avait inutilement mis en usage les ordonnances des plus célèbres médecins de l'armée et de la Faculté de Paris.

[La lessive de cendre de genêt (30 à 45 grammes par kilogramme d'eau) se prend par verrées dans l'hydropisie, la gravelle sans irritation phlegmatique des reins, l'albuminurie chronique, les engorgements viscéraux, suite de fièvres intermittentes, dans tous les cas, en un mot, où le bi-carbonate de potasse est indiqué. On lit, dans les mémoires de l'Académie des sciences de Stockolm, qu'en 1759, l'armée suédoise, ayant beaucoup souffert d'une épidémie catarrhale qui se terminait par l'anasarque, dut sa guérison à une boisson lixivielle des cendres de genêt, donnée à la dose d'une pinte par jour.

A défaut de carbonate de potasse (de 8 à 15 grammes pour un kilogramme d'eau), Levret se servait, contre les engorgements lymphatiques et laiteux des mamelles, de la lessive de cendres de genêt ou de sarment, qu'il considérait comme un des plus puissants résolutifs; il faisait entretenir sur le sein malade, après quelques douches, une compresse suffisamment imbibée de cette liqueur chaude, et recouverte d'un taffetas ciré. (Levret, *Art des accouchements, page* 184, 3me *édition*). J'ai employé ce moyen avec succès, non-seulement dans les engorgements des mamelles, mais aussi contre l'hydartrose, l'œdème, les engorgements scrofuleux, les tumeurs blanches, en un mot, dans tous les cas où les fomentations, les douches et les bains alkalins sont indiqués.

L'infusion et le sirop de fleurs de genêt, à dose altérante ou légèrement laxative, ont été conseillés dans le rhumatisme chronique, la goutte, l'œdème, les maladies du foie et les engorgements mésentériques. Administré ainsi, le genêt active les sécrétions; il augmente à la fois les urines et les selles.

Les branches tendres, les fleurs, les gousses et les fruits du genêt à balai sont résolutifs et peuvent être appliqués en décoction ou en cataplasme sur les tumeurs scrofuleuses, les abcès froids, l'œdème, etc.]

Genêt d'Espagne. *Spartium junceum.—Genista juncea.*

[Cette espèce, dont les fleurs sont si odorantes et que l'on cultive dans les jardins, possède les mêmes qualités que le genêt à balai, mais à un plus haut degré. L'infusion de 2 gros (8 grammes), de fleurs de cet arbrisseau, purge; on en fait un fréquent usage à la campagne. Leur saveur est sucrée, peu désagréable, recherchée des abeilles. Des enfants, trompés par cette saveur, en mêlent une assez grande quantité dans une omelette, et la mangent. Quelques heures après, ils éprouvent des nausées, des vomissements, de la faiblesse, de l'anxiété, avec mal de tête; un d'eux en est purgé. L'eau chaude donnée abondamment, puis l'oxycrat, les guérissent. *(Gazette de santé, no* 38; 1776.)

Genêt des Teinturiers, Génistrole. *Genista tinctoria.*

Cette espèce de genêt, que l'on trouve dans les lieux arides, les pâturages des montagnes, etc., a les mêmes propriétés que les précédentes ; mais on lui a attribué, de plus, dans quelques provinces russes, celle d'empêcher le développement de la rage. Le docteur Marochetti a lu un mémoire à ce sujet à la Société médico-physique de Moscou, le 4 octobre 1820. On administre pendant six semaines une forte décoction de cette plante, associée au *rhus coriaria;* on en lave aussi les plaies ; on s'en sert en gargarisme, etc. Mais il faut, en même temps, examiner le dessous de la langue, où, dit-on, il se développe du troisième au neuvième jour après la morsure, des pustules que l'on doit cautériser dans les vingt-quatre heures. Le docteur Salvatori attribue tout l'effet obtenu à cette dernière opération. La cautérisation des pustules sublinguales suffit, suivant lui, pour préserver de la rage, et l'on doit se borner, après l'avoir pratiquée, à des lotions d'eau salée sur les parties cautérisées. En attendant que l'expérience ait prononcé sur la valeur de ces moyens, on fera bien de ne compter que sur l'emploi de la cautérisation prompte de la plaie, comme pouvant seule préserver de l'infection rabieïque.

Il y a soixante ans, que le gouvernement fit publier comme un spécifique contre l'hydropisie, un remède qui n'était autre chose que les semences de genêt des teinturiers réduites en poudre. On la donnait tous les deux jours à la dose d'un gros (4 grammes) dans six onces de vin blanc, avec l'attention d'en adoucir l'effet par deux onces d'huile d'olive, prises une heure après la poudre. Ce remède, devenu tout-à-fait populaire, et que j'ai vu réussir quand beaucoup d'autres avaient échoué, doit prendre place parmi les moyens thérapeutiques que le médecin de campagne se procure le plus facilement.

GENÉVRIER,

GENIÈVRE.

Juniperus vulgaris (T.)
Juniperus communis (L.)

Le genévrier croît dans presque toute la France, et se trouve dans les bois, les terrains incultes, sur les montagnes. On utilise son bois, ses sommités et ses baies.

Préparations et doses.

A L'INTÉRIEUR : *Infusion des baies concassées ou des sommités* (à vase clos), de 15 à 30 gramm. par kilog. d'eau ou de vin blanc.

Décoction du bois en copeaux, 30 à 60 gram. par kilog. d'eau.

Eau distillée (1 sur 4 d'eau), de 50 à 125 gram.; et pour masquer l'odeur et la saveur désagréables de diverses préparations purgatives.

Teinture (1 sur 2 d'alcool à 55°), de 2 à 8 gram. en potion ou mélangée à la tisane, à du vin, etc.

Extrait (par infusion 1 sur 4 d'eau), de 4 à 8 gram. en pilules ou en solution dans un liquide approprié ou seul.

Huile essentielle (1 sur 8 d'eau), de 10 à 15 centig. en potion, en oleo-saccharum, pilules, etc.

Poudre, de 2 à 8 gram. en bols, pilules, ou dans un liquide approprié.

Alcoolat, à la même dose et de la même manière que la teinture.

A L'EXTÉRIEUR : *Infusion des baies, décoction des sommités*, en lotions, fomentations, bains.

Teinture, en frictions. *Poudre ou baies entières* sur des charbons ardents, dans une bassinoire, pour fumigations. *Poudre*, en bains. *Baies contuses*, en cataplasmes.

Propriétés.

Les sommités et les baies du genévrier, d'une odeur forte, aromatique, d'une saveur résineuse, sont stimulantes, toniques, diurétiques, diaphorétiques, stomachiques. On les emploie dans les affections catarrhales pulmonaires et vésicales chroniques, la phtisie, la leucorrhée, la blennorrhée, la néphrite calculeuse, la chlorose, l'aménorrhée par débilité, l'hydropisie, l'asthme humide, la bronchorrée, le scorbut, les engorgements des viscères abdominaux, les cachexies, les affections cutanées chroniques, rhumatismales. A l'extérieur, le genévrier est tonique, excitant, détersif, résolutif.

[Les praticiens de tous les temps ont employé avec succès le genévrier dans les diverses maladies que nous venons d'énumérer. On peut lire à ce sujet Van Swieten, Hoffmann, Vogel, Rosenstein, Meckel, Schmidt, Hecker, Lange et Demangeon. Ce dernier a fait insérer dans le journal de médecine (1806) deux observations remarquables constatant l'action particulière des baies de cet arbuste sur l'appareil urinaire : 1° Le fils d'un vigneron, âgé de 18 mois, jette des cris perçants au moment d'uriner ; il porte souvent la main vers l'organe urinaire. Les urines coulent tantôt par jet, tantôt goutte à goutte. Demangeon se détermine à essayer un diurétique qui lui a souvent réussi dans les hydropisies peu anciennes.—Il dit à la mère de faire bouillir dans deux pintes d'eau une cuillerée d'orge mondé, et d'ajouter ensuite une poignée de baies de genièvre bien noires, bien mûres, et aussi fraîchement cueillies que possible. On donne cette décoction froide ou tiède pour tout breuvage, avec un peu de miel ou de sucre. Au bout de deux jours, l'enfant urine sans pleurer. On trouve dans ses langes plusieurs petits calculs; l'un d'eux était de la grosseur d'une lentille. 2°. Un enfant d'Epinal, âgé de trois ans, éprouvait les même symptômes que le précédent ; Demangeon conseille la même boisson, en recommandant bien de ne pas faire bouillir les baies de genièvre, et de les avoir aussi fraîchement cueillies que possible. Au bout de trois jours de l'usage de cette boisson, on s'aperçut d'une pierre engagée dans la fosse naviculaire, dont l'auteur fit l'extraction en pressant doucement la partie postérieure du canal. Cette pierre, de la grosseur d'un haricot moyen, hérissée de plusieurs aspérités, pesait environ trois grains. L'enfant n'a pas eu de récidive (1).]

Le genévrier doit être placé au premier rang dans le catalogue des substances indigènes. Son bois est diurétique et sudorifique. Je l'ai employé en décoction dans des cas de rhumatisme chronique chez des malades affaiblis par de longues souffrances. Je faisais en même temps pratiquer des frictions sur les parties malades, avec une flanelle imprégnée de la vapeur aromatique de baies et de sommités de ce précieux végétal. Ces fumigations m'ont été aussi d'un grand secours dans l'anasarque qui survient à la suite de la fièvre scarlatine, pour rétablir les fonctions de la peau. Dans ce dernier cas, je les fais pratiquer au moyen d'une bassinoire dans le lit des malades. J'ai toujours eu à me louer de l'emploi de ces moyens. On fait quelquefois brûler les branches et les feuilles du genévrier pour désinfecter l'air. Il est reconnu aujourd'hui que ce moyen, ainsi que tous ceux du même genre, au lieu d'atteindre le but qu'on se propose, ne fait que masquer les mauvaises odeurs, et ajoute à l'air des corps étrangers qui en altèrent la pureté.

---

(1) En employant préalablement ou simultanément l'infusion de baies de genévrier et les frictions de pommade de belladone, dont l'effet est de dissiper le spasme et la douleur, on pourrait favoriser l'expulsion des calculs, dans les cas où ces symptômes, au lieu de diminuer, augmenteraient par l'usage des diurétiques. (Voyez Belladone, page 43.) On sait que les baies de genévrier excitent à tel point les organes sécréteurs de l'urine, que celle-ci devient quelquefois sanguinolente quand on les administre à trop grande dose, qu'on en fait usage trop longtemps, ou chez des sujets trop irritables. Il est donc rationnel, dans les affections calculeuses, de s'assurer du tempérament du malade, et surtout de l'état des voies urinaires, avant de prescrire ce médicament.

Le bois de genévrier est le meilleur succédané du gayac ; aussi a-t-il été préconisé contre la maladie vénérienne par quelques auteurs. Je regrette de n'avoir aucun fait à citer en faveur de cette assertion, que je crois cependant très-fondée.

[Dans les pays bas et humides, l'usage de l'infusion des baies de genévrier dans l'eau, la bière ou l'eau-de-vie (ratafia), relève les forces, favorise les sécrétions, et peut préserver des fièvres muqueuses et intermittentes qui sévissent annuellement sous l'influence paludéenne. Dans le nord, on distille beaucoup de grains, et l'eau-de-vie qu'on en retire a toujours un goût de feu, un goût âcre, empyreumatique ; pour remédier à cet inconvénient, et lui communiquer d'autres qualités, on a coutume de mêler des baies de genévrier à la liqueur qu'on veut distiller, l'eau-de-vie en prend le goût, et porte le nom de *genièvre*. Les paysans emploient les baies de genévrier telles qu'elles sont : ils en avalent quinze à vingt pour favoriser la digestion et exciter la sécrétion de l'urine. Les Suédois préparent avec ces baies une espèce de bière qu'ils louent comme anti-scorbutique. Helvétius conseillait une boisson composée de six boisseaux, mesure de Paris (7 décal. 1/2), de graines de genièvre concassées, et de quatre poignées d'absinthe bien épluchée, jetés dans un tonneau plein d'eau pour laisser infuser dans un lieu frais ou dans une cave pendant un mois. Cette boisson est salutaire et durable, si on a soin, chaque fois, de remettre autant d'eau qu'on a tiré de liqueur pour l'usage journalier.

C'est surtout dans les affections catarrhales anciennes et les écoulements chroniques muqueux, que j'ai été à même de constater les bons effets des sommités et des baies de genévrier. J'ai vu des leucorrhées anciennes avec débilité des voies digestives, traitées inutilement par divers moyens, céder à l'usage d'une forte infusion aqueuse ou vineuse de baies de cet arbuste, dont les propriétés me semblent, au reste, tout-à-fait semblables à celles de la térébenthine et des autres substances résineuses. J'associe souvent, à ce médicament, la racine d'aunée et celle d'angélique. Dans les hydropisies, les engorgements viscéraux et les cachexies qui suivent ou accompagnent les fièvres intermittentes, je l'emploie seul, ou mêlé avec la gentiane, la brione, l'absinthe, la petite centaurée, l'eupatoire d'avicenne, le calcitrape ou la digitale, selon les indications et l'état du malade.]

Les cendres du genévrier, en infusion dans le vin blanc, sont très-diurétiques. J'ai vu des cas de leucophlegmatie qui avaient résisté aux moyens ordinaires, céder à l'effet de ce vin. Je le prépare en faisant infuser à froid 150 grammes de ces cendres dans un kil gramme de bon vin blanc de Bordeaux ou du Rhin, ou tout simplement dans le cidre de bonne qualité. Le malade en prend 60 à 100 grammes deux ou trois fois par jour, jusqu'à ce qu'il soit complètement désenflé. Je dois faire observer que cette dose, très-bien supportée par des campagnards robustes et peu irritables, serait trop forte pour des sujets faibles, nerveux, ou atteints d'irritation gastrique ou intestinale.

La décoction de genévrier est employée à l'extérieur comme résolutive, détersive, tonique, dans le traitement des engorgements froids, œdémateux, les ulcères atoniques et scorbutiques. On emploie aussi les baies de genévrier concassées en cataplasme. J'ai vu des paysans appliquer sur la tête des enfants atteints de teigne, des baies de genièvre récentes pilées et mêlées avec du saindoux. J'ai observé de bons effets de ce topique.

Les fruits du genévrier restent verts pendant deux ans ; ce n'est qu'à la troisième année qu'ils mûrissent et deviennent d'un brun noirâtre. C'est à cause de la lenteur de leur maturité qu'on voit constamment sur les genévriers des fruits verts et des mûrs. La récolte de ces fruits se fait dans les mois d'octobre et de novembre ; on les sèche facilement en les étendant, clair semés, dans un grenier, et les remuant souvent. On doit choisir les graines de genièvre grosses, bien nourries, noires, luisantes, pesantes, d'un goût sucré et un peu âcre. Elles doivent être aussi récentes que possible, parce qu'il est prouvé qu'avec le temps elles perdent leur arôme et leurs vertus.

Huile de Cade, ou *huile pyrogénée de genévrier oxicèdre (juniperus oxicedrus)*, qui croît dans le midi de la France. Cette huile, produit de la distillation des grosses branches et des racines des vieux genévriers de l'espèce que nous venons de désigner, que l'on coupe par morceaux de 20 à 30 centimètres de long pour les soumettre à l'action du feu dans une vieille marmite percée sur un des côtés et couverte d'une pierre plate qu'on lute avec de l'argile ; cette huile, dis-je, qui coule par l'ouverture laissée au vase distillatoire, est un liquide brunâtre, inflammable, d'une odeur forte, résineuse, analogue à celle du goudron, d'une saveur âcre et caustique.

M. le docteur Serre d'Alais a publié, dans *le Bulletin de thérapeutique* (1846), un mémoire sur les bons effets de l'huile de cade, déjà employée depuis longtemps dans la médecine populaire. Nous allons extraire de ce mémoire ce qu'il contient de plus intéressant sous le rapport pratique.

Appliquée sur la peau saine, l'huile de cade ne provoque ni douleur ni démangeaison. Sur les muqueuses non enflammées, l'irritation est très-peu prononcée ; sur la peau et les muqueuses enflammées, son application est quelquefois accompagnée d'une cuisson légère et de courte durée ; sur les parties ulcérées, cette cuisson est un peu plus forte, mais elle ne dure pas davantage : environ un quart ou une demi minute. Elle ne détermine pas de réaction pathogénique sensible chez les enfants atteints d'affection vermineuse, auxquels on la donne à l'intérieur.

Les premiers essais de M. Serre ont porté sur la gale, et il a si constamment réussi qu'il n'emploie plus d'autre moyen dans le traitement de cette affection. Trois ou quatre frictions suffisent le plus ordinairement pour faire disparaître la gale lorsqu'elle est récente. Lorsque cette maladie est invétérée et qu'il s'y joint un état eczémateux avec suintement, M. Serre réussit encore à la guérir par l'huile de cade, quand tous les traitements ont échoué. Il cite à ce sujet le fait suivant : M. H..., âgé de soixante ans, était tourmenté depuis plus de six mois d'une gale qui avait résisté à tous les moyens. Il présentait en outre un écoulement eczématique des plus abondants aux deux jambes et au dos. La quantité de linge sali était énorme. Les antiphlogistiques, les bains émollients, les cataplasmes, les dépuratifs, les bains sulfureux, avaient été sans nul effet contre ce prodigieux écoulement. M. Serre appliqua, avec les barbes d'une plume, une couche d'huile de cade pure sur toutes les parties malades. La cuisson qui s'ensuivit fut courte et fort supportable. Dès la seconde application, il y avait déjà une modification avantageuse. Le cinquième jour, le suintement était réduit des quatre cinquièmes ; la guérison fut complète le vingtième jour. Ainsi quatre ou cinq jours d'onctions faites sur les parties malades, et souvent seulement sur les bras et les jambes, ont suffi pour amener la guérison. M. Serre a eu aussi à traiter un homme qui portait à la main une dartre lichénoïde que les remèdes les plus actifs n'avaient pu détruire, quoique employés avec persévérance pendant plus d'une année : il a été guéri en six semaines par les seules onctions d'huile de cade. Ce médecin est convaincu de la réussite de ce traitement contre toute maladie dartreuse, quelle que soit sa forme. Dans les cas où l'on a fait précéder un traitement interne et rationnel sans succès, il ne reste plus, pour obtenir la guérison, que la peine de faire des onctions tous les deux jours sur les parties malades.

M. Serre signale, comme particularité remarquable, la formation d'une pellicule analogue à l'épiderme par l'action de l'huile de cade. Cette pellicule se forme, du quatrième au cinquième jour, sur les parties eczémateuses ointes d'huile; elle est lisse et presque transparente. Du cinquième au sixième jour, cette pellicule se casse, et tombe du neuvième au dixième jour, laissant voir la surface malade guérie ou en voie rapide de guérison.

C'est surtout contre l'ophtalmie scrofuleuse que M. Serre a obtenu de bons effets de l'huile de cade. Chez les adultes, il applique cette huile pure sur la paupière inférieure tous les deux jours. Chez les enfants, il n'a jamais eu besoin de porter le remède sur l'œil ou sur les paupières pour guérir les ophtalmies les plus opiniâtres; de simples onctions sur le front, les tempes, les pommettes, et extérieurement sur les paupières, ont le plus souvent suffi pour amener la guérison. Dans quelques cas, les résultats ont été activés par l'introduction d'une goutte d'huile de cade dans chaque narine.

Si la guérison, ou une amélioration tellement notable qu'on puisse l'espérer prochaine, n'est pas obtenue au bout du cinquième ou sixième jour, on ne doit plus, selon M. Serre, compter sur l'huile de cade, soit qu'on ait affaire à une affection eczémateuse, soit qu'il s'agisse d'une ophtalmie. Dans ce cas, M. Serre a recours aux bains de sublimé. Il atteste que dans ces ophtalmies anciennes qui ont résisté aux traitements les mieux entendus, lorsqu'il a échoué encore avec l'huile de cade, il a toujours réussi avec le bain de sublimé; et lorsqu'il a eu recours, d'abord sans succès, au bain de sublimé avant les onctions d'huile de cade, il a toujours triomphé en employant celle-ci : « Les bains de sublimé sont préparés, pour les adultes, avec 4 grammes de deuto-chlorure de mercure, et 2 grammes pour les enfants, pour l'eau nécessaire à un bain. Les malades doivent y séjourner deux heures, et se laver continuellement la figure avec l'eau du bain. Cinq ou six bains, un par jour, suffisent pour la guérison. »

Dans le Languedoc, les commères donnent l'huile de cade contre les affections vermineuses. La dose varie depuis vingt gouttes dans l'eau sucrée, jusqu'à une cuillerée à café, selon l'âge de l'enfant. M. Serre n'a jamais mis en usage cette huile comme anthelmintique, mais il pense qu'elle a dû être aussi utile pour remplir cette indication que la décoction de suie employée de temps immémorial par les gens du peuple. Ce sont encore les bonnes femmes qui appliquent l'huile de cade à l'odontalgie ; M. Serre dit avoir vu souvent des douleurs de dent intolérables calmées par l'introduction d'une goutte de cette huile dans le trou de la dent cariée.

GENTIANE.

GRANDE GENTIANE.

Gentiana major lutea (T.)
Gentiana lutea (L.)

Cette belle plante, que Haller a célébrée, et qui doit son nom à Gentius, roi d'Illyrie, lequel, d'après Dioscoride, l'employa le premier, croît dans les départements du milieu et du midi de la France, aux environs de Lyon, dans les Alpes, l'Auvergne, les Pyrénées, la Suisse, les Cévennes, etc. On emploie sa racine.

Préparations et doses.

A L'INTÉRIEUR : *Macération et décoction*, de 10 à 20 gramm. par kilog. d'eau.
Sirop (1 sur 10 d'eau et 10 de sucre), de 50 à 100 gramm. en potion.
Extrait (par infusion 1 sur 8 d'eau), de 5 à dix gramm. en pilules, potions, bols.
Poudre, de 50 centig. à 1 gramm. comme tonique, et de 10 à 20 gramm. comme fébrifuge.
Vin (1 sur 16 de vin), de 50 à 100 grammes.
Teinture, de 2 à 8 gramm. en potion ou dans du vin.

Propriétés.

La racine de gentiane est amère, tonique, fébrifuge, antiseptique, vermifuge. On l'administre dans les dyspepsies, les flatuosités, les diarrhées et tous les écoulements entretenus par la débilité de l'appareil digestif ; dans les scrofules, le rachitis, l'ictère avec absence d'irritation des voies biliaires, le scorbut, la chlorose, certaines hydropisies atoniques sans inflammation viscérale, l'œdème qui suit ou accompagne les maladies chroniques, les fièvres intermittentes, etc.

J'associe quelquefois la gentiane à l'écorce de saule dans certaines fièvres intermittentes ; mais comme cette plante ne croît pas dans nos contrées, je la remplace par d'autres amers et surtout par la petite centaurée.

[La vertu fébrifuge de la racine de gentiane était connue des anciens. Matthiole en vante l'infusion contre les fièvres tierces et quartes. C'était, avant la découverte du quinquina, le remède le plus usité contre les fièvres intermittentes. On l'associe quelquefois à l'écorce du Pérou quand ces fiè-

vres sont rebelles, avec engorgement de la rate, état cachectique; plus amère que astringente, elle modifie avantageusement, dans ces cas, l'action du quinquina. Boerhaave dit
que la décoction de cette racine convient dans toutes les fièvres intermittentes. En Pologne, on administre, avant l'invasion de l'accès, quatre grammes de racine de gentiane en
poudre dans du vin. Vicat assure que ce remède réussit dès
la première prise, et que, bien que l'emploi de ce fébrifuge
n'ait été précédé d'aucun médicament préparatoire, la maladie n'a jamais eu de mauvaises suites. Willis, Eller, Alibert
l'ont vanté. Le docteur Julia de Fontenelle, étant médecin
en chef de l'hôpital de convalescence italien de l'armée de
Catalogne, lorsque le quinquina était à un prix exorbitant,
traita tous les fiévreux, avec beaucoup de succès, par la racine de gentiane en poudre. Il adressa à ce sujet un mémoire
à la Société royale de médecine de Marseille, qui, reconnaissant déjà les avantages de l'emploi des plantes indigènes, lui décerna une médaille d'encouragement.

D'un autre côté, MM. Trousseau et Pidoux se prononcent
ainsi sur la gentiane : « Quant à ses propriétés fébrifuges,
elles sont nulles très-certainement, quoi qu'en ait pu dire
les nombreux auteurs qui ont expérimenté sur des fièvres
intermittentes vernales, ou sur des fièvres rémittentes qui
ordinairement cèdent sans le secours de la médecine (*Traité
de thérap. et de mat. méd., t. II, 2e partie, p. 252*). » Je ne
partage pas l'opinion de ces auteurs. Il est vrai que la gentiane ne jouit pas, comme le quinquina, d'une propriété
anti-périodique spéciale; mais son action, comme celle de
tous les toniques amers, n'en est pas moins efficace dans
certains cas de fièvres intermittentes prolongées : c'est un
fébrifuge relatif, et qui trouve son application comme l'absinthe (*Voy.* ABSINTHE).

La racine de gentiane, mêlée avec celle de bistorte, avec
l'écorce de chêne ou celle d'aune, à parties égales, soit en
décoction, soit en poudre, agit plus efficacement comme
fébrifuge que lorsqu'on l'administre seule : c'est une remarque faite par Cullen, et que j'ai été à même de vérifier.
Prise à trop haute dose, la gentiane produit du malaise, un
sentiment de pesanteur à l'épigastre et même le vomissement. Il est donc de toute évidence qu'elle ne convient point
dans les fièvres qui ont le plus léger caractère inflammatoire
ou qui sont accompagnées d'une irritation gastrique plus ou
moins vive. Il est nécessaire, dans les longues maladies,
d'en suspendre l'usage de temps en temps ; car, par une
influence que Cullen attribue à un principe vireux existant

dans tous les amers, son emploi, longtemps continué, finit par produire une gastrite chronique qui détruit la faculté digestive, et exige un traitement antiphlogisti que.

La racine de gentiane sert en chirurgie, comme l'éponge préparée pour agrandir les orifices fistuleux et dilater certaines ouvertures, particulièrement le canal de l'urêtre des femmes affectées de la pierre. On l'applique aussi, en poudre ou en décoction, sur les plaies gangréneuses, atoniques, scorbutiques, etc.; on en fait même des pois à cautère, qu'on emploie de préférence quand il s'agit de rendre au fonticule l'étendue que le temps lui a fait perdre.

La racine de gentiane doit être peu ancienne, de moyenne grosseur, spongieuse, jaune en dedans, très-amère, n'ayant pas beaucoup de petites racines. On doit rejeter comme mauvaises les racines qui sont ridées, cariées, noirâtres, et moisies à l'intérieur.

GENTIANIN.

Le gentianin, principe actif de la gentiane, est une substance jaune, inodore, très-amère, cristallisant en aigrettes.

Préparations et doses.

A L'INTÉRIEUR (pur) : 10 à 20 centig. en pilules, dans un liquide approprié.
Teinture (1 sur 100 d'alcool à 24°), de 2 à 8 gram. en potion.
Sirop (1 sur 500 de sirop de sucre) de 50 à 60 grammes, seul ou en potion.

Propriétés.

Le gentianin convient dans les même cas que la gentiane. J'ai souvent administré, dans ma pratique urbaine, le sirop de gentianin contre l'helmintiase chez les enfants, et comme tonique chez les sujets lymphatiques, pour combattre la tendance scrophuleuse.

GÉRANION,

BEC DE GRUE, HERBE A ROBERT, GÉRAINE ROBERTIN.

Geranium robertianum primum (T.)
Geranium robertianum (L.)

Cette plante, très-commune, se rencontre sur les vieux murs, le long des haies, aux lieux sombres. L'herbe est usitée.

Préparations et doses.

A L'INTÉRIEUR : *Infusion ou décoction*, de 15 à 45 grammes par kilogramme d'eau.

Suc, 50 à 190 grammes.

A L'EXTÉRIEUR : *Décoction*, quantité suffisante pour lotions, fomentation, gargarisme ; plante verte pilée, appliquée froide ou bouillie, pour cataplasmes.

Propriétés.

L'herbe à Robert, d'une odeur désagréable, comparée à celle de l'urine des personnes qui ont mangé des asperges, d'une saveur un peu amère et légèrement austère, est un peu astringente. Je ne dirai pas, avec Hildanus, que cette plante guérit le cancer, et, avec d'autres auteurs, qu'elle dissout le sang coagulé dans le corps, arrête toutes les hémorrhagies, guérit la phtisie scrophuleuse, etc.; de telles assertions remontent aux temps où la crédulité attribuait aux plantes les plus inertes les propriétés les plus merveilleuses. Mais faut-il, parce que l'expérience n'a pas justifié les éloges prodigués au bec de grue, l'exclure de la matière médicale indigène ? Je l'ai vu employer avec avantage, en décoction concentrée, dans l'hématurie des bestiaux. J'ai pu constater aussi un effet diurétique non irritant de son suc étendu dans l'eau ou le petit lait, dans deux cas de néphrite calculeuse chronique. Je l'ai mis en usage en gargarisme dans les engorgements des amygdales et vers la fin des angines ; elle a produit de bons effets en fomentation dans les inflammations superficielles de la peau, et en cataplasme, comme le cerfeuil, dans l'ophtalmie et les engorgements laiteux des mamelles.

GERMANDRÉE,

PETIT CHÊNE.

Chamædrys major repens (T.)
Teucrium chamædrys (L.)

La germandrée vient spontanément dans toute la France, dans les bois et sur les collines arides. On emploie les sommités fleuries.

Préparations et doses.

A L'INTÉRIEUR : *Infusion*, de 50 à 60 gram. par kilog. d'eau.

Poudre, de 2 à 10 grammes en bols, pilules, ou dans un liquide approprié.

Eau distillée, de 50 à 100 grammes, en potions.

Extrait, de 4 à 8 gram. en bols, pilules, ou dans du vin.

Propriétés.

On a beaucoup trop exalté les vertus de cette plante. C'est un tonique amer qui n'a rien de plus spécial que beaucoup d'autres amers indigènes que l'on administre dans tous les cas où une légère médication tonique est indiquée.

[Les qualités physiques de la germandrée, dit Chaumeton, ne me semblent point assez prononcées pour justifier la grande renommée dont cette plante a joui depuis les temps les plus reculés jusqu'à nos jours. Pline, qui ne s'appuie souvent que sur des récits incertains, la dit très-efficace contre la toux invétérée, les affections pituiteuses de l'estomac, les douleurs de côté, l'hydropisie commençante, etc. Suivant Prosper Alpin (*de Med. egypt., lib.* IV), les Égyptiens l'opposent avec confiance aux fièvres intermittentes, contre lesquelles Matthiole, Boerhaave, Rivière, proclament aussi ses bons effets. Les médecins de Gènes, d'après Vésale, firent prendre au goutteux Charles-Quint, durant soixante jours, une décoction vineuse de germandrée, sans obtenir la guérison que ces médecins lui avaient promise. Solenander et Sennert ont également vanté cette plante contre la goutte. « On a trop exalté, sans doute, son utilité dans les affections arthritiques, dit Bodart ; mais on ne peut refuser à la germandrée beaucoup d'efficacité comme tonique amer dans les maladies goutteuses qui reconnaissent pour principe une débilité sensible dans les fonctions digestives. (*Botaniq. méd. compar.*) » Je répondrai à cette assertion que nous possédons une foule de plantes amères beaucoup plus énergiques, tant pour remplir cette indication que pour combattre les fièvres intermittentes, les affections catarrhales, la débilité des voies digestives, etc. En réduisant, toutefois, les propriétés de la germandrée à leur juste valeur, elles trouvent leur application dans les circonstances qui n'admettent que l'usage gradué des toniques. C'est ainsi que j'emploie avec avantage l'infusion de cette plante après la période d'irritation des fièvres muqueuses, lorsque l'état de l'estomac et des intestins ne permet pas encore l'administration de toniques plus énergiques, bien que ceux-ci soient indiqués par la débilité générale du malade : ce sont des nuances thérapeutiques que l'observation apprécie et que l'expérience confirme.]

On emploie aussi, comme jouissant à peu près des mêmes propriétés que la germandrée, l'ivette (*teucrium chamœpitis* (L.) ou chamœpitis, et l'ivette musquée (*teucrum iva* (L.)

GERMANDRÉE AQUATIQUE,

TEUCRIUM AQUATIQUE, SCORDIUM, GERMANDRÉE D'EAU, CHAMARAS.

Chamædrys (T.) — *Teucrium scordium* (L.)

Cette plante, beaucoup plus énergique que la précédente, croît dans les terrains humides et marécageux du midi de la France. On emploie ses sommités.

Préparations et doses.

A L'INTÉRIEUR : *Infusion*, de 50 à 60 gram. par kilog. d'eau.
Suc exprimé et clarifié, de 15 à 60 grammes.
Extrait, de 5 à 10 grammes, en pilules ou dans du vin.

A L'EXTÉRIEUR : *En décoction ou en infusion aqueuse ou vineuse,* en cataplasmes, etc.

Propriétés.

Le scordium, exhalant une odeur d'ail en le froissant entre les mains, est un tonique amer et stimulant employé dans les fièvres muqueuses avec prostration des forces, dans la paralysie, la chlorose, l'anarsaque, les affections vermineuses, les cachexies, les catarrhes chroniques, etc.

[Cette plante, presque entièrement oubliée dans la médecine moderne, et que des propriétés non équivoques recommandent, était employée dès le temps d'Hippocrate. Parmi les modernes, Rondelet, Pélissier, Gilibert, l'ont préconisée contre les maladies qui tiennent à un état de débilité bien caractérisé. Selon Newmann et Cartheuser, l'extrait spiritueux de scordium est plus amer et plus énergique que l'extrait aqueux.]

A l'extérieur, la germandrée aquatique est utile dans les ulcères de mauvais caractère, dans la gangrène, employée en infusion ou en décoction, avec le vin ou le vinaigre et un peu d'alcool camphré ou d'acide hydrochlorique, ou tout simplement avec une suffisante quantité de sel commun. On l'applique aussi en poudre sur les ulcères sordides, qu'elle déterge.

Cette plante entre dans le diascordium et dans d'autres compositions officinales.

GERMANDRÉE MARITIME,*

GERMANDRÉE COTONNEUSE, HERBE AUX CHATS.

Chamœdrys maritima (T.) — *Teucrium maram* (L.)

Ce sous-arbrisseau croît sur les bords de la Méditerranée, aux îles d'Hyères, dans les lieux stériles et rocailleux, et est cultivé dans les jardins. Les feuilles sont employées.

Préparations et doses.

A L'INTÉRIEUR : *Infusion*, de 8 à 50 gram. par kilog. d'eau.
Poudre, de 2 à 3 gram., en électuaire, pilules, ou dans du vin.
Extrait, de 1 à 2 gram., en pilules ou dans du vin.

Propriétés.

La germandrée maritime, d'une odeur pénétrante, camphrée, sternutatoire, d'une saveur chaude, amère et âcre, est tonique et excitante. Elle exerce sur le système nerveux une action qui la rend efficace dans toutes les maladies qui ont pour caractère essentiel un état de débilité, d'atonie. Il convient conséquemment dans la paralysie, la chlorose, l'hydrothorax, l'asthme humide, le catarrhe pulmonaire chronique, le scorbut, l'aménorrhée par atonie, l'hypocondrie, etc. Wedelius donne à cette plante la qualification de *polychreste;* Cartheuser et Linnée, la rangeant parmi les plus précieux médicaments, en proclament les nombreuses et éminentes vertus.

Bodart, dont les recherches thérapeutiques ont toujours eu pour but de détruire le préjugé qui nous fait préférer les plantes exotiques aux plantes indigènes ayant les mêmes propriétés, parle ainsi des vertus de cette plante : « Elle mérite le premier rang parmi les cordiaux. Son parfum suave et doux la rend supportable à presque toutes les constitutions ; on peut donc la considérer comme un médicament nervin, diaphorétique, diurétique, emménagogue, selon les organes atteints plus particulièrement de la faiblesse à laquelle il remédie. Succédané du camphre, dont il recèle une grande quantité, il s'oppose à la putridité, augmente la sécrétion de la bile, favorise les fonctions digestives, ranime l'appétit, et remédie à la lenteur du système circulatoire. » (*Botaniq. méd. comp.*, tom. 3, *p*, 150.

On a droit d'être surpris, dit Chaumeton, qu'une plant

aussi active ne soit pas plus fréquemment employée, tandis que les tablettes des pharmacies sont surchargées et les ordonnances des médecins souillées d'une foule de drogues inertes. » *(Dict. des Scienc. méd.)*

On a attribué au marum la propriété de guérir les polypes du nez et de s'opposer à leur reproduction. En 1822, Hufeland a annoncé cette propriété dans son journal. M. Mayr d'Arbon *(London med. and phys. journ. Janv.* 1834) a préconisé l'emploi de cette plante, prise par le nez comme le tabac, contre un polype de cette partie ; il en fit faire usage après son extraction, il ne repullula point, et l'odorat, qui était perdu, revint. Le docteur Mayer cite aussi un cas de guérison de polype nasal par le même moyen. *(Nouv. bibl. méd., t. II, pag.* 450.) Il est probable que ces polypes étaient muqueux. La propriété d'empêcher la reproduction de cette maladie doit surtout fixer l'attention des praticiens.

Les chats aiment le marum autant que la cataire. Ils se roulent sur lui, le lèchent, le mordent avec délices, le baignent de leur urine et même quelquefois de leur sperme. Geoffroy conseille, si on veut, en la cultivant, la conserver intacte, de la renfermer dans des cages de fer.

GLAYEUL PUANT,

IRIS GIGOT, SPATULE, IRIS FÉTIDE.

Iris fœtidissima (L.)

Cette plante croît dans les lieux humides, près des ruisseaux, dans les vignes. On employait autrefois sa racine et sa semence.

Préparations et doses.

A L'INTÉRIEUR : *Semence* ou *racine en décoction*, de 15 à 50 gram. par kilog. d'eau.
Racine sèche pulvérisée, 4 à 8 gram. pour un kilog. de vin blanc (altérant).
Suc, de 2 à 12 gram., comme altérant et comme purgatif.

Propriétés.

La racine de glayeul fétide, d'une saveur âcre et nauséabonde, est stimulante et purgative, ainsi que ses semences. On les a conseillées dans les scrofules, la cachexie, l'hydropisie. Quoique l'administration de cette plante fraîche ne soit pas sans danger, j'ai vu des paysans prendre le suc de sa racine contre l'hydropisie, qu'elle a souvent réussi à dissiper. Je ne l'ai jamais employé.

[La racine sèche perd une grande partie de ses propriétés ; on peut alors la donner comme diurétique, emménagogue, fondante, etc.]

GLOBULAIRE,

GLOBULAIRE TURBITH.

Globularia fruticosa (T.)
Globularia alypum (L.)

Ce sous-arbrisseau croît dans les départements méridionaux de la France, en Espagne, en Italie. Ses feuilles seulement sont employées.

Préparations et doses.

A L'INTÉRIEUR : *Décoction des feuilles sèches*, de 12 à 30 gram. pour 100 gramm. d'eau.
Extrait, de 2 gram. 50 cent. à 5 gram.

Propriétés.

La globulaire turbith, d'une saveur très-amère, est un purgatif qui opère doucement, sans produire ni irritation, ni nausée, ni malaise. Il peut avantageusement remplacer le séné à dose double de ce dernier. En comparant les effets de ces deux plantes, Loiseleur - Deslonchamps (*Biblioth. méd., t.* 48), observateur judicieux auquel on doit de précieuses recherches sur la thérapeutique végétale indigène, a constaté que tous les avantages étaient en faveur de la globulaire ; que la décoction de cette dernière était exempte de la saveur désagréable du séné, et que les évacuations qu'elle produisait étaient plus égales.

D'après le docteur Ramel, qui a puissamment contribué, après Clusius et Garidel, à dissiper les préventions que l'on avait contre cette plante (1), la globulaire serait en outre

_____

(1) Les propriétés de la globulaire turbith étaient inconnues aux anciens. Le nom d'Herbe terrible, *Herba terribilis, Frutex terribilis,* que lui donne J. Bauhin, et qu'elle porta longtemps aux environs de Montpellier, atteste qu'on la regardait comme un purgatif violent. Cette erreur tient, ainsi que l'a démontré M. Mérat (*Dict. des Sciences méd.,* t. XVIII *et suiv. — Journal de Méd.,* t. 62 , p. 374), à ce qu'on a confondu cette globulaire avec l'*alypum* de Dioscoride, qui est, en effet, un drastique dangereux.

hydragogue et fébrifuge. On ne peut attribuer son action contre les fièvres intermittentes qu'à son principe amer, et son utilité dans les hydropisies qu'à ses effets purgatifs.

Quand on administre la globulaire en décoction, qui est la forme la plus usuelle, il faut que l'ébullition soit continuée environ dix minutes, afin que l'eau puisse s'emparer de toutes les parties actives de la plante.

GLOBULAIRE VULGAIRE (*Globularia vulgaris*). Les feuilles de cette espèce, qui croît dans les pâturages secs des départements du centre et même du nord de la France, peut très-bien remplacer la globulaire turbith, en augmentant la dose d'un tiers. Elle m'a constamment réussi.

GRATIOLE,

HERBE A PAUVRE HOMME, GRACE DE DIEU,

Digitalis minima, gratiola dicta (T.)
Gratiola officinalis (L.)

La gratiole se trouve partout dans les lieux humides, aux bords des ruisseaux, sur les chaussées des étangs et des moulins. L'herbe et la racine sont usitées.

Préparations et doses.

A L'INTÉRIEUR : *Décoction ou infusion* , de 4 à 12 gram. pour 120 grammes d'eau ou de vin.
Poudre, de 50 cent. à 2 gram. en pilules, potion, etc.
Extrait (1 fraîche sur 1 d'eau par décoction), de 10 cent. à 1 gram.
Vin (1 sur 30 de vin), de 50 à 100 gram.
Teinture (1 sèche sur 8 d'eau-de-vie), de 50 cent. à 2 gram., seule ou en potion.

Propriétés.

A trop grande dose, la gratiole, d'une saveur amère et nauséabonde, est un irritant qui produit l'empoisonnement à la manière des drastiques. A dose modérée, c'est un éméto-cathartique énergique trop négligé de nos jours. Il a été utile contre certaines hydropisies non accompagnées de phlegmasie, dans l'hypocondrie, la manie, le rhumatisme chronique, la goutte, quelques affections vermineuses, contre le ténia, etc. A faible dose et fractionnée, la gratiole peut être employée comme altérante dans plusieurs maladies chroniques de la peau.

[« Sept fois, disent Coste et Wilmet (*Essais de mat. méd. indig.*, tom. II, p. 101), nous nous en sommes servis pour purger des œdématiques, et l'effet hydragogue s'en est suivi sans irritation et sans fatigue. Nous avons administré cette infusion aqueuse à 12 personnes (4 à 12 gram. de feuilles pour un verre d'eau), de différents âges, sexes, constitutions, attaquées de suburre pétuiteuse, de fièvre erratique, d'hydropisie et de vers. Nous nous sommes bien trouvés de l'addition d'un gramme jusqu'à quatre de racine de la même plante, dans cette infusion, pour les hydropiques. Mais nous nous sommes abstenus de prescrire cette racine en poudre, à raison de l'état d'anxiété et de malaise qu'elle communique aux malades, par de fausses envies de vomir. »

J'ai administré plusieurs fois la poudre de gratiole comme vomitive, à la même dose que celle d'ipécacuanha : ses effets ne sont pas constants ; car elle purge quelquefois énergiquement sans faire vomir. Wauters a fait la même remarque et en parle ainsi : *Pessimum sane, si remedium aliquod adhibentes, ignoramus an emeticam an drasticam, an nimiam an nullam vim sit exerturum. (Repertor. remedior. indigen., p. 56).* Comme émétique, l'asaret est bien préférable à la gratiole, dont l'administration, d'ailleurs, n'est pas sans danger dans les cas d'irritation gastro-intestinale, de diarrhée ou de dysenterie, malgré l'opinion de Boulduc (*Mém. de l'Acad. des Sciences*, 1707, p. 188), qui considère la gratiole comme aussi efficace que l'ipécacuanha au commencement de cette dernière maladie. Il n'y a aucune parité entre l'ipécacuanha, qui agit principalement sur l'estomac comme vomitif, et la gratiole, dont l'effet, comme purgatif violent, se produit sur tout le tube digestif.]

Comme purgatif, la gratiole est le meilleur succédané du jalap et du séné. J'ai souvent remplacé ce dernier par les feuilles de gratiole à la dose de 8 grammes infusées dans 120 grammes d'eau, avec addition de 30 grammes de sirop de nerprun. J'ai employé aussi, d'après Bergius, dans les fièvres intermittentes automnales avec cachexie, le mélange de 50 centigrammes de gratiole en poudre avec 25 centigrammes de gentiane. Après quelques jours de l'usage de ce mélange, je faisais prendre l'écorce de saule unie à l'absinthe et à la racine d'angélique dans le vin blanc ou dans la bière. J'ai presque toujours réussi à me rendre maître de la fièvre par ces moyens simples, et à obtenir ainsi, par nos végétaux indigènes, des résultats aussi satisfaisants qu'avec les substances exotiques d'un prix élevé.

J'ai donné avec succès, dans quelques hydropisies exemptes de phlegmasie et accompagnées de flaccidité, d'atonie générale, soit l'infusion aqueuse, soit l'infusion vineuse de feuilles et de racine de gratiole, à la dose de 50 à 100 grammes, selon l'âge, le tempérament et les forces. Elle m'a paru agir avec certitude et sans inconvénient quand la prudence a présidé à son usage. Il faut toujours commencer par une dose modérée, afin de juger du degré de susceptibilité des organes digestifs. A la campagne, où l'on fait un fréquent usage de cette plante pour se purger, elle agit doucement chez les uns, et cause chez les autres des superpurgations, à cause du défaut de prudence et de discernement dans son administration. J'ai vu, dans deux cas d'hydrothorax avec tuberculisation, la gratiole produire une diarrhée opiniâtre et hâter la mort. On doit toujours, quant cette complication existe, s'abstenir de l'usage des purgatifs.

Peyrilhe, qui donne à la gratiole la qualification d'*héroïque*, conseille de l'employer avec du petit lait, afin d'empêcher les nausées et les vomissements. Boulduc prescrit l'infusion des feuilles dans du lait, dont on donne un verre par jour dans l'ascite, ou contre les vers. Je l'ai administrée aussi dans du lait, comme purgative et vermifuge, avec succès.

C'est, comme tous les purgatifs, à titre de dérivatif, et non en raison de propriétés spéciales, que la gratiole a été utile dans les affections cérébrales non fébriles, telles que l'apoplexie, la manie, et contre la goutte, le rhumatisme chronique, les écoulements blennorrhagiques et leucorrhéïques, l'orchite, etc.

A petite dose et comme altérante, la gratiole a été utile dans les engorgements froids des viscères, la cachexie, les maladies chroniques de la peau, la syphilis, etc. Dans ces cas, c'est surtout son extrait qu'on emploie : on le fait prendre à la dose de 10 centigrammes, matin et soir d'abord, en augmentant ensuite peu à peu la quantité, jusqu'à ce qu'il survienne des évacuations. Cet extrait, associé à une poudre aromatique et mis en pilules, est, de tous les modes d'administration de la gratiole, celui qui mérite la préférence. Administré ainsi ou avec des feuilles de rhue où de semence de tanaisie, il m'a complètement réussi comme anthelmintique.

[La gratiole, donnée en lavement, a une action spéciale sur les organes de la génération. Employée de cette manière chez les femmes, elle a quelquefois donné lieu à une sorte de nymphomanie. M. Bouvier a rapporté dans le journal général de médecine (*vol.* 54) quatre observations qui constatent cette action singulière. Le praticien devra donc en tenir note pour les cas où il jugerait nécessaire l'injection de gratiole dans le rectum.

Stoll, et après lui Swediaur, employaient la formule suivante contre les dartres et la syphilis invétérée : Rob de sureau, 90 grammes ; extrait de gratiole, 12 grammes ; sublimé corrosif, 15 centigrammes, pour un électuaire dont la dose est de 4 grammes tous les matins.

Il est impossible d'admettre, en présence du sublimé corrosif, que la gratiole puisse avoir une part active à la guérison. On peut en dire autant de la guérison de la gale, obtenue, suivant le docteur Delavigne (*dissertatio de gratiolâ officinali ejusque usu in morbis cutaneis ; in-4°., Erlangæ*, 1799), par l'usage interne de la décoction de gratiole, joint à des onctions d'onguent citrin dans le premier cas, et, dans le second, à des lotions de sublimé dissous dans l'eau.

On a vanté les applications extérieures de la gratiole contre la goutte et le rhumatisme chronique. On conçoit facilement que Matthiole et Césalpin aient pu croire que les feuilles de cette plante guérissaient promptement les plaies sur lesquelles on les applique ; mais n'est-on pas surpris de voir Murray adopter, avec les progrès de la chirurgie, une semblable opinion ?

La gratiole, moins amère quand elle est desséchée, ne perd, cependant, que peu ou point de ses vertus.]

GRENADIER, *

BALAUSTIER.

Punica sylvestris, sativa (T.)
Punica granatum (L.)

Le grenadier, originaire des contrées de l'Afrique que baigne la Méditerranée, croît en Espagne, en Italie, et dans le midi de la France. On emploie les fleurs (balaustes), les fruits (grenades), la racine et l'écorce (malicorium).

Préparations et doses.

A L'INTÉRIEUR : *Infusion ou décoction des fleurs*, de 15 à 30 gram. par kilog. d'eau.

Décoction de l'écorce du fruit, de 30 à 60 gram. par kilog. d'eau.

Décoction de l'écorce de la racine fraîche, 60 gram. pour 700 gram. d'eau que l'on fait réduire à 500 gram. et que l'on donne en trois fois contre le ténia.

Extrait alcoolique de la racine, de 15 à 20 gram. comme astringent.

Poudre de la racine, de 5 à 15 gram. en pilules, bols, ou dans du vin, comme astringent.

Poudre de malicorium, de 5 à 12 gram. en substance ou en bol, etc.

Sirop de grenade, (8 de suc sur 15 de sucre), de 50 à 60 gram. en boisson.

Suc de grenade, étendu dans l'eau et édulcoré.

Sirop de malicorium, de 50 à 60 gram. en potion.

Semence en poudre, de 4 à 8 gram. dans du vin, comme astringent.

A L'EXTÉRIEUR : *Décoction des écorces ou des fleurs* (50 à 90 gram. par kilog. d'eau), pour fomentations, lotions, lavements astringents, etc.

Propriétés.

Les fleurs ou balaustes et l'écorce du fruit du grenadier ou malicorium (cuir de pomme), sont toniques et astringentes. On les emploie, à l'intérieur, dans la diarrhée et la dysenterie quand la période d'irritation est dissipée, dans les hémorrhagies passives, les écoulements muqueux avec atonie, et, à l'extérieur, en gargarisme dans le gonflement atonique des amygdales, le relâchement de la luette et des gencives ; en lotion et en injection contre le relâchement de la muqueuse du vagin, la chute du rectum, l'œdème des extrémités, les engorgements articulaires suite d'entorse ou de luxation, etc. On fait ordinairement usage des fleurs à l'intérieur, et de l'écorce des fruits à l'extérieur. Les graines renfermées dans les grenades, d'une saveur aigrelette, sont aussi astringentes, mais à un degré beaucoup plus faible ; elles ont été néanmoins prescrites en poudre dans les fleurs blanches, et, à l'extérieur, contre les ulcères atoniques. Le suc de grenade est rafraîchissant et diurétique. Étendu dans l'eau, il fournit, comme nos fruits rouges, une boisson acidule d'un goût agréable, et qui convient dans les maladies inflammatoires, bilieuses et putrides, les affections des voies urinaires, etc.

Pline l'Ancien dit qu'une grenade, pilée et bouillie dans trois hémines de vin réduites à une, expulse le ténia, (*Hist. mundi, lib.* XVIII, *c.* 6.) La grenade entière, enfermée dans un pot de terre neuf bien couvert et lutté d'argile, mise au four et desséchée au point de pouvoir facilement la réduire en poudre, et administrée à la dose de 2 à 4 grammes avec du vin rouge, était un remède populaire vanté contre la dysenterie chronique, les pertes utérines, les fleurs blanches et les fièvres intermittentes. L'écorce du fruit du grenadier est regardée, par les médecins persans et thibétains, comme succédanée du quinquina et employée contre les fièvres intermittentes. (*Bibliot. britan., Sept.* 1811.)

La propriété vermifuge de l'écorce de racine de grenadier, que l'on n'a mise à profit que depuis une trentaine d'années, était connue des anciens. Caton le Censeur la conseille contre les vers, et Dioscoride recommande la décoction de racine de grenadier prise en breuvage pour tuer les vers larges et les chasser du corps. Dans l'Inde, ce ténifuge était employé de temps immémorial. Laissant de côté, comme inutiles dans un travail exclusivement consacré à la thérapeutique, les autres détails historiques concernant ce précieux remède, nous nous contenterons de dire que le mémoire du docteur Gomès, publié en 1822, et traduit par M. Mérat (*Journ. compl.*, *t.* xvi, *p.* 24), a le plus contribué à en répandre l'usage en France.

Ce qui frappe le praticien dans l'emploi de l'écorce de racine de grenadier comme ténifuge, c'est le défaut de proportion entre son action immédiate sur le tube digestif et le résultat qu'on en obtient. Introduite à dose légère dans l'estomac, elle ne produit aucun effet sensible ; en quantité plus forte, elle occasionne un peu de chaleur et rarement de la douleur dans la région épigastrique ; quelquefois, cependant, des nausées et même le vomissement ont lieu. Comme purgative, l'écorce de grenadier a une vertu peu active : elle ne provoque, administrée à haute dose, qu'un bien petit nombre de selles. On sait d'ailleurs que les purgatifs, même les plus énergiques, n'ont pas, par cette seule propriété, l'effet vermifuge. L'amertume de cette racine n'est pas assez prononcée pour que l'on puisse lui attribuer sa vertu anthelmintique ; tout-à-fait dépourvue d'arôme, sa décoction a seulement quelque chose de nauséabond.

On a quelquefois observé, après l'administration de ce médicament, des vertiges, des étourdissements, une sorte d'ivresse, parfois des syncopes, de légers mouvements convulsifs ; mais ces accidents sont fugaces et ne laissent aucune trace après leur manifestation.

Il paraît donc certain, en raisonnant par voie d'exclusion, que l'écorce de racine de grenadier agit d'une manière spéciale et par intoxication sur le ver, que l'on trouve toujours mort, pelotonné sur lui-même, et noué fortement à plusieurs endroits de sa longueur. Les remarques faites par la plupart des auteurs qui ont étudié les effets de cette substance viennent à l'appui de cette opinion. Breton (*London médico-surgical transact.*, *t.* xi, *p.* 301), ayant jeté des ténias vivants dans une décoction d'écorce de racine de grenadier, les a vus se contracter aussitôt avec vivacité et mourir au bout de quelques minutes, tandis que ceux qui ont été plongés dans l'eau simple ont vécu plusieurs heures après leur expulsion. Le docteur Gomès s'est aussi assuré que des portions de ténia vivant, jetées dans la décoction d'écorce de racine de grenadier, deviennent raides, contractées, et y périssent presque aussitôt, tandis que dans les autres anthelmintiques, même dans l'essence de térébenthine, elles se meuvent avec plus ou moins de vivacité.

Le mode d'administration de l'écorce fraîche de racine de grenadier est très-simple. On fait bouillir 45 à 60 grammes de cette écorce dans 1 kilogramme d'eau, et réduire à trois verres que l'on fait prendre en trois fois le matin à jeun. Le ver est ordinairement rendu peu de temps après le second ou le troisième verre.

« Une pratique de vingt-quatre ans a prouvé à M. Mérat que l'écorce de racine de grenadier ne manque jamais son effet dans le cas de ténia ; du moins, il déclare n'avoir jamais observé d'exemple contraire. Mais le succès est lié à l'observation indispensable de certaines conditions, et ces conditions sont les suivantes :

» 1° N'administrer le médicament que le jour même ou le lendemain du jour où des anneaux de ténia auront été rendus.

» 2° Faire prendre en trois fois, à une demi-heure de distance les unes des autres, le produit de la décoction de 60 grammes d'écorce de racine fraîche de grenadier cultivé, dans 750 grammes d'eau réduite à 500 grammes par l'ébullition.

Pour assurer la bonne réussite de la médication, M. Mérat est dans l'habitude de faire acheter un grenadier vivant, de huit à dix ans au moins (plus jeune il ne pourrait fournir la quantité d'écorce de racine suffisante), et d'en faire séparer l'écorce chez le malade même, le jour, ou, au plus tard, le lendemain du jour où des anneaux de ténia ont été expulsés ; il le fait ensuite employer comme il a été dit plus haut.

» Suivant M. Mérat, les insuccès que l'on a reprochés à ce mode de traitement sont dus uniquement à ce qu'il n'a pas été fait convenablement, et ils doivent toujours être considérés comme résultant soit de la faute du médecin, soit de celle du malade. Ainsi, tantôt on a employé l'écorce sèche (qui pourtant réussit encore dans le plus grand nombre des cas), souvent altérée et mêlée à d'autres écorces ; tantôt on a fractionné la dose du médicament, et on lui a associé des purgatifs, ou on en a administré auparavant ; tantôt, enfin, les malades n'ont rendu des portions de ver que depuis un certain temps, etc. » (Abeille méd., t. II, p. 275, année 1845.)

M. Bourgeoise (Bibliot. méd., t. VI, p. 307) fait prendre la veille du jour où il doit administrer l'écorce de racine de grenadier, le matin ou le soir, 45 à 60 grammes d'huile de ricin, dans la vue de nettoyer le tube digestif, de débarrasser le ténia des matières fécales qui l'entourent, et de le mettre à nu le plus possible. Il ne croit pas ce purgatif indispensable, mais il lui paraît augmenter les chances de succès. Le docteur Gomès donne le conseil, lorsqu'après l'administration du ténifuge une portion du ver reste pendant à l'anus, de faire prendre le jalap, l'huile de ricin, etc., pour en faciliter la sortie.

Chez les sujets faibles, nerveux, et surtout chez les enfants, on ne doit administrer l'écorce de racine de grenadier qu'à doses fractionnées. On peut, dans ces cas, faire prendre pendant huit à quinze jours, tantôt par l'estomac et tantôt en lavements, une décoction de 4 grammes de cette écorce. Cependant ces demi-moyens sont loin d'amener un résultat aussi satisfaisant que le mode ordinaire d'administration, et qui consiste dans une dose assez forte du médicament pour tuer le ver.

L'administration de l'écorce de la racine de grenadier sous forme de poudre, conseillée par Breton, qui la faisait prendre à la dose de 60 centigrammes toutes les demi-heures pendant trois heures de suite, est moins certaine dans ses effets que la décoction. L'extrait alcoolique proposé par le docteur Deslandes (*archiv. gén. de méd.* 2me série, t. I, p. 120), comme possédant une efficacité ténifuge plus prononcée que celle de l'écorce elle-même, est plus facile à administrer, répugne moins aux malades, et mérite d'être adopté, non-seulement comme propre à agir spécialement contre le ténia, mais aussi contre les autres espèces de vers intestinaux.

Je n'eus qu'une seule fois occasion d'employer l'écorce de racine de grenadier contre le ténia. Ce fut en 1828, chez M. Seaton, officier anglais, en résidence à Calais. Ce malade, âgé de quarante-six ans, d'un tempérament lymphatico-nerveux, d'une taille élevée, d'une constitution grêle, avait été atteint, à l'âge de vingt-neuf ans, d'une fièvre typhoïde. La production de son ténia datait, disait-il, de la convalescence longue et pénible de cette dernière maladie. Un sentiment d'engourdissement ou de fourmillement presque continuel au-dessous de l'ombilic, des mouvements ondulatoires, des élancements douloureux et instantanés dans les intestins, un appétit irrégulier et parfois vorace, de temps en temps une diarrhée muqueuse avec expulsion spontanée de morceaux de ténia; des spasmes vers l'épigastre avec efforts de vomissements, irritations nerveuses sympathiques et exaltation intellectuelle, auxque's succédait toujours un état d'abattement et de somnolence : tels étaient les symptômes que présentait M. Seaton lorsqu'il vint me consulter. Il avait mis en usage, pendant plusieurs années et à diverses reprises, la fougère, la gomme-gutte, l'huile de thérébenthine, l'étain, l'huile de ricin et divers autres anthelmintiques, sans autre effet que l'expulsion de portions plus ou moins longues du ver qui le tourmentait.

Je ne pus me procurer une quantité suffisante d'écorce de racine de grenadier qu'au bout de trois semaines. Je lui en administrai 60 grammes en décoction dans un litre d'eau réduit à trois verres. Le malade, préparé par la diète et quelques lavements, prit le premier verre à six heures du matin et le vomit dix minutes après. A six heures et demie, le second verre fut avalé et conservé, ainsi que le troisième, qui fut administré à sept heures et demie. Déjà des coliques s'étaient fait sentir, et bientôt deux selles eurent lieu sans qu'aucun symptôme nerveux se fût manifesté. Vers midi, le malade éprouvant des tranchées et des épreintes suivies seulement d'expulsion de mucosités, je me décidai à lui faire prendre, en lavement, une décoction de 20 grammes d'écorce de racine de grenadier dans 800 grammes d'eau réduits par l'ébulition à 500 grammes environ. Un quart d'heure après cette injection, une garde-robe amena le ver tout entier. Il était assez épais, opaque, roulé en peloton, de la longueur de quatre mètres environ, et de l'espèce non armée. J'ai pu, à l'aide d'une forte loupe, distinguer les papilles latérales, et, entre elles, la protubérance indiquant le suçoir central de l'animal.

Ce fait, que j'ai cru devoir rapporter, vient se joindre au grand nombre de ceux qui sont consignés dans les journaux de médecine, et qui prouvent incontestablement que l'écorce de racine de grenadier est, de tous les anthelmintiques connus, celui qui jouit au plus haut degré de la faculté de tuer le ténia (1).

Dans le commerce de la droguerie on remplace quelquefois la racine de grenadier par celle de buis ou d'épinevinette. L'amertune de ces deux dernières racines suffit pour déceler la fraude. L'écorce de racine de grenadier indigène ou cultivé est tout aussi bonne que celle de grenadier sauvage ; elle est plus efficace fraîche que sèche, bien que celle-ci réussisse dans la plupart des cas, lorsqu'on a eu la précaution de la faire macérer pendant vingt-quatre heures dans l'eau qui doit servir à l'ébullition.

---

(1) *Voyez* Archiv. génér. de méd., t. vi, p. 293.— t. vii, p. 153, 603.— xiv, p. 285, 374, 603. — xv, p. 124.— xvi, p. 298.— xvii, p. 130.— xviii, p 438.— Journal gén. de méd., t. xxvii, 2ᵉ série, p. 329, etc.

GROSEILLER ROUGE.

Grossularia hortiasis (T.)— *Ribes rubrum* (L.)

Cet arbrisseau, très-commun, est cultivé dans les jardins pour l'usage alimentaire de ses fruits.

Préparations et doses.

A L'INTÉRIEUR : *Suc* (1 sur 5 ou 4 d'eau avec du sucre) pour boisson.
Sirop (8 de suc sur 15 de sucre), en potions, limonade, etc.
Gelée (parties égales de suc et de sucre).
A L'EXTÉRIEUR : *Gelée*, en topique sur la brûlure ; suc étendu dans l'eau en gargarisme.

Propriétés.

Comme aliment et mangé en grappes, les groseilles rouges ou blanches sont très-salutaires dans les phlegmasies gastro-intestinales chroniques, les embarras des viscères désignés sous le nom d'obstructions, le scorbut, les affections cutanées rebelles. Ces fruits conviennent surtout aux jeunes gens, aux tempéraments sanguins et bilieux, dans les pays chauds et secs ; chez les personnes faibles et délicates, elles troublent les digestions quand elles sont ingérées en trop grande quantité. La gelée, le sucre et l'acide que renferment les groseilles, les rendent nutritives, rafraîchissantes et diurétiques. Leur suc, pris en limonade, est très-propre à appaiser la soif, et convient dans les fièvres inflammatoires, bileuses, putrides ; dans la gastrite, l'entérite, l'angine, la rougeole, la scarlatine, les phlegmasies des voies urinaires, le scorbut aigu, le *purpura hémorrhegica*, etc.

Dans quelques contrées du nord, on fait sécher les groseilles rouges ou blanches, sur des feuilles de papier, dans un four faiblement chauffé ou dans celui d'une cuisinière dont la grande chaleur a disparu. On les conserve dans des boîtes de bois ou de fer blanc, et l'on en use comme du thé, en en faisant infuser une pincée dans une suffisante quantité d'eau. Cette boisson, très-agréable au goût, est sudorifique, diurétique, et convient dans tous les cas où les groseilles fraîches sont employées.

La gelée de groseille, appliquée immédiatement après une brûlure, du premier ou du second degré, appaise la douleur, prévient l'inflammation et le développement des phlyctènes.

GUI.*

Viscum baccisalbis (T) — *Viscum album* (L.)

Cette plante parasite et toujours verte, pour laquelle les anciens Gaulois avaient un respect superstitieux, croît sur le tronc et les branches du pommier, du chêne, de l'orme, du tilleul, du saule et de tous les arbres qui ne contiennent pas un suc laiteux ou caustique. Les tiges sont usitées.

Préparations et doses.

A L'INTÉRIEUR : *Décoction*, de 50 à 60 gram. par kilog. d'eau.
Poudre, de 2 à 12 gram. en bols, pilules, ou dans un liquide, dans les vingt-quatre heures.
Extrait aqueux ou vineux, de 4 à 8 gram. en pilules, potions, etc.

A L'EXTÉRIEUR : en cataplasmes.

Propriétés.

Les tiges de gui, inodores, d'une saveur visqueuse et un peu austère à l'état frais, d'une odeur désagréable et d'un goût amer et un peu âcre quand elles sont sèches, ont été vantées comme antispasmodiques dans l'épilepsie et presque toutes les maladies convulsives. Pline, Matthiole, Paracelse ont préconisé son efficacité contre l'épilepsie. Dalechamp, Boyle, Koelderer, Colbatch, Cartheuser, Van Swieten, assurent en avoir obtenu de grands avantages contre cette redoutable maladie. Dehaen place le gui sur la même ligne que la valériane, et Boerhaave dit que le gui lui a souvent réussi dans la mobilité des nerfs et dans les convulsions. Colbatch, outre les succès qu'il en a obtenu dans l'épilepsie, prétend l'avoir employé avec avantage contre la chorée. Koelderer dit s'en être bien trouvé dans l'asthme convulsif et dans un cas de hocquet; Bradley en loue les bons effets dans la paralysie, l'hystérie et autres affections nerveuses. D'autres auteurs ont vanté les propriétés du gui contre la diarrhée et la dysenterie, les pertes utérines, les écoulements hémorrhoïdaires, la goutte, etc.

D'un autre côté, Tissot, Cullen, Desbois de Rochefort, Peyrilhe, disent n'avoir point obtenu de résultats avantageux de l'emploi de cette plante. Ces faits contradictoires, rapportés par des auteurs également recommandables, sont une preuve de plus des difficultés de l'observation, et de l'incertitude de l'expérience en thérapeutique. Toutefois, hâtons-nous de le dire, ces difficultés et cette incertitude naissent bien plutôt des préoccupations de l'esprit que de la nature des choses soumises à nos investigations. Si l'on a trop légèrement adopté les assertions des uns, peut-être le scepticisme des autres, qui a fait tomber cette plante dans l'oubli, n'est-il pas mieux fondé. Souvent les premiers ont attribué au gui des résultats obtenus par des vomitifs et des purgatifs préalablement ou en même temps administrés, lesquels suffisent quelquefois seuls pour guérir certaines épilepsies. Les seconds, déçus dans leurs espérances, ont refusé à ce médicament des propriétés qu'un examen attentif et des expérimentations cliniques bien faites eussent réduites à ce qu'elles ont de réel.

Le gui exerce une action excitante sur le tube digestif, et provoque même quelquefois des évacuations alvines. La manière dont on administre le gui doit influer, suivant la remarque judicieuse de Guersent (*Dict. des Scienc. médic.*, *t.* xix) sur ses effets immédiats. Tous les principes actifs de la plante résident, dit cet auteur, dans l'écorce. Il faut, suivant Colbatch, cueillir le gui entier à la fin de l'automne, le faire sécher avec soin, le pulvériser, et le renfermer dans un vase de verre hermétiquement fermé et déposé dans un lieu sec. Cette poudre est légèrement amère, nauséeuse et astringente ; elle produit, à la dose de 8 grammes par jour, des effets un peu toniques et excitants, et provoque souvent quelques selles. La décoction et l'extrait alcoolique de gui ne paraissent pas être aussi laxatives que la poudre, et jouissent de propriétés toniques moins prononcées. On croit généralement que les baies sont laxatives ; cependant j'en ai avalé quinze sans éprouver le moindre effet. A l'occasion, je soumettrai cette plante à de nouveaux essais.

A l'extérieur, on a employé les cataplasmes faits avec le gui ou ses semences pour calmer les douleurs de la goutte et comme résolutifs sur certaines tumeurs, l'œdème, etc.

Les expériences de Cartheuser et de Colbatch ont prouvé que le gui de chêne, qui était celui que les druides choisissaient, ne jouit pas de propriétés plus remarquables que les autres ; l'arbre sur lequel il prend naissance n'apporte aucune différence dans sa composition chimique.

GUIMAUVE.

Althea officinalis (T.)— *Althea officinalis* (L)

Cette plante croît dans les lieux frais et humides de l'Italie, de la France et de la Hollande ; on la cultive dans les jardins. Les racines, l'herbe et les fleurs sont employées.

Préparations et doses.

A L'INTÉRIEUR : *Infusion et décoction des racines*, *des feuilles ou des fleurs*, de 8 à 30 gram. par kilog. d'eau.

Sirop (5 de racine sur 16 d'eau et 12 de sucre), de 50 à 100 gr. en potions.

Poudre (de 6 à 15 gram.), en bols, pilules, pâte.

A L'EXTÉRIEUR : *Décoction des feuilles ou des racines*, pour bains locaux, fomentations, lotions, lavements, gargarismes.

Propriétés.

La guivaume, très-riche en mucilage, est émolliente et adoucissante. On l'emploie journellement à l'intérieur et à l'extérieur dans le traitement de toutes les phlegmasies aigues, telles que la toux, les catarrhes, l'angine, la gastrite, la diarrhée, la dysenterie, la néphrite, la cystite, l'hématurie, les hémorrhagies actives, la péritonite, les empoisonnements produits par des substances âcres et corrosives, dans les irritations dues à la présence des corps étrangers, etc. J'ai remplacé, depuis longtemps, tous les mucilagineux exotiques par la racine de guimauve ou par la graine de lin, que l'on peut se procurer partout et à peu de frais. Je les préfère à la gomme arabique : elles sont plus adoucissantes et n'ont pas, comme cette dernière, l'inconvénient de causer la constipation. La mauve et la passe-rose ou rose trémière, peuvent être employées comme la guimauve et dans les mêmes cas.

[L'infusion de racine de guimauve, préparée en jetant de l'eau bouillante sur la racine lavée, et dont on a ôtée la pellicule afin de n'avoir pas un produit trop épais, est employée à l'intérieur ; elle doit être prise à une douce température (20 à 30 degrés cent.) ; trop froide ou trop chaude, elle deviendrait excitante. La décoction, épaisse, trouble, n'est ordinairement employée qu'à l'extérieur en fomentations, lotions, bains, lavements, et pour délayer la mie de pain, le son ou la farine de graine de lin dans la préparation des cataplasmes ; on use de la décoction des feuilles de la même manière. Vaidy rapporte qu'il a vu souvent, lorsqu'on appliquait la décoction de ces feuilles sur des phlegmons, la partie se couvrir d'une multitude de petits boutons qui finissaient par suppurer, ce qui n'arrivait pas lorsqu'on employait une autre décoction émolliente, par exemple, comme celle de graine de lin (*Dict. des Scienc. méd.*, t. XIX, p. 575). C'est un fait que j'ai pu constater, et qui a lieu aussi quand on se sert de l'infusion de fleurs fraîches de sureau.

Afin de favoriser la dentition, on donne à mâcher aux

enfants une racine de guimauve séchée. Ce moyen convient mieux que les corps durs que l'on a coutume d'employer en pareil cas. On s'en sert aussi en chirurgie, comme de celle de gentiane, pour dilater les conduits fistuleux après l'avoir taillée en petits cylindres, qui, introduits dans les sinus, se gonflent et agissent ainsi à la manière de l'éponge préparée ; mais avec moins d'efficacité que cette dernière.

On trouve la racine de guimauve, dans le commerce, avec ou sans épiderme ; cette dernière est très-blanche lorsqu'elle est bien préparée, et porte le nom de guimauve ratissée. A cause de son mucilage, cette racine est longtemps à sécher ; les herboristes de Narbonne hâtent cette dessication en la passant au four ; quand elle subit une chaleur trop intense, elle roussit. D'après M. Adam, de Metz (*Journ. de pharm.*, *déc.* 1825), on tirerait de Nîmes, pour vendre dans le commerce, sous le nom de racine de guimauve, celle de l'alcée (*malva alcea* (L.)]

HÉPATIQUE DES FONTAINES.*

Lichen petreus latifolius, sive hepatica fontana (T.)
Marchantia polymorpha (L.)

Cette plante croît sur les bords des fontaines et des puits ; elle s'attache aussi aux arbres et aux rochers, et forme comme une espèce d'écaille. Toute la plante est employée.

Préparations et doses.

A L'INTÉRIEUR : *Décoction*, de 50 à 60 grammes par kilog. d'eau.
A L'EXTÉRIEUR : Toute la plante, en cataplasme.

Propriétés.

L'hépatique des fontaines était regardée par les anciens comme propre à combattre les maladies du foie ; de là le nom qu'elle porte. Quoique rarement employée, on la regarde encore aujourd'hui comme diurétique, dépurative et détersive. Lieutaud dit que son usage ne paraît pas sans succès dans les embarras du foie et des autres viscères, et même dans la phthisie. Ce médecin la conseille aussi, comme dépurative, dans les maladies chroniques de la peau.

« M. Short, médecin de l'infirmerie royale d'Édimbourg, assure avoir employé avec beaucoup de succès l'hépatique à l'extérieur pour faire couler les urines, et amener par là la guérison de différentes espèces d'hydropisies. Ce diurétique ne lui a pas toujours réussi ; mais jamais il n'a déterminé d'accidents fâcheux. Voici la manière dont il l'emploie : Il fait bouillir pendant douze heures deux poignées de feuilles d'hépatique dans l'eau ; il les broie ensuite à l'aide d'un pilon, y joint une quantité égale de farine de graine de lin, et en forme un cataplasme qu'il étend sur le ventre des malades. Ce cataplasme est renouvelé deux fois par jour ; il produit une abondante transpiration, et augmente considérablement la sécrétion des urines.— Si, au bout de quelques jours, on n'en obtint pas d'effet, il est inutile d'en continuer l'usage plus longtemps. — Les observations que cite M. Short sont extrêmement remarquables. Le 20 septembre il appliqua un cataplasme semblable sur le ventre d'une femme hydropique. Dès la nuit même la sécrétion des urines fut considérablement augmentée ; elle rendait chaque jour environ dix livres d'urine, et à la fin du mois de décembre, il n'y avait plus de traces d'hydropisie. Dans les autres observations citées par M. Short, l'hépatique eut un succès à peu près semblable. Le seul inconvénient qui résulte de l'application de ces cataplasmes est de jeter les malades dans une grande faiblesse, qui force de temps à autre à en suspendre l'emploi. Pendant tout le temps de la cure, ce médecin ne donne aucun médicament à l'intérieur ; il se borne à soutenir les forces avec des bouillons de bœuf et de poulet (*Journ. de méd. et de chir. prat.*, t. IV, p. 103). »

J'ai employé, dans deux cas d'anasarque, les cataplasmes d'hépatique. Dans le premier cas, il n'a produit aucun effet sensible ; dans le second, la sécrétion urinaire a été considérablement augmentée ; mais cet effet ne s'est soutenu que pendant cinq à six jours. J'ai alors essayé l'usage interne de cette plante ; j'en ai fait broyer et infuser 60 gram. dans 1 kilog. de vin blanc. Cent grammes de ce vin, administrés deux fois par jour, produisirent un effet diurétique prononcé ; au bout de quinze jours l'infiltration séreuse du tissu cellulaire était entièrement dissipée. Cette infiltration était survenue, chez un manouvrier âgé de 50 ans, à la suite d'une fièvre quarte contre laquelle il n'avait employé, à diverses reprises, qu'une forte décoction de café avec addition de suc de citron et d'eau-de-vie. Je ferai observer, à cette occasion, que lorsqu'on supprime les accès des fièvres intermittentes automnales, sans, au préalable, avoir ramené les organes digestifs à un état favorable, les embarras viscéraux et surtout l'engorgement de la rate, l'œdème et l'hydropisie sont fréquemment la conséquence de cette pratique irrationnelle.

J'ai vu l'engorgement splénique, que je considère comme effet et non comme cause, subsister longtemps après la cessation des accès de fièvre.

L'hépatique des fontaines peut être récoltée dans toutes les saisons, mais préférablement dans l'été, la plante étant alors mieux nourrie. Après en avoir séparé les feuilles mortes, on la fait sécher à l'étuve ou au soleil, et on la conserve dans un lieu sec, à l'abri du contact de l'air.

Le docteur Levrat-Perrotton a employé avec succès la décoction concentrée du *marchantia* dans des cas de gravelle qui avaient résisté à divers traitements. « Le premier malade, à peine âgé de douze ans, souffrait depuis deux ans. Le *marchantia* fut conseillé en désespoir de cause ; le malade en but un litre et demi par jour. Cette simple médication, suivie pendant quelque temps, réussit parfaitement, et aujourd'hui M. N.... qui est âgé de vingt-huit ans environ, n'a plus depuis lors ressenti de douleurs néphrétiques ni rendu de graviers.

Le second malade, âgé de quarante ans, était depuis longtemps atteint d'une dysurie presque continuelle, parfois accompagnée de douleurs atroces et qui ne se calmaient que lorsque les urines avaient amené quelques petits graviers. Après avoir prescrit tout ce que conseillent les livres, et sans le moindre succès, M. Perrotton en vint au *marchantia conica* ; le malade en but deux litres dans les vingt-quatre heures. Sous l'influence de cette seule médication, les urines devinrent abondantes, sédimenteuses et soulageantes. Au bout de quelques jours, les douleurs avaient cessé. Dans les trois années suivantes, les douleurs sont parfois revenues, quoique très-rares, et la décoction de *marchantia* les a promptement dissipées. Elles n'ont pas reparu depuis un an.

Le troisième malade, âgé de quarante-six ans, a été sujet à des douleurs arthritiques, auxquelles ont ensuite succédé des douleurs néphrétiques avec issue de graviers. Rien ne le soulageait. La décoction de *marchantia* a produit rapidement de si heureux effets, que par précaution le malade en a continué l'usage pendant deux mois. Six mois après, le malade n'avait eu aucun retour des douleurs.

Le quatrième malade, âgé de soixante ans environ, rendait depuis plusieurs années de petits graviers en urinant, et éprouvait une dysurie habituelle. Il était obligé de fuir la société, tant son mal était incessant. Au bout de trois ou quatre jours de l'emploi de la décoction de *marchantia*, la dysurie avait cessé. Mais son pharmacien, ayant épuisé sa provision de *marchantia*, ce traitement fut forcément abandonné, et tous les symptômes reparurent avec la même intensité que par le passé. Quelques jours après le malade put reprendre la bienfaisante décoction, qui répondit à son attente. Comme l'auteur rédigeait cet article au moment même où il traitait le malade, il ne peut donner l'observation comme complète ; mais on peut espérer que la guérison aura lieu comme dans les trois précédentes.

Le *marchantia* rampe dans les lieux humides, sur de vieux murs placés sur les bords des ruisseaux, ou sur des roches calcaires infiltrées d'eau. Il doit nécessairement contenir certains sels, de ceux peut-être qui ont une action dissolvante sur les calculs urinaires. Il a des propriétés diurétiques comme le nitre, la digitale, la scille et la pariétaire ; car il augmente les urines. Mais il doit avoir aussi quelques principes différents des autres diurétiques, puisque ces derniers sont presque toujours impuissants.

Depuis longtemps M. le docteur Gensoul, collègue de l'auteur, emploie le marchantia comme diurétique ; il n'a qu'à s'en louer. Cette plante a été connue des anciens. Pollini dit d'elle : « *Apud medicos olim in usu erat* (marchantia) *in morbis hepatis et vesicæ.*» Les dictionnaires de médecine modernes l'ont oubliée. (Voire même *la Pharmacopée universelle*, de Jourdan).

Le marchantia employé par M. Levrat-Perrotton est le *conica ;* le *marchantia polymorpha*, ayant les mêmes habitudes, a probablement les mêmes propriétés médicales.» (*L'Abeille médicale*, année 1844, *p.* 35.)

HÊTRE, *

FAU.

Fagus (T.) — *Fagus sylvatica* (L.)

Le hêtre, connu de tout le monde, est un des plus beaux arbres de nos forêts ; il se plaît particulièrement sur les côteaux et au pied des montagnes. L'écorce et les fruits (faînes) sont usités.

Préparations et doses.

A L'INTÉRIEUR : *Décoction de l'écorce*, de 50 à 80 grammes pour un kilogramme d'eau.
Huile de faînes, employée comme celle d'olive, d'œillette, etc.

Propriétés.

L'écorce de hêtre, d'une saveur austère, est astringente;

elle a été placée parmi les fébrifuges indigènes. Le docteur
Fuhrmann, de Schoenfeld, dit l'avoir employée en cette qualité avec succès. « L'écorce, destinée à l'emploi médical,
doit être récoltée sur des individus d'un ou deux ans au
plus. On la donne sous forme de décoction, que l'on prépare avec 30 grammes (une once) d'écorce fraîche, ou 15
gram. (4 gros) d'écorce sèche, pour 180 gram. (six onces)
d'eau commune, que l'on fait réduire des deux tiers par
l'ébullition. Le décoctum, passé avec soin et édulcoré à volonté, est administré, tiède et en une seule prise, une heure
avant l'invasion présumée de l'accès.— Quelques observations, recueillies par l'auteur, confirment l'efficacité de ce
remède, et M. Fuhrmann ajoute qu'il considère cette écorce
comme étant douée d'une propriété anti-pyrétique aussi
prononcée que l'est celle du quinquina : il la regarde comme
méritant la préférence sur ce dernier agent, en raison de la
modicité de son prix.—Du reste, dans l'emploi de ce nouveau fébrifuge, les indications et les contre-indications sont
les mêmes que pour l'écorce du Pérou (*Journ. des Comm.,
méd., prat. et de pharmacol., mai*, 1842). »

Desbois de Rochefort dit que l'écorce de hêtre, outre sa
qualité astringente, recèle des propriétés apéritives et purgatives ; donnée à haute dose, elle peut même, suivant cet
auteur, provoquer le vomissement. A cause de cette diversité d'action on pourrait l'employer avec avantage dans des
circonstances où d'autres fébrifuges seraient restés inefficaces.
L'expérience prouve journellement que tel médicament de
ce genre (sans en excepter le quinquina) est infructueusement employé quand tel autre, en apparence moins énergique, répond complètement à l'attente du médecin. L'écorce
de hêtre peut donc trouver sa place. La matière médicale
n'est jamais trop riche pour le praticien qui, sachant y puiser
avec discernement, en fait une judicieuse application. Les
fruits ou faînes, offrent, après l'enlèvement de leur épiderme,
un parenchyme blanc, consistant, d'une saveur douce et
analogue à celle des noisettes. Ils fournissent de l'huile
jouissant de toutes les qualités des huiles grasses, et pou-
vent être employés aux mêmes usages économiques et mé-
dicaux. Cette huile, qui ne se coagule point par le froid,
est un peu moins agréable au goût que l'huile d'olives ; mais
elle a l'avantage, au lieu de rancir, comme cette dernière,
de s'améliorer avec le temps.

Les faînes, mangées en trop grande quantité, causent
l'ivresse. Le principe qui produit cet effet, que j'ai été à
même d'observer plusieurs fois, est peu connu.

HIÈBLE,

Sambucus humilior frutescens (T.)
Sambucus ebulus (L.)

Cette plante croît dans les champs et sur le bord des chemins, dans toute la France. Les feuilles, les fruits, les graines, et surtout l'écorce intérieure de la racine, sont usités.

Préparations et doses.

A L'INTÉRIEUR : *Infusion vineuse ou décoction aqueuse de la racine ou de l'écorce*, (12 à 30 gram. par kilog.), 30 à 100 gram.
Suc exprimé des racines, de 6 à 12 grammes, et plus, selon l'effet qu'on veut produire.
Rob préparé avec les baies, de 15 à 60 grammes.
Semences contuses, de 4 à 12 grammes, en infusion dans du vin blanc ou dans un autre véhicule, ou en électuaire.
Infusion des fleurs dans l'eau, de 4 à 8 gram. par kilog. d'eau.
A L'EXTÉRIEUR : *Feuilles et fleurs*, en décoction, cataplasme, etc.

Propriétés.

L'huile, exhalant une odeur vireuse analogue à celle du sureau, mais plus forte, dont les feuilles ont une saveur amère, très-nauséeuse et teignant la salive en rouge, est un purgatif drastique. Cette plante est en outre diurétique, sudorifique. On en obtient d'heureux résultats dans la leucophlegmatie, et, en général, dans les hydropisies passives. La racine, l'écorce et la semence, sont plus particulièrement employées comme purgatives ; les fleurs, comme celles de sureau, sont anodines et diaphorétiques à petites doses ; les feuilles jouissent à peu près des mêmes propriétés que l'écorce ; mais on les emploie le plus souvent à l'extérieur en forme de cataplasme contre les engorgements articulaires, lymphatiques, glanduleux, œdémateux.

La plupart des auteurs ont avancé que dans l'hièble chaque partie de la plante jouit de vertus différentes. C'est là une de ces erreurs, comme tant d'autres, que l'observation et l'expérience détruisent chaque jour. Chaque partie de la plante a une activité plus ou moins grande selon que les principes qu'elle contient sont plus ou moins rapprochés ; mais toutes exercent sur l'organisme des effets analogues et qui se réduisent à une excitation plus ou moins remarquable, se manifestant, dans l'appareil digestif, par le vomissement et la purgation ; sur les voies urinaires, par la sécrétion

augmentée de l'urine ; sur le système exhalant, par l'aug
mentation de la transpiration. Les faits viennent à l'appui
de cette opinion : les fleurs, en infusion dans l'eau, sont
béchiques, diaphorétiques, expectorantes, et le suc de ces
mêmes fleurs, à la dose de 4 à 8 grammes, offre un purgatif
analogue aux follicules de séné par son action sur le tube
intestinal. Le rob de baies d'hièble, étendu dans une grande
quantité d'eau chaude, produit l'effet diaphorétique, tandis
que, administré d'une manière plus concentrée, il agit sur
les intestins et provoque la purgation.

L'hièble est une de ces plantes dont on n'a pas assez
étudié l'action au lit des malades. Chaque auteur a répété ce
que ses prédécesseurs avaient eux-mêmes copié. Cependant
cette plante mérite toute l'attention des praticiens, et peut,
ainsi que le sureau, avec lequel elle a la plus grande analogie, être d'une grande utilité dans la médecine rurale
J'emploie fréquemment les fleurs en infusion théïforme,
avec du miel, dans le catarrhe pulmonaire ; elles sont légé-
rement stupéfiantes, excitent la transpiration et l'expectoration d'une manière secondaire, c'est-à-dire, après avoir agi
sur le système nerveux comme sédatives.

Les semences et l'écorce intérieure agissent avec d'autant
plus d'efficacité comme purgatives, qu'elles sont plus récentes. C'est dans l'écorce (surtout celle de la racine) que
cette propriété est le plus énergique, bien que la racine ait
été spécialement vantée comme hydragogue. Les feuilles
jouissent à peu près des mêmes vertus que les autres parties
de la plante ; mais, comme nous l'avons dit plus haut, on
les a particulièrement recommandées comme résolutives,
sous forme de cataplasme, sur les contusions, les entorses et
les engorgements lymphatiques et œdémateux. Cuites dans
du vin, suivant Vermale (*observat. et recherch. de Chirurg.*,
pag. 81), elles dissipent les tumeurs des articulations pro-
venantes de contusion, surtout *si l'on y joint un bandage
compressif.* Dans ce cas, le bandage n'a-t-il pas, ainsi que
Vaidy le fait observer (*dict. des Scienc. méd.*), autant de part
à la guérison que le remède ?

J'ai plusieurs fois employé la racine et l'écorce d'hièble
infusées dans le vin blanc à des doses plus ou moins élevées,
selon l'effet que je désirais produire. J'ai eu à me louer de
ses bons effets dans l'anasarque. Ce purgatif ne laisse pas
à sa suite ce sentiment de chaleur et d'érosion que l'on
observe souvent après l'administration de la plupart des dras
tiques résineux. La semence, pilée et mêlée avec du miel,
m'a fourni un électuaire dont l'usage m'a réussi à la dose

de 4 grammes prise en deux fois, à une heure de distance,
le matin à jeun. Donnée en une seule fois, cette dose provoque quelquefois le vomissement.

Chesneau (*observat. médical.*, *pag.* 227) recommande
l'emploi, dans les hydropisies, d'une huile mucilagineuse
fournie par la semence d'hièble bouillie dans l'eau. La dose
de cette huile, que je n'ai jamais administrée, est de 15
grammes.

Le rob d'hièble est une préparation infidèle ; il perd la
propriété purgative par la vétusté. Quand Haller lui refusait
cette propriété que Scopoli lui attribuait, on peut croire que
tous les deux avaient raison.

Les feuilles d'hièble et celles d'absynthe, cuites ensemble
et appliquées sur le bas-ventre d'un enfant de dix-sept mois,
ont procuré quatre évacuations alvines abondantes, avec
expulsion de six lombrics vivants. J'ai employé la semence
verte d'hièble, pilée et mêlée de la même manière, avec de
l'absynthe et un peu d'ail, chez un petit garçon de l'âge de
deux ans. Ce topique a déterminé trois selles copieuses et
la sortie de trois ascarides lombricoïdes, et d'une grande
quantité d'ascarides vermiculaires.

Je crois inutile de donner ici la longue énumération des
maladies contre lesquelles on a recommandé l'hièble et ses
diverses préparations. Les effets physiologiques de cette
plante vraiment utile, étant bien connus, il est facile, sans
lui assigner une action imaginaire, et spécialement adaptée
à tel ou tel cas, d'apprécier les circonstances où elle convient.
Signaler l'hydropisie, les dartres, l'épilepsie, le rhumatisme,
l'arthrite chronique, les obstructions des viscères et beaucoup d'autres maladies dissemblables, comme pouvant être
traitées avec succès par l'hièble, c'est dire d'une manière
moins simple qu'on doit l'employer, avec les modifications
convenables, dans toutes les affections qui réclament l'administration des purgatifs drastiques, des diurétiques ou
des diaphorétiques.

HOUBLON.

Lupulus (L.)—*Humulus lupulus* (T.)

Cette plante croît spontanément dans toute l'Europe, et
se trouve ordinairement dans les haies ; on la cultive pour
la préparation de la bière. Ses fruits, ses sommités et ses
racines sont usités.

Préparations et doses.

À L'INTÉRIEUR : *Décoction ou infusion*, de 15 à 60 grammes par kilogramme d'eau.

Extrait par infusion (1 sur 4 d'eau), 1 à 4 gram. en bols, pilules ou dans du vin.

Extrait aqueux des racines (1 sur 4 d'eau), 75 cent. à 5 gram. en pilules, etc.

Suc, de 10 à 50 grammes.

Teinture alcoolique, de 1 à 6 gram. en potion, comme tonique et narcotique.

Poudre (assez rarement employée), de 1 à 2 gram. en pilules ou dans le vin.

À L'EXTÉRIEUR : *Extrait*, 1 sur 5 d'axonge, pour onguent.

Propriétés.

Cette plante, d'une odeur forte, d'une saveur amère, est tonique, un peu narcotique, diurétique et diaphorétique. On l'emploie dans les affections scrophuleuses, le rachitisme, le carreau, les écoulements muqueux atoniques, l'atonie des voies digestives, les affections vermineuses, les hydropisies passives, les cachexies, le scorbut, et quelques maladies de la peau.

Le houblon est souvent employé dans les campagnes. C'est un excellent tonique-fébrifuge contre les fièvres automnales. Je l'administre en infusion ou en décoction dans l'eau, à laquelle je mêle quelquefois une certaine quantité de vin. J'emploie ordinairement les cônes ou fruits. Les lavements de décoction de cônes de houblon sont vermifuges. C'est presque toujours sous cette forme que je l'administre aux enfants, surtout lorsqu'il existe des ascarides vermiculaires.

Les affections lymphatiques et scrophuleuses, le dépérissement et la détérioration constitutionnelle résultant de l'état de pauvreté de la plupart des manouvriers de la campagne, réclament l'emploi fréquent des amers et surtout du houblon (cônes), que tout le monde connaît et prend sans répugnance.

[Dans plusieurs pays du nord on emploie l'extrait aqueux de houblon en place d'opium. Cet extrait, de même que la teinture alcoolique, est narcotique à la dose de 1 gramme. (De Roches, *dissert. inaugural. de humulo lupulo*; Edimburg, 1803).

Dans le nord de l'Europe on fait cuire les jeunes pousses de houblon, qu'on mange comme celles d'asperge, auxquelles on donne même la préférence comme ayant plus de saveur que ces dernières. Ces jeunes pousses, légèrement laxatives et apéritives, sont utiles dans les embarras des viscères abdominaux, la cachexie, etc.

Les propriétés diurétiques et diaphorétiques attribuées au houblon ne peuvent dépendre que de sa vertu tonique, et sont par conséquent relatives à l'état d'atonie des reins ou de la peau. D'après les observations de Graunt, au rapport de Rai, il y aurait beaucoup moins de calculeux en Angleterre depuis que le houblon est universellement employé à la fabrication de la bière. Toutefois, cet effet prouve d'autant moins une propriété spéciale contre la formation de la pierre, et confirme d'autant plus notre assertion, que très-souvent, dans les brasseries, la fraude substitue au houblon les feuilles de buis, le trèfle d'eau, l'absynthe, la petite centaurée, une petite quantité de *quassia amara*, etc.

Suivant Coste et Willemet (*essais de mat. méd. indig.*) la racine de houblon peut être substituée à la salsepareille comme ayant toutes les vertus de cette dernière. En signalant cette substitution dans le commerce, où la cupidité les avait devancés dans l'art de remplacer les substances exotiques, ces auteurs s'expriment ainsi : « Depuis environ douze ans, un herboriste très-entendu, associé à une femme également intelligente en cette partie, débitaient et vendaient dans notre département une racine longue, rampante, revêtue d'une écorce noirâtre, brune ou rougeâtre, blanche en dedans, se fendant facilement, dont la grosseur excède quelquefois la plume d'oie la plus forte, d'un goût ligneux et légèrement douceâtre. Ils en faisaient de petits fagots à l'imitation de la salsepareille des droguistes, et la commerçaient pour cette racine médicale, avec laquelle la leur avait beaucoup de ressemblance. » Ayant reconnu, après bien des recherches, que cette racine n'était autre que celle de houblon, Coste et Willemet l'employèrent dans tous les cas de dartre, de gale opiniâtre, et autres maladies cutanées. Ils assurent qu'il n'est aucun des effets qu'on attribue et qu'on reconnaît à la salsepareille, que celle-là n'ait opérés sous les yeux des médecins qui les ont prescrites, et que l'identité des succès n'a jamais engagé à se douter de cette substitution.

Les feuilles et les sommités de houblon, appliquées sous forme de cataplasmes, ont été vantées comme résolutives dans les engorgements œdémateux, les tumeurs froides, et pour appaiser les douleurs arthritiques. Simon Pauli rapporte que, de son temps, on employait beaucoup le boublon à l'extérieur, après l'avoir fait bouillir dans la bière, et qu'on l'appliquait en fomentations pour appaiser les douleurs causées par les accès de goutte, les luxations et les contusions.

Swediaur faisait usage de l'onguent de houblon pour calmer les douleurs du cancer.

LUPULINE. — LUPULIN.

La lupuline ou lupulin est le principe actif du houblon découvert par M. Yves, et que la plupart des auteurs regardent comme le produit d'une sécrétion végétale. On l'obtient en effeuillant, et en agitant sur un tamis très-fin, les cônes femelles du houblon récoltés depuis une année. On en sépare la poudre ainsi obtenue, et par des lavages et des décantations alternatives, on retire le sable qui s'y trouve mêlé ; on décante ensuite cette poudre et on la renferme dans des flacons bien bouchés, où elle se conserve pendant plusieurs années. Des cônes de houblon bien conservés fournissent à peu près un dixième de lupulin.

Préparations et doses.

À L'INTÉRIEUR : *Poudre de lupulin*, de 50 cent. à 1 gramme par fractions dans les vingt-quatre heures, en pilules ou dans un liquide.

Teinture (1 sur 2 d'alcool), 50 cent. à 2 gram. en potion.

Sirop (1 de teinture sur 7 de sirop simple), de 15 à 50 grammes en potion.

À L'EXTÉRIEUR : *Pommade* (1 sur 5 d'axonge), comme calmant.

Teinture, en frictions, à la dose de 2 à 5 grammes.

Propriétés.

Le lupulin passe pour être à la fois aromatique, tonique et narcotique, propriétés dont, suivant Yves, aucun autre médicament n'offre l'heureux concours. Son action narcotique a paru à cet auteur d'autant plus précieuse qu'elle n'est accompagnée ni de constipation, ni d'affaiblissement du ton de l'estomac, comme celle de l'opium. A petite dose, le lupulin diminue la fréquence du pouls ; à plus forte dose, à 1 gram. ou 1 gram. 50 centig., par exemple, il détermine des nausées, de la céphalalgie, des étourdissements, l'engourdissement des membres. Au reste, ce principe actif du houblon convient dans tous les cas où ce dernier est indiqué. M. Barbier l'a trouvé efficace dans les fièvres intermittentes.

La pommade de lupuline, préférable à celle de houblon, est employée comme calmante sur les ulcères cancéreux, les hémorrhoïdes douloureuses, etc.

HOUX.

Ilex aculeata baccifera (T.) — *Ilex aquifolium* (L.)

Le houx s'offre à nos yeux partout, dans les bois, dans les haies, etc. Les feuilles, les racines et les fruits sont usités.

Préparations et doses.

A L'INTÉRIEUR : *Décoction des feuilles fraîches ou sèches*, de 50 à 60 grammes par kilog. d'eau.

Vin (1 de feuilles sur 24 de vin blanc), de 100 à 200 grammes.

Poudre, de 4 à 12 grammes dans l'eau ou dans le vin blanc.

Extrait, de 2 à 4 grammes.

Baies, 10 à 12 comme purgatives, en macération pendant douze heures.

A L'EXTÉRIEUR : Feuilles pilées en cataplasmes, décoction en lavement.

Propriétés.

Le houx est tonique et diurétique ; on l'a proposé comme fébrifuge. Les baies sont âcres, vomitives et purgatives. J'ai employé inutilement les feuilles de houx, comme fébrifuges, dans quelques fièvres intermittentes. Je suis donc porté à croire que c'est à tort que quelques praticiens les ont crues propres à être substituées au quinquina.

[M. Chomel (*Acad. de méd.*, *séance du* 19 *janv.* 1830), qui a employé la poudre des feuilles de houx à l'hôpital de la Charité, n'en a obtenu aucun résultat favorable. Cependant d'autres thérapeutistes ont eu à se louer de son usage. Durande, médecin de Dijon, a rapporté plusieurs cas de guérison par leur emploi quand les fièvres avaient résisté au quinquina. Le docteur Rousseau, dans un écrit publié en 1831, sur ce fébrifuge indigène, et qui contient un assez grand nombre d'observations, a confirmé cette opinion. Cet auteur rapporte non-seulement ses propres observations, mais aussi celles de Reil, des docteurs Constantin, de Rochefort, Raynaud, de Toulon ; Delormel, de Paris, etc., etc. M. Magendie, chargé par l'Institut de vérifier les faits avancés par M. E. Rousseau, a expérimenté sur treize femmes atteintes de fièvres intermittentes de types divers, et avec toutes les précautions propres à s'assurer de l'effet exclusif du médicament. Il leur a donné des feuilles de houx à la dose de 4, 8 et même 15 grammes par jour, soit en décoction dans l'eau, soit en macération dans le vin. Toutes ces femmes ont été guéries. En général, les accès n'ont pas cessé brusquement, comme il arrive par l'emploi des préparations de quinquina ; ils se sont toujours plus ou moins prolongés ; cependant, dans aucun cas, la fièvre n'a résisté, et a été, au contraire, guérie après vingt jours de séjour à l'hôpital.

Les observations que nous venons de citer en faveur des feuilles de houx employées comme fébrifuges, ayant été recueillies par des hommes dignes de foi, sont de nature à appeler l'attention des médecins dont les efforts tendent à simplifier les moyens thérapeutiques et à les mettre à la portée du pauvre. Je me propose d'essayer de nouveau ce fébrifuge indigène sur un plus grand nombre de fiévreux, et d'en observer soigneusement les effets. Les fébrifuges ne sauraient être trop nombreux ; car tel d'entre eux qui échoue dans une circonstance, réussira dans une autre où divers moyens auront été employés inutilement.

On administre les feuilles de houx, dans les fièvres intermittentes, 1° en *décoction*, à la dose de 15 grammes dans 240 à 300 grammes d'eau, réduite à moitié, passée et administrée en une seule fois, deux heures avant l'accès, pendant huit, quinze jours et même plus, lors même que la fièvre a cédé aux premières doses ; 2° en *substance*, à la dose de 4 à 12 grammes, macérée à froid dans du vin blanc, donnée deux ou trois heures avant l'accès, et répétée quatre, cinq, six fois et plus, suivant les cas. En *extrait*, pris en nature ou sous forme pilulaire, dont on peut porter la dose à six grammes lorsque la fièvre persiste. En *lavements*, à la dose de 15 grammes de feuilles fraîches ou sèches de houx dans une quantité d'eau nécessaire. Suivant le docteur Constantin, à qui ce mode d'administration est dû, ces lavements ont l'avantage de procurer des gardes-robes assez abondantes, sans troubles ni coliques.

Werlhooff, Reil et M. E. Rousseau, ont, en outre, employé avec succès les feuilles de houx dans les affections rhumatismales et goutteuses. Dodonée qui, comme tous les humoristes de son temps, attribuait à chaque purgatif une action spéciale, regardait les baies de houx comme propres à évacuer les matières pituiteuses. Ces baies, que j'ai employées deux fois, ont un effet analogue à celles de nerprum, et peuvent être employées dans les cas où ces dernières sont indiquées ; cependant je les crois un peu plus âcres.

La *glu*, substance particulière qu'on retire de la seconde écorce du houx pour différents usages domestiques, a été recommandée dans plusieurs ouvrages de matière médicale comme émolliente, maturative, résolutive.]

On considère, dans nos campagnes, les feuilles de houx

pilées et appliquées fraîches, comme un puissant résolutif dans les tumeurs blanches, les engorgements scrophuleux, l'œdème, etc. Je n'ai pas eu l'occasion de constater cette propriété.

[L'ILICINE est le principe immédiat, la matière active et fébrifuge du houx Elle se prescrit sous forme pilulaire à la dose de 30, 60 centigrammes, 1 gram. et même 2 grammes.

PETIT HOUX, HOUX FRELON, FRAGON-HOUSSON, myrthe sauvage des anciens (*ruseus aculeatus*). Le petit houx, sous-arbrisseau qui n'est pas de la même famille que le houx (asparaginées), croît dans presque toute la France ; on le trouve surtout dans les départements du centre, sur la lisière des bois, montueux et couverts, dans les haies, et on emploie sa racine. Elle est au nombre de celles dites *apéritives mineures*, et entre dans le sirop des *cinq racines*. Sa propriété diurétique est généralement reconnue. On l'emploie en décoction dans les hydropisies, la gravelle, les engorgements viscéraux atoniques, l'ictère, etc. Les baies, dont la saveur est douceâtre, jouissent, dit-on, des mêmes propriétés, bien qu'elles ne soient pas usitées. Les jeunes pousses, qu'on mange quelquefois comme celles d'asperge, sont aussi diurétiques. En Corse, on torréfie les graines de petit houx, pour remplacer le café, et on les considère comme se rapprochant beaucoup de ce dernier.]

HYSSOPE,

OU HYSOPE.

Hyssopus officinarum (T.) — *Hissopus officinalis* (L.)

Cette plante croît spontanément en Allemagne, en Italie, sur les côteaux de nos départements du midi ; on la cultive dans les jardins. Les sommités et l'herbe sont usitées.

Préparations et doses.

A L'INTÉRIEUR : *Infusion à vase clos*, de 8 à 15 gram. par kil. d'eau. *Eau distillée* (1 sur 4 d'eau), de 50 à 100 gram. en potion. *Sirop* (1 sur 10 d'eau et 16 de sucre), de 50 à 60 gr. en potion. A L'EXTÉRIEUR : Décoction, cataplasmes, etc.

Propriétés.

L'hyssope est cultivé dans tous les jardins de nos fermes. L'odeur forte, pénétrante et aromatique de cette plante, son goût amer et camphré, annoncent son énergie. Son usage, comme expectorant dans l'asthme humide des vieillards, est populaire dans nos campagnes. On la prend en infusion avec du miel ; elle est employée dans toutes les affections bronchiques et pulmonaires, lorsque trop d'irritation n'en contre-indique pas l'usage. Pour en modérer l'activité, on lui associe souvent les mucilagineux, telles que les fleurs de mauve, de guimauve, de bouillon-blanc, etc.

[Comme possédant toutes les propriétés inhérentes aux plantes aromatiques et balsamiques, l'hyssope peut être utile dans tous les cas où il s'agit d'exciter les fonctions de la vie. On l'a donné avec succès dans la débilité des voies digestives, les coliques venteuses, l'inappétence par atonie, la gastralgie, l'aménorrhée asthénique, la chlorose, les rhumatismes d'ancienne date, les exanthèmes aigus chez les sujets faibles, certaines affections calculeuses avec inertie des reins. C'est ainsi que cette plante a pu être considérée par les auteurs comme stomachique, diurétique, sudorifique, etc., selon les dispositions des sujets et les circonstances morbides qui en favorisent l'action locale. C'est aussi à ses propriétés excitantes qu'il faut attribuer l'effet anthelmintique rapporté par Roseinstein, dans un cas où son usage détermina l'expulsion d'un grand nombre d'ascarides lombricoïdes ; il agit ici tout à fait comme les sommités de romarin et d'auronne, qu'on emploie aussi comme vermifuges dans nos campagnes.

A l'extérieur, l'hyssope est tonique et résolutive. On fait résoudre promptement les échymoses des paupières et de l'œil, par l'application d'un sachet d'hyssope pilée et bouillie dans l'eau ; on fomente avec l'eau sur le sachet appliqué. J'ai vu employer ce moyen avec succès. Il est évident que ce résolutif peut convenir dans les contusions des autres parties du corps. Son analogie avec le camphre explique ses effets.

Je me sers quelquefois de l'hyssope pour aromatiser mes formules indigènes. C'est un tonique diffusible que je joints aux amers dans la débilité d'estomac, dans les fleurs blanches, les affections vermineuses, etc.

IF.*

Taxus (T.) — *Taxus baccata* (L.)

Cet arbre, à feuilles persistantes, croît spontanément sur les montagnes de l'Italie, de la Suisse et des départements du midi de la France. On le cultive partout dans les jardins.

Propriétés.

Galien, Pline, Dioscorides, Matthiole, regardent l'if comme ayant des qualités délétères. Jean Bauhin affirme que des animaux ont péri après avoir mangé des feuilles d'if. On a été jusqu'à dire que l'ombre de cet arbre pouvait donner la mort. Rai assure que les jardiniers employés à tondre un if très-touffu du jardin de Pise, ne purent rester plus d'une demi-heure à faire ce travail sans être atteints de violentes douleurs de tête. Bulliard, au contraire, s'est tenu longtemps, et dans les grandes chaleurs, dans des lieux plantés d'ifs nouvellement taillés, sans avoir éprouvé la moindre incommodité. Gérard, botaniste anglais, dit aussi s'être souvent endormi à l'ombre de l'if sans ressentir de mal de tête ni aucune autre incommodité, et en avoir mangé plusieurs fois les fruits sans qu'il en soit résulté le moindre dérangement dans ses fonctions ordinaires. D'un autre côté, une jeune fille de vingt-six ans, au rapport de Harmand de Montgarny, s'étant endormie un soir sous un if, y passa toute la nuit ; le lendemain, à son réveil, son corps était couvert d'une éruption miliaire très-abondante, et pendant les deux jours qui suivirent, elle demeura dans une sorte d'ivresse. Suivant l'auteur que nous venons de citer (*observat. sur l'if, journ. de méd.*, 1790, *vol.* 81, *p.* 77 *et suiv.*), l'extrait ou la poudre de l'écorce ou des feuilles, à forte dose, produit des nausées quelquefois suivies de vomissements ; une diarrhée ordinairement copieuse, accompagnée de tenesme ; des vertiges momentanés, un assoupissement de quelques heures ; la difficulté d'uriner ; une salive épaisse, salée et quelquefois âcre ; des sueurs gluantes, fétides, avec une vive démangeaison à la peau ; un engourdissement avec une sorte d'immobilité dans les extrémités.

Tout ce qui a été dit de l'if tend à faire croire que cet arbre doit être mis au rang des poisons. Il est certain, toutefois, que dans nos contrées les fruits sont dépourvus des qualités délétères contenues dans les feuilles et les rameaux. Ils causent tout au plus une légère diarrhée lorsqu'on en mange avec excès. Percy (*Preuves ultérieures de l'innocuité des baies d'if, etc., journal de méd., année* 1790, *vol.* 83, *pag.* 226 *et suiv.*), qui en a étudié les effets, les a reconnus adoucissants, béchiques, laxatifs, et en faisait préparer un sirop et une gelée qu'il donnait par cuillerées dans les toux chroniques, la coqueluche, la gravelle, le catarrhe de vessie, etc.

Trois malades de périneumonies catarrhales, et toussant

encore avec effort, en reçurent beaucoup de soulagement de
l'usage du sirop donné le soir en se couchant. Une femme
hydropique, ayant une toux sèche que rien n'avait pu calmer, n'en fut presque pas tourmentée tant qu'elle put prendre
du sirop de cupule d'if, et elle fut en même temps délivrée de
coliques aigues que lui avaient laissées les purgatifs hydragogues dont elle avait fait un long usage. Une autre femme,
souffrant beaucoup de tranchées au dixième jour de ses couches, but du sirop et fut guérie. Une troisième, tourmentée
de douleurs hémorrhoïdales, et habituellement constipée,
recouvrait la liberté du ventre chaque fois qu'en se mettant
au lit elle avalait une cuillerée de gelée pure. Un officier, sujet
à la gravelle, et souffrant beaucoup, rendit copieusement des
urines glaireuses, et fut promptement rétabli après avoir pris
trois ou quatre onces de sirop. Enfin, deux particuliers,
affectés de catarrhes à la vessie, dès les premiers verres de
gelée fondue dans de l'eau tiède, urinèrent avec plus de
facilité et se crurent quittes de leur maladie après avoir continué cette boisson pendant une quinzaine.

IMPÉRATOIRE.

Imperatoria alpina maxima (T.)
Imperatoria ostrutrium (L.)

Cette plante croît dans les pâturages des montagnes, aux
lieux ombragés, dans toute la France. On emploie ses racines.

Préparations et doses.

A L'INTÉRIEUR : *Infusion*, de 15 à 50 gram. par kilog. d'eau.
Poudre, de 1 à 3 gram. en bols, pilules électuaires, potion.
Eau distillée, de 50 à 100 grammes en potion.

A L'EXTÉRIEUR : En cataplasmes, en poudre, en pommade avec
l'axonge.

Propriétés.

L'impératoire, exhalant dans l'état frais une odeur fortement aromatique, d'une saveur âcre, amère, désagréable,
est un tonique excitant employé dans l'inappétence, les flatuosités, les coliques venteuses causées par la débilité des
voies digestives ; dans les fleurs blanches, les embarras atoniques des viscères, l'asthme humide, la néphrite calculeuse
sans irritation, etc.

[Lange attribue à l'impératoire la même efficacité qu'au
quinquina dans le traitement des fièvres intermittentes, et

particulièrement dans celui des fièvres quartes. Forestus dit que, machée, elle a fait cesser l'hystérie ; Cullen la vante comme un masticatoire très-utile dans l'odontalgie et dans les fluxions dentaires. En poudre, elle a été administrée avec succès par Decker, contre la paralysie de la langue.]

Si l'impératoire n'est pas d'un usage plus fréquent, cela tient moins à son défaut de propriétés qu'au grand nombre de plantes analogues que nous possédons. Cette racine n'agit, comme tous les toniques excitants, qu'en augmentant l'action des organes ; ses propriétés, comme celles de toutes les plantes du même genre, ne sont que relatives à l'état de relâchement et d'atonie dans lequel on suppose ces derniers. Il faut reléguer au rang des fables tout ce qu'on a débité sur les propriétés *alexipharmaques* et *alexitères* de cette plante, et sur sa vertu contre les *venins*.

IRIS DES JARDINS,

IRIS FLAMBE, IRIS OU FLAMBE GERMANIQUE, LIRGUO, IRIS NOSTRAS.

Iris vulgaris germanica, sive sylvestris (T.)
Iris germanica (L.)

Cette belle espèce d'iris vient spontanément sur les vieux murs, les toits de chaume, etc., et est cultivée dans nos jardins pour ses fleurs. — On emploie la racine, regardée par M. Guibourt comme une tige souterraine.

Préparations et doses.

A L'INTÉRIEUR : *Suc frais*, de 15 à 60 grammes.
Vin, 120 gram. de racines pour un demi kilog. de vin, en macération pendant vingt-quatre heures.
Poudre, de 1 à 2 gram. en pilules électuaires, etc.

A L'EXTÉRIEUR : *En poudre*, comme sternutatoire, dentrifice, sialogogue, aromatique.

Propriétés.

L'iris germanique, à l'état frais, d'une odeur désagréable qui se change, par la dessiccation, en une odeur de violette, d'une saveur âcre, amère, nauséeuse, est purgatif, expectorant, excitant, anthelmintique, diurétique ; on l'a conseillé dans l'hydropisie, l'asthme humide, le catarrhe humide, etc.

[Les observations de Rivière, de Ruffus et de Werlhof attestent que le suc de la racine d'*iris nostras* a été employé avec succès dans l'ascite, l'anasarque et autres hydropisies, soit primitives ou essentielles, qu'elle peut alors guérir, soit sympatiques ou liées à des lésions organiques, où il n'apporte qu'un soulagement résultant de l'évacuation des sérosités. Ses succès, dans ces cas, tiennent évidemment à son action purgative. Montet (*Hist. de l'Académ. des scienc.*, 1772, p. 1 et 657), et Wauters (*Repert. remedior. indigenor. exoticis in medicinâ substituendor.—Gandœ*, 1810, p. 71 et 72), ont proposé de substituer la racine d'iris germanique à celle d'iris de Florence, qu'elle a plus d'une fois remplacée frauduleusement dans le commerce : « *Florentina nullâ prærogativâ gaudet præ nostrate, quæ illius varietas est, sive ad medicandum sive ad odorandum adhibeatur... decem ultimis annis quibus ruri medicinam feci semper indigenam hanc plantam æquali successu ac antea exoticam præscripsi.* » (Wauters, *loc. cit.*)

A dose altérante, la racine d'iris germanique en poudre a été administrée avec avantage dans l'asthme humide, dans le premier degré de la phthisie, la coqueluche, et en général dans tous les cas où l'ipécacuanha, donné à petites doses, est indiqué.]

J'ai administré deux fois le suc frais de la racine d'iris germanique dans l'hydropisie, comme drastique. Les vives douleurs intestinales qu'elle a produites à la dose de 40 gr., accompagnées de vomissements et de selles abondantes, me l'ont fait, sinon abandonner, du moins réserver pour les tempéraments lymphatiques, difficiles à émouvoir (1). Nous possédons assez de purgatifs indigènes sans recourir à ceux dont les effets sont ou incertains ou dangereux. L'iris agit d'une manière tellement directe sur la muqueuse gastro-intestinale, qu'elle y détermine un sentiment de chaleur âcre et brûlante qui persiste encore longtemps après la cessation des contractions de la membrane musculaire du tube digestif. Toutefois, dans l'un des deux cas où je l'ai mis en usage, cet effet a été bien moins prononcé, parce que j'ai eu la précaution d'étendre 40 grammes de suc dans 150 grammes d'infusion de guimauve. De nouveaux essais me mettront peut-être à même d'apprécier plus sûrement les avantages et les inconvénients de ce purgatif drastique.

La racine d'iris germanique perd une grande partie de son activité par la dessiccation. On peut alors la réduire en poudre et s'en servir pour remplacer celle d'iris de Florence dans

(1) Il est à remarquer que Wauters qui a eu à se louer de l'emploi de cette racine, exerçait à la campagne chez des flamands robustes et d'une sensibilité obtuse.

les préparations où l'odeur trop forte de celle-ci répugne.

[On doit récolter la racine d'iris pendant l'été, en enlever l'épiderme avec un couteau, et la faire sécher promptement et complètement en l'exposant à l'ardeur du soleil, à l'action du vent, et, à défaut de ces moyens, à la chaleur du four. Avec ces précautions on l'obtient blanche et non moisie.

[Iris des marais, Glayeul des marais, Iris jaune. — (*Iris palustris, lutea* (T.)—*Iris pseudo-acarus* (L.) — Cette espèce d'iris croît dans les lieux aquatiques, sur le bord des étangs, où ses fleurs jaunes le font aisément distinguer. On emploie sa racine. On l'administre de la même manière et aux mêmes doses que l'iris germanique. L'odeur marécageuse qu'elle exhale, dans l'état frais, se dissipe par la dessiccation ; elle est alors inodore, un peu âcre, et exerce sur nos organes une action tonique et une légère astriction. Lorsqu'elle est récente, son action purgative est peut-être plus prononcée encore que celle de l'iris germanique. Aussi Ramsay, Plater et d'autres auteurs l'ont-ils employé contre l'anasarque et l'ascite, Etmuller l'a mise en usage comme vermifuge, et Blair, au rapport de Murray, attribuait au suc qu'elle fournit de bons effets contre les scrofules. Cette racine, à la fois tonique, astringente et purgative, selon la dose à laquelle on l'administre et l'état des organes soumis à son action, peut, en effet, être utile dans les diverses maladies que nous venons de citer ; mais peut-on admettre son efficacité (quand elle est sèche) dans la diarrhée et la dysenterie, contre lesquelles on l'a préconisée, sans préciser les circonstances où elle convient et celles où elle pourrait être nuisible ? Si son usage est contre-indiqué dans l'état aigu de ses affections, il ne l'est peut-être pas moins parfois dans l'état chronique. Dans ce dernier cas, en effet, il est plus difficile de juger de l'opportunité d'une médication astringente que ne le pensent ces praticiens routiniers qui, prenant leur aveugle empirisme pour de l'expérience, trouvent toujours avec facilité, dans la matière médicale, un remède contre chaque maladie, et dans chaque remède un spécifique.

Le suc de la racine d'iris jaune, introduit dans les narines, irrite vivement la membrane pituitaire, produit de l'ardeur dans les fosses nasales, le pharynx, et détermine un écoulement abondant de mucosités par le nez. Amstrong dit que cet effet a dissipé des céphalalgies opiniâtres et des odontalgies qui avaient résisté à tous les autres moyens. J'en ai retiré de grands avantages dans un cas d'amaurose commençante, chez un sujet d'une constitution délicate et d'un tempérament nerveux : c'est un moyen à employer en pareil cas, mais après s'être assuré qu'il n'existe point de congestion sanguine au cerveau, et lorsque les moyens généraux indiqués ont été mis en usage. Vicat dit que ce suc est si actif que, si on l'applique sur une dent malade, il en détruit sur-le-champ la sensibilité.

La racine d'iris des marais sèche est acerbe, astringente. Sa décoction, mêlée avec des préparations de fer, sert aux montagnards de l'Écosse pour faire de l'encre. Un anglais (William Skrimskire) a présenté les graines de cette plante comme pouvant remplacer le café. Ces graines acquièrent, par la torréfaction, un parfum qui a plus d'analogie avec ce dernier que toutes les graines qu'on a jusqu'à présent tenté de lui substituer. (Voyez dans *les Annales de chimie, vol.* LXXVIII, *p.* 95, *l'examen de la graine d'iris comparée au café, par M. Bouillon-Lagrange.*)

L'IRIS FÉTIDE est aussi employé en médecine (Voyez *Glayeul puant.*]

JOUBARBE,

GRANDE JOUBARBE, JOUBARBE DES TOITS, JOMBARDE.

Sedum majus (T.)—*Sempervivum tectorum* (L.)

La joubarbe croît spontanément partout, et se rencontre sur les toits de chaume, les ruines. La plante entière est usitée.

Préparations et doses.

A L'INTÉRIEUR : *Suc*, de 40 à 60 grammes.
Sirop (1 de suc sur 2 de sucre) de 50 à 60 gr. en potion.
A L'EXTÉRIEUR : *Suc*, cataplasmes, etc.

Propriétés.

La joubarbe, offrant au goût un sentiment de fraîcheur et d'astriction, est réfrigérante, astringente, antispasmodique, détersive. On employait autrefois le suc de cette plante contre les fièvres inflammatoires, bileuses et intermittentes, la dysenterie, les maladies convulsives, la chorée, l'épilepsie, etc. C'est un remède vulgaire dans les brûlures, les inflammations superficielles, les plaies gangréneuses, les ulcères sordides, les cors, etc.

J'ai vu employer le suc de joubarbe étendu dans une suffisante quantité d'eau, en gargarisme, avec du miel, dans l'angine tonsillaire. Il m'a paru produire un très-bon effet dans cette affection où, comme on sait, les astringents réussissent beaucoup mieux que les émollients. Ce même suc, seul ou battu avec de l'huile d'olive ou de noix, appliqué sur les brûlures du premier et du deuxième degré, appaise les douleurs et prévient les phlyctènes ; mais il faut en renouveler souvent l'application. Je l'ai vu produire aussi de bons effets dans les inflammations traumatiques, les hémoroïdes douloureuses, etc., comme réfrigérant. En cette dernière qualité j'ai souvent appliqué la joubarbe pilée sur le front pour calmer la céphalalgie frébrile ; elle m'a presque constamment réussi dans ce cas ; mais, comme pour les brûlures, je faisais fréquemment renouveler ce topique, que tous les paysans connaissent et emploient journellement. Ils tiennent aussi du suc de joubarbe dans la bouche pour s'opposer à la sécheresse de la langue dans les fièvres bilieuses, inflammatoires ou typhoïdes. Je l'ai vu, dans ces circonstances, soulager beaucoup, de même que dans les aphtes (en se gargarisant avec un mélange de suc, d'eau et de miel). Je fais usage dans le muguet du collutoire suivant : Suc de joubarbe et miel, de chaque 60 grammes ; alun, 1 gram. 20 centig. On en fait l'application plusieurs fois par jour avec un plumaceau.

[J'ai vu plusieurs fois des hémorrhagies nasales cesser à l'instant même par l'effet d'un cataplasme de feuilles de joubarbe pilées avec du vinaigre et appliquées à froid sur le scrotum.

« Le docteur Reichel, de Naila (Bavière), annonce que le suc fraîchement exprimé de la grande joubarbe (*sempervivum tectorum* (L.) est un narcotique spécifique contre les affections spasmodiques de l'utérus, qui ne reconnaissent pas pour point de départ une anomalie dans la plasticité de cet organe.

Ses propriétés, calmantes et rafraîchissantes à la fois, le distinguent de la valériane, du castoreum, et d'autres médicaments utérins qui ne produisent la sédation des spasmes que par l'activité qu'ils impriment au système nerveux en raison de la grande proportion d'huile volatile dont ils sont chargés : ces derniers agents thérapeutiques accélèrent donc en même temps l'action vasculaire ; et par conséquent ne peuvent être supportés lorsqu'il existe un orgasme dans la partie qui est le siége des spasmes, ou encore lorsque l'élément vasculaire prédomine l'élément nerveux. Dans ces cas, le suc de la grande joubarbe fournit, au contraire, des résultats excellents. Ainsi donc, ce suc est spécialement indiqué dans les cas où les malades accusent des douleurs fixes et pulsatives dans la région hypogastrique, une pesanteur dans le bassin ; lorsqu'il existe une augmentation de température, une circulation plus rapide, et, en général, des symptômes de pléthore abdominale. On le donnera avec avantage dans la dysménorrhée et l'aménorrhée. On donne ce suc, fraîchement exprimé, à la dose d'une demi-cuillerée à café, trois ou quatre fois par jour. On l'administre dans un peu d'eau sucrée.

Comme il est très-facilement altérable, et comme, dans le cas d'orgasme vasculaire, il n'est pas possible de l'associer à des liquides alcooliques, il est indispensable de ne le préparer qu'en petite quantité, afin de pouvoir le renouveler plus souvent.

Si les spasmes utérins portent plutôt sur la sensibilité que sur la circulation ; si les extrémités sont froides, l'urine pâle, etc., on associe ce suc à partie égale d'alcoolé de valériane, et à moitié seulement d'alcoolé de castoréum : on donne vingt gouttes de ce mélange sur du sucre trois ou quatre fois par jour. On peut prescrire en même temps pour tisane une infusion de quelques feuilles de la plante fraîche unies à des plantes aromatiques, par exemple, à la mélisse, etc.

Ce suc est recommandé aussi contre la cophose, qui a pour cause l'endurcissement du cérumen ou une exsudation inflammatoire, que la maladie soit ou non accompagnée d'un écoulement de mauvaise odeur. Dans les cas de ce genre, on instille plusieurs fois par jour quelques gouttes du suc dans les oreilles, et on les y maintient avec un petit bourdonnet de coton ouaté.

Nous terminerons en disant que les feuilles de grande joubarbe sont encore employées avec succès contre les cors aux pieds. Pour cela on dépouille ces feuilles de leur cuticule, puis on les applique sur les points malades ; elles dissipent les douleurs et cautérisent peu à peu les parties endurcies. » (*Abeille médicale, tom.* 3e, *p.* 317 ; *année* 1846.)]

JOUBARBE (PETITE),

VERMICULAIRE, ORPIN BRULANT, POIVRE DES MURAILLES, ILLECEBRA, PAIN D'OISEAU.

Sedum parvum, flore luteo (T.) — *Sedum acre* (L.)

Cette plante, qui n'appartient pas au même genre que la précédente, croît partout sur les vieilles murailles et dans les lieux pierreux et sablonneux. Toute la plante est employée.

Préparations et doses.

A L'INTÉRIEUR : *Décoction*, dans l'eau ou la bière.

Suc dépuré, de 4 à 15 gram. et même 30 gram., selon l'effet qu'on veut produire.

Poudre, de 25 centigr. à 1 gram. dans un véhicule approprié.

A L'EXTÉRIEUR : *Suc pur ou délayé* ; décoction dans la bière ou dans l'eau, pour lotions, fomentations, en cataplasmes, après l'avoir pilé.

Propriétés.

La vermiculaire, d'une saveur piquante et brûlante à l'état frais, est un éméto-cathartique violent, et que l'on ne doit administrer qu'avec une extrême prudence (1). Son action secondaire ou consécutive sur différents appareils organiques lui ont fait donner les titres de diurétique, apéritive, fébrifuge, fondante, etc., et, comme beaucoup d'autres plantes actives, elle a été employée dans le traitement de plusieurs maladies, et particulièrement contre l'hydropisie, le scorbut, les scrofules, les fièvres intermittentes, l'épilepsie, la chorée, etc.

[Ettmuller et Below, médecins suédois, administraient cette plante intérieurement contre le scorbut. Below la donnait dans le lait ou dans la bière, et l'employait aussi au pansement des ulcères scorbutiques. Pour l'usage interne, il faisait bouillir à vase clos huit poignées de vermiculaire dans huit livres de vieille bière, jusqu'à réduction de la moitié, et en faisait boire chaque jour, ou de deux jours l'un, trois ou quatre onces (90 à 120 gram.) le matin à jeun. Les malades qui vomissaient les premiers jours étaient plus tôt guéris. Chez ceux dont les gencives étaient gâtées et dont les dents vacillaient, il ordonnait un gargarisme composé de cette décoction, à laquelle il ajoutait un peu d'alun et de miel rosat. Lange (*Médec. domest.*), dans les mêmes indications, mitigeait cette plante, en la faisant bouillir dans du lait de chèvre. Cet auteur rapporte que les gens du peuple de Brunswick, pour se guérir des fièvres intermittentes, se font vomir en avalant une demi-cuillerée de suc exprimé de cette joubarbe mêlé avec du vin. Ce remède produit ce que produirait tout autre vomitif.

A la dose de 4 à 8 gram., le suc de *sedum acre* excite seulement quelques nausées, et agit comme diurétique efficace. Donné sous cette forme comme altérant, Gilibert le

---

(1) M. Orfila a constaté, par ses expériences, qu'à la dose de 135 grammes, le suc de cette plante devient un véritable poison pour les chiens. Il a trouvé la membrane muqueuse d'une couleur rouge de feu dans la moitié qui avoisine le pylore ; le canal intestinal parut sain.

recommandé comme un excellent remède dans les empâtements des viscères abdominaux, dans l'ictère et dans la
chlorose. N'oublions pas, toutefois, que l'emploi de ce médicament, dans ces cas, doit être subordonné à l'état des
organes malades, et qu'il serait dangereux quand il y a
irritation ou phlegmasie chronique des voies digestives.]

Plusieurs faits publiés en Allemagne et en France, semblent annoncer que cette plante a été administrée avec succès
dans quelques cas d'épilepsie ; mais, ainsi que tous les praticiens l'ont remarqué, cela n'a pu arriver que lorsque les
purgatifs et les vomitifs quelconques auraient pu amener le
même résultat, en produisant les mêmes effets révulsifs (1).
Ne peut-on pas en dire autant de son administration avant
l'accès des fièvres intermittentes ?

Malgré les assertions de Marquet, de Nancy, (*Observat.
sur la guérison de plusieurs maladies notables, Paris* 1750),
je n'ai trouvé dans la vermiculaire, appliquée sur les ulcères cancéreux ou autres, qu'une propriété fortement détersive, mais rien de spécial contre ces affections. Je dois dire
néanmoins que la décoction de cette plante ou son suc, selon l'effet plus ou moins actif que je désirais produire, m'a
été très-utile dans tous les cas où j'ai eu en vue de diminuer
la fétidité de l'ichor cancéreux, de combattre la gangrène,
de dégorger les surfaces fongueuses. J'ai employé fréquemment la petite joubarbe en décoction avec du miel, comme

---

(1) Quoique les bons effets de ce remède dans l'épilepsie ne puissent
être attribués, ainsi que nous venons de le dire, qu'à son action sur le
tube digestif comme émeto-cathartique, ils n'en méritent pas moins d'être
pris en considération par les praticiens. Le docteur Laubender, cité dans
le journal de médecine et mentionné par Bodart, l'a employé avec succès
dans le traitement de cette maladie. Mêlé avec du sucre, donné matin et
soir, d'abord à la dose de 50 centigrammes successivement portée jusqu'à
1 gram. 25 centigr. ou 1 gram. 50 centigr. en poudre. Les premières
doses déterminent des vomissements, des selles et un état de malaise qui
fatiguent les malades. Dans l'un des deux cas que l'auteur a observés, les
accès, qui avaient lieu plusieurs fois par semaine, ont été un an à
reparaître. Dans le second cas, les accès revenaient régulièrement tous
les quinze jours depuis deux ans. On donna le médicament à la dose de
75 centigr.; cinq jours après on le donna à celle de 1 gramme. La malade
en continua l'usage pendant trois mois ; on lui fit prendre ensuite le vin
de quinquina ; les accès furent un mois sans reparaître, et depuis ce temps
elle a continué à se bien porter. L'on doit à M. Peters (*Flore médicale*)
cinq observations d'épilepsie et de chorée, dans lesquelles le *sedum acre*,
administré en poudre à la dose de 40 à 50 centigr. par jour, pendant un
certain temps, a guéri un malade, et retardé ou affaibli les accès chez les
autres. Le *Journal des progrès* (année 1829) cite un cas d'épilepsie où
l'emploi du *sedum acre* a produit une grande amélioration ; après l'usage
de ce remède, le malade n'avait plus que trois accès par an au lieu de
douze, et ils étaient beaucoup plus faibles.

gargarisme dans les ulcérations cancéreuses ou scorbutiques de la bouche. Je mêle avec avantage à ce gargarisme, comme antiscorbutique, une certaine quantité de suc d'oseille.

[Alibert (*nouv. Élém. de thérapeut.*, *t.* II, *p.* 259, 2ᵉ *édit.*) a eu occasion d'essayer les effets de cette plante sur un cancer ulcéré du sein et sur un ulcère cancéreux du nez. L'application en fut supportée difficilement durant les premiers jours ; mais on s'y habitua peu à peu ; dans le premier cas la suppuration devint moins fétide, les hémorrhagies qui avaient lieu fréquemment cessèrent, et la plaie prit un bon aspect. Ce mieux se continua à peu près un mois ; mais la malade, épuisée par les souffrances, succomba bientôt. Dans le second cas, on avait employé vainement les caustiques et autres remèdes. Les cataplasmes de *sedum acre* détergèrent assez promptement l'ulcère ; les bords, qui étaient gonflés, se dégorgèrent, et les chairs devinrent vermeilles. Ces cataplasmes furent continués un mois et demi ; mais le malade s'en dégoûta et ne voulut plus en permettre l'application. « Le résultat que nous avons obtenu, dit Alibert, semble prouver qu'elle (la petite jourbarbe) est douée de vertus détersives très-énergiques. »

La vermiculaire, pilée et réduite en pulpe, appliquée sur les tumeurs blanches indolentes, l'hydarthrose, les engorgements lymphatiques et glanduleux, a souvent produit de bons effets. Dans ces cas, je la mêle avec plus ou moins de feuilles d'oseille comme pour les feuilles d'*arum*, dont l'effet résolutif est à peu près le même.

Marquet a employé la vermiculaire avec succès contre la teigne. « Dans les différentes expériences que j'ai faites, dit-il, pendant près de quarante ans de pratique, j'ai découvert une plante qui guérit certainement la teigne en l'appliquant sur la partie malade, après l'avoir pilée. C'est un doux caustique qui enlève et fait tomber toutes les croûtes, sans causer aucune douleur. Cette plante s'appelle *illecebra* ou *sedum minus acre*, et en français *pain d'oiseau*. J'en ai fait l'expérience sur quantité de sujets. Elle a toujours bien réussi. » *Ouvrage cité*, *pages* 270 *et* 271.)]

Le suc et la pulpe de vermiculaire jouissent de beaucoup de vogue dans le peuple pour le traitement des cors et des durillons. Lorsque son application cause une trop vive irritation, on se sert alternativement de l'une et de l'autre joubarbe. Dans ce cas on applique la feuille de la grande joubarbe entière, et après lui avoir enlevé la pellicule qui la recouvre.

JULIENNE, *

GIROFLÉE MUSQUÉE, ARAGONE.

Esperis hortensis, flore purpureo vel albo (T.)
Esperis matronalis (L.)

Cette plante est cultivée dans les jardins à cause de l'odeur agréable et de la beauté de ses fleurs.

Préparations et doses. *

Les mêmes que celles du cresson, du raifort, etc.

Propriétés.

La julienne, de la famille des crucifères, et que l'on n'emploie pas en médecine bien qu'elle soit très-active, peut être mise en usage dans tous les cas où le cresson, le cochléaria, le raifort, la capucine, la cardamine, etc., sont indiqués. Je l'ai employée avec succès dans les affections scorbutiques, dans les catarrhes pulmonaires chroniques, l'asthme humide, les affections scrophuleuses, l'anasarque et les cachexies qui suivent ou accompagnent les fièvres intermittentes. Je fais prendre son suc pur ou mêlé avec le lait ou le petit lait. L'infusion ou la décoction des feuilles fraîches, à vase clos, est aussi employée, de même que le vin dans lequel on a fait macérer ces mêmes feuilles. Ces préparations activent les fonctions de la peau et celles des reins. A ce titre, elles conviennent dans la gravelle sans irritation, l'albuminurie chronique, les hydropisies, etc.

Les feuilles fraîches de julienne, broyées et appliquées en cataplasme, sont résolutives et détersives. J'ai employé ce topique avec avantage sur les tumeurs scrofuleuses, les engorgements lymphatiques, œdémateux, les ulcères scorbutiques, atoniques, fongueux, sordides ou gangréneux. Cette plante mérite de prendre rang dans la matière médicale indigène.

JUSQUIAME,

HANNEBANE.

Hyosciamus vulgaris, vel niger (T.)
Hyosciamus niger (L.)

Cette plante croît dans toute la France, autour des villages, des hameaux, des fermes. On emploie les feuilles, les racines et les semences.

Préparations et doses.

A L'INTÉRIEUR : *Infusion*, de 2 à 5 gram. pour 200 gram. d'eau.
Suc, 1 à 4 gram. en potion (progressivement).
Extrait par le suc épaissi, 5 cent. à 1 gramme.
Extrait aqueux, 5 cent. à 1 gram. en potion, pilules, etc.
Extrait alcoolique et extrait de semences, 2 à 10 centigram. en
    potion, pilules, etc.
Teinture avec les feuilles fraîches ou les semences (1 sur 12
    d'alcool), 50 cent. à 4 grammes.
Teinture avec les feuilles sèches (1 sur 4 d'alcool à 22º), 1 à 4
    gram. en potion.
Teinture éthérée (1 de feuilles sèches sur 6 d'éther sulfurique),
    5 cent. à 1 gram. en potion.
Sirop de suc (2 de teinture de feuilles fraîches sur 15 de sucre
    et 7 d'eau), de 5 à 30 gram. en potion.
Sirop d'extrait (1 d'extrait sur 125 d'eau et 250 de sirop de sucre
    bouillant), de 5 à 30 gram. en potion.
Poudre, 5 à 20 centig. en pilules ou dans un liquide.
A L'EXTÉRIEUR : *Décoction* (de 20 à 50 gram. par kilog. d'eau), en
    fomentations, lotions, fumigations, et feuilles en cataplasmes.
Extrait, de 50 centig. à 2 gram. par la méthode endémique.
En pommade (1 sur 2 d'axonge), pour onction.
Huile (1 de jusquiame fraîche sur 2 d'huile d'olives), en liniment,
    embrocations.

Propriétés.

La jusquiame, d'une odeur vireuse, repoussante, d'une
saveur fade et nauséabonde, est un poison narcotico-âcre
dont l'action se porte particulièrement sur le système nerveux. Son effet toxique est bien moins puissant que celui de
la belladone, mais analogue.

[A haute dose, cette plante cause de l'ardeur à la bouche
et au pharynx, des douleurs abdominales, des vomissements, la rougeur de la face, la fixité du regard, la vue
double, la dilatation des pupilles, le trismus, l'aphonie, la
distorsion spasmodique de la bouche, la gêne, l'accélération
de la respiration, le vertige, l'assoupissement, la somnolence, la perte du sentiment, le délire gai ou sérieux, le
tremblement, la paralysie d'un seul ou des deux côtés, l'agitation convulsive des bras, la petitesse et l'intermittence du
pouls, la carpologie, le refroidissement des extrémités, et la
mort. D'après ces symptômes, il est difficile d'admettre, avec
M. Orfila, que la jusquiame ne détermine point l'inflammation de l'estomac, tout en exerçant sur le système nerveux
cette violente excitation qui cause l'aliénation mentale et
consécutivement la stupeur. Suivant M. Flourens, cette
plante produit, comme l'opium, une effusion sanguine dans
les lobes célébraux.

Quoiqu'il en soit, la jusquiame, administrée à dose moyenne, est généralement regardée comme narcotique, antispasmodique, calmante. On l'emploie dans les névralgies, l'épilepsie, la toux nerveuse, l'asthme, la coqueluche, les maladies convulsives, les tremblements musculaires, la manie, etc.

Elle est employée à l'extérieur dans les mêmes cas : en bains, lotions, fumigations, fomentations, et pour calmer les douleurs goutteuses, rhumatismales, cancéreuses. Les feuilles, roulées et fumées à la manière des cigarres, sont utiles contre l'asthme, les palpitations nerveuses, la phthisie, etc.

Il n'est pas un médecin qui n'ait été à même d'apprécier l'utile emploi de la jusquiame dans tous les cas dont nous venons de donner l'énumération (1). Il serait donc fastidieux de répéter ce que tous les auteurs ont dit et répété mille fois sur les diverses applications thérapeutiques de cette plante. Je dirai seulement qu'elle offre une ressource d'autant plus précieuse dans la pratique médicale des campagnes, qu'elle est très-commune et qu'on la trouve toujours sous la main pour l'usage qu'on en fait si fréquemment à l'extérieur dans les entorses, dans les douleurs rhumatismales et goutteuses, les engorgements douloureux des mamelles, les engelures, les hémorrhoïdes, etc. (2) J'ai déjà fait mention d'une

---

(1) Les anciens connaissaient la jusquiame ; mais ils n'employaient que l'huile retirée de ses semences. Ce ne fut qu'en 1762, par suite des travaux de Stœrk sur les plantes vénéneuses, que l'on commença à l'employer à l'intérieur. Ce dernier la donnait contre les névroses, les convulsions, l'épilepsie, les palpitations du cœur, la céphalalgie invétérée, la manie, etc. Il en portait progressivement la dose. à 75 centig. dans les 24 heures. Collin et Guding, qui en ont fait usage dans les mêmes maladies, ont été jusqu'à 1 gram 20 centig. par jour. Stoll, Chailli, Burdin, Méglin, ont employé la jusquiame à l'intérieur contre les névralgies (tous les praticiens connaissent les pilules anti-névralgiques de Méglin, composées d'extrait de cette plante, de celui de valériane et d'oxide de zinc). Gilibert la recommande contre la paralysie, les engorgements lymphatiques, le squirre. Stoll, Vaidi et Smidt, au début des inflammations pour les faire avorter. Hartz (*Biblioth. germaniq.*, tom. VI, *p.* 240), d'après Forestus et Stœrk, l'a prescrite dans les hémorrhagies,et surtout dans celles qui ont pour cause un état plus ou moins spasmadique ou un excès d'irritabilité, comme dans certaines hémoptysies. Ce médecin donne, dans ces cas, une infusion de feuilles fraîches de jusquiame, dans quatre fois leur poids d'huile d'olives, dont il administre une cuillerée à café, mêlée avec deux d'huile d'amandes douces.L'hémoptysie cesse après les premières doses, bien que les malades éprouvent parfois de légers vertiges. Stoll a employé cette plante avec succès dans la colique saturnine, et Frank dans l'hypocondrie. D'autres auteurs lui ont décerné le titre d'*antimaniaque*.

(2) J'ai cru nécessaire de donner à cet article une plus grande étendue.

pommade composée de jusquiame, d'ail et de saindoux, que j'applique à la plante des pieds et dont je retire de bons effets dans le traitement de la coqueluche.

[La jusquiame peut être substituée à l'opium dans beaucoup de cas où celui-ci ne peut être administré sans inconvénient. J'en ai eu récemment un exemple chez un malade âgé de quarante-huit ans, d'un tempérament lymphatico-sanguin, d'une forte constitution et atteint, par suite de l'abus des spiritueux, du *delirium tremens*, avec hallucinations et parfois délire furieux. L'extrait gommeux d'opium, que j'emploie toujours avec succès en pareil cas, détermine le vomissement et un état prononcé d'anxiété et d'exaspération. L'extrait aqueux de jusquiame noire, donné d'abord à la dose de huit centigrammes de trois heures en trois heures, et ensuite de deux heures en deux heures, fut bien supporté par l'estomac et produisit un calme suivi bientôt d'un effet sédatif qui amena le sommeil, une diaphorèse générale, la disparition du tremblement des membres, du délire, en un mot, le rétablissement complet dans l'espace de trois jours. J'ai pu, sur ce malade, porter la dose d'extrait de jusquiame à 1 gramme 20 centigr. dans les vingt-quatre heures : l'abus des liqueurs alcooliques explique cette tolérance. Wauters cite un cas d'insomnie, par cause morale, où l'opium ayant été sans effet, l'extrait de jusquiame, préparé par épaisissement du suc au moyen de la chaleur solaire, fut aussi employé à grande dose avec un succès remarquable : « *Domino Velghe fere octogenario robustissimo, perfecta laboranti agrypnia ex affectione mentis tristi oriunda, et jam ultra mensem omnibus remediis etiam opii dosibus sat magnis resistente, præscripsimus Dᵣ Vervier egoque Extracti hyoscyami gr.* VIII, *ut indè binæ pilulæ formarentur. Sumpsit eas æger, unam* 10ᵐᵃ *alteram* 11ᵐᵃ *vespertina, in lecto decumbens : nullus indè somnus, nec etiam nulla affectio molesta. Postredie sumpsit eodem modo gr.* XII, *cum aliquali effectu. Tertia vespera grana* XVI *sumpsit, et ita somno placidissimo quinque minimum horas indulsit. Verum ille successus non perpetuus ; nam observabamus alterna nocte pilularum effectum minus completum esse. Dedimus itaque corticem peruvianum et ægrotus illico convaluit integre.* » (*Repertor. remedior. indigen. exoticis in medicin. substituendor.*—*Gandæ* 1810, *p.* 243.)

Cette observation confirme l'opinion émise par divers auteurs, relativement à la nécessité, quand on veut provoquer le sommeil, de donner la jusquiame à la dose double et même triple de celle de l'opium. Pour une appréciation exacte et comparative, Wauters aurait dû indiquer la dose à laquelle il avait porté l'administration de ce dernier médicament avant d'employer la jusquiame. S'il y a une grande analogie d'action entre la jusquiame et l'opium, il y a aussi dans leurs effets des différences remarquables : la jusquiame n'a pas, comme ce dernier, l'inconvénient de suspendre les évacuations, ce qui la fait préférer lorsque la constipation est à redouter, comme dans l'hypocondrie, l'entérite chronique, etc. Les personnes qui ne peuvent prendre sans accidents graves la plus légère dose d'opium, supportent ordinairement très-bien la jusquiame.

Le docteur Breiting, médecin à Augsbourg, a publié (*Journal d'Hufeland*, 1807) l'histoire d'un tic douloureux de la face, qui, pendant cinq mois, avait résisté à tous les moyens possibles, et qui fut guéri par l'usage de l'extrait de jusquiame noire, préparé avec le suc de la plante. On faisait dissoudre 4 grammes de cet extrait dans une once d'eau de fleurs de camomille ; la dose était de dix gouttes par heure, en augmentant de quatre gouttes chaque fois. Par la suite, le docteur Breiting fit prendre à sa malade des pilules dans lesquelles il entrait 20 centigr. d'extrait de jusquiame, et elle prenait jusqu'à six de ces pilules par jour. Enfin, pendant deux traitements qui durèrent en tout huit mois, la malade prit la quantité énorme de 140 grammes d'extrait de jusquiame noire, et cet extrait était très-énergique, ainsi que le docteur Breiting s'en assura en l'employant chez d'autres malades. Les doses des médicaments stupéfiants, pour en obtenir l'effet qu'on en attend, doivent être d'autant plus élevées que la douleur est plus vive, que le spasme est plus prononcé ou que le système nerveux est plus exalté. Cette vérité physiologico-pathologique est confirmée par l'observation journalière des faits, parmi lesquels nous citerons, comme le plus saillant, le peu d'effet de l'opium donné à très-grande dose dans le tétanos.

A l'extérieur, la jusquiame exerce, comme sédative, des effets évidents sur le système nerveux. Ses feuilles fraîches, appliquées sur la tête, soulagent les douleurs névralgiques de cette partie. Cuites dans du lait et appliquées à l'épigastre, elles ont calmé instantanément une violente douleur gastralgique qui durait depuis six heures, et contre laquelle j'avais employé inutilement le laudanum à l'intérieur. J'ai eu aussi à me louer de ce topique sur l'hypogastre dans un cas de strangurie goutteuse, où l'application des sangsues au périné, les onctions opiacées, les bains tièdes généraux n'avaient produit qu'un soulagement momentané. On dit avoir calmé des douleurs odontalgiques et fait cesser de longues insomnies, en faisant, avec l'huile qu'on retire des semences de la jusquiame, des frictions sur les tempes.

L'extrait aqueux de jusquiame m'a réussi à l'intérieur, et à l'extérieur délayé en consistance sirupeuse et en friction autour des yeux, dans un cas d'iritis très-intense dont M. de Sept-Fontaines, de Calais, physicien distingué, membre correspondant de l'Académie des Sciences, fut pris en 1818 après la disparition presque subite d'un accès de goutte, maladie dont il était atteint depuis longtemps, et qui se portait fréquemment et alternativement aux deux pieds. Dès le premier jour de l'emploi de la jusquiame, les douleurs se calmèrent ; les pédiluves sinapisés, en rappelant l'affection arthritique, achevèrent la guérison qui eut lieu au bout de huit jours de traitement. Je me suis bien trouvé aussi des applications chaudes de décoction de feuilles de cette plante, comme moyen accessoire, dans l'ophtalmie scrophuleuse-photophobique, surtout quand il y avait occlusion spasmo-dique des paupières.

On cite quelques bons effets de l'emploi de la jusquiame dans la cataracte commençante, et dans le cas d'iritis sur-venue à la suite de son opération. La jusquiame, dilatant la pupille comme la belladone, on s'est servi de son extrait comme de celui de cette dernière plante pour rendre plus facile l'opération de la cataracte.

Les feuilles de jusquiame, pilées et appliquées tièdes sur une orchite blennorrhagique très-aigue, calmèrent instanta-nément la douleur et firent avorter l'inflammation chez un jeune homme de vingt-deux ans pour lequel je fus appelé au d'août 1847.

Tournefort conseille, contre les engelures, l'exposition des parties affectées à la fumée produite par les semences de jusquiame, lorsqu'on les projette sur des charbons ardents. On recommande, contre les douleurs de dents, de retenir dans la bouche cette même fumée ou celle de la plante sèche ; mais ce moyen, devenu populaire, peut être suivi d'accidents : on l'a vu causer le délire et tous les symptômes de l'intoxication. L'usage de la jusquiame à l'extérieur est loin d'être toujours innocent. On a vu des symptômes d'em-poisonnement résulter de l'application des feuilles fraîches de jusquiame sur une brûlure. On cite aussi plusieurs exemples d'accidents graves causés par la décoction de jus-quiame noire donnée en lavement. Les émanations même de cette plante ne sont pas sans danger. Des hommes qui dormaient dans un grenier où l'on avait semé çà et là des racines de cette plante pour en écarter les rats, se réveillèrent atteints de stupeur et de céphalgie : l'un d'eux éprouva des vomissements et une hémorragie nasale abondante (*Gazette de santé*, 1773 *et* 1774). Boerhave, en préparant un emplâtre dans lequel entrait l'huile des semences de la jusquiame, se sentit agité d'une sorte d'ivresse. La domestique du curé d'un village du Calaisis, âgée de quarante-cinq ans, d'un tempérament sanguin, pour laquelle je fus appelé au mois d'août 1826, et que l'on croyait atteinte d'une fièvre maligne, avait la face rouge, des mouvements convulsifs partiels, la parole brève, un délire gai, avec propos et gestes obcènes, vertiges, en un mot, tous les effets d'une sorte d'ivresse avec congestion au cerveau et exaltation nerveuse. Ces symptômes étaient occasionnés par la présence, dans le rectum, d'un suppositoire de feuilles de jusquiame broyées avec du miel, que le maître de la malade avait conseillé comme moyen *innocent et très-efficace* de calmer des douleurs d'hémorrhoïdes dont elle souffrait depuis plusieurs jours. Une saignée du bras et des boissons acidulées avec le vinaigre, produisirent un calme suivi d'un sommeil profond et d'une abondante transpiration. Il ne restait au réveil qu'un état d'abattement avec dilatation des pupilles. Ce fait me rappelle celui d'un berger, que le célèbre Gassendi, au rapport de Garidel, rencontra un jour et qui lui dit qu'à l'aide d'un onguent il où pouvait, quand il le désirait, assister au sabat des sorciers, il voyait, disait-il, des choses merveilleuses. Après avoir fait épier cet homme, Gassendi s'assura que son onguent était composé de jusquiame noire, de graisse et d'huile, et qu'après s'en être introduit dans le fondement une certaine quantité, il s'assoupissait et tombait dans une rêverie profonde.

Le suc et *le decoctum* de racine de jusquiame noire en pleine végétation, jouissent de propriétés très-énergiques ; mais leurs effets sont moindres si on les emploie au commencement du printemps. Le suc des feuilles est moins actif ; l'extrait aqueux, préparé en faisant évaporer au bain-marie le suc de la plante fraîche en pleine végétation, jouit à peu près des mêmes propriétés vénéneuses que le suc, tandis qu'il est beaucoup moins actif lorsqu'il a été obtenu par décoction de la plante, peu développée ou trop desséchée : ce qui explique pourquoi certains extraits de jusquiame, chez les pharmaciens, ne possèdent aucune vertu (1).

---

(1) Quand M. Fouquier (*Archiv. génér. de méd., mars* 1823), dans ses

L'extrait le mieux préparé ne doit pas être employé lorsqu'il a plus d'un an.

La jusquiame noire doit être récoltée en juillet et desséchée à l'étuve avec toutes les précautions indiquées pour les plantes grasses et succulentes. Le docteur Foy (*Bulletin thérapeutiq.—Juin* 1838) prépare, avec les feuilles fraîches de cette jusquiame et du sucre, une conserve sèche ou pulvérulente préférable aux autres préparations de cette plante.

LA JUSQUIAME BLANCHE (*Hyosciamus albus*), LA JUSQUIAME DORÉE (*Hyosciamus aureus*), et LA JUSQUIAME DE SCOPOLI, jouissent à peu près des mêmes propriétés que la jusquiame noire. Les anciens regardaient la jusquiame blanche comme moins irritante que la noire, et la prescrivaient, de préférence à celle-ci, contre la goutte, les douleurs en général, les toux, les hémorrhagies, etc. On lit dans le *Formulaire des médecins praticiens*, 3ᵉ édition, que les feuilles de jusquiame blanche ont été employées avec succès dans la réduction des hernies et du paraphymosis.

LA HYOSCIAMINE est le principe actif de la jusquiame noire découvert par Brande. Son action sur l'économie est peu connue.

LAITUE CULTIVÉE.

Lactuca sativa (T.)—*Lactuca sativa* (L.)

Cette plante, créée, pour ainsi dire, par l'industrie humaine, et dont on ne connaît pas bien l'origine sauvage, est cultivée dans tous les jardins. On emploie les feuilles, la tige et la semence. On se sert indifféremment de la laitue romaine ou de la laitue pommée.

Préparations et doses.

A L'INTÉRIEUR : *Décoction des feuilles*, de 50 à 60 grammes par kilog. d'eau.
Eau distillée (1 sur 2 d'eau), de 60 à 100 gram. en potion.
Suc, de 15 à 60 grammes dans un liquide approprié, comme le petit lait.
Extrait, de 2 à 8 grammes, et plus.
Thridace, de 50 centig. à 2 gram. et plus, en bols, pilules, potion.

---

expériences sur les effets de la jusquiame, a pu donner des doses énormes d'extrait de cette plante (12 gram. en vingt-quatre heures) sans qu'on ait pu observer aucune action spéciale et curative, ne se servait-il pas d'une préparation inerte, ne recélant aucune des propriétés du suc épaissi et non altéré par la vétusté ?

Sirop de thridace (7 sur 60 d'eau et 500 de sirop de sucre bouillant), de 15 à 50 gram. en potion.

Teinture de thridace, de 50 cent. à 5 gram. en potion.

Lactucarium, de 10 cent. à 1 gram. et plus en potion, pilules, etc.

Sirop de lactucarium, de 15 à 60 gram. en potion.

Teinture de lactucarium (1 sur 16 d'eau-de-vie), de 50 centigr. à 2 gram. en potion.

A L'EXTÉRIEUR : *Décoction* de quantité suffisante pour collyre, topique sédatif, cataplasmes.

Thridace et lactucarium, de 50 cent. à 2 gram. en collyre, lavement.

Teinture de lactucarium, ou de *thridace*, en frictions.

Propriétés.

La laitue est émolliente, calmante et légèrement narcotique. Elle est fréquemment employée dans les phlegmasies aigues, les névroses, etc. On administre la décoction, l'eau distillée, le suc récent, le suc concret, le *lactucarium*. L'usage de ce dernier est généralement répandu, bien qu'il soit loin de posséder des vertus aussi prononcées qu'on l'a d'abord cru. J'ai pu, en effet, en administrer à grandes doses sans produire une sédation marquée, excepté, toutefois, chez les sujets qui, ne pouvant supporter sans inconvénient les moindres doses d'opium, sont très-accessibles à l'effet des calmants les moins actifs. L'eau distillée de laitue est très-fréquemment employée comme légèrement hypnotique ; elle est souvent la base des potions calmantes.

Il faut distinguer la *lactucarium*, suc laiteux tiré par incision, de la thridace fait avec le suc exprimé et épaissi du tronçon de la laitue. Ce dernier n'a pas autant d'efficacité.

A l'extérieur, j'emploie la laitue cuite en cataplasme dans l'ophtalmie aigue, dans les inflammations superficielles, l'érysipèle, etc. Je la donne aussi très-fréquemment en lavement dans les irritations intestinales.

La semence de laitue jouit des mêmes propriétés calmantes que la plante.

LAITUE VIREUSE,

LAITUE MÉCONIDE.

Lactuca virosa (T.) — *Lactuca virosa* (L.)

Cette plante croît dans les lieux incultes, les décombres et sur le bord des champs. L'herbe est employée.

Préparations et doses.

A L'INTÉRIEUR : *Suc*, de 20 centigr. à 60 gram. progressivement.

16

Teinture (1 de feuilles fraîches ou de suc sur 2 d'alcool à 36°)
de 50 cent. à 5 grammes en potion.

Extrait aqueux, de 10 cent. à 5 gram. en pilules, potion, etc.

A L'EXTÉRIEUR : *Décoction*: en fomentations, feuilles en cataplasmes.
Teinture, en frictions, etc.

Propriétés.

Le suc lactescent de cette espèce, dont l'odeur est désagréable et vireuse, est d'une nature assez analogue à celui du pavot. Aussi, la laitue vireuse a-t-elle toujours été regardée comme beaucoup plus narcotique que celle que l'on cultive ; les feuilles fraîches ne le sont cependant qu'à un degré assez faible ; le suc et surtout l'extrait qu'on en prépare sont plus actifs. Huit grammes de cet extrait ont toujours fait mourir, en plus ou moins de temps, les chiens auxquels M. Orfila les fit prendre. Appliqué sur le tissu cellulaire mis à nu, il produit des effets plus marqués que lorsqu'il est introduit dans l'estomac.

Employée à dose thérapeutique, la laitue vireuse a été regardée comme très-calmante, diurétique, diaphorétique et légèrement laxative. Collin assure s'être toujours servi de l'extrait de cette plante avec avantage dans l'hydropisie. Je l'ai employé plusieurs fois dans cette maladie sans succès. Il est vrai que je ne l'ai point associé à d'autres médicaments diurétiques auxquels on doit, le plus souvent, attribuer les résultats heureux qu'on a pu obtenir. Il n'en est pas de même de l'effet de la laitue vireuse dans les maladies nerveuses, contre lesquelles elle peut être employée avec succès. Si elle est loin d'avoir l'activité de l'opium, elle n'en a pas non plus les inconvénients, et doit lui être préférée dans certains cas et chez certaines personnes. On peut l'administrer à une dose beaucoup plus élevée qu'on ne croit généralement. Je commence par celle de 20 centigrammes, et j'arrive promptement à celle de 60 centigrammes. Je suis parvenu à en faire prendre 8 grammes par jour à une femme atteinte de douleurs gastralgiques, et chez laquelle la plus légère dose d'opium provoquait le vomissement (1).

La laitue vireuse n'a pas, comme l'opium, l'inconvénient

_____

(1) M. Fouquier est arrivé graduellement à administrer 40 grammes d'extrait de laitue vireuse sans observer d'autre résultat qu'une augmentation considérable de la sécrétion urinaire. Les effets constants que j'ai obtenus de l'usage de cette plante, m'autorisent à croire que M. Fouquier s'est servi d'un extrait mal préparé, ainsi que cela arrive souvent dans la pratique urbaine, ou qu'il a employé l'extrait d'une autre espèce de laitue. Le suc exprimé des feuilles et des tiges, épaissi par une évaporation mé-

de produire la constipation. Le suc de cette plante m'a paru plus actif que l'extrait, qui souvent est mal préparé.

[Je me suis toujours très-bien trouvé de l'extrait de laitue vireuse, préparé avec le suc épaissi, dans tous les cas où l'opium est indiqué, mais non supporté par les malades. Ce médicament convient aussi beaucoup mieux que l'opium dans les inflammations chroniques douloureuses, telles que celles du foie, des intestins et surtout du péritoine ; il agit à la fois comme calmant et comme légèrement laxatif, deux qualités que l'on rencontre bien rarement dans la même substance. J'associe avec avantage l'extrait de laitue vireuse à la digitale dans les cas d'ascite causée par la phlegmasie chronique du péritoine, dans l'épanchement pleurétique, et toutes les fois que dans les hydropisies il y a engorgement douloureux d'un ou de plusieurs viscères, lésion des reins ou néphrite albumineuse, irritation gastro-intestinale, etc.]

Dans les affections cancéreuses, surtout celles de l'utérus, j'ai adopté l'usage de l'extrait ou plutôt du suc épaissi de laitue vireuse, de préférence aux extraits de ciguë, de jusquiame, d'aconit, de stramoine. L'usage prolongé de ces dernières plantes nuit presque toujours au lieu d'apporter le soulagement que leur réputation semble promettre. Ils anéantissent les fonctions de l'estomac, qu'ils irritent et enflamment à la longue ; les doses élevées auxquelles on est obligé de porter progressivement ces poisons, produisent une véritable intoxication lente manifestée par des douleurs dans le tube digestif, des vomissements, des tremblements, des vertiges, des hallucinations, des rêvasseries, la stupeur, la congestion cérébrale, etc.

Pourquoi, d'ailleurs, tourmenter des malades incurables par une médication réellement morbifique, quand l'usage prudent et alternatif de préparations de pavot indigène, de laitue vireuse et même d'opium, suffit pour calmer leurs douleurs ? Ne sait-on pas aujourd'hui à quoi s'en tenir sur les guérisons de squirres et de cancers rapportées par Stork, et dont on peut dire avec raison ce que Sydenham, je crois, disait à propos des déceptions de la théorie en médecine pratique : *Ægri curantur in libris, et moriuntur in lectis.*

---

nagée, est la seule opération sur laquelle on puisse compter. Pour que cette préparation ait toute son énergie, il faut rejeter le centre de la tige comme tout-à-fait inerte et ne pouvant qu'ajouter au volume et faire croire ainsi à une grande dose de médicament, quand, en réalité, le principe actif n'y est qu'en petite quantité.

LAURIER,*

LAURIER D'APOLLON, LAURIER FRANC, LAURIER-SAUCE.

Laurus vulgaris (T.) — *Laurus nobilis* (L.)

Le laurier, originaire d'Afrique, de la Grèce, etc., naturalisé en Espagne, en Italie, et même dans les départements du midi de la France, est cultivé dans les jardins. Cet arbre, consacré chez les Grecs au dieu de la poésie et des arts, était aussi destiné, comme il l'est de nos jours, à ceindre le front des vainqueurs. Les feuilles et les fruits sont usités.

Préparations et doses.

A L'INTÉRIEUR : *Infusion des feuilles*, 10 à 20 gram. par kilog. d'eau.

Infusion des baies concassées, 4 à 18 gram. par kilog. d'eau.

Poudre des feuilles (rarement), de 2 à 4 gram. en pilules ou délayée dans un liquide.

Huile essentielle de feuilles, de 1 à 12 gouttes, en potion, pilules, oléo-saccharum.

Poudre des baies, 25 centig. à 1 gram. en pilules, potion, électuaire, etc.

A L'EXTÉRIEUR : *Décoction des feuilles* pour bains, fomentations, fumigations.

Décoction vineuse, pour fomentations.

Huile exprimée de baies, quantité suffisante pour frictions.

Onguent (1 partie de feuilles récentes contuses et de baies sèches sur 2 parties d'axonge), en frictions, embrocations.

Propriétés.

Les feuilles de laurier, d'une odeur balsamique, d'une saveur chaude, aromatique et un peu amère et âcre, provoquant, par la mastication, une abondante sécrétion de salive, sont aromatiques, très-excitantes, toniques, etc. Les propriétés stomachiques, carminatives, expectorantes, diurétiques, sudorifiques. antispasmodiques, emménagogues de ces feuilles, ne peuvent se réaliser que dans les cas où les organes qui en reçoivent l'action sont dans un état d'atonie, de relâchement plus ou moins prononcé. C'est ainsi qu'elles conviennent dans l'inappétence, les flatuosités et la difficulté des digestions, par débilité de l'estomac ; dans le catarrhe pulmonaire chronique, dans l'asthme humide, la bronchorrée, la chlorose, l'aménorrhée avec atonie, la paralysie, l'hystérie, l'hypocondrie, sous l'influence des mêmes conditions. Elles sont donc manifestement contre-indiquées toutes les fois qu'il y a angioténie, orgasme ou inflammation.

Les fruits, qu'on emploie toujours à l'état sec, jouissent des mêmes propriétés que les feuilles, mais à un degré plus marqué. Leur ingestion à une certaine dose peut, à cause de la vive excitation qu'elle détermine sur l'estomac, provoquer le vomissement ; ce qui leur a fait accorder le titre de vomitif par les anciens.

L'huile essentielle de laurier, très-âcre, se donne comme carminative et stimulante ; mais on ne s'en sert guère qu'à l'extérieur, en liniment, comme calmante, tonique et résolutive, dans le rhumatisme chronique, la paralysie, les engorgements indolents des articulations, les infiltrations, etc. L'huile exprimée des baies est employée à l'extérieur dans les mêmes cas (1). Dans les pharmacies on lui substitue souvent l'onguent de laurier (produit de la macération des baies et des feuilles écrasées dans le sain-doux) qui n'est pas aussi efficace, et qu'on emploie dans les mêmes circonstances. C'est ce dernier onguent dont on fait un si grand usage dans la médecine vétérinaire. La décoction des baies et des feuilles de laurier est tonique, détersive, résolutive. La poudre des feuilles, saupoudrée sur les ulcères atoniques et sordides, les déterge en peu de temps.

Bodart a proposé de substituer le laurier à la cannelle (*laurus cinnamomum*), et au laurier cassie ou cassie ligneuse, cannelle du Malabar (*laurus cassia — cassia aromatica — cassia syrinx — xylocassia — cassia lignea*). Pourquoi faut-il, dit Gilibert, que les praticiens négligent un arbre qu'ils ont sous la main, pour employer avec mystère les congénères des Indes !... Cet auteur présume que ce qui a fait négliger le laurier, c'est que quelques anciens pharmacologistes ont avancé que ses baies faisaient avorter. On faisait boire l'infusion vineuse de cinq à six baies de laurier à une femme, pour savoir si elle était enceinte. Si elle vomissait, on prononçait affirmativement ; on déclarait le contraire quand le

(1) Pour obtenir l'huile de ces baies, on les choisit parfaitement mûres, on les pile dans un mortier de marbre, et on les fait bouillir avec de l'eau dans un vase clos pendant environ une demi-heure ; on passe avec expression la liqueur bouillante à travers un linge, et après le refroidissement on ramasse, à la surface de cette liqueur, une huile verte, odorante, de consistance butireuse. En pilant le marc et en le faisant bouillir une seconde fois dans l'eau, on obtient une autre portion d'huile que l'on réunit à la première. Ce produit se compose de deux huiles, l'une fluide, odorante et volatile, qu'on sépare par la distillation ; l'autre fixe, concrète et qui ne doit son odeur faible de laurier qu'à la petite quantité d'huile de laurier qu'elle relient.

vomissement n'avait pas lieu. On sait aujourd'hui à quoi s'en tenir sur cette épreuve, et l'on est bien convaincu aussi que jamais les baies de laurier, même à haute dose, n'ont produit l'avortement.

LAURIER CERISE,*

LAURIER AMANDIER, LAURIER DE TRÉBISONDE, LAURIER TARTE, LAURIER AU LAIT.

Laurus cerasus (T.) — *Prunus lauro-cerasus* (L.)

Cet arbre, originaire des bords de la Mer Noire, est cultivé dans les jardins. Les feuilles fraîches sont employées.

Préparations et doses.

A L'INTÉRIEUR : *Eau distillée limpide* (1 sur 4 d'eau) de 15 à 100 et beaucoup plus.
Huile essentielle, 5 à 10 cent. en plusieurs fois, oléosacharum, potion.
Conserve, de 4 à 30 gram. en plusieurs fois.

A L'EXTÉRIEUR : *Huile essentielle*, 50 cent. à 1 gram. mêlée à 15 gram. d'huile d'olives, d'amandes douces ou d'œillette, pour frictions.
Infusion des feuilles récentes, à vase clos, 125 gram par kilog. d'eau, avec addition de 125 gram. de miel, en lotions.

Propriétés.

Les feuilles de ce laurier sont très-amères et légèrement styptiques. Les noyaux de son fruit, d'une amertume analogue à celle des feuilles, sont de la nature de celle des amandes amères. Toutes les propriétés toxiques et médicales de cette plante paraissent dues, en grande partie du moins, à la présence de l'acide hydrocyanique qu'elles contiennent. L'empoisonnement par les différents produits de cet arbre se manifeste par une action prompte et énergique sur les divers centres nerveux. Quand la mort n'a pas lieu immédiatement après l'ingestion du poison, on observe, en général, des douleurs à l'épigastre et à la partie antérieure de la tête, des envies de vomir, des coliques, des engourdissements, des picotements et des fourmillements dans toutes les parties du corps, une sorte d'ivresse, des étourdissements, de l'accablement, de la difficulter de respirer, l'abolition partielle des mouvements musculaires ou des convulsions également partielles, le resserrement tétanique des mâchoirs, la fixité des yeux, etc. On ne trouve à l'ouverture du corps aucune altération organique ; on observe seulement, comme après l'empoisonnement par les narcotiques, les vaisseaux du cerveau injectés par un sang liquide. Cependant Fodéré trouva l'estomac légèrement enflammé chez un homme et une femme que l'eau distillée de laurier cerise avait fait périr dans les convulsions. L'acide hydrocyanique-anhydre, le plus actif des poisons connus, cause si promptement la mort, que tout secours est ordinairement inutile : la mort arrive en une ou deux minutes et comme par asphyxie. Il en est de même de l'acide hydrocyanique de Schècle, à une dose plus forte ; l'eau distillée et l'huile de laurier cerise agissent aussi comme ces derniers.

Si l'on en croit quelques praticiens, l'eau distillée de laurier cerise est toxique au point de donner la mort à un animal de forte taille, à la dose de 4 à 8 ou 15 grammes. « Néanmoins, dit M. Richard, d'autres faits, et en assez grand nombre, paraîtraient prouver son peu d'action et en quelque sorte son innocuité. Ainsi, M. Robert, pharmacien de Rouen, a fait sur l'eau distillée de laurier cerise des expériences nombreuses dont il a consigné les résultats dans le *Recueil de l'Académie de Rouen et dans les Annales de cliniques d'octobre* 1814. M. Robert dit avoir pris deux cuillerées d'eau distillée de laurier cerise très-odorante sans en avoir éprouvé aucun effet. Il a fait prendre à un chien et à des couleuvres une dose très-forte d'huile volatile de la même plante, sans que ces animaux aient paru en souffrir en aucune manière. Le professeur Fouquier, dans sa clinique à l'hôpital de la Charité, a essayé l'eau distillée de laurier cerise dans les différents cas où son usage avait été recommandé. L'ayant d'abord donnée à la dose de quelques gros étendue dans 4 à 6 onces de véhicule, il n'en a retiré aucun effet. Il l'a alors administrée pure à la dose de demi once, puis de 1 once, de 2 onces, et ainsi en augmentant rapidement. J'ai vu ce praticien donner ce médicament à la dose de 12 et même de 16 onces dans les vingt-quatre heures, sans que les malades en éprouvassent d'autres accidents que quelques vomissements ou parfois un léger embarras gastrique. Un résultat aussi contraire à celui obtenu par le plus grand nombre des autres praticiens a dû éveiller l'attention de M. Fouquier. Il a d'abord pensé que le médicament dont il s'était servi pouvait avoir été mal préparé ou avoir perdu son activité. Il a donc prié M. Henri, chef de la pharmacie centrale des hospices civils de Paris, de lui préparer une eau de laurier cerise double, c'est-à-dire, en employant une quantité double de feuilles pour une même dose de liquide. Ayant fait usage de cette nouvelle préparation, M. Fouquier a obtenu de semblables résultats. » (*Diction. de Méd.*, 2ᵉ *édit.*, t. xvii, *p.* 597.)

L'action plus ou moins énergique de l'eau distillée de laurier cerise peut tenir à sa composition, qui varie suivant la nature des feuilles employées et le genre de préparation, à son ancienneté et à son mode de conservation. Il convient d'employer les feuilles récentes, récoltées en juin. Au printemps, elles n'ont pas encore acquis leur force ; en automne elles l'ont perdue. On doit se servir d'un filtre mouillé, afin de séparer complètement l'huile essentielle qui pourrait rester en suspension. Cette eau sera renouvelée chaque année et conservée dans un flacon recouvert de papier bleu à l'abri du contact de l'air et de la lumière (1).

Il est de la plus haute importance de faire connaître que le calomel, mis en rapport avec l'eau distillée de laurier cerise, produit un poison insoluble, même à petite dose.

L'huile essentielle de laurier cerise, douée d'une excessive âcreté, détermine promptement la mort, même à faible dose. Cependant on l'emploie comme médicament dans les cas où l'eau distillée de la même plante est indiquée. On la donne à la dose d'une goutte, divisée et suspendue dans une potion appropriée, que l'on fait prendre par cuillerées dans les vingt-quatre heures : on augmente graduellement la dose suivant les effets obtenus, mais toujours avec circonspection et à mesure que l'on s'aperçoit que son action diminue par l'habitude.

L'utilité du laurier cerise, dans certaines maladies, ne fait point doute. C'est particulièrement dans les affections

---

(1) Cette eau a d'autant plus de force qu'elle est plus récente, plus trouble, ce qui est causé par l'huile essentielle qu'elle tient en suspension. Si on la filtre, comme le recommande avec raison le codex, l'huile s'en trouve séparée, et il ne reste plus qu'un liquide transparent, beaucoup plus doux que celui qui ne contient que peu ou point d'huile essentielle, et qui peut sans inconvénient être prescrit par onces. Si, au contraire, on la laisse trouble, elle devient vénéneuse à la dose de 1 à 2 gros (4 à 8 gram.) ; on ne peut la donner à plus de 20 à 30 gouttes, en prenant la précaution de remuer le mélange pour qu'il ne reste point d'huile essentielle en suspension ; d'où il résulte que ce médicament est inégal dans son action, variable suivant les pharmacies où on le prépare. Il vaudrait mieux, ainsi que le conseillent MM. Mérat et Delens (*Dict. univers. de Thérapeut.*) préparer extemporanément l'eau de laurier cerise en versant une goutte d'huile essentielle par once d'une eau distillée quelconque, que l'on prendrait en quatre doses à deux heures de distance.

où l'irritabilité est accrue et où l'indication patente est de diminuer cette irritabilité et d'enrayer conséquemment l'action des organes, qu'on l'a employé avec succès. Il semble diminuer la trop grande irritabilité du cœur et favoriser, au contraire, l'action des vaisseaux absorbants. Les médecins italiens le considèrent comme un excellent contro-stimulant, et l'emploient dans tous les cas où il s'agit de combattre l'hypersthénie (les phlegmasies les plus aigues, telles que la pneumonie, la pleurésie, l'angine, etc.) Les médecins français sont loin de partager cette opinion, que l'expérience, du reste, n'a pas justifiée.

On a recommandé l'usage de l'infusion des feuilles de laurier cerise dans la phthisie pulmonaire (*Linné, Bayllies*) ; la mélancolie, l'asthme, le rhumatisme, la fièvre hectique (*Bayllies*) ; les engorgements du foie et des autres viscères de l'abdomen (*Cameron, Ducellier, Thomacen*) ; l'hystérie, l'hypocondrie (*Thilenius*). L'eau distillée des feuilles de cette plante a été employée dans la syphilis et la gonorrhée (*Mayer*) ; dans les palpitations du cœur, la pneumonie, l'angine, l'entérite, etc. (*Cévasco*) ; on a injecté cette eau dans les veines contre la rage, mais sans succès (*Dupuytren*). On en a constaté l'efficacité en vapeur inspirée dans les affections spasmodiques des poumons et des muscles de la poitrine à la dose de 4 à 15 gram., versée sur un vase chaud de manière à s'évaporer en dix ou douze minutes (*Krimer*).

L'infusion des feuilles ou l'eau distillée de laurier cerise est utile dans les inflammations superficielles ou traumatiques de la peau, les brûlures, les contusions douloureuses, les cancers ulcérés, les affections cutanées chroniques avec prurit et douleur, les engorgements laiteux des mamelles. M. Caron-Duvillard (*Bulletin thérapeut., année* 1834) a employé l'eau distillée de laurier cerise avec succès dans ce dernier cas chez une dame qui, ayant été obligée de suspendre subitement l'allaitement, fut prise de symptômes inflammatoires aux seins. Ce médecin fit faire, sur les parties malades, des embrocations avec cette eaux battue avec partie égale d'huile d'amandes amères. Il fit prendre de temps en temps à la malade quelques cuillerées à café d'eau distillée de laurier cerise. Le soulagement fut prompt. On peut se borner, dans ce cas, à l'emploi extérieur de ce médicament. M. Caron-Duvillard a employé avec succès le même moyen contre le prurit des parties génitales et de l'anus, les violentes démangeaisons qui accompagnent la dessiccation des boutons de la variole. Dans ce dernier cas, il faisait prendre des bains composés de décoction de pieds de veau coupée avec l'eau distillée de laurier cerise. Je pense que la simple décoction de pieds de veau et de feuilles de laurier cerise suffirait.

Les feuilles du laurier cerise pulvérisées peuvent se donner comme un puissant sternutatoire à la dose de 20 à 40 centigrammes. Mélées avec de la farine de graine de lin, ces mêmes feuilles peuvent être employées en cataplasmes sur les cancers, les ulcères douloureux, etc. M. Janin, dans les mêmes cas, se sert d'une pommade faite avec l'huile essentielle dans l'axonge (4 gram. pour 60 gram. d'axonge.)

ACIDE HYDROCYANIQUE MÉDICINAL, ou acide hydrocyanique étendu de six fois son volume d'eau distillée, ou mieux d'alcool, comme s'évaporant moins promptement (*Magendie*).

L'inconstance des effets de l'eau de laurier cerise et les inconvénients attachés à sa préparation, ont engagé la plupart des médecins à employer de préférence l'acide hydrocyanique étendu d'eau dans les proportions convenables, et connu sous le nom d'*acide hydrocyanique médicinal*. On l'emploie dans les maladies sthéniques, la pneumonie et la pleurésie chroniques, l'inflammation des bronches, le catarrhe pulmonaire chronique, l'hémoptysie, les spasmes hémorrhoïdaux, la phthisie tuberculeuse (*Manzoni*); les maladies du cœur et surtout les affections spasmodiques de cet organe, comme sédatif de la circulation (*Bréra*) ; les toux purement nerveuses, chroniques, pour modérer l'expectoration et favoriser le sommeil (*Magendie*) ; les dyspnées, la coqueluche (*Coulon, Grandville, Heinken*) ; les affections vermineuses, le rhumatisme (*Bréra*).

M. Magendie administre ordinairement l'acide hydrocyanique ainsi qu'il suit : 1° acide prussique-médicinal 4 gram., eau distillée 500 gram., sucre pur 45 gram. — dose : une cuillerée à bouche le matin et une le soir en se couchant ; on peut élever la dose de ce mélange jusqu'à six et même huit cuillerées en vingt-quatre heures. 2° Infusion de lierre terrestre 60 gram., acide hydrocyanique médicinal 15 gouttes, sirop de guimauve 30 gram., pour une potion à prendre par cuillerée à bouche de trois heures en trois heures. Chaque fois qu'on fait usage de ces mélanges, il faut remuer la bouteille, sinon l'acide, s'accumulant à la surface, peut être pris en trop grande quantité et causer des accidents plus ou moins graves.

J'ai été plusieurs fois à même de constater la propriété sédative de l'acide hydrocyanique dans les palpitations soit nerveuses, soit symptomatiques de lésions organiques. J'ai employé ce médicament avec avantage dans les cas de pléthore pulmonaire accompagnant les premiers degrés de la phthisie. On l'a beaucoup trop vanté contre cette maladie, où il ne convient que comme palliatif. Je m'en suis bien trouvé dans tous les cas de palpitations et de dyspnées soit essentielles ou nerveuses, soit symptomatiques de lésions organiques. Seulement, dans ces derniers cas, la maladie étant incurable, il ne pouvait procurer qu'un soulagement momentané. Je l'ai vu réussir quand la digitale avait échoué : M. Laîné, directeur des messageries à Calais, âgé de trente-huit ans, d'un tempérament sanguin, d'une haute taille et d'une forte constitution, ayant eu de légères attaques de goutte aux gros orteils depuis deux à trois ans, livré à un genre de vie excitant, fut pris vers huit heures du matin, après un sommeil fort agité et une violente palpitation, d'une grande difficulté de respirer, avec sentiment d'anxiété et de constriction précordiale inexprimable, yeux étincelants, face animée, pouls accéléré, plein. Le malade, se refusant obsti-nément à une saignée du bras, malgré mes instances, je lui prescrivis une potion composée d'eau distillée de laitue 125 gram., teinture de digitale 1 gram. 50 centigr., nitrate de potasse 2 gram., sirop de thridace 30 gram. Cette potion, prise par cuillerée à bouche de demi-heure en demi-heure dans l'espace de deux à trois heures, n'apporta aucun sou-lagement. J'administrai alors l'acide hydrocyanique médi-cinal à la dose de 12 gouttes dans quatre onces d'eau de laitue. Les deux premières cuillerées, données à dix minutes d'intervalle, diminuèrent la fréquence du pouls ; une troisième cuillerée, administrée presque immédiatement, amena un sou-lagement marqué. Le mieux se prononçant de plus en plus, j'éloignai les doses du médicament. L'application répétée de sangsues à l'anus et des pédiluves sinapisés qui provoquèrent l'apparition de la goutte, prévinrent le retour de nouveaux accès de dyspnée.

J'ai toujours observé que l'acide hydrocyanique était nuisible dans les phlegmasies aigues, dans les irritations vasculaires gastro-intestinales, et dans les cas où il fallait l'employer longtemps et en augmenter progressivement les doses. Dans ces dernières circonstances, j'ai pu bien rare-ment en continuer l'usage, à cause des accidents qu'il déter-minait. On doit tout au moins, quand on le croit indiqué, en suspendre de temps en temps l'administration, afin de pouvoir le reprendre à doses plus légères ; enfin, c'est un de ces médicaments qu'il ne faut employer qu'avec une extrême prudence.

On se sert, à l'extérieur, de l'acide hydrocyanique dans

les névralgies faciales, et pour calmer les douleurs et retarder la funeste terminaison du cancer des mamelles, des testicules, de l'utérus, etc., où il agit à la fois comme calmant et comme antiseptique. Il convient aussi dans les dartres, le prurit de la vulve, la couperose, etc. On emploie dans ces cas, pour lotions et pour injections, d'après la formule de M. Magendie, un mélange de 4 à 8 grammes d'acide hydrocyanique médicinal, et de 2 kilog. d'eau de laitue. On peut augmenter la dose de l'acide de 8 à 16 grammes.

LAURIER ROSE. *

Nerium floribus rubiscentibus (T.)
Nerium oleander (L.)

Le laurier rose, qui appartient à la famille des apocynées, croît spontanément dans la partie méridionale de l'Europe, en Barbarie et dans l'Orient. On le trouve dans le midi de la France, aux environs d'Hyères, près de Toulon. On le cultive partout ailleurs en caisse dans les jardins, pour la forme élégante de ses fleurs. Les feuilles sont usitées.

Propriétés.

Cet arbrisseau, dont l'écorce et les feuilles ont une odeur désagréable, une saveur âcre et amère, est extrêmement délétère. Son principe vénéneux, qui existe dans toute la plante, est tellement subtil que ses émanations seules ont suffi pour déterminer des accidents graves et même la mort; mais ce principe s'affaiblit par la culture. Cependant M. Orfila a prouvé que cette plante, cultivée à Paris, était un poison extrêmement violent et dont l'action, analogue à celle des stupéfiants, se portait sur le système nerveux et spécialement sur le cerveau. Libautius rapporte qu'un individu mourut pour avoir laissé la nuit, dans sa chambre à coucher, des fleurs de laurier rose, et qu'une autre personne périt également après avoir mangé d'un rôti pour lequel on s'était servi d'une broche faite avec le bois de cet arbuste. Malgré les propriétés dangereuses du laurier rose, les gens du peuple du midi de la France l'ont employé contre les maladies de la peau. Des praticiens même l'ont administré à l'intérieur dans ces mêmes maladies et dans la siphilis; mais comme il a été reconnu aussi inutile que dangereux par les docteurs Loiseleur-Deslonchamps et Marquis (*Dict. des scienc. méd.*), et que presque tous les praticiens partagent cette opinion, on fera bien de ne l'employer qu'à l'extérieur, où il s'est montré efficace contre la gale, la teigne, certaines dartres. Pour cela, on se sert de la décoction de ses feuilles dans l'huile, ou d'une pommade composée de ces mêmes feuilles en poudre et de graisse. On emploie l'une et l'autre en frictions. On peut aussi mettre en usage la solution de l'extrait des feuilles dans l'eau, avec laquelle on lave les pustules psoriques. Les proportions de ce mélange sont de 4 gram. et plus pour 125 gram. d'eau, pour trois ou quatre jours de traitement. Ce traitement, employé en 1811 et 1812 dans une salle de galeux, a eu des succès marqués. Le docteur Gray a prescrit aussi avec un égal avantage, contre la gale, la digestion des feuilles de laurier rose dans l'huile.

Les feuilles pulvérisées de cette plante sont sternutatoires : l'action en est d'abord peu prononcée sur la pituitaire, mais ensuite elle fait éternuer violemment ; en raison des dangers de son emploi, on devra même s'en abstenir de cette manière.

LAVANDE,

LAVANDE OFFICINALE.

Lavandula angustifolia (T.) — *Lavandula spica* (L.)

Cette plante croît spontanément dans les départements du midi de la France, et est cultivée dans nos jardins. Les sommités fleuries sont usitées.

Préparations et doses.

A L'INTÉRIEUR : *Infusion*, 6 à 12 gram. par kilog. d'eau.
Eau distillée (1 sur 4 d'eau), 50 à 100 gram. en potion.
Huile essentielle, 10 à 20 centig. en potion, pilules, etc.
Teinture, 2 à 4 gram. en potion, etc.
Poudre, 1 à 4 gram. en pilules, potion, etc.

A L'EXTÉRIEUR : *Infusion*, en lotions, fomentations, fumigations.
Teinture ou alcoolat, quantité suffisante en frictions, et pour la toilette.
Vinaigre (1 sur 12 de vinaigre), *idem*.

Propriétés.

Cette plante, d'une odeur très-agréable, est aromatique, stimulante et tonique. Ses sommités fournissent plus d'huile essentielle que ses feuilles. Cette huile contient beaucoup de camphre.

[Comme toutes les plantes du même genre, la lavande convient dans les affections nerveuses atoniques, la débilité des organes digestifs, les catarrhes chroniques avec expectoration et sans chaleur fébrile ; dans l'asthme humide, les rhumatismes anciens , etc.; mais on doit s'en abstenir dans tous les cas où il y a chaleur, sécheresse, fièvre, réaction vitale, irritabilité vive, congestion vers la tête, etc.

On attribue à la lavande la propriété de provoquer les règles ; mais il est évident qu'elle ne peut avoir cette propriété que lorsqu'un état de débilité en indique l'usage; elle ne saurait avoir pour cela une vertu plus spéciale que toutes les autres plantes aromatiques ou stimulantes.

A l'extérieur, la lavande est employée en infusion aqueuse ou vineuse comme stimulante, tonique et résolutive. On fait, avec la plante sèche, des sachets qu'on applique sur les contusions et sur les engorgements atoniques. La teinture alcoolique est employée en gargarisme dans la paralysie de la langue. La teinture et l'huile volatile sont en usage dans les liniments excitants.

LA GRANDE LAVANDE, qui n'est qu'une variété de la lavande officinale, qui croît dans les lieux secs et pierreux de la Provence et du Languedoc, fournit une huile volatile connue dans le commerce sous le nom d'*huile d'aspic ou de spic.* Cette huile est particulièrement employée dans l'art vétérinaire.

LA LAVANDE STÉCHAS, *lavande dentelée (lavandula Stœchas*, L.), qui nous venait autrefois de l'Arabie, que nous tirons maintenant de la Provence, est d'une odeur forte et térébenthinée, d'une saveur chaude, âcre et amère ; elle est très-riche en huile volatile et fait la base du sirop de stéchas composé. Elle offre, dit Bodart, un aromate dont nous avons souvent éprouvé l'efficacité dans les embarras de l'organe de la respiration et dans l'oppression. On confond souvent cette plante, chez les herboristes, avec le *gnaphalium stœchas,* qui n'a avec elle aucun rapport.

LIERRE,

LIERRE GRIMPANT, LIERRE DES POÈTES.

Hedera arborea (T.) — *Hedera helix* (L.)

Cette plante, connue de tout le monde , se trouve partout autour des arbres, sur les murs, etc. On emploie ses feuilles, ses baies , et la gomme qui découle de son tronc.

Préparations et doses.

A L'INTÉRIEUR : *Infusion ou décoction des feuilles* , 2 à 6 gram. pour 1/2 kilog. d'eau.

Infusion ou décoction des baies concassées, 2 à 4 gram. pour 1/2 kilog. d'eau.

Poudre des feuilles, 1 à 2 grammes en pilules ou dans un liquide approprié.

Poudre des baies, 50 centig. à 1 gram. 50 cent. dans un liquide approprié, électuaire, bols, pilules, etc.

A L'EXTÉRIEUR : *Décoction*, pour fomentations, lotions, cataplasmes, etc.

Propriétés.

Les feuilles de lierre sont amères, austères, nauséeuses, et ont quelquefois été employées comme excitantes, emménagogues, détersives. La décoction vineuse de ses feuilles est regardée comme ayant de l'efficacité contre les ulcères atoniques fongueux, sanieux, la teigne, la gale, etc. Je l'ai essayée contre cette dernière affection sans succès. J'ai vu employer avec avantage, sur les brûlures du premier et du second degré, les feuilles de lierre bouillies dans l'eau, appliquées sur la partie malade et recouvertes de compresses trempées dans la décoction tiède et souvent renouvelées. Ces mêmes feuilles, réduites en cataplasmes, sont résolutives et peuvent être employées contre les engorgements froids. Avec le bois mou et spongieux du lierre je fais faire de petites boules ou pois qui servent à entretenir l'ouverture des cautères, comme ses feuilles à les tenir frais.

Les fruits ou baies de lierre, d'une saveur acidule qui devient amère et âcre après la dessiccation, passent pour un éméto-cathartique assez violent.

[Ces baies, que les paysans emploient contre les fièvres intermittentes, doivent être administrées avec prudence. Hoffmann et Simon Pauli les regardaient comme dangereuses. Boile les donnait à haute dose comme sudorifiques. On les a employées comme telles dans la peste de Londres : on les donnait en poudre et délayées dans le vinaigre. Spigel les a administrées comme fébrifuges. Je les ai employées comme telles en 1847, d'abord à dose éméto-cathartique et ensuite à dose nauséeuse et altérante ; elles ont réussi dans deux cas de fièvre tierce vernale, et dans un cas de fièvre quotidienne automnale qui durait depuis six semaines, et contre laquelle le malade n'avait employé aucun traitement. Les accès disparurent après les trois premières doses chez les deux premiers malades. La fièvre quotidienne céda peu à peu et ne fut entièrement dissipée qu'après la cinquième dose (2 gram. en poudre dans du vin). Dans deux cas de fièvre quarte, je n'ai obtenu qu'une diminution dans l'intensité et dans la durée des paroxismes. Ce médicament cause des nausées, un état de malaise suivi d'une excitation manifeste et quelquefois d'un peu de transpiration favorisée par la chaleur du lit. La décoction vineuse des feuilles produit le même effet. L'action énergique de cette plante sur nos organes mérite l'attention des médecins praticiens ; des observations cliniques bien faites, et déterminant avec précision ses propriétés, lui assigneraient indubitablement une place distinguée dans la matière médicale indigène. Je me propose de la soumettre à de nouveaux essais, tant pour en étudier les effets immédiats et secondaires sur l'organisme, que pour en apprécier l'application thérapeutique.

La Résine, ou *Gomme de lierre*, *Gomme hédérée*, d'une odeur résineuse agréable lorsqu'on la brûle, paraît être la partie la plus active de cette plante. Stahl employait cette substance comme excitante, emménagogue et fondante. Ne pourrait-on pas, d'après ces propriétés, la substituer à la myrrhe ? On l'a employée comme topique dans le traitement de la teigne, et on lui attribue aussi la propriété de tuer les poux et de faire tomber les cheveux. On dit, enfin, qu'introduite dans les cavités des dents cariées, elle calme la douleur et combat la carie.

LIERRE TERRESTRE,

HERBE DE LA SAINT-JEAN, RONDOTTE, DRIENNE.

Calamintha humilior, folio rotundiore (T.)
Glechoma hederacea (L.)

Cette plante, très-commune dans toute la France, se trouve dans les fossés humides, le long des haies, dans les lieux frais et ombragés. L'herbe entière est usitée.

Propriétés et doses.

A L'INTÉRIEUR : *Infusion*, 10 à 25 gram. par kilog. d'eau bouillante. *Suc*, 50 à 80 grammes.
Sirop (1 de suc sur 1 de sirop simple), 25 à 60 gram. en potion.
Eau distillée, 30 à 100 gram. en potion.
Extrait (1 sur 6 d'eau), 1 à 4 gram. en pilules, électuaire, etc.
Conserve (1 sur 2 de sucre), 1 à 4 gram. en pilules, bols, etc.
Feuilles en poudre, 2 à 4 gram. dans un liquide approprié, en électuaire, etc.

A L'EXTÉRIEUR : *Infusion*, en lotions, fomentations, cataplasmes, etc.

Propriétés.

Cette plante, d'une odeur aromatique, d'une saveur balsamique, amère et un peu âcre, connue dans nos campagnes sous le nom de *drienne*, est vulgairement employée dans un grand nombre de cas. Je l'administre toujours avec confiance dans la période d'atonie des brochites, dans la bronchorrhée, et en général dans toutes les affections de poitrine où une expectoration muqueuse ou purulente se manifeste avec une certaine abondance. J'ai guéri, par le seul usage d'une forte infusion de lierre terrestre, des catarrhes pulmonaires chroniques qui, sans l'exploration des organes respiratoires, auraient été considérés comme des phthisies bien caractérisées. Les nombreux exemples de guérison de phthisies attribuées à l'usage de cette plante et annoncés par Willis, Morton, Rivière, Sauvages, et plusieurs autres médecins recommandables, se rapportaient, sans doute, à des catarrhes pulmonaires chroniques.

[Cullen, quoique privé des ressources exploratrices que nous possédons, a plus sainement apprécié les propriétés du lierre terrestre. « Ce que les auteurs de matière médicale disent de cette plante, » écrit ce judicieux médecin, « ne me paraît pas mieux fondé que les opinions vulgaires. Il me semble absolument dénué de probabilité qu'elle ait la vertu de guérir les ulcères des poumons et différentes espèces de phthisie. L'autorité de Simon Pauli ou d'autres auteurs n'a aucune valeur à mes yeux, vu la nature de ces maladies et la difficulté de les guérir en général. Son usage contre les calculs de la vessie n'est pas appuyé de meilleures autorités ni plus probable, et je ne craindrais pas de commettre d'excès en l'employant à grande dose. »]

Ne peut-on pas en dire autant de l'efficacité de cette labiée, suivant Lautt, contre les fièvres intermittentes, de la guérison d'une céphalalgie invétérée et autres effets merveilleux observés par Rai, et que la saine raison réprouve ; contre les maladies mentales comme un sédatif direct de l'encéphale, au rapport du docteur Sultiffe, qui en a fait usage pendant vingt-trois ans avec succès, en y joignant toutefois la saignée, sans se douter de la puissance de ce dernier moyen, qu'il regardait probablement comme un faible auxiliaire. *Sunt qui oculos habent et non vident.*

Le lierre terrestre est employé à l'extérieur en décoction, en cataclysme ou en poudre comme aromatique, tonique, résolutif et détersif. On l'employait autrefois et on l'emploie encore dans nos campagnes, ainsi que beaucoup d'autres plantes, pour déterger les ulcères.

Cette plante doit être récoltée à la fin de juin ou au commencement de juillet, mondée de ses tiges et de ses pétioles, séchée à l'étuve ou au soleil et conservée dans un lieu

17

sec et à l'abri du contact de l'air, sinon elle perd son arôme, attire l'humidité et noircit.

LILAS,

LILAC.

Syringa cœrulea sive alba (T.)
Syringa vulgaris (L.)

Cette plante, que l'on cultive dans les jardins pour la beauté de ses fleurs, est connue de tout le monde. Les capsules sont employées.

Préparations et doses.

A L'INTÉRIEUR : *Décoction*, 25 à 60 gram. par kilog. d'eau.
Poudre, 1 à 4 gram. en électuaire ou dans du vin.
Vin, (15 à 50 gram. pour 1 kilog. de vin rouge ou blanc), 60 à 100.
Extrait mou, 4 à 8 gram. en pilules, bols, ou dans du vin.

Propriétés.

Les capsules vertes du lilas, dont la saveur est amère, ont été proposées comme succédanées du quinquina. J'ai administré ce fébrifuge dans quatre cas de fièvres intermittentes tierces. Trois fois il a manqué son effet. Le seul cas où j'ai pu lui attribuer la cessation des accès est d'autant plus douteux que le malade avait déjà éprouvé une diminution notable dans l'intensité du dernier paroxisme.

Les capsules vertes du lilas, qu'il est si facile de se procurer, peuvent néanmoins être employées comme toniques et astringentes.

[M. Cruveilhier a le premier attiré l'attention des praticiens sur le lilas. Il a fait préparer, avec les capsules encore vertes de cette plante, un extrait mou qu'il regarde comme tonique et fébrifuge. Il a administré cet extrait, à la dose de 4 grammes, pendant deux ou trois jours, à six malades atteints de fièvres intermittentes plus ou moins invétérées, et qui ont tous été guéris.]

De tels résultats sont de nature à appeler l'attention des médecins sur ce fébrifuge indigène. Je me propose de l'employer de nouveau et d'en étudier avec soin les effets.

LIN,

LIN CULTIVÉ.

Linum sativum (T.)
Linum usitatissimum (L).

Cette plante, originaire d'Egypte et d'Italie, est cultivée partout comme plante textile et pour l'huile que fournit sa graine.

Préparations et doses.

A L'INTÉRIEUR : *Infusion des semences*, 6 à 18 gram. par kilog. d'eau, pendant quelques minutes seulement, afin qu'elle ne soit pas trop épaisse.
Huile (par expression à froid) par cuillerées, plus ou moins, selon l'effet qu'on désire.

A L'EXTÉRIEUR : *Décoction des graines*, de 15 à 30 gram. par kilog. d'eau pour injections, lotions, fomentations, lavements.
Farine en cataplasmes.—*Huile* en frictions, embrocations, etc.

Propriétés.

Les semences de lin sont mucilagineuses, émollientes, adoucissantes. Elles sont employées, tant à l'intérieur qu'à l'extérieur, dans presque toutes les maladies inflammatoires telles que la gastrite, l'entérite, la dysenterie, la péritonite, les hémorrhagies actives, la cystite, l'ischurie, la strangurie, la blennorrhagie, la pneumonie, la pleurésie, etc. Dans toutes les inflammations externes, les ulcères irrités, les plaies douloureuses, etc., ses semences forment la base des cataplasmes émollients.

J'ai remplacé depuis longtemps la gomme arabique et tous les mucilages coûteux par celui de graine de lin. Il n'a pas, comme celui de gomme, l'inconvénient de produire la constipation, et est bien plus antiphlogistique. Afin de ne pas employer le pain dans les cataplasmes, je les compose avec la décoction de graine de lin et une suffisante quantité de son. Ainsi préparés, ils sont plus économiques et plus légers que ceux que l'on fait avec la farine de lin.

[L'huile de lin, que Gesner et Wauters substituaient à l'huile d'amandes douces, est très-relâchante. Prise par cuillerées à bouche, à peu de distance les unes des autres, elle agit comme laxative. A des distances assez éloignées, et mêlée avec un sirop, elle est seulement adoucissante. Ce dernier mode d'administration convient dans les cas de phlegmasie et particulièrement dans celles des organes de la respiration. Baglivi, Sydenham, Gesner, vantent son efficacité dans la pleurésie. D'autres auteurs la recommandent dans l'hémoptysie ; elle convient surtout dans cette dernière maladie lorsqu'il y a une vive irritation des bronches. En pareil cas, je l'ai employée une fois avec un succès marqué. Dehaen et Van Swieten la préconisent, prise à grande dose, contre l'ileus et la colique métallique. Ruland a guéri un paysan dont le ventre était devenu dur comme une pierre par l'engouement stercoral, en lui administrant un lavement de 5 onces (150 grammes) d'huile de lin. Michel (*Journ. de Méd.*, t. XVII, p. 41 *et suiv.*) l'a donnée aussi avec succès dans les constipations opiniâtres.

Wauters, praticien trop peu connu, l'a mise en usage avec succès dans un cas remarquable d'empoisonnement par la coloquinte chez un riche paysan qui, par avarice, avait demandé une médecine à un maréchal-ferrant. L'auteur, joignant avec esprit le plaisant au sérieux, rapporte ainsi ce fait à-la-fois anecdotique et médical : *Rusticus dives et avarus, in pago nobis vicino habitans, a fabro ferrario remedium purgans exposcebat : hic autem dat ei parvum fructum colocynthidos, commendans ut illum minutim concideret, in spirit. Vini infunderet. etc. Rusticus mandata exequitur, sed fructum ita præparatum unica vice devorat. Brevi terribilia tormina et dein dejectiones cum tenesmis violentissimis sequebantur. Aliquatenus tamen pacabatur et tormina sat patienter initio ferebat cresus noster, applaudens summæ excrementorum abundantiæ. Ast aliquot post horis, sub intolerabilibus intestinorum torminibus, vix feces sed copiosissimus cruor alvo reddebatur et æger vix sellam perforatam deserere quiebat, quin pomum diaboli (ut cum solenander loquar) produceret* une sauce de diable *in rustici braccas. Res seria evadit : continuis mere cruentis secessibus doloribusque ineffabilibus vires vitales ferme extinguuntur, ac tandem R. Dominus Pastor et ego accersebamur. Faciem inveniebam Hippocraticam, pulsum vacillantem fere extinctum, etc. Mox porrigo largam copiam olei lini recentis ore et ano ingerendam. Sic homo duplici titulo sordidus, brevi solamen et intra duos tresve dies integram valetudinem nanciscebatur. (Op. cit.)*

Murray a fait expulser, par l'usage de cette huile, une grande quantité de vers du canal intestinal, et Heberden la préférait à toute autre huile pour chasser les oscarides vermiculaires qui s'accumulent parfois dans le rectum des enfants. Dans ce dernier cas, je l'ai administrée avec avantage à la fois par la bouche et en lavement. Le mélange d'une cuillerée d'huile de lin et de pareille quantité de suc de citron ou de vinaigre sucré, m'a souvent réussi comme vermifuge chez les enfants. L'huile de lin ne doit être employée que récemment exprimée et douce. On peut lui faire perdre sa rancidité en l'agitant fortement et à diverses reprises avec de l'eau tiède. Le marc ou *tourteau,* dont on a extrait l'huile, peut être employé dans les cataplasmes émollients. M. Derheims, pharmacien à St.-Omer, conseille même de n'employer en cataplasme que la semence privée d'huile, afin d'éviter l'ébullition ou l'érysipèle léger par l'application sur la peau de la graine de lin rance.

L'huile de lin, battue avec partie égale d'eau de chaux, forme un liniment employé avec succès contre la brûlure. C'est un moyen populaire qui, comme tant d'autres, a été adopté par la science.

Bouillie avec de la litharge et épaissie par l'ébullition prolongée, l'huile de lin sert à la fabrication des sondes, des bougies, des pessaires et autres instruments de chirurgie dits en gomme élastique.

Je me sers souvent à la campagne de la *filasse* ou de l'*étoupe* pour recevoir les cataplasmes ou autres topiques tels que les sinapismes, le blanc d'œuf battu avec l'eau-de-vie camphrée, et l'alun, après les luxations, etc. La filasse s'adapte et enveloppe mieux que le linge qui, d'ailleurs, est rare chez les pauvres. L'étoupe m'a été plus d'une fois utile comme *remplissage* dans les fractures pour le premier appareil, quand rien autre chose ne se présentait sous la main.

L'eau dans laquelle on a fait rouir le lin acquiert une qualité vénéneuse pour l'homme et pour les animaux. La poussière qui s'échappe de la filasse, quand on la travaille dans les filatures, attaque les voies respiratoires et produit l'émoptysie, l'asthme, etc.

La filasse, mise au fond d'un entonnoir, sert de filtre aux liqueurs qu'on y verse. Ce filtre est à-la-fois commode et laisse passer promptement le liquide. On connaît l'usage de la *toile* et de la *charpie* en chirurgie.

L'on sait aussi que le *papier*, qui reçoit la pensée et transmet à la postérité, par la merveilleuse invention de l'imprimerie, les productions de l'esprit humain, n'est que du vieux linge converti en pâte et convenablement préparé. On a aussi employé le papier en médecine. On l'a recommandé en décoction dans la diarrhée et la dysenterie. J'ai vu des personnes atteintes de diarrhées chroniques prendre avec avantage, chaque jour, une sorte de soupe faite avec du papier blanc bouilli dans le lait.. Mâché et appliqué sur le lieu d'une hémorrhagie, le papier peut, à l'aide de la compression, arrêter cette dernière. Appelé pour un cas d'hémorrhagie survenu à la suite de l'extraction d'une dent molaire, et qui durait depuis quinze heures, malgré les moyens employés par le chirurgien qui avait fait l'opération, je pus faire cesser cet accident à l'instant même en tamponnant l'alvéole avec du papier mâché et en maintenant les mâchoires rapprochées pendant une heure, de manière à exercer sur ce papier une compression suffisante.

Le *carton* sert à faire des attelles dans les cas de fractures des membres chez les enfants et même chez les adultes, en l'employant convenablement. (1)

On connaît, sous le nom de PYROTHONIDE, une liqueur empyreumatique ou huile pyrogénée résultant de la combustion du linge de lin ou de chanvre. Ce liquide noirâtre, très-âcre, proposé comme agent thérapeutique par M. Ranque, est, selon cet auteur, un astringent efficace dans les hémorragies utérines, la leucorrhée, la blennorrhée, etc. Dans ces cas, on l'emploie dans la proportion de 30 à 50 grammes par 120 grammes d'eau en injection dans le vagin, sept à huit fois par jour, ou en compresses imbibées entre le prépuce et le gland. On l'emploie aussi contre les engelures, en fomentation, et dans l'ophtalmie chronique, en en instillant quelques gouttes pures entre les paupières, plusieurs

---

(1) M. Sommé, chirurgien en chef de l'hôpital civil d'Anvers, emploie le carton pour maintenir les fractures des membres, dans tous les cas. Pour la jambe, par exemple, on taille, sur une feuille de carton brut du no 9 au no 11, deux attelles ou valves ayant la forme des parties latérales de la jambe et du pied. Ces attelles seront assez larges pour entourer la moitié de la jambe et du pied sans cependant se toucher par leurs bords. La partie inférieure de ces valves a la forme et la direction du pied. Ces cartons sont légèrement trempés dans l'eau chaude, afin de les ramollir sans les déformer ou les déchirer. On les applique depuis l'extrémité inférieure de la cuisse jusqu'à la plante des pieds, sur des compresses simples entourant préalablement le membre. Une bande de forte toile, large de trois travers de doigt, roulée avec force sur les cartons depuis le pied jusqu'au dessus du genou, fait prendre aux cartons la forme exacte des parties. Jusqu'à ce que le carton soit sec, on remet la serviette et les attelles de bois maintenues par des rubans ou une bande. La dessiccation s'opère en un ou deux jours; on retire alors les attelles : le membre est libre, le malade peut se retourner, se promener avec des béquilles, entreprendre un voyage. Le carton desséché est aussi dur que du bois, et, comme il a pris la forme du membre, on n'éprouve aucune compression douloureuse. On ne change de bandes que deux ou trois fois dans le cours du traitement, sans rien déranger à l'appareil. (Voyez, pour de plus grands détails, les *Annales de la Société de Médecine d'Anvers*, 1847, ou *l'Abeille médicale*, t. IV.)

fois dans les vingt-quatre heures, et en bassinant ces mêmes paupières avec le liquide étendu d'eau. M. Ranque, plein de confiance dans la pyrothonide, croit qu'en en touchant la vessie, au moyen d'une sonde qui en serait induite, on pourrait guérir le catarrhe de cet organe, et, qu'introduite dans l'estomac et dans les intestins, elle dissiperait certaines phlegmasies chroniques du tube digestif, qui résistent aux moyens antiphlogistiques ordinaires. Il n'est pas inutile de faire remarquer que ce médecin recommande en même temps les boissons adoucissantes et un régime sévère.

La pyrothonide évaporée convenablement donne un extrait qui se conserve très-bien, et qu'on peut employer en dissolution dans une suffisante quantité d'eau.

LIN CATHARTIQUE,*

LIN PURGATIF.

Linum pratense flosculis exiguis (T.)
Linum catharticum (L.)

Cette plante, assez commune en France, se trouve dans les prés, les bois, les lieux humides, le long des chemins, et fleurit pendant une grande partie de l'été. L'herbe est usitée.

Préparations et doses.

A L'INTÉRIEUR : *Infusion dans le petit lait ou dans l'eau*, 8 à 15 gram. par kilog.
Poudre, 1 à 4 gram. en électuaire, pilules, ou dans du vin.

Propriétés.

D'une saveur très-amère et nauséeuse, le lin cathartique a été recommandé comme purgatif par divers auteurs et surtout par Linné. En Irlande et dans quelques provinces de l'Angleterre, le peuple emploie cette plante, bouillie dans le vin ou la bière, a la dose d'une poignée. James lui reproche l'inconvénient de produire le gonflement flatueux du bas-ventre ; mais il est facile de prévenir cet effet au moyen d'une semence carminative telle que la semence d'anis, de coriandre, etc. Vogel assure qu'à la dose de 4 grammes, en poudre, ou d'une poignée infusée dans l'eau ou dans le petit lait, cette plante purge doucement et suffisamment. Geoffroy dit que les feuilles récentes, contuses et réduites en bol, à la dose de 4 à 8 grammes, ou la poudre de ces mêmes feuilles, à la dose de 4 grammes, mêlée avec un peu de crème de tartre et de semence d'anis, offrent un purgatif très-doux et très-utile contre les fièvres intermittentes et l'hydropisie. Coste et Wilmet ont substitué le lin cathartique au séné, en l'employant à la dose de 8 grammes ; en infusion dans 120 grammes d'eau bouillante. Wauters l'a aussi considéré comme le meilleur succédané de cette plante. « Le grand nombre de purgatifs que nous offre la matière médicale, disent Loiseleur-Deslonchamps et Marquis, l'habitude de se servir, de préférence, des médicaments exotiques, ont fait entièrement négliger cette plante, qui paraît cependant d'un usage commode et sans inconvénient, et qui se trouve partout. Elle est du nombre de celles sur lesquelles il ne pourrait être qu'utile de faire de nouveaux essais. » (*Dict. des Scienc. Méd.*, t. XVIII, p. 275.)

Je viens joindre le témoignage des faits à tout ce que les auteurs recommandables que je viens de citer ont avancé en faveur du lin cathartique. J'ai employé tantôt les feuilles récentes et en bol, tantôt l'infusion de ces mêmes feuilles (8 gram. dans 120 gram. d'eau), avec addition d'un peu de semence d'anis, et je puis affirmer que ce purgatif a constamment produit le même effet que le séné. Comment se fait-il donc qu'avec la globulaire dans certaines contrées, le lin cathartique, le liseron, le nerprun et la gratiole partout, on aille encore chercher une plante dans le Levant pour se purger en France ?

LINAIRE, *

LIN SAUVAGE, MUFLIER LINAIRE.

Linaria lutea vulgaris (T.)

Anthirrinum linaria (L.)

Cette plante est très-connue en France et dans toute l'Europe ; on la trouve sur le bord des chemins et des champs, où ses fleurs, grandes et jaunes, se font remarquer en été. Les feuilles et les fleurs sont employées.

Propriétés.

La linaire passe pour émolliente, adoucissante et un peu narcotique. On la regardait jadis comme diurétique, et à ce titre on la prescrivait dans l'hydropisie, dans la jaunisse. On a vanté l'infusion des fleurs de linaire mêlées à celles de bouillon blanc contre les maladies chroniques de la peau, bien que l'expérience n'ait pu lui attribuer d'autre effet que celui qu'on éprouve par l'action des délayants, des tisanes adoucissantes quelconques. Haller regarde cette plante, et toutes celles qui appartiennent à la même famille, comme suspectes.

A l'intérieur, Horstius, Simon Pauli, Chesneau, ont préconisé la linaire contre les hémorroïdes douloureuses, soit en cataplasme, soit en fomentation, bouillie dans le lait. Je l'ai employée dans ce cas avec avantage; mais je lui préfère la jusquiame, dont l'effet est bien plus marqué. Jean Wolf, au rapport de Horst (*Obser. et épist. lib.* IV *observ.* 50), faisait un secret de l'onguent de linaire préparé avec cette plante bouillie dans l'axonge. Le landgrave de Hesse, qui en avait éprouvé de bons effets contre les hémorrhoïdes dont il était tourmenté, lui acheta ce secret moyennant la rente viagère d'un bœuf gras par an. Le docteur, en faisant connaître sa formule, afin que l'on ne confondit point la linaire avec l'ésule, à laquelle elle ressemble avant la floraison, composa ce vers :

Esula lactesit, sine lacte linaria crescit.

Un plaisant de la cour du Landgrave ajouta le suivant :

Esula nil nobis, sed dat linaria taurum.

Ni la grosse rémunération du prince Hessois, ni les vers dignes d'un tel sujet, n'ont pu sauver la linaire de l'oubli dans lequel elle est tombée sous le rapport de son emploi médical.

LIS, *

Lilium album (T.)
Lilium candidum (L.)

Le lis, tenant par sa beauté la première place dans la famille à laquelle il a donné son nom, et que nous cultivons dans nos jardins, nous vint de l'Orient. Ses bulbes et ses fleurs sont usitées.

Préparations et doses.

A L'INTÉRIEUR : *Eau distillée* (1 sur 4 d'eau) 50 à 100 gram. en potion.

A L'EXTÉRIEUR : *Bulbe* en cataplasme;—*pétales* en cataplasmes, en décoction pour lotion, fomentation;—*huile* (1 de fleurs sur 2 d'huile d'olive) pour frictions, onctions, etc.

Propriétés.

L'oignon de lis est mucilagineux, émollient, maturatif. Cuit dans l'eau ou dans le lait, on en forme des cataplasmes vulgairement employés sur les tumeurs inflammatoires pour diminuer la tension et la douleur ou hâter la maturation. C'est ainsi qu'il est utile dans le phlegmon, le furoncle, l'anthrax, le panaris, les plaies enflammées, les engelures, etc. L'huile de lis a été employée en liniment sur les brûlures, les gerçures du mamelon ; on l'a fait entrer dans les cataplasmes, dans les lavements adoucissants. L'huile seule produirait, sans doute, le même effet.

L'eau distillée de lis, regardée comme calmante, était employée autrefois contre la toux, les affections nerveuses, les irritations gastriques, etc. Elle est aujourd'hui presque abandonnée comme inerte.

Les pétales de cette plante peuvent être employés comme les bulbes, en cataplasme, en lavement ; on les a aussi employés en collyre dans l'ophtalmie. Les anthères qui paraissent être le siége de l'arôme du lis ont été regardées comme anodines, antispasmodiques et emménagogues. La simple émanation des fleurs du lis peut, en viciant l'air d'un appartement, causer des accidents nerveux, des syncopes et même la mort, ainsi que Murray et plusieurs autres auteurs en rapportent des exemples.

LISERON,

GRAND LISERON, LISERON DES HAIES, LISET, LISETTE.

Convolvulus major albus (T.)
Convolvulus sepium (L.)

Cette plante existe dans toute la France, dans les haies autour desquelles elle grimpe et s'attache par ses vrilles. La racine et les feuilles sont usitées.

Préparations et doses.

A L'INTÉRIEUR : *Suc épaissi en consistance d'extrait*, 1 à 2 gram. *Infusion des feuilles contuses*, 6 à 12 gram. dans 150 gram. d'eau bouillante.

Propriétés.

Le grand liseron, injustement abandonné, est peut-être préférable à la scamonée d'Orient, à laquelle Haller a le premier proposé de la substituer (1). Coste et Wilmet ont

---

(1) Burtin a produit, sur le liseron des haies, un mémoire intéressant qui a été couronné en 1783 par l'Académie des Sciences et Belles-Lettres de Bruxelles.

employé le suc-laiteux épaissi de cette plante avec un succès marqué, à la dose de 1 gram. 20 centigram. sur quatre hydropiques et sur deux femmes âgées et cachectiques. J'ai moi-même employé ce purgatif, et les effets que j'en ai obtenu m'ont donné la certitude qu'il est plus doux que la scamonée sans être moins certain. Donné à la dose de 1 gram. 25 centigram. à un cultivateur âgé de vingt-trois ans, atteint de fièvre intermittente quotidienne depuis un mois, et ayant les pieds œdématiés, la face pâle et injectée, les fonctions languissantes, elle a donné lieu à huit selles copieuses et sans grandes douleurs intestinales. L'accès, qui devait revenir le soir même du jour où le purgatif fut pris, n'a pas reparu. Je n'en tirerai pas la conséquence que le suc épaissi de liseron est fébrifuge, ainsi qu'on l'a fait pour maintes plantes qui ont usurpé cette réputation par la révulsion qu'elle provoquent et qui intervertit le mouvement périodiques de la fièvre.

Les feuilles contuses du grand liseron, infusées à la dose de 6 à 12 grammes dans une suffisante quantité d'eau, forment une potion purgative commode que j'ai vu employer par les guérisseurs de nos villages et que j'ai ensuite employée moi-même avec confiance. J'ajoute à l'infusion une certaine quantité de miel, et chez les sujets irritables, un peu de mucilage de racine de guimauve ou de graine de lin. Je laisse les fleurs infuser avec les feuilles. Les racines, que je n'ai jamais employées, jouissent, dit-on, des mêmes vertus.

Les enfants prennent sans répugnance l'émulsion édulcorée du suc épaissi de liseron. Je l'administre souvent après l'usage, pendant quelques jours d'un vermifuge approprié à l'indication, et je réussis ordinairement à procurer l'expulsion des vers qui se trouvent dans les intestins.

Les feuilles de cette plante, séchées à l'ombre, pulvérisées et mêlées avec le miel ou le vin cuit, conservent longtemps leurs facultés purgatives, ou du moins une grande parties de ses facultés.

Les commères prétendent que pour faire percer un clou en vingt-quatre heures, il n'y a qu'à broyer entre les doigts quelques feuilles de grand liseron et de les appliquer dessus.

[Le PETIT LISERON, ou liseron des champs, *convolvulus arvensis* (L.), paraît douée des mêmes vertus que le grand liseron. M. Chevalier, qui a publié un travail intéressant sur cette plante dans le *Journal de Pharmacie* (*juillet et août* 1823), a retiré de sa racine une résine qui jouit des mêmes propriétés que celle du jalap.]

* Liseron a feuilles de guimauve (*convolvulus althœoïdes*, L.)—Cette espèce, qui croît dans les contrées méridionales de l'Europe, et que l'on rencontre dans le Languedoc et la Provence, n'était point employée en médecine lorsque Loiseleur-Deslongchamps, pensant qu'elle devait participer aux propriétés purgatives de la plupart de ses congénères, l'essaya comme succédanée du jalap. L'expérience justifia cette opinion. « Les parties de la plante que nous avons mises en usage, disaient cet auteur et son collaborateur Marquis, ont été les racines, et nous les avons employées en en préparant une teinture alcoolique par l'infusion de deux onces de ces racines dans seize onces d'esprit de vin. Nous avons donné de cette teinture ainsi préparée, depuis quatre jusqu'à six gros, dans une tasse d'eau sucrée, à six malades différents, qui étaient des enfants de huit à onze ans ; et, sur six fois que nous l'avons ainsi employée, elle a agi cinq fois comme doux purgatif, procurant des évacuations faciles, exemptes de coliques, une fois au nombre de deux seulement, deux fois au nombre de six, et les autres à la quantité de sept et de huit ; une seule fois notre teinture n'a point agi comme purgative : c'était chez un jeune garçon de onze ans, auquel nous en avions donné dix gros, la plus haute dose que nous ayons administrée ; le même enfant, cependant, avait eu deux évacuations, une première fois qu'il n'en avait pris que six gros.—Nous pensons que ce petit nombre d'observations, faites sur les racines du liseron à feuilles de guimauve, prouve assez que nous possédons dans cette plante indigène un bon purgatif, qui, par sa manière d'agir, nous paraît devoir être assimilé au jalap. » (*Dict. des Scienc. méd.*, tom. XVIII, *p.* 329.)

LIVÈCHE,

LIVÈCHE, ANGÉLIQUE A FEUILLES D'ACHE, SÉSÉLI ou ACHE
DE MONTAGNE.

Ligusticum, seseli officinarum (T.)
Ligusticum levisticum (L.)

La livèche croît sur les montagnes du midi de la France le plus ordinairement. Elle est cultivée dans les jardins. On a mis en usage ses racines et ses semences.

Préparations et doses.

A L'INTÉRIEUR : *Infusion ou décoction des racines*, 15 à 20 gram. par kilog. d'eau.

Infusion des semences, 8 à 15 gram. par kilog. d'eau.

Extrait, 2 à 4 gram. en pilules, potion, etc.

Teinture, 2 à 4 gram. en potion.

Poudre des graines, 1 à 2 gram.

Propriétés.

Les racines de livèche, âcres et aromatiques, sont diurétiques. Je n'ai jamais employé cette plante et ne puis rien en dire. Tant d'autres végétaux indigènes possèdent des vertus analogues, que je n'ai pas cru jusqu'à présent devoir m'en occuper.

[« La livèche, dit Loiseleur-Deslongchamps, passe pour carminative, stomachique et emménagogue. On la recommandait autrefois dans les cas de digestions difficiles, lorsque l'estomac avait besoin d'être fortifié. On l'a cru pendant longtemps un remède spécifique contre la jaunisse. On a vanté l'usage de ses feuilles, prises intérieurement, comme un excellent moyen de rétablir les évacuations mentruelles supprimées. Mais aujourd'hui, sous aucun rapport, on ne fait plus usage de la livèche..... On assure que ses feuilles, mêlées avec le fourrage, guérissent la toux des bestiaux. » (*Dict. des Scienc. méd., tom.* XVIII, *p.* 489.) On vend dans les pharmacies la racine de livèche sous le nom de *racine d'âche.*]

MARRONNIER D'INDE.

Hippocastanum vulgare (T.)

Œsculus hippocastanum (L.)

Cet arbre, généralement connu, orne nos campagnes. Son écorce et son fruit sont usités.

Préparations et doses.

A L'INTÉRIEUR : *Décoction*, 50 à 60 grammes et plus (écorce) par kilogramme d'eau.

Poudre, 1 à 4 gram. comme tonique, 15 à 50 gr. comme fébrifuge.

Extrait aqueux, 75 cent. à 5 gram. en pilules, potion, etc.

Extrait alcoolique, 30 centigram. à 1 gram. et plus, en pilules, potion, etc.

Vin, (50 à 60 gram. d'écorce par kilog. de vin blanc, en macération) 60 à 100 grammes.

A L'EXTÉRIEUR : *En décoction*, plus ou moins concentrée pour lotions, fomentations, injections, etc.

Propriétés.

L'écorce de marronnier d'Inde est tonique et astringente: elle a été conseillée comme fébrifuge. On a aussi proposé les marrons d'Inde comme propres à guérir les fièvres intermittentes.

L'expérience n'a pas justifié les éloges prodigués à l'écorce du marronnier par quelques auteurs guidés plutôt par l'analogie que par l'observation. Tous les médecins savent aujourd'hui que, si ce médicament a paru réussir dans les fièvres printannières, on a bien pu lui attribuer ce que la nature opère tous les jours dans ces fièvres, que nous voyons se dissiper d'elles-mêmes après quelques accès. Comme astringente, l'écorce de cet arbre peut être utilement employée contre les hémorrhagies passives.

[A l'extérieur, l'écorce de marronnier d'Inde peut être employée comme tonique, détersive et antiseptique. Coste et Wilmet l'ont substituée au quinquina dans une menace de gangrène au bas de la jambe d'un hydropique ; et la décoction, qui en a été faite dans le vin, n'a pas été suivie de moins de succès qu'aurait été celle d'écorce du Pérou. Les marrons d'Inde, réduits en poudre, ont été employés comme sternutatoires. On en fait des pois à cautères qui peuvent remplacer ceux d'iris dans les cas où la légère irritation que produisent ces derniers n'est pas nécessaire.

L'écorce de marronnier d'Inde doit être récoltée au printemps sur les jeunes branches et dépouillée de son épiderme extérieur.]

MARRUBE BLANC,

MARRUBE COMMUN.

Marrubium album vulgare (T.)
Marrubium vulgare (L.)

Cette plante croît spontanément sur le bord des chemins dans toute l'Europe. L'herbe est employée.

Préparations et doses.

A L'INTÉRIEUR : *Infusion*, de 15 à 50 gram. par kilog. d'eau.
Suc exprimé, 50 à 60 et même 100 gram. avec du miel et pareille quantité de lait.
Eau distillée (1 sur 4 d'eau), 50 à 100 gram. en potion.
Sirop (1 sur 52 d'eau de marrube et 64 de sucre), 15 à 100 gram. en potion.
Extrait aqueux, 1 à 4 gram. en pilules, potion, etc.

Extrait alcoolique, 1 à 5 gram. en pilules, potion, etc. (plus amer et plus actif que l'extrait aqueux.)

Poudre, 4 à 8 grammes.

Conserve, 30 à 60 grammes.

Vin (50 gram. pour 1 kilog. de vin blanc), 30 à 100 grammes.

A L'EXTÉRIEUR : *Décoction*, 50 à 60 gram. par kilog. d'eau, pour lotions, fomentations, etc.

Propriétés.

Le marrube est tonique, stimulant, expectorant, emménagogue. Il est administré contre le catarrhe chronique, l'asthme humide, la bronchorrhée, la pneumonie et la pleurésie chroniques ; la toux rebelle, suite de la rougeole ou de la coqueluche, et chez les personnes débilitées par l'âge ou cacochymes. On l'emploie aussi quelquefois pour rétablir les forces digestives affaiblies ou perverties, contre les dysenteries chroniques, quelques fièvres intermittentes, les fièvres muqueuses ou vermineuses, l'hystérie avec atonie, l'ictère, le scorbut, les scrofules, la chlorose, la leucorrhée atonique, certains cas d'aménorrhée, l'anasarque, l'infiltration séreuse du poumon, etc.

Cette plante, dont l'odeur aromatique et la saveur âcre et amère annoncent l'énergie, est une production indigène à la fois abondante et précieuse. Si Cullen a contesté les vertus du marrube, Dehaen les a confirmées par sa propre expérience. Gilibert dit avec raison que le *marrube est une des meilleures plantes de l'Europe*. « C'est, dit-il, une de ces plantes fameuses que nous avons souvent conseillées. On ne peut douter de son énergie dans les empâtements des viscères du bas ventre, dans l'asthme pituiteux, dans la suppression des règles avec atonie. Il abrège beaucoup les rhumes dans les catarrhes habituels ; il facilite l'expectoration. Quelques phthisiques en sont évidemment soulagés : son suc a quelquefois guéri seul des ictères. »

Celse prescrivait le suc exprimé de cette plante, édulcoré avec du miel, dans les catarrhes chroniques, l'asthme, l'ictère, etc. Forestus, qui en a éprouvé de bons effets dans un ictère chronique et dans plusieurs maladies analogues qui tendaient à l'hydropisie, l'administrait en décoction, ou bien en donnait le suc exprimé mêlé avec du vin, du sucre ou du miel. Alexandre de Tralles, l'un des médecins qui ont le plus vanté cette plante, en administrait la poudre mêlée dans du miel, à la dose de 4 à 8 grammes.

[Linné assure avoir fait cesser, par l'infusion de marrube, un ptyalisme mercuriel qui durait depuis plus d'un an. Wauters a employé le marrube blanc comme succédané du quinquina, dans les fièvres intermittentes. Il en donnait la décoction concentrée le matin à jeun (une poignée dans 750 grammes d'eau réduite à moitié par l'ébullition). Dans quatre cas de fièvres tierces et un cas de fièvre quotidienne, l'auteur a réussi ; mais il a employé inutilement cette plante contre une fièvre quotidienne qui a cédé à l'administration du quinquina. Dans de nombreux cas ultérieurement observés, Wauters ayant eu à se louer de l'usage du marrube comme fébrifuge, s'exprime ainsi dans une note additionnelle : *Ex tempore quo hæc scripsi, aliæ observationes non paucæ marubii laudem æquum ostenderunt* (*Repert. remed. indigen.*, p. 212 et 213). Le marrube blanc agit ici à peu près comme l'absynthe, et paraît plus particulièrement indiqué dans les cas de fièvres intermittentes anciennes avec engorgement des viscères, état cachectique, etc., ou après un long usage des préparations de quinquina, lorsque toutefois l'état des voies digestives permet l'usage de cette plante éminemment amère et aromatique. Il est bien évident qu'elle serait nuisible s'il y avait irritation ou inflammation. Je ferai la même remarque pour les engorgements du foie et l'ictère, dans lesquels Zacutus Lusitanus, Forestus, Chomel et autres, n'ont pu employer le marrube avec succès que parce que ces maladies étaient exemptes de douleur, de pléthore et de phlegmasie. C'est bien moins une maladie, désignée dans un cadre nosologique, que l'état du malade que l'on doit voir : le diagnostic individuel et différentiel d'une affection, peut seul diriger le praticien dans l'application de ses moyens thérapeutiques.—Borelli attribue de très-bons effets au marrube dans la chlorose et l'aménorrhée, quand celle-ci, sans doute, est atonique. Freind (*Emmenalogia, Londini* 1717, *p.* 160) assure que le sang, auquel on mêle l'infusion de cette plante, devient plus vermeil et plus fluide. Enfin, le marrube, trop négligé de nos jours, ainsi que le remarque judicieusement Alibert, peut être administré dans toutes les circonstances où la médication tonique est nécessaire, avec plus d'avantages que beaucoup d'autres végétaux bien moins énergiques quoique plus vantés.]

Mon expérience m'a confirmé dans l'opinion avantageuse que j'avais conçue des effets du marrube, sur la foi des auteurs qui en ont parlé. Comme le lierre terrestre, le pouliot, l'hyssope, il paraît agir plus particulièrement sur le système pulmonaire. Bien qu'il puisse être administré dans presque toutes les maladies atoniques, il convient principalement dans les catarrhes pulmonaires passés de l'état aigu à l'état chronique, dans l'asthme humide, dans la phthisie même, comme un des meilleurs expectorants. J'ai fréquemment employé le marrube en infusion aqueuse, avec du miel, dans ces diverses affections, et j'en ai toujours éprouvé de bons effets. Cette plante, infusée dans le vin ou dans la bière, m'a été très-utile dans la gastralgie et dans les leucorrhées atoniques. Je joints souvent à cette infusion les sommités d'absinthe, la racine d'aunée et celle d'angélique. J'ai cependant mis en usage, dans plusieurs cas, le vin de marrube seul, afin d'en apprécier isolément les effets.

[Cette plante est employée à l'extérieur comme tonique, détersive et antiseptique, dans les engorgements œdémateux, les ulcères sordides, la gangrène, etc.]

Le Marrube noir (*marrubium fœtidum nigrum—Ballota nigra*), vulgairement Ballote, dont les propriétés toniques sont évidentes, n'est employé qu'à l'extérieur, à cause de son odeur désagréable. Le suc des feuilles de cette plante, appliqué sur les ulcères sordides et atoniques, les déterge et en favorise la cicatrisation. Je l'ai appliqué broyée sur un ulcère scrophuleux qu'elle a amélioré en peu de jours.

MATRICAIRE,

ESPARGOUTTE.

Matricaria vulgaris seu sativa (T.)
Matricaria parthenium(L.)

Cette plante, connue de tout le monde, se rencontre principalement dans les jardins. On emploie l'herbe entière et les sommités fleuries.

Préparations et doses.

A L'INTÉRIEUR : *Infusion*, 4 à 12 gram. par kilog. d'eau.
Suc exprimé, 15 à 60 gram.
Poudre, 1 à 4 gram. en potion, pilules, ou dans un liquide.
Huile volatile, 20 à 50 cent. en pilules, potion, saccharole.
Eau distillée (1 de feuilles fraîches sur 4 d'eau), 50 à 100 gram. en potion.
A L'EXTÉRIEUR : *Décoction ou infusion*, 15 à 50 gram. par kilog. d'eau pour lavements; 50 à 60 gram. pour lotions, fomentations, injections, etc.; feuilles en cataplasmes.

Propriétés.

Cette plante, d'une odeur forte et pénétrante, d'une saveur chaude et un peu âcre, est légèrement tonique, stimulante, emménagogue et antispasmodique. Elle est utile dans l'amé-

norrhée, la leucorrhée, l'hystérie, chez les femmes cacochymes et languissantes, lorsqu'il n'existe ni pléthore locale
trop prononcée, ni irritation phlegmasique. On l'emploi en
lavements contre les coliques nerveuses, le météorisme, chez
les femmes vaporeuses. L'eau distillée de cette plante sert
de base, comme celle d'armoise, aux potions anti-hysté-
riques, etc.

Mademoiselle Dubois, fermière, âgée de vingt-un ans,
d'un tempérament lymphatico-nerveux, d'une constitution
délicate, était atteinte d'une dysménorrhée qui la faisait
beaucoup souffrir. Souvent même elle éprouvait une hystéralgie bien caractérisée. Les antispasmodiques, tels que
l'éther, l'assa-fœtida, le laudanum, et en dernier lieu l'acétate d'ammoniaque, avaient apporté peu de soulagement.
Une vieille femme lui conseilla de prendre, de demi-heure
en demi-heure, un verre de décoction tiède de matricaire
(une poignée de cette plante pour 1 kilogram. et demi d'eau
réduite aux deux tiers à vase clos) trois ou quatre matins de
suite vers l'époque des règles. Ce moyen réussit. Les souffrances diminuèrent considérablement dès la première fois.
Le second mois elles furent très-supportables, et, le troisième, un état de malaise les remplaça. La malade fit usage
de la matricaire à chaque retour des règles pendant quatre
mois, après lesquels elle fut complètement guérie.

[La matricaire, ainsi que beaucoup d'autres plantes qui,
depuis long-temps, ne paraissent plus dans les prescriptions
médicales, ne mérite pas l'oubli auquel l'ont condamnée la
mode et le luxe pharmaceutique de nos jours. Le fait que je
viens de rapporter, quoique isolé, porte à croire que cette
plante a une action marquée sur l'utérus, en faisant cesser
l'état spasmodique de cet organe. On sent bien que si elle
peut être utile dans les affections utérines purement nerveuses ou atoniques, elle serait nuisible dans la dysménorrhée, l'aménorrhée, etc., qui seraient le résultat d'un excès
d'action vasculaire, d'un état pléthorique, soit général,
soit local.

On a employé la matricaire dans plusieurs autres maladies. On l'a conseillée comme anthelmintique ; Ray et Lange
l'ont administrée avec succès contre le ténia ; Miller en donnait le suc avec avantage, à la dose de deux onces, deux
heures avant l'accès, comme fébrifuge. C'est sans doute sa
propriété contre les fièvres intermittentes qui lui a valu le
nom anglais de *feverfew*. Cette propriété peut trouver son
application dans certains cas de fièvres d'accès simples, ou
contre lesquelles le quinquina a été, à diverses reprises,

employé avec un succès mamentané et suivi de récidives, ou bien encore dans ceux qui, exempts d'irritation locale, peuvent être considérés comme dépendant plus particulièrement d'un état nerveux qui subsiste, par une sorte d'habitude morbide, après la disparition de la cause primitive de la maladie. Elle paraît agir à peu près comme la camomille fétide ou maroute, que Preyrilh dit avoir employé aussi avec succès comme fébrifuge.

Si l'on en croit Chomel, qui prodigue souvent aux plantes des épithètes médicales sans en préciser l'application pratique (1), la matricaire, en cataplasme, a appaisé et fait disparaître des céphalgies, la migraine, voire même les douleurs de la goutte, dont la cessation subite d'ailleurs n'est pas sans danger. Suivant Simon Pauli, il suffit de se munir d'un bouquet de matricaire pour se préserver de la piqûre des abeilles, que l'odeur de cette plante fait fuir.]

La Matricaire camomille *ou* Camomille commune (*Chamœmelum vulgare — Matricaria chamomilla*) a les mêmes propriétés que la matricaire. Dioscorides, Zacutus Lusitanus, Rivière, Morton, Hoffmann, Vogel, Pitcairn, Heberden, Cullen et surtout Wauters ont employé avec succès la camomille (le plus souvent les fleurs en poudre dans le vin, à la dose de 4 à 8 grammes), contre les fièvres intermittentes. On doit rapporter à cette plante tout ce qu'on trouve dans les anciens sur la camomille. On la substitue souvent, dans les officines, à la camomille romaine, et on la remplace elle-même par la camomille des champs (*Anthemis arvensis*). La camomille romaine (*Anthemis nobilis*), qui possède à un plus haut degré les mêmes propriétés, est généralement préférée.

La Matricaire odorante (*Matricaria suaveolens*), dont les fleurs, quand on les froisse, exhalent une odeur plus forte, peut remplacer dans tous les cas, suivant Loiseleur-Deslonchamps, les diverses espèces de camomilles.

---

(1) Ce reproche peut s'adresser à la plupart des auteurs de botanique médicale, qui, dans de gros volumes, nous apprennent que la rose est astringente, le nerprun purgatif, le pissenlit apéritif, l'absynthe fébrifuge, l'angélique stimulante, etc., et attribuent, sans distinction de cas et de circonstances, aux plantes qu'ils préconisent, des vertus merveilleuses contre telle ou telle maladie. Les ressources surabondent pour remplir des indications qui, en réalité, nous manquent ou sont difficilement déterminées au lit du malade : *agendi gnoraram remedii penuriam* (Sydenham).

MAUVE.

Malva vulgaris, flore majore (T.)
Malva sylvestris (L.)

Cette plante utile est répandue partout dans nos campagnes, et tout le monde la connaît et s'en sert. On emploie
ses feuilles, ses fleurs et ses racines.

Préparations et doses.

A L'INTÉRIEUR : *Infusion ou décoction légère des fleurs*, 10 à 15
gram. par kilog. d'eau.
Infusion, ou décoction légère des feuilles ou des racines, 15 à 30
gram. par kilog. d'eau.

A L'EXTÉRIEUR : *Décoction*, plus ou moins forte, pour bains, lotions,
lavements, fomentations, injections, gargarismes, collyres, etc.
Pulpe, en cataplasme.

Propriétés.

La mauve est émolliente, adoucissante, pectorale. Elle
est d'un usage ordinaire, tant à l'intérieur qu'à l'extérieur,
dans le traitement de toutes les phlegmasies aigues, surtout
dans celles de la poitrine, des voies gastriques et urinaires,
de la peau, des yeux, etc.

Lorsque j'arrive chez un malade atteint d'une inflammation, je trouve de suite, dans la mauve qui croît autour de
la ferme, de quoi lui faire de la tisane. A l'intérieur, je préfère la racine en décoction avec un peu de miel. Cette plante,
à peine employée dans les grandes cités, rend de grands
services à la campagne. J'ai vu manger les feuilles de mauve
préparées comme les épinards. Sous cette forme elle convient dans les phlegmasies chroniques du tube digestif, dans
la constipation, les toux sèches, etc.

[On emploie indifféremment la grande mauve ou mauve
sauvage (*malva sylvestris*), et la petite mauve ou mauve à
feuilles rondes (*malva rotundifolia*).

MÉLILOT,

TRÉFLE DE CHEVAL.

Melilotus officinarum germaniæ (T.)
Trifolium mililotus officinalis (L.)

Cette plante, que l'on rencontre dans les prés et le long
des chemins et des haies, est très-commune dans toute l'Europe. On emploie l'herbe fleurie.

Préparations et doses.

A L'INTÉRIEUR : *Infusion*, 15 à 50 gram. par kilog. d'eau.

A L'EXTÉRIEUR : *Infusion*, de 25 à 50 gram. par kilog. d'eau, pour fomentations, lotions, infusions, collyre.

Eau distillée, pour collyre.

Propriétés.

Le mélilot est d'une odeur aromatique beaucoup plus forte après la dessiccation qu'à l'état frais, d'une saveur d'abord mucilagineuse, et ensuite un peu amère, passe pour émolliente, béchique, résolutive, anodine, carminative. Haller regardait cette plante comme étant de nature suspecte, et Bulliard dit qu'en séchant elle prend de l'âcreté. Le principe aromatique qu'elle contient a quelque ressemblance à la coumerine, principe auquel la fève tonka doit son arôme. Cependant aucun fait bien observé n'a justifié les craintes que sa prétendue propriété vénéneuse avait fait concevoir. Ses propriétés médicales ne sont pas mieux constatées. On l'a vantée contre la colique, les vents, le rhumatisme, la dysenterie, la dysurie, la néphrite. De graves auteurs ont vanté les effets de son infusion aqueuse contre les douleurs utérines qui précèdent et suivent l'accouchement, contre l'inflammation des viscères abdominaux. Michaelis, dans ses notes sur Schroeder, recommande l'emploi du mélilot dans la leucorrhée. « La tisane faite avec ses sommités et celles de camomille, dit Tournefort, est excellente dans les inflammations du bas-ventre, dans la colique, la rétention d'urine, dans les rhumatismes, et généralement dans toutes les occasions où il faut faciliter le cours des humeurs en tempérant. » Haller a constaté les effets irritants des semences de cette plante dans un cas d'angine, où leur décoction avait été mal à propos associée à celle des semences de lin.

Cette foule de vertus contradictoires, dont on a décoré le mélilot, prouvent seulement que des médecins crédules ou peu attentifs lui ont attribué gratuitement des succès dus aux efforts salutaires de cette bonne et puissante nature qui, dans beaucoup de cas, guérit sans et même malgré les secours de l'art.

Aujourd'hui, on ne se sert plus de cette plante qu'à l'extérieur. Ettmuller et Simon Pauli la recommandent en fomentations sur le ventre, et en lavements contre les douleurs et l'inflammation de l'utérus et des viscères de l'abdomen. Chomel dit que ces fomentations lui ont souvent réussi dans la colique venteuse, dans la tympanite et dans la tension douloureuse du bas-ventre. Les lavements d'infusion de mélilot passent pour émollients, anodins, carminatifs. Les campagnards font, pour ces lavements, une décoction des sommités de cette plante dans du bouillon de tripes ; ils les rendent ainsi beaucoup plus émollients. Comme légèrement résolutive on emploie la décoction du mélilot sur les tumeurs inflammatoires, et son eau distillée en collyre seule ou associée à d'autres ingrédients. Mais, à l'exemple du judicieux Murray, nous conclurons de tout ce que l'on a dit des vertus du mélilot, que des expériences chimiques bien faites sont nécessaires pour constater les véritables propriétés médicales de cette plante, dont l'action, du reste, paraît assez peu marquée.

MÉLISSE,*

CITRONELLE, CITRONADE, HERBE DE CITRON.

Melissa hortensis (T.)
Melissa officinalis (L.)

Cette plante croît spontanément en Italie, sur les Alpes et dans quelques parties des Pyrénées ; on la cultive dans nos jardins. On emploie ses feuilles et ses sommités.

Préparations et doses.

A L'INTÉRIEUR : *Infusion à vase clos des sommités fleuries*, 4 à 10 gram. par 500 gram. d'eau.
Eau distillée (1 sur 4 d'eau), 50 à 100 gram. en potion, comme excipient.
Poudre (rarement), 4 à 8 gram. en pilules, électuaire ou dans un liquide approprié.
Alcoolat de mélisse composé (ou des carmes), 4 à 8 gram. dans une potion.
Teinture (1 sur 8 d'eau-de-vie), 2 à 16 gram. en potion.
Extrait (1 sur 5 d'eau), 2 à 6 gram. en potion, pilules (rarement).
A L'EXTÉRIEUR : *Teinture et alcoolat de mélisse composé*, à dose indéterminée, en frictions, ou avec d'autres préparations ayant des propriétés analogues.

Propriétés.

La mélisse, d'une odeur suave et analogue à celle du citron, est stimulante et antispasmodique. L'excitation qu'elle exerce sur le système nerveux et sur différents appareils de la vie organique, lui a valu les qualifications surannées de céphaliques, cordiales, stomachiques, carminatives, etc., selon les dispositions atoniques, générales ou locales, des sujets qui en reçoivent l'influence et les doses auxquelles on l'administre. On l'emploie généralement dans les affections

nerveuses, telles que l'hystérie, les palpitations, les cardialgies, les spasmes, l'hypocondrie, la paralysie, les vertiges,
la mélancolie, la migraine, etc. Hoffmann l'administrait en
poudre dans l'hypocondrie, et Rivière en infusion vineuse
dans la manie. On la conseille aussi dans l'asthme humide,
le catharrhe chronique chez les vieillards lymphatiques,
dans la goutte vague, le rhumatisme ancien, etc. Son infusion théiforme est d'un usage très-utile contre l'inappétence,
les indigestions et les flatuosités, surtout dans le nord.
Comme toutes les plantes excitantes, la mélisse est nuisible
quand il y a chaleur, douleur, soif, en un mot, irritation.
Afin que les feuilles conservent leur odeur et leur couleur,
il faut les cueillir un peu avant la floraison, et en détacher
les tiges et les pétioles ; les faire sécher ensuite au soleil,
ou mieux à l'étuve, et les placer dans un lieu sec. L'humidité
les rend molles et noirâtres.

MENTHE,

BAUME.

1° Menthe sauvage (*menthastre*, *mentha sylvestris* L.)
2° Menthe aquatique (*mentha aquatica* L.)
5° Menthe pouliot (*mentha pulegium* L.)

Ces trois espèces de menthe croissent partout en France
spontanément. La menthe aquatique, que l'on trouve dans
les terrains marécageux et humides, est la plus commune.

Préparations et doses.

A L'INTÉRIEUR : *Infusion*, 8 à 15 gram. par kilog. d'eau.
Eau distillée, 50 à 100 gram. en potion.
Sirop (1 de feuilles sèches sur 16 d'eau bouillante et 52 de sucre),
15 à 60 grammes.
Suc mêlé avec autant de sirop simple, 15 à 50 grammes.
Teinture (1 sur 8 d'alcool à 20°), 15 à 50 gram. en potion.
Esprit ou alcoolat (1 sur 4 d'alcool à 20°), 1 à 5 gram. dans une
potion.
Huile essentielle, 10 à 40 centig. sur du sucre ou en potion.
A L'EXTÉRIEUR : *Infusion*, de 15 à 30 gram. par kilog. d'eau ou de
vin pour lotions, fomentations, injections, etc.

Propriétés.

Les feuilles et les fleurs de ces plantes sont toniques,
excitantes, stomachiques, antispasmodiques. Les menthes
portent surtout leur effet sur le système nerveux, en réveil-

lant puissamment l'action des tissus. Elles conviennent dans les affections atoniques de l'estomac, les flatuosités, les cardialgies, dans l'hystérie, l'hypocondrie, certaines aménorrhées, flux chroniques, vomissements spasmodiques, etc.

[La menthe pouliot active l'exhalation bronchique et favorise l'expectoration. A ce titre on l'emploie vulgairement dans l'asthme, dans l'engouement muqueux des voies aériennes chez les vieillards, où je l'ai vu agir comme le serpolet, la sauge, l'hysope, etc. Sauvages a recommandé l'infusion aqueuse de cette espèce de menthe dans la coqueluche, et Cullen dit qu'elle lui a paru nuisible dans cette maladie, ainsi que tous les échauffants. Cette différence dans les résultats tient, sans doute, aux circonstances diverses dans lesquelles se trouvaient les malades, soit sous le rapport des périodes de la maladie, soit sous celui des symptômes concomitants ou des complications. Il est, en effet, de la dernière évidence que s'il y avait dans les cas observés par le premier, atonie, absence d'irritation et de phlogose pulmonaire, l'usage de la menthe a pu être avantageux, tandis que si, dans ceux où Cullen administra cette plante, il y avait pléthore, orgasme des voies respiratoires, vive sensibilité de ces voies, elle ne pouvait qu'augmenter ces symptômes et produire même des accidents plus ou moins graves. Les mêmes remarques peuvent s'appliquer à ce qu'ont dit les anciens de la vertu emménagogue du pouliot, vertu qui ne peut être que relative à l'état d'asthénie, au défaut d'excitation, soit générale, soit locale. La menthe crispée est aussi tellement emménagogue que, selon Bodart (*Bot. med. compar.*), son huile essentielle a souvent causé des hémorragies utérines.

Suivant Campegius, le suc de menthe (dont il n'indique pas l'espèce), mêlé avec du vinaigre ou du suc de grenade, arrête le hoquet, le vomissement, l'hémorrhagie, le choléramorbus, et tue les lombrics.

A l'extérieur, les menthes conviennent dans les engorgements cellulaires non inflammatoires, l'œdème, et dans tous les cas où les aromatiques sont indiqués. On en fait un grand usage dans nos campagnes. On compose avec ces plantes un vin aromatique pour l'usage extérieur, comme résolutif.

On emploie, comme ayant les mêmes propriétés, la menthe verte romaine ou à épis (*mentha viridis* (L.), la menthe crépue ou frisée (*mentha crispa* (L.) ; la menthe ridée, menthe à feuilles rondes, de cimetière (*mentha rotondifolia* (L.)

On doit cueillir les feuilles de menthe un peu avant la

floraison, et, afin qu'elles conservent une partie de leur couleur et de leur odeur, on les fait sécher rapidement à l'étuve. Ainsi préparées, elles donnent un meilleur produit à la distillation.

MENTHE POIVRÉE,*

MENTHE POIVRÉE.

Mentha sapoie favido piperis (T.)
Mentha piperita (L.)

Cette espèce, originaire d'Angleterre et que l'on rencontre dans quelques parties des Pyrénées, est cultivée dans nos jardins, où elle se propage abondamment. Les feuilles sont employées.

Préparations et doses.

A L'INTÉRIEUR : *Infusion des feuilles sèches à vase clos*, 4 à 8 gram. d'eau chaude et sucrée à prendre par petites tasses de temps en temps.

Eau distillée, 50 à 125 gram. en potion.

Sirop, 30 à 60 gram. et plus, pur, par petites cuillerées ou étendu dans une potion ou une tisane.

Alcoolat, 1 à 4 gram. dans un véhicule approprié.

Huile volatile, 15 à 60 centig. en potion ; oleo-saccharum.

Pastilles, quantité indéterminée.

Poudre, 60 centig. à 1 gram. 20 centig. toutes les deux heures, délayée dans un liquide approprié, ou en électuaire, pilules, etc.

A L'EXTÉRIEUR : *Infusion*, plus ou moins chargée ; — *pulpe*, préparée avec les feuilles fraîches en cataplasme ; — *alcoolat*, en frictions ; — *huile essentielle*, associée à l'axonge pour pommade ; — *poudre*, en sachet, etc.

Propriétés.

La menthe poivrée, d'une odeur forte et aromatique, d'une saveur chaude, piquante, déterminant une sensation brûlante sur la langue, immédiatement suivie d'un sentiment de froid très-agréable, est, de toutes les plantes du même genre, celle qui recèle le plus d'huile volatile et contient le plus de camphre. Aussi, ses propriétés médicales sont-elles plus puissantes que dans les autres espèces de menthe. A la vive excitation qu'elle produit sur l'appareil digestif, succède sympathiquement celle de tous les organes. Son action énergique sur le système nerveux l'a mise au rang des plus puissants antispasmodiques. Sous ce rapport on a eu à se louer de son usage dans certaines fièvres pé-

riodiques avec symptômes nerveux, l'asphyxie, l'asthme
humide, la paralysie, l'hystérie, les tremblements et les
vomissements nerveux, l'hypocondrie, les coliques utérines,
la dysménorrhée, certaines névroses abdominales, les céphalgies nerveuses, etc. Comme stimulante, la menthe
poivrée convient aussi dans l'atonie des voies digestives, les
flatuosités, les hoquets, la tympanite nerveuse, qui se manifestent souvent chez les gastralgiques, les chlorotiques,
les hystériques, les hypocondriaques. Elle est utile toutes les
fois qu'il s'agit de fortifier les organes, de ranimer les fonctions dans la débilité générale ou locale, et, par conséquent,
de rappeler l'écoulement menstruel quand il y a inertie de
l'utérus, de faciliter l'expectoration, de ramener la transpiration cutanée chez les sujets lymphatiques, les vieillards
cacochymes.

Lorsqu'on veut obtenir de grands effets de cette plante,
dit Alibert, on la donne en poudre à la dose de 60 centig.
à 1 gram. 60 centig. toutes les deux ou trois heures, dans
une petite quantité d'eau ou dans tout autre liquide approprié. Cette manière de l'administrer convient surtout dans le
traitement des fièvres nerveuses. (*Élém. de thérapeut. et de
mat. médic.*) Bergius, Cullen et autres médecins distingués,
faisaient grand cas de la menthe poivrée. Knigge (*De menth.
peperitid. comment. botan. Elong.* 1788) la recommande
comme un excellent tonique doué d'une force diffusible
susceptible de récréer promptement tout le système des
solides.

Entre tous les moyens propres à tirer les malades d'un
état de syncope, il en est un peu connu, dit le docteur Duval,
et dont j'ai plusieurs fois éprouvé l'efficacité : c'est l'essence
de menthe en frictions sur les gencives.» (*Bullet. de l'Acad.
nation. de médecine*, t. xiii, p. 1160.)

L'infusion théiforme de menthe poivrée est la préparation
que j'emploie le plus ordinairement. Je la donne chaude et
sucrée par petites tasses assez fréquemment répétées. Je l'ai
employée ainsi avec avantage non-seulement dans tous les
cas énumérés plus haut, mais encore dans les fièvres essentiellement nerveuses, les fièvres ataxiques, typhoïdes; dans
celles reconnues adynamiques, ou par débilité directe ou
réelle, chez des sujets détériorés par une mauvaise nourriture, habitant dans des lieux humides, soumis, en un mot,
à l'action de toutes ces causes dépressives, physiques et
morales qui constituent la misère et dégradent l'homme.
Dans ces cas je fais prendre habituellement, à ces malheureux, la menthe poivrée en place de thé; et, à cet effet, je

la cultive dans mon jardin, où elle se propage en abondance.
J'ai vu cet usage produire l'expulsion des vers et ranimer les
forces chez des enfants faibles et languissants. A l'extérieur,
on applique *la pulpe* préparée avec les feuilles fraîches de
menthe poivrée comme résolutive sur les engorgements
laiteux des mamelles. *L'infusion aqueuse* ou vineuse de cette
plante, en lotions, fomentations, etc., est tonique, résolutive, et convient dans les engorgements froids, les contusions, les échymoses, les ulcères atoniques, etc. M. Astier,
pharmacien militaire (*Bullet. de pharm.*, *t.* vi, *p.* 350), s'est
servi avec succès, contre la gale, d'une infusion très-chargée
de menthe poivrée en lotions (1). L'alcoolat s'emploie en
frictions contre les douleurs rhumatismales chroniques, le
relâchement musculaire, soit seul, soit associé à des topiques
analogues. *L'huile essentielle* est mise en usage à la dose de
quelques gouttes dans des gargarismes contre le gonflement
indolent des gencives, dans des liniments résolutifs et stimulants ; appliquée sur les dents cariées, elle calme la douleur.
M. Boullay a proposé de l'associer à l'axonge pour en former
une pommade propre à remplacer les lotions employées par
M. Astier dans le traitement de la gale.

Cette plante, récoltée pendant les mois d'août et de septembre, séchée avec soin et placée dans un lieu sec, ne perd
aucune de ses propriétés. Dans cet état, l'eau distillée qu'elle
fournit laisse voir au bout d'un an des cristaux blancs,
diaphanes, luisants, ayant la saveur, l'odeur, la volatilité
et la fragilité du camphre. Aussi, Bodart (*Cours de Botaniq.*
compar., *t.* ii, *p.* 193) a-t-il proposé la menthe poivrée comme
un des meilleurs succédanées de ce dernier.

---

(1) Voici le procédé de M. Astier : on prend une quantité suffisante
de menthe poivrée, qu'on incise, qu'on met dans un tonneau ; ensuite
on verse dessus de l'eau chaude, et on laisse infuser le tout pendant plusieurs jours, en agitant de temps en temps le tonneau fermé. Plus l'infusion sera chargée, plus elle aura d'effet. Quatre onces (120 gram.) de
cette infusion s'emploient journellement pour lotions sur les articulations
et tous les endroits où l'éruption de la gale se multiplie. Cette lotion,
qu'on peut renouveler deux fois par jour, dissipe ordinairement la maladie en quinze jours au plus, et sans inconvénient. J'ai obtenu le même
succès dans deux cas de gale récente, en employant de la même manière
la menthe aquatique. On aurait très-probablement le même résultat avec
la plupart des plantes de la même famille, surtout celles qui sont très-
aromatiques, telles que la sauge, le romarin, le thim, la lavande, etc.

MENIANTHE,

MENIANTHE TRIFOLIÉE, TRÈFLE D'EAU.

Menyanthes palustre (T.)
Menyanthes trifoliata (L.)

Cette plante, dont la fleur est si jolie, croît dans les marais en France, dans les étangs et les lieux marécageux de toute l'Europe. L'herbe entière est usitée.

Propriétés et doses.

A L'INTÉRIEUR : *Décoction ou infusion*, 45 à 50 gram. par kilogr. d'eau, par petites tasses.

Suc exprimé, 50 à 100 grammes.

Vin (30 gram. pour 1 kilog. de vin ou de bière), 50 à 100 gram.

Sirop (1 de suc sur 3 de sirop), 50 à 100 grammes.

Teinture (1 sur 6 d'alcool), 2 à 4 gram. en potion.

Extrait alcoolique (1 sur 1 d'alcool et 8 d'eau), 1 à 4 gram. en pilules, bols, etc.

Extrait aqueux par infuso-decoctum (1 sur 8 d'eau), 1 à 4 gram. en pilules, bols, etc.

Poudre (rarement employée), 1 à 4 gram. en bols, pilules ou dans un liquide.

A L'EXTÉRIEUR : *Décoction*, pour lotions, fomentations, feuilles en cataplasmes ; suc en topique.

Propriétés.

Le trèfle d'eau est amer, tonique, fébrifuge, antiscorbutique. A haute dose, il est vomitif et purgatif. On l'emploie dans les affections atoniques du tube digestif, les scrofules, le scorbut, la goutte, le rhumatisme chronique, les maladies cutanées anciennes, les fièvres intermittentes, l'aménorrhée par atonie, etc.

Faut-il admettre l'efficacité qu'on a si libéralement accordée au trèfle d'eau contre une foule d'affections diverses, quand l'analogie et l'expérience nous démontrent qu'à l'exemple des gentianées et de beaucoup d'autres plantes amères, son action tonique sur nos organes est la seule admissible ?.... Cette plante peut contenir des principes qui modifient cette action ; mais il y a loin de ces modifications aux effets qu'on lui suppose et aux éloges qui l'ont fait regarder comme une sorte de panacée. Si Boerhaave en a éprouvé d'heureux effets sur lui-même contre la goutte, et si Bergius en a constaté de plus en plus l'utilité dans ce genre de maladie, cela prouve seulement que l'état d'atonie dans lequel se trouvaient ces malades rendait nécessaire l'emploi d'une médication qui put augmenter l'énergie vitale et rendre les sécrétions plus actives. Quel médecin oserait affirmer que la gentiane, le chardon étoilé, l'absynthe, la centaurée n'eussent pas produit le même effet?

Quelle confiance accorder à tout ce que dit Villius (*Actes de la Société de Copenhague, année* 1774), quand, pour preuve, ce praticien rapporte avoir guéri dans quinze jours une hydropisie ascite très-considérable, en prescrivant trois verres par jour de cinq pots de petit lait, dans lesquels on avait fait infuser trois poignées de trèfle d'eau, une poignée de racine d'aunée, de raifort sauvage, de feuilles d'asclépias et de fleurs de buglose?.... Tout le monde sait qu'on peut faire une excellente soupe avec des cailloux, pourvu qu'on y ajoute de la viande et des légumes.

Au total, le ménianthe est un tonique puissant dont je fais très-fréquemment usage. C'est principalement dans le scorbut, seul ou associé aux plantes antiscorbutiques et surtout au cresson et au cochléaria, que je l'emploie. J'ai souvent administré cette plante, dans les lieux où elle était à proximité de mes malades, contre les fièvres intermittentes, les cachexies, les scrofules, l'hydropisie, la chlorose, l'état d'atonie résultant de la misère. J'en ai toujours retiré de très-bons effets : mais je dois dire que, comme fébrifuge, elle n'a pas offert plus de certitude que la gentiane, le chardon étoilé, l'absynthe et la petite centaurée.

[Willis administrait aux enfants vermineux 60 centig. à 1 gram. 60 centig. de trèfle d'eau en poudre le matin à jeun pendant douze ou quinze jours de suite; et au bout de ce temps il a vu survenir une abondante évacuation de vers intestinaux.]

A l'extérieur, j'ai employé le trèfle d'eau en décoction sur les ulcères atoniques, scorbutiques et scrophuleux. Je n'ai pas remarqué d'effet qui lui fut exclusif. Il agissait comme toutes les substances de même nature. J'ai connu un cultivateur asthmatique qui se soulageait en fumant des feuilles de trèfle d'eau séchées.

[L'extrait de cette plante ne contenant pas de tannin, peut être associé sans inconvénient aux sels de fer (Soubeiran, (*nouv. Traité de Pharm.*)]

MERCURIALE ANNUELLE,

FOIROTTE, FOIROLLE, CACARELLE, RIMBERGE, AVANCE.

Mercurialis testiculata (T.)
Mercurialis annua (L.)

On rencontre cette plante partout en Europe, dans les jardins, les lieux cultivés, parmi les décombres, dans les terrains pierreux.

Préparations et doses.

A L'INTÉRIEUR : *Décoction*, 20 à 50 gram. pour demi-kilog. d'eau.
Suc exprimé, 50 à 100 grammes.
Miel de mercuriale simple, 50 à 60 gram. (rarement par la bouche.)
Miel de mercuriale composé (sirop de longue vie), 50 à 60 gram.

A L'EXTÉRIEUR : *Miel de mercuriale en lavement*, 60 à 120 gram.
Suc, 50 à 60 grammes, en lavement.
Décoction, en fomentations, lotions, lavements; feuilles en cataplasme.

Propriétés.

La mercuriale offre une odeur fétide et une saveur amère, salée, fort désagréable. Elle est considérée comme laxative; mais on ne lui trouve qu'une action inconstante (1). Cependant on l'emploie en lavement, en décoction ou sous forme de mellite. Tous les médecins connaissent l'usage du miel de mercuriale. Ce miel est resté dans nos pharmacies modernes, malgré le système d'exclusion adopté contre la plupart de nos plantes indigènes. Les feuilles de mercuriale, en décoction, sont employées comme émollientes et jointes le plus souvent à celles de mauve, de bouillon blanc, etc.

« *D^us du Bosch in Watervlet, venerabilis senex, 83^tium agens ætatis suæ annum, debilis constitutionis, jam usque ab annis multis, propter familiarem ipsi constipationem et colicos inde nascentes dolores, decoctum mercurialis, optimo successu assumere suevit.* » (Wauters, repertor. remed. indig., p. 293.)

---

(1) Cette prétendue inconstance des effets de la mercuriale vient de la manière de l'employer. Il faut l'administrer fraîchement cueillie; car la dessiccation lui enlève presque toute son activité. La coction diminue aussi cette activité, et de purgative que cette plante était, elle devient par cette préparation simplement laxative. Ces faits, que j'ai été à même de constater, expliquent suffisamment les préventions des praticiens modernes contre une plante que les anciens employaient généralement, et qui, presque abandonnée de nos jours, offre pourtant de grandes ressources à la campagne, où elle abonde de tous côtés.

J'ai vu des constipations opiniâtres céder à un moyen tout populaire, et qui consiste à introduire dans l'anus des feuilles et sommités de mercuriale broyées avec un peu de miel ou d'huile d'olive, de la grosseur d'une noix et même davantage, suivant le cas. Les nourrices font quelquefois un suppositoire avec un morceau de tige de chou qu'elles taillent de manière à lui donner la forme et le volume convenables, et qu'elles enduisent de suc de mercuriale. Ce suppositoire est très-efficace. Il ne faut pas oublier, dans tout ceci, que la mercuriale est de la famille des euphorbes, et que son usage chez les enfants doit inspirer une juste méfiance. A cette occasion, je crois devoir recommander de ne pas prendre la mercuriale vivace (*mercurialis perennis* L.) qui est plus suspecte, pour la mercuriale annuelle (1).

[Les qualités purgatives de la mercuriale étaient déjà connues du temps d'Hippocrate. On l'employait particulièrement dans l'hydropisie. Dioscoride, Galien, Oribase, Paul d'Égine la prescrivaient comme purgative dans les fièvres continues et intermittentes, pour purger les femmes enceintes et délicates, et les vieillards atteints de constipation. Brassavole rapporte que de son temps (1534) les habitants de Ferrare mangeaient de cette plante dans le potage ou sous forme de bouillie, pour se purger. Gouan (*Hort. monsp.*, *p.* 377) faisait manger aux enfants qui avaient des vers une soupe préparée avec cette plante.

« Nous recognoissons, dit Constantin, en la mercuriale une puissance laxative très-fidelle, de la phlegme, de l'humeur séreux et la bile et sans aucune perturbation ; tellement qu'elle est très-utile pour purger aux fièvres continues et ardantes, et aussi à celles qu'assaillent le malade par intervalle, que nous appelons intermittentes.

« D'icelle se peuvent aussi purger, sans aucun regret tous ceux qui doyvent avoir en tout temps le ventre lasche et libre : elle est convenable aux femmes enceintes et à toutes vieilles gens, qui coustumièrement ont le ventre chiche et constipé ; les enfans encore et les plus tendrelets en peuvent

---

(1) La mercuriale vivace ou des montagnes, rangée par M. Orfila parmi les poisons narcotico-âcres, croît dans les lieux ombragés et diffère de la mercuriale annuelle par sa tige toujours simple, ses feuilles un peu rudes et son odeur désagréable. Sloane (*Transact phil.*, *vol.* XVII, *p.* 875) cite un fait qui prouve son action vénéneuse : une famille ayant mangé de cette plante frite dans du lard, le père, la mère et trois enfants éprouvèrent des vomissements, une diarrhée violente, de la somnolence et d'autres symptômes graves. Un des enfants mourut. Vicat cite aussi un cas d'empoisonnement suivi de mort, par l'ingestion de cette plante.

recevoir à l'intention susdite...... Son jus est très-utile à recevoir les poudres des médicaments dédiez pour les pilules ; ses feuilles pilées et meslées avec le miel ou le vin cuit, pourront estre réservées en forme d'opiat, laquelle conviendra non-seulement à lascher le ventre, mais aussi pour déliurer et ouurir les obstructions des parties internes; et principalement pour prouoquer les menstrues aux femmes, pour lequel faict aussi, elle peut estre très-utilement supposée en forme de pessaire, et pour autant qu'elle offense quelque peu l'estomach, celuy-là corrigera et augmentera sa puissance purgative qui la meslera avec l'absynthe. » (*Pharm. provençal.*, liv. 2, chap. 8, p. 120.)

J'ai vu plusieurs fois employer par des commères, et j'ai moi-même employé avec succès la mercuriale cuite sous la cendre et appliquée chaude sur la tête, pour rappeler les croûtes de lait, dont la rétrocession donnait lieu à divers accidents. Entre autres cas, je citerai celui d'une petite fille âgée de vingt mois, très-lymphatique, ayant habituellement le râle muqueux qu'on observe chez quelques enfants, et qui nécessitent souvent l'emploi de l'ipécacuanha comme vomitif. Ce râle, produit de l'augmentation de la sécrétion muqueuse, était considérab'ement augmenté, accompagné d'une grande difficulté de respirer et faisait craindre un catarrhe suffocant. Après trois vomissements provoqués par l'administration de trois centig. de tartre stibié mêlés à trois onces d'eau distillée, prises par cuillerées, la mercuriale fut appliquée sur toute l'étendue du cuir chevelu. Dès cette première application l'exsudation séro-purulente reparut, et les symptômes bronchiques s'appaisèrent notablement. Une seconde application de mercuriale rendit à l'affection cutanée toute son activité, et fit disparaître complètement la maladie produite ou du moins considérablement augmentée par une rétrocession qui, considérée comme cause ou comme effet, détermine souvent les accidents les plus graves.

Les feuilles de mercuriale pilées et appliquées tièdes sont plus actives que ces mêmes feuilles cuites sous la cendre.

Le miel de mercuriale est fréquemment employé dans les lavements comme laxatif. Les pharmaciens, en le préparant, y ajoutent souvent, au rapport de MM. Mérat et Delens, les grabeaux de séné pour en rendre l'effet plus marqué. Je doute que cette addition ait lieu.

Swinger a inventé un sirop de mercuriale composé qui a joui d'une grande vogue sous le nom de *sirop de longue vie* ou *de Calabre* Ce sirop, tombé dans l'oubli pour avoir été trop vanté, a pour base le suc de mercuriale, la racine d'iris germanique et celle de gentiane infusées dans le vin blanc. Comme à la fois laxatif et tonique, il convient dans tous les cas où se présente la double indication de fortifier les organes et, en même temps, de lâcher le ventre.

J'ai connu un goutteux qui ne se soulageait que par l'usage de ce sirop : il en augmentait ou il en diminuait la dose suivant l'effet tonique ou laxatif qu'il voulait produire. Les vieillards constipés, cacochymes et asthmatiques s'en trouvent bien.

MILLE - FEUILLE,

HERBE AUX CHARPENTIERS, HERBE AUX VOITURIERS, HERBE MILITAIRE, HERBE A COUPURES, HERBE ENDOVOIRE (1).

Millefolium vulgare album (**T.**)
Achillea millefolium (**L.**)

Cette plante abonde dans les champs, aux lieux incultes, sur les bords des chemins. On emploie l'herbe et les sommités fleuries.

Préparations et doses.

A L'INTÉRIEUR : *Infusion*, 10 à 20 gram. par 500 gram. d'eau bouillante.
Suc exprimé, 50 à 100 gram. en potion.
Eau distillée (1 sur 12 d'eau), 50 à 100 gram. en potion.
Huile essentielle, 50 cent. à 1 gram. en potion.
Extrait, 4 à 10 gram. en potion.
Sirop (1 fraîche sur 6 d'eau bouillante et 12 de sucre), 50 à 60 gram.
A L'EXTÉRIEUR : *Décoction*, de 50 à 60 gram. par kilog. d'eau, pour lotions, fomentations, bains, lavements.

Propriétés.

La mille-feuille, dont les feuilles offrent une saveur astringente et amère, est tonique. Sous ce rapport, elle peut

----

(1) *Endover* signifie, en patois boulonnais, endormir, (du celtique *dov*, endormir); *endovoire*, qui endort. Ce nom lui vient sans doute de ses propriétés calmantes et antispasmodiques, et de l'usage qu'on en a fait depuis un temps immémorial dans les affections nerveuses. Nos paysans croient qu'il suffit d'introduire de cette herbe dans les narines ou dans les oreilles pour produire le calme, le sommeil, et même une sorte d'ivresse. L'expérience ne les a pas détrompés. Le vrai n'a point de charmes pour l'ignorance; elle aime mieux croire aveuglément le merveilleux qu'on lui a mille fois raconté, et qu'elle écoute toujours avec plaisir, que de chercher à le vérifier.

être utile dans le traitement de certaines affections nerveuses accompagnées d'inertie des organes, et chez les sujets lymphatiques. Mais je dois avouer que je ne lui ai reconnu aucune des propriétés spéciales annoncées par Stahl, Hoffmann et Gruner contre la leucorrhée, les affections calculeuses, nerveuses, rhumatismales; l'hypocondrie, l'hystérie, l'épilepsie, les hémorrhagies passives, etc., etc. Le nom qu'elle porte vulgairement (herbe aux charpentiers) lui vient de sa vertu supposée *vulnéraire*. Les paysans retardent la guérison de leurs coupures mal réunies en y appliquant cette herbe; mais comme ils guérissent par les efforts de la nature, malgré cette application, ils lui attribuent le merveilleux travail de la cicatrisation.

[L'infusion de mille-feuille noircissant et perdant promptement son arôme, on ne doit préparer que la quantité que l'on peut prendre en une ou deux fois.]

MILLE-PERTUIS,

HERBE DE SAINT-JEAN, TRISCALAN PERFORÉ, HERBE A MILLE-PERTUIS.

Hypericum vulgare (T.)
Hypericum perforatum (L.)

Cette plante est très-commune aux lieux incultes, dans les bois, dans les haies. On emploie ses sommités fleuries.

Préparations et doses.

A L'INTÉRIEUR : *Infusion théiforme*, 15 à 30 gram. par kilog. d'eau.
Suc exprimé, 15 à 50 gram. et plus.
Extrait résineux, 4 à 8 gram.
Teinture alcoolique, 1 à 2 gram. en potion.
Huile volatile, 30 à 50 cent. dans un véhicule approprié.
Poudre, 4 à 8 gram. (rarement).
Vin, (50 gram. par kilog. de vin blanc en macération), 50 à 100 gram.

A L'EXTÉRIEUR : *Infusion ou décoction* pour lotions, vapeur, fomentations, injections, etc. — *Huile* (infusion des fleurs dans l'huile d'olive en frictions, et pour composer l'onguent digestif simple).

Propriétés.

Le mille-pertuis, d'une odeur résineuse quand on le froisse entre les doigts, d'une saveur amère, astringente, un peu salée, ayant joui d'une réputation immense dans l'antiquité comme *vulnéraire*, est un stimulant balsamique que l'on a, à tort, abandonné. Il peut être utile dans les catarrhes chroniques, certaines phthisies, quelques cas de leucorrhée et d'aménorrhée, etc. On conserve encore dans nos pharmacies urbaines l'*huile d'hypericum* pour la confection de l'onguent digestif, où elle se trouve étouffée sous la puissance résineuse de la térébenthine.

J'ai employé avec avantage l'infusion théïforme de sommités de mille-pertuis dans les affections catarrhales pulmonaires chroniques, dans certaines leucorrhées sans irritation utérine trop prononcée ; dans l'asthme, dans le catarrhe vésical chronique et même dans la phthisie avec expectoration purulente : je me suis toujours très-bien trouvé de son usage. Son action est due bien évidemment à un principe amer gammo-résineux dont la présence se révèle au goût. Cette infusion m'a surtout été utile dans les cas de catarrhe vésical où un état d'irritation subsistait encore avec une sécrétion muqueuse plus ou moins abondante. Lorsque l'eau de goudron, la térébenthine, avaient l'inconvénient de causer un surcroît d'irritation, l'infusion de mille-pertuis plus ou moins rapprochée, était supportée facilement et amenait, en peu de jours, une amélioration remarquable.

J'ai souvent mêlé le mille-pertuis à la racine d'aunée et au lierre terrestre dans les affections chroniques de la poitrine. Je l'ai aussi administré avec le lichen pulmonaire ou le lichen d'Islande. Les cas où ces combinaisons sont indiquées ne peuvent s'apprécier qu'au lit des malades. Les principes généraux s'établissent, en thérapeutique, dans les livres ; l'application de ces principes subit les modifications suggérées par l'état particulier du sujet, et c'est ce qui constitue la pratique.

[L'analogie qui existe entre l'huile de térébenthine et l'huile volatile de mille-pertuis explique les avantages qu'on dit avoir obtenus de l'administration de cette plante comme vermicide. Il faut reléguer au rang des fables tout ce qu'ont rapporté Théophraste, Matthiole, Paracelse, Fallope, Scopoli, Camérarius, Locher, Geoffroy, sur les vertus prétendues vulnéraires et cicatrisantes de l'*hypericum*. On doit aussi réduire à leur juste valeur les assertions d'Ettmuller sur les propriétés diurétiques de cette plante, dont, selon lui, la décoction ou l'extrait suffiraient, administrés à l'intérieur, pour guérir radicalement ou pour prévenir l'ischurie, l'hématurie, la néphrite calculeuse, etc. Il en est de même de sa précieuse faculté de dissoudre le sang épanché et caillé dans l'intérieur des organes, de guérir l'hémoptysie et la phthisie. Le célèbre Baglivi lui-même a cru qu'elle pouvait guérir la pleurésie chronique. L'amélioration qu'elle procure

réellement dans les maladies de poitrine, ainsi que j'ai
pu en juger par ma propre expérience, ont pu porter cet auteur à lui accorder une propriété qu'elle partage, au reste,
avec toutes les substances résineuses. On s'en est servi avec
avantage, dit-on, dans les cas d'inertie de l'utérus, pour
ramener l'écoulement des règles, et même pour favoriser
l'accouchement, ce qui mérite confirmation. Enfin, loué outre mesure par les anciens et abandonné sans restriction par
les modernes, le mille-pertuis ne mérite ni les pompeux éloges des uns ni l'inconcevable indifférence des autres. Entre
ces extrêmes, l'observateur impartial lui assigne la place
qu'il doit occuper dans la matière médicale indigène.

On peut employer les semences et les feuilles comme les
sommités de la plante. La récolte doit en être faite à l'époque
de la floraison : séchées à l'étuve et bien préparées, les diverses parties du mille-pertuis conservent leur belle couleur.]

MORELLE,

MORETTE, MOURELLE, CRÈVE-CHIEN.

Solanum officinarum (T).
Solanum nigrum (L.)

L'espèce de morelle dont il est ici question est la plus
commune : on la trouve partout, dans les champs, les lieux
incultes, sur le bord des chemins, dans les jardins, etc.
L'herbe entière est usitée.

Préparations et doses.

A L'INTÉRIEUR : (N'a presque jamais été employée.) *Poudre ou ex-*
trait, 5 à 20 cent.

A L'EXTÉRIEUR : *Décoction*, 50 à 60 gram. par kilog d'eau, pour
lotions, injections, bains.—*Pulpe des feuilles*, en cataplasme.
Extrait, 4 à 8 grammes par 50 grammes d'axonge, en pommade.
Huile (1 de feuilles sur 2 d'huile d'olive), 50 à 60 gram. pour
liniment.

Propriétés.

La morelle, d'une odeur légèrement fétide et d'une saveur
fade, est émolliente lorsqu'elle est jeune et pendant la floraison, narcotique lors de la maturité des baies. La plante
avec ses baies est utile, à l'extérieur, comme sédative dans
les névralgies, le cancer, certaines leucorrhées, la métrite
chronique, quelques inflammations et éruptions cutanées
douloureuses.

Je n'ai jamais administré la morelle à l'intérieur. Les auteurs sont si peu d'accord sur les qualités délétères de cette
plante, que de nouveaux essais pourraient seuls éclairer le
praticien. Un état de stupeur, le coma, et une violente douleur épigastrique avec fièvre ont été observés par Alibert
chez un enfant de huit ans qui avait avalé des fruits de morelle. Wepfer parle de trois enfants chez qui les fruits de
cette solanée ont occasionné le délire, la cardialgie et la distorsion des membres.

[Dans les expériences faites par M. Orfila, on voit plusieurs chiens périr au bout d'environ quarante-huit heures
après avoir pris 24 à 28 grammes d'extrait aqueux de morelle ; 8 grammes du même extrait, dissous dans 6 grammes
d'eau et appliqués sur le tissu cellulaire de la cuisse d'un
chien, le firent mourir à peu près dans le même espace de
temps.]

On oppose à ces faits des observations et des expériences
qui tendent à représenter la morelle comme dépouillée de
toute espèce de qualités narcotiques et délétères. Ainsi
Spielmann a avalé en infusion 45 centigrammes de cette
plante sèche sans en éprouver aucun effet : il a vu donner à
un épileptique jusqu'à 8 grammes de son extrait sans qu'il
en fût résulté le moindre danger.

[L'infusion de cette plante, bue par Guérin (*De Veget.*
venenat. Alsatiæ, p. 66), ne produisit aucun effet remarquable. Le suc de l'herbe, donné à la dose de 12 grammes
à des malades, ne parut pas en produire davantage ; 8
grammes de suc des baies, administrés à trois convalescents,
ne firent qu'augmenter les urines. M. Dunal, qui a fait
prendre à différents animaux jusqu'à cent baies de morelle
noire, et qui, lui-même, en a pris un nombre assez considérable sans en éprouver le moindre inconvénient, pense que
dans la plupart des empoisonnements attribués aux baies de
cette plante, les accidents ont été produits par les fruits de
la belladone, qu'on désigne aussi quelquefois sous le nom
de *morelle.*]

Cette différence dans les effets de la morelle sur l'économie vient, sans doute, de ce que les expérimentateurs ont
employé la poudre ou l'extrait préparés avec la plante encore jeune, en fleur, ou avec des fruits non mûrs. On sait
aujourd'hui qu'elle contient un principe actif (solaline)
après sa complète fructification, en assez grande quantité
pour causer les accidents les plus graves, étant administrée
à l'intérieur à dose toxique.

[Quoiqu'il en soit, la morelle, autrefois employée à l'intérieur contre la cardialgie, les tranchées et diverses affections nerveuses, l'ischurie, la strangurie, les douleurs néphrétiques, etc., n'est plus mise en usage qu'à l'extérieur. On applique les feuilles récentes pilées sur les ulcères douloureux, le cancer, les fissures du mamelon, les hémorrhoïdes, etc. On s'en sert aussi en décoction ou en cataplasme sur les furoncles, le panaris, le phlegmon, le chancre vénérien, les brûlures, les contusions, la strangurie, et, suivant Alibert, sur les dartres vives et rongeantes.

M. Dunal a remarqué que le suc de la morelle noire, appliqué sur les yeux, occasionnait une légère dilatation de la pupille, et rendait, pendant plusieurs heures, l'œil insensible à l'impression d'une vive lumière. Quoique cet effet soit moins prononcé que celui qui est produit par la belladone, on peut, à défaut de cette dernière, se servir de la morelle pour préparer l'organe à l'opération de la cataracte.]

Les anciens employaient à l'extérieur, dans les cancers, une pommade faite avec le suc de morelle et l'axonge battus et mêlés dans un mortier de plomb. Percy a renouvelé cette méthode pour les feuilles de bardane. Je pense que cette trituration végéto-minérale peut être avantageuse. J'ai quelquefois mêlé le suc de morelle avec le jaune d'œuf comme topique anodin. J'ai aussi employé, faute d'autres moyens, la décoction et quelquefois le suc tiède de morelle sur les hémorrhoïdes douloureuses. Ce calmant, qu'il est toujours si facile de se procurer lorsque la plante est en pleine vigueur, m'a réussi. Le médecin est heureux de trouver, dans l'isolement des hameaux, les plantes que la Providence lui offre si généreusement pour soulager le pauvre qui réclame ses secours.

MOSCATELLINE,

MOSCATELLE,
MOSCATELLINE A FEUILLES DE FUMETERRE BULBEUSE,
HERBE MUSQUÉE.

Moschatellina foliis fumariæ bulbosæ (T).
Adoxa moschatellina (L.)

La moscatelline se trouve partout en France, dans les prairies fraîches, dans les haies ombragées, au bord des ruisseaux, dans les terrains légers, sablonneux. On peut utiliser toute la plante.

Propriétés.

Les feuilles et les fleurs de cette plante ont une odeur de musc très-agréable, surtout le matin et dans les terrains humides. Je l'ai mise en usage, comme antispasmodique, dans les affections nerveuses, la gastralgie, les flatuosités. Elle m'a paru produire du soulagement et agir un peu comme diaphorétique. Je l'administre en infusion théiforme. Je la joins quelquefois aux fleurs de tilleul et aux sommités de caille-lait jaune.

MOURON ROUGE,*

MOURON MALE, MOURON DES CHAMPS.

Anagallis phœnicco (T.)
Anagallis arvensis (L.)

Cette plante abonde dans les champs et les jardins. On a employé toute la plante.

Propriétés.

Le mouron rouge, d'abord d'une saveur douce, laisse ensuite dans la bouche un sentiment d'amertune et d'âcreté. Beaucoup d'auteurs, d'après Pline et Dioscoride, ont décoré cette plante de vertus plus ou moins merveilleuses. Non-seulement on l'a administrée comme fondante et apéritive dans les obstructions des viscères et dans l'hydropisie, mais aussi comme un remède infaillible contre le cancer des mamelles, et même contre la rage, soit, dans ce dernier cas, comme préservatif, soit comme curatif. Cette dernière opinion vient sans doute de la propriété que lui accordait Dioscoride contre le venin de la vipère. C'est aussi sur le témoignage de ce dernier qu'on a vanté le suc de mouron mêlé avec du miel, pour guérir les ulcères de la cornée et la faiblesse de la vue, et que l'on a employé cette plante dans l'épilepsie, l'odontalgie, la goutte, la peste, la phthisie, les hémorrhagies, etc. Les uns ont recommandé le suc de la plante fraîche ou l'extrait; les autres, la poudre ou la décoction dans le vin. On a mêlé aussi son suc avec autant de lait.

Le soulagement que l'application du mouron sur un cancer au sein produisit, au rapport de Murray, ne fut pas de longue durée, et le mal ayant fait de nouveaux progrès, conduisit bientôt la malade au tombeau. Je dois dire, toutefois, que j'ai vu des campagnards employer avec quelque apparence de succès la décoction ou le suc de cette plante pour calmer les douleurs des plaies et des ulcères, et pour déterger et fondre des engorgements scrofuleux ulcérés.

Hartmann, pour guérir la manie, commençait par un vomitif antimonial, et donnait ensuite à son malade la décoction de mouron rouge durant plusieurs jours, ce qui lui réussissait, grâce au vomitif, que l'on aurait pu tout aussi bien faire suivre de l'usage de l'eau distillée simple ou de quelques pilules de mie de pain. Parmi les auteurs qui ont préconisé le mouron rouge contre la morsure du chien enragé et de la vipère, quelques-uns ont employé en même temps l'alkali volatil, d'autres des préparations mercurielles. On peut, avec juste raison, attribuer à ces derniers médicaments, et surtout à l'ammoniaque, pour ce qui concerne le venin de la vipère, le succès qu'on a pu obtenir, et non à une plante qui, pour n'être pas dépourvue de propriétés, est loin de posséder celles que les anciens et les modernes lui ont si gratuitement accordées.

On ne se sert plus du mouron rouge à l'intérieur ; mais, dans le cas où l'on voudrait le soumettre à de nouvelles expériences thérapeutiques, il est important que l'on sache qu'il ne doit être administré qu'avec circonspection. Donné à une certaine dose, l'action qu'il exerce sur l'économie animale peut donner la mort, à la manière des poisons narcotico-âcre. Il résulte des expériences de M. Orfila, que 12 gram. d'extrait de mouron préparé par évaporation du suc, dans 45 gram. d'eau donnés à un chien, l'ont fait périr en vingt-quatre heures, et que 8 gram. du même extrait, mêlés à une égale quantité d'eau et appliqués à huit heures du matin sur le tissu cellulaire de la partie interne de la cuisse d'un petit chien robuste, ont produit la mort au bout de onze heures.

En présence de tels résultats, on a lieu de s'étonner que les anciens n'aient pas reconnu les propriétés délétères du mouron rouge, et que Lieutaud (*Précis de Mat. médical.*, t. 1, p. 579), ait prescrit sa décoction dans la proportion d'une poignée par livre d'eau, et son suc exprimé à la dose de deux à trois onces. Des herboristes ignorants ont quelquefois substitué au mouron rouge le mouron des oiseaux ou morgeline, plante inerte, et dont l'administration à l'intérieur a pu faire croire à l'innocuité du mouron rouge.

MOUSSE,

MOUSSE COMMUNE.

La mousse (*muscus vulgarissimus*) comprend plusieurs espèces, telles que les *hypnum*, le *sphagnum palustre*, *arboreum*, etc.

L'odeur et la saveur de quelques mousses portent à croire qu'elles sont légèrement astringentes. On prétend que la poudre de mousse est hémostatique, ce que l'on a, dit-on, appris des ours, qui, étant blessés, arrêtent le sang avec cette plante. Ce qui est mieux constaté, c'est que l'ours a appris aux Lappons à enlever avec adresse les larges plaques du *polytricum commune* pour s'en faire un lit et se préserver ainsi du froid pendant la nuit. Les pauvres, dans quelques contrées de la France, font des sommiers de mousse qui ont plusieurs avantages sur les paillasses. Les souris, les puces et les punaises n'y séjournent pas comme dans la paille. On choisit la mousse la plus douce, la plus longue, aux mois d'août et de septembre; on la fait sécher à l'ombre; on la bat sur des claies pour en détacher toute la terre. Ces couchettes rustiques qui tiennent lieu de matelas aux gens de la campagne, et qu'on bat de temps en temps pour leur rendre leur première épaisseur, peuvent durer au moins vingt ans. Le sommeil, qui fuit si souvent les lits de plume et de duvet préparés par le luxe et la mollesse, s'abat avec délices sur la mousse, qu'il arrose du suc le plus pur de ses pavots.

Non-seulement j'ai fait faire des coussins de mousse pour placer sous des membres blessés, mais j'ai encore employé cette substance, à défaut d'autre, pour servir de remplissage dans le traitement des fractures. Quand on ne peut trouver ce que l'on désire, il faut savoir se servir de ce que l'on trouve. Je fus appelé dans le cours de mes visites à la campagne, chez un indigent habitant une chaumière isolée et dont le fils âgé de douze ans venait de tomber du haut d'un arbre et de se fracturer complètement la jambe droite à sa partie moyenne. Je n'avais à ma disposition ni linge ni attelles. Après la réduction de la fracture, des morceaux de bois de la grosseur du petit doigt, rangés à côté les uns des autres, fixés à leurs extrémités au moyen d'une ficelle, garnis ensuite de mousse au-dedans, appliqués autour du membre et maintenus par deux jarretières de laine, composèrent tout l'appareil. Je n'en employai pas d'autre pendant les trente jours que dura le traitement, et le malade guérit tout aussi bien et sans autant de gêne qu'avec le bandage *classique* (1).

Lorsque, dans certains cas, le poids des cataplasmes incommode le malade, comme, par exemple, dans les inflammations des viscères abdominaux, je remplace ces derniers avec la mousse, que j'imbibe de décoction émolliente et que je fais arroser de temps en temps.

J'ai vu, chez un campagnard âgé de cinquante ans environ, un ulcère très-douloureux, calleux, enflammé, occupant, à la partie interne et moyenne de la jambe gauche, une étendue d'environ cinq centimètres, et contre lequel on avait inutilement employé divers moyens pendant plusieurs années, guérir dans l'espace d'un été en lui faisant recevoir l'eau tombant d'une fontaine, et en le recouvrant de mousse continuellement humectée de cette même eau. La douche était de la durée de deux heures chaque jour.

MOUTARDE NOIRE.

Sinapis rapi folio (T.) — *Sinapis nigra* (L.)

La moutarde est une plante connue depuis long-temps, qu'on rencontre partout dans les terrains arides et pierreux du nord de la France, et que l'on cultive pour l'usage culinaire. On emploie la semence.

---

(1) On met généralement trop d'art dans le traitement des fractures. Les tourments de la compression le gonflement, la gangrène, le sphacèle, ou, tout au moins, l'atrophie du membre, sont les tristes résultats d'un bandage *trop bien appliqué*, trop serré. L'expérience m'a démontré que, dans la plupart des cas, le repos, la simple contention des parties, les pansements rares, l'absence de toute violence exercée sur les muscles, sont des conditions beaucoup plus favorables à la guérison des fractures que celles qu'on obtient par des bandages compliqués ou par des machines qui excitent l'action musculaire, déterminent des tiraillements, blessent les parties molles, causent souvent des douleurs insupportables, et deviennent dans certains cas de véritables instruments de torture. Le bandage amidonné même, dont les avantages sont généralement reconnus, ne doit, à mon avis, être employé qu'au bout d'une à deux semaines, lorsque les premiers accidents sont dissipés, que le membre est dans un état de relâchement dû au repos, et que les fragments commencent à éprouver les changements organiques producteurs du cal. Bien que Mayor et d'autres praticiens habiles aient ingénieusement simplifié le traitement des fractures des extrémités, il reste encore beaucoup à faire pour le perfectionnement de cette partie essentielle de la chirurgie.

Préparations et doses.

A L'INTÉRIEUR : *Semence concassée ou en poudre*, 8 à 15 grammes en potion, ou dans 500 gram. de lait.

Graines entières, un peu ramollies dans l'eau, 15 à 20 grammes.

Vin ou bière (15 à 30 gram. pour 1 kilog. de vin), 30 à 100 gram. suivant l'effet qu'on veut produire.

Huile fixe douce, 50 à 60 grammes.

Huile volatile, 5 à 20 cent. en potion.

A L'EXTÉRIEUR : *Poudre*, soit seule, soit mêlée à la farine de graine de lin, avec suffisante quantité d'eau ou de vinaigre ; 50 à 200 gram. pour pédiluve, manuluve, lavements, etc.

Pommade (poudre avec axonge, huile, etc.), en frictions, topique.

Huile fixe, en liniment. — *Eau distillée*, en frictions. — *Huile volatile*, dans l'alcool comme rubéfiant.

Propriétés.

La semence de moutarde noire, d'une saveur amère, chaude, d'une âcreté fugace, est excitante, antiscorbutique. À petite dose, elle relève le ton et l'action des viscères, et convient contre l'anorexie par atonie, l'hypocondrie, la chlorose, la cachexie ; à dose plus élevée, elle excite tous les organes, l'estomac, le poumon, les reins, et peut être utile dans les engorgements atoniques, les hydropisies, certains catarrhes chroniques, la paralysie et surtout les affections scorbutiques. A haute dose, elle est vomitive. En graine, prise entière, elle a été vantée dans quelques affections dyspepsiques avec constipation, les fièvres intermittentes, etc. Pulvérisée et appliquée sur la peau, elle produit la rubéfaction et la vésication ; on l'emploie ainsi journellement comme un puissant révulsif.

La thérapeutique rurale trouve dans la moutarde un de ses médicaments les plus actifs. La graine de cette plante peut remplacer tous les autres antiscorbutiques. Je l'ai employée seule, dans un cas de scorbut très-grave, chez un enfant de quatorze ans que M. de Bavre, maire du village de Parenty, me présenta au printemps de 1842. Cet enfant, appartenant à une famille indigente, avait des hémorrhagies nasales continuelles et très-abondantes, les gencives engorgées et saignantes, le corps couvert de taches, d'échymoses, la face jaune et bouffie, le pouls faible et les pieds œdématiés. Désirant satisfaire à l'indication la plus pressante, celle de modérer les hémorrhagies, je fis administrer à ce malade une forte décoction d'écorce de chêne par demi-tasses fréquemment répétées. L'écoulement du sang diminua de moitié environ dans l'espace de cinq jours ; mais il fallait attaquer le scorbut. Je préparai, à cet effet, la bière sinapi-sée (32 grammes de semence de moutarde concassée dans 1 kilogram. de bière) que je fis prendre à la dose de quatre à cinq onces par jour. L'amélioration se manifesta dès les premiers jours. Les taches scorbutiques s'effacèrent gra-duellement, les hémorrhagies s'éloignèrent et cessèrent enfin, et, au bout de quarante à cinquante jours de l'usage du médicament, l'enfant fut complétement rétabli.

[Ray (*Hist. plant., p.*803) rapporte que, pendant le siége de la Rochelle, la moutarde pulvérisée et mêlée dans du vin blanc, sauva la vie à un grand nombre de malheureux atteints de scorbut. Cet auteur dit avoir vu des ulcères infects de la bouche et autres symptômes de cette affection, dispa-raître par ce seul moyen employé tant à l'intérieur qu'en gargarisme. Callisen a traité la fièvre putride avec un succès aussi prompt qu'inespéré au moyen de la moutarde en poudre administrée d'heure en heure à la dose d'un gros (4 gram.) Ainsi, la gastro-entérite de Broussais, traitée en France par les sangsues et les antiphlogistiques avec plus au moins d'avantages, guérissait au Danemark par l'usage de la mou-tarde, à grande dose (1).

Le docteur Savy, de Lodève (*Annales cliniq. de Montpel-lier, mai* 1816, *l.* xl), employa la moutarde avec succès dans une épidémie de fièvre putride maligne qui avait beaucoup de rapport avec celle dans laquelle le médecin danois en avait retiré un effet avantageux. C'était après les vomitifs, lorsque l'adynamie, s'alliant avec l'ataxie, menaçait les jours du malade, que le docteur Savy la mettait en usage. La dose ordinaire était une demi-once (15 grammes) pulvérisée en décoction sur une pinte et demie d'eau (750 grammes). Les malades en prenaient une demi-tasse à café de demi-heure en demi-heure. Les observations suivantes constatent les bons effets de ce médicament. « La fille Biscarlet des Pascals,

(1) Si vous le pouvez, ami lecteur, expliquez ces résultats obtenus par des moyens opposés. Pour moi, je me contenterai de dire que les effets de la moutarde dans la fièvre typhoïde ne m'étonnent pas plus que ceux de la valériane, de la serpentaire de Virginie, de l'arnica, du camphre, du quinquina, de l'acétate d'ammoniaque que j'ai vu employer en pareilles circonstances chez des milliers de malades dans les hôpitaux de la grande armée, alors que le brownisme, nosographié par Pinel, régnait encore dans nos écoles et dirigeait toute la pratique médicale. Sous l'influence de cette médication tonique et *antiseptique*, la langue, de sèche et noire qu'elle était, s'humectait, la soif cessait, la fuliginosité des dents dispa-raissait, le pouls se développait et se fortifiait, la peau devenait souple et halitueuse, tous les symptômes, en un mot, diminuant d'intensité, annonçaient, dans la plupart des cas, une heureuse solution de la maladie.

âgée de seize ans, était à la seconde période de la maladie lorsqu'on réclama nos secours. Le flux diarrhoïque, les pétéchies et la prostration extrême des forces nous inspirait d'autant plus de craintes qu'elle ne voulait prendre aucun remède ; je la mis à l'usage de la moutarde le 29 août 1813. Le surlendemain, l'ayant visitée, on me dit qu'elle avait pris depuis mon départ six pintes de tisane ; le pouls était élevé ; tout le corps était couvert de pétéchies, les forces en meilleur état, la diarrhée moindre, la langue sèche et noire. Le 4 septembre, il n'y avait plus de diarrhée, la soif était moins considérable, ainsi que les pétéchies ; la malade se trouvait beaucoup mieux ; elle avait pris deux pintes de tisane. Le 7, je la trouvai levée : tous les symptômes alarmants avaient disparu, la tisane d'orge remplaça la décoction de moutarde. Le 8, elle servait sa mère qui était attaquée de la même maladie ; elle fut traitée comme sa fille et offrit les mêmes résultats. — La fille d'Affre, de Gours, âgée de onze ans, était au huitième jour de la maladie ; elle prit 15 grains d'ipécacuanha, qui furent réitérés le surlendemain. Le 7 septembre, et 12e de la maladie, ayant trouvé la prostration des forces, les soubresauts, etc., nous ordonnâmes la décoction de moutarde. Le lendemain le mieux-être était sensible, la langue était moins sèche. Le 4 il y eut une exacerbation très-orageuse ; la malade, trompant ses gardes, s'était levée et avait été boire à la cruche. Le 15, au matin, il y avait délire, pétéchies, soubresauts, pouls concentré, langue sèche et tremblante ; même tisane de moutarde ; la soif était si forte, qu'elle but dans la journée quatre pintes de tisane ; le soir le pouls était toujours faible, accompagné de délire, nous fîmes appliquer les vésicatoires aux jambes. Le lendemain mieux-être, même tisane ; le soir, elle raisonnait mieux, les soubresauts n'existaient plus, et la convalescence ne tarda pas à arriver. »

Deux autres observations sont rapportées par l'auteur. Sur le grand nombre de malades chez lesquels il a employé ce traitement, quatre fois seulement il a trompé son attente ; encore, chez l'un de ces malades, qui mourut le dix-huitième jour, une phthisie parvenue à son second degré paraît-elle avoir eu beaucoup de part à cette terminaison.

Dans une épidémie de fièvre mucoso-putride-vermineuse qui régna chez les habitants des marais de Coulogne près de Calais durant l'automne de 1822, j'ai employé avec le plus grand succès la décoction de moutarde faite à vase clos. À l'aide de cette médication, des vers lombricoïdes nombreux étaient expulsés, la langue, couverte d'un enduit muqueux et noirâtre se nettoyait, le pouls se développait, la diarrhée diminuait peu à peu et les forces se rétablissaient promptement. J'ai pu, par ce moyen aussi économique que simple, traiter les indigents atteints de l'épidémie.

L'usage de la moutarde contre les fièvres intermittentes était connu des anciens, ainsi qu'on peut le voir dans Dioscoride (*Mat. méd.*, *l.*11, *cap.*184); Bergius (*Mat. méd. p.*581) administrait la graine entière de cette plante à la dose de quatre à cinq cuillerées par jour pendant l'apyrexie. Cullen la prescrivait aussi de cette manière dans les mêmes fièvres, les angines graves, le rhumatisme chronique. Boerhaave (*Hist. plant.*, *p.* 428) donnait aussi la semence entière de moutarde dans les fièvres quartes et quotidiennes automnales, et administrait aussi l'huile douce de cette semence à la dose de 2 onces (64 grammes) comme purgative. M. Julia-Fontenelle (*Journ. de Chimie méd.*, *t.* 1, *p.* 130) a administré cette huile comme anthelmintique, et elle lui a paru remplacer très-bien l'huile de ricin à la même dose que cette dernière. Je l'ai employée avec le même avantage: c'est une bonne acquisition pour la médecine des pauvres.]

J'ai eu l'occasion d'employer la semence de moutarde entière dans deux cas de fièvres automnales intermittentes chez des sujets lymphatiques et exempts d'irritation gastro-intestinale. L'un avait une fièvre quarte, et l'autre une fièvre double-tierce. Tous les deux avaient eu la fièvre tierce le printemps précédent. Je leur fis prendre, dans l'apyrexie, une cuillerée à café de semence de moutarde entière d'heure en heure, ainsi que l'indique Gilibert. Les accès allèrent en diminuant chez celui qui était atteint de fièvre double-tierce et cessèrent complètement le cinquième jour. Celui qui avait la fièvre quarte éprouva une diminution notable dans l'intensité des paroxysmes; mais, malgré la continuation de l'usage de la moutarde, il ne put guérir. J'eus recours alors au vin concentré d'absynthe et d'écorce de saule, avec addition de 18 grammes de cendre de genêt par litre de bon vin blanc. Après huit jours de l'emploi de ce vin, que le malade prenait à la dose de 120 grammes chaque jour, dans l'apyrexie, la fièvre disparut, l'appétit et les forces se rétablirent. Je fis continuer pendant quinze jours le vin de saule et d'absynthe sans y joindre la cendre de genêt.

Une cuillerée à bouche de graine de moutarde entière agit comme laxatif. Elle convient, ainsi administrée, dans les constipations dépendantes de l'inertie des intestins, chez les hypocondriaques, les paralytiques, les vieillards, toutes les fois que rien n'en contre-indique l'usage. En poudre, à la dose d'une cuillerée à bouche dans un verre d'eau, elle est vomitive et agit avec promptitude, ce qui peut la rendre fort utile à la campagne, où, dans un cas pressant, le malade peut succomber en attendant l'émétique ou l'ipécacuanha de la ville voisine.

Mais si la moutarde peut être utile chez les personnes lymphatiques, décolorées, affaiblies par la misère ou de longues maladies, on se gardera bien de l'administrer aux sujets secs, nerveux, irritables, disposés aux congestions sanguines, à une irritation locale ou générale.

La farine de moutarde peut être employée en gargarisme dans l'angine œdémateuse. J'en ai retiré de grands avantages dans les angines tonsillaires manifestées plutôt par le gonflement que par la douleur et l'inflammation. Je la fais délayer dans l'eau et le miel, et je donne à ce gargarisme un degré de force porportionné à l'état local. Macartan (*Journ. gén. de Méd.*, *décemb.* 1812, *p.* 338), qui a le premier indiqué ce moyen (1), employait la moutarde blanche. Parmi les cas nombreux d'angine tonsillaire où j'ai employé la moutarde, le suivant m'a paru devoir être rapporté : « Fabre, forgeron à Calais, âgé de vingt-trois ans, constitution délicate, corps frêle, teint pâle, atteint d'angine depuis trois jours, était dans l'état suivant lorsque, le 17 janvier 1813, il me fit appeler ; impossibilité presque absolue de la déglutition, gonflement très-considérable des amygdales, luette tuméfiée et très-alongée, sans grande douleur ni rougeur des parties malades ; respiration gênée par le volume de ces parties et les mucosités très-épaisses qui remplissent l'arrière-bouche, et que le malade ne pouvait expulser ; voix étouffée et ne pouvant articuler qu'avec beaucoup de peine quelques mots ; face décolorée et par instant bleuâtre ; douleurs compressives aux tempes ; léger gonflement sous le menton. Peu d'instants après mon arrivée, difficulté plus grande de respirer, impossibilité de parler et d'avaler, agitation extrême, pouls petit, intermittent et vite, menace de suffocation. (Pédiluve très-chaud ; ventouses sèches entre les épaules et sous les clavicules). Comme il y a dans la maison de la moutarde délayée, j'en imbibe une petite

---

(1) Je me trompe, cette priorité appartient à Rivière, ainsi que le constate l'observation suivante, remarquable par la prompte efficacité de la moutarde : *Mulier quædam afflicta est tonsillarum inflammatione gravissima, quum brevi secuta est exulcerationum dolore intenso : celebrata venæ sectione, et gargarismis ex oxicrato per biduum frustra usurpatis, sequenti curata est intrà unum diem : semen. sinapi, dragm.* 1.. *acet. rosac. et sacchar. alb. an unc. III, f. gargarissima.* (Lazar. River, observ. 76, cent. 4.

bande de linge roulée et fixée à l'extrémité d'un petit morceau de bois, que j'introduis à diverses reprises et avec peine dans l'arrière-bouche, en ayant soin d'appliquer particulièrement ce collutoire sur la luette qui est considérablement tuméfiée, pâle, œdémateuse, et produit la sensation d'un corps étranger. Après la troisième introduction de la moutarde, la salivation et l'expulsion de mucosités épaisses se manifestent, la luette se contracte un peu et diminue de volume. Je continue le même moyen pendant une demi-heure; la sécrétion muqueuse et la salivation augmentent; le dégorgement est tel que la respiration devient en très-peu de temps beaucoup moins gênée, l'agitation moins grande, le pouls plus développé et plus régulier. Je fais préparer un gargarisme composé d'une once de semence de moutarde noire, de huit onces (250 gram.) d'eau et de suffisante quantité de miel. Le malade se gargarise très-fréquemment, et éprouve chaque fois, par la sécrétion de mucosités abondantes, un soulagement marqué. (Lavement purgatif avec sulfate de soude et le miel de mercuriale; pédiluve sinapisé; laine autour du cou.)

Le lendemain (quatrième jour de la maladie) la luette est diminuée de moitié; la respiration est beaucoup plus facile. Les amygdales, beaucoup moins volumineuses, sont plus rouges et plus douloureuses. Le gonflement extérieur est à peine sensible. Le pouls est fébrile. (Continuation des mêmes moyens.)

Le cinquième jour, la douleur des amygdales est augmentée par le contact de la moutarde, l'excrétion muqueuse est nulle. Le gargarisme sinapisé est remplacé par celui de décoction de racine de guimauve miellé, 4 onces (125 gram.); nitrate de potasse, 1 gros (4 gram.); sinapisme au cou.

Les sixième et septième jours, diminution graduelle des symptômes, résolution évidente de l'engorgement uvulaire et tonsillaire, déglutition beaucoup plus facile. Le neuvième jour, le malade entre en convalescence. »

Les *sinapismes*, ou cataplasmes de farine de moutarde délayée dans l'eau ou le vinaigre, s'appliquent sur différentes parties du corps pour produire la rubéfaction ou la vésication selon la durée de leur application. Ce n'est qu'au bout d'un ou deux jours que la peau se colore, et, plus tard encore, que l'épiderme se détache par écailles. Les phénomènes produits par l'application sur la peau de la farine de moutarde ont quelque chose de particulier. A la fréquence du pouls, à la production d'une sorte de fièvre instantanée, résultat ordinaire de toute irritation externe intense, se joint un trouble nerveux et une agitation tellement marquée, que certains sujets très-irritables ne peuvent endurer cette application que pendant quelques minutes. Les malades ne peuvent guère supporter plus de trois-quarts d'heure un sinapisme préparé avec la semence récente de moutarde et l'eau, à moins que la sensibilité ne soit diminuée par la nature de la maladie.

D'après des expériences de MM. les docteurs Trousseau et Blanc (*Archives général. de Méd., septemb.* 1830), et ce que j'ai moi-même constaté, 1° l'action de la moutarde nouvelle et récemment pulvérisée est plus prompte que celle de l'ancienne; mais au bout de quelques minutes elle est la même, et les deux parties, sur lesquelles on l'a appliquée simultanément, sont également rubéfiées. 2° Les sinapismes préparés à l'eau chaude paraissent d'abord agir avec plus de violence; mais au bout de dix minutes la douleur est également cuisante avec l'eau froide, et les résultats sont les mêmes. 3° Le vinaigre affaiblit tellement l'action de la moutarde, que le sinapisme préparé à l'eau simple détermine au bout de six minutes une cuisson aussi violente que celui qui est préparé avec le vinaigre au bout de cinquante minutes. Le vinaigre chaud n'a pas plus d'action, ainsi que l'acide acétique concentré étendu d'une pareille quantité d'eau, et même l'acide acétique concentré pur, dont l'effet est plus lent qu'avec la moutarde mêlée à l'eau simple. Cependant, l'acide acétique appliqué avec de la sciure de bois produit un effet presque instantané et qui diffère de celui qui résulte des cataplasmes de moutarde, ce qui prouve que celle-ci détruit l'action de cet acide. 4° Lorsqu'on lève le sinapisme, l'impression de l'air fait cesser la douleur; mais une cuisson douloureuse se fait bientôt sentir, dure plusieurs heures et quelquefois des jours entiers. Quand l'application a été prolongée, elle détermine des ampoules qui se forment lentement et les unes après les autres. Le sinapisme bien préparé ne doit pas rester plus de quarante à cinquante minutes : il y a de graves inconvénients à le maintenir pendant une heure ou plus, comme on le conseille généralement. MM. Trousseau et Blanc (*loc. cit.*) citent l'exemple d'une jeune dame qui, à la suite de convulsions, eut les pieds et les mains couverts de sinapismes que l'on maintint en place pendant trois heures, et dont l'action, quoique peu douloureuse d'abord, fut si vive, qu'au bout de quelque temps il se détacha plusieurs escarres (1). Il est

---

(1) Pour remédier aux accidents déterminés par l'application prolongée des sinapismes, MM. Trousseau et Blanc conseillent le liniment suivant :

donc prudent de ne jamais laisser les sinapismes appliqués plus d'une heure, quand ils sont préparés à l'eau avec la farine de moutarde sans mélange et récemment broyée.

Les sinapismes s'emploient tantôt pour produire une excitation générale, comme dans l'apoplexie, la paralysie, les affections comateuses, les fièvres typhoïdes, etc., tantôt pour opérer une dérivation ou pour rappeler à l'extérieur une affection aigue ou chronique, tels que la goutte, le rhumatisme, les dartres, l'érysipèle, les exanthèmes, une inflammation ou une irritation quelconque portée sur un organe intérieur (1). On s'en sert aussi pour enlever une douleur circonscrite, comme dans la pleurodynie, la pleurésie (après avoir employé, dans ce dernier cas surtout, les moyens antiphlogistiques indiqués), dans quelques névralgies chroniques, la sciatique, le rhumatisme chronique, etc.

On peut faire des demi-sinapismes en saupoudrant les cataplasmes de farine de graine de lin avec celle de semence de moutarde. J'emploie avec avantage une pâte composée de moutarde noire ou blanche et de figues grasses pilées ensemble dans un mortier. Cette pâte est rubéfiante et résolutive : elle convient, étendue sur de la filasse, contre la sciatique, la pleurodynie et les points de côté, *loco dolenti*; le catarrhe pulmonaire chronique, la coqueluche, l'angine, appliquée sur la poitrine, entre les épaules ou au cou; les tumeurs scrofuleuses, les abcès froids, etc. Cette pâte, que

---

Onguent populeum 15 grammes, extraits de belladone, de stramonium et de jusquiame, de chaque 30 centigrammes. On enduit un linge d'une couche légère de cette pommade et on l'applique sur la partie malade. Ils ont aussi employé avec avantage des cataplasmes composés de feuilles de belladone, de jusquiame et de stramonium, de chaque 8 grammes, bouillies dans un kilogramme d'eau jusqu'à réduction de 500 grammes. On mêle cette décoction avec suffisante quantité de mie de pain ou de farine de graine de lin. Lorsque de larges surfaces sont excoriées, il faut diminuer les doses, de crainte de produire des symptômes d'empoisonnement par l'absorption du principe narcotico-âcre de ces plantes.

(1) Dans les maladies inflammatoires et dans les fièvres, il faut bien se garder d'employer les sinapismes ou les pédiluves sinapisés lorsqu'il existe une réaction fébrile, une sorte d'angioténie générale, de pléthore, d'orgasme ou d'érélhisme; ils augmenteraient ces symptômes, produiraient de l'agitation, du délire, et autres accidents. On abuse communément de ce puissant moyen, soit comme stimulant général, soit comme révulsif. Dans le premier cas, le malade doit se trouver dans cet état de relâchement, de langueur de toutes les fonctions qui caractérise l'atonie, l'adynamie; dans le second, pour opérer une sorte de métastase, diminuer ou faire cesser une concentration morbide, une irritation ou une phlegmasie, il faut que tout le reste de l'organisme ne participe en rien de l'irritation, qu'il soit, au contraire, dans des conditions tout-à-fait opposées;

l'on peut rendre plus ou moins active en augmentant ou en diminuant la quantité de moutarde, convient encore pour opérer une révulsion modérée, et s'opposer, en l'appliquant à la plante des pieds, surtout chez les enfants, aux congestions vers la tête ou la poitrine. J'ai guéri ainsi, chez une dame de quarante ans, un corysa chronique qui pendant six mois avait résisté aux moyens ordinaires. Je faisais envelopper les pieds alternativement chaque soir pendant un mois, avec la pâte sinapisée et un chausson de flanelle recouvert de taffetas gommé.

On peut rendre l'emplâtre de poix de Bourgogne plus ou moins rubéfiant, en y incorporant une plus ou moins grande quantité de poudre de semence de moutarde.

Les pédiluves et les manuluves sinapisés, qu'on prépare en délayant 200 à 500 grammes de farine de moutarde récente dans l'eau bien chaude, agissent, comme révulsifs, de la même manière, et sont employés dans les mêmes circonstances que les sinapismes.

J'ai employé avec succès le bain général sinapisé(1 à 2 kilogram. de poudre de moutardre pour un bain, suivant l'intensité des symptômes) dans le choléra asiatique. Dans un cas observé à Calais en 1832, chez une femme de trente-cinq ans et où l'algidité et l'anéantissement de la circulation à la périphérie étaient extrêmes, la réaction fut si forte que je dus immédiatement pratiquer au bras une saignée copieuse. Une abondante transpiration favorisée par la vapeur de l'al-

---

sinon, l'action stimulante s'exerçant au profit de l'organe malade, tous les symptômes s'exaspèrent au lieu de céder. Un exemple rendra cette vérité pratique plus patente : Le petit garçon de madame Cornille, de Boulogne, âgé de six ans, d'une constitution frêle, d'un naturel irascible, ayant été atteint plusieurs fois de bronchites assez intenses, est pris le 3 avril 1847 de toux violen e et pre-que continuelle avec fièvre, sentiment de strangulation, oppression ; ces symptômes augmentent vers le soir, au point de faire craindre un catarrhe suffocant. La rougeole régnant généralement, on considère ces symptômes comme précurseurs de cette maladie et comme pouvant aussi, par leur intensité, s'opposer à l'éruption. Dans l'intention de favoriser cette dernière, des bains de jambes sinapisés sont employés à diverses reprises dans la nuit, et chaque fois les symptômes s'exaspèrent et présentent enfin un danger imminent. Je suis appelé le 4 au matin ; je fais appliquer six sangsues à l'angle formé par les articulations sterno-claviculaires. Le sang coule abondamment pendant deux heures ; la toux diminue et se dissipe ensuite presqu'entièrement, ainsi que l'oppression ; l'éruption paraît spontanément, et la rougeole suit sans complication sa marche ordinaire. Une irritation phlegmasique intense appelait à elle le mouvement inflammatoire qui devait se porter à la périphérie du corps ; il a suffi de la combattre pour rendre à ce mouvement sa tendance normale, sans le secours des révulsifs.

cool reçue au moyen d'une lampe placée dans une baignoire couverte, acheva de dissiper les symptômes cholériques. Le rétablissement fut prompt.

On peut se servir à l'extérieur, dans les cas où l'on ne peut se procurer un sinapisme convenablement préparé, de la moutarde que l'on trouve chez les épiciers et que l'on a presque toujours chez soi pour l'usage de la table.

Frank recommande une composition composée de farine de moutarde, d'huile d'amandes douces et de suc de citron, pour faire disparaître promptement les échymoses. On peut l'employer aussi contre les engelures. On en frictionne légèrement la partie malade une ou deux fois par jour. On a employé le vin de moutarde en collutoire dans les paralysies de la langue, dans l'engorgement chronique des amygdales ou des glandes salivaires.

M. Faure (*Journ. de pharm., t.* xvii, *p.* 643) a proposé, pour lotion irritante ou comme rubéfiant agissant à l'instant même, la solution de l'huile essentielle de moutarde dans l'alcool (1 partie sur 10 d'alcool). On a aussi conseillé cette huile par gouttes dans des potions excitantes. On emploie avec succès contre la gale une pâte faite avec 30 gram. de moutarde en poudre, et suffisante quantité d'huile d'olive; on se frictionne une fois, rarement deux, le corps et les extrémités avec cette préparation. Ce moyen m'a réussi plusieurs fois ; il occasionne d'abord une rubéfaction à la peau, mais qui ne tarde pas à se dissiper. L'eau distillée de moutarde, proposée par M. Julia-Fontenelle, convient mieux pour lotions antipsoriques.

Le suc des feuilles fraîches de moutarde, seul ou étendu dans l'eau miellée, convient en gargarisme dans les affections scorbutiques des gencives, la stomacace, l'engorgement chronique des amygdales, etc.

M. Mahier, pharmacien à Château-Gonthier, a reconnu à la farine de moutarde délayée dans une petite quantité d'eau froide ou tiède, la propriété d'enlever l'odeur aux vases ayant contenu des huiles essentielles ou des teintures odorantes. « Des bouteilles qui avaient servi à l'essence de térébenthine, de menthe, de thym, de lavande, de girofle, à la créosote, à l'eau-de-vie camphrée, à la teinture d'assa-fétida, ont été rendues propres et sans odeur en y introduisant de la farine de moutarde sur laquelle on versait une petite quantité d'eau froide ou tiède, en agitant fortement la bouteille pendant quelques instants et en lavant à grande eau; si l'odeur ne disparaissait pas complètement par un premier lavage, on recommencerait une seconde fois. Des essais comparatifs portent M. Mahier à accorder à la farine de moutarde une action presque égale, pour cet usage, à la pâte d'amandes amères, qui atteint parfaitement le but » (*L'Abeille méd.*, 1847, *p.* 56.)

MOUTARDE BLANCHE.

Sinapis apii folio (T.)
Sinapis alba (L.)

Tout ce que nous venons de dire sur la moutarde noire peut se rapporter à la moutarde blanche. Seulement, celle-ci a été particulièrement vantée contre les maladies atoniques de l'estomac. Elle jouit d'une réputation populaire qui en a fait répandre, je ne dirai pas l'usage, mais l'abus. Administrée sans discernement, elle a donné lieu à des accidents graves, surtout lorsque, prenant une gastrite pour une débilité d'estomac, on a, malgré ses mauvais effets, persité à la mettre en contact avec une membrane irritée ou phlogosée. Employée à propos, elle peut, comme la moutarde noire, rendre de grands services à la thérapeutique.

[Vers le milieu du siècle dernier on avait, dit Cullen, (*Mat. méd.*, *t.* II, *p.* 180), introduit à Édimbourg l'usage de cette semence, prise entière à la dose d'une cuillerée à bouche. Cette substance, dit-il, stimule le canal intestinal et agit ordinairement à la manière des laxatifs, ou tout au moins entretient la régularité des évacuations alvines, et augmente parfois le cours des urines. « Il est évident, disent MM. Trousseau et Pidoux (*Traité de thérapeut. et de mat. méd.*, *t.* I, *p.* 689), que cette graine purge à la dose de 15 à 30 grammes. On la donne non concassée, à jeun ou le soir, au moment où les malades se mettent au lit. On peut encore, sans inconvénient, l'administrer au commencement du repas. La dose, qui varie d'ailleurs suivant chaque individu, doit toujours être telle qu'elle sollicite une ou deux évacuations faciles dans la journée. Cette espèce de purgation, qui ne cause aucune colique, est surtout utile à ceux qui sont habituellement constipés et dont les digestions sont en même temps laborieuses. C'est au médecin qu'il appartient de juger si cette paresse des fonctions digestives ne tient pas à une phlegmasie, auquel cas l'usage de la graine de moutarde blanche ne serait pas indiqué. »

J'ai employé avec succès la moutarde blanche ainsi administrée, contre la constipation qui accompagne la chlorose.

C'est le moyen qui m'a le mieux réussi dans ce cas : il combat en même temps la débilité des voies digestives et les flatuosités qui fatiguent les chlorotiques. Le vin ou la bière de moutarde blanche m'a réussi dans l'anarsaque et l'œdème exempts d'irritation phlegmasique des voies digestives. Je m'en suis bien trouvé aussi dans les cachexies qui suivent les fièvres intermittentes automnales et dans les catarrhes chroniques, surtout dans celui de la vessie, quand il y a engouement de matières muqueuses s'opposant mécaniquement à l'émission des urines, sans irritation active.

Macartan se servait, ainsi que nous l'avons dit plus haut, de la farine de moutarde blanche en gargarisme contre les angines tonsillaires. On l'emploie de la manière suivante: farine de moutarde blanche et gomme arabique, de chaque 2 grammes (1); infusion de fleurs de sureau, 280 grammes; mêlez, pour gargarisme. Par ce moyen, d'abondantes mucosités et des portions membraniformes se détachent, le dégorgement et la résolution s'opèrent. L'expérience a démontré que les gargarismes alkalins ou astringents sont préférables aux émollients et aux mucilagineux, que la médecine expectante se contente d'employer en pareil cas. On sait combien l'application du caustique même a eu de succès dans les angines. C'est un point de pratique sur lequel il ne reste plus aucun doute.]

MUGUET DES BOIS.

LYS DES VALLÉES, MUGUET DE MAI.

Lilium conrallium album (T.)
Convallaria majalis (L.)

Cette plante vient spontanément dans les bois, dans les lieux ombragés ; elle fleurit au printemps.

Préparations et doses.

A L'INTÉRIEUR : *Infusion des fleurs*, de 8 à 20 gram. par kilog. d'eau.
Eau distillée (1 sur 4 d'eau), de 15 à 50 gram. en potion.
Sirop (1 sur 2 d'eau et 4 de sucre), de 50 à 60 gram en potion.
Extrait alcoolique des fleurs, 2 gram. en pilules.

---

(1) On peut augmenter la dose de la moutarde suivant l'état des parties malades, et remplacer la gomme arabique par le mucilage de racines de guimauve, de semences de lin ou de coing.

Propriétés.

L'odeur des fleurs de muguet a quelque rapport avec celle de la fleur d'oranger. On les regarde, de même, comme anti-spasmodiques. On les a employées dans la migraine, les convulsions, l'épilepsie ; mais leur efficacité dans ces diverses affections n'a pas été constatée. Les facultés sternutatoires de ces fleurs pulvérisées sont mieux connues. Cette poudre, prise comme du tabac, a réellement calmé des douleurs de tête invétérées en faisant rendre beaucoup de sérosités par les narines.

On a attribué à cette plante une vertu éméto-cathartique. C'est surtout la racine que l'on désigne comme possédant la faculté de faire vomir ou de purger, selon la dose à laquelle on l'administre. Mossdorf dit qu'un demi-gros (2 grammes) de ses fleurs suffit pour purger fortement. Je n'ai aucun essai à citer à ce sujet. Je me promets de constater cette propriété dans le courant de l'année prochaine, et de pouvoir ainsi juger du degré de confiance qu'elle mérite.

[Suivant J.-H. Schulze, qui l'a essayé sur lui-même et sur d'autres, l'extrait spiritueux des fleurs est amer et purgatif (*Dist. de lilio convallio*, *Halæ* 1742) à la dose d'un demi-gros (2 grammes). Wauters a proposé cet extrait comme succédanée de la scamonée (*op. cit.*, *p.* 282). Peyrilhe l'avait indiqué comme pouvant être substitué à l'aloès.

Cette plante est difficile à préparer ; il faut séparer les pétales et les sécher à l'étuve.

LE PETIT MUGUET, aspérule, hépatique étoilée ou des bois (*asperula odorata* L.), que l'on trouve dans toutes les forêts et qui fleurit en mai, est d'une odeur fort agréable, surtout quand elle est sèche. Elle passe pour diurétique. On lui a donné le nom d'hépatique à cause de l'usage qu'on en a fait dans la jaunisse et les engorgements du foie.]

MURIER. *

Morus fructu nigro (T.)
Morus nigra (L.)

Cet arbre, originaire de la Perse, et, selon quelques auteurs, primitivement apporté de la Chine, est naturalisé dans les provinces méridionales de l'Europe et cultivé en France. Il produit ses fruits en septembre.

Préparations et doses.

A L'INTÉRIEUR : *Suc des fruits ou sirop*, comme celui de groseille rouge, d'épine vinette. etc.

Racine en infusion ou décoction, 4 à 12 gram. pour 500 gr. d'eau.

Racine en poudre, 2 à 4 gram. dans un liquide ou en électuaire.

Propriétés.

Les mûres ou fruits du mûrier sont rafraîchissantes, acidulées et très-agréables. On en prépare des boissons qui conviennent dans les fièvres inflammatoires, les inflammations internes, etc. Le sirop de mûres est vulgairement employé dans les inflammations de la gorge et de la bouche, en gargarisme.

L'écorce de la racine de mûrier, d'une saveur amère et âcre, a été préconisée comme anthelmintique et purgative dès le temps de Dioscoride. On l'a même employée contre le ver solitaire. Sennert, Mercurialis, Andry (*Génér. des vers, page* 172), et d'autres auteurs l'ont recommandée contre les lombrics et le ténia. Lieutaud (*Mat. méd.*) dit que cette dernière vertu n'est pas bien constatée. Cependant un médecin de campagne instruit et habile praticien, feu Dufour, de Bourthes, m'a dit avoir fait rendre, en 1802, un ténia long de douze à quinze mètres chez une femme de quarante-cinq ans, au moyen d'une demi-once (15 grammes) de racine de mûrier bouillie pendant une demi-heure dans huit onces d'eau. La malade prenait cette décoction chaque matin en deux fois, à une demi-heure d'intervalle. Le quatrième jour, elle rendit le ver, après avoir eu trois évacuations précédées de coliques. Comme il n'est pas aussi facile de se procurer la racine de grenadier (à laquelle on substitue frauduleusement d'autres racines) que celle de mûrier, il serait utile de vérifier, par de nouveaux essais, la propriété ténifuge de cette dernière.

On doit récolter l'écorce de la racine de mûrier avant la maturité des mûres.

MYRTE COMMUN. *

Myrtus latifolia romana (T.)
Myrtus communis (L.)

Le myrte, non moins célèbre que le laurier chez les anciens, servait à couronner les amants heureux. Originaire d'Afrique, il croît en Espagne, dans le midi de la France, et est cultivé comme arbrisseau d'agrément. Les feuilles et les fruits ont été usités.

Toutes les parties de cette plante sont astringentes et aromatiques. Vanté outre mesure par les anciens et presque entièrement oublié comme plante médicinale par les modernes, cet arbrisseau ne mérite ni les éloges prodigués par les premiers, ni le dédain des derniers. « L'huile volatile aromatique que fournissent toutes ses parties, le principe astringent que décèle le mélange du sulfate de fer avec son infusion, qu'il noircit, annoncent des propriétés excitantes et astringentes dont on pourrait tirer parti, si tant d'autres moyens ne s'offraient pour remplir les mêmes indications. » (Loiseleur Deslongchamps, *Dict. des scienc. méd.*)—Dioscoride et Pline le recommandaient contre la débilité des voies digestives, la diarrhée, les fleurs blanches, les hémorrhagies, etc., on en préparait un vin appelé *myrtedanum*.

Garidel (*Hist. des Plantes de la Provence*, 1723) donne la composition d'une liqueur huileuse dont il exagère la vertu : Prenez, baies de myrte bien mûres, un peu desséchées sur l'arbuste, une ou deux poignées ; pilez-les dans un mortier, mettez-les dans un pot de terre neuf avec un peu d'eau-de-vie. Au bout de sept à huit jours, passez avec expression, vous aurez un suc huileux propre à raffermir certains organes relâchés. Le myrte, consacré à Vénus, n'offre, quoiqu'en dise Garidel, qu'une ressource bien illusoire pour effacer les traces ineffaçables du culte de cette déesse.

MYRTE BATARD ou DE BRABANT,*

MYRTE DES PAYS FROIDS, PIMENT AQUATIQUE, PIMENT ROYAL.

Myrtus brabantica (T.) — *Myrica gale* (L.)

Le myrte bâtard croît dans les lieux marécageux et incultes de l'Europe septentrionale. On le trouve dans les marais des planets à St-Léger, aux environs de Versailles, dans les marais du Cériset, de Montfort, etc., et dans beaucoup d'autres parties de la France.

Propriétés.

Cette plante, d'une odeur forte, aromatique, d'une saveur amère, passe pour tonique, excitante, vermifuge et antipsorique. Elle paraît contenir beaucoup de camphre ; ses feuilles et ses jeunes pousses sont parsemées de petits points qui, selon Peyrilhe, ont beaucoup d'analogie avec la cire. On prétend que ses fruits fournissent, par la décoction dans l'eau, une huile concrète semblable à la cire qu'on obtient de l'arbre à cire (*myrica cerifera* L.) Gilibert la recommande aux praticiens. Son odeur forte, dit-il, a autant d'énergie que plusieurs autres plantes tant recommandées. Peyrilhe lui supposait aussi de grandes vertus. Cette plante, dit Bodart, est du nombre de celles qui pourraient être multipliées, en s'appliquant à la propager dans les sites où nous la trouvons spontanée.

NARCISSE DES PRÉS,

NARCISSE SAUVAGE, AÏAUT, AILLAUD, FAUX NARCISSE, PORILLON, FLEUR DE COUCOU.

Narcissus sylvaticus (T.)
Narcissus pseudo-narcissus (L.)

On trouve le narcisse sauvage partout, dans les bois, les prés, où il montre de bonne heure ses jolies fleurs. Les feuilles, les fleurs et les racines sont employées.

Préparations et doses.

A L'INTÉRIEUR : *Infusion des fleurs sèches* (1 à 2 gram. pour 125 gram. d'eau), par cuillerées dans la coqueluche.
Poudre des feuilles et des fleurs, de 1 à 2 grammes.
Racine en poudre, de 2 à 8 gram., comme purgative et vomitive.
Sirop (1 de fleurs fraîches sur 2 d'eau et 4 de sucre), de 5 à 50 grammes.
Extrait (1 de fleurs sur 4 d'eau), de 5 centigram. à un gram. en pilules, potions, etc.
Oximel, une cuillerée à café trois ou quatre fois par jour, comme expectorant, sédatif.

Propriétés.

La bulbe, les feuilles et les fleurs de narcisse des prés, d'une saveur amère, âcre, ont été regardées comme vomitives et antispasmodiques. On les a proposées contre la coqueluche, l'asthme, les fièvres intermittentes, la toux convulsive, diverses affections nerveuses, etc., soit à dose altérante ou nauséabonde, soit à dose vomitive.

Loiseleur-Deslongchamps a provoqué d'abondants vomissements avec la bulbe de cette plante réduite en poudre et administrée à la dose de 24 à 48 grains (1 gram. 20 cent. à 2 gram. 40 cent.). Les fleurs ont produit le même effet, mais à dose un peu plus élevée; il a fallu en faire avaler

2 à 4 gram. en suspension dans un véhicule édulcoré (1).
Le même médecin a encore reconnu à cette plante une propriété narcotique et antispasmodique, et l'a donnée avec
succès dans la coqueluche, la dysenterie, etc.

[Les docteurs Armet et Waltecamps, de Valenciennes
(*Bull. de pharm., vol.* III, *p.*128 *et* 328), regardent les fleurs
pulvérisées de narcisse sauvage comme un bon émétique à
la dose de 1 gram. à 1 gram. 50 centig. Le docteur Lejeune,
de Verviers (*Diction. des Scienc. méd., t.* XXXV, *p.* 188), dit
avoir vu presque constamment 1 gramme de cette poudre
délayée dans 300 grammes d'eau avec 30 grammes de sirop
d'écorce d'orange donné par cuillerées d'heure en heure,
produire le vomissement.   D'un autre côté, les docteurs
Loiseleur-Deslongchamps et Marquis, ont donné, dans l'espace de six à huit heures, depuis 2 gram. 50 centig. jusqu'à
8 et même 12 grammes de fleurs de narcisse pulvérisées à
trente-un malades, et sept seulement ont eu un, deux ou
tout au plus trois vomissements ; les autres n'ont rien éprouvé
de semblable. Cette différence dans les résultats paraît pro-
venir, suivant les deux auteurs que nous venons de citer, de
la manière dont la dessiccation des fleurs est faite. Ainsi,
lorsque cette dessiccation a lieu rapidement, les fleurs restent
d'un beau jaune, et elles ne sont alors que très-rarement
émétiques. Lorsqu'elles ont été récoltées par un temps de
pluie, ou que l'atmosphère, constamment humide pendant
quelques jours, n'a pas permis de les dessécher promptement, ou enfin, lorsqu'on y a mis peu de soins, elles passent
alors facilement au jaune verdâtre, et, dans ce cas, elles
agissent beaucoup plus souvent comme émétiques. « Nous
avons encore cru remarquer, disent les mêmes auteurs, que
l'eau bouillante développait beaucoup leur propriété émétique, et que, toutes choses égales d'ailleurs, la décoction
de vingt ou trente fleurs de narcisse, prise même refroidie,
provoquait plus fréquemment le vomissement qu'une quantité pareille de fleurs prises réduites en poudre. La décoction
dans l'eau nous a paru tellement développer la propriété
émétique des fleurs de narcisse des prés, que celles-ci fournissent à peu près le quart de leur poids d'extrait, trois à

---

(1) Employé avec prudence, le narcisse des prés est un médicament
utile ; mais, à haute dose, il est un poison irritant. L'extrait de cette
plante, qui est la préparation la plus active, peut, suivant M. Orfila,
occasionner la mort dans l'espace de quelques heures lorsqu'il est donné
à la dose de 8 à 12 grammes. Il agit spécialement sur le système nerveux
et sur la membrane muqueuse de l'estomac, dont il détermine l'inflammation, lors même qu'il a été appliqué sur une plaie ou sur le tissu cellulaire.

quatre grains de ce dernier ont fréquemment excité des vomissements chez plusieurs malades, et ces trois à quatre grains ne correspondaient cependant qu'à douze et seize grains de fleurs en nature, quantité avec laquelle nous n'avons jamais vu vomir un seul malade. » M. Loiseleur-Deslongchamps (*op. cit.*) a employé les fleurs de narcisse des prés pulvérisées comme fébrifuges sur dix-huit malades atteints de fièvres intermittentes diverses, et comme anti-dysentériques sur treize malades. Dans le premier cas, treize malades ont été guéris radicalement ; dans le second, neuf ont vu leur maladie se dissiper promptement. Ces fleurs pulvérisées étaient administrées à la dose de 4 à 8 grammes délayées avec suffisante quantité d'eau sucrée et aromatisée. Dans les cas de fièvre, cette dose a été donnée en quatre fois, de deux heures en deux heures, avant le paroxysme. Elle a été prise par fractions, en vingt-quatre heures, dans les cas de diarrhée et de dysenterie. C'est à la vertu narcotique du narcisse, connue des anciens, mais oubliée, que paraissent dûs les bons effets qu'on en a obtenus dans les fièvres et les dysenteries, où l'opium, comme on le sait, réussit souvent. Cependant on peut admettre, à l'égard de la dysenterie et des catarrhes, une action spéciale de cette plante analogue à celle de l'ipécacuanha sur les membranes muqueuses.]

Dans une thèse soutenue à la Faculté de médecine de Paris, M. Passaquay a annoncé avoir employé avec beaucoup de succès le narcisse des prés contre plusieurs épidémies de dysenteries qui se manifestèrent à différentes époques dans le département du Jura. Ce médicament était, dès le début, employé à peu près dans tous les cas, sauf ceux où les symptômes inflammatoires trop prononcés forçaient de débuter par l'emploi des émissions sanguines.

Le docteur Dufresnoy, de Valenciennes (*des Caract. du traitem. et de la cure des dartres, des convulsions, etc., Paris, an* VII), a rapporté diverses observations constatant les bons effets de l'infusion ou de l'extrait des fleurs de narcisse des prés dans les maladies convulsives. Il en a retiré de grands avantages dans l'épilepsie, le tétanos, la coqueluche. Dans cette dernière maladie le même médecin employait de préférence le sirop des fleurs de narcisse sauvage. Ce sirop fait vomir les malades sans les fatiguer, et calme les quintes de toux. Le docteur Veillechèze (*Journ. de méd. chirurg. et pharm., déc.* 1808), a confirmé par de nouvelles observations l'efficacité de l'extrait des fleurs de narcisse contre la coqueluche ; mais il n'a obtenu, dans divers cas d'épilepsie, qu'une amélioration passagère. Laennec est parvenu avec cet extrait seul, à la dose de 2 à 5 centig. donnés à deux, quatre ou six heures d'intervalle, à guérir plusieurs fois la coqueluche dans l'espace de quelques jours.

Frappé des avantages et de l'innocuité de cette plante (à dose thérapeutique), je l'ai adoptée dans ma pratique comme vomitif doux et expectorant analogue à l'ipécacuanha. Je m'en suis très-bien trouvé dans les affections catarrhales pulmonaires, dans l'asthme et dans quelques diarrhées chroniques. Je n'ai pas eu l'occasion de l'employer dans la dysenterie. Ce fut surtout dans une épidémie de coqueluche qui régna dans nos villages en 1840 que j'en retirai de grands avantages. Je l'administrais d'abord à dose vomitive, et lorsque le début, presque toujours inflammatoire, était dissipé pour faire place à cette abondante sécrétion muqueuse et à ces quintes spasmodiques qui caractérisent cette maladie, je fractionnais les doses, comme on le fait avec l'ipécacuanha. Je l'associais souvent à la poudre de racine de belladone, et, lorsqu'il y avait indication, je revenais de temps en temps à la dose vomitive.

J'employais l'infusion, le sirop ou l'extrait des fleurs. Je faisais dissoudre ce dernier dans une potion appropriée à la dose de 5 à 30 centigrammes et plus, suivant l'âge du malade, l'intensité des symptômes et les effets produits.

La certitude des bons effets du narcisse des prés est une précieuse acquisition pour la médecine rurale. On devrait adopter cette plante partout dans la pharmacopée des pauvres, et la placer dans les officines à côté de la racine d'asarum, dont elle diffère par une action plus douce et qui permet de l'administrer aux enfants les plus délicats et aux femmes les plus irritables.

[La propriété émétique existe dans la bulbe de la plupart des narcisses. Pline, Dioscoride et Galien attribuaient cette propriété à celui du narcisse poétique. Ils en faisaient manger l'oignon cuit ou en faisaient boire la décoction pour provoquer le vomissement (*Dioscor.*, *lib.* IV, *c.* 155). Des observations relatives au narcisse odorant, à la jonquille, au *pancratium maritimum*, au perce-neige, ont attesté dans ces plantes la même propriété émétique à divers degrés. Le narcisse odorant (*narcissus odorus* L.) est celui qui, comme émétique, a donné les résultats les plus satisfaisants; viennent ensuite les narcisses tazette et sauvage (*narcissus tazetta* L.—*narcissus pseudo-narcissus*). Le principe extractif gommo-résineux, âcre et stimulant qu'ils contiennent ne perd point de son énergie par la dessiccation de la plante.

NAVET.

Napus sativa (T.) — *Brassica napus* (L.)

Le navet, qui appartient au même genre que le chou, et qui est si généralement cultivé, croît aujourd'hui sans culture dans les champs, les moissons, où il s'est naturalisé par la dissémination des graines. On emploie la racine et la semence.

Propriétés.

Le navet est plutôt cultivé comme aliment que comme médicament. On lui a cependant reconnu une propriété émolliente et pectorale. On l'emploie vulgairement dans les toux, la coqueluche, l'asthme, etc.

Les paysans font un usage fréquent, dans les affections de poitrine, d'une forte décoction de racine de navet, prise chaude avec du miel. Les mères préparent, pour leurs enfants atteints de rhume ou de coqueluche, un sirop de navet en creusant en forme de tasse une racine de cette plante et mettant dans la cavité du sucre candi en poudre. Le sirop qui passe à travers le parenchyme du navet est donné par cuillerées fréquemment répétées. Ce sirop est fort bon et calme la toux en facilitant l'expectoration. On emploie aussi vulgairement le navet cuit et réduit en pulpe sur les engelures : il modère les démangeaisons et l'inflammation.

[Le navet convient comme aliment dans les affections scorbutiques ; mais comme il est flatulent, il est bon de l'assaisonner avec des aromates. La semence de navet, en infusion ou en décoction à la dose de 4 à 8 grammes, est diurétique et un peu diaphorétique.]

NAVETTE,*

COLZA, COLSA.

Brassica oleracea arvensis (T.)
Brassica campestris (L.)

La navette ou colza, que l'on cultive surtout dans le nord de la France comme plante oléagineuse, semble être une des espèces primitives peu altérées du genre *brassica*.

Propriétés.

L'huile de navette, d'une couleur jaune, très-visqueuse, ayant une odeur analogue à celle des plantes crucifères, est douce et d'une odeur agréable quand elle est bien dépurée. Cette huile, qui sert à l'éclairage et à la fabrication des savons, peut, comme l'huile douce de moutarde, être employée en médecine : elle est laxative et vermifuge. Prise à la dose de 60 à 100 grammes, par cuillerées, elle a fait cesser des constipations opiniâtres. Dans ces cas, et dans les affections vermineuses', je l'ai fait aussi administrer en lavements. On peut s'en servir à l'extérieur, pour remplacer les huiles d'amandes douces et d'olives dans la composition des liniments.

NÉNUPHAR,

LYS D'ÉTANG.

Nymphœa alba major (T.)—*Nymphœa alba* (L.)

Le nénuphar brille à la surface des étangs comme le lys dans nos parterres. Ses racines et ses fleurs sont usitées.

Préparations et doses.

À L'INTÉRIEUR : *Infusion*, de 100 à 500 gram. (racine) par kil. d'eau. *Eau distillée*, en potion.
Sirop (1 sur 2 d'eau bouillante et de sucre), 50 à 100 gr. en potion.
À L'EXTÉRIEUR : en cataplasmes.

Propriétés.

Les anciens ne balancent pas à reconnaître dans les semences et la racine de nénuphar, la vertu d'éteindre les désirs vénériens, et même d'abolir la faculté génératrice. Personne n'ignore la confiante et aveugle crédulité avec laquelle les religieuses de nos couvents faisaient usage de cette plante pour réprimer des désirs que l'on ne parvient à éteindre que par l'absence de toute excitation, soit morale, soit physique.

Regardée par les uns comme émolliente et rafraîchissante, et par les autres comme excitante à la manière des toniques et des amers, nous restons dans le doute sur les véritables propriétés de la racine de nénuphar. Ce dont j'ai pu me convaincre, c'est qu'à l'état frais elle rougit et enflamme la peau sur laquelle on l'applique. Cet effet explique le succès (tout révulsif) que Detharding a obtenu contre la fièvre intermittente, en appliquant cette racine, coupée en long, sur la plante des pieds.

[Bien que les fleurs de nénuphar aient été regardées par

Alibert comme légèrement narcotiques, elles ne sont en réalité, malgré leur odeur un peu nauséabonde, que mucilagineuses, émollientes et adoucissantes.]

NERPRUN,

NOIRPRUN, BOURG - ÉPINE.

Rhammes catharticus (T.)
Rhammes catharticus (L.)

Le nerprun est un arbrisseau très-commun dans les taillis, dans les haies, dans les forêts de la France et de l'Europe septentrionale, où on peut le multiplier à volonté. Les baies seules sont employées.

Préparations et doses.

A L'INTÉRIEUR : *Décoction*, 20 à 30 baies par kilog. d'eau.
Suc exprimé des baies, de 8 à 30 gram. en potion.
Extrait des baies ou rob, de 1 à 8 gram. en potion.
Sirop (1 de suc des baies sur 1 de sucre), de 30 à 100 gr. en potion.

A L'EXTÉRIEUR : *Suc*, en lavement, de 30 à 100 gr. délayé dans l'eau.

Propriétés.

Les baies de nerprun sont un purgatif drastique énergique, commode et sûr. On l'a surtout recommandé dans les hydropisies, et, comme puissant révulsif, pour déplacer certaines affections éloignées (apoplexie, congestions célébrales, paralysies). On l'a aussi vanté comme vermifuge. Il produit une vive irritation de la muqueuse gastro-intestinale, et agit souvent comme éméto-cathartique.

Les habitants de la campagne font un usage fréquent des baies de nerprun pour se purger. Ils en avalent de dix à vingt, fraîches ou sèches, et mangent immédiatement après de la bouillie pour émousser l'action irritante de ces pilules toutes préparées par la nature. Ils les emploient aussi en décoction au nombre de 40 à 60 pour 390 grammes d'eau, en y ajoutant un peu de miel.

J'ai souvent administré les baies de nerprun en substance, en faisant avaler par dessus un verre de décoction de racine de mauve ou de guimauve miellée. J'ai aussi donné la décoction et le suc mêlés avec le mucilage étendu dont je viens de parler, ou avec le bouillon de veau. Ce purgatif est très-approprié au tempérament des habitants de la campagne qui, pour l'ordinaire, est peu irritable. Le sirop de

nerprun a conservé sa place dans nos pharmacies ; il entre
dans les potions purgatives. Je l'administre souvent seul
dans un peu de décoction mucilagineuse.

Linné prescrivait un gros (4 gram.) de graine de nerprun
torréfiée et pulvérisée, ou deux gros (8 gram.) en décoction.
Tournefort en administrait depuis 4 gram. jusqu'à 6, sèches
et pulvérisées dans un peu de conserve d'orange, ou bien 15
à 20 baies bouillies pendant une demi-heure dans un bouillon avec un demi-gros (2 gram.) de crème de tartre. Cette
purgation est douce et ne cause aucune tranchée. On doit
choisir, surtout pour être conservés, les grains gros, bien
nourris, noirs, luisants, glutineux et succulents.

L'écorce moyenne de nerprun est éméto-cathartique ; mais
on n'en fait point usage, sans doute à cause de la facilité
que l'on a de se procurer les baies de cet arbrisseau.

NIELLE, *

NIELLE DES JARDINS, NIELLE DE CRÈTE, NIELLE DE L'ARCHIPEL,
NIELLE ROMAINE, NIELLE DOMESTIQUE, MILLE-ÉPICES,
TOUTE ÉPICE. CUMIN NOIR, FAUX CUMIN,
NIGELLE CULTIVÉE.

Nigella. flore simplici minore candido (T.)
Nigella sativa (L.)

Cette plante, qui vient spontanément en Égypte, dans l'île
de Crète, en Espagne, est cultivée dans nos jardins. C'est le
mélanthion des anciens. La semence est usitée.

Propriétés.

La nielle cultivée est d'une odeur aromatique et d'une
saveur âcre et piquante. L'arôme existe dans l'écorce de la
semence. L'alcool s'empare de la saveur et de l'odeur de
cette semence. L'extrait alcoolique est amer et un peu astringent. Carthenser dit que l'extrait aqueux est insipide.

Les semences de Nigelle cultivées sont en usage comme
assaisonnement dans l'Orient et ailleurs depuis un temps
immémorial. Les anciens les considéraient comme inci-
sives, apéritives, diurétiques, atténuantes. On les regarde
comme ayant fait partie de la matière médicale d'Hippocrate (*Stéril.*, 675). On les employait surtout dans les affections catarrhales pulmonaires et pour provoquer les règles.

Arnaud de Villeneuve, qui, malgré ses erreurs théoriques

et le *farrago* de sa polypharmacie galénique, s'est montré dans la pratique judicieux observateur et a recueilli un grand nombre de faits intéressants, employait la formule suivante comme un puissant emménagogue : « *Succi mercurial., mell. despumati an. unc.*1 *farinæ nigellæ unc.* 1.1/2 *vel q. s. ut possint confici pilulæ. Da mulieri* 2 *vel* 3 *singulis noctibus, quando menstrua debent venire, et tunc menstrua venient copiosè. Non solum provocant hæc pilulæ menstrua, sed etiam præparant ad conceptum et matricem mandificant* (*De Stérilit.*, *cap.* 8). » Varandal (Varendæus) au rapport de J. Dolæus (*Encyclop. med. de chlorosi, lib.* 5, *p.* 700, *Amstelod.* 1688), employait cette formule avec un succès constant ; il en divisait un gros en six pilules, et en faisait prendre deux chaque soir pendant trois jours.

D'après ces témoignages, la semence de nielle aurait sur l'utérus une action spéciale qui mérite toute l'attention des thérapeutistes, et que je me propose de vérifier. « Notre propre expérience, dit Bodart (*ouv. cité*), nous a prouvé qu'elle est susceptible de provoquer et d'augmenter la sécrétion du lait. » Le docteur Peyrilhe lui accorde la faculté anthelmintique. La tonicité dont elle est pourvue, en augmentant la force péristaltique du tube intestinal, peut être favorable à l'expulsion des vers ; mais nous ignorons sur quel fondement ce savant praticien la considère comme utile dans l'hydrophobie. Wauters a proposé de substituer la semence de nielle cultivée aux aromates exotiques et surtout à la noix muscade, au macis, aux clous de girofle.

La Nielle des Champs (*nigella arvensis*), qu'on ne doit pas confondre avec l'*agrostema githago* (L.) que l'on nomme aussi vulgairement nielle, participe aux qualités de la nielle cultivée. Ses semences sont âcres et brûlantes. Prises à l'intérieur à forte dose, elles peuvent, suivant Dioscoride, donner la mort. Tragus et Hoffman les regardent aussi comme suspectes. J'ai vu, dit Bulliard (*ouv. cit.*), un homme sujet aux maux de dents employer avec succès la graine de nielle pour se procurer du soulagement ; presque toutes ses dents étaient gâtées, et, dès qu'il ressentait des douleurs, il faisait entrer dans la cavité de la dent qui lui faisait mal une ou deux graines de cette plante ; ce qui causait un petit ulcère et détruisait la sensibilité. Ces semences, réduites en poudre, sont un sternutatoire violent. Les caractères botaniques de toutes les nigelles doivent les faire considérer comme plus ou moins suspectes et nécessitent de la prudence dans leur emploi à l'intérieur.

NOYER.

Nux juglans, sive regia vulgaris (T.)
Juglans regia (L.)

Le noyer, originaire de la Perse, est naturalisé en France, quoiqu'il n'y soit point acclimaté au point de pouvoir résister au froid des hivers rigoureux. On emploie les feuilles, le brou, les écorces et les fleurs.

Préparations et doses.

A L'INTÉRIEUR : *Infusion des feuilles fraîches ou sèches*, 15 à 20 gram par kilog. d'eau : 2 à 5 tasses par jour.
Décoction de feuilles fraîches, de 15 à 50 gram. par kil. d'eau ; 2 à 5 tasses par jour.
Décoction de brou sec, de 30 à 60 gram. par kilog. d'eau.
Teinture de brou (1 sur 6 d'eau-de-vie), de 20 à 50 grammes.
Extrait de brou. de 2 à 8 grammes.
Extrait de feuilles fraîches (par la méthode de déplacement), 48 à 96 cent. en pilules avec suffisante quantité de poudre de feuilles de noyer.
Extrait de feuilles sèches (se conserve plus long-temps), *idem*.
Sirop (40 cent. d'extrait pour 52 gram. de sirop simple), 2 à 4 cuillerées à café aux enfants dans les vingt-quatre heures ; 50 à 45 gram. pour les adultes.
Sirop avec les feuilles vertes (plus aromatique, mais moins facile à doser) *idem*.
A L'EXTÉRIEUR : *Huile*, de 20 à 50 gr. en lavements, frictions, etc.
Feuilles sèches ou fraîches, en décoction pour bains, lotions, injections, fumigations, cataplasmes, pansements, etc.

Propriétés.

Les différentes parties du noyer sont astringentes, toniques, sudorifiques, détersives. On les utilise contre les scrofules, les affections herpétiques et vénériennes, l'ictère, les ulcères atoniques, scorbutiques, scrofuleux, les aphtes. L'extrait de brou de noix est purgatif et anthelmintique, avantageux contre les lombrics. L'huile est calmante, adoucissante, tant qu'elle est récente. L'écorce intérieure de la racine est vésicante.

Dans un mémoire de M. le docteur Baudelocque inséré dans la *Revue médicale* (année 1833), on trouve une observation fort intéressante sur l'emploi des feuilles vertes du noyer et des noix tendres contre les affections scrofuleuses. Voici cette observation : M. Psorson, médecin à Chambéry, rapporte qu'une fille, âgée d'environ vingt ans, se présenta chez lui dans l'état le plus pitoyable. Outre plusieurs autres symptômes de scrofules, son cou était tellement sillonné par de larges ulcères, allant de la mâchoire aux clavicules, et même jusque sur la poitrine, que presque tout le muscle peaucier semblait mis à nu. En plusieurs endroits la peau avait évidemment été détruite par le mal, et une abondante suppuration découlait de ces vastes ulcères.

Cette malheureuse offrait un aspect si repoussant, que sa famille l'avait chassée, et qu'elle ne trouvait à servir nulle part. M. Psorson se rappela que le professeur Jurine, de Genève, avait souvent retiré de bons effets de la tisane de feuilles de noyer et des noix tendres non écalées dans le traitement des engorgements lymphatiques Il conseilla donc à sa malade d'en prendre au moins une verrée le matin à jeun, le midi et le soir, de laver en outre ses ulcères avec de l'eau salée, et de les couvrir dans l'intervalle avec des cataplasmes des mêmes feuilles de noyer cuites. Ce médecin l'engagea en même temps, comme on était au milieu de l'été, à faire sa provision de noix tendres, coupées par quartiers et séchées, pour faire sa tisane dans la saison morte, pendant laquelle les cataplasmes de feuilles d'oseille pourraient remplacer ceux de feuilles de noyer. Quant au régime, il est évident que chez une mendiante on ne pouvait rien prescrire à cet égard.

A la fin de l'automne suivant, cette jeune fille revint tellement rétablie, qu'il était difficile de la reconnaître ; on ne voyait plus sur le cou que des cicatrices blanches et régulières, indiquant à peine le mal qui existait cinq mois auparavant.

M. Psorson fait préparer, avec l'écale verte de la noix, un sirop et une conserve qui réussissent très-bien à ranimer les forces digestives chez certains estomacs trop irritables pour admettre des toniques trop excitants.

M. le docteur Négrier, d'Angers, a publié deux mémoires intéressants sur l'objet qui nous occupe. Dans le premier (1841), ce praticien annonçait que depuis plusieurs années il employait les feuilles de noyer dans le traitement des scrofules, et qu'il avait obtenu par ce moyen de nombreuses guérisons.

Pour bien constater les effets de ce médicament, M. Négrier avait partagé ses malades en diverses séries ; les uns étaient atteints d'engorgements scrofuleux non ulcérés, les autres d'ophtalmies scrofuleuses, une 3e série offrait des engorgements strumeux abcédés ; enfin, les maladies des os étaient réservées pour une 4e catégorie. Il résulte de ses recherches que les malades de la 1re série (engorgements strumeux non ulcérés), qui étaient au nombre de dix, sont guéris complètement. Les malades atteints d'ophtalmie étaient au nombre de quatre ; l'un d'eux est mort après la guérison de son ophtalmie, les trois autres sont guéris. Il y avait vingt cas d'engorgements strumeux ulcérés ; sur ce nombre six malades ont succombé, dont quatre à la phthisie pulmonaire ; les deux autres n'ont point été examinés, mais il est probable qu'ils ont péri de la même manière. Les quatorze autres sujets ont vu leur guérison se consolider. Enfin, les malades de la 4e série étaient atteints de gonflements et carie scrofuleux des os et des articulations ; ils étaient au nombre de dix-neuf, la plupart très-gravement affectés. Au mois d'avril 1841, huit étaient guéris et tous les autres avaient éprouvé de l'amélioration. Depuis cette époque, deux ont succombé à la phthisie tuberculeuse, deux autres ont guéri. L'un d'eux offrait une carie de la colonne vertébrale avec abcès par congestion. Les autres sont dans un état plus satisfaisant et n'ont pu être retrouvés.

L'auteur, dans le second mémoire (1844), a cru pouvoir déduire les conclusions suivantes des diverses expériences auxquelles il s'est livré pendant plusieurs années :

1º Les affections scrofuleuses sont, en général, radicalement guéries par l'usage des préparations de feuilles de noyer ;

2º L'action de cet agent thérapeutique est assez constante pour qu'on puisse compter sur la guérison des trois-quarts des sujets traités par ce moyen ;

3º L'action de ce traitement est généralement lente ; il faut de vingt à cinquante jours, selon la nature des symptômes et la constitution des sujets, pour que les effets en soient sensibles ;

4º Les sujets guéris par les préparations de feuilles de noyer conservent presque tous la santé qu'ils ont obtenue sous l'influence du traitement : on voit peu de rechutes après ce traitement ;

5º Les effets produits par l'usage intérieur de l'extrait des feuilles de noyer sont d'abord généraux ; l'influence de cette médication ne se manifeste que plus tard sur les symptômes locaux ;

6º Dans certaines formes de l'affection scrofuleuse, on n'observe qu'à la longue une action efficace de ce traitement. Cette remarque est applicable surtout aux glandions strumeux non ulcérés ;

7º Les préparations de feuilles de noyer exercent , au contraire, une action assez prompte sur les ulcères, les plaies fistuleuses, entretenues ou non par la carie des os, sauf chez les sujets d'un tempérament sec et nerveux ;

8° Jusqu'à ce jour, les ophtalmies scrofuleuses que j'ai observées ont été sûrement et plus rapidement guéries par ce traitement que par toute autre médication.

M. Négrier donne les feuilles en infusion édulcorée ; il en forme aussi un extrait et un sirop. Il se sert de la décoction des feuilles en lotions et en injections, et enfin, il prescrit ordinairement, dans les ophtalmies scrofuleuses, un collyre composé de 192 grammes de décoction de feuilles de noyer, d'un gramme de belladone et d'un gramme de laudanum de Rousseau.

J'ai donné mes soins, en 1837, à une petite fille âgée de dix ans, atteinte d'un ulcère avec engorgement glandulaire au côté gauche du cou ; cet ulcère, de la grandeur de cinq cent. environ, était sinueux, avec décollement de la peau, chairs blâfardes, suppuration modérée. Le tempérament lymphatique et l'aspect général de cette malade achevaient de caractériser son état évidemment scrofuleux. Je la mis à l'usage de la décoction de feuilles fraîches de noyer le 2 juin ; elle prit deux verres par jour de cette décoction pendant tout l'été. Je faisais appliquer sur l'ulcère les feuilles bouillies et broyées, après avoir réprimé les chairs avec la poudre d'alun calciné. Un bout d'un mois l'état général de la malade était très-amélioré ; elle se sentait, disait-elle, beaucoup plus forte et mangeait beaucoup plus ; l'ulcère commença à se cicatriser au bout de deux mois, quoiqu'il eût pris plus tôt un meilleur aspect ; bref, au mois de novembre il était cicatrisé et l'engorgement était presque entièrement dissipé. Le reste de cet engorgement a persisté pendant l'hiver, malgré l'usage continu de la décoction de feuilles sèches de noyer. Le printemps suivant la malade reprit la décoction des mêmes feuilles fraîches pendant trois mois. Je la revis à la fin de l'été de 1838 : elle était complètement guérie.

J'ai en ce moment plusieurs scrofuleux en traitement par les feuilles de noyer. L'un d'eux porte un vaste ulcère à la partie antérieure de la jambe gauche depuis l'âge de deux ans, avec nécrose d'une portion considérable du tibia. J'observerai, avec autant d'attention que d'intérêt, les effets de ce traitement (1).

---

(1) Ce malade, jeune garçon âgé de douze ans, grâce au traitement par les feuilles de noyer et le brou de noix long-temps continué, est dans l'état le plus satisfaisant. Il y a eu élimination d'un séquestre de la longueur de 5 centimètres. La plaie s'est cicatrisée.

Damy, de Boulogne-sur-mer, âgé de neuf ans, éminemment lymphatique, ayant la lèvre supérieure épaisse, la face pâle, plombée, les chairs flasques, émaciées, affaibli au point de ne pouvoir faire quelques pas sans fatigue, me fut présenté par sa mère, indigente, le 10 mai 1847. Il était atteint d'un engorgement glandulo-cellulaire considérable, occupant presque toute la partie latérale gauche du cou et la joue du même côté, offrant à son centre, vers l'angle, le long et au-dessous de la mâchoire, un ulcère fongueux, sordide, de l'étendue transversale de 5 cent. sur 2 cent. de largeur, avec suppuration fétide, abondante, et aboutissant à une portion nécrosée de la face externe du maxillaire inférieur.

Je mis aussitôt ce malade à l'usage de la décoction de feuilles fraîches de noyer, à la dose de trois verres par jour ; je fis pratiquer des injections, des lotions, et appliquer des cataplasmes de ces mêmes feuilles broyées sur l'ulcère et sur toute l'étendue de l'engorgement. Les chairs fongueuses furent réprimées de temps en temps au moyen de l'alun calciné en poudre.

Au bout d'un mois de ce traitement, l'état général du petit malade était amélioré, ses forces étaient augmentées, son appétit plus prononcé ; mais aucun changement notable ne s'était opéré du côté de l'affection locale, ce qui, d'ailleurs, s'expliquait par la coexistence de la nécrose.

Après trois mois de traitement les forces étaient presque complètement rétablies, la coloration de la face beaucoup meilleure, l'appétit et les digestions dans leur état naturel, l'exercice plus facile et mieux supporté, la tristesse et l'abattement dissipés. L'engorgement était diminué au cou ; la suppuration moins abondante, les chairs un peu meilleures.

Vers les premiers jours d'octobre une portion d'os nécrosée se présenta dans la bouche, devint de plus en plus saillante, et, enfin, à peine adhérente au commencement de décembre, fut extraite avec facilité. Elle avait un centimètre et demi de longueur sur un demi centimètre de largeur à son centre, lisse d'un côté, rugueuse de l'autre.

Dès lors, l'ulcère prit un aspect favorable, la suppuration diminua et fut de meilleure nature, l'engorgement se dissipa peu à peu. Le traitement, secondé par un régime fortifiant, fut continué pendant l'hiver avec la décoction de feuilles sèches de noyer. Au printemps de 1848, le malade était dans l'état le plus satisfaisant : la plaie, devenue superficielle, de la grandeur d'un centime environ et ne fournissant que peu de suppuration, marchait rapidement vers la cicatrisation, que quelques cautérisations avec le nitrate d'argent fondu favorisèrent. L'usage interne des feuilles fraîches de noyer fut repris et continué durant toute la saison. Vers la fin de l'année, la cicatrice, qui depuis deux mois s'était complètement fermée, s'est rouverte pour donner issue à une parcelle d'os. Il reste seulement une petite plaie qui continue de suppurer un peu sans s'agrandir et sans engorgement. Le malade, du reste, a continué de se bien porter.

Si je me suis étendu sur les propriétés anti-scrofuleuses des feuilles de noyer et du brou de noix, c'est parce que ce médicament est à la portée de tout le monde et infiniment préférable, pour la campagne, aux préparations diode dont le prix est si élevé, et qui, d'ailleurs, sont loin de mériter les éloges qu'on leur a prodigués : ils déterminent souvent des accidents graves, et causent l'émaciation.

On m'a rapporté que le docteur Souberbielle employait contre l'ictère 2 à 4 gram. de feuilles de noyer séchées au four, pulvérisées et infusées du soir au matin dans 150 gram. de vin blanc. Il donnait cette dose à jeun. Douze à seize doses, suivant ce praticien, ont toujours suffi pour la guérison de l'ictère simple, et le soulagement de l'ictère par cause organique. Que penser d'une pareille assertion quand on sait que la couleur jaune n'est que le symptôme commun d'affections dissemblables du foie ou de ses annexes ? Le médecin doit rechercher, autant que possible, la nature et le siége de la lésion dont un symptôme peut n'être que l'expression vague ou incertain (1).

R. Solenander (*Consil.* 8, *sect.* 4) assure avoir constamment réussi à arrêter les hémorrhagies utérines en administrant le matin à jeun, pendant plusieurs jours, un gros (4 gram.) de fleurs de noix bien mûres en poudre mêlé avec une suffisante quantité de vin chaud. Ces mêmes fleurs peuvent remplacer la racine de ratanhia et tous les astrin-

(1) Il n'est peut être pas de maladie contre laquelle on ait proposé un aussi grand nombre de remèdes que contre la jaunisse. Ces nombreuses médications prouvent bien moins les ressources de l'art que son inutilité ou son impuissance. La jaunisse guérit presque toujours sans aucun remède du 15e au 30e jour, lorsqu'elle n'est point entretenue par un vice organique. J'ai vu souvent des personnes atteintes de cette maladie, conserver toute leur force, manger avec plaisir, digérer, vaquer à leurs affaires, n'éprouver, en un mot, aucun dérangement dans leurs fonctions. L'exploration du foie ou du duodenum ne révélait ni point douloureux ni tuméfaction ; il n'y avait aucun signe de souffrance. Ces ictères ont été abandonnés à eux-mêmes, et quand parfois j'ai prescrit quelques formules insignifiantes, ce n'était que pour satisfaire aux désirs de personnes qui, jugeant du degré de gravité de leur maladie par la couleur de leur peau,

gents exotiques. L'épiderme mince qui recouvre la substance de la noix, quoique moins astingente que les fleurs
et le brou, jouit de propriétés analogues.

Le docteur J.-S. Frank regarde comme sudorifique l'écorce
du fruit du noyer ; il prescrit trois gros (12 gram.) de cette
substance en décoction dans 500 gram. aromatisés avec un
peu d'eau de fenouil. Sous cette forme, ce médicament égale
et surpasse même, dit cet auteur, l'efficacité du sassafras,
surtout quand on administre l'extrait aqueux de ses fruits
non mûrs, avec le double d'eau de canelle, à la manière de
Fischer. Ce dernier, après avoir fait dissoudre 8 grammes
d'extrait de noix verte dans 16 grammes d'eau distillée de
canelle, donnait aux enfants, comme vermifuge, 20 à 50
gouttes de ce mélange, suivant leur âge. Ce brou, associé
au miel, formait une préparation connue autrefois sous
le nom de *rob nucum*, et qui jouissait d'une grande réputation.]

J'ai administré avec avantage, comme vermifuge, le vin
de brou de noix et d'ail. Ce vin, pris à une certaine dose,
est à la fois vermicide et laxatif.

Peyrilhe regarde le brou de noix comme vermifuge, anti-
syphilitique et anti-gangréneux. Le châton de noyer en
fleurs, selon Bœcler, est un puissant auxiliaire dans les
maladies vénériennes. Swediaur a reconnu dans l'écorce de
noix une vertu antisyphilitique ; mais comme il l'emploie
avec la salsepareille, la squine et le sulfure d'antimoine,
peut-on raisonnablement attribuer à cette écorce un effet
dû sans doute aux substances plus énergiques auxquelles
elle est jointe ?

Schrœder considère comme émétique la seconde écorce
des jeunes branches enlevée au printemps pendant que la
sève est en activité. Il la prescrit à la dose d'un demi-gros
à 1 gros (2 à 4 grammes). Ray et Buechner lui ont aussi
reconnu cette propriété.

[Les noix confites avant leur maturité offrent un aliment
agréable et tonique. Le ratafiat de brou de noix a les mêmes

---

n'auraient pu croire à leur guérison si je les avais négligés, si je ne les
avais pas médicamentés.

La profusion des remèdes proposés contre l'ictère dépendant d'une
lésion organique du foie, prouve, non la puissance de l'art, mais la
gravité de la maladie. On multiplie les moyens contre les maux qu'on
ne guérit que difficilement ou qu'on ne guérit pas. Que devient, en effet,
aux yeux du praticien non routinier, un remède contre la jaunisse qui
dépend, soit de l'irritation, de l'inflammation ou de l'engorgement
atonique secondaire du foie, soit de concrétions de bile, de calculs,
d'obstacles mécaniques quelconques dans les conduits biliaires ?

qualités. Hippocrate avait observé que les noix mangées en grande quantité expulsaient les vers plats. On obtient l'eau dite de trois-noix, employée comme stomachique, à la dose de 50 à 100 grammes, par la distillation répétée des fleurs et des fruits dans des états différents.

Il coule, par des incisions faites au noyer, une sève mucilagineuse et sucrée. Baron a retiré, d'un quintal de ce liquide, plus d'un kilogramme de sucre cristallisé.

J'ai souvent fait, avec les noix récentes, des émulsions comme avec les amandes douces. J'ai prescrit l'huile de noix par expression, comme laxative et vermifuge. On l'emploie surtout en lavement dans la colique des peintres. Elle peut remplacer, pour l'usage médical, les autres huiles ; mais elle doit être employée récente, car elle devient facilement rance et âcre.

J. Bauhin indique l'eau distillée des feuilles de cet arbre comme un détersif et un cicatrisant efficace, appliquée sur les ulcères, en y maintenant des compresses constamment humectées de cette eau. La simple décoction de feuilles de noyer est tout aussi efficace.]

Hoffmann indique la seconde écorce des racines du noyer trempée pendant une heure dans du vinaigre, comme un rubéfiant prompt, susceptible d'agir comme vésicatoire dans des cas urgents. Wauters s'exprime ainsi à ce sujet : « *Nihil efficacius cortice interno radicis juglandis recentis, vel cum aceto, contuso : hunc sæpiùs succedentem vidi, dùm cantharides nullas producebant vesicas. Ingens aliquando mihi præstitit obsequium ubi procul à pharmacopœis, apud rusticos, promptissimè vesicato opus erat (op. cit., p. 29.) »*

J'ai été à même de constater cet effet vésicant : il est sûr et prompt.

L'écorce du noyer blanc ou cendré (*juglans cinerea*), proposée par Macartan (*Journal de médecine, sept.* 1809), séchée et mise en poudre, paraît aussi efficace que les cantharides, et n'en a pas les inconvénients. Cette écorce, ainsi que celle du tronc, est, dit-on, purgative.

J'emploie avec succès, dès le début de l'angine tonsillaire, la décoction de feuilles de noyer ou de brou de noix en gargarisme. Je parviens souvent ainsi à arrêter l'inflammation. Ce gargarisme convient aussi vers la fin de l'amygdalite aiguë et dans les angines chroniques.

[Le docteur Becker, chez un jeune garçon affecté de congestion ancienne des tonsilles, a employé la préparation suivante, appliquée à l'aide d'un pinceau : Extrait de brou de noix, 4 grammes ; eau distillée, 60 grammes : faites dissoudre. Ce topique fut si efficace, que l'engorgement des amygdales était disparu avant qu'on eût employé la totalité de la solution (*Abeille médic.*, 1845, *p.* 196.)

« Si le noyer, dit avec raison Bodart, ne se cultivait que dans le Nouveau-Monde, nous nous empresserions de le ranger sur la ligne des végétaux les plus utiles en médecine ; mais il croît abondamment autour de nous, et nous négligerions encore d'étudier les propriétés de ses différentes parties, si d'illustres praticiens ne tentaient de ramener l'attention sur ce végétal précieux et injustement abandonné. »]

NUMMULAIRE, *

HERBE AUX ÉCUS, MONNAYAIRE, HERBE AUX CENT YEUX.

Lysimachia humi-fusa, folio rotundiore, flore luteo (T.)
Lysimachia nummularia (L.)

Cette plante est très-commune dans les bois, les prés, sur le bord des ruisseaux, qu'elle émaille de ses fleurs jaunes, en juin et juillet. On emploie l'herbe entière.

Préparations et doses.

A L'INTÉRIEUR : *Infusion ou décoction*, 50 à 60 gram. par kil. d'eau.
Suc exprimé, 50 à 100 grammes.
Feuilles en poudre, 2 à 4 grammes, et plus.
Vin (50 à 60 gram. pour 1 kilog. de vin), 60 à 120 grammes.

Propriétés.

La nummulaire, d'une saveur âcre, austère et un peu acide, a disparu de la matière médicale moderne et est presque ignorée des praticiens. Cependant, suivant Lieutaud, elle n'est pas le moins efficace des remèdes astringents. Elle a été regardée comme très-utile dans l'hémoptysie, l'hématurie, les pertes utérines, l'écoulement immodéré des hémorroïdes, les hémorrhagies scorbutiques, la diarrhée, la dysenterie, la leucorrhée, etc. Boerhaave faisait grand cas de cette plante. J'en ai fait prendre le suc exprimé à la dose de 80 grammes chaque matin dans un cas de ménorrhagie lente passive, qui existait depuis trois mois et avait considérablement affaibli la malade. Cette malade, âgée de vingt-huit ans, était lymphatique, d'une constitution délicate, avait eu deux enfants et trois avortements, à la suite desquels il lui restait toujours un écoulement sanguin peu abondant, mais continuel. Ce flux a cessé après la quatrième dose de suc de nummulaire, dont la malade a néanmoins continué l'usage pendant dix jours. Cette plante peut prendre rang, comme astringente, à côté de la centinode et de la bourse à pasteur, dont on a récemment reconnu l'efficacité.

OIGNON,

OIGNON BLANC, COMMUN.

Cepa vulgaris (T.) — *Allium cepa* (L.)

Cette plante est du même genre que l'ail et se cultive dans les jardins potagers. Les bulbes sont usitées.

Préparations et doses.

A L'INTÉRIEUR : *Décoctio* miellée, pour boisson.
Sirop (1 sur 5 d'eau et 6 de sucre), de 50 à 100 grammes.
Suc exprimé, de 50 à 100 grammes dans l'eau miellée ou dans du vin blanc.

A L'EXTÉRIEUR : Pulpe d'oignon cuit ou bulbe pilée, en cataplasme.

Propriétés.

L'oignon cru est excitant, diurétique, souvent utile dans les affections scorbutiques, scrofuleuses et atoniques. Appliqué sur la peau, il y produit une légère excitation.

L'oignon cuit est émollient, adoucissant, pectoral. On l'emploie dans les catarrhes bronchiques, vésicaux, aigus ou chroniques, lorsque trop d'irritation n'en contre-indique pas l'usage. A l'extérieur, l'oignon cuit est un bon maturatif dont on se sert contre les bubons, phlegmons, clous, panaris, etc. On met l'oignon dans les bouillons pectoraux.

L'oignon cru ne convient pas, comme aliment, aux tempéraments sanguins ou bilieux, aux sujets très-irritables, aux personnes sujettes aux hémorrhagies, aux affections dartreuses, etc.

L'oignon cru possède réellement une propriété diurétique assez prononcée. Son suc a été utile dans certains cas de rétention d'urine et dans les hydropisies. Pilé et appliqué sur l'hypogastre, il agit de même comme excitant sur les voies urinaires. Murray cite la guérison d'une anasarque due à la simple application de sa pulpe crue, soit à l'hypogastre, soit à la plante des pieds. J'ai vu l'anasarque survenue à la suite de la scarlatine chez plusieurs enfants, disparaître en peu de temps par l'administration de 30 à 60 gram. de suc d'oignon mêlé avec autant de vin blanc sucré. Lauzoni rapporte que des sujets ont été guéris de l'hydropisie ascite par l'usage abondant de l'oignon pendant plusieurs mois, soit en boisson, soit comme aliment Il est bien évident que ce bulbe serait nuisible dans l'ascite produite par une phlegmasie péritonéale plus ou moins douloureuse. On oublie trop que l'hydropisie est le plus souvent une maladie secondaire, subordonnée à une affection primitive qui doit avant tout attirer l'attention du médecin.

[J'ai vu des paysans se guérir promptement du rhume au moyen d'un oignon cuit sous la cendre après l'avoir enveloppé dans une feuille de choux, pilé, écrasé, réduit en pulpe, et mêlé dans une tasse de décoction chaude d'extrait de réglisse. Cette potion, prise matin et soir, calme la toux et facilite l'expectoration.

Le vin rouge, dans lequel on a fait macérer un oignon coupé par morceaux, et qu'on a exposé à l'air pendant deux jours, pris le matin à jeun, est un vermifuge que j'ai souvent vu employer avec succès.

Le cœur d'un oignon, en suppositoire, est un moyen populaire mis en usage pour rappeler les hémorrhoïdes supprimées. Quand on veut en modérer l'action, on l'enduit de saindoux, d huile de lin, d'œillette ou d'olive.

Le suc de cette bulbe, introduit dans l'oreille à la dose de quelques gouttes, a été vanté contre la surdité et le cophosis ; mais les lésions de l'ouïe. sont si variées, et la pathogénie en est si obscure, qu'un semblable remède n'a pu avoir qu'un succès relatif et dû au hasard.

L'oignon, doux et sucré dans le midi, où il convient mieux comme aliment, est âcre et plus actif comme médicament dans le nord.

La pulpe d'oignon cru, appliquée à la plante des pieds, agit comme un doux révulsif qu'on a toujours sous la main et que le médecin de campagne peut employer avec avantage dans les affections où ce genre de médication est indiqué. J'ai vu des commères appliquer cette pulpe ou tout simplement des oignons grossièrement écrasés, sur des brûlures, et empêcher ainsi la production des phlictènes. Cette application cause d'abord une douleur assez vive qui s'appaise peu à peu et cesse ensuite entièrement : *similes similibus curantur*. C'est faire de l'homœopathie sans s'en douter.

OLIVIER.

Oliva sativa (T.) — *Olea europea* (L.)

L'olivier, dont l'origine se perd dans la plus haute antiquité, croît aujourd'hui spontanément dans les montagnes de l'Atlas, et est cultivé en Italie, en Espagne, en Languedoc, en Provence. On se sert de ses feuilles, de ses écorces et de ses fruits ou olives.

Préparations et doses.

A L'INTÉRIEUR : *Décoction de feuilles, écorces, olives vertes*, 15 à 60 grammes par kilog. d'eau.

Écorce ou feuilles pulvérisées, de 4 à 24 gram. dans un véhicule approprié.

Teinture alcoolique d'écorces (1 sur 8 d'alcool à 52°), de 2 à 4 gram. en potion.

Extrait d'écorces (1 sur 5 d'alcool à 52°), 2 à 4 gram. en pilules ou dans un liquide.

Sirop d'écorces (1 sur 16 d'eau et 12 de sucre), de 50 à 60 gram. seul ou en potion.

Huile d'olives, de 16 à 60 grammes et plus, pure ou mêlée à l'eau par un mucilage.

A L'EXTÉRIEUR : 50 à 120 grammes en lavement; frictions, liniment, etc. ; le marc en topique.

Propriétés.

L'écorce et les feuilles d'olivier sont amères, toniques, astringentes et fébrifuges. On les a considérées comme propres à remplacer le quinquina, non-seulement dans les fièvres intermittentes, mais aussi dans les fièvres typhoïdes et dans les maladies atoniques où l'usage de l'écorce du Pérou est indiqué.

M. le docteur Bonnet, ex-président de la Société royale de médecine de Bordeaux, a publié sur les fièvres intermittentes un ouvrage (1835) dont le *Journal de médecine et de chirurgie pratiques* a extrait les passages suivants concernant l'emploi, comme fébrifuge, des feuilles et de l'écorce d'olivier : « Les officiers de santé français, pendant les « guerres d'Espagne, n'ayant pas une quantité suffisante de « quinquina, employèrent avec le plus grand succès les « feuilles et l'écorce d'olivier, qui paraît être un des meil- « leurs succédanées du quinquina. On donne la poudre à la « dose de 1, 2, 3, 4 et 6 gros. L'infusion se prépare de la « manière suivante : Poudre de feuilles ou d'écorce d'oli-

« vier, 1 once ; eau ou bon vin vieux, 2 livres. Laissez
« infuser pendant deux fois vingt-quatre heures.

« L'extrait amer de l'écorce se donne à la dose de 12 à
« 36 grains. Le sirop de la même substance, préparé de la
« manière suivante, est beaucoup vanté par M. Pallas, sur-
« tout contre les fièvres intermittentes qui se développent
« chez les enfants : Prenez une livre d'écorce sèche d'oli-
« vier, concassez et faites bouillir dans huit pintes d'eau de
« fontaine ; passez au travers d'un blanchet, et ensuite faites
« évaporer pour réduire à moitié. La liqueur étant refroidie,
« on la décante pour en séparer la matière résineuse qui se
« précipite par le refroidissement. On ajoute à cette décoc-
« tion douze livres de sucre terré, puis on clarifie avec des
« blancs d'œufs, et l'on fait cuire jusqu'à consistance de
« sirop. On conserve pour l'usage dans des bouteilles exac-
« tement fermées. La dose est d'une once, fractionnée en
« trois ou quatre prises données pendant l'apyrexie.

« La teinture d'olivier a été également recommandée par
« M. Pallas : Prenez écorce d'olivier, 200 grammes ; eau-de-
« vie ordinaire, 1 litre. Laissez digérer pendant cinq jours,
« et filtrez. La dose est d'une demi-once, qu'on étend dans
« deux onces d'eau, et qu'on donne en deux fois. »

Plus tard, M. Pallas eut occasion d'administrer l'écorce
d'olivier aux soldats de l'expédition de Morée. Vingt malades
atteints de fièvres tierces et quotidiennes guérirent tous. Ce
médecin administrait trois ou quatre fois la teinture en potion, comme on vient de l'indiquer, ou bien, l'extrait amer
à la dose de 6 à 18 décigrammes. M. Giardoron, médecin à
Sebenico, a préconisé les feuilles en décoction et en poudre
à la dose d'une once et demie (poids d'Autriche) en six
parties. Ce fébrifuge indigène, qui était connu de quelques
médecins espagnols, et dont M Bidot, en France, a le premier fait mention, paraît le plus digne de suppléer au quinquina dans les départements du midi, où l'on peut se le
procurer facilement.

L'huile d'olive est adoucissante, émolliente, laxative,
anthelmintique. On l'emploie cependant rarement pure à
l'intérieur dans les maladies inflammatoires, parce que,
séjournant dans les voies digestives, elle peut y acquérir des
qualités irritantes en s'y rancissant. On l'emploie plus particulièrement dans les empoisonnements par les substances
âcres et corrosives, pour en diminuer l'activité et calmer en
même temps l'irritation qu'elles ont produites. On peut
l'employer en émulsion comme l'huile d'amandes douces,
dans les toux sèches avec irritation, dans la strangurie et

les douleurs néphrétiques. Elle paraît, prise pure, comme la plupart des huiles fixes, exercer une action délétère sur les vers intestinaux, dont elle provoque souvent l'expulsion. Pour prévenir le vomissement, qu'elle occasionne quelquefois lorsqu'elle est prise à haute dose, on lui associe une certaine quantité d'un acide végétal comme le suc de citron, qui, lui-même, est vermicide, ou autant de vin. Les lavements d'huile d'olives conviennent dans les coliques qui suivent les accouchements laborieux, dans celles qui accompagnent les hernies, ou qui sont produites par la rétention des matières stercorales durcies. Dans un cas de cette dernière espèce, chez un vieillard habituellement constipé, je ne suis parvenu à calmer les douleurs et à provoquer l'expulsion des fèces accumulées dans le gros intestin, qu'en injectant au-dessus, au moyen d'une longue canule de gomme élastique, 120 grammes d'huile d'olive d'heure en heure. L'expulsion des matières s'est opérée après la quatrième injection. J'ai pu prévenir de nouveaux accidents par l'usage, trois fois par semaine, de la décoction miellée de mercuriale annuelle à la dose d'une tasse.

Les anciens faisaient un grand usage des onctions d'huile d'olives ; ils s'en frottaient le corps en sortant du bain pour assouplir les muscles et les articulations, et rendre la peau moins sensible à l'impression subite d'un air frais. C'est en se frottant tout le corps d'huile que les athlètes se préparaient à la lutte. L'empereur Auguste demandait au centenaire Romulus Pollion comment il avait fait pour conserver jusque dans un âge avancé la vigueur de corps et d'esprit qu'il montrait : « C'est, dit le vieillard, en usant habituellement de vin miellé à l'intérieur et d'huile à l'extérieur : *intus mulso, fores oleo.* »

Les onctions d'huile étaient aussi fréquemment employées dans le traitement de plusieurs maladies. Dioscoride et Celse parlent de leur usage contre l'hydropisie. Forestus, Olivier, Storck, Gardane, parmi les modernes, rapportent avoir vu plusieurs fois l'ascite et l'anasarque se dissiper par ces onctions répétées plusieurs fois par jour. Bien qu'elles n'aient pas eu le même succès entre les mains de Tissot et de plusieurs autres praticiens, au nombre desquels je puis me compter, on ne doit pas y renoncer avant de les avoir de nouveau essayées.

La réputation dont l'huile d'olive a joui, appliquée à l'extérieur comme antidote, est plus douteuse. De ce que les accidents produits par la morsure de la vipère se sont dissipées après l'usage des onctions d'huile, peut-on raisonnablement attribuer à ces onctions cette heureuse solution quand on la voi. fréquemment s'opérer par les seuls efforts de cette nature ?

Les onctions de cette huile, proposées par Delpech contre la gale, n'ont pas non plus les bons effets qu'on leur avait attribués. Je les ai employées deux fois sans succès.

Le marc ou magma, résidu des olives exprimées, paraît agir sur la peau comme irritant. On l'a recommandé contre le rhumatisme chronique, la goutte, la paralysie. Son application sur tout le corps à la fois n'est pas, dit-on, sans danger.

ORGE,*

ORGE COMMUN, ORGE MONDÉ, ORGE PERLÉ.

Ordeum polystichum, vernum, hybernum (T.)
Ordeum vulgare (L.)

L'orge, qu'on croit originaire de la Russie, et dont on distingue plusieurs variétés, est cultivé depuis la plus haute antiquité pour l'usage alimentaire et médical. Dépouillées de leur enveloppe, ses semences portent le nom d'*orge mondé*. Lorsqu'en les privant de leur écorce on leur donne la forme sphérique, elles portent le nom d'*orge perlé*. Réduites en farine grossière et séchées au four, elles constituent l'*orge grue*, *griot* ou *gruau*. La décoction de ces semences, réduite à la consistance de gelée, forme la *crème d'orge*. Enfin, l'orge germé, dont on a arrêté la germination par une forte chaleur et dont on a détaché les germes, constitue le *malt*; celui-ci, moulu et portant le nom de *drèche*, contenant plus de sucre, d'amidon et de gomme, fait la base de la *bière*.

Suivant Pline, l'orge a été un des premiers aliments de l'homme civilisé. La farine d'orge, cuite dans l'eau ou le lait, forme une bouillie très-nutritive. On en fait du pain dans certaines parties de la France ; mais, le défaut de gluten et de liant rend ce pain friable et prompt à se dessécher.

Sous ces différentes formes l'orge est nourrissant, émollient, adoucissant, rafraîchissant. On l'emploie en décoction dans la plupart des maladies aiguës et inflammatoires, et comme analeptique dans les maladies chroniques, fébriles ou avec irritation, telles que la fièvre hectique, la phthisie pulmonaire et les consomptions, l'hémoptysie, la néphrite, la cystite, etc.

Afin que la matière amylacée de l'orge puisse se dissoudre entièrement dans l'eau et donner à la décoction divers degrés de consistance, suivant les différents états de la maladie, il faut prolonger l'ébullition à un feu doux pendant sept à huit heures. Sans cette précaution, cette boisson est dénuée de vertu, ou bien elle est même un peu excitante, à cause de la matière extractive qu'elle a enlevée à l'enveloppe de la semence. C'est ainsi que les anciens préparaient l'eau d'orge qui, alors, fournissait dans les maladies aiguës une boisson mucilagineuse et nourrissante, que nous avons à tort remplacée par les bouillons de viande.

Il résulte des expériences de Magbride, de Lind et autres médecins, que le malt et la décoction qu'on en prépare, sont éminemment antiscorbutiques, et ont été comme tels employés avec succès dans les voyages de long cours, tant comme préservatifs que comme curatifs. Rush dit avoir vu différents symptômes, reliquats de la syphilis, céder à l'usage du malt, après avoir résisté à tous les remèdes. Percival lui attribue de l'efficacité contre les scrofules. Mais la bière qui est composée avec le malt et le houblon est bien plus utile contre cette dernière maladie. Amère, nourrissante et tonique, la bière appaise la soif sans débiliter, augmente l'action de l'estomac et excite les sécrétions.

Dans le nord, où le vin est d'un prix trop élevé pour le pauvre, on emploie souvent la bière pour faire macérer les plantes qu'on veut administrer sous cette forme.

J'ai vu employer à la campagne, comme anthelmintique et purgatif, à la dose d'un à trois verres, la bière qu'on avait laissé éventer pendant trois ou quatre jours. Ce moyen provoque souvent l'expulsion des lombrics dès le premier jour de son usage.

La levure de bière a été considérée comme antiseptique et administrée dans les fièvres putrides. J'en ai remarqué de bons effets dans un cas de fièvre muqueuse vermineuse chez une petite fille de dix ans, qui, pendant le cours de cette maladie, n'a fait usage d'aucun autre moyen, à l'exception de l'ipécacuanha, qu'elle avait pris au début comme vomitif. La levure de bière était prise par petites cuillerées fréquemment répétées. On l'a aussi employée à l'extérieur comme antiseptique.

La farine d'orge peut être employée en cataplasme comme émolliente. Le docteur Willams applique sur les plaies de mauvais caractère (pourriture d'hôpital, plaies gangréneuses, sordides, etc.) un cataplasme fait avec l'orge fermenté et la bière bouillante. Ce cataplasme, qui a paru supérieur à tous les moyens de même nature, doit être changé deux ou trois fois en vingt-quatre heures.

Les bains de drèche chaud sont employés avec avantage dans le rhumatisme et les engorgements articulaires chroniques, la paralysie, les névralgies, les rétractions musculaires, l'œdème, l'anasarque, etc. C'est un moyen populaire et qui n'est pas à dédaigner.

ORIGAN,

ORIGAN COMMUN, GRAND ORIGAN, MARJOLAINE BATARDE, MARJOLAINE SAUVAGE, MARJOLAINE D'ANGLETERRE.

Origanum sylvestre (T.)
Origanum vulgare (L.)

Cette plante, très-commune aux lieux montagneux, dans les bois et le long des haies, a beaucoup de rapport avec la marjolaine. On emploie les sommités fleuries.

Propriétés.

L'origan est stimulant, stomachique, expectorant. Il convient dans la débilité d'estomac, dans les catarrhes chroniques et l'asthme humide. On l'administre en infusion théiforme (de 5 à 30 gram. par kilog. d'eau). A l'extérieur, on en fait des épithèmes, des cataplasmes, des fomentations, etc.

L'origan, comme le serpolet, l'hyssope, etc., est fréquemment employé dans nos campagnes contre l'asthme humide et vers la fin des catarrhes aigus ou dans les catarrhes chroniques, surtout chez les vieillards, lorsque les voies aériennes affaiblies ont besoin de stimulants pour être débarrassées des mucosités qui engorgent les bronches et leurs ramifications.

A l'extérieur, on emploie l'origan dans tous les cas où les aromatiques sont indiqués. Les guérisseurs hachent de l'origan nouvellement cueilli, l'échauffent en le remuant à sec dans une poêle de fer sur le feu, et l'appliquent chaudement sur la partie atteinte de rhumatisme chronique, et sur le cou dans le torticolis. Ce moyen réussit souvent. Une plante aromatique quelconque produirait probablement le même effet; mais l'origan étant très-commun, on s'en sert de préférence.

ORME PYRAMIDAL,

ORMEAU, ORME COMMUN OU CHAMPÊTRE.

Ulmus campestris (T.) — *Ulmus campestris* (L.)

Cet arbre croît dans toute l'Europe, et est généralement connu. On emploie l'écorce intérieure des rameaux.

Préparations et doses.

À L'INTÉRIEUR : *Décoction*, de 50 à 60 gram. par kilog. d'eau.
Extrait, de 5 à 15 gram. en pilules.
Sirop (dont la formule est indiquée plus bas), 50 à 100 grammes.

propriétés.

L'écorce intérieure de l'orme pyramidal est diaphorétique. On l'a vantée dans l'ascite, les dartres, l'ichthyose, la lèpre, l'éléphantiasis et autres maladies de la peau ; dans les scrofules, le scorbut, les douleurs rhumatismales, les fièvres intermittentes, les ulcères cancéreux.

J'ai employé l'écorce intérieure de l'orme en décoction dans les affections dartreuses ; je ne puis rien dire de l'effet dépuratif de cette écorce, parce que des médicaments plus énergiques étaient administrés en même temps.

M. Devergie, médecin de l'hôpital Saint-Louis, emploie dans le traitement de l'eczéma chronique, comme un excellent modificateur de la constitution, le sirop d'écorce d'orme pyramidal, surtout chez les jeunes personnes d'un tempérament lymphatique. Voici la formule qu'il en donne : on fait choix de l'écorce du commerce, qui est en filaments, est non de celle qui s'y trouve en morceaux. On en fait macérer 500 gram. dans un litre d'alcool, après l'avoir très-divisée. On laisse pendant quarante-huit heures en contact. On décante l'alcool et on le remplace par 125 gram. d'eau que l'on met de nouveau en contact pendant quarante-huit heures avec l'écorce, afin de l'épuiser. On distille l'alcool de manière à obtenir un résidu de consistance sirupeuse ; on y ajoute le liquide provenant de la macération par l'eau, puis une quantité d'eau et de sucre convenable pour faire un sirop, que l'on donne pur, en commençant par deux cuillerées, une le matin et l'autre le soir, et augmentant tous les deux ou trois jours d'une cuillerée de manière à arriver à six cuillerées par jour.

ORTIE.

1° GRANDE ORTIE, *urtica urens maxima* (T.) ; *Urtica dioïca* (L.)
2° ORTIE BRULANTE, *urtica urens minor* (T.) ; *Urtica urens* (L.)

L'ortie, que tout le monde connaît, croît partout, parmi les décombres, aux lieux incultes et abandonnés. La plante entière est usitée.

Préparations et doses.

A L'INTÉRIEUR : *Suc exprimé*, de 60 à 100 grammes.
Infusion ou décoction, de 30 à 60 gram. par kilog. d'eau.
Semences et fleurs en poudre, 4 à 8 gram. dans un véhicule approprié, en électuaire, etc.

A L'EXTÉRIEUR : en cataplasmes, fomentations, etc.

Propriétés.

La grande ortie et l'ortie grièche ou petite ortie sont astringentes. On les a recommandées dans l'hémoptysie, l'hématémèse, la métrorrhagie, etc.

[Zacutus Luzutanus, qui se distingua par son habileté pratique, s'exprime ainsi sur la vertu de l'ortie contre l'hémoptysie : « *Qui sanguinem ex pectore rejectarunt, et à medicis tamquam deplorati sunt habiti, solo urticæ succo convaluerunt. Post multa autem machinata remedia, nullum ita contulit ut sanguis cohiberetur, ac urticæ succus, quem ad quinque vel sex dies ebiberunt : singulis scilicet diebus unc iv jejuno stomacho : imò et ipsam urticam incoctam jure pulli aut vervecis sæpè comedebant.* » (Oper. omn. 1694).

Lazerne, Scopoli, Geoffroy, ont aussi vanté cette plante contre l'hémoptysie ; Peyroux et Lange contre la ménorrhagie : « C'est, dit Chomel, le remède le plus certain contre l'hémoptysie et toutes les hémorrhagies ; je l'ai prescrit, contre la première maladie, à plusieurs personnes, et toujours avec succès.» *Succus intermè sumptus egregium stipticum est*, dit Wauters (*op. cit.*) en proposant cette plante comme succédanée du cachou. Cocchius (*Vindiciæ cort. peruv. lugd. Balav.*, 1750) va jusqu'à la regarder comme propre à dissiper efficacement les tubercules des poumons : « *Vim ignis adstrictoriam et vere balsamicam imitatur in sepulta intra pectus tuberculorum diæresi....* »

Le suc des orties, dit Lieutaud (*mat. méd.*, t. 1, p. 294), introduit dans le nez, arrête les hémorrhagies ; la racine a le même effet.

Le docteur Attilio Menicucci (de Rome) rapporte qu'il a fait usage de cette plante (*urtica urens*) dès les premières années de sa pratique, comme d'un moyen *hémostatique* dont il a retiré les résultats les plus satisfaisants. Il l'a employée en outre avec succès pour les relâchements de l'utérus, en introduisant dans le vagin une éponge imprégnée du suc de cette plante mêlé à de l'eau tiède. (*L'Abeille méd.*, t. 3e, 1846, *p.* 129.)

Le suc d'ortie a été proposé pour combattre le diabète. D'après les observations du docteur Friard (*Formul. ecclectique*, par *d'Etilly*, 1839), la décoction d'ortie amenant la suppression des urines, on peut l'employer avec succès dans cette maladie (ce qui mérite confirmation). Ce médecin fait prendre par cuillerées, d'heure en heure, un mélange de 120 gram. de suc d'ortie et d'une once de sirop de karabé. On conçoit que le sirop de karabé peut être remplacé par le sirop de pavot et un aromate indigène quelconque.]

C'est à tort que l'on a banni l'ortie de la matière médicale moderne. J'ai employé le suc d'ortie avec un succès presque constant comme hémostatique dans l'hémoptysie et surtout dans les pertes utérines. Entre autres cas, je citerai le suivant : « La femme Sueur, âgée de trente-cinq ans, d'un tempérament lymphatique, fut atteinte, au mois de juin 1843, d'une hémorrhagie utérine contre laquelle on avait depuis quinze jours employé inutilement divers moyens. La malade était dans l'épuisement ; le pouls était faible, la face décolorée, le moindre exercice impossible. Je lui fis prendre un verre (100 gram. environ) de suc d'ortie matin et soir. Dès le second jour, l'écoulement sanguin diminua de moitié ; le quatrième jour, la perte était entièrement arrêtée. Cette malade prit chaque matin pendant quinze jours, pour rétablir ses forces, 4 onces (120 grammes) de bière de petite centaurée et de racine de tormentille.

[On trouve dans les anciennes matières médicales que l'infusion et le suc d'ortie brûlante, ont été conseillés contre les rhumatismes, la goutte, la gravelle, la petite vérole, la rougeole, les catarrhes chroniques, l'asthme humide, la pleurésie, etc. Gesner préconisait la racine d'ortie contre l'ictère, sans indiquer les variétés de cette maladie où elle convient : il faisait piler une livre de racine et un scrupule de safran avec une suffisante quantité de vin blanc, de manière à en extraire le suc qu'il administrait à la dose de 4 onces le matin, pendant quatre ou cinq jours : il faisait ensuite couvrir le malade pour provoquer la sueur.

Parmi les modernes, la graine d'ortie brûlante, suspectée

par les uns d'être vénéneuse, est regardée par les autres comme emménagogue, purgative, diurétique, vermifuge et même fébrifuge. « Ses semences, ainsi que celles de l'*urtica dioïca*, exigent, dit Bulliard (*ouv. cit.*, *p.* 377), des précautions dans l'emploi. »

J'ai vu employer et réussir quelquefois, contre l'incontinence nocturne d'urine, chez les enfants, un remède populaire ainsi composé : Semence d'ortie pilée, 16 grammes ; farine de seigle, 60 grammes ; mêlez, et faites, avec un peu d'eau chaude ou froide et du miel, une pâte dont vous formerez six petits gâteaux que vous ferez cuire au four ou au foyer, sur une pierre plate. On fait manger un de ces gâteaux tous les soirs pendant huit, quinze ou vingt jours (1).

Zanetti, médecin à l'armée d'Italie (*Extrait d'une lettre insérée dans l'Ami des Arts*, *17 Nov.* 1796). assure avoir employé les fleurs de la grande et de la petite ortie en substance, infusées dans le vin, contre les fièvres intermittentes tierces, double-tierces, quartes, et même contre la fièvre pernicieuse. Le succès, dit ce médecin, était souvent plus prompt qu'avec l'écorce du Pérou. On ne doit jamais dépasser la dose de 4 grammes répétée deux ou trois fois par jour. Ce remède, suivant ce même médecin, est très-propre à relever les forces dans l'épuisement qui caractérise la fièvre pernicieuse. Il exige les mêmes précautions dans son administration que le quinquina, et ne doit être donné ni dans la diathèse inflammatoire, ni dans les obstructions opiniâtres ; enfin, d'après des expériences réitérées de Zanetti, il l'emporte sur l'écorce du Pérou, soit comme tonique, soit comme fébrifuge. Il est à désirer que de nouveaux essais viennent justifier de tels éloges.

Le suc et la décoction d'ortie ont été employés en gargarisme ou en collutoire dans l'angine, la stomacace, l'engorgement des gencives, etc. On fait, avec les feuilles de cette plante, cuites et réduites en bouillie, des cataplasmes résolutifs et détersifs pour appliquer sur les tumeurs lymphatiques et les ulcères de mauvais caractère. Les mêmes

---

(1) M. le docteur Morand a trouvé dans la belladone un moyen beaucoup plus certain que tous ceux que l'on a proposé jusqu'à ce jour contre l'incontinence nocturne d'urine (*voyez p.* 48). Employée depuis par plusieurs médecins et notamment par M. Bretonneau, la belladone a presque toujours réussi. Je l'ai moi-même mise en usage l'année dernière chez deux petites filles qui étaient atteintes de cette affection et qui en ont été débarrassées, l'une au bout de quinze à vingt jours, l'autre après le vingt-cinquième jour de traitement.

feuilles, pilées avec un peu de sel, sont efficaces contre la gangrène et les ulcères putrides ou sordides.]

Je ne l'ai jamais mise en usage dans ces affections; mais je l'ai vu employer avec avantage dans la chirurgie vétérinaire pour satisfaire à ces diverses indications, et surtout comme résolutive et détersive, en cataplasme.

Tout le monde sait qu'on se sert de l'ortie pour produire sur la peau l'*urtication* dans quelques maladies (apoplexie, léthargie, répercussions exanthémateuses, rhumatismes chroniques, paralysie, anaphrodysie, choléra asiatique, etc. (1).

J'ai vu des payans arrêter l'hémorrhagie nazale en introduisant dans les narines le suc d'ortie au moyen de coton imbibé de ce suc. Peut-être le tamponnement était-il ici le véritable hémostatique (2).

D'après tout ce que nous venons de rapporter sur l'ortie, n'a-t-on pas lieu de s'étonner que Cullen, Peyrilhe, Alibert et plusieurs autres médecins aient exclu cette plante de la liste des médicaments?... Quand, parfois, la science, outrepassant le doute philosophique, tombe dans le scepticisme, elle a ses préjugés comme l'ignorance et la crédulité. Il ne faut ni admettre, ni rejeter les choses qu'après les avoir examinés attentivement et sans prévention. On se laisse trop souvent influencer par l'autorité d'un grand nom. L'observation et l'expérience, n'ayant que la raison pour guide et la vérité pour but, doivent faire également justice de l'erreur, de quelque part qu'elle vienne.

ORTIE BLANCHE.

Lamium vulgare album (T.)
Lamium album (L.)

L'ortie blanche, qui n'est pas de la famille des orties, est très-commune, et se trouve principalement le long des haies. Les fleurs et les feuilles sont usitées.

---

(1) Le prurit, la cuisson et la douleur qu'on éprouve en touchant des orties, ou en frappant une partie avec cette plante verte (*urtication*), est causé par un suc âcre, irritant et caustique contenu dans une petite vésicule située et adhérente à la base de poils raides, minces et aigus, dont les feuilles sont hérissées sur toutes leurs faces. Lorsque la pointe de ces aiguillons pénètre dans la peau, la vésicule qui lui sert de base est comprimée, le fluide qu'elle contient traverse ces aiguillons, qui l'insinuent ainsi dans la peau.

(2) Depuis, j'ai vu ce suc arrêter seul l'hémorrhagie.

Propriétés.

Cette plante est tonique et astringente. On l'a employée contre les diarrhées, les hémorrhagies passives, et surtout contre la leucorrhée atonique. Elle est, dans cette dernière maladie, d'un usage vulgaire.

Le docteur Consbruch assure (*Journ. d'Hufeland*, t. 27, 1818) n'avoir rien trouvé de plus utile dans les fleurs blanches que les fleurs sèches d'ortie morte ou ortie blanche, dont il fait prendre une infusion saturée (8 ou 16 grammes pour 750 gram. d'eau bouillante) trois fois par jour, à la dose de deux tasses chaque fois, en continuant trois ou quatre semaines. Il assure que cette plante, oubliée des médecins et bannie des pharmacies, lui a réussi dans des cas où il avait employé inutilement des médicaments en apparence très-énergiques. On préfère les corolles mondées de leur calice aux parties herbacées.

L'Ortie jaune, espèce de labiée (*galeopsis galeodolon* L.), paraît, par ses rapports naturels, avoir les mêmes propriétés que l'ortie blanche.

L'Ortie puante, labiée qui appartient au *stachis* (L.), passait autrefois pour vulnéraire. Les campagnards, dans quelques cantons, se servent de ses feuilles macérées dans l'huile, en topique sur les brûlures.

OSEILLE COMMUNE.

SURELLE, VINETTE.

Acetosa rotundifolia, hortensis (T.)
Rumex acetosa (L.)

Tout le monde connaît l'oseille cultivée dans les jardins potagers, ainsi que la petite oseille sauvage ou surelle. On emploie les racines, les feuilles et les semences.

Propriétés.

L'oseille est acidule, tempérante, diurétique et antiscorbutique. Elle est fréquemment employée dans les affections bilieuses, inflammatoires, les embarras gastriques, et pour faciliter l'action des purgatifs. On la donne en décoction, ou on la met dans le bouillon de veau ou de poulet, etc.

Les racines d'oseille entrent dans les tisanes rafraîchissantes et diurétiques.

J'ai vu au village de Vieille-Église, où les fièvres intermittentes sont endémiques, des cultivateurs traiter ces fièvres en prenant, au moment de l'accès, un grand verre (150 à 200 gram.) de suc d'oseille. L'accès manque souvent après la première prise de ce remède. C'est surtout dans les fièvres tierces printannières, qui guériseent souvent d'elles-mêmes, que l'on emploie le suc d'oseille. L'oseille sauvage est préférée lorsqu'on peut se la procurer.

[M. Urban, médecin à Iles-sur-Suippe (Marne), administre le jus d'oseille depuis plus de quarante ans contre les fièvres intermittentes, à la dose de trois verres, pendant l'apprexie. Quelquefois il en donne un autre verre une heure avant l'accès ; mais il commence par préparer ses malades à l'action du remède par l'administration d'un vomitif et d'un purgatif, ainsi que par l'usage de fumeterre et de pissenlit (*Journal de méd. et de chirurg. prat., t.* 8, 1837, *p.* 278). J'emploie quelquefois, comme anthelmintique, le suc d'oseille à défaut de citron ; je le mêle avec autant d'huile de lin, d'œillette, de noix ou d'olive, et j'y ajoute un peu de sucre. Les enfants prennent facilement cette mixture.

Le suc d'oseille a été employé avantageusement dans le scorbut aigu et dans le *purpura hemorrhagica*, qui a avec cette dernière maladie la plus grande analogie.]

A l'extérieur, l'oseille est un maturatif vulgairement connu, et l'application de l'oseille sauvage sur les tumeurs scrofuleuses ulcérées produit un effet stimulant très-avantageux. Ce moyen est recommandé par Pinel.

PAQUERETTE,

PETITE MARGUERITE.

Bellis minor (T.) — *Bellis perennis* (L)

La petite marguerite, qu'on trouve en fleur pendant toute la belle saison, est très-commune dans les prés, sur les pelouses, etc.

Propriétés.

Cette plante, dont la saveur n'est que légèrement amère, et qui cependant a joui autrefois d'une grande réputation, est aujourd'hui rayée de la matière médicale. Les anciens thérapeutistes l'ont vantée contre les affections strumeuses, la phthisie pulmonaire, les douleurs goutteuses et rhumatismales, les obstructions des viscères du bas-ventre et l'hydropisie. Mais c'est surtout comme un des meilleurs vulnéraires qu'on l'a préconisée, et que Cornuti (*Canadens. plantar.*

hist. 1635) la considérait, sous ce rapport, comme une des plantes les plus précieuses. Le vin blanc dans lequel on a fait macérer la plante fraîche (2 poignées par litre) dont on prend un verre chaque matin, est encore vulgairement employé pour dissiper les douleurs de tête suite de chutes, de coups, de commotions du cerveau, etc. On met aussi ce vin en usage dans les douleurs rhumatismales, l'hydropisie, la gravelle, les engorgements viscéraux, etc.

J'ai vu des paysants employer la décoction chaude de cette plante fraîche pour faire avorter la pleurésie. Comme alors on se couvre beaucoup, afin de provoquer la sueur, peut-être l'eau chaude prise abondamment produirait-elle le même effet.

Schroeder et Garidel s'accordent à dire que le suc de paquerette, à la dose de 4 onces, lâche le ventre. D'autres auteurs assurent que la décoction des fleurs ou des feuilles et des racines est discussive, apéritive, diurétique et sudorifique. Murray ne croit pas à cette plante des propriétés bien actives. Pour moi, tout en lui refusant l'énergie qu'on lui a supposée, et que l'on peut, dans la plupart des cas, attribuer aux seuls efforts de la nature, j'attendrai que l'expérience ait prononcé définitivement avant de la rejeter comme entièrement dépourvue de propriétés.

LA GRANDE MARGUERITE, FLEUR DE SAINT-JEAN (*Chrysanthemum leucanthemum* L.), plante commune dans les prés, et que tout le monde connaît. D'une saveur un peu âcre et amère, elle était regardée comme apéritive, diurétique et dépurative; mais comme beaucoup de plantes possèdent les mêmes propriétés à un plus haut degré, elle est tombée dans l'oubli.

PARIÉTAIRE.

HERBE DE NOTRE-DAME, HERBE DE SAINTE-ANNE.

Parietaria officinarum (T.)
Parietaria officinalis (L.)

La pariétaire se trouve dans toute l'Europe, sur les masures et sur les murailles humides.

Préparations et doses.

À L'INTÉRIEUR : *Infusion*, de 15 à 30 gram. par kilogram. d'eau
Eau distillée (1 sur 2 d'eau), de 50 à 100 gram. comme véhicule de potion, etc.
Sirop (1 sur 2 de sucre), de 50 à 100 gram. en potion.
Suc exprimé, de 50 à 100 grammes.
À L'EXTÉRIEUR : en cataplasmes, fomentations, etc.

Propriétés.

Elle passe pou émolliente, diurétique. On la met en usage dans les maladies des voies urinaires avec irritation : la néphrite, la strangurie, la dysurie, la cystite, l'hydropisie, etc.

A l'extérieur, on l'emploie en décoction et en cataplasme comme émolliente.

Je n'ai fait mention de cette plante que parce qu'elle occupe une place usurpée dans la pharmacie moderne ; pour moi, je crois à sa complète inertie. La propriété émolliente même, qu'on lui suppose, est illusoire : *Si quid emolliendo præstat, id justius aquæ calidæ vehiculo tribues,* dit judicieusement Murray.

PARISETTE,

HERBE A PARIS, RAISIN DE RENARD, ÉTRANGLE-LOUP.

Herba paris (T.)
Paris quadrifolia (L.)

La parisette vient spontanément dans toutes les forêts de l'Europe. On emploie les racines, l'herbe et les fruits.

Propriétés.

La parisette est émétique, purgative, narcotique. On l'a conseillée dans la manie, les spasmes, la coqueluche, l'épilepsie. Les fruits de cette plante peuvent produire l'empoisonnement.

La parisette a une odeur vireuse, narcotique. Tout annonce dans cette plante un médicament énergique et que les observateurs ne devraient pas laisser dans l'oubli. L'action de ses fruits et de ses feuilles sur l'organisme paraît assez analogue à celle des narcotiques. Gilibert a éprouvé des anxiétés après avoir avalé deux baies mûres de parisette. J'ai répété cette expérience d'abord avec deux baies, ensuite avec trois. La première dose m'a produit un léger sentiment de constriction à l'épigastre suivi de pesanteur de tête et de propension au sommeil ; cet effet n'a duré qu'une demi-heure. La seconde dose, prise deux jours après, m'a fait éprouver les mêmes symptômes, mais plus prononcés et avec nausées, inquiétudes vagues, rougeur à la face, besoin de repos, et enfin effort de vomissement sans effet. Cet état n'a cessé complètement qu'au bout de deux heures, et n'a eu aucune autre suite qu'une irritation gastrique légère qui a duré deux jours. Je n'ai pas poussé plus loin ces essais.

Comment concilier ce que Vicat a observé avec ce que Gilibert et moi avons éprouvé par l'ingestion des baies de parisette? Cet auteur parle de deux fous qui, dans l'espace de vingt jours, furent guéris par l'usage d'un gros (4 gram.) de graines de cette plante par jour (1).

Il paraît que les feuilles sont moins dangereuses ; car Bergius a donné un scrupule (1 gramme 20 centig.) de ces feuilles sèches, chaque soir, à un enfant de dix à douze ans atteint de toux convulsive, qui n'eut que quelques évacuations alvines suivies d'un sommeil paisible.

Linné, et, après lui, Coste et Willemet, indiquent la racine de parisette comme vomitif à double dose de l'ipécacuanha, c'est-à-dire de 2 gram. à 2 gram. 50 centigram. Gilibert l'indique à la dose de 24 à 30 grains (1 gramme 20 cent. à 1 gram. 50 centig.) Le docteur Walkiers donna la racine de cette plante à la dose d'un gros (4 gram.), 1° à une fille de trente-cinq ans atteinte de fièvre intermittente quotidienne, laquelle vomit quatre fois et fut débarrassée de la fièvre ; 2° à un homme de quarante-cinq ans, atteint de fièvre tierce au dixième jour de la maladie, qui eut trois vomissements abondants et qui fut également guéri de la fièvre ; 3° à une jeune fille de dix-neuf ans atteinte de fièvre quotidienne, qui ne vomit point, mais qui eut cinq selles (*Dissert. de Emet.*, Lovanii, 1781.).

Vogel (*Mat. méd., p.* 3) assure que la racine de parisette, à double dose, équivaut à l'ipécacuanha.

On doit conclure de tous ces faits, que la parisette produit sur nos organes des effets divers selon la partie de la plante qu'on emploie, et surtout, selon les doses auxquelles elle est administrée. Narcotique et antispasmodique à dose altérante, elle devient vomitive et purgative à dose plus élevée. Dans le premier cas, elle reste en contact avec les organes digestifs, et transmet au système nerveux, par absorption ou autrement, son action délétère ; dans le second, elle concentre toute cette action sur l'estomac et les intestins, en y déterminant des contractions musculaires.

Je me propose de me livrer à des essais thérapeutiques, afin de déterminer d'une manière précise les cas où la parisette peut être employée avec succès à dose altérante. La propriété présumée de cette plante contre l'empoisonnement par la noix vomique a besoin aussi d'être constatée par de nouvelles expériences.

---

(1) Ne peut-on pas attribuer, comme pour l'opium, l'innocuité d'une dose aussi élevée à l'exaltation du système nerveux de ces deux maniaques?

PASSERAGE,

GRANDE PASSERAGE, PASSERAGE A LARGES FEUILLES.

Lepidium latifolium (T.)
Lepidium latifolium (L.)

La passerage croît aux lieux ombragés et humides. Toute la plante est usitée.

Préparations et doses.

A L'INTÉRIEUR : *Infusion des feuilles*, de 30 à 60 gram. par kilog. d'eau ou de vin, en 3 ou 4 prises.
Suc, 60 à 120 grammes.
Décoction des racines, de 16 à 32 gram. par kilog. d'eau.
Eau distillée (1 sur 1 d'eau), de 50 à 100 gram. en potion.

A L'EXTÉRIEUR : fomentations, lotions, cataplasmes.

Propriétés.

Cette plante, d'une saveur âcre, pénétrante, poivrée, est stimulante, tonique, antiscorbutique, résolutive, rubéfiante. On l'emploie à l'intérieur contre le scorbut comme le cresson, le cochléaria, le raifort. On l'a mise aussi en usage dans l'hypocondrie, l'hystérie, l'hydropisie, les scrofules, etc.

[La passerage, quoique rarement employée, est d'une grande énergie. C'est un de nos antiscorbutiques les plus puissants. On pourrait avec avantage la joindre au cresson de fontaine ou à la cardamine, soit pour être mangée en salade, soit pour servir à la préparation des sucs d'herbe.

On reconnaissait autrefois à cette plante des propriétés diurétiques très-énergiques. Ses feuilles, réduites en poudre, étaient données avec succès dans l'hydrothorux et l'anasarque, à la dose de 45 grammes chaque matin.

A l'extérieur, la grande passerage est résolutive, détersive et excitante. On a employé le suc ou la décoction de cette plante dans la gale, les dartres et quelques autres maladies cutanées. Je l'ai vu employer dans les névralgies et les rhumatismes comme rubéfiante.

Les anciens appliquaient contre la sciatique la racine de passerage fraîchement récoltée et pilée avec du beurre. Ce mélange restait sur tout le membre et particulièrement sur la cuisse pendant quatre heures. On mettait ensuite l'extrémité malade dans le bain ; on la frictionnait avec du vin, on l'essuyait et on l'enveloppait de flanelle. La rubéfaction de la peau était le résultat de cette application.

La petite Passerage, Passerage ibéride, Chasserage, Nasitort sauvage (*Lepidium iberis* L.), et la Passerage des décombres, Cresson des ruines (*Lepidium ruderale* L.) jouissent des mêmes propriétés que la grande passerage. En Espagne, suivant Peyrilhe, on joint souvent l'infusion de la passerage ibéride au quinquina, et l'on donne l'un et l'autre avant l'accès dans les fièvres intermittentes.

Le bas peuple, en Russie, au rapport du docteur Ruhl, médecin de l'empereur, se sert de l'infusion théiforme de la passerage des décombres, appelée *di koy kress*, qu'on administre pendant le froid des fièvres intermittentes.

En 1812, il régna beaucoup de fièvres intermittentes, et la cherté du quinquina fit employer cette plante. Les docteurs Ruhl, Rittsneister, Trinius et Blum s'en servirent. L'herbe entière avait été recueillie au mois de juin et de juillet de l'année précédente, et l'on en faisait bouillir une demi-once dans une livre d'eau que l'on réduisait à huit onces. Les malades attaqués de la fièvre tierce ou quotidienne en prenaient, pendant l'intermission, deux cuillerées à bouche de deux heures en deux heures. De quarante qui prirent ce médicament, il n'y en eut que deux qui ne furent pas guéris, quoiqu'on eût employé ce remède sans la moindre préparation. Son usage, pendant une seule intermission, suffisait déjà pour empêcher les accès. Hahnemann croit que cette plante est l'iberis des anciens, qui en connaissaient déjà l'utilité (*Extrait du Bulletin de la Société méd. d'émulat.*, *dans le Journ. de Méd.*, oct. 1815, *vol.* 84, *p.* 289.)

« Le professeur Williams, médecin à l'hôpital Saint-Thomas, a constaté les bons effets de cette plante (*lepidium iberis* ou *iberis amara*) contre l'asthme, la bronchite, l'hydropisie, et surtout l'hypertrophie du cœur. Elle ne diminue pas le nombre des pulsations comme la digitale ; mais elle modère leur violence, ce qui la rend très-recommandable dans l'hypertrophie avec hydropisie. Un autre médecin anglais, le docteur Sylvestre, lui attribue des propriétés spécifiques analogues à celle de la digitale et de la belladone ; il la considère également comme un des moyens les plus propres à régulariser les battements du cœur. Ces deux praticiens prescrivent l'*ibéris amara* en poudre, associée à la crème de tartre, dans le but de dissimuler son goût nauséeux, et en même temps de faciliter sa trituration. Elle détermine quelquefois des nausées, des étourdissements et de la diarrhée ; mais on fait rapidement cesser ces accidents en suspendant son emploi pour quelques jours.... Il y aurait donc utilité à se livrer à de nouveaux essais sur les propriétés de la passerage, qui a été rayée, on ne sait trop pourquoi, de la liste des médicaments, après y avoir figuré avec honneur pendant vingt siècles. » (*Journ. des conn. méd. chirurg.*, *mars* 1849, *p.* 114 *et* 115.)

La Passerage cresson alénois, Cresson des jardins, Nasitort (*Lepidium sativum* L.), qui croît naturellement dans les lieux stériles, et que l'on cultive dans les jardins potagers, est d'une saveur chaude, un peu âcre, piquante et très-agréable. On la mêle, comme l'estragon et la capucine, à la salade de laitue pour en relever le goût. Elle est antiscorbutique comme le cresson de fontaine, et peut, comme ce dernier, être mangée crue ou administrée en décoction ou mieux sous forme de suc ou en infusion vineuse. Cette plante a été employée avec avantage dans certaines affections atoniques, telles que l'hydropisie, la dyscrasie qui suit les fièvres intermittentes, l'engorgement chronique des viscères abdominaux quand un état phlegmasique douloureux ne s'y joint pas. J'ai fait disparaître en peu de jours une anasarque causée par une suppression de transpiration, survenue chez un ouvrier de cinquante ans après un sommeil de deux heures sur l'herbe humide, en lui faisant prendre le suc de cresson alénois dans le vin blanc, à la dose de 100 grammes matin et soir.

Le docteur Roques rapporte que, sous forme de salade, les feuilles de cette plante, avec le cresson de fontaine et la chicorée sauvage, ont dissipé une affection scorbutique rebelle jusqu'alors à des moyens plus compliqués. Le malade éprouvait des douleurs musculaires qui simulaient le rhumatisme ; tâches d'un rouge livide sur la poitrine et aux extrémités supérieures, gencives molles et saignantes, faiblesse générale, sentiment profond de tristesse.

Ce malade prenait trois fois par jour une forte dose de cresson alénois, de cresson de fontaine et de chicorée sauvage, simplement assaisonnée avec quelques grains de sel et un peu de vinaigre ; son principal repas consistait en quelques viandes rôties, en salade antiscorbutique et deux verres de vin de Bordeaux. Au bout de deux mois, ce régime fut suivi d'une guérison complète.

Ambroise Paré (*Petag.*, *p.* 678) prescrit cette plante pilée ou frite dans l'axonge de porc sur la croûte laiteuse des enfants. Il est prudent d'employer préalablement, dans ce cas, un traitement dépuratif convenable. La suppression subite de cette gourme peut amener des dangers, surtout lorsqu'il existe sur un organe principal comme le cerveau ou le poumon, une irritation prédisposante et attractive.

Bodart (*ouv.cit.*) a proposé de substituer le cresson alénois à l'écorce de Winter, reconnue tonique et antiscorbutique. « Nous pouvons, dit ce médecin, très-bien nous dispenser de faire venir des îles du détroit de Magellan l'écorce de Winter, que les étrangers nous vendent à la frontière douze francs la livre. L'importation de cette drogue, en 1806, a été de 1652 kilog. Nous eussions donc évité, relativement à ce seul médicament, l'émission de plus de 39,646 liv. argent de France si nous nous fussions contentés de nos antiscorbutiques indigènes. »

Les passerages, comme toutes les plantes du même genre, n'ont une grande énergie qu'à l'état frais. La germination du nasitort est si prompte que l'on peut se procurer cette plante fraîche en tout temps et en tout lieu. Semée sur du coton ou de la laine imbibée d'eau, elle pousse comme en pleine terre, dans un appartement, même en hiver. J'en ai fait germer et croître au mois de janvier sur une planche recouverte d'une couche légère de mousse entretenue humide.

1ʳ PATIENCE SAUVAGE,

PARELLE, PATIENCE FRISÉE,

Lapathum folio acuto crispo (T.)
Rumex patientia crispus (L.)

2· PATIENCE AQUATIQUE,

PATIENCE D'EAU, PARELLE DES MARAIS, HERBE BRITANNIQUE,
OSEILLE AQUATIQUE.

Lapathum aquaticum, folio cubitali (T.)
Rumex aquaticus (L.)

Ces plantes, très-communes, se trouvent dans les prairies, les lieux aquatiques. La racine et les feuilles sont employées.

Préparations et doses.

A L'INTÉRIEUR : *Décoction*, de 30 à 60 gram. par kilog. d'eau.
Suc exprimé des feuilles, de 50 à 100 gram.
Extrait, de 1 à 4 grammes.
A L'EXTÉRIEUR : *Pulpe des racines*, en cataplasmes, décoctions, lotions, etc.

Propriétés.

La racine de patience est tonique, diaphorétique, dépurative et même purgative à haute dose. On l'emploie dans les maladies de la peau, l'ictère, les obstructions des viscères abdominaux, le rhumatisme, la syphilis et les affections atoniques du canal digestif.

La patience sauvage est plus active que la patience aquatique; en décoction très-rapprochée (60 grammes pour 1/2 kilog. d'eau), édulcorée avec un peu de miel, elle est laxative. Les gens de la campagne font un remède universel de la patience, qu'ils emploient, comme on dit vulgairement, *à toutes sauces;* ils ne font point de tisanes sans y faire entrer la racine de cette plante, qu'ils considèrent comme propres à *purifier le sang.*

La pulpe de racine de patience s'applique utilement sur les ulcères de mauvais caractère. Une forte décoction de cette racine sert en lotions pour le même usage, et, en outre, pour effacer les pustules, les lentilles, les furfuraces de la peau. Les paysans composent un onguent pour la gale ainsi qu'il suit : Racines de patience bouillies dans du vinaigre jusqu'à ce qu'elles soient molles ; écrasez-les et passez par un tamis pour en avoir 16 grammes de pulpe ; mêlez dans un mortier avec graisse de porc 16 grammes, soufre pulvérisé 16 grammes.

[La patience sauvage a été employée avec quelque avantage dans l'atonie des voies digestives et dans les engorgements froids des viscères abdominaux. Dès la plus haute anquité on l'a mise en usage contre les maladies de la peau ; Arétée la recommande contre l'éléphantiasis. Les modernes l'ont aussi vantée contre les dartres, la teigne, la lèpre, la gale, etc. Cullen lui refuse toute espèce de vertu contre ces affections ; Alibert dit que, bien qu'elle ne suffise pas pour opérer le traitement de la gale, elle est néanmoins très-utile pour déterminer l'éruption à la peau : c'est lui reconnaître une action sur le système dermoïde.

Bodart et Wauters ont proposé de substituer la racine de patience aquatique à la salsepareille. L'intention de ces médecins est louable sans doute, mais leur opinion, à cet égard, ne saurait être admise. La racine de patience a ses principes constituants et des propriétés qui n'offrent, avec ceux de la salsepareille, qu'une faible analogie. « Les ulcères aux jambes, le scorbut, les éruptions cutanées et les fièvres intermittentes sont, dit Wauters, quatre maladies auxquelles les habitants peu aisés des pays marécageux sont sujets ; ils trouvent sous la main un remède très-approprié à ces maux dans la patience sauvage qu'on trouve en abondance dans les fossés, le long des ruisseaux et dans les eaux stagnantes. »

Munting, professeur à Groningue, dans une production

indigeste (*de verâ antiquorum herbâ Britannica et ejusdem efficaciâ contrâ stomachacen, etc. Dissert. historico-méd., Amstel.* 1681) considère, dans son enthousiasme, l'herbe britannique, seule ou associée aux autres antiscorbutiques, comme plus précieuse que l'or. Il assure avoir guéri, avec la décoction concentrée de cette plante le scorbut et les maladies qui en dépendent; la paralysie, l'hydropisie commençante, l'esquinancie, la pleurésie, la dysenterie, la diarrhée, les hémorroïdes, etc. Cette décoction doit être faite, en été, avec une poignée de feuilles et 4 onces de racines; en hiver avec 6 onces de racines, 2 gros de réglisse, 1 gros de gingembre, 4 onces de sucre et 4 livres de bon vin; coupez et pilez grossièrement le tout; faites tremper pendant une nuit dans le vin à vase clos; faites bouillir au bain-marie, à petit feu, jusqu'à la consomption du tiers du vin ou pendant une heure et demie; passez ensuite par un linge et conservez la colature dans une bouteille bien bouchée. La dose est de 3 onces le matin à jeun, durant quinze jours. Munting faisait appliquer sur les ulcères, une fois chaque jour, les feuilles vertes pilées, ou bien le suc exprimé de toute la plante, épaissi à petit feu, en consistance de miel.

Wauters (*op. cit., p.* 65), ayant souvent prescrit la racine de patience comme dépurative, le hasard lui fit découvrir qu'elle était vomitive à la dose de 4 gram. en poudre. Afin de rendre son effet plus certain, il faisait prendre par-dessus et peu à peu une décoction d'une poignée de feuilles de *vincetoxicum* ou dompte-venin. Plus tard, Wauters vit dans un manuscrit laissé par le docteur Michaux, professeur de botanique à Louvain, que ce dernier avait depuis longtemps découvert et constaté par de nombreux faits la propriété vomitive de la racine de patience pulvérisée.

La patience sauvage et la patience aquatique ne sont pas dépourvues de propriétés; mais elles sont loin de posséder celles qu'on s'est plu à leur accorder. Leur usage m'a paru utile dans la cachexie et les engorgements viscéraux qui suivent les fièvres intermittentes. Je les ai aussi employées avec avantage seules ou associées à la racine de bardane, à la fumeterre ou à la saponaire, dans les affections dartreuses, surtout chez les individus lymphatiques.

LA PATIENCE CULTIVÉE (*Rumex patientia* L.) jouit des mêmes propriétés que les deux espèces dont nous venons de parler. La décoction de ses racines, qui est rouge, se communique aux excréments, si l'on en croit Lamarck, et simule parfois le flux de sang; il est bon que le praticien soit averti de cette particularité.]

PAVOT, *

PAVOT DES JARDINS, PAVOT BLANC, PAVOT SOMNIFÈRE.

Papaver hortense semine albo (T.)
Papaver somniferum (L.)

Le pavot blanc, généralement connu, originaire de l'Asie, croît spontanément dans l'Europe méridionale, et est cultivé dans nos jardins pour l'usage pharmaceutique. On le cultive en grand dans les champs en Allemagne, en Flandre, dans les départements du Nord et du Pas-de-Calais, en Alsace, etc., pour extraire des semences une huile connue dans le commerce sous le nom d'huile d'œillet ou d'œillette.

Dans nos départements méridionaux on cultive dans la campagne le pavot blanc à grosse tête oblongue pour l'usage médical. Les capsules, recueillies un peu avant la maturité, séchées à l'ombre et mises en caisse, se vendent comme têtes de pavot blanc du Levant.

Les fleurs, les capsules ou têtes, et les graines de pavot, sont usitées.

Préparations et doses.

A L'INTÉRIEUR : *Décoction ou infusion des capsules*, de 2 à 50 gram. pour 500 grammes d'eau.

Extrait alcoolique (1 de capsule sur 4 d'alcool à 22°) de 15 à 20 centigram. (équivalant à celle de 25 milligram. à 5 centigram. d'extrait aqueux d'opium.)

Sirop (sirop diacode — 1 d'extrait sur 8 d'eau et 100 de sirop bouillant), de 15 à 60 grammes.)

Huile des graines (huile d'œillette), de 30 à 100 gram., comme adoucissante et laxative.

A L'EXTÉRIEUR : *Décoction*, pour lavements, lotions, fomentations, cataplasmes, etc.

Huile d'œillette, de 60 à 100 gram. pour lavements, liniments, etc.

Propriétés.

La capsule du pavot, contenant en moindre quantité les mêmes principes que l'opium, jouit à un plus faible degré des mêmes propriétés, et est employée dans les mêmes cas que ce dernier. Mais son action est plus incertaine que celle de l'opium, et il est difficile d'établir avec certitude des rapports de thérapeutique entre eux, à cause des variations qui se rencontrent dans la composition des têtes de pavot suivant le climat où la plante est venue (les pavots du Midi contenant plus de principes actifs que ceux du Nord), l'époque de leur récolte, la température plus ou moins élevée qui a régné, les soins apportés à leur dessiccation, etc.

Je donne à l'intérieur l'infusion de têtes de pavot sèches à la dose de 2 à 6 gram. pour 500 gram. d'eau. J'augmente cette dose selon les effets produits. Cette infusion miellée ou sucrée est calmante, et convient, prise par demi-tasses, dans les affections catarrhales, les toux nerveuses, les irritations intestinales, les diarrhées, la dysenterie, les vomissements spasmodiques, les fièvres intermittentes et éruptives, les douleurs du cancer, la blennorrhagie, le catarrhe utérin, etc.

Il est prudent de n'administrer d'abord les préparations de têtes de pavot à l'intérieur qu'à petites doses, que l'on augmente graduellement. Alors elles provoquent le sommeil, causent des rêvasseries, de la pesanteur de tête. A dose plus élevée, elles déterminent de l'assoupissement, des hallucinations, de l'engorgement au cerveau. Il n'est pas rare de voir des accidents se développer, des symptômes de narcotisme survenir à la suite de l'ingestion du sirop de pavot blanc ou de l'administration d'un lavement fait avec une seule capsule de cette plante. M. Petit a vu une sorte d'empoisonnement par des têtes de pavot vertes, administrées de cette manière (*Journ. de Chim. méd.*, t. III, p. 4). Louyer-Villermay a signalé plusieurs cas semblables à l'Académie de médecine. M. Rouxel, médecin à Boulogne-sur-mer, m'a cité un cas de narcotisme suivi de mort chez une dame, par l'effet d'un lavement préparé avec une seule tête de pavot blanc. J'ai vu un enfant de deux ans, jouissant de la meilleure santé, succomber au narcotisme avec congestion considérable au cerveau, à la suite de l'administration de 12 à 15 grammes de sirop de pavot blanc, que la veuve d'un pharmacien avait donné au lieu de sirop de coquelicot, pour calmer une toux causée par la dentition. Les nourrices emploient quelquefois la décoction de tête de pavot dans le lait ou dans la bouillie des enfants pour les endormir. Wendt (*Bullet. des Scienc. méd. de Ferussac*, 1824, p. 148 et 231) a cité des exemples d'enfants empoisonnés par cette coupable manœuvre. J'en ai observé un cas à Saint-Pierre-lès-Calais, en 1818, chez un enfant de cinq mois, auquel on avait donné le soir de la décoction de tête de pavot dans le lait, et qui est mort dans la nuit même. J'ai vu des enfants qui, ne pouvant plus dormir sans l'emploi journalier et progressivement augmenté de la décoction ou du sirop de pavot, étaient tombés, par l'altération des fonctions assimilatrices et par une sorte d'intoxication lente, dans l'amaigrissement et le marasme.

Les inflammations internes, les fièvres continues, les accidents de la dentition, contre-indiquent presque toujours l'usage du pavot. Quand on le donne dans ces cas, pour modérer la douleur ou calmer des symptômes nerveux, il faut préalablement employer les émissions sanguines. De même que l'opium, il est nuisible dans les coliques et les affections gastro-intestinales résultant d'une indigestion ou de l'accumulation de matières saburrales dans l'estomac ou dans les intestins. On peut établir, comme règle générale, que le pavot et ses préparations sont contre-indiqués chez les sujets disposés aux congestions célébrales, ou d'un tempérament sanguin, dans les réactions fébriles très-intenses, la constipation, les sueurs excessives, et pendant qu'une évacuation critique s'opère.

A l'extérieur, on emploie la décoction de tête de pavot en lavement dans les inflammations abdominales, les coliques nerveuses, pour calmer les douleurs ; en fomentation, en bain, en gargarisme, en cataplasme avec la farine de graine de lin ou la racine de guimauve, contre les inflammations externes. Le suc des feuilles de pavot, appliqué sur la piqûre des guêpes et des abeilles, fait cesser la douleur instantanément.

HUILE D'ŒILLETTE. La semence de pavot n'est point narcotique : l'huile qu'on en tire peut remplacer l'huile d'olive. Dans le commerce du Nord, elle est souvent mêlée en plus ou moins grande quantité à cette dernière. D'une belle couleur blonde et d'une saveur agréable, l'huile de pavot est, après l'huile d'olive fine, celle que l'on doit préférer pour l'usage alimentaire. Elle reste liquide à 10° et même à 15° au-dessous de zéro.

Wauters, dans une dissertation, en langue flamande, sur les huiles indigènes (*Bruxelles*, 1788, *p.* 6), rapporte avoir prescrit plusieurs fois à une femme de la campagne, atteinte de constipation, 4 onces d'huile de semences de pavot faite par expression à froid, et avoir obtenu chaque fois deux ou trois selles. Le ricin, que l'on cultive maintenant en France, nous fournit une huile efficace, tant comme laxative que comme vermifuge ; mais, à défaut de celle-ci, l'huile douce de moutarde, celles d'œillette, de navette ou de lin, peuvent être employées.

M. le docteur Dubois, de Tournay, a substitué l'huile d'œillette, dont la saveur est douce et qu'on trouve partout à bon marché , à l'huile de foie de morue , dont le goût est désagréable et le prix très-élevé dans certaines localités. Ce médecin pense que la plupart des huiles, soit animales, soit végétales, jouissent des propriétés plus ou moins analogues à celle de foie de morue. Il ne croit pas que c'est à l'iode, que cette dernière contient, que l'on doit attribuer les propriétés dont elle jouit. « Autant vaudrait dire, s'écrie-t-il, qu'avec deux ou trois grains d'iode (l'huile de foie de morue en contient autant par litre) administrés en cinq ou six mois, on peut guérir les affections les plus rebelles, telles que le rachitisme et les scrofules ! Si c'est à l'iode qu'on doit attribuer les propriétés médicales de l'huile de morue, alors à quoi bon recourir à une substance dégoûtante, trois fois plus détestable à prendre, quand il s'agit d'administrer tout simplement une dose infiniment petite d'un médicament qui ne répugne à personne ? » (*Annal. de la Société de méd. de Gand*, 1844.)

L'auteur rapporte vingt-quatre observations détaillées dans lesquelles l'huile de pavot, donnée à la dose d'une à deux cuillerées à café matin et soir, et portée graduellement jusqu'à deux onces par jour, a été suivie d'heureux résultats. Les malades appartenaient tous à la classe indigente ; ils habitaient des réduits obscurs, peu aérés, et se nourrissaient de mauvais aliments, circonstances qui prouvent plus clairement l'efficacité de l'huile d'œillette, et tendent à faire voir que c'est exclusivement à son usage qu'on doit attribuer les succès obtenus.

Opium indigène. « Nous sommes persuadé, dit Bodart (*ouv. cité*), qu'il est possible d'extraire de l'opium des têtes de pavot cultivé en France, et surtout dans nos départements du Midi.... La Calabre, certaines parties de l'Italie, la Toscane, où nous avons vu des champs entiers de pavots portant des têtes extrêmement grosses ; l'Espagne, le Portugal, les départements du Midi, et surtout celui de Vaucluse, de la Drôme, des Bouches-du-Rhône, sont les lieux où il conviendrait de renouveler les essais avec la précision convenable.... Les expériences de Falk, à Stockholm ; d'Alston, à Edimbourg, qui, dans l'espace d'une heure, recueillit un gros d'opium ; de Charas, de Dillen, de Haller, à Gottingue, de Tralles, en Silésie, doivent encourager à tenter de nouveaux essais pour obtenir un véritable opium indigène, soit par le choix du terrain ou du climat, soit par la manière de le préparer et de l'administrer. »

Le docteur Loiseleur-Deslongchamps a conclu d'expériences nombreuses, faites avec autant de soin que d'exactitude, 1º que l'opium indigène retiré du suc qui s'écoule des têtes de pavot égalait en vertu l'opium gommeux et pouvait être donné aux mêmes doses ; 2º que l'extrait retiré du suc provenant de la contusion et de l'expression des têtes de pavot vertes et des pédoncules, doit être employé à double dose de l'opium gommeux ; 3º que l'extrait obtenu du suc vert des tiges et des feuilles du même pavot doit être employé à dose quadruple de l'extrait gommeux du commerce ; 4º que l'extrait des têtes de pavot, obtenu par décoction, n'a pas plus de vertu que le précédent et exige une dépense double pour la manipulation ; 5º que l'extrait retiré par la décoction des têtes sèches offre le même inconvénient et est encore plus faible ; il en faut huit grains pour équivaloir à un grain d'extrait gommeux ; cependant on peut en préparer pour utiliser les têtes de pavot, qu'on jette après en avoir retiré la graine pour fabriquer l'huile d'œillet.

« Il paraît, d'après d'assez nombreuses expériences, que l'opium peut-être recueilli non-seulement en Algérie, mais encore en France. Que dans ce dernier pays il offre toutes les qualités de l'opium qui nous vient de l'Orient, et que même on trouve à l'analyse une plus grande quantité de morphine, ce qui tient sans doute à la falsification que l'opium exotique, comme tant d'autres substances subit avant d'être livré au commerce (1).

« Nous avons vu, par une communication faite à l'Académie des Sciences, que M. Aubergier, qui habite l'Auvergne, cultive en grand le pavot et qu'il en retire une notable quantité d'opium. Pour diminuer les frais de main-d'œuvre, il a imaginé un instrument contenant quatre lames de canif qui font saillie d'un à deux millimètres au plus. C'est avec cet instrument qu'on pratique des incisions à la capsule, sans craindre de pénétrer dans son intérieur et de nuire ainsi au développement de la graine. Cette incision faite, au lieu de laisser le suc se concréter sur la capsule, M. Aubergier le récolte aussitôt, et le fait sécher à part. De cette manière, la main-d'œuvre est économisée des deux tiers, et le rendement est assez considérable. L'opium obtenu par M. Aubergier est de bonne qualité, et l'indemnisera probablement des déboursés nécessités par ses expériences. » (*Journ. de méd. et de chir. pratiq.*, 1846, p. 376.)

« La commission désignée par l'Académie avait désiré

---

(1) M. Petit, pharmacien à Corbeil, a obtenu aussi de l'opium indigène du pavot d'Orient (*papaver orientale* L.) cultivé en France.

que M. Aubergier fit constater les résultats obtenus à l'aide de ses procédés dans une journée de travail, par MM. les présidents et secrétaires de l'Académie de Clermont et des Sociétés d'agriculture et d'horticulture de l'Auvergne. Ces résultats sont consignés dans un procès-verbal, d'où il résulte que deux ouvrières recueillent, en moyenne, 910 gram. de suc laiteux, se réduisant à 30 p. % par la dessiccation ; le produit de la récolte serait de 273 gram. d'opium de bonne consistance par chaque couple d'ouvrières.

« Le prix de la main-d'œuvre étant de 60 c. par chaque ouvrière, les frais de récolte de l'opium obtenu dans une journée s'élèveraient, par kilogramme, à 4 f. 38 c. L'une des ouvrières pratiquait les incisions, et l'autre enlevait le suc, qui s'écoulait quelques minutes après, au lieu de le laisser dessécher dans la capsule même, comme le pratiquent les orientaux. Cette expérience authentique ne laissera aucun doute sur la réalité des avantages que présente cette manière d'opérer. Elle a été faite sur des pavots provenant de semis d'automne. Nous avons applaudi et nous applaudissons encore à la noble persévérance de M. Aubergier. C'est un bonheur pour nous que de pouvoir annoncer à la France qu'elle ne sera plus tributaire des nations étrangères, qu'elle récoltera sur son propre sol, ou sur le sol de son Algérie, un produit important, et que ce produit, de qualité meilleure, coûtera moins que lorsqu'il était importé. » (*Revue scientifique.— Extrait par l'Abeille méd.*, 1846, *p*. 297.)

OPIUM.

L'opium, suc épaissi du *papaver somniferum*, doit être choisi sec, luisant, d'une couleur brune foncée, d'une odeur forte et vireuse, exempte d'empyreume, d'une saveur amère et nauséabonde.

Cette production est souvent falsifiée ; on la ramollit à une douce chaleur et on y ajoute des gommes-résines et des extraits de plantes inodores ; d'autres y mêlent de la terre, des débris végétaux, de la bouze de vache. Dans le premier cas, l'opium est beaucoup plus noir ; dans le second, la fraude se reconnaît par le plus simple examen.

L'extrait du *glaucium* ou pavot cornu est quelquefois vendu pour l'opium (Voyez *Pavot cornu*, *art. suivant*.)

On peut réduire les matériaux immédiats de l'opium à quatre substances, la *morphine*, la *méconine*, la *narcotine* et l'*extractif*. Les opinions sont encore partagées sur les effets de chacune de ces substances : l'action de l'opium tient à leur réunion et à leur mode particulier de combinaison.

Préparations et doses.

A L'INTÉRIEUR : *Poudre*, de 1 à 15 centig. en pilules ou dans un liquide (rarement.)

Extrait thébaïque (opium gommeux), de 1 à 10 cent. (mieux en pilules qu'en solution.)

Extrait alcoolique, comme l'extrait d'opium gommeux.

Extrait vineux,   idem.

Extrait acétique (extr. d'opium de Lalouette, à peine usité), idem.

Teinture alcoolique d'opium brut, de 6 à 15 gouttes en potion.

Teinture aqueuse d'extrait d'opium,   idem.

Élixir parégorique (teinture ammoniacale d'opium), 50 centigr. à 1 gramme en potion.

Vin d'opium simple, de 6 à 24 gouttes en potion.

Vin d'opium composé (laudanum liq. de Sydemham), de 12 à 50 gouttes en potion.

Vin d'opium par fermentation (laudanum, ou opium de Rousseau), 10 à 15 centig. en potion.

Sirop (5 centigr. d'extrait pour 50 gram.), de 15 à 30 gram. seul ou en potion.

Vinaigre d'opium, de 5 à 15 gouttes en potion.

A L'EXTÉRIEUR : *Poudre*, à la surface des cataplasmes.

Solution aqueuse, pour lotionner les ulcères et les chancres douloureux, etc.

Solution d'extrait (10 à 60 centigram. par 50 gram. d'eau), pour fomentations, injections, collyre, etc.

Teinture alcoolique : *teinture d'extrait* ; *laudanum liquide de Sydenham.* — En frictions, gargarismes, liniment ; en topique à la surface des cataplasmes. — Le *laudanum liquide* est appliqué avec la barbe d'une plume sur la surface oculaire contre les tâches de la cornée, les exaltations de sensibilité de l'œil, etc.

Pommade (1 d'extrait sur 50 d'axonge), pour pansement des plaies, les excoriations ; en friction dans les névralgies, sur l'abdomen dans les affections spasmodiques et nerveuses des organes digestifs.

Suppositoire (comme pouvant remplacer les lavements calmants).

Propriétés.

L'opium est un narcotique violent. A grande dose, il produit, peu après son ingestion, des nausées et quelquefois des vomissements, un état d'affaissement et de somnolence, et même le coma le plus profond, l'insensibilité à toute espèce de stimulation La face est pâle, la physionomie calme, les pupilles plus souvent contractées que dilatées, presque insensibles à la lumière ; la peau a sa chaleur naturelle et est même quelquefois froide ; le pouls est développé, plein, large, fort ou petit, serré et très-accéléré. Des mouvements convulsifs ont lieu dans quelques parties du corps, ainsi que quelques tremblements passagers. Dans certains cas, et surtout chez les jeunes enfants, on observe des convulsions générales, des symptômes de congestion au cerveau manifestés par le gonflement de la face et du cou, les yeux proéminents, fixes, immobiles, ecchymosés. La teinte bleuâtre de la peau, la tension et la dureté de l'abdomen, le relâchement des muscles du tronc et des membres', l'affaiblissement du pouls, la respiration interceptée, pénible, suspirieuse, stertoreuse ; l'expulsion de matières visqueuses par la bouche et le nez, enfin le refroidissement, la pâleur, la mort, tels sont les symptômes qui complètent le tableau de l'empoisonnement par l'opium.

Il s'écoule ordinairement de sept à douze heures entre le moment où le poison a été pris et celui où la mort a lieu. Un grand nombre de ceux qui survivent après douze heures se rétablissent, bien que l'on cite plusieurs cas devenus funestes après un temps plus long. Quelquefois aussi la mort arrive bien plus tôt, par exemple, en six, en quatre et même en trois heures.—Parmi ces symptômes, les uns sont plus prononcés que les autres suivant les dispositions individuelles.

Lorsque cet empoisonnement n'est pas suivi de mort, les symptômes diminuent graduellement après douze, vingt-quatre ou quarante-huit heures, et se terminent par une sueur générale et le rétablissement des excrétions supprimées. Le malade sort comme d'un rêve, et croit quelquefois que son sommeil n'a été que de courte durée.

Après la mort, le corps se putréfie promptement ; il y a engorgement des vaisseaux cérébraux, les poumons sont rouges ou violacés, plus denses, plus serrés, plus gorgés de sang ; le cœur et les gros vaisseaux veineux sont pleins d'un sang noir. La membrane muqueuse de l'estomac et de l'intestin est quelquefois enflammée ; mais cette phlegmasie a pu être produite, du moins en partie, par quelques-uns des moyens employés pour combattre les symptômes de l'empoisonnement, ou même n'avoir jamais existé qu'en apparence, l'injection passive survenue après la mort pouvant la simuler. Quelquefois on ne trouve aucune lésion sensible après la mort.

La quantité d'opium nécessaire pour faire naître l'appareil des symptômes de l'empoisonnement, est relative à l'âge, au tempérament, à l'idiosyncrasie du sujet, au genre de maladie dont il peut être affecté et à diverses autres circonstances. Une très-petite quantité de cette substance peut produire le narcotisme chez certains sujets, tandis que chez d'autres 25 centig. et plus, ne déterminent aucun symptôme grave. Ce que nous avons dit à cet égard du pavot indigène peut, à plus forte raison, s'appliquer à l'opium. Zacutus Luzitanus rapporte qu'un individu tourmenté d'une douleur d'oreille qui l'empêchait de se livrer au sommeil, se mit, par le conseil d'un charlatan, un morceau d'opium dans l'oreille. Le malade dormit ; mais il eut à son réveil quelques mouvements convulsifs, devint fou, stupide, imbécile, et mourut bientôt après. Gaubius dit qu'un malade fut endormi et mourut pour avoir pris un lavement dans lequel on avait fait entrer 4 grains d'opium. Quarin a vu un seul grain d'opium ou 20 gouttes de laudanum liquide de Sydenham, donné dans un lavement, produire un malaise remarquable et un commencement de paralysie des extrémités inférieures. Monro cite un cas où un emplâtre opiacé, appliqué aux tempes, a rendu furieux et déterminé des spasmes dans la bouche. J'ai été témoin d'un état de somnolence qui a duré vingt-quatre heures, chez une dame qui s'était introduit dans une dent cariée un peu de coton imbibé de laudanum liquide. Des accidents graves et même la mort ont souvent lieu chez les enfants et surtout chez les nouveaux-nés par la dose la plus légère d'opium ; il produit chez eux l'assoupissement, l'insensibilité et les convulsions. Chez les vieillards, l'opium, même en très-petite quantité, favorise les congestions cérébrales ou anéantit promptement le principe vital déjà très-affaibli. J'ai vu le sirop diacode, donné le soir à la dose de 30 grammes à un vieillard de soixante-dix-neuf ans, pour calmer la toux, causer promptement le narcatisme et la mort.

De hautes doses d'opium peuvent être supportées quand on y est arrivé par degrés et que l'habitude a produit l'émoussement (1), ou lorsqu'un état morbide particulier l'exige. Dans ce dernier cas, les narcotiques sont d'autant plus facilement supportés et produisent d'autant moins d'effet que la douleur est plus vive, que le spasme est plus prononcé, que le système nerveux est plus exalté. L'administration de

(1) On peut arriver progressivement à prendre des quantités considérables d'opium sans produire d'effets bien marqués. Garcias (*Hist. des drogues et épiceries, liv. I*) cite le fait d'un individu qui en prenait tous les jours 40 gram sans en être incommodé. On rapporte que certains malades ont pris plus de 10 kilog. d'opium dans le cours de leur maladie. Zeviani (*in memoriæ di matematica e fisica di verona, t. VI*) cite un sujet qui en prit 100 kilog. dans l'espace de plusieurs années, après être arrivé à en user 250 gram. par jour.

l'opium à grande dose dans le tétanos en est une preuve. On a donné dans cette affection jusqu'à 30 grammes, et même beaucoup plus, de laudanum liquide de Sydenham dans les vingt-quatre heures, sans produire la sédation du système nerveux.

Un spasme local, avec éréthisme général, exaltation de la sensibilité, tension du système nerveux, peut diminuer considérablement l'effet de l'opium. Je citerai, à ce sujet, le fait suivant comme très-curieux sous le double rapport de l'effet relatif des narcotiques et du résultat thérapeutique qui en fut la conséquence : M. Moleux, propriétaire à Wierre-aux-Bois, âgé de cinquante-cinq ans, d'un tempérament sanguin, d'une forte constitution, livré au repos depuis quelques années, ayant eu, depuis vingt ans, deux attaques de goutte aux pieds, est pris le 10 décembre 1839, vers le soir, d'une strangurie qui dans la nuit même devient une rétention complète d'urine.

Appelé le 11 au matin, je pratique une saignée de 700 gr.; je fais appliquer vingt-cinq sangsues au périnée et je prescris un bain tiède prolongé. Ces moyens n'amènent aucun changement. Une seconde saignée, aussi copieuse que la première, pratiquée à onze heures du soir, calme l'agitation et l'anxiété, mais ne fait point cesser l'ischurie. L'introduction de la pommade de belladone dans le rectum, réitérée pendant la nuit, procure l'émission répétée de quelques gouttes d'urine et un peu de soulagement dû, sans doute, autant à l'espoir d'une amélioration prochaine, qu'à l'action du médicament.

Le 12 au matin, les symptômes ont repris toute leur intensité, et le malade, pourtant, ne consent pas à l'opération du cathétérisme, à laquelle, d'ailleurs, je répugne toujours moi-même en pareil cas, en raison des difficultés qui tiennent à la nature de l'affection et des accidents qui peuvent en résulter. Plusieurs lavements émollients n'ayant provoqué qu'une selle peu abondante, et l'état habituel de constipation me faisant soupçonner l'accumulation de matières fécales dans les intestins, je prescrivis 45 grammes d'huile de ricin mêlés avec 30 gram. de sirop de limon. En même temps j'ordonne, pour employer en frictions sur l'hypogastre et le périnée, un liniment composé de six grammes de laudanum liquide de Sydenham, de 2 gram. de teinture de belladone et de 40 gram. d'huile d'amandes douces. Obligé de m'absenter vers dix heures du matin pour un accouchement que la sage-femme qui me fait appeler considère comme dangereux, je désigne soigneusement à la garde la mixture que le malade doit avaler. et le liniment qui est destiné à l'usage externe. Je promets à M. Moleux, que je laisse à regret dans un état extrême d'agitation de corps et d'esprit, de revenir le plus tôt possible.

Une heure environ après mon départ, on vient m'annoncer que le malade urine abondamment, qu'il est calme et parfaitement bien. Je ne le vois qu'à cinq heures et demie du soir. Je le trouve au lit, immobile et dans un état de somnolence dont il ne sort un instant que pour répondre avec justesse aux questions que je lui adresse ; la respiration est facile ; le pouls, à 78 pulsations, est large, développé, mou ; la face est colorée, les conjonctives un peu injectées, les pupilles dilatées, la peau chaude et moite. Il y a eu écoulement abondant d'urine ; l'hypogastre est légèrement douloureux au toucher, mais souple, peu tuméfié.

Les symptômes d'un narcotisme modéré, et qui n'a pas été plus prononcé, sont évidents. On s'aperçoit seulement alors, d'après mes questions, et je m'assure moi-même, que M. Moleux a avalé le liniment au lieu de la mixture laxative ! Mais comme, à mon grand étonnement, il n'en est résulté, pendant près de sept heures, que les suites que je viens de rapporter et que je regarde comme heureuses, eu égard à la cessation instantanée du spasme vésical, je m'abstiens de toute médication. Une abondante transpiration, qui dure toute la nuit, dissipe l'assoupissement. A mon arrivée, le lendemain 13 au matin, je trouve M. Moleux ayant seulement les pupilles dilatées, la vue un peu trouble, de la propension au sommeil, mais, du reste, enchanté d'une cure aussi prompte qu'inespérée.

Cette dose toxique de laudanum et de belladone, qui a guéri à l'instant même M. Moleux, l'aurait infailliblement empoisonné s'il avait été dans son état normal (1). La dépression des forces circulatoires et de la vie organique par les émissions sanguines, d'une part, et la persistance du spasme local porté à un haut degré, avec exaltation de la vie nerveuse, d'autre part, ont fait d'un poison un remède énergique et prompt.

L'action simultanée de l'opium et de la belladone, dont les effets sur l'organisme ne sont point identiques, n'a-t-elle pas pu aussi apporter quelque modification dans le résultat de leur ingestion ?.... Quoi qu'il en soit, il ressort du fait

---

(1) Depuis lors, M. Moleux ayant été atteint d'une bronchite, n'a eu besoin que de 24 gram. de sirop diacode, pris le soir, pour calmer la toux et provoquer le sommeil.

que je viens de rapporter cet enseignement : que dans beaucoup d'affections spasmodiques et de surexcitations nerveuses, auxquelles on n'oppose, le plus souvent, qu'une médication timide, on retirerait de grands avantages de l'opium administré à doses rapprochées et progressivement augmentées. Dans ces cas, le médecin prudent ne confondra pas la hardiesse avec la témérité ; semblable à un habile général, il saura attaquer avec vigueur et s'arrêter à propos.

Comment agit l'opium ? Considéré comme agent thérapeutique, est-il exclusivement sédatif, narcotique, tonique ou excitant ? L'opinion que l'opium agit uniquement en produisant l'expansion du sang, a régné longtemps, et a été presque entièrement adoptée par Frédéric Hoffmann. Cullen rapportait tous les effets de ce médicament au système nerveux. Brown le regardait comme le plus puissant stimulant de tout l'organisme : *Opium, me herclè non sedat!* s'écriait-il. Suivant cet auteur, la vive réaction qu'il provoque amène l'épuisement des forces, la *faiblesse indirecte*. Ainsi que Brown, l'école italienne considère l'opium comme hypersthénisant, et l'asthénie apparente qu'il finit par produire comme résultant de l'oppression des forces. Suivant Wirtensohn et M. Barbier, d'Amiens, ce médicament affaiblit la sensibilité, diminue la vitalité des organes, et s'il y a activité de la circulation, fréquence et développement du pouls, congestion sanguine au cerveau, etc., c'est parce que le sang, ne pouvant plus franchir les capillaires débilités, frappés de stupeur, reflue dans les vaisseaux, fait réagir le cœur qui, par des efforts redoublés, mais inutiles, le repousse vers ces mêmes capillaires, où il devient de plus en plus stagnant. Brachet, comme Cullen, attribue les effets de l'opium à la sédation exclusive du système nerveux. D'après Stahl et Bosquillon, cette substance est à la fois stimulante et sédative. Hufeland adopte et développe cette opinion ; il distingue dans l'opium l'effet sédatif et l'effet excitant, et la seule explication satisfaisante qu'on puisse donner, suivant lui, de sa manière d'agir, consiste à dire qu'il est une combinaison particulière et intime d'un principe narcotique et d'un principe excitant, d'une substance qui agit d'une manière spéciale sur le système nerveux, et d'une autre dont l'action porte particulièrement sur le système sanguin. « L'opium, dit ce célèbre médecin, appartient à la catégorie des médicaments dont le mode d'action ne peut point s'expliquer, comme celui des autres, par les idées reçues de stimulus, d'irritation, d'excitement ; semblable aux agents supérieurs de la nature, à la chaleur, à la lumière, à l'électricité, il agit immédiatement sur la vitalité elle-même, et, sur tous les points, détermine des modifications et des manifestations de cette vitalité, la pénètre et la remplit, avec cela de particulier qu'il exalte la sphère organico-végétative de la vie, le travail fondamental de la vie plastique, tandis qu'au contraire il déprime la sphère de la sensibilité. » (*Man. de méd. pratiq.*, 2ᵉ édit., 1848, p. 610.)

En effet, tout porte à croire que l'opium, regardé à tort par la plupart des médecins comme irritant primitivement le système entier, et produisant les effets narcotiques comme conséquence de la surexcitation, est simultanément et puissamment sédatif du système nerveux et excitant du système sanguin (1).

A dose thérapeutique, les effets de l'opium sur l'économie sont les suivants :

1° *Sur le cerveau et le système nerveux*, il émousse la sensibité, provoque le sommeil, calme la douleur et produit quelquefois des rêvasseries, des songes agréables ; appliqué localement il engourdit la partie, la rend insensible, fait cesser la douleur ou le spasme dont elle est atteinte.

2° *Sur le système circulatoire*, il élève le pouls, qui devient plus plein, plus fort, avec légère accélération dans l'état de santé ; mais avec ralentissement et régularité s'il était accéléré auparavant par la débilité. La turgescence vitale, manifestée par l'expansion, la raréfaction du sang, est considérée par Hufeland comme un effet spécial de l'opium, et qui se fait remarquer même dans les cas de débilité extrême, d'anémie. Cet état constitue une pléthore artificielle qui produit, comme conséquence nécessaire, l'accroissement de la chaleur vitale.

3° *Sur les surfaces exhalantes du tube digestif et des voies aériennes*, il diminue la sécrétion de ces surfaces, en engourdissant les vaisseaux excréteurs, et donne ainsi lieu à la perversion des digestions, à la sécheresse de la gorge, à la soif, à la suspension ou à la suppression de l'expectoration, à la constipation.

---

(1) Cette opinion, fondée sur l'observation, n'est pas nouvelle. La propriété à la fois sédative et excitante de l'opium, n'a pu échapper à l'admirable sagacité de Sydenham : *Rudis enim sit oportet et parùm compertum habent hujus medicamenti vim, qui idem sopori conciliando, demulcendis doloribus, et diarrhœæ sistendæ applicare tantùm novit, cùm ad alia plurima, gladii instar Delphici, accommodari possit, et præstantissimùm sit remedium, cardiacum unicum penè dixerim, quod in rerum naturâ hactenus est repertum* (Sydenh. opera univers., edit. tertiâ, Lond. MDCCV. p. 148)

4° *Sur le système cutané et les vaisseaux capillaires*, il produit, d'une part, en raison de l'activité artérielle, l'accroissement du mouvement vers la périphérie, et, de l'autre, par l'effet sédatif, la cessation du spasme de la peau, le relâchement des orifices vasculaires ; de là, l'augmentation de la perspiration, la diaphorèse, l'éruption miliaire, les aphtes. —

5° *Sur l'appareil génito-urinaire*, il stimule l'action des organes qui composent cet appareil, produit des rêves voluptueux, des érections, des éjaculations. Favorise-t-il la sécrétion urinaire ou ne fait-il qu'exciter la vessie, qui se débarrasse alors de l'urine qu'elle contient ?

Tels sont les effets de la médication opiacée ; ils sont tels, que l'un est inséparable de l'autre, et que le médecin ne saurait les obtenir isolément. Toutefois, il n'ont pas une égale constance. La propriété narcotique, qui est la plus remarquable, ne se manifeste pas toujours ; certains sujets, au lieu d'éprouver un effet sédatif, sont surexcités par l'opium, tandis que chez d'autres, ainsi que nous l'avons déjà fait remarquer, il détermine, à très-petites doses, un narcotisme profond. Il produit parfois des vomissements violents, sans autre effet, ou un délire qui peut aller jusqu'à la fureur. J'ai rencontré des femmes chez lesquelles il faisait naître des symptômes d'hystérie. Ces effets exceptionnels, qui attestent, tantôt une réaction vive et anomale, tantôt un système nerveux très-facile à déprimer, sont tout-à-fait idiosyncrasiques, et n'infirment en rien ce que nous avons dit de l'action ordinaire de l'opium.

De cette action bien appréciée découlent les indications et les contre-indications de l'emploi thérapeutique de ce médicament. Exposons à ce sujet quelques préceptes généraux.

L'opium est indiqué :

1° Dans l'état morbide dit nerveux ou spasmodique, pourvu qu'avec l'exaltation de la sensibilité il y ait en même temps diminution de l'énergie du système sanguin. Plus ce désaccord est prononcé, plus l'opium convient.

En conséquence, il est toujours donné avec succès dans les cas qui en réclament l'emploi, lorsque des pertes abondantes d'humeurs ou des émissions sanguines ont préalablement amené l'affaiblissement de la vie organique.

2° Dans les douleurs, dont il est le spécifique, surtout quand elles sont essentiellement nerveuses, comme dans les névralgies, la gastralgie, la colique, etc. La douleur qui tient à toute autre irritation ou à l'inflammation, est moins sûrement dissipée par ce médicament, à moins qu'elle ne persiste après un traitement antiphlogistique.

3° Dans l'insomnie, dont il est le remède spécial, quand elle est exclusivement nerveuse ; il serait nuisible dans l'insomnie causée par une irritation inflammatoire : il produirait alors des troubles, de l'anxiété, de la stase ou des congestions sanguines.

L'opium est contre-indiqué :

1° Dans la pléthore et l'état inflammatoire ou les inflammations, surtout quand les émissions sanguines n'ont pas été préalablement et suffisamment employées. Il augmente l'irritation phlegmasiques et porte le sang à la tête. Ainsi, le début des fièvres étant toujours un mouvement de réaction inflammatoire, on devra, dans ce cas, s'en abstenir, de même que dans le cours de toute maladie fébrile où l'angioténie domine.

2° Lorsqu'il y a des aliments dans l'estomac ou accumulation de matières muqueuses, bilieuses, ou des vers dans le tube digestif. Dans ces cas, l'opium produit les accidents de l'indigestion, ou retient les matières saburrales et vermineuses, dont l'évacuation est de toute nécessité.

3° Dans la tendance du sang à la dissolution et à la putrescence, comme dans la fièvre essentiellement putride, le *purpura hémorrhagica*, le scorbut, etc.

4° Chez les nouveaux-nés et chez les enfants en général (1), surtout pendant la dentition, à cause du peu d'énergie du principe vital chez les premiers, et de la tendance aux congestions cérébrales chez les seconds.

5° Chez les vieillards, en raison du décroissement de la puissance nerveuse, de la sensibilité, de la vie, et, par conséquent, de la tendance à la stase du sang, aux congestions vers le centre circulatoire et le cerveau. Lorsque dans la vieillesse l'emploi de l'opium est impérieusement commandé, on ne doit l'administrer qu'avec une grande circonspection et d'abord à dose très-minime.

---

(1) Cette contre-indication ne saurait être absolue. Seulement, il faut autant que possible, chez les enfants, s'abstenir de l'usage des opiacés, ou ne les administrer qu'avec beaucoup de prudence. Je n'ai pu, dans quelques cas, faire cesser des diarrhées qui avaient amené un épuisement effrayant chez des enfants dans les premiers mois de la vie (ce qui arrive surtout chez ceux qui sont artificiellement allaités), qu'en leur administrant, à des intervalles plus ou moins rapprochés, une goutte de laudanum dans un lavement mucilagineux. Lorsque je suis forcé d'administrer l'opium pendant la dentition, je fais presque toujours appliquer préalablement les sangsues derrière les oreilles et donner quelques bains tièdes.

Retracer les éloges et rappeler l'espèce de culte dont l'opium a été l'objet, exposer les théories qui l'ont fait considérer tantôt comme une panacée universelle, tantôt comme un médicament dangereux, signaler les cas nombreux dans lesquels il a été employé avec succès, et ceux où il s'est montré nuisible, serait faire à la fois l'histoire de la médecine et passer en revue toute la pathologie. Un tel travail dépasserait de beaucoup le but tout pratique que je me suis proposé, et serait d'ailleurs au-dessus de mes forces. Je me contenterai donc de jeter un coup d'œil rapide sur les principales circonstances dans lesquelles l'opium est mis en usage avec succès, et celles où il est inutile ou nuisible.

Affections nerveuses, spasmodiques. Ici l'action de l'opium est d'autant plus efficace qu'elle est directement portée sur le systême qui est le siége de la maladie. Ce médicament est d'une grande utilité dans l'insomnie nerveuse, les névralgies, les vomissements et les toux spasmodiques, en un mot, dans la plupart des névroses. Cependant, certaines affections nerveuses résistent à l'effet de l'opium, ou même empirent sous son influence, telles sont l'hystérie, la chorée, l'épilepsie et autres affections convulsives. C'est que, dans la plupart de ces cas, la maladie est subordonnée à une lésion locale d'où partent les irradiations ou les sympathies que l'on regarde à tort comme idiopathiques. L'irritation phlegmasique ou la lésion organique d'un point de la matrice produisant tous les symptômes de l'hystérie, en fournit un exemple qui se présente fréquemment à l'observation.

C'est donc contre l'affection locale, cause efficiente des symptômes nerveux, qu'il faut diriger la médication. Malheureusement, il est souvent difficile de découvrir le siége et la nature de cette affection, et plus difficile encore de la détruire, surtout si déjà elle est passée à l'état de lésion organique.

L'opium ne peut, comme on voit, produire d'heureux effets dans les affections nerveuses qu'autant qu'elles sont essentielles, et que l'on a préalablement combattu les contre-indications qui s'opposent à son emploi.

Le tétanos, affection nerveuse par excellence, réclame, ainsi que nous l'avons dit plus haut, l'emploi de l'opium à dose élevée et proportionnée à l'intensité de la maladie. Dans les spasmes violents du bas-ventre surtout, et dans ceux qui se rattachent principalement à la moëlle épinière et au nerf intercostal, l'opium, suivant la remarque d'Hufeland, a infiniment plus d'efficacité lorsqu'on l'administre sous forme de lavement, que quand on le fait prendre par la bouche.

Affections nerveuses traumatiques. « Lorsqu'après avoir reçu une blessure grave ou perdu beaucoup de sang, dit Hufeland, le malade est étendu sur son lit en proie à des spasmes, raide et à demi-mort, ou lorsque, dans de semblables circonstances, les douleurs deviennent excessivement violentes au second ôu au troisième jour ; le pouls et tout l'extérieur annoncent un état nerveux, l'inflammation n'a point une couleur vive, et la suppuration est plus ichoreuse que purulente ; il n'y a que l'opium qui puisse changer la scène avec rapidité, parce que, d'un même coup, il appaise la douleur, fait cesser le spasme, relève la force vitale, et corrige le travail de l'inflammation et de la suppuration par son action toute spéciale sur le systême sanguin et la plasticité du sang. » *(Ouv. cit.)*

M. Malgaigne fait un fréqueut usage de l'opium à l'hôpital Saint-Louis, et, quelque élevées que soient les doses auxquelles il le donne, il ne produit jamais le moindre accident.

« Chez les opérés, comme chez les blessés, pour calmer la douleur et provoquer le sommeil dans les cas de diarrhées, et en général dans toutes les circonstances où elles sont indiquées, M. Malgaigne administre les préparations d'opium de la manière suivante :

« Il prescrit une pilule d'extrait gommeux d'opium de cinq centig. de trois heures en trois heures, et plus ordinairement de quatre heures en quatre heures, jusqu'à production d'effet ; ou bien, une potion de cent vingt grammes contenant de trente à soixante gouttes de laudanum de Sydenham, à prendre par cuillerées à bouche dans les vingt-quatre heures.

« Parmi les cas particuliers dans lesquels nous avons vu donner ainsi l'opium, il en est quelques-uns qui méritent d'être cités.

« Nous nous rappelons, entre autres, celui d'un homme qui entra dans le service pour une fracture des deux os de la jambe, fracture simple, mais la plus grave peut-être qu'on ait jamais rencontré. Douze heures après l'accident, le pied et la jambe étaient gonflés, tendus, violacés, froids comme de la glace ; l'épiderme était soulevé et la gangrène semblait imminente ; cependant on ne désespéra pas de la conservation du membre. M. Malgaigne se contenta de placer deux attelles sur les côtés de la jambe, et prescrivit l'opium à haute dose. Le malade en prit dix pilules de cinq centigr. le premier jour, et neuf le lendemain, dix-neuf grains, plus d'un gramme en deux jours. Le troisième jour cet homme allait bien ; l'opium avait calmé la douleur et provoqué une moiteur salutaire ; la jambe et le pied avaient repris une température convenable ; il y avait eu un peu de sommeil, et, l'appétit renaissant, on donna une portion d'aliments solides au malade. L'opium fut continué encore pendant quelques jours, puis suspendu : la consolidation s'effectua ensuite régulièrement.

« Une chose singulière, c'est que l'opium à cette dose fait peu dormir ; il produit plutôt un sentiment de bien-être qui se réfléchit sur la figure des malades ; il éveille aussi l'appétit et semble être, comme le dit M. Malgaigne, un excellent digestif. Nous avons eu une preuve de tout cela chez un blessé de juin, atteint dans les parties molles par un biscaïen. Cet homme prit huit grains d'opium par jour pendant six jours, sans fermer l'œil, mais aussi sans souffrir. Le septième jour, il dormit, et son sommeil fut calme, presque normal. L'appétit revint, le malade mangea, digéra bien tout en prenant son opium, et il alla à la garde-robe sans être obligé de recourir aux lavements.

« M. Malgaigne prescrit aussi, avons-nous dit, le laudanum à haute dose. Il le préfère dans les cas de dévoiement ou diarrhée. Le laudanum renferme, outre l'opium, une petite proportion de safran, qui, toute minime qu'elle soit, pourrait néanmoins expliquer la différence des résultats qu'on obtient avec l'extrait d'opium et le laudanum administrés séparément. Le fait est que nous avons vu un homme dont le dévoiement avait résisté à quatre décigram. d'extrait gommeux d'opium, donné par pilules de cinq centigram. toutes les trois heures, et qui fut supprimé complètement au moyen d'une potion contenant quarante gouttes de laudanum de Sydenham. Au reste, dans les diarrhées rebelles, M. Malgaigne associe les deux préparations, mais alors le laudanum est donné en lavement. Ainsi, chez un blessé, dont on voulait à tout prix arrêter le dévoiement, nous avons entendu prescrire pour la journée et la nuit suivante, jusqu'à effet : six quarts de lavement avec six gouttes de laudanum chaque, et huit pilules d'extrait gommeux d'opium de cinq centigrammes. Le malade prit tout, et les selles furent supprimées. » (*Journ. de méd. et de chir. prat.*, t. xx, *p.* 21 *et* 22.)

C'est surtout dans le tétanos traumatique que l'effet narcotique et anti-spasmodique de l'opium ne peut se manifester qu'autant qu'on l'administre à des doses énormes. Le laudanum, donné dans ce cas en lavement, de 15 à 30 grammes, produit ordinairement plus d'effet que de toute autre manière. Le trismus, d'ailleurs, empêche souvent de l'administrer par la bouche.

Dysenterie, diarrhée, choléra. Il ne faut donner l'o-pium dans la dysenterie que lorsqu'il y a absence d'inflam-mation ou d'état bilieux, saburral. Dans la première période, la dysenterie se manifeste souvent par des symptômes in-flammatoires ou bilieux qu'il faut d'abord combattre dans le premier cas par les antiphlogistiques, tels que la saignée, les sangsues sur le bas-ventre ou à l'anus, et dans le second par l'ipécacuanha. Ce dernier peut être remplacé par la racine de brione, le narcisse des prés, l'asaret ou la racine de violette. Je fais toujours précéder de l'un de ces vomitifs l'administration de l'opium. Celui-ci ramène ensuite le calme en faisant cesser l'irritation intestinale qui provoque les évacuations; mais cet effet ne doit avoir lieu que graduel-lement et au moyen de petites doses souvent répétées. Une suppression trop brusque de la sécrétion du mucus et du sang peut avoir des inconvénients. C'est surtout dans les dysenteries épidémiques que l'opium triomphe. On le donne alors par la bouche ou en lavement, associé aux mucilagi-neux. « L'effroyable dysenterie rhumatismale, causée par l'humidité et le froid, qui fit tant de ravages dans l'armée prussienne en 1792, tant qu'on la combattit, comme c'était alors l'usage, par la rhubarbe en poudre, ne redevint curable et ne cessa que quand on lui opposa généralement l'opium (*Hufeland, op. cit., p.* 622). » En Algérie, nos soldats atteints de dysenterie sont traités, après avoir com-battu l'inflammation, par l'ipécacuanha et l'opium : ce der-nier médicament est le plus souvent administré en lavement.

Dans les diarrhées, l'opium agit comme dans la dysente-rie, et exige dans son emploi les mêmes précautions. Il serait nuisible dans la diarrhée critique, qui soulage toujours le malade et souvent le guérit. On peut en dire autant de toute autre supersécrétion qui aurait le même caractère.

Dans le choléra, l'opium doit être administré dès le début et à haute dose, parce que, dans cette affection, le trouble nerveux prédomine. Dans un cas de choléra avec convulsions horribles, vomissement affreux, sueur froide, pouls à peine sensible, Sydenham donna d'abord 25 gouttes de son lau-danum dans une cuillerée d'eau de canelle spiritueuse; il se tint ensuite l'espace d'une demi-heure auprès du malade, et voyant que cette première dose ne suffisait pas pour arrêter le vomissement et appaiser les convulsions, il fut obligé de réitérer plusieurs fois le remède et d'en augmenter toujours la dose, ayant soin de laisser assez d'intervalle entre chaque prise, pour voir ce qu'il pouvait espérer de la précédente avant que d'en donner une nouvelle. Par ce moyen, les symptômes se calmèrent. Cependant, afin de prévenir la rechute, Sydenham fit encore prendre de temps en temps du laudanum, à doses décroissantes, et recommanda le repos le plus absolu durant quelques jours (*op. cit., p.* 216.)

En employant ainsi l'opium, j'ai réussi, dans le choléra épidémique de 1832, à arrêter la marche si rapide de cette affection chez quelques malades. Comme Sydenham, je l'administrais toujours avec une très-petite quantité de véhicule. Dans le choléra algide, j'employais de préférence la teinture ammoniacale d'opium (élixir parégorique du codex), afin, tout en calmant les symptômes nerveux, d'exciter plus promptement le système circulatoire et de provoquer ainsi une réaction plus prompte (1). Je tenais en même temps le ventre libre au moyen de lavements composés de miel de mercuriale et de sel de Glauber, parce que j'avais remarqué que la suppression subite des selles augmentait l'intensité de la maladie.

M. Bataille a communiqué à la Société médico-pratique de Paris, l'observation suivante : « Un maître maçon, après une contrariété violente, fut pris tout-à-coup des symptômes du choléra asiatique : diarrhée séreuse et blanche, vomissements, teinte cyanosée, absence complète d'urine. La mort semblait imminente, lorsque M. Bataille administra l'opium à la dose d'un quart de grain de demi-heure en demi-heure. A la onzième prise, la sueur et les urines se rétablirent, et tous les accidents se dissipèrent ; le malade marcha promptement vers la guérison. C'est le second exemple de guérison semblable que M. Bataille a obtenu par le même moyen. » (*Journ. de médecine et de chirurg. prat., t.* xix, *p.* 370.—1848).

Colique métallique, colique de plomb. L'opium calme toujours les symptômes nerveux de cette affection, et peut souvent la guérir. Tronchin la traitait par l'opium uni au camphre. Stoll employait une mixture composée de 50 centigram. d'opium, de 180 gram. de fleurs de camomille, de 6 gram. d'extrait de fleurs de camomille, et de 45 gram. de sirop de la même fleur. Dehaen donnait 5 centigr. d'opium toutes les trois heures. Brachet de Lyon (*de l'emploi de l'opium dans les phlegmasies,* etc., *p.* 187), approuve cette

---

(1) Je viens d'obtenir, pour provoquer cette réaction et la maintenir, les plus heureux effets du perchlorure d'or et de sodium en frictions dans la bouche, à la dose de 1 cent. de quart-d'heure en quart-d'heure, jusqu'à effet manifeste sur le système sanguin, dont l'anéantissement est si prononcé dans le choléra épidémique.

méthode et cite des faits à l'appui. Le docteur Bricheteau emploie depuis près de vingt ans l'opium à dose progressive, en commençant par dix centigram. à prendre à deux heures d'intervalle, avec lavements laudanisés, emplâtres opiacés sur le ventre, sans jamais avoir recours aux éméto-cathartiques (*Archives générales de médecine*, t. XXXI, p. 332). MM. Bouvier et Martin Solon (*Thèses de Paris*, n° 132) emploient le chlorydrate de morphine à dose progressive en commençant par 1 centigram. jusqu'à 35 centigram. dans les vingt-quatre heures. M. Tanquerel (*Traité des maladies de plomb*, t. I, *pag.* 374 *et suivantes*) a vu donner l'opium et le chlorydrate de morphine seuls dans quatre-vingt-quatre cas. Dans les cas les moins intenses, la guérison a eu lieu dans l'espace de cinq à six jours ; ceux d'intensité moyenne ont résisté de six à sept jours ; les graves n'ont cédé, terme moyen, qu'au bout de huit à dix jours. Sur ces quatre-vingt-quatre cas il a eu occasion d'observer cinq rechutes, quatre paralysies, trois encéphalopathies. Dans vingt-cinq cas d'intensité variable la maladie a résisté à cette médication ; mais dans huit cas de colique violente, et deux d'entensité moyenne, les opiacés ont fait cesser en quelques jours la colique après l'emploi infructueux des vomi-purgatifs. Enfin, M. Tanquerel regarde le traitement de la colique saturnine par les opiacés comme étant supérieur à tous ceux qui ont été employés jusqu'à ce jour.

Delirium tremens. L'opium à petites doses fréquemment répétées, et porté même progressivement à une dose élevée, est d'une efficacité reconnue dans cette affection, que l'on considère aujourd'hui comme essentiellement nerveuse, et contre laquelle on emploie bien rarement la saignée qui, le plus souvent, s'est montrée nuisible.

Inflammations internes. L'opium, en principe général, est nuisible dans les inflammations. Cependant, ainsi que le fait judicieusement remarquer Hufeland (*op. cit.*), quand, après avoir convenablement insisté sur les émissions sanguines générales et locales, on voit les symptômes de l'inflammation persister, comme cela arrive quelquefois dans la pleurésie à l'égard du point de côté, de la toux et de la difficulté de respirer, avec pouls fébrile, petit et ne permettant plus la saignée, l'opium est l'unique remède ; il éteint l'excès de sensibilité, le spasme, et rend en même temps aux vaisseaux le degré d'énergie nécessaire à la résorption du sang stagnant dans la partie affectée. Quatre saignées, au rapport d'Huxam, n'avaient pas guéri complètement une fièvre avec violente douleur de côté. Le laudanum et le sirop diacode, à dose élevée, calmèrent la douleur d'abord, et ensuite les autres symptômes. « J'ai éprouvé dans une multitude de cas, ajoute le même auteur, que cette méthode est très-efficace et très-salutaire. » Quand, après les émissions sanguines suffisantes, la douleur conservait son intensité, Sarcone donnait de l'opium toutes les trois heures jusqu'à ce que le calme fut revenu. Mais il ne faut pas perdre de vue que les opiacés ne conviennent que lorsque l'état purement inflammatoire primitif est presque entièrement dissipé, et qu'il a fait place à la débilité générale, avec persistance d'un état nerveux ou spasmodique. Toutefois, ne laissons pas ignorer qu'il y a des pleurésies dans lesquelles l'inflammation est subordonnée, dès le principe, à la douleur, à l'élément essentiellement nerveux, et qui sont efficacement combattues par l'opium quand les saignées générales et locales ont été tout-à-fait infructueuses.

Le praticien ne confondra point l'oppression des forces que l'on observe quelquefois dans l'inflammation portée à un haut degré, comme dans quelques cas de pneumonie et de pleuropneumonie, avec la débilité réelle : cette apparence de faiblesse est combattue rationnellement par la saignée, tandis que l'opium ne fait que l'aggraver en procurant un calme trompeur (1) : la douleur cesse, mais l'inflammation, au lieu de se terminer par résolution, passe à la gangrène, à l'engorgement chronique, ou à la suppuration.

---

(1) Je n'ai jamais rencontré l'indication de l'opium dans la pneumonie franche, où il pourrait, d'ailleurs, avoir le fâcheux inconvénient de supprimer l'expectoration ; mais je l'ai souvent associé au tartre stibié ou au kermès, employés, soit à petites dose pour calmer la toux et favoriser en même temps l'expectoration dans la période de résolution, soit pour établir plus facilement la tolérance dans l'administration à dose contro-stimulante de ces préparations antimoniales.

L'état de débilité et de spasme douloureux qui en réclamerait l'usage exclusif, ne pourrait être que le résultat d'un traitement purement antiphlogistique et surtout de l'emploi des saignées coup sur coup, méthode qui ne m'a pas réussi chez les paysans, et que je n'emploie ni à la campagne ni à la ville depuis que l'expérience m'a démontré l'excellence de la doctrine de Rasori contre la pneumonie. La prompte résolution opérée par l'émétique à dose contro-stimulante, après, toutefois, avoir pratiqué, dans la la plupart des cas, une ou deux saignées, suivant l'âge, le tempérament du malade ou l'intensité de la maladie, m'a presque toujours dispensé de l'emploi de tout autre moyen. Je puis assurer, comme M. Munaret (du méd. des villes et du méd. de campagne, 2e. édit. p. 189) avoir obtenu par cette méthode onze guérisons complètes sur douze malades, malgré les complications ou les circonstances les plus défavorables. Chez les sujets débiles et les vieillards je m'abstiens même des émissions sanguines ; je m'en tiens à l'émétique à haute dose, et je réussis dans ces fluxions de poitrine qui autrefois étaient mortelles par défaut de réaction, par engouement des organes respiratoires.

Le praticien prendra pour guide, dans les cas de phlegmasie qui semblent indiquer l'emploi de l'opium, l'état du pouls. Il faut qu'il soit mou et faible ; si, sous l'influence du médicament, il redevient dur et fréquent, c'est qu'il reste encore un état inflammatoire qui en interdit l'usage.

Hémorrhagies. Ce que nous avons dit des inflammations par rapport à l'usage de l'opium, peut s'appliquer aux hémorrhagies actives. Il est nuisible dans tous les cas où il y a état phlegmasique ou pléthorique, soit général, soit local. Mais, lorsque cet état a été combattu par les saignées, et que des symptômes nerveux ou spasmodiques avec débilité existent, l'opium peut être utilement employé. Il est même des hémorrhagies primitivement et exclusivement causées par le spasme ou l'irritation nerveuse, et qui cèdent à l'opium. Certaines ménorrhagies sont dans ce cas : *Ubi spasmorum et dolorum ferocia, quod subinde in puerperio, item post abortum, atque in hypoconchriaca et hysterica passione affectis evenit, sanguinis profluvium ciet, confugiendum utique ad ea, quæ blanda et anodyna vi dolores et motus effrenos solidorum placant atque sedant (F.Hoffmanni, med. ration. syst., t. IV, p. 112, halæ magdeb.,1736).* Voyez, plus bas, l'emploi de l'opium dans *l'avortement.*

Dans l'hémoptysie, lorsque la pléthore et le molimen hémorrhagique ont été suffisamment combattus, l'opium peut, en diminuant l'irritation des bronches et la toux, empêcher l'afflux du sang et l'hémorrhagie qui en est la conséquence.

Affections catarrhales pulmonaires, toux, coqueluche, etc. Comme dans les autres phlegmasies, l'opium est nuisible dans la période inflammatoire du catarrhe pulmonaire aigu; mais il peut être très-utile associé aux expectorants, tels que l'ipécacuanha, le narcisse des prés, la bryone, l'arum, le kermès, le tartre stibié, dans la période d'atonie et dans la bronchite chronique. J'ai vu des bronchites chroniques graves, qu'on aurait pu prendre avant l'emploi de l'auscultation et de la percussion pour des phthisies confirmées, céder à l'usage de l'opium associé au tartre stibié et administré à petites doses fréquemment répétées. L'opium peut être aussi de quelque utilité dans la période nerveuse de la coqueluche ; mais comme cette maladie sévit particulièrement chez les enfants, et qu'elle détermine par les efforts de la toux l'afflux du sang au cerveau, il ne faut l'employer qu'avec beaucoup de circonspection. Dans certaines phthisies sèches et nerveuses, où il s'agit de diminuer le spasme local et l'exaltation générale de la sensibilité, l'opium procure un grand soulagement, et peut même, dans la première période, enrayer la marche de l'affection, surtout quand il est secondé par un régime adoucissant et analeptique.

Phlegmasies cutanées. « Lorsque, dans une petite vérole maligne, nerveuse, la suppuration ne fait point de progrès, vers le cinquième ou sixième jour après l'éruption, qu'elle dégénère en une sécrétion séreuse, ichoreuse, que les boutons ne se remplissent point, qu'ils prennent même un aspect livide, et semblent sur le point de tomber en gangrène, avec prostation extrême des forces, et violente fièvre tyheuse, je ne connais pas de moyen qui soit plus apte que l'opium à rétablir la suppuration, à compléter la crise, et par conséquent à sauver la vie du malade. » (Hufeland, *op. cit.*, *p.* 626).—Sydenham recommandait l'emploi de l'opium dans les varioles confluentes accompagnées d'ataxie. Il donnait 14 gouttes de laudanum liquide, ou une once de sirop diacode dans l'eau de fleurs de primevère ou autres, tous les soirs, depuis le sixième jour jusqu'à la fin de la maladie. Quand il y a en même temps de la diarrhée, il vaut mieux le donner en lavement. J'ai vu plusieurs fois le délire le plus violent, les symptômes ataxiques les plus graves accompagnant la variole confluente, céder comme par enchantement à l'administration par la bouche ou en lavement peu volumineux, de 8, 15 ou 20 gouttes de laudanum chaque jour.

La toux qui accompagne ordinairement la rougeole et qui est quelquefois d'une fréquence qui fatigue beaucoup le malade, est constamment calmée et cesse même par l'emploi de l'opium. Dans ce cas je donne, à l'exemple de Sydenham, le sirop diacode, surtout pendant la nuit.

Fièvres intermittentes. Depuis Sydenham, on a employé l'opium à doses plus ou moins élevées pour combattre les fièvres intermittentes qui, à cause d'un état nerveux plus prononcé, cèdent souvent à ce médicament après avoir résisté au quinquina. Il ne faut alors donner l'opium que deux ou trois heures avant le moment où le frisson doit arriver, afin d'agir sur l'éréthisme nerveux. Il serait très-nuisible, à grande dose, s'il agissait long-temps avant l'apparition de la fièvre, lorsque le sujet est dans son état normal. « J'ai vu une femme, dit Mérat (*Dict. des Sciences méd.*, t. xxxvii, *p.* 486 *et* 487), à la clinique interne de la faculté, à qui j'avais prescrit quatre-vingts gouttes de laudanum pour combattre une fièvre intermittente grave; malgré ma recommandation, on les lui fit prendre aussitôt la distribution des médicaments, tandis que son accès ne devait venir que le soir ; et elle périt de narcotisme. » Fallope ayant obtenu, pour ses dissections, le corps d'un homme qu'on devait supplicier et qui avait une fièvre intermittente quarte, voulait le faire mourir avec de l'opium : deux gros (8 gram.) que le condamné prenait vers l'accès ; ne produisaient aucun effet; la même dose, prise après le paroxisme, le fit succomber (Houllier, *de morbis intern.*, lib. I.) Ces faits s'expliquent par le degré d'éréthisme du système nerveux, et rentrent dans ceux dont nous avons déjà parlé.

L'opium peut être très-utile contre les symptômes nerveux d'une fièvre intermittente pernicieuse, tels que ceux, par exemple, qui simulent l'apoplexie et qui sont loin de céder à la saignée. Hufeland, en administrant pendant l'apoplexie 30 gram. de quinquina comme antipériodique, ajoutait toujours 5 centigram. d'opium.

Je pourrais rapporter ici de nombreux cas de fièvres pernicieuses cardialgiques ou cholériques, observés dans les marais du Calaisis, et dans lesquels l'opium a pu seul, en dissipant les symptômes effrayants de l'accès, me mettre à même d'en prévenir le retour au moyen du quinquina donné à grande dose pendant l'apyrexie. Combien de fois n'ai-je pas vu, dans ces cas, un vomissement continuel, avec douleur aigue ou déchirante de l'estomac (*morsus ventriculi*), altération des traits, petitesse du pouls, sueur glutineuse, anxiété extrême, épuisement des forces, céder à l'emploi simultané des révulsifs à l'extérieur, tels que sinapismes, vésicatoires, frictions avec l'alcool camphré et l'ammoniaque, etc,, et de l'opium gommeux administré à doses croissantes et fréquemment répétées.

Le docteur Peysson a préconisé, contre les fièvres intermittentes ordinaires, l'opium mêlé au tartre stibié, de chaque 5 centigram. dans une potion mucilagineuse de 200 gram., à prendre par cuillerées de deux heures en deux heures.

Fièvre nerveuse, fièvre typhoïde, typhus. L'opium est constamment nuisible dans ces fièvres, lorsqu'il existe à la fois congestion sanguine et phlegmasie cérébrale. Il y a quatre cas, suivant Hufeland, dans lesquels l'opium est salutaire, même indispensable, chez les malades atteints de fièvres nerveuses ou typhoïdes : 1° quand la maladie est purement nerveuse par causes débilitantes, ou survenue chez un sujet déjà nerveux, et qui n'offre simultanément aucun signe d'inflammation. 2° Lorsqu'après avoir suffisamment employé les émissions sanguines, le froid et les évacuants, les signes de la congestion disparaissant, le délire persiste ou même dégénère en fureur ; dans ce cas, Hufeland conseille d'associer l'opium au calomélas. 3° Lorsque dès le principe il y a diarrhée, dysenterie ou choléra, afin de calmer l'irritation du tube digestif et d'arrêter des évacuations qui épuisent les forces. « Lui seul, dit Hufeland, a été efficace dans le typhus qui ravagea la Prusse en 1806 et 1807, et dont la diarrhée était la compagne essentielle (*op. cit.*, p. 647). » 4° Lorsque les forces sont au plus bas, et que les excitants les plus énergiques ne peuvent relever le pouls. « Je ne connais pas, dit l'auteur que nous venons de citer, de meilleur moyen que d'ajouter du laudanum aux autres stimulants, par petites doses fréquemment répétées. Pour apprécier cet estimable don du ciel, il faut l'avoir vu, en une seule nuit, rendre calme, plein et fort le pouls qui était petit et fréquent, faire cesser le délire, rendre la connaissance au malade, arrêter les évacuations épuisantes, en un mot, produire une métamorphose véritablement miraculeuse. »

Aliénations mentales. L'opium n'est utile dans les vésanies que lorsqu'elles sont purement survenuses, accompagnées de débilité ou reconnaissant cette dernière pour cause par suite de l'abus des spiritueux, des plaisirs de l'amour, etc. Quand il y a excitation vasculaire du cerveau ou des engorgements abdominaux, ainsi qu'on en observe quelquefois dans la mélancolie, l'opium ne peut que nuire.

Rhumatisme articulaire aigu. Après la saignée répétée, et lorsque la diathèse inflammatoire est considérablement diminuée, j'emploie toujours avec succès l'opium dans le rhumatisme aigu. Je donne 5 centigram. d'extrait aqueux de cette substance toutes les deux heures ; il ne provoque pas le sommeil, mais il calme la douleur et produit une transpiration continuelle qui donne quelquefois lieu à une éruption cutanée ordinairement de forme miliaire. Lorsque j'ai trop à craindre l'action stimulante de l'opium sur le système sanguin, je joints à l'usage de ce médicament celui du tartre stibié à dose contro-stimulante. Je donne alternativement 5 centigrammes de ce dernier, et autant d'extrait gommeux d'opium, toutes les trois heures d'abord, ensuite toutes les deux heures, et même toutes les heures. Lorsque le tartre stibié ne provoque pas d'évacuations alvines, je fais administrer l'huile de ricin tous les deux jours. Ce traitement, en diminuant à la fois l'activité du système sanguin et l'éréthisme nerveux, tandis qu'il stimule au contraire le système cutané, dont il favorise les fonctions sécrétoires, prévient la rétrocession de l'affection sur le péricarde, modère les symptômes et abrège considérablement la durée de la maladie.

Avortement, accouchement, état puerpéral. L'opium est un remède précieux pour prévenir l'avortement. Il fait cesser les contractions prématurées de l'utérus. J'ai eu à me louer de son emploi dans un grand nombre de cas où l'avortement semblait imminent. Je donne le laudanum liquide dans une potion ou dans un tiers de lavement émollient, après, toutefois, avoir vidé les gros intestins au moyen de lavements simples et entiers. Cette dernière précaution est d'autant plus nécessaire que souvent la constipation suffit seule pour produire l'avortement (1).

M. le professeur Dubois et le docteur Guillemot ont employé le laudanum avec un succès remarquable pour enrayer les contractions utérines et prévenir l'avortement. Ce moyen, précédé de la saignée quand il y a pléthore locale ou générale, convient dans les cas où les symptômes d'avortement sont déterminés par des excitants extérieurs, l'irritation d'un organe voisin de la matrice, un coup, une chute, une commotion, une impression morale profonde et subite. L'opium convient encore, aidé du repos et de la position horizontale, pour prévenir les fausses-couches qui se succèdent, par une sorte d'habitude, presqu'aux mêmes termes de la grossesse.

---

(1) Une accumulation considérable de matières fécales peut se former dans le dernier intestin, provoquer un travail semblable à celui de l'enfantement et produire même un accouchement prématuré, Je rapporterai à cette occasion, comme très remarquable, le fait suivant : Mad^me Mignien, de Saint-Pierre-les-Calais, âgée de quarante ans, d'un temperament lymphatico-sanguin, d'une forte constitution, enceinte, pour la première fois, de six mois et demi environ, éprouvait, disait-on, les douleurs de l'enfantement depuis la veille au soir, lorsque, le vingt-six décembre 1818, à sept heures du matin, je fus appelé pour lui donner mes soins. L'augmentation considérable des douleurs expultrices, une grande agitation, un pouls accéléré, des vomissements violents et répétés, semblaient, en effet, annoncer un accouchement prochain. Voulant, par le toucher, m'assurer de l'état des choses, je rencontrai un obstacle insurmontable à l'introduction du doigt ; une tumeur très volumineuse, formée par une grande quantité de matières fécales durcies et agglomérées dans le rectum, qu'elles avaient énormément dilaté et porté en haut et en bas, effaçait presque complètement le vagin. J'avais commencé à vider ce sac stercoral au moyen d'une petite cuillère en fer enduite de graisse et introduite dans l'anus, lorsque, par de fortes contractions et pendant des efforts de vomissements, presque toute la masse fut violemment expulsée. Le calme, avec affaissement, succéda comme après l'accouchement le plus laborieux : le col utérin, effacé, attestait un commencement de travail mécaniquement provoqué ; mais une saignée, indiquée par le développement et la dureté du pouls, un lavement émollient qui entraîna le reste de l'accumulation fécale. et, enfin, un quart de lavement avec 15 gouttes de laudanum liquide, firent rentrer tout dans l'ordre. On prévint ultérieurement la constipation, la grossesse marcha sans trouble, et l'accouchement eut lieu au terme naturel.

M. Guillemot rapporte (*Archives générales de Méd.*, 1836) l'observation d'une dame qui déjà était accouchée cinq fois prématurément sans avoir jamais pu dépasser l'époque de cinq mois de grossesse, et à laquelle des lavements simples, auxquels on ajoutait quelquefois le laudanum, furent prescrits ; mais, comme ce dernier médicament augmentait la constipation, on en fit des frictions à la partie interne des cuisses. La grossesse marcha sans accidents, et l'accouchement eut lieu à terme. Il est évident que l'avortement qui reconnaît pour cause la mort du fœtus, des lésions graves de ses annexes, des altérations pathologiques de l'utérus, etc., est inévitable et même nécessaire. Mais alors, direz-vous, comment distinguer ces cas de ceux dont nous venons de parler et contre lesquels l'opium agit efficacement ? Le doute ici ne doit point arrêter le praticien ; si l'opium suspend un travail nécessaire, la nature, plus puissante que la médication, reproduit ses efforts conservateurs et met fin, en expulsant les produits de la conception, à une grossesse devenue impossible. Le laudanum administré en lavement agit plus efficacement, suivant M. le professeur Dubois, pour prévenir l'avortement, que lorsqu'il est donné par la bouche.

Après la saignée, Deventer donnait souvent l'opium pendant les douleurs de l'accouchement, soit pour calmer l'irritation, soit pour mûrir le travail. Ce moyen peut être utile lorsqu'il y a rigidité spasmodique du col de la matrice. Une femme qui était en travail depuis quarante-huit heures, fut mise, par le conseil du professeur Alphonse Leroy, dans le bain après avoir été saignée deux fois ; il lui fit prendre de l'alkali volatil avec du laudanum ; la femme s'endormit, et la matrice reprenant de l'énergie, l'accouchement fut heureux. J'ai employé avec avantage, dans les cas où la débilité générale de la femme rendait le travail long et très-pénible, la teinture ammoniacale d'opium. Sous l'influence de ce médicament, le pouls se relevait, le courage renaissait, les contractions utérines se reproduisaient plus fortes, et l'accouchement s'opérait. Ce stimulant ne produit pas le même effet que le seigle ergoté. Ce dernier a une action prompte, fugace et spéciale sur l'utérus tombé dans l'inertie ; tandis que l'opium, uni à l'ammoniaque, a des effets plus durables et est plus particulièrement indiqué dans la débilité réelle et générale. Lorsque les tranchées qui suivent l'accouchement sont trop violentes, l'opium seul peut les calmer ; on donne alors le sirop diacode ou le laudanum liquide en potion à prendre par cuillerées de temps en temps.

Il n'est pas d'accoucheurs qui n'ait été à même de reconnaître le bienfait de l'opium administré après un accouche-ment très-douloureux et qui a jeté le trouble dans toutes les fonctions ; il rend le calme au système nerveux et rétablit en même temps le rhythme naturel de la circulation et l'harmonie organique.

Diabète (Polyurie ou diabète insipide — Glucosurie ou diabète sucré). Ætius, Willis, Waren, Rollo, Hufeland, Moncy et d'autres auteurs, ont vanté les bons effets de l'opium dans cette maladie. Moncy (*med. chirurg. trans. of Lond.*, 1814), veut qu'on élève progressivement la dose de l'opium jusqu'à en prescrire 1 gram. 20 centigr. par jour. Tommasini a été jusqu'à 3 grammes dans les vingt-quatre heures. Suivant la plupart des médecins qui ont employé l'opium dans le diabète, on doit donner des doses considé-rables de ce médicament, et aller jusqu'à produire le narco-tisme. Toutefois, on ne doit arriver à de telles quantités que graduellement et avec beaucoup de prudence.

« Ce remède, dit M. Valleix (*Guide du Méd. prat.*, t. vii, *p.* 396 ; *Paris*, 1846), n'est pas sans utilité ; mais si l'on examine attentivement les cas de guérison rapportés par les auteurs, on voit qu'il s'agit d'une simple polyurie, ou qu'il n'y a eu qu'amélioration passagère, et l'efficacité de l'opium devient très-contestable sous ce rapport (1). »

Syphilis. L'opium n'est pas, comme quelques auteurs l'ont cru, un remède spécifique contre la syphilis. Son efficacité dans cette maladie n'est que relative. Il s'est montré très-utile, 1° contre les symptômes douloureux de cette affection ; 2° quand le mercure ne produit plus d'effet contre des symptômes dont la persistance peut être attribuée à une irritation sourde, ou à l'éréthisme du système nerveux ; 3° en l'associant au mercure pour rendre les effets de ce dernier plus rapides, plus énergiques, prévenir en même

---

(1) D'après la théorie de M. Mialhe (*comptes rendus de l'Académie des Sciences*, 1844 et 1845), appuyée sur des expériences concluantes, le dia-bète sucré est causé par une altération des fonctions assimilatrices qui empêche la transformation du sucre (provenant de la matière féculente) par un sang alkalin et tel qu'il est dans l'état normal. Le sang des dia-bétiques étant neutre ou acide, la transformation de la glucose en ma-tière de soxigénante ne peut s'opérer ; le sucre devient un corps étranger dans l'économie, et, comme tel, est rejeté par les reins. C'est au défaut d'alcalinité du sang qu'il faut remédier. Le bi-carbonate de soude, l'eau de Vichy, la magnésie, l'eau de chaux, en faisant parvenir une quantité suffisante d'alcali dans le sang, remplissent cette indication. Un fait très-intéressant, recueilli par MM. Mialhe et Contour, et communiqué le 9 juillet 1844 à l'Académie de Médecine, vient confirmer cette théorie.

temps l'irritation gastro-intestinale et la salivation ; 4° pour favoriser l'impulsion vers la périphérie et provoquer ainsi des sueurs qui éliminent à la fois le principe morbifique et l'agent métallique hétérogène, dont le séjour trop long-temps prolongé dans l'économie peut occasionner des accidents plus ou moins graves ; 5° quand ces derniers accidents existent, qu'il y a reliquats vénériens, vérole dégénérée et en même temps maladie mercurielle, dyscrasie toute spéciale avec anémie, atonie des organes. J'ai vu maintes fois l'opium produire, en pareil cas, des effets merveilleux et que favorisaient dans quelques circonstances les préparations de salsepareille et, comme succédanées de cette dernière, les décoctions concentrées de racines de bardane, de tiges de douce-amère, de brou de noix, d'écorce de mézéréon, etc.

Gangrène externe. L'opium convient dans la gangrène qui dépend essentiellement d'un défaut de vitalité, telle que celle qu'on observe chez les vieillards (gangrène sénile), quand, toutefois, la tendance à la congestion cérébrale, si fréquente à cet âge, n'en contre-indique pas l'emploi. Mais c'est surtout contre la gangrène de Pott, ordinairement caractérisée par des douleurs tellement vives, qu'on peut la considérer comme liée à une affection essentiellement névralgique, que l'opium s'est montré presque toujours efficace (1).

L'action simultanée de ce précieux médicament sur le système nerveux comme sédatif et sur le système sanguin comme excitant, est ici de la dernière évidence, puisque, en effet, peu de temps après son administration les douleurs cessent en même temps que le pouls se relève et que la réaction organique arrête la gangrène. Entre plusieurs exemples que je pourrais citer à cette occasion, je rapporterai le suivant : « Le sieur Fourcroy, mégissier à Samer, d'un tempérament lymphatico-sanguin, ayant toujours joui d'une bonne santé, avait été atteint, à cinquante ans, de congélation au gros orteil du pied gauche, lequel était resté, depuis lors, dans un état d'engourdissement, de fourmillement douloureux qui augmentait par la fatigue, les variations atmosphériques et surtout par l'impression du froid. À l'âge de soixante-dix ans (vingt ans après) les douleurs de l'orteil deviennent continuelles, le sommeil et l'appétit

---

(1) On pourrait, ce me semble, afin d'en désigner le caractère spécial, donner à cette affection le nom de *gangrène névralgique*. Elle est, en effet, accompagnée de douleurs nerveuses plus ou moins vives, et s'arrête, le plus souvent, aussitôt que ces douleurs sont appaisées par l'effet de l'opium.

se perdent, les forces diminuent ; un point brun-noirâtre, de la grandeur d'une lentille, se montre à l'extrémité, s'étend et annonce bientôt une véritable gangrène qui, en peu de jours, envahit la moitié de l'orteil. L'emploi du quinquina à l'intérieur et à l'extérieur n'a produit aucun effet. A mon arrivée (10 juin 1837) je trouve le malade dans l'état suivant : l'orteil est sphacélé, sec, et la gangrène gagne la partie supérieure du pied ; les parties environnantes sont tuméfiées et d'un rouge bleuâtre vers le point affecté. Des douleurs déchirantes et évidemment nerveuses partent de ce point et s'irradient sur toute l'étendue du pied ; le pouls est petit et fréquent (86 pulsations) ; le malade qui, depuis quinze jours, n'a pu goûter un seul instant de repos, est découragé et invoque la mort comme terme de ses horribles souffrances.

Me rappelant les succès obtenus par Pott en pareil cas, je fais aussitôt remplacer les applications toniques par des émollients, et je prescris l'extrait gommeux d'opium à la dose de 5 centigram. de trois heures en trois heures. Dès la nuit suivante, et après l'administration de 25 centig. de ce médicament, la douleur se calme, le pouls est moins fréquent (80 pulsations) et se développe. Le lendemain, la même dose d'opium est donnée de deux heures en deux heures. Après quarante-huit heures les douleurs cessent presqu'entièrement, et le malade, tranquille, joyeux même, n'a eu cependant que deux heures de sommeil. Le pouls est relevé et a son rythme presque normal (75 pulsat.) ; la chaleur de la peau est halitueuse, une inflammation franche se manifeste autour de la partie malade et borne la gangrène. Au bout de quelques jours le sommeil revient, une suppuration de bonne nature s'établit, les forces se réparent ; les doses d'opium sont graduellement éloignées, de manière qu'après le huitième jour le malade n'en prend plus qu'une matin et soir. La séparation spontanée de l'orteil s'opère peu à peu, et, après la chute totale de ce dernier, il reste inférieurement un lambeau qui, ramené et maintenu sur la surface articulaire du premier os métartalien, au moyen de bandelettes agglutinatives, diminue considérablement l'étendue de la plaie et en facilite ainsi la cicatrisation.

Plaies et ulcères. « L'opium, dit Hufeland, possède une aptitude spéciale à favoriser la suppuration et à faire naître un pus de bonne qualité. On peut tirer un parti avantageux de cette propriété dans une foule de circonstances (*op. cit.*, p. 627)». Il convient, par conséquent, dans les ulcères sordides, ichoreux, putrides, gangréneux, dans la pourriture d'hôpital, etc..J'ai employé avec succès l'opium à l'intérieur et à l'extérieur contre les ulcères rouges, extrêmement sensibles, d'un caractère éréthique.

Emploi de l'opium comme palliatif. Lorsque les maux sont incurables, l'opium nous reste comme une dernière ressource pour calmer la douleur, consoler le malade, relever son courage, et le conduire, bercé par l'espérance, jusqu'aux dernières limites de la vie. « Je rappellerai seulement, dit Hufeland (*op. cit., pag.* 628 *et* 629), la triste position du phthisique incurable, qui s'avance peu à peu vers la tombe, au milieu des plus cruels étouffements ; les affreuses douleurs qui tourmentent jour et nuit l'infortuné atteint d'un cancer, à l'activité dévorante duquel rien ne peut le soustraire ; la longue agonie de l'homme frappé d'une hydropisie de poitrine En pareil cas, qui voudrait être médecin sans opium ? Combien de malades ce médicament n'a-t-il point arrachés au désespoir !.... Non-seulement l'opium enlève les douleurs de la mort, mais il inspire le courage de mourir ; il contribue même physiquement à faire naître la disposition morale qui rend l'esprit apte à s'élever dans les régions célestes.

« Un fait tout récent, pris parmi tant d'autres que je pourrais citer, suffira pour exemple. Un homme, tourmenté depuis longtemps par des douleurs de poitrine et des vomiques, fut enfin aux portes de la mort ; une effroyable agonie, accompagnée d'étouffements continuels, s'empara de lui et le plongea dans un véritable désespoir ; c'était un spectacle horrible à voir, et qui frappait de terreur les assistants eux-mêmes. Vers midi cet homme prit, toutes les heures, 2 centig. d'opium ; au bout de trois heures, il était devenu calme ; après en avoir avalé 20 centigr., il céda au sommeil et dormit plusieurs heures ; il se réveilla tout dispos, sans douleur ni anxiété, et si calme, si fortifié au moral, qu'il prit congé des siens avec courage, même avec une sorte de gaîté, leur donna sa bénédiction, et se rendormit tranquillement pour ne plus se réveiller ici-bas. »

Emploi de l'opium à l'extérieur. Nous avons indiqué les divers modes d'emploi de l'opium à l'extérieur. Le plus ordinairement, dans ce cas, on a pour but unique de calmer la douleur locale, bien que par cette voie l'on puisse obtenir des effets semblables à ceux que produit l'ingestion de l'opium dans les voies digestives. Cependant, sous ce dernier point de vue, l'opium, employé par la méthode intraleptique, a des effets plus ou moins incertains, car on ne peut jamais s'assurer de la quantité exacte du médicament absorbé, les conditions d'absorption de la peau variant sans cesse dans les diverses circonstances de santé ou de maladies. Il résulte de cette variation, que des applications de préparations opiacées sur la peau, ont souvent donné lieu à des empoisonnements mortels, surtout chez les enfants. J'ai vu l'application sur l'abdomen, d'une compresse imbibée d'eau tiède avec addition de 15 gouttes de laudanum liquide, chez un enfant de dix-huit mois atteint de coliques, produire un assoupissement inquiétant, et qui, heureusement, s'est dissipé après l'application de deux sangsues derrière chaque oreille. Le pansement des brûlures avec le cérat laudanisé peut aussi produire le narcotisme. Le Journal de Chimie (1836) rapporte un cas de narcotisme très-grave survenu chez un enfant âgé de deux mois et quelques jours, par l'application pendant vingt-quatre heures d'un mélange de cérat et de 15 gouttes de laudanum liquide sur une excoriation très-douloureuse située à la naissance du cou. Le visage était coloré, les pupilles dilatées et presque insensibles à la lumière, la respiration lente, le pouls obscur ; la déglutition ne s'opérait presque plus, et l'enfant ne poussait quelques cris que lorsqu'on pinçait assez fortement la peau. Quelques mouvements convulsifs et un rire sardonique le tiraient de temps en temps de son immobilité. M. G. Pelletan, appelé pour lui donner des soins, fit aussitôt enlever le cérat laudanisé, et prescrivit quatre sangsues au bas-ventre. Bientôt la vie parut se ranimer, et l'enfant put avaler quelques petites cuillerées d'eau de groseilles, que l'on répéta tous les quarts-d'heure. Les symptômes de narcotisme ne disparurent complètement que le troisième jour.

L'emploi de l'opium à l'extérieur, par la méthode endermique, est beaucoup plus sûre que par la méthode intraleptique. On met surtout cette méthode en usage dans les cas où il est nécessaire d'enlever promptement une douleur vive, ou lorsque l'estomac ne peut supporter aucune préparation opiacée. On se sert aujourd'hui de préférence, pour cela, des sels de morphine, dont l'absorption est prompte et l'effet instantané (Voyez plus bas *morphine*).

Les bains opiacés ont été employés dans le tétanos. On fait dissoudre plusieurs onces d'opium dans l'eau du bain, et on y tient le malade pendant une ou deux heures, suivant l'effet observé.

Si l'opium, administré en lavement, a paru produire moins d'effet que par la bouche, c'est parce que l'injection étant ordinairement rendue de suite, l'absorption n'a pas le temps de s'opérer. Quand elle est retenue, l'effet du narcotique est très-prononcé ; à dose élevée il peut, par cette voie, comme par la bouche, causer l'empoisonnement.

On se sert de l'opium à l'extérieur en lotions, fomentations, injections, liniments, pommade, teinture, ou en topique étendu sur la toile, à la surface d'un cataplasme, etc., dans les affections rhumatismales et névralgiques, la pleurodynie, l'odontalgie, l'otite, les hémorroïdes douloureuses, le panaris à son début, les affections cancéreuses, les pustules muqueuses syphilitiques, les chancres douloureux, etc. Il faut que l'application de ce médicament se borne à la place occupée par la douleur, et qu'on la cesse aussitôt qu'elle est calmée, afin de prévenir une absorption qui pourrait devenir dangereuse, surtout chez les femmes et les enfants.

L'opium est fréquemment employé dans les collyres contre l'ophtalmie (surtout lorsqu'elle est très-douloureuse ou photophobique), la rétinite, l'éritite. Le laudanum est d'une efficacité reconnue contre les taies de la cornée. On l'emploie aussi dans les gargarismes contre la stomatite mercurielle. On sait combien sont atroces les douleurs qui accompagnent la période aiguë de l'orchite et de l'épididymite blennorrhagique. M. Voillemier (*Gazette des Hôpitaux*, 1848), les dissipe en quelques heures en enveloppant le testicule d'une compresse imbibée de laudanum pur, et recouverte d'un morceau de taffetas gommé. L'organe est comme stupéfié, et le travail inflammatoire enrayé par ce topique. J'ai obtenu le même effet, en pareil cas, des cataplasmes de feuilles de jusquiame.

L'effet prolongé de l'opium à l'extérieur sur certaines excroissances, telles que les polypes du nez, du conduit auditif, du vagin, etc., a pour résultat la flétrissure, et enfin la guérison de ces productions morbides. C'est un moyen trop négligé et que l'on devrait toujours employer avant de se décider à pratiquer une opération plus ou moins douloureuse: *Quæ medicamenta non sanant, ea ferrum sanat* (Hipp.)

L'application topique d'une solution aqueuse d'extrait d'opium sur les plaies récentes faites par lacération, contusion ou érosion, avant que la période inflammatoire ait commencé à se manifester, a eu, dans les mains de M. Bégin, le succès le plus heureux (*Applicat. de la Doctr. physiol. à la Chirurg. Paris*, 1823). Cette solution calme immédiatement la douleur, diminue considérablement l'inflammation suppurative et la tuméfaction environnante, et si on ne lève l'appareil que très-tard, on a lieu d'être étonné des progrès rapides déjà faits vers la guérison. Ne pourrait-on pas employer avec avantage ce topique après une opération chirurgicale, pour prévenir la douleur, la violence de l'inflammation et la réaction fébrile qui en est la conséquence?

Morphine. Alcaloïde incolore, inodore, d'une saveur amère, découvert par M. Sartuerner. Ce principe, le plus actif de l'opium, exerce sur l'économie une grande action narcotique, et convient dans tous les cas où l'opium lui-même est indiqué, surtout contre les affections névralgiques. Les sels, l'*acétate*, le *sulfate*, l'*hydrochlorate*, etc., sont plus fréquemment employés, à cause de leur plus grande solubilité, qui permet tous les modes possibles d'administration, tandis que la morphine, étant insoluble, ne peut-être introduite par la méthode endermique : on ne peut guère la prescrire qu'en pilules ou en poudre, associée à une substance appropriée.

La dose de la morphine ou de ses sels, ne doit être, au début, que de 1 ou 2 centigrammes, que l'on peut répéter une ou plusieurs fois dans les vingt-quatre heures, mais qu'il ne faut qu'augmenter qu'à quelques jours d'intervalle, l'habitude n'en émoussant que peu l'action. En général, on ne dépasse pas 5 ou 10 centig. par jour. J'ai pu néanmoins, dans un cas de cancer utérin, arriver progressivement et sans inconvénient à la dose de 30 centigr. d'acétate de morphine dans les vingt-quatre heures. Néanmoins, lorsqu'un sel de morphine cesse de produire l'effet ordinaire, il vaut mieux avoir recours à une autre espèce de sel de la même base, qui agit alors sans qu'il soit nécessaire d'élever la dose, que d'augmenter beaucoup la quantité de celui qu'on a primitivement employé.

L'acétate, le sulfate et le chlorhydrate de morphine s'emploient en pilules, en potion, en sirop contenant 12 milligram. par chaque 30 grammes. Le sulfate et le chlorydrate méritent la préférence sur l'acétate. On emploie à l'extérieur une pommade d'acétate de morphine (30 cent. sur 8 gram. d'axonge) en frictions contre les douleurs, les névralgies, la sciatique, le lombago, la goutte, le rhumatisme, les douleurs qui succèdent au zona, le tenesme, etc.

Le chlorhydrate double de morphine et de codeïne (*sel de Gregory*), plus en usage en Angleterre qu'en France, et qu'on administre comme les précédents, jouit, dit-on, de propriétés plus sédatives que les sels de morphine simples.

Emploi des sels de morphine par la méthode endermique. Cette méthode consiste à appliquer le sel de morphine sur le derme dénudé au moyen d'un vésicatoire, de la pommade de Gondret ou d'un vésicant quelconque. Le contact du sel cause d'abord sur la partie dénudée une douleur assez vive ; mais après cette première impression l'absorption s'opère de suite, et l'effet narcotique a lieu immédiatement. Cet effet s'affaiblit à mesure que l'on répète les applications sur la même partie, à cause des modifications vitales apportées par l'inflammation et la suppuration qui s'établissent à la surface du derme. Quand on n'a besoin que d'un effet lent et modéré, on peut continuer longtemps l'application des sels de morphine sur la surface bien nettoyée et vive d'un vésicatoire ; mais lorsque l'intensité de la douleur réclame une action énergique du médicament, on est obligé de soulever chaque fois l'épiderme au moyen d'un vésicatoire nouveau ou de la pommade ammoniacale. Il faut, du reste, placer le vésicatoire le plus près possible du siége de la douleur ou d'un centre organique, puis répandre directement et sans mélange le sel pulvérisé sur la plaie ; car si on le mêle à un corps gras ou qu'on en saupoudre un emplâtre ou un cataplasme, l'effet devient incertain.

La morphine, vu son insolubilité, ne peut être convenablement employée par la méthode endermique.

Emploi de la morphine par l'inoculation. Le d^r Lafargue, de Saint-Émilion, expérimente, depuis plus de dix ans, une nouvelle méthode d'introduction des médicaments dans l'économie, celle qui consiste à les insinuer dans l'épaisseur de la peau à l'aide d'une lancette. Ses recherches ont tour-à-tour porté sur nos agents les plus actifs. « Si, après avoir délayé un peu de morphine avec de l'eau pour en faire une pâte, on charge de ce mélange l'extrémité d'une lancette à vacciner et qu'on l'introduise presque horizontalement sous l'épiderme, à trois millimètres de profondeur, on observe aussitôt un peu de gonflement et une teinte rosée autour de la piqûre. Un léger prurit et de la chaleur se développent en même temps. Si on pratique plusieurs piqûres, à peu de distance les unes des autres, la peau rougit partout et la chaleur est plus vive. L'absoption de la morphine s'annonce bientôt par de la céphalgie, des bâillements, de la sécheresse de la bouche.

« Cette nouvelle méthode remplace avec avantage celle des frictions, si souvent inefficaces, et surtout celle des vésicatoires volants, à l'aide desquels on favorise l'absorption cutanée, mais au risque de produire des ulcérations et des cicatrices. Cette dernière considération est très-importante pour les névralgies de la face, particulièrement chez les femmes. Avec l'inoculation, pas de cicatrice, pas de douleur, possibilité d'application sur tous les points de l'économie. »

« Afin de rendre l'absorption de la morphine plus complète, M. Lafargue humecte à plusieurs reprises les surfaces inoculées avec une solution narcotique.

« Dans le traitement de la sciatique aigue, M. Lafargue combine très-heureusement l'action des ventouses scorifiées et celle des narcotiques. Dès qu'il ne sort plus de sang par les incisions, on introduit au fond des plaies de la pâte de morphine. La guérison s'obtient ainsi avec une promptitude remarquable.

« L'inoculation procure un soulagement immédiat dans les cas de démangeaisons rebelles des parties génitales, de douleurs vives succédant au zona. Pratiquée sur les gencives ou sur les joues, pour conjurer l'odontalgie, elle calme comme par enchantement les douleurs les plus aiguës. De nombreuses piqûres pratiquées sur une surface cutanée endolorie, qu'on va couvrir d'un cataplasme laudanisé, favorisent singulièrement l'action de la liqueur narcotique.

« Il est des personnes, enfin, qui ne peuvent supporter les préparations d'opium introduites sous l'épiderme ou déposées dans l'estomac. On pourra essayer chez elles l'inoculation de la morphine à dose infiniment petite d'abord. M. Lafargue est parvenu, par ce moyen, à obtenir la tolérance (*Journ. des Conn. méd. chir.*, t. XXXI, 1848, p. 30 et 31.) »

Codéine. Substance alcaloïde, dont la découverte est due à Robiquet, et qui ne diffère de la morphine que par une proportion d'oxigène en moins. Suivant M. Barbier et d'autres thérapeutistes, ce principe actif de l'opium agit principalement sur les nerfs gangléonnaires, et ceux surtout de la région épigastrique. M. Magendie n'admet pas cette action spéciale ; il dit qu'elle est seulement moins active que la morphine et qu'on l'emploie à dose double dans les mêmes cas (2 à 10 ou 15 centig. en poudre ou en pilules). On en prépare un sirop qui contient par chaque 30 gram. 10 centigram. de codéine, et que l'on donne à la dose de 8 à 30 et même 45 grammes, par petites cuillerées, étendu dans une potion ou une boisson appropriée.

Le chlorhydrate et l'azotate de codéine, sont plus actifs que la codéine. M. Magendie en a obtenu de bons effets, surtout du chlorhydrate, dans certains cas de névralgies faciales et sciatiques qui avaient résisté à tous les autres moyens. On les administre à la dose de 1 à 5 centig., progressivement, en pilules ou en potion.

La *Narcotine* est peu usitée en médecine.

Ici se termine tout ce que nous avions à dire sur l'opium. Nous avons donné à cet article une étendue proportionnée à l'importance du sujet. Il n'en est point, en effet, qui ait autant appelé et mérité l'attention des praticiens. Ce remède, dit Sydenham, est si nécessaire à la médecine, qu'elle ne saurait absolument s'en passer : *Quinimò ità necessarium est in hominis periti manu organum, jam laudatum medicamentum, ut sine illo manea sit ac claudicet medicina ; qui vero eodem instructos fuerit, majora præstabit quàm quis ab uno remedio facili speraverit* (*Sydenh.*, *op. cit.*, *p.* 148). Tour à tour vanté avec exagération et blâmé sans réserve, suivant son application judicieuse ou irréfléchie, son emploi mesuré ou abusif, l'opium est, pour me servir de l'expression d'Hufeland, une épée à deux tranchants, un don divin dans la main du maître, un poison redoutable dans celle de l'homme sans expérience.

PAVOT CORNU, *

GLAUCIER JAUNE.

Glaucium flore luteo (T.) — *Chilidonium glaucium* (L.)

Le pavot cornu ou glaucier jaune croît dans diverses parties de la France, dans les plaines sablonneuses, près de la mer ; je l'ai trouvé en abondance dans la plaine des Pierrettes, à Saint-Pierre-lès-Calais.

Propriétés.

Le pavot cornu est un poison narcotique. On rapporte, dans les *Transactions philosophiques*, que Charles Worth, prenant cette plante pour du chou marin, en fit faire un pâté qu'il n'eût pas plustôt mangé que ses domestiques et lui en furent tous plus ou moins incommodés et atteints de délire ; ils eurent tous une altération de l'organe de la vue qui leur faisait prendre pour de l'or tout ce qu'ils touchaient (1).

« Le *glaucium luteum*, ainsi que le *glaucium rubrum*, plantes annuelles qui appartiennent à la famille des papavéracées, sont très-communes dans les environs d'Athènes.

---

(1) Le *Semen contra*, pris à forte dose, fait voir aussi les objets colorés en jaune ou en jaune verdâtre, ce qui paraît dû, suivant M. Gincomini (*trad. de la pharmacol. p.* 489), à ce que la partie colorante de la substance se porte ça et là sur les exosmoses séreuses et conséquemment dans l'humeur aqueuse de l'œil.

Un herboriste de cette ville, ayant pris ces plantes pour des pavots, en fit un extrait, en partie par des incisions pratiquées sur les tiges et en partie par la décoction de la plante non séchée, et l'offrit en vente à plusieurs pharmaciens pour de l'opium. Cet extrait du *glaucium* exhalait une odeur narcotique et présentait un goût amer semblable à celui de l'opium, de manière qu'il ressemblait beaucoup à de l'opium de Smyrne de mauvaise qualité. »

M. Landerer croit pouvoir attacher assez d'importance à cette notice, puisqu'il a appris de personnes très-dignes de foi, et entre autres d'un pharmacien très-accrédité de Smyrne, que les fabricants d'opium de cette ville emploient dans la confection de ce narcotique les deux espèces de *glaucium* et surtout le rouge *(glaucium rubrum phœniceum)*, qui ressemble beaucoup, par sa forme extérieure, au *papaver rheas*, et que presque tout l'opium qui se vend dans les bazars de Smyrne n'est qu'un extrait de ces plantes. De même toute la thériaque, que l'on peut également se procurer dans les bazars pour quelques paras, se prépare au moyen de ce prétendu opium *(Buchner's Repertorium f. d. pharm. — Répert. de pharm. nov.* 1848, *p.* 145).

On peut donc, d'après cette substitution opérée dans le commerce, considérer le pavot cornu comme un succédané de l'opium, et se livrer à des essais comparatifs concernant son usage à l'intérieur.

Garidel *(op. cit.)* rapporte qu'en Provence les paysans se servent des feuilles de glaucier pilées pour déterger les ulcères qui succèdent aux contusions et aux écorchures des bêtes de charge, notamment les enflures et engorgements dans les jambes des chevaux qui proviennent de foulures. « Quelque grosses et dures qu'elles soient, dit-il, le suc de cette plante les guérit infailliblement, pourvu que le mal ne soit pas trop invétéré. »

Les feuilles de pavot cornu, pilées avec quelques gouttes d'huile d'olive, et appliquées sur la partie malade, sont tout aussi efficaces que l'opium contre les contusions, les plaies avec déchirures, le panaris commençant, les piqûres de sangsues enflammées, l'irritation phlegmasique des vésicatoires, etc. Comme dans les campagnes une solution d'opium n'est pas à la portée de tout le monde, on peut se servir avantageusement et gratuitement de cette plante. M. le docteur Girard, de Lyon, a rapporté *(Journ. génér. de Méd. t.* 25, 2º série, *p.* 354) plusieurs observations qui constatent les bons effets de cette plante dans les cas que nous venons de citer, et je l'ai employée moi-même avec succès sur des plaies contuses avec déchirement, et surtout dans un cas de douleurs hémorrhoïdales atroces et contre lesquelles on avait inutilement mis en usage les bains, les sangsues, les émollients. J'ai fait cesser dans l'espace de quinze jours une constriction spasmodique de l'anus, sans fissures, qui datait de douze ans, chez une femme de Saint-Pierre-lès-Calais, au moyen d'onctions faites, deux fois par jour, avec un mélange de 16 grammes de suc de glaucier jaune, de 12 grammes de suc de jasquiana et d'un jaune d'œuf.

PÊCHER.*

Malus persica (T.) — *Amygdalus persica* (L.)

Le pêcher, originaire de la Perse, cultivé partout à cause de son excellent fruit qui fait les délices de nos tables, fournit des ressources à la médecine dans ses fleurs, ses feuilles et ses semences (amandes).

Préparations et doses.

A L'INTÉRIEUR : *feuilles en infusion*, 35 ou 45 gram. pour 1/2 litre d'eau ou de lait.

Infusion des fleurs sèches, 15 à 30 gram. pour 1/2 litre d'eau ou de lait.

Sirop (8 de fleurs sur 12 d'eau bouillante et 8 de sucre), 50 gram. et plus pour les adultes,—de 4 à 15 gram. pour les enfants, soit pur, soit étendu dans une potion.

Poudre des fleurs (rarement), de 2 à 4 gram. dans un véhicule approprié.

Extrait aqueux des bourgeons, de 1 à 2 gram. 50 cent.

A L'EXTÉRIEUR : *feuilles, fleurs et amandes* en cataplasme sur l'abdomen comme vermifuge; sur les inflammations et les douleurs internes comme calmant.

Propriétés.

Les feuilles, les fleurs et l'amande du pêcher ont une saveur amère analogue à celle des feuilles de laurier-cerise, et qu'elles doivent à la présence de l'acide prussique. A grande dose elles peuvent, comme ce dernier, produire l'empoisonnement en détruisant l'irritabilité des organes. Bertrand a vu mourir un enfant de dix-huit mois, au milieu de convulsions et de vomissements, pour avoir pris une forte décoction de ces fleurs, que sa mère lui avait donné comme vermifuge. Roques (*Phytog. méd.*, t. 11, p. 250), qui a voulu les essayer sur lui-même, en a pris 30 grammes ; à huit heures du soir, il se mit au lit ; à minuit, il fut réveillé par des douleurs de ventre, et par des éructations et des vents continuels. Bientôt après, il fut saisi d'une forte diarrhée et d'une sueur froide générale : quelques tasses de thé léger ne lui procurèrent qu'un soulagement passager. Cet état persista jusqu'à trois heures après minuit; alors il se sentit défaillir. Une potion éthérée, avec addition de 24 gouttes de laudanum liquide de Sydenham, ayant été prise en deux fois, dissipa peu à peu ces accidents.

On trouve dans le *Journal de la section de Médecine de Nantes* (1836), le fait suivant :

« Un homme de 30 ans, atteint d'une fièvre intermittente, prit une poignée de feuilles de pêcher en décoction dans une bouteille d'eau réduite en un tiers. Bientôt il se manifesta des accidents; les yeux étaient injectés, la face rouge et animée, la respiration extrêmement gênée, le pouls dur et petit, l'épigastre douloureux, le ventre contracté, avec coliques et envies de vomir. M. le docteur Loret fit administrer de suite une infusion de tilleul et de fleurs d'oranger, avec quelques gouttes de laudanum, et prescrivit plusieurs lavements avec une forte décoction de têtes de pavots et de graines de lin. Des fomentations huileuses et émollientes furent pratiquées pendant toute la nuit, et le malade but plusieurs pintes de lait. Les douleurs se calmèrent peu à peu et tout rentra dans l'ordre. »

Les fleurs et les feuilles de pêcher sont purgatives, anthelmintiques et diurétiques. Le calice est la partie des fleurs du pêcher dans laquelle paraît résider plus particulièrement leur principe actif. Coste et Wilmet employaient les bourgeons et les jeunes feuilles de cet arbre, récoltés au printemps, infusés pendant la nuit et ensuite décoctés, à la dose de 15 à 45 grammes dans 300 grammes d'eau, avec addition de 30 grammes de sirop de fleurs de pêcher, ou d'une petite quantité de miel ; ils donnaient la veille, selon la force du sujet, 12 à 24 décigrammes d'extrait aqueux de bourgeons, saturé de la poudre des fleurs de pêcher desséchées. Coste et Wilmet ont vu rendre plus de soixante vers à un jeune homme d'une quinzaine d'années, peu d'heures après le premier bol de cet extrait. Dans l'espace de douze jours, cet enfant prit 30 grammes d'extrait en 24 doses, et trois potions dans lesquelles les feuilles de pêcher étaient entrées jusqu'à 30 grammes. Il était d'un tempérament assez robuste, difficile à évacuer. Il eût quatre à cinq selles chaque fois, et ordinairement quatre ou cinq vers dans les premières ; il a été parfaitement guéri sans autre secours.

Bodart employait les feuilles fraîches de pêcher comme succédanées du séné, à la dose de 30 grammes pour deux verres de *decoctum*, à vase fermé ; les fleurs à la dose de 15 grammes. Il donnait, aux femmes délicates et aux enfants, le sirop des fleurs à la dose d'une cuillerée à bouche, toutes les demi-heures, jusqu'à ce que le remède commençât à agir.

L'infusion et la décoction des feuilles de pêcher ont été vantées dans la néphrite et plusieurs autres affections des voies urinaires. Dower, au rapport de Vogel, les regardait comme un spécifique contre les calculs urinaires. Ettmuller accorde aussi cette vertu à l'infusion des amandes contenues dans le noyau de la pêche. Les Anglais joignent l'eau distillée d'amandes amères à l'infusion des feuilles de pêcher, et emploient ce mélange pour faciliter la sécrétion et l'exécrétion des urines, appaiser les douleurs néphrétiques et vésicales. Ce moyen, que j'ai mis en usage plusieurs fois, calme promptement les souffrances des malades atteints de spasme ou d'irritation à la vessie, favorise l'émission des urines dans le catarrhe vésical chronique et soulage les calculeux.

Comme les amandes amères, les amandes de pêches peuvent être employées pour les émulsions en les associant en petite quantité aux autres semences émulsives. Seules, et à une certaine dose, il est à présumer qu'elles auraient une action analogue à celle des feuilles, comme purgatives et anthelmintiques.

Burtin (*Mém. couronné en 1783 par l'Acad. de Bruxelles, p. 30 et suiv.*) prescrivit à un pauvre, atteint de fièvre intermittente, deux poignées de feuilles de pêcher infusées dans deux kilogrammes de bière brune bouillante, à prendre dans l'espace de 24 heures dans l'apyrexie. La fièvre disparut après la seconde dose. Encouragé par ce succès, il employa le même moyen chez plus de vingt malades atteints de fièvres intermittentes de divers types, et tous furent entièrement guéris. Il employait avec le même avantage dans l'apyrexie, la poudre des feuilles, à la dose de 30 grammes divisée en plusieurs prises ; l'écorce est aussi fébrifuge.

Les feuilles de pêcher perdent de leur vertu par la dessiccation ; cependant, les feuilles à peine développées, récoltées au printemps, séchées avec soin et enfermées ensuite dans des boîtes, ainsi que le pratiquaient Coste et Wilmet, ont conservé une énergie constatée par leur effet purgatif et vermifuge.

J'ai employé les feuilles de pêcher pilées en cataplasme sur l'abdomen, chez des enfants d'un à deux ans, et j'ai obtenu un effet anthelmintique qui, dans quelques cas, ne m'a laissé aucun doute. Ce topique m'a paru aussi calmer les coliques. On applique avec avantage ces mêmes feuilles sur les inflammations externes, les dartres enflammées et douloureuses, les ulcères cancéreux, les douleurs locales, etc.

La pêche est, quoiqu'en disent Galien et l'Ecole de Salerne, un fruit très-agréable, nourrissant, rafraîchissant et adoucissant ; elle convient parfaitement aux tempéraments sanguins et bileux, soit dans l'état de santé, soit dans les maladies accompagnées de chaleur et d'irritation. Toutefois, les personnes faibles ou sédentaires peuvent, par l'usage trop abondant ou trop longtemps prolongé des pêches, éprouver de la débilité d'estomac, des flatuosités et même la diarrhée. On évite ces inconvénients en leur associant du sucre ou du vin généreux.

PENSÉE SAUVAGE,

VIOLETTE OU PENSÉE TRICOLORE.

Viola tricolor arvensis (T.) — *Viola tricolor* (L.)

Cette plante est très-commune dans les champs et croît dans toute la France. On emploie la tige et les feuilles.

Préparations et doses.

A L'INTÉRIEUR : *infusion ou décoction de la plante fraîche ou sèche,* de 50 à 60 gram. par kilog. d'eau.
Sirop (5 gram. sur 50 d'eau et 50 de sucre), de 45 à 60 gram. en potion.
Extrait, de 5 à 15 grammes.
Poudre, 2 à 5 grammes dans du lait.

Propriétés.

Légèrement diurétique et diaphorétique, elle est regardée comme dépurative. On s'en sert contre les dartres, les croûtes laiteuses, la teigne, les scrofules.

[Jean-Philippe Boecler, de Strasbourg, et Strack, de Mayence, préconisèrent les premiers l'usage de la pensée sauvage et constatèrent, par des expériences, ses effets avantageux dans les maladies cutanées. Strack la donnait en poudre, à la dose de 2 grammes dans du lait, ou en décoction matin et soir, ou bien dans la soupe au lait, qui n'en prend aucun mauvais goût. Au bout de quatre jours, le visage se couvre de croûtes épaisses, ce qui n'empêche pas de continuer cette boisson, même après leur chute, qui a lieu ordinairement après la seconde ou la troisième semaine, ainsi qu'une expérience de trente ans l'a prouvé à l'auteur que nous venons de citer. Cet auteur a remarqué, ainsi que je l'ai moi-même observé plusieurs fois, que les urines prennent, pendant l'usage de cette plante, une odeur fétide, analogue à celle de l'urine de chat.

Depuis, Haase, Metzer, Plouquet, et presque tous les auteurs qui se sont occupés des dermatoses, se sont servi de la pensée sauvage dans les dartres, la teigne, la gale, plusieurs maladies lymphatiques, le rhumatisme chronique, la blennorrhagie, etc. En 1813, le docteur Fauverge la donna à une jeune fille, sujette à des accès nerveux qui étaient regardés comme produits par la suppression de croûtes laiteuses, et la guérison fut obtenue : *eum curaturum quem prima origo causæ non fefellerit*. (Cels.)

Pariset, avec son atticisme exquis, tourne en ridicule, dans une de ses lettres écrites d'Orient, les médecins de Paris qui ordonnent gravement à leurs malades la *viola tricolor* ; mais on sait que la raillerie tient bien plus de la pénétration de l'esprit que de la sévérité du jugement.

Schlegel porta la confiance dans la pensée sauvage jusqu'à la croire utile dans les affections syphilitiques, surtout contre les ulcères vénériens.

On oppose à l'opinion des auteurs qui ont vanté cette plante, celle de plusieurs praticiens qui prétendent n'en avoir retiré que de faibles avantages, ou qui la considèrent même comme dépourvue de toute propriété.]

Je fais usage journellement de la pensée sauvage dans les croûtes de lait; j'ai cru remarquer une grande amélioration dans cette maladie lorsque les enfants en ont usé pendant quinze à vingt jours. Je la fais macérer à la dose de 4 à 8 grammes dans 250 grammes d'eau chaude pendant la nuit; je fais bouillir ensuite et j'administre cette dose à jeun, coupée avec un quart de lait et édulcorée. De cette manière les enfants la prennent sans répugnance. Je mets souvent la pensée sauvage dans les tisanes dépuratives.

PERCE-NEIGE.*

Nivalis triforum minus (T.)
— *Galanthus nivalis* (L.)

La perce-neige se trouve dans les bois, les prairies et les jardins ; sa fleur paraît au milieu des frimats et nous annonce la première le retour du printemps. Ses bulbes et ses fleurs peuvent être utilisées.

Propriétés.

Les bulbes de la perce-neige partagent la propriété émétique du narcisse des prés. « Une femme de la campagne, dit Loiselier-Deslonchamps (*Dict. des Scienc. méd.*, *t. 40, p.* 210), étant venue vendre au marché, dans une ville d'Allemagne, des oignons de perce-neige pour ceux de ciboulette, toutes les personnes qui en mangèrent furent prises de vomissements qui, d'ailleurs, se calmèrent facilement et ne furent suivis d'aucun accident.» On pourrait donc utiliser cette plante, qu'il est si facile de se procurer, comme le narcisse des prés qui, du reste, est lui-même très-commun.

Appliqué en cataplasme, le bulbe de perce-neige est résolutif et maturatif.

PERSICAIRE BRULANTE,

POIVRE D'EAU, CURAGE.

Persicaria urens seu hydropiper (T.)
Polygonum hydropiper (L.)

Cette plante, ainsi nommée à cause de la ressemblance de ses feuilles avec celles de pêcher, est une des plus communes. On la rencontre dans les lieux humides, les fossés, les marais, les terrains tourbeux, etc. L'herbe entière est employée.

Préparations et doses.

A L'INTÉRIEUR : *En infusion*, de 5 à 15 grammes par kilog. d'eau.
Poudre, de 1 à 4 gram. en bols, pilules, etc.
Extrait, de 60 centig. à 2 gram. dans un véhicule approprié.

Propriétés.

La persicaire est excitante et diurétique. On l'a conseillée dans les hydropisies, dans les engorgements viscéraux. Appliquée fraîche sur la peau, elle est, dit-on, rubéfiante et vésicatoire. On l'emploie à l'extérieur comme détersive.

[La persicaire exerce sur l'économie une action stimulante manifeste. Le sulfate de fer y décèle un principe astringent. Son effet diurétique, tant vanté jadis, en l'administrant étendu dans une grande quantité d'eau, ne peut avoir lieu qu'autant que les reins sont dans un état d'atonie ; la surexcitation de ces organes, non-seulement s'opposerait à cet effet, mais encore rendrait très-nuisible l'action de cette plante. La vertu lithontriptique qu'on lui a attribuée est illusoire. Elle a été toutefois utile comme diurétique dans la gravelle et le catarrhe vésical exempts d'irritation ou d'inflammation, dans l'anasarque asthénique et l'œdême sans lésion du centre circulatoire ni irritation des voies digestives, dans les engorgements non inflammatoires du foie et de la rate. Ettmuller la regarde comme vermifuge, et, d'après Peyrilhe, donnée en poudre aux moutons, à la dose d'un gros dans du miel, elle détruit une espèce de ver auquel ces animaux sont exposés.

Suivant Lieutaud, elle est utile dans le traitement de la cachexie, de la jaunisse et de l'hydropisie, administrée en infusion aqueuse.

La confiance des jeunes filles atteintes de chlorose ou d'aménorrhée a été quelquefois, suivant Tournefort, jusqu'à croire qu'il suffisait de porter cette plante dans leurs chaussures pour guérir.

L'usage interne de la persicaire, entièrement oubliée de nos jours, mérite l'attention des thérapeutistes. Des faits soigneusement abservés mettraient à même d'apprécier les avantages que son énergie indique, et lui rendrait le rang qu'elle paraît avoir occupé dans la matière médicale indigène, à une époque où la science n'était pas assez avancée pour préciser lescirconstances pathologiques qui en réclament l'application.

A l'extérieur, on peut, suivant Boerhaave, employer la persicaire comme rubéfiante, à l'état frais, lorsqu'on manque de moutarde.

Comme elle irrite les tissus dénudés, elle convient comme détersive sur les ulcères atoniques et scrophuleux. Je l'ai employée avec avantage, en pareil cas, en l'associant en décoction aqueuse ou vineuse aux feuilles de noyer. Elle convient, en décoction concentrée, pour favoriser la séparation des escarres dans la gangrène. Sa décoction aqueuse ou vineuse a été, suivant Murray, employée en gargarisme contre l'odontalgie, les aphtes, l'angine, les ulcérations du pharynx et des fosses nasales. On a vanté aussi l'application de ses feuilles cuites dans l'eau sur les engorgements œdémateux et séreux, pour en favoriser là résolution.]

Buchwald (*spec. med.*) recommande cette plante contre la gale. Linné dit qu'on emploie, en Norwège, ses feuilles cuites dans l'eau et appliquées à l'extérieur contre l'odontalgie. Bulliard rapporte que dans les campagnes on se sert de ses graines en guise de poivre.

J'ai souvent mis en usage la persicaire à l'extérieur, comme résolutive et détersive, dans les engorgements glanduleux et lymphatiques. Je l'ai appliqué avec succès sur un ulcère sordide, à bords durs et calleux, situé à la partie inférieure de la jambe droite, chez un vieillard de soixante-neuf ans. Je couvrais cet ulcère avec les feuilles cuites dans l'eau. L'action en fut prompte et très-satisfaisante ; au bout de huit jours la détersion était complète. Dans un cas d'ulcère scrophuleux dont la surface était recouverte d'une couche membraniforme épaisse, fétide, situé à la partie inférieure et interne de la cuisse, chez une jeune fille de quatorze ans, j'ai employé avec succès, pour la détersion de cet ulcère, parties égales de feuilles de noyer et de persicaire. Un cultivateur du village de Doudeauville avait toute l'extrémité supérieure gauche gonflée, indolente et tendue, sans inflammation, à la suite d'un érysipèle dont elle avait été le siége deux mois auparavant. Le volume de cette extrémité, surtout à l'avant-bras, était doublé. Je fis appliquer sur toute l'étendue du membre une décoction concentrée de feuilles fraîches de persicaire. L'effet de cette application réussit merveilleusement ; dès le lendemain la résolution commençait à s'opérer, et au bout de huit à dix jours elle était complète.

La persicaire, je le répète, n'est point à négliger. Les vétérinaires de campagne en font un grand usage à l'extérieur pour déterger les ulcères qui surviennent à la couronne du sabot, et dans les gonflements lymphatiques des articulations, après l'*application du feu*.

[La persicaire âcre que l'on doit récolter au mois de juillet, époque de sa floraison, perd, par la dessiccation, une grande partie de l'âcreté et de la saveur brûlante qu'elle a dans l'état frais. Son infusion et sa décoction n'ont pas non plus l'âcreté de la plante verte.

Le suc de cette plante pur, ou plus ou moins étendu dans l'eau ou la décoction de feuilles de noyer, convient mieux, à l'extérieur, lorsqu'il s'agit de combattre la gangrène et de stimuler avec énergie des ulcères sordides, des chairs blafardes et fongueuses.

LA PERSICAIRE DOUCE (*Polygonum Persicaria* L.) est, dit-on, astringente et a été employée autrefois dans les hémorrhagies passives, les diarrhées chroniques, etc. On l'a considérée comme détersive et anti-septique. Ravelet *(Thèses de Strasbourg,* 1806) rapporte huit observations de gangrène traitée avec succès au moyen de la *persicaire* douce.

La persicaire tachée, variété de la persicaire douce, jouit des mêmes propriétés.

PERSICAIRE AMPHIBIE,*

PERSICAIRE ACIDE.

Potamogeton salicis folio (Bauh.)
Poligonum amphibium (L.)

Cette plante vivace croît abondamment dans les marais et les lieux couverts d'eau. Lorsque les chaleurs de l'été dessèchent les étangs, les ruisseaux, etc., et que cette plante est exposée à l'air après avoir flotté dans l'eau, elle subit des changements physiques qui la rendent méconnaissable, et lui ont fait donner, dans ce nouvel état, le nom de *Persicaire amphibie terrestre*. La racine est employée.

Propriétés.

La persicaire amphibie a été l'objet d'une dissertation particulière de Jean-Henri Schulze (*de persicariâ acidâ*, Hal. 1735). Burtin (*mém. couron. cité*) dit que la racine de cette plante est le meilleur succédané de la salsepareille. Coste et Wilmet (*op. cit.*) l'ont aussi substituée à cette dernière comme celle de *houblon*; ils en ont préparé un extrait aqueux, un extrait résineux, et un extrait gommo résineux. La persicaire amphibie, comme plus mucilagineuse que le houblon, a fourni un huitième de plus d'extrait gommeux ou aqueux, un sixième de moins d'extrait résineux, et l'autre à proportion. Ces extraits, suivant les auteurs que nous venons de citer, ont eu un succès étonnant contre les écoulements gonorrhoïques, à la dose de 78 centigrammes matin et soir, avalant pardessus une tasse de forte décoction des mêmes racines, édulcorée avec un peu de sucre. Il faut continuer ce remède de la sorte pendant quelque temps, suivant les circonstances, le tempérament du malade et l'intensité de la maladie. On administre ces extraits en pilules de la manière suivante : extrait aqueux ou gommo-résineux de persicaire amphibie, 16 grammes ; parties égales de poudre de racine de persicaire et de gomme de gayac, quantité suffisante; divisez en pilules de 25 à 30 centigrammes.

J'ai employé la racine de persicaire amphibie, en décoction concentrée, contre une large dartre syphilitique située à la partie supérieure interne des cuisses, chez un ouvrier âgé de 30 ans qui, un an auparavant, avait subi un traitement mercuriel mal dirigé. Cette dartre était survenue trois mois après la guérison d'un chancre au prépuce que l'on avait touché fréquemment avec le nitrate d'argent fondu. La décoction de racine de persicaire amphibie (100 gram. pour 1,500 gram. d'eau réduits à 1 kilog.), prise à la dose de 4 verres, d'heure en heure chaque matin, et continuée pendant un mois, a suffi pour faire disparaître peu à peu cette dermatose évidemment vénérienne. Depuis dix ans que le malade est guéri, il n'y a eu aucune apparence de récidive.

Ce seul fait ne suffit pas pour constater les propriétés de la racine de persicaire amphibie; mais il est de nature à engager les praticiens à essayer l'emploi de cette racine dans les cas où la salsepareille est indiquée. Cette dernière est trop cher pour la médecine des pauvres.

La racine de persicaire amphibie, qu'on récolte à la fin de l'été ou au commencement de l'automne, doit être préparée comme celle de salsepareille, à laquelle elle ressemble à tel point que, suivant Coste et Wilmet, elle a été vendue pour cette dernière.

PERSIL.

Apium hortense, seu petroselinum (T.)
Apium petroselinum (L.)

Le persil, cultivé dans tous les jardins potagers, connu depuis très-longtemps, se rencontre en Provence dans son état sauvage. Les racines, l'herbe et les graines sont usitées.

Préparations et doses.

A L'INTÉRIEUR : *Décoct. des racines*, de 15 à 60 gram. par kil. d'eau. *Eau distillée*, de 60 à 100 gram. et plus, seule ou comme véhicule. *Suc exprimé des feuilles*, de 100 à 125 gram. par jour.

A L'EXTÉRIEUR : feuilles fraîches, contuses, pour cataplasmes.

Propriétés.

C'est un diurétique que l'on emploie dans les engorgements des viscères abdominaux, l'hydropisie, l'ictère, la leucorrhée, certaines aménorrhées atoniques, quelques exanthèmes fébriles avec défaut d'action vitale, etc. On a aussi employé le persil depuis quelque temps comme fébrifuge. La semence de persil est considérée comme carminative et préconisée contre les maux d'estomac avec flatuosités, quand il n'existe pas de gastrite chronique. Les feuilles, à l'extérieur, sont résolutives, employées contre les engorgements des mamelles, appliquées fraîches et contuses sur ces organes, quand, toutefois, ces engorgements ne sont pas inflammatoires ou phlegmoneux. La racine de persil est diurétique lorsque, toutefois, l'atonie des voies urinaires en favorise l'action.

M. le docteur Péraire a publié, dans le *Bulletin médical de Bordeaux*, plusieurs mémoires sur le traitement des affections périodiques par les préparations de persil. Ce médecin a fait un très-fréquent usage de cette plante dans les fièvres intermittentes, et les succès qu'il en a obtenus méritent de fixer toute l'attention des praticiens. Les faits que M. Péraire rapporte ne laisseraient aucun doute sur la vertu fébrifuge de cette plante, si l'on ne savait que dans tous les temps on a tour-à-tour préconisé et abandonné une foule de substances contre les fièvres intermittentes; c'est que souvent ces fièvres guérissent spontanément ou sont suspendues par la plus légère révulsion. Bien que dans mes mains le suc de persil, que j'ai administré à six malades (dont trois ont été guéris après la 2e, 3e ou 4o dose, un n'a éprouvé aucun soulagement, et deux une diminution notable dans les accès), n'ait pas aussi bien réussi, il n'en est pas moins vrai que c'est un remède qu'il ne faut pas regarder comme inefficace, et que de nouvelles observations mettront peut-être au rang des fébrifuges indigènes à l'usage des pauvres de la campagne.

Voici les diverses préparations dont M. Peyraire fait usage: *Poudre de persil*, 2 gram. par jour. — *Teinture* (suc récent 250 gram., alcool à 33° 125 gram.) 4 gram. par jour — *Sirop*, 3 ou 4 cuillerées à café par jour pour les enfants, 4 cuillerées à bouche pour les adultes, ou incorporées dans une potion. — *Vin* (teinture de persil 60 gram., vin blanc de Grave 330 gram.) par petites verrées trois fois par jour. — *Extrait*, de 60 centigram. à 1 gram. par jour, associé à la poudre de persil.

Il emploie aussi les formules suivantes : *Pilules fébrifuges de persil* : extrait de persil, 1 gram. 3 décigram.; thridace, 6 décigram.; poudre, q. s. pour 12 pilules. — *Potions fébrifuges* : eau distillée de persil, 100 gram.; extrait de persil, 6 décigram.; sirop d'absynthe, 30 gram. à prendre en trois fois. — *Autre potion* : eau de mélisse, 60 grammes ; eau de menthe, 30 gram.; extrait de persil, 1 gram.; sirop de persil, 20 grammes. — Même mode d'administration.

[J'ai employé avec succès le suc de persil dans le vin blanc contre les engorgements des viscères abdominaux, l'œdème et l'anasarque qui suivent ou accompagnent les fièvres intermittentes automnales, dans la leucorrhée et la blennorrhée, l'albuminurie chronique.

J.-F. Herrenshwand (*Médecine domest.*, *Berne* 1795. —

Ordonn. pour l'Apothicaire, n° 214) regarde la racine de persil comme pouvant être substituée à celle de *pareira brava*.]

On a vanté contre la syphile l'extrait de persil donné en pilules à la dose de 4 grammes le matin et de 2 grammes le soir, ou en sirop à la dose de 45 grammes matin et soir. Chez plusieurs malades, d'après les essais de Cullerier *(Dict. des Scienc. méd.*), le mal a disparu, chez d'autres il a résisté, chez la plupart les symptômes sont revenus, ou bien la maladie a reparu sous une nouvelle forme. Le professeur Lallemand *(Journ. de Chim. méd., t. 4, p.* 30) a employé avec succès l'huile essentielle de persil, à la dose de deux ou trois gouttes par jour dans un verre d'eau, contre des blennorrhagies qui avaient résisté au copahu et à la térébentine. Un médecin homœopathe m'a dit avoir souvent guéri l'urethrite, aigue ou chronique, au moyen d'un mélange à parties égales de suc dépuré de persil et d'alcool à 40°. Le malade en met deux ou trois gouttes sur la langue, le matin à jeun, et reste ensuite deux minutes sans ouvrir la bouche, et quelques instants sans boire. *Crede......*

Les gens de la campagne appliquent les feuilles de persil froissées sur les contusions et sur les coupures. Dans le premier cas, elles peuvent être utiles comme résolutives ; mais, dans le second, elles sont évidemment nuisibles par l'irritation qu'elles causent aux bords non réunis de la plaie, qu'il suffit dans tous les cas de rapprocher et de maintenir en contact, sans autre traitement. Il est difficile de faire croire aux paysans que la nature guérit les plaies.

J'ai vu employer, d'après le conseil d'un vieux curé, dans les engorgements scrofuleux, l'hydarthrose, les glandes engorgées des mamelles, etc., du persil pilé dans un mortier avec des limaçons à coquille, jusqu'en consistance d'onguent, qu'on applique sur la partie malade, étendu sur de la filasse et qu'on renouvelle tous les jours. Ce topique est un résolutif mitigé. Je l'ai appliqué avec avantage sur les abcès froids, pour y déterminer la maturation (1).

---

(1) Les personnes qui ne connaissent pas bien les plantes prennent quelquefois la petite cigue, qui est un poison violent *(œthusa cynapium)*, pour le persil, qui lui ressemble beaucoup, et parmi lequel elle se trouve souvent dans les jardins. Bulliard rapporte plusieurs accidents fâcheux causés par cette erreur ; il cite, entre autres, l'exemple d'un jeune garçon qui avait cru manger du persil ; tout son corps s'enfla et se couvrit de tâches livides ; sa respiration devint embarrassée, et, bientôt après, il expira.

Le fait suivant, communiqué à Virey, prouve que la petite cigue, em-

PERVENCHE,

VIOLETTE DES SORCIERS.

Pervinca vulgaris angustifolia (T)
Vinca minor (L.)

Cette jolie plante se trouve partout à la campagne, et nous montre sa fleur, d'un bleu pur et céleste, dans les beaux jours du mois de mai.

Propriétés.

C'est un faible astringent que l'on a administré contre des hémorrhagies qui ont pu s'arrêter d'elles-mêmes, ce qui arrive souvent par le repos et un régime convenable. Combien de fois la réputation d'un médicament s'est établie

---

ployée à l'extérieur, peut donner lieu à des accidents analogues à ceux que produit son ingestion.

« Mme P. B., quelques jours après son accouchement, et ne nourrissant pas son enfant, voulut faire passer son lait et diminuer l'extrême gonflement du sein. La sage-femme, ayant conseillé d'appliquer un épithème de *persil sauvage*, fricassé ou cuit, on s'adressa à l'un de ces prétendus botanistes, qui donna, par ignorance, de la petite ciguë des jardins (*œthusa cynapium* L.), qui ressemble au persil. Bientôt Mme B. ressentit une douleur vive et poignante, avec chaleur, rougeur, anxiétés précordiales. Le lendemain, une multitude de phlictaines ou vésicules, remplies de lymphe, s'élevèrent sur les mamelles et rendirent beaucoup de liquide séreux à la levée du topique. La malade était extrêmement oppressée, ne respirait qu'avec grande peine, éprouvait de violentes palpitations de cœur, des agitations et des angoisses très pénibles. Le ventre serré et tendu, une soif ardente qui ne pouvait être étanchée, parce que des aphtes, des pustules enflammaient la gorge, rendaient l'état de la malade presque désespéré, et ces symptômes persistèrent pendant plusieurs jours.

« Cependant, au moyen des remèdes calmants et adoucissants, le mal se dissipa peu à peu, mais assez singulièrement, car la malade fut saisie d'un flux de salive aussi abondant que si elle eût été traitée par le mercure, et cette salivation dura près de 14 jours ; les aphtes, les palpitations disparurent en même temps, et Mme P. B., après avoir couru le risque de la vie, se rétablit lentement. Il lui resta longtemps une plus grande sensibilité nerveuse qu'auparavant et qui n'a cédé qu'à l'usage prolongé des bains (*Bull. de pharm. et des Scienc. access.*, 6e ann. p. 340). »

La petite ciguë diffère du persil en ce qu'elle n'est point odorante comme ce dernier, que sa racine est plus petite, que ses feuilles sont d'un vert jaunâtre à leur face supérieure, que ses fleurs sont blanches et qu'elle est munie d'un involucre partiel.

Une autre ombellifère demi-aquatique, le faux persil des jardins (*œnanthe crocata* L.), et qui est très-vénéneuse, peut être aussi confondue avec le persil, auquel elle ressemble beaucoup. On la reconnaît à ses feuilles, qui sont plus glauques que celles du persil.

sur les résultats heureux des efforts de la nature ! Quoi qu'il en soit, nous devons dire que le vulgaire emploie la décoction de pervenche contre la leucorrhée, les hémorrhagies, et en gargarisme dans les maux de gorge. Quant à nous, nous nous contenterons d'admirer cette jolie fleur, qui rappelait à J.-J. Rousseau les douces émotions de sa jeunesse.

PEUPLIER,

1° PEUPLIER BAUMIER. (*Populus balsamifera* L.) Le peuplier baumier, originaire de l'Amérique septentrionale, est cultivé dans le jardin potager de chaque métairie des départements du Nord.

Préparations et doses.

A L'INTÉRIEUR : *Infusion, décoction, macération*, de 15 à 50 gram. par kilog, d'eau ou de vin.

A L'EXTÉRIEUR : *Pommade* (1 sur 4 d'axonge) pour pansements.

Propriétés.

Les bourgeons de ce peuplier sont balsamiques, toniques et excitants. Ils ont été conseillés comme sudorifiques dans la goutte, le rhumatisme chronique, les diarrhées et dysenteries anciennes. On les a aussi administrés, comme diurétiques et emménagogues, dans la néphrite et l'aménorrhée. Pour l'usage externe, on les emploie comme maturatifs, comme détersifs, dans les ulcères atoniques, les brûlures, les gerçures, etc.

Le peuplier baumier est regardé par les campagnards comme le vulnéraire par excellence. On applique ses feuilles entières ou froissées sur les coupures, les plaies avec perte de substance et les ulcères, sans trop distinguer les cas où il peut nuire de ceux où il est réellement utile. Le malade guérit plus ou moins promptement à la faveur du baumier, ou malgré son application, et l'admiration qu'il inspire, passe de père en fils dans les familles.

Le peuplier baumier a, sur les membranes muqueuses, l'action de toutes les substances résineuses, mais à un moindre degré. Le nom de *copahu* que lui ont donné les paysans semble en indiquer les propriétés. La décoction des bourgeons de cet arbre m'a été très-utile dans les affections catarrhales pulmonaires chroniques, vers la fin du catarrhe de la vessie et dans la leucorrhée. J'ai guéri de cette dernière maladie une jeune fille qui en était atteinte depuis deux mois, à la suite d'une transition subite du chaud au froid. Il y avait bien évidemment catarrhe utéro-vaginal, avec écoulement muqueux abondant. Trois verres par jour de décoction de bourgeons pendant quinze jours suffirent pour tarir tout-à-fait l'écoulement. Il n'y eut aucune récidive.

2° PEUPLIER BLANC DE HOLLANDE, BLANC BOIS. (*Populus alba* L). MM. Cottereau et Verdé de Lisle ont annoncé à la Société de Médecine pratique, en 1833, qu'ils avaient employé avec succès les feuilles de peuplier blanc dans les fièvres intermittentes. Ces médecins en font bouillir une poignée dans un verre d'eau, et administrent la décoction deux heures avant l'accès. M. Gallot, docteur en médecine à Provins, avait déjà employé un grand nombre de fois l'écorce du peuplier blanc, et la regardait comme la substance qui se rapprochait le plus du quinquina par ses propriétés fébrifuges. L'écorce de la racine est plus active.

J'ai employé les feuilles de ce peuplier et celles du peuplier tremble qui sont plus amères et contiennent de la salicine. Je n'ai que trois cas de fièvre tierce à citer où cet amer a réussi ; mais je ne puis savoir jusqu'à quel point il a pu contribuer à la guérison, qui n'a point été instantanée.

Les semences du peuplier blanc et celles du peuplier du Canada (vulgairement *peuplier carré*), sont entourés d'une sorte de coton qui peut remplacer le coton écru dans le traitement de la brûlure ou comme hémostatique.

3° PEUPLIER NOIR. (*Populus nigra* L.) On emploie ses bourgeons récents. Ils ont été donnés tantôt comme sudorifiques dans les maladies de la peau et les rhumatismes, tantôt comme diurétiques dans certaines affections des reins et de la vessie. La dose est de 8 à 15 grammes en infusion dans un demi-litre d'eau bouillante, ou en macération dans une égale quantité de vin généreux. On en prépare aussi une teinture alcoolique qui s'administre à la dose de 2 à 4 gram. et plus, en potion ou dans une tisane appropriée. A l'extérieur, on emploie les bourgeons de peuplier noir, en les faisant macérer dans des corps gras ou alcooliques pour en extraire les principes. On en frictionne les parties affectées de névralgies, de rhumatisme ou de certaines éruptions cutanées. Ces mêmes bourgeons entrent dans l'onguent *populeum*.

PHELLANDRIE,

PHELLANDRE AQUATIQUE, MILLE - FEUILLE AQUATIQUE,
FENOUIL D'EAU, CIGUE AQUATIQUE,
OENANTHE PHELLANDRIE (I).

Phellandrium dodonœi (T)
Phellandrium aqualicum (L.)

Le phellandre ou phellandrie est commun dans les lieux humides, les étangs, les marais, les fossés. La racine, l'herbe et les graines sont usitées.

Préparations et doses.

A L'INTÉRIEUR : *Infusion*, de 20 à 60 gr. par kil. d'eau bouillante. *Teinture* (1 sur 6 d'alcool à 25°), de 2 à 4 gram. en potion. *Poudre des graines*, de 1 à 8 gram. en pilules ou en électuaire. *Sirop*, 100 gram. pour 500 gram. d'eau bouillante ;—après refroidissement et filtration, mêlez à sirop de sucre,—1,000 gram. réduit par évaporation à 700 gram. contient 2 gram. de partie active par 16 grammes.)

Propriétés.

Le phellandre est regardé comme narcotique, excitant, diurétique. On l'a conseillé dans les scrophules, le scorbut, les catarrhes chroniques, l'hydropisie, l'asthme, quelques maladies nerveuses, mais surtout dans la phthisie et la fièvre intermittente.

Cette plante avait été employée par les vétérinaires contre la toux des chevaux, avant qu'on en eût fait les premiers essais dans la médecine humaine. Cependant on pense généralement que lorsqu'elle se trouve par hazard mêlée dans le foin, elle leur cause une paraplégie extrêmement dangereuse. Ce fait semble annoncer une action délétère très-énergique sur le système nerveux, et, sans doute, plus particulièrement sur la moëlle épinière (2).

---

(1) Les noms de *ciguë d'eau*, *ciguë aquatique*, donnés mal à propos au phellandre, pourraient faire confondre cette plante avec la *ciguë vireuse* (*cicuta virosa*), que l'on trouve aussi désignée dans la Flore française de Lamark sous le nom de *cicuta aquatica*, et qui est un poison très violent.

(2) Le bétail ne touche point à cette plante tant qu'elle est verte. Sèche, Linnée dit qu'elle ne lui est pas nuisible. Bulliard cite le fait de deux jeunes chevaux qui s'étaient échappés dans la prairie, et qui, ayant mangé de cette plante par inexpérience, sont morts empoisonnés le jour même.

Le phellandre est une plante suspecte, quoiqu'elle soit loin d'être aussi dangereuse que la grande ciguë, dont elle se rapproche beaucoup. On a employé la racine, les feuilles et surtout les semences de cette plante. Ces dernières, comme dans d'autres ombellifères analogues, étant plus ou moins aromatiques et ne participant point du principe vireux qui rend souvent les autres parties dangereuses, peuvent être administrées avec plus de confiance. Des essais sur les feuilles ou les racines ne devraient être tentés qu'avec réserve et en commençant par de faibles doses.

Le fenouil d'eau a joui, au commencement de ce siècle, d'une grande réputation comme anti-phthisique. Voici la formule que Hers employait: semences de phellandre, 25 gram.; sucre de lait, 50 gram.; nitrate de potasse, 30 gram; gomme arabique, 40 gramm. — Mêlez, pulvérisez, divisez en douze paquets. En prendre trois par jour. On peut porter graduellement la dose du fenouil d'eau à 75 grammes (1).

[Le médecin hollandais Thuessing a regardé les semences de phellandre comme jouissant d'une action tonique spéciale sur le poumon, et pouvant être très-utile dans les affections catarrhales chroniques et la coqueluche. Thomson, médecin danois, dit qu'elles agissent sur les poumons comme calmantes et expectorantes; il a même reconnu dans les crachats, chez ceux qui en font usage, l'odeur qu'elles y laissent. Elles ne guérissent pas, dit-il, la phthisie bien confirmée, mais il est certain qu'elles en arrêtent les progrès, diminuent les symptômes, tels que la toux et l'expectoration, etc.

« Les moyens les plus importants, dit Hufeland en parlant de la phthisie pulmonaire purulente, ceux dont l'expérience a constaté l'efficacité dans certains cas, sont les semences de *phellandrium aquaticum* dont j'ai moi-même reconnu les vertus spéciales, mais en les administrant à hautes doses, depuis 1 gramme et demi jusqu'à 8 grammes par jour, en poudre, ou 14 grammes en décoction. (*Man. de Méd. prat.*)»

Lange dit avoir observé que le phellandre fait cesser l'hémoptisie, qu'il arrête le développement des tubercules pulmonaires, qu'il s'oppose à leur ramollissement et contribue enfin à la cicatrisation des cavernes. Bertini rapporte le cas d'une consomption pulmonaire parvenue au dernier degré, et guérie par l'emploi de ces semences; la diarrhée et les cra-

---

(1) Cette dose paraît énorme. L'abus de ces semences peut causer, dit-on, des vertiges, de l'anxiété, des spasmes, l'hémoptisie. Toutefois, ces accidents sont tellement rares, qu'on peut les considérer, quand ils surviennent, comme dépendant d'une disposition particulière aux malades, ou produits par une cause étrangère à l'action du médicament.

chats diminuèrent sensiblement au bout de cinq jours de leur usage, l'état général s'améliora. Portée graduellement depuis 1 ou 2 décigrammes jusqu'à 6 grammes dans les vingt-quatre heures, la fièvre se dissipa ainsi que la toux, l'expectoration et la diarrhée; les fonctions se rétablirent, et, en deux mois et demi, le malade sortit de l'hôpital en parfaite santé.

M. Michea (*Bullet. de thérapeut.* 1848) rapporte trois faits remarquables à l'appui de l'efficacité des semences de cette plance dans les affections de poitrine; 1° un jeune homme de 25 ans, né d'une mère phthisique, phthisique lui-même, au moins au premier degré, amaigri, crachant le sang, etc., prend les semences du phellandre aquatique durant l'espace de six semaines. Les symptômes les plus graves disparaissent peu à peu; la matité du son et l'obscurité du bruit respiratoire sous la clavicule droite ont rétrogradé; le malade reprend chaque jour de l'embonpoint. 2° Cas de catharre pulmonaire chronique opiniâtre, que rien n'a modifié, et que cependant le phellandre aquatique a enlevé en deux mois. 3° Malade affecté d'asthme, dont les accidents, dissipés par l'emploi de la semence de cette plante, ne sont pas revenus depuis plusieurs mois. M. Michea fait prendre la poudre de semence de phellandre à la dose de 5 décigrammes, mêlée avec du sucre; mais la forme sirupeuse lui a paru agir avec plus de promptitude. Il faut, suivant ce médecin, donner de deux à quatre cuillerées à bouche de sirop par jour, et en continuer l'usage sans interruption pendant l'intervalle de six semaines à deux mois. Ce n'est guère qu'au bout de ce temps que les effets de cette médication se manifestent.

M. Sandras, médecin de l'hôpital Beaujon (*Revue pharmac.* 1849), a récemment employé avec succès le phellandre dans les affections pulmonaires tuberculeuses et les catarrhes bronchiques chroniques. Ce médecin se sert de la semence encore entourée de son enveloppe et pilée, puis incorporée dans du miel ou du sirop de miel, à la dose de 1 gramme tous les soirs, ou soir et matin, suivant le cas; il n'a pas été au-delà de 2 grammes. Quand elle est prise une heure avant le repas, ou deux heures après, elle ne trouble ni les digestions ni aucune autre fonction, et peut être supportée sans fatigue pendant des mois entiers.

« On ne peut, dit M. Sandras, à cause de l'obscurité des signes réels de la phthisie commençante, être sûr que c'est bien cette maladie que l'on a enrayée. Comme médecin, j'ai, grace au phellandre, éprouvé quelquefois une vive satisfaction en voyant revenir à la vie commune des malades qui réunissaient à mes yeux toutes les probabilités d'une phthisie commençante; mais, comme homme de science, je me garderais bien de soutenir que mon diagnostic probable ait été posé sur une tuberculisation réelle dans les cas où le phellandre, employé au début, m'a réussi. Malgré les doutes que la guérison m'a laissés sur la nature du mal, ces faits sont assez importants pour que j'en tienne grand compte, et pour que je conseille vivement l'emploi du *phellandrium aquaticum*, au risque de ne pas compléter l'observation, comme disent les anatomo-pathologistes. »

Dans un état avancé de la maladie, le phellandre est, suivant M. Sandras, un palliatif précieux. Les phthisiques affectés de fontes tuberculeuses incontestables et de tous les dépérissements qui s'ensuivent, n'ont pas plustôt usé pendant une huitaine de jours de la phellandrie qu'ils se sentent mieux : ils ont cessé de souffrir. L'expectoration est devenue à la fois moins abondante et plus facile ; la fièvre a diminué ou disparu ; la diarrhée s'est amendée ; l'appétit est revenu, et en même temps le sommeil répare mieux les forces. « Depuis que je soumets mes malades à ce traitement, ajoute M. Sandras, je les vois presque tous endurer la phthisie, et dans l'immense majorité des cas, ils se conservent merveilleusement sous tous les rapports pendant des mois qui, sans ce traitement, seraient dévolus à la consomption. » M. Sandras a vu à l'Hôtel-Dieu annexe, un jeune romain reprendre toutes ses fonctions assez bien pour pouvoir retourner dans son pays, malgré l'existence d'une caverne qu'il portait au haut de chaque poumon. A côté de lui était un jeune enfant scrofuleux et tuberculeux qui a guéri d'une caverne tuberculeuse qu'il portait au sommet d'un des poumons.

Dans les catarrhes pulmonaires chroniques la phellandrie produit, en général, ses bons effets au bout de peu de jours. Elle convient surtout dans les bronchites des vieillards qui viennent avec les froids humides et ne disparaissent ordinairement que par les temps doux ; elle met fin, chez les jeunes sujets lymphatiques, et sans réaction, à ces quintes de rhumes qui les tourmentent si longtemps.

Le phellandrium a paru à M. Sandras n'être d'aucune utilité contre l'emphysème pulmonaire et l'asthme, hormis les cas où ces affections se compliquent de bronchite chronique.

En présence de tels résultats, la phellandrie doit être tirée de l'oubli. La plupart des médecins français la regardaient comme *tombée en désuétude, après avoir été autrefois pré-*

conisée; formule banale adoptée par les auteurs de matière médicale qui se sont successivement copiés, et qui rejettent ainsi des remèdes indigènes qu'ils n'ont jamais essayés.

L'emploi des semences de phellandrie n'empêche pas l'usage des autres moyens appropriés aux indications qui peuvent se présenter. Il convient souvent de lui associer les balsamiques, le lichen d'Islande, les fleurs d'arnica, les feuilles d'hyssope ou de marrube blanc, les racines de polygala, le quinquina, etc.]

« M. le docteur Rothe, de Guhrau, après une longue expérience du phellandre aquatique, affirme que c'est un moyen très-précieux dans les cas de toux chronique due à une augmentation de l'irritabilité de la membrane muqueuse des voies aériennes, compliquées d'une sécrétion de mucus plus ou moins abondante. Ce médecin a retiré des avantages remarquables de l'emploi du même moyen, dans beaucoup de cas de toux catarrhale entretenue par une prédisposition à la dégénérescence tuberculeuse. « Il faut reconnaître, dit-il, que ce médicament contient des principes narcotiques doux, qui calment comme l'opium, sans donner lieu aux effets consécutifs désagréables qui accompagnent l'administration de ce dernier.» M. Rothe pose en principe que la phellandrie est particulièrement indiquée chez les sujets débiles et à système nerveux très-irritable. Plusieurs fois il l'a prescrit avec le plus grand succès chez des femmes hystériques, pour arrêter rapidement une toux d'irritation très-fatigante et véritablement inquiétante, qui avait duré des mois entiers en résistant opiniâtrément à tous les autres moyens employés. Toutefois, lorsqu'il existe des lésions organiques des poumons, des ulcères, on ne peut en attendre qu'un secours palliatif, comme de tous les autres agents thérapeutiques qui ont été conseillés jusqu'ici. On doit observer, d'ailleurs, que, si ce médicament est des plus convenables pour la pratique des pauvres, en raison de la modicité de son prix, il a un inconvénient réel, celui de déplaire au plus grand nombre des malades par son odeur désagréable. M. Rothe le prescrit aux indigents sous forme pulvérulente, à la dose de 50 à 75 centigram., trois fois par jour, seul ou associé à 25 ou 50 centigram. de chlorydrate d'ammoniaque, ou encore à parties égales de poudre de réglisse composée (*Pharmacop. de Prusse*). Aux gens riches, il l'administre ordinairement sous forme pilulaire, de la manière suivante : Poudre de semences de phellandre, 12 gram.; extrait de chardon bénit, 8 gram.; chlorydrate d'ammoniaque purifié, 4 grammes. M. et F. S. A. une masse parfaitement homogène, divisée en pilules du poids de 10 centigram. roulées dans la poudre de lycopode, et qui doivent être renfermées dans un flacon. On fait prendre 6 à 8 de ces pilules quatre fois par jour (*L'Abeille médic.*, *t. 2, p.* 253 *et* 254—1845.)

S'il fallait croire tout ce qu'on a écrit sur le phellandre, il serait un fébrifuge supérieur au quinquina même ; il offrirait des secours efficaces contre les cancers, les ulcères, la gangrène, les hydropisies, le scorbut, l'asthme, la coqueluche, l'hypocondrie, et une foule d'autres maux qui n'ont entre eux que peu ou point d'analogie. Je ne nie point les qualités actives de cette plante ; mais je ne puis m'empêcher de trouver exagérés de pareils éloges.

C'est surtout Ernsting (*Phellandriolog. physico-medic.*, *Brunsw.*, 1739), qui, dans un traité spécial, a signalé le phellandre comme un fébrifuge infiniment au-dessus du quinquina. Il l'administrait dans toutes les fièvres d'accès, à la dose de 4, de 8 et même de 12 grammes un peu avant l'accès, les jours de fièvre. Il est à remarquer que les accès ne cessaient que graduellement, puisque ce médecin parle des doses qu'il administrait, en outre, les jours d'apyrexie. Qui nous dit alors que la disparition de la fièvre, après l'emploi plus ou moins prolongé de cette plante, est plutôt due à son influence qu'aux efforts de la nature et à la marche spontanée de la maladie ?—Pour reconnaître dans une substance la vertu fébrifuge, il faut bien se rendre compte de son effet immédiat sur l'accès fébrile. Cet accès doit disparaître ou être considérablement affaibli après l'administration de la première dose du médicament pendant l'apyrexie. Ce résultat, obtenu un grand nombre de fois, devient une vérité pratique incontestable.

[Quelques auteurs ont recommandé l'usage des feuilles de phellandrie aquatique à l'extérieur en décoction et en cataplasme dans le traitement des vieux ulcères, contre les tumeurs scrofuleuses et le cancer.]

PIED D'ALOUETTE DES CHAMPS,*

DAUPHINELLE DES BLÉS, CONSOUDE.

Delphinium consolida (L.)
Delphinium arvensis (T.)

Cette plante, de la famille des renonculacées, est commune dans les moissons, pendant les mois de juin et de juillet. On a employé la plante et les semences.

Préparations et doses.

A L'INTÉRIEUR : *Décoction*, de 5 à 15 gram. par kilog. d'eau.
Teinture (1 de semence sur 8 d'alcool), de 50 cent. à 5 grammes
en potion.
A L'EXTÉRIEUR . *Infusion*, pour lotions, injections, collyre.

Propriétés.

Cette plante, par son analogie avec les aconits, réclame
de la circonspection dans son emploi à l'intérieur. On l'a
regardée comme diurétique, et conseillée dans les obstructions des viscères abdominaux et les affections chroniques
des voies urinaires. Elle a été aussi employée comme anthelmintique. La teinture alcoolique a été employée dans la
dyspnée nerveuse et l'asthme. Ces diverses propriétés, mal
déterminées, ont besoin d'être constatées par une rigoureuse
observation. A l'extérieur, on l'a vantée contre l'ophtalmie.
Les semences pulvérisées détruisent la vermine de la tête
comme celles de la staphisaigre. La décoction de ces
semences, en lotion, a été quelquefois employée par des
paysans contre la gale et la maladie pédiculaire.

PIED DE CHAT,*

GNAPHALIE.

Gnaphalium dioïcum (L.)
Elychrisum montanum (B).

Cette plante petite et cotonneuse, dont les fleurs représentent, quand elles sont bien épanouies, le dessous du pied
d'un chat, croît dans les lieux secs et sur les collines. Les
capitules de pied-de-chat sont regardées comme béchiques
et administrées en infusion théiforme (15 à 30 gram. par
kilogram. d'eau) ou en sirop dans les affections catarrhales
bronchiques.

PIGAMON,*

FAUSSE RHUBARBE, RHUBARBE DES PAUVRES, RUE DES PRÉS.

Thalictrum flavum (L.)
Thalictrum magnum (Dod)

Cette plante croît dans les prés humides et marécageux,
où elle fleurit en juillet et août. Sa racine, d'une saveur douceâtre et un peu amère, donnée en décoction (30 à 60 gram.
pour 1 kilog. d'eau), est purgative. Murray dit qu'à triple
dose de celle de rhubarbe, elle produit le même effet que
cette dernière. Dodoens regardait ses feuilles mêlées aux

herbes potagères comme laxatives, et la décoction des racines comme possédant la même propriété à un plus haut degré. On a encore regardé cette plante comme diurétique, apéritive, et on l'a prescrite dans l'ictère, les embarras chroniques des viscères abdominaux. Lesson, pharmacien à Rochefort (Mérat et Delens, *ouv. cit.*), a retiré de la racine de pigamon un principe auquel il a donné le nom de thalictrine, et qu'il a employé avec succès dans les fièvres intermittentes à la dose de 75 centig. à 1 gramme. Tournefort dit que de son temps on faisait usage de la racine de pigamon dans la diarrhée. Boërhaave indique sa racine comme purgative à la dose de 30 à 60 grammes.

J'ai employé la décoction des racines à la dose de 25 gram. dans 500 gram. d'eau, en décoction ; elle a provoqué de trois à cinq selles, sans coliques. Ce purgatif doux peut trouver son application dans la médecine rurale.

PILOSELLE, *

ÉPERVIÈRE PILOSELLE, OREILLE DE SOURIS OU DE RAT.

Dens leonis qui pilosella officinarum (T).
Hieracium pilosella (L.)—

La piloselle est une petite plante très-commune au bord des chemins et dans les lieux incultes, où elle montre ses fleurs jaunes pendant tout l'été. Cette plante, un peu amère et astringente, était jadis employée contre les hémorrhagies passives, les diarrhées chroniques, les ulcérations internes, la phthisie, et comme fébrifuge. Elle est tombée aujourd'hui dans l'oubli le plus profond. Mais les campagnards, qui n'abandonnent pas aussi facilement que les hommes de science les traditions populaires, la mettent encore en usage. J'ai vu plusieurs fois une forte décoction aqueuse de cette plante agir assez puissamment sur les reins pour faire rendre des graviers. On la récolte pendant le mois de juin, avant la floraison.

PIMENT DES JARDINS, *

PIMENT ANNUEL, POIVRE D'INDE, CORAIL DES JARDINS, POIVRE DE GUINÉE, POIVRE D'ESPAGNE.

Capsicum siliquis longis propendentibus (T).
Capsicum annuum (L.)

Le fruit de cette solanée, d'une belle couleur rouge, d'une saveur âcre et brûlante, et que nous récoltons aujourd'hui dans nos jardins, est usité comme condiment culinaire et comme médicament.

Préparations et doses.

A L'INTÉRIEUR : *En poudre*, de 5 à 10 décigrammes en électuaire, pilules, etc.

Teinture alcoolique (1 sur 6 d'alcool à 33°), de 1 à 4 grammes en potion.

Vinaigre (1 sur 6 de vinaigre et 6 d'eau-de-vie), de 2 à 4 gram. dans une décoction appropriée.

Huile essentielle, de 15 à 25 cent. sur du sucre ou dans un véhicule approprié.

Sirop (1 sur 2 de sucre), de 10 à 15 grammes en potion.

A L'INTÉRIEUR : *Teinture*, de 15 à 20 gram. par 20 grammes d'eau pour gargarisme.

Poudre, de 15 à 20 gram. pour cataplasme rubéfiant, gargarisme.

Propriétés.

Le piment est un des excitants les plus énergiques. Frais et réduit en pâte, il rubéfie la peau comme la moutarde. A petites doses et associé aux amers, on la donne dans la dyspepsie, dans l'hydropisie, la paralysie, la goutte. Les Anglais l'administrent dans certains cas de variole, de rougeole et de scarlatine quand l'éruption languit par défaut d'action vitale, et dans la fièvre jaune. Chapmann l'a prescrit en décoction dans l'angine tonsillaire et l'angine maligne, réuni au quinquina (*Bullet. des Scienc. méd. de Férussac*, *t.*xi, *p.* 302). On a aussi appliqué en collyre, dans certaines ophtalmies par relâchement des tissus de l'œil, son suc exprimé étendu d'eau (*Coxe, amer. disp., p.* 158). Wright l'a employé dans les hydropisies passives, où les ferrugineux sont nécessaires. On emploie dans ce cas, de préférence, le vinaigre ou le sirop de piment plus ou moins étendu dans un véhicule approprié.

PIN ET SAPIN.

Les pins et les sapins fournissent à la médecine de grandes ressources. On emploie le pin à pignon ou cultivé (*Pinus pinea* L.), le pin sauvage (*Pinus sylvestris* L.), le pin mugho, torchepin, pin du Briançonnais (*Pinus mugo* L.), le pin maritime (*Pinus maritima* L.), le pin de Venise, mélèze (*Pinus larix* L.), le sapin pesse, epicca ou faux sapin (*Abies excelsa* L.), le sapin commun ou sapin argenté, sapin vrai (*Abies pectinatu*), etc.

Les parties usitées de ces arbres sont dans le pin à pignon, la semence (pignons doux); dans tous les autres, les jeunes

pousses (bourgeons), le bois, un suc résineux (térébenthine), etc.

Préparations et doses.

A L'INTÉRIEUR : *Pignons*, de 20 à 60 grammes en émulsion pour
500 grammes d'eau.

Infusion de bourgeons, de 20 à 50 gram. par kilog. d'eau.

Sirop de bourgeons (1 sur 1 de sucre et 2 d'eau), de 50 à 120
grammes en potion.

Extrait alcoolique de bourgeons (1 sur 6 d'alcool à 22°), de 50
centig. à 2 grammes.

Extrait aqueux (1 sur 6 d'eau), idem.

A L'EXTÉRIEUR : *Infusion de bourgeons*, pour fomentations, lotions,
injections.

Propriétés.

Les pignons doux ou fruits du pin pinier, que l'on mange
en Italie et en Provence, sont d'une saveur agréable. Ils
contiennent beaucoup de fécule et une huile douce qui rancit
facilement. Ils sont émulsifs et peuvent remplacer les
amandes douces. Les amandes du pin cembro sont également bonnes à manger.

Le bois et les bourgeons ou turions, soit de pin, soit de
sapin, sont excitants, antiscorbutiques, diurétiques, diaphorétiques. Je les ai souvent employé en décoction ou en
infusion dans l'eau, la bière, le vin, le cidre, le lait ou le
petit-lait contre le scorbut, les rhumatismes chroniques, les
affections catarrhales bronchiques et vésicales, la gonorrhée,
la leucorrhée, les scrofules, la phthisie, les hydropisies,
l'albuminurie chronique, la goutte vague, les affections
cutanées chroniques, les syphilides, etc.

TÉRÉBENTHINE.

La térébenthine est le suc résineux qui découle des pins
et des sapins que nous venons de mentionner. On emploie
surtout celle des sapins et du mélèze. On en retire aussi du
pistacia terebinthus (L.) On distingue les térébenthines de
Chio, du Canada, de Venise, de Strasbourg, de Bordeaux.

Préparations et doses.

A L'INTÉRIEUR : *Térébenthine de Venise*, 50 centig. à 25 grammes
progressivement, en bols, pilules, en émulsion, avec la magnésie.

Térébenthine cuite (privée d'huile essentielle), de 2 à 12 gram.
en pilules.

Sirop (1 sur 8 de sirop simple), de 15 à 50 grammes en potion.

Teinture (1 sur 4 d'alcool à 55°), de 1 à 4 gram. en potion, pilules.

A L'EXTÉRIEUR : de 5 à 50 gram. en lavement, en liniment, onguent, emplâtre, etc.

Propriétés.

Les diverses espèces de térébenthine ont, à peu près, les mêmes propriétés. C'est toujours une action stimulante qu'elles exercent sur nos organes, et plus spécialement sur les membranes muqueuses génito-urinaires et sur le système nerveux. Suivant l'état des divers appareils, elle porte son activité sur la sécrétion urinaire, sur l'exhalation cutanée, sur la sécrétion bronchique. A haute dose, elle provoque le vomissement et la purgation. La térébenthine est employée avec avantage dans les catarrhes chroniques pulmonaires et vésicaux, la phthisie, la blennorrhée, la leucorrhée atonique, la diarrhée muqueuse entretenue par le relâchement de la muqueuse intestinale, par une sorte d'altération des fonctions sécrétoires de cette membrane ou par son ulcération superficielle ; dans le rhumatisme chronique, la goutte atonique, certaines névralgies, etc. C'est principalement dans la cystite chronique que la térébenthine triomphe ; elle la guérit dans la moitié des cas, et améliore presque constamment l'état du malade dans les catarrhes vésicaux dus à la gravelle, aux affections de la prostate, à la paralysie de la vessie, etc.

A l'extérieur, la térébenthine entre dans les onguents irritants et détersifs qu'on emploie au pansement des plaies et des ulcères. Appliquée sur la peau, elle la rubéfie et agit alors comme dérivatif, et peut être utile dans le rhumatisme, la bronchite, la coqueluche, la pleurésie, la pneumonie, la péritonite, et pour rappeler des exanthèmes chroniques partiels. Elle a été employée aussi en vapeur dans le rectum contre le ténesme qui accompagne la dysenterie.

HUILE ou ESSENCE DE TÉRÉBENTHINE.

Préparations et doses.

A L'INTÉRIEUR : comme stimulante, de 50 centig. à 1 gramme en émulsion ou en électuaire.—Comme antinévralgique, de 2 à 10 grammes en plusieurs doses, en émulsion ou avec du miel.— Comme purgative et vermifuge, de 10 à 60 gram. dans du lait sucré ou en émulsion.

A L'EXTÉRIEUR : en lavement, de 15 à 30 gram. pour 250 gram. d'eau ; liniment, frictions, lotions ; en topique sur un cataplasmes, etc.

Propriétés.

A petite dose, l'action de l'huile essentielle de térébenthine se porte particulièrement sur le système nerveux, ce qui fait qu'on l'emploie avec avantage dans les névralgies, et surtout dans la sciatique. On la conseille aussi dans le lumbago, le tic douloureux, le tétanos et même l'épilepsie. Elle est mise en usage comme stimulante dans l'atonie des organes génito-urinaires, la cystite chronique, le catarrhe vésical, la gonorrhée, la blennorrhée et la leucorrhée.

Depuis que M. Récamier a employé, il y a près de trente ans, l'essence de térébenthine dans la névralgie sciatique, les praticiens l'ont généralement adoptée comme le moyen le plus efficace contre cette affection. L'administration de cette substance, outre les phénomènes ordinaires produits par son ingestion, cause une chaleur accompagnée de sueur dans les membres abdominaux, particulièrement dans celui qui est le siége de la névralgie, et plus encore le long du trajet du nerf malade. Cette action topique avait déjà été observée par Cullen et Home. Plus les caractères névralgiques essentiels sont bien dessinés, plus les douleurs sont vives, plus les chances sont favorables. Les malades guérissent promptement lors même que l'essence de térébenthine n'agit, ni comme purgative, ni comme sudorifique, ni comme diurétique. Toutefois si, au bout de huit ou dix jours d'usage, cette médication n'a pas réussi, il ne faut plus rien en attendre.

L'essence de térébenthine a été employée dans le tétanos. W. Tomes a rapporté un cas où, après avoir provoqué des vomissements, elle fit cesser promptement des contractions musculaires. Le trismus reparut quatre fois, et chaque fois le même moyen le fit disparaître. Le docteur Phillips (*Méd. chirurg. trans.*, *t.* VI, *p.* 65) a vu, par l'administration de ce médicament, des convulsions violentes se dissiper très-promptement. MM. Weaver, E. Percival et D. Lithgow ont réussi, le premier dans un cas de catalepsie vermineuse, les deux autres dans des circonstances qui étaient étrangères à la présence des vers dans les voies digestives. M. le docteur Morand dit avoir employé avec succès l'essence de thérébenthine dans l'apoplexie, la paralysie, l'asthme, etc.

A haute dose, ce médicament est anthelmintique. C'est surtout contre le ténia qu'il a été prescrit avec succès. Les docteurs Cross, Kennedy, Ozanam, Gomez, Knox, Melo, etc., l'ont préconisé contre cet entozoaire. Il n'est pas moins utile contre les lombrics, les ascarides et autres vers intestinaux. Je l'ai souvent employé en lavement contre les ascarides. Le traitement contre le ténia en exige de fortes doses, tant par la bouche qu'en lavement.

L'huile essentielle de térébenthine est employée depuis longtemps contre la fièvre puerpérale par le docteur Kinneir d'Edimbourg. Il la donne jusqu'à ce que les symptômes de la maladie soient appaisés. Suivant ce médecin, il est rare qu'on soit obligé d'en prendre plus de trois ou quatre fois pour obtenir ce résultat. Rarement l'essence est vomie. On la fait précéder de la saignée et de la purgation par le calomel ; elle favorise l'effet de ce dernier. Le docteur Douglas regarde cette essence comme le remède le plus certain de la péritonite, même dans les cas les plus graves.

D'un autre côté, MM. Trousseau et Pidoux nient formellement cette efficacité. Ils regardent les cas où son administration a été suivie de succès comme accidentels et dus à des constipations, à des engouements stercoraux du cœcum ou de la potion sigmoïde du colon, lesquels causent de vives douleurs, du gonflement abdominal, de la rénitence dans une des régions inguinales, et qui peuvent, si on n'en débarrasse promptement les nouvelles accouchées, amener des entérites phlegmoneuses, des abcès dans le tissu cellulaire qui unit aux deux fosses iliaques les deux portions d'intestin indiquées ci-dessus, et même causer des péritonites partielles, rarement générales. Les faits qui se sont offerts à mon observation viennent à l'appui de cette opinion, que je partage en tous points. Durande a employé l'essence de térébenthine mêlée à partie égale d'éther sulfurique dans les coliques hépatiques dues à la présence de concrétions biliaires. Plusieurs médecins anglais ont vanté cette huile essentielle contre les iritis et les choroïdites chroniques.

Enfin, l'essence de térébenthine a été prescrite dans la goutte, le rhumatisme, les fièvres intermittentes, les empoisonnements par l'acide hydrocyanique et l'opium, la salivation mercurielle, le diabète, l'anasarque, la néphrite albumineuse chronique.

A l'extérieur, l'huile essentielle de térébenthine est d'une grande utilité comme révulsive. Elle cause, en frictions sur la peau, une rougeur érythémateuse passagère. Je la préfère à la pommade stibiée et à l'huile de croton, pour rubéfier la face antérieure de la poitrine dans la coqueluche ; elle est plus supportable que la première, et beaucoup moins chère que la seconde, sans être moins efficace. J'en ai retiré de grands avantages dans la bronchite chronique, la phthisie, la péritonite chronique, etc. Quand on veut produire un effet prompt et énergique on met de l'essence de térébenthine sur un cataplasme. Ce dernier est à peine appliqué depuis quelques secondes qu'il cause des picotements, un sentiment de chaleur difficilement supportés au bout de quatre à six minutes ; il semble au malade que la partie est couverte d'eau bouillante. Il en résulte une vive rubéfaction de la peau, qui subsiste encore quelque temps. Ce cataplasme bien chaud, arrosé comme nous venons de l'indiquer avec l'essence de térébenthine, à laquelle on peut encore joindre à parties égales une teinture aromatique, de l'alcool de mélisse, du baume de Fioraventii, etc., appliqué autour du pied et même de la jambe, produit une révulsion énergique et prompte dans les cas de rétrocessions goutteuses, rhumatismales ou exanthématiques, dans les palpitations de cœur, dans les névralgies qui occupent les parties supérieures, et dans toutes les circonstances où il s'agit de ranimer le principe vital, de produire une réaction à la fois vive et prompte. J'ai employé ce moyen avec succès, comme puissant auxiliaire, dans le traitement du choléra asiatique de 1832.

Kentish, Coxe, Goodall, Horlacher, ont recommandé l'essence de térébenthine dans la brûlure ; quel qu'en soit le degré, disent ces médecins, elle calme la douleur et éteint promptement la phlogose. Les plaies stationnaires et indolentes, les ulcères atoniques ou sordides, la gangrène, la pourriture d'hôpital, etc., trouvent dans ce médicament un puissant stimulant, un détersif, un antiseptique énergique.

GOUDRON.

Le goudron est une poix liquide, un produit résineux impur que l'on retire du bois de divers arbres conifères, principalement des pins, après qu'on les a épuisés par des incisions.

Préparations et doses.

A L'INTÉRIEUR : *En substance*, de 2 à 4 gram. en pilules ou dans du lait, de la bière, etc.
Décoction ou infusion, de 15 à 50 gram. par kilogramme d'eau à prendre à jeun par tasses
Sirop, de 60 à 100 gram. par cuillerées.
A L'EXTÉRIEUR : *Pommade*, 1 de goudron sur 3 ou 4 d'axonge, ou *huile essentielle*, 1 sur 6 d'axonge.
Décoction, de 20 à 60 gram. par kilog. d'eau, pour injection, lotions, fumigations, bains.

Propriétés.

Le goudron est tonique et stimulant, à doses modérées ; il excite les organes digestifs et circulatoires ; il augmente les sécrétions et surtout celles des urines, et a une action notable sur les fonctions de la peau. On l'administre dans les catarrhes vésicaux et pulmonaires chroniques, dans la phthisie, l'asthme, le scorbut, et surtout dans certaines affections cutanées, telles que les dartres rebelles, le psoriasis, la lèpre vulgaire, le prurigo, etc.

Le goudron en vapeur a été préconisé contre la phthisie pulmonaire par Christison et Wall. On a obtenu par ce moyen, à l'hôpital de Berlin, les résultats suivants : « Sur cinquante-quatre phthisiques distribués en quatre salles, dans lesquelles on évaporait quatre fois par jour une marmite de goudron, de manière à les remplir de vapeurs épaisses, quatre furent guéris, six éprouvèrent une amélioration sensible, seize ne ressentirent aucun changement, douze devinrent plus malades, et seize moururent (*Dict. de Méd.*, 2ᵉ *édit.*, *t.* XIV, *p.* 192.)—(1).

« Pour les maladies chroniques de la peau, dit M. A. Cazenave (*Dict. de Méd.*, 2ᵉ *édit.*), l'emploi du goudron, mis assez souvent en usage, a été suivi, sinon de succès merveilleux, au moins le plus ordinairement de bons résultats. Willan et Bateman l'ont recommandé contre l'ichtyose. Je l'ai vu, dans un assez grand nombre de cas, à l'hôpital Saint-Louis, employé par M. Biet dans le traitement des affections squammeuses, et aussi dans celui du prurigo. J'ai vu rarement obtenir, avec ce moyen seul, des guérisons complètes, mais souvent des améliorations promptes et positives. Enfin, les expériences de E. Acharius, à l'hôpital de Stockholm, conduiraient à faire accorder au goudron une efficacité réelle contre la syphilis. »

L'eau de goudron, que l'on prend à la dose de 500 gram., par verrées le matin à jeun, seule ou avec du sucre, du lait, du vin, de la bière, etc., excite l'appétit, accélère la digestion, augmente le cours des urines et l'exhalation cutanée. On l'emploie dans la dyspepsie, le scorbut, l'asthme, la cachexie, le rhumatisme chronique, la phthisie pulmonaire, les affections catarrhales chroniques des voies respiratoires et urinaires. On l'a aussi employée en injection.

Comme MM. Trousseau et Pidoux (*ouv. cité*, *t.* I, *p.* 46), j'ai employé avec un succès remarquable les injections d'eau de goudron dans la vessie affectée de catarrhe chronique, dans les conduits fistuleux qui donnent passage à une suppuration abondante et fétide, et sont entretenus par des caries et des névroses ; dans les clapiers purulents résultant d'abcès profonds qui ont consumé le tissu cellulaire interstitiel des muscles ; entre la peau décollée et les tissus sous-jacents dans certains ulcères scrophuleux ; dans le conduit

---

(1) Les fumigations que l'on emploie dans les cas de catarrhe pulmonaire et de phthisie, se préparent en faisant chauffer la quantité que l'on désire de goudron, avec suffisante quantité d'eau, qu'on entretient à la chaleur de l'ébullition. Il faut éviter avec soin que l'eau ne se vaporise entièrement, afin qu'il n'y ait point production d'une grande abondance de vapeurs empyreumatiques, qui seraient nuisibles au malade.

auditif externe, siége de ces otorrhées interminables, que laissent après elles, chez les enfants surtout, les fièvres éruptives, et principalement la scarlatine.

La pommade de goudron, à laquelle on joint quelquefois une petite proportion de laudanum de Sydenham ou de Rousseau, est employée en frictions contre la gale, la teigne granulée, l'eczéma, l'herpès, le psoriasis.

RÉSINE, POIX DE BOURGOGNE, POIX NOIRE,
COLOPHANE.

LA RÉSINE OU POIX-RÉSINE, est une sorte de térébenthine solide qui coule des pins et ne diffère que par une moindre proportion d'huile essentielle. On ne s'en sert en médecine que pour préparer divers onguents et emplâtres qu'elle rend stimulants, résolutifs et surtout agglutinatifs.

LA POIX DE BOURGOGNE ou POIX BLANCHE, GALIPOT, POIX JAUNE, POIX GRASSE, est de la térébenthine solidifiée par l'évaporation d'une partie de son essence. On ne l'emploie qu'à l'extérieur, étendue sur de la peau, et on l'applique *loco dolenti* dans les affections rhumatismales chroniques, la pleurodynie, la sciatique ; comme dérivative, dans les catarrhes bronchiques, les toux chroniques, la phthisie pulmonaire, appliquée entre les épaules ou à la partie antérieure de la poitrine. Elle adhère fortement pendant une ou plusieurs semaines, et l'on est souvent obligé, pour l'ôter, d'employer l'huile tiède. Chez certains sujets elle rubéfie la peau ou provoque une éruption papuleuse incommode, mais qui augmente son effet révulsif. Comme ce topique est ordinairement très-large et qu'il gêne les mouvements, je lui substitue souvent le papier agglutinatif.

LA POIX NOIRE est un produit résineux de la combustion du pin. On l'emploie comme maturatif à l'extérieur. Son action est analogue à celle du goudron. Les paysans font mourir les vers des poulains en leur faisant avaler des boulettes de poix noire.

LA COLOPHANE ou BRAI SEC, POIX SÈCHE, est le produit fixe de la distillation de la térébenthine. Elle entre dans la composition de plusieurs emplâtres. Réduite en poudre, on s'en sert comme hémostatique dans les hémorrhagies capillaires.

PISSENLIT.

Dens leonis latiore folio (T.)
Leontodon taraxacum (L).

Cette plante se rencontre partout dans les prairies. La racine et l'herbe sont usitées.

Préparations et doses.

A L'INTÉRIEUR : *Décoction et infusion*, de 15 à 60 grammes par kilogramme d'eau.

Suc exprimé des feuilles, de 50 à 150 grammes.

Extrait par décoction (1 sur 10 d'eau), de 1 gram. à 10 gram.

Propriétés.

Le pissenlit est diurétique, diaphorétique, tonique. Il est fréquemment employé dans les affections chroniques des viscères (ictère, hépatite chronique, etc.), l'hydropisie, les maladies de la peau, les affections scorbutiques, etc.

Il en est du pissenlit comme de la patience chez nos campagnards ; ils mettent cette plante dans toutes les tisanes, et l'emploient dans toutes les maladies.

[Je le donne souvent en décoction dans les vices de sécrétion de la bile ; dans l'ictère essentiel ou symptomatique, et surtout dans les engorgements hépatiques ou spléniques qui suivent les fièvres intermittentes. Je le donne aussi dans la convalescence des fièvres muqueuses et adynamiques, pour relever les forces digestives et rétablir les sécrétions. Zimmermann, appelé auprès du Grand-Frédéric, atteint d'une hydropisie de poitrine, prescrivit l'usage du suc de pissenlit, qui le soulagea beaucoup en excitant la sécrétion urinaire. Itard (*Dict. des Scienc. méd.*, t. 22, p. 404), a vu une anarsaque assez considérable se dissiper au bout de trois semaines par l'usage de ce suc. Hanin (*Cours de Mat. méd.*, t. 2, p. 127) a eu aussi de fréquentes occasions d'observer les bons effets du pissenlit dans les hydropisies. On récolte les feuilles du pissenlit avant la floraison.]

PIVOINE, *

HERBE CHASTE, ROSE SAINTE.

Peonia folio nigricante splendida quæ mas (T.)
Peonia officinalis (L.)

Cette plante croît spontanément dans les prairies et les bois montueux des contrées méridionales et même des départements du centre de la France. On la cultive dans les jardins ; on a employé la racine, l'herbe, les fleurs et les graines.

Préparations et doses.

A L'INTÉRIEUR : *Décoction et infusion*, de 50 à 60 grammes par kilogramme d'eau.

Sirop des fleurs (1 sur 2 d'eau et 5 de sucre), de 30 à 60 gram. en potion.

Teinture (1 sur 4 d'alcool), 1 à 4 gram. en potion.

Extrait (1 sur 6 d'eau), 1 à 4 gram. en bols, pilules.

Poudre des racines, de 2 à 4 gram. en bols, pilules, ou dans un liquide approprié.

Poudre des semences, de 50 cent. à 1 gram. 50 centigrammes.

Propriétés.

La racine de pivoine fraîche a une odeur forte et vireuse, une saveur amère, acerbe, âcre. Desséchée, elle perd son odeur, mais elle conserve son amertume. L'extrait aqueux est douceâtre, presque insipide et inodore ; l'extrait alcoolique s'empare de l'odeur et de la saveur de la plante.

Les tubercules de la racine de cette plante contiennent beaucoup de fécule et fournissent un amidon blanc, gélatineux, gluant, analogue à celui de la pomme de terre.

La pivoine, considérée comme antispasmodique et un peu narcotique, a été préconisée contre l'épilepsie, les convulsions, les toux nerveuses, la coqueluche, etc. Elle est une des plantes dont la médecine a le plus anciennement fait usage. Galien lui prodigue les plus grands éloges et lui suppose même la propriété de guérir l'épilepsie par la seule suspension au cou du malade. Parmi les modernes, Fernel et Willis n'ont pas craint de confirmer par leur témoignage celui de Galien sur les effets de cette plante par le simple contact.

Théophraste exigeait, pour condition, que la plante eût été cueillie la nuit. Les astrologues en faisaient un usage absurde. On l'a cru propre aux maladies de l'esprit comme à celles du corps : *Unus error ex altero, ut articuli in tœnia, pullulat* (Murr, app. med.)

Toutefois, à travers ces contes merveilleux et ridicules, qui ont fait rejeter la pivoine comme inerte, la vérité se fait jour et montre dans cette plante des vertus réelles. « Il est sûr, dit Gilibert, que quelques épileptiques ont été guéris après avoir pris la racine de pivoine ; et si sur d'autres sujets elle a été inutile, c'est que l'ouverture des cadavres prouve que la plupart des épilepsies reconnaissent pour cause des vices dans le cerveau absolument insurmontables.

L'infusion des fleurs et la racine en poudre ont été efficaces, continue le même auteur, dans quelques éclampsies des enfants, dans la danse de Saint-Gui et dans la coqueluche. »

Peyrilhe dit que cette plante est vraiment héroïque et qu'on ne l'emploie pas aussi souvent qu'on le devrait. Brendel et Tissot ont parlé de ses succès dans l'épilepsie et les maladies convulsives. Hume assure lui devoir la guérison de deux épileptiques. Hippocrate (*morb. mul.*) lui reconnaît une action spéciale sur l'utérus, sans doute, par suite de celle qu'elle exerce comme antispasmodique sur le système nerveux, avec lequel l'appareil utérin est si intimement lié.

« Les anciens, dit Gilibert, ont conseillé la racine dans les empâtements des viscères. L'analogie des principes médicamenteux de la pivoine avec ceux des autres plantes, bien vérifiée, est favorable à cette assertion. C'est encore ici le cas, ajoute-t-il, d'inviter les praticiens à étendre l'usage de cette plante à toutes les maladies causées par une lymphe épaissie ou par les engorgements chroniques des viscères. Les expériences nombreuses que nous avons faites, nous font regarder la racine de pivoine comme très-efficace dans plusieurs maladies chroniques. »

« On devrait, disent MM. Merat et Delens, employer toujours la racine en décoction à l'état frais, car on peut s'en procurer toute l'année. Peut-être alors retrouverions-nous dans la pivoine ces vertus si prônées contre l'épilepsie, et l'action sédative sur le système nerveux qu'on lui a accordée, ainsi que ses propriétés contre les engorgements des viscères, comme emménagogues, etc. Nous conseillerons volontiers, avec Murray, le suc de la racine fraîche, qui est laiteux, d'une odeur pénétrante, à la dose de 30 grammes (1 once) quoiqu'il soit fort désagréable à prendre, mais parce qu'il est doué de toute l'activité de la plante. Ce suc et la décoction de racine fraîche, dont la dose est de 8 à 30 grammes dans un litre d'eau réduit à moitié, sont bien préférables, non-seulement à la poudre, mais encore à l'extrait, à l'eau distillée, au sirop, etc., qu'on préparait avec la pivoine. » (*Dict. de Mat. méd.*, t. v, p. 161.)

Il résulte de tout ce que nous venons de rapporter sur la pivoine, que cette plante a une action principale sur le système nerveux ; mais que cette action, ainsi que celle qu'elle peut exercer sur divers appareils organiques, a besoin d'être constatée par des observations cliniques dépouillées de toute idée préconçue et ayant pour caractère exclusif la précision et la vérité mises en rapport avec l'état actuel de la science.

On a attribué aux fleurs et aux semences les mêmes propriétés qu'à la racine. On arrache cette dernière en automne, et si l'on veut la conserver, il faut la faire sécher au soleil ou à l'étuve.

PLANTAIN.

Plantago latifolia (T.)
Plantago major (L.)

Il faut avoir une foi robuste pour croire aux propriétés médicales du plantain, rapportées par Dioscoride, Galien, Boyle, Borelli et tant d'autres enthousiastes de merveilles opérées sans doute par l'eau dans laquelle avait bouilli le plantain, ou avec laquelle on l'avait distillé ; car l'eau simple a des qualités incontestables, et c'est bien certainement à ces qualités que l'eau distillée de plantain, employée dans les collyres, doit l'avantage de figurer encore dans nos officines à côté de l'eau distillée d'euphraise.

[Toutefois nous dirons, pour satisfaire à l'érudition, que Galien, dont personne, si ce n'est Matthiole, n'a surpassé la crédulité sur la puissance des drogues, attribuait au plantain la vertu de dégorger les viscères, de dissiper les fluxions, d'arrêter les hémorragies, les diarrhées et les dyssenteries ; que Celse et Pline l'avaient recommandé contre la phthisie, ainsi que Schulz, qui en faisait prendre le suc avec du miel ; que des auteurs plus modernes et non moins crédules, l'ont préconisé contre les fièvres intermittentes printannières qui guérissent sans fébrifuges, contre les fièvres nerveuses et de mauvais caractère, que j'ai vu également se dissiper, dans nos chaumières, sous la puissante influence de l'eau panée. Nous dirons encore, qu'à l'extérieur la décoction de plantain a été vantée contre les ulcères, les fistules et le cancer, suivant Borelli ; que sa racine a été regardée comme infaillible pour calmer les douleurs de dents ; que les bonnes femmes de nos campagnes appliquent ses feuilles sur les plaies récentes, qu'elles préservent ainsi du contact de l'air ; mais qu'elles irritent parfois, et à la réunion desquelles elles s'opposent longtemps avant de permettre une guérison qu'on leur attribue avec d'autant plus de reconnaissance qu'elle a été obtenue gratuitement.]

PLANTAIN D'EAU,*

PLANTAIN AQUATIQUE, FLUTEAU PLANTAGINÉ,
PAIN DE CRAPAUD.

Plantago aquatica (T).— *Alisma plantago* (L.)

Le plantain d'eau, qui appartient au genre Flûteau (alismacées), croît en abondance dans les lieux aquatiques. Cette plante était sans usage en médecine, lorsqu'en 1817 une notice du savant Lewshin, annonça qu'un ancien soldat aurait non-seulement préservé de la rage des hommes et des animaux qui avaient été mordus par des chiens enragés, mais encore aurait guéri, au moyen de cette plante, l'hydrophobie déclarée. On fait manger au malade une tranche de pain couverte de beurre et saupoudrée avec la racine de plantain d'eau réduite en poudre. Il faut recueillir cette racine pendant l'été, la faire sécher à l'ombre, et la pulvériser. Deux ou trois doses suffisent pour guérir l'hydrophobie déjà déclarée. Depuis cinquante ans que l'on fait usage de ce remède dans le gouvernement de Tula, son efficacité ne s'est jamais démentie, au rapport de M. Lewshin, qui assure avoir été lui-même témoin d'une guérison chez un sujet auquel on n'administra que deux doses du médicament, et qui vécut dix-huit ans encore sans jamais éprouver de rechute.

Depuis lors, le docteur Burdach a publié des observations de guérison ; mais des praticiens français dignes de foi ont affirmé n'avoir obtenu aucun résultat positif de l'emploi du plantain d'eau comme antihydrophobique.

Les feuilles de cette plante, appliquées sur la peau, la rubéfient légèrement. Cependant les Kalmouks en mangent les tubercules, et Fée (*Hist. natur. pharm.*, t. i, p. 311) en a ingéré une assez grande quantité sans en éprouver le moindre accident.

Dehaen parle du plantain d'eau comme d'un diurétique propre à remplacer l'*uva ursi*, soit en décoction à la dose d'une poignée, soit en poudre (les feuilles) à la dose de 4 grammes. Wauters (*Dissert. botanico-méd.*, p. 79) dit aussi avoir employé le plantain d'eau en poudre avec succès dans un cas de douleurs néphrétiques avec hématurie, émission difficile des urines, etc., et chez un tailleur atteint de fréquentes rétentions d'urine avec douleur, rétraction du testicule, érection involontaire et sentiment de constriction au penis. Wauters prescrivit à ce dernier l'infusion aqueuse de plantain d'eau, et obtint dans l'espace de huit jours une grande amélioration.

POLIGALA VULGAIRE,

LAITIER, HERBE AU LAIT, POLYGALON.

Polygala vulgaris (T.) – *Polygala amara* (L.)

Cette jolie plante croît presque dans toute la France, dans les prairies sèches, le long des lisières des bois, sur les pelouses des collines. On emploie les racines.

Préparations et doses.

A L'INTRIEUR : comme tonique, *infusion*, *macération*, de 8 à 15 grammes par kilogramme d'eau.

L'infusion ou la macération, comme purgatif, de 15 à 30 gram. par kilogramme d'eau.

Sirop (1 sur 25 d'eau bouillante et 25 de sucre), de 15 à 50 gram. en potion.

Teinture (1 sur 6 d'eau-de-vie), de 10 à 14 gram. en potion.

Vin, de 15 à 50 grammes.

Extrait aqueux, de 1 à 2 grammes.

Extrait alcoolique, de 50 cent. à 1 gramme, pilules.

Poudre, 50 cent. à 2 gram. comme purgatif, de 1 à 4 gram. en bols.

Propriétés.

Le poligala vulgaire est tonique et diurétique à petite dose, purgatif et émétique à haute dose. Son action stimulante sur les organes secrétoires rend le poliga utile dans les affections rhumatismales, la dernière période des catarrhes pulmonaires, les bronchites chroniques, l'hydrothorax, le croup, etc.

Stoll et Collin ont retiré le plus grand avantage dans les affections pulmonaires où il y a atonie et congestion de mucosités, de l'emploi du poligala amer (1). Ils le donnaient ainsi préparé : Racine de poligala, 90 gram.; faites bouillir dans un litre et demi d'eau réduit à moitié ; ajoutez, après avoir passé, 30 grammes de sirop d'hyssope et autant de sirop de pavot blanc. On donne cette préparation à la dose de 120 gram., que l'on renouvelle trois fois par jour.

Coste cite, avec toute la candeur qui le caractérise, douze poitrinaires de 25 à 30 ans, du nombre desquels étaient quatre jeunes filles, qui ont fait usage du poligala vulgaire ; l'auteur croit devoir lui attribuer le salut de dix

---

(1) Le poligala amer est une variété du poligala vulgaire ; il est plus petit, ses tiges sont plus étalées, ses feuilles radicales sont arrondies, celles de la tige sont linéaires ; il est plus rare que le poligala vulgaire. C'est surtout dans l'écorce de sa racine que paraît résider son principe actif.

d'entre eux. L'autopsie démontra l'incurabilité antérieure de plusieurs mois à l'usage de ce remède, chez ceux qui succombèrent. C'est-à-dire que, pour tout médecin observateur, les dix malades guéris seraient probablement aujourd'hui, grâce aux moyens explorateurs que nous possédons, tout simplement considérés comme atteints de catarrhes pulmonaires chroniques.

[Burtin (*mém. cité*) a employé le poligala vulgaire et le poligala amer avec autant de succès que Coste et Wilmet contre les affections chroniques des voies respiratoires.]

Les médecins de Vienne administrent le poligala de la manière suivante : Poligala pulvérisé et sucre royal, de chaque 1 gram. 20 centigram. Après cette dose, qu'on administre tous les matins, on donne une tasse de la décoction suivante : Faites bouillir, dans une livre et demie d'eau, 8 gram. de racine de poligala amer, coupée menu; après avoir passé, ajoutez partie égale de lait récent. On prend plusieurs tasses de ce mélange dans le courant de la journée.

Gessner a reconnu au poligala amer, qu'il appelle *amarella*, une propriété purgative ; l'infusion d'une poignée de ses parties herbacées, faite pendant une nuit dans un verre de vin, le purgea, dit-il, sans aucune espèce d'accident.

Je considère la racine de poligala comme un tonique fort utile et dont l'action se porte principalement sur les organes respiratoires. Je l'ai fréquemment employée dans les catarrhes chroniques accompagnés d'expectoration plus ou moins abondante, dans l'asthme humide, dans l'hydrothorax ; mais je dois avouer qu'elle n'a jamais produit un bon effet quand la toux était sèche et que l'irritation fébrile existait. C'est presque toujours coupée avec le lait que je donne la décoction de poligala. J'ai guéri, par le seul usage de ce mélange, un jeune homme du village de Carly, qui, arrivé à une extrême maigreur, éprouvait une toux avec expectoration abondante d'apparence mucoso-purulente, jaunâtre, épaisse. Le rétablissement de ce malade était complet après six semaines de l'emploi journalier de la décoction de poligala.

J'ai souvent associé au poligala, selon l'état des malades, le lichen pulmonaire ou d'Islande, les sommités d'hyssope, de lierre terrestre ou d'hypéricum, et plus souvent encore, pour en modérer l'activité, la racine de guimauve, les fleurs de bouillon blanc ou celles de tassilage.

Le poligala vulgaire, quoiqu'un peu moins actif que le poligala de Virginie, peut remplacer ce dernier dans la pharmacie du médecin de campagne. « Pourquoi, dit Bodart, aller chercher le poligala en Virginie, tandis que la nature a placé son congénère auprès de nous dans le *poligala vulgaris?*

POLYPODE,

POLYPODE DE CHÊNE.

Polypodium vulgare (L.)
Polypodium vulgare (T).

Cette plante se rencontre partout, principalement sur le pied des vieux chênes. Sa souche est usitée.

Préparations et doses.

À L'INTÉRIEUR : *Décoction*, de 60 à 100 gram. par kilog. d'eau. *Poudre*, de 2 à 4 gram. en potion.

Propriétés.

La souche de polypode est expectorante, faiblement astringente, ou léger purgatif selon la dose à laquelle on l'administre.

Le polypode, après avoir joui d'une grande réputation, est tombé dans l'oubli. Il n'a pas plus mérité les éloges qu'en lui a prodigués que le dédain dont il est aujourd'hui l'objet en matière médicale. J'ai reconnu que cette racine ne lâche le ventre que fort doucement, même étant administrée à grande dose; mais comme elle est d'une saveur sucrée, je l'ai donnée aux enfants. Ils la prennent avec plaisir; et à une dose élevée, en décoction, soit seule, soit mêlée avec un peu de lait, elle les purge suffisamment. La thérapeutique des enfants est très-difficile; il faut autant que possible, pour eux, user du précepte d'Horace : *Utile dulci*.

La décoction de racines (ou plutôt de souches) de polypode m'a paru n'être pas inutile dans les affections catarrhales pulmonaires. Les paysans lui reconnaissent cette propriété par tradition, et l'emploient avec succès pour se débarrasser des toux chroniques, des vieux rhumes.

POLYTRIC,*

PERCE - MOUSSE.

Polytricum officinarum (T.)
Polytricum commune (L.)

Cette mousse croît près des fontaines, aux bords des ruisseaux, contre les vieilles murailles, à l'ombre, sur les rochers, dans les puits.

Préparations et doses.

À L'INTÉRIEUR : *Décoction*, de 10 à 15 grammes par kilog. d'eau.

Propriétés.

Le polytric est inodore et n'offre qu'une saveur très-légèrement astringente. Les anciens lui accordaient néanmoins de grandes propriétés ; ils la considéraient comme pectorale, astringente, incisive, apéritive, hépatique, splénique, et surtout emménagogue. C'est en cette dernière qualité que M. Bonnafoux, médecin à Confolens, l'a tirée de l'oubli dans lequel il était tombé depuis longtemps. Ce médecin a publié dans la *Revue médicale* (juin 1836) le résultat de ses recherches sur les effets du polytric ou perce-mousse employé dans le but de rétablir le cours des règles. Le hasard ayant porté M. Bonnafoux à s'assurer par une expérience si les vertus emménagogues attribuées à cette plante par les anciens étaient aussi nulles qu'on le prétend aujourd'hui, en a obtenu des résultats si heureux, qu'il engage les praticiens à l'employer.

Ce médecin donnait des soins à une demoiselle âgée de seize ans, chez laquelle les règles, s'étant montrées une seule fois, ne paraissaient plus depuis huit mois. Il employa vainement les emménagogues connus sans parvenir à rappeler les forces et le ton des tissus. L'état languissant de la malade empirait chaque jour, une mort prochaine semblait inévitable. Une décoction de 4 grammes de perce-mousse dans 500 grammes d'eau, jusqu'à réduction d'un tiers, donnée avec une égale quantité de lait chaque jour, partie le matin à jeun, deux heures avant le repas, et partie au moment du coucher, pendant un mois et demi, a suffi pour rétablir le cours des règles et rendre à cette demoiselle une santé parfaite.

Une demoiselle de vingt-cinq ans, d'une forte constitution, se trouvant en sueur à l'époque de l'écoulement des règles, but un verre d'eau froide, et aussitôt le sang cessa de couler. Trois mois s'étant passés sans que ses règles eussent reparu, son embonpoint diminuant chaque jour et sa santé se détériorant, elle consulta M. Bonnafoux. Celui-ci proposa la saignée et les sangsues, que la malade refusa. Elle consentit seulement à prendre le polytric : un mois suffit pour rétablir les menstrues.

Une demoiselle de vingt-deux ans, dont les règles étaient supprimées depuis une année, était arrivée à un état chlorotique d'autant plus alarmant que le poumon droit était le siège d'une affection fort grave. Elle prit pendant deux mois la décoction de perce-mousse, et bientôt ses règles reparurent. L'état du poumon s'était en même temps fort amélioré.

M. Bonnafoux a constaté, par un grand nombre d'autres

faits, l'action bienfaisante du polytric dans l'aménorrhée. Toutefois, je ne puis m'empêcher de faire remarquer que lorsque le défaut de menstruation reconnaît pour cause efficiente une affection chlorotique essentielle, la première indication à remplir n'est pas de chercher à produire un écoulement sanguin qui, s'il avait lieu, ne ferait qu'aggraver la maladie ; mais de rendre préalablement à l'organisme les forces qui lui manquent, et au sang les principes qu'il a perdus. Cette double indication ne peut être remplie que par l'emploi des ferrugieux et des soins hygiéniques propres à en favoriser l'effet. La cause de la suppression disparaissant, les règles se rétablissent ordinairement sans qu'il soit nécessaire de recourir aux emménagogues.

POMME DE TERRE.

PARMENTIÈRE.

Solanum tuberosum.
Solanum tuberosum esculantum (B.)

La pomme de terre, qui signale à notre reconnaissance les noms de Walter Raleigh et celui de Parmentier, le premier comme auteur de la découverte, le second comme propagateur de sa culture, est maintenant la ressource alimentaire de tous les peuples.

Préparations et doses.

À L'INTÉRIEUR : *décoction de tiges et de feuilles*, de 50 à 100 gram. par kilog. d'eau.

À L'EXTÉRIEUR : *tubercule cru*, *rapé ou cuit*, *ou farine*, *fécule en cataplasme.*
Feuilles en décoction, pour fomentation, etc.

Propriétés.

[Nous ne parlerons pas des ressources de la pomme de terre ni des divers produits qu'on en obtient comme substance alimentaire. Tout le monde sait que ce tubercule est un aliment abondant et salubre qui peut, dans les temps de disette, remplacer le blé, qu'il fournit de la fécule, de l'alcool, etc. (1). Nous nous occuperons seulement de son emploi thérapeutique.]

(1) La pomme de terre a été atteinte, depuis quelques années, d'une maladie dont les progrès ont alarmé les populations et sollicité l'attention et les recherches des agronomes. Cette maladie, espèce de gangrène tantôt humide, tantôt sèche, suivant les modifications apportées par les circonstances atmosphériques, a été attribuée par les uns à des insectes ou à des cryptogames qui, comme on sait, s'emparent toujours des végétaux qui languissent ; par les autres, exclusivement à l'humidité insolite de l'année 1845, époque de son invasion, ou encore,

La pomme de terre est anti-scorbutique. Son usage, dans les voyages de long-cours, préserve du scorbut et le combat quand il existe. Il est à remarquer que cette affection est devenue beaucoup plus rare depuis l'emploi général de ce précieux tubercule comme aliment.

Le tubercule de la pomme de terre est émollient et analeptique; rapé, on en fait des cataplasmes utiles contre les brûlures; c'est un remède populaire et qui convient dans les cas les plus simples. Le suc exprimé de ce tubercule, appliqué très-fréquemment avec une plume sur du papier brouillard recouvrant la brûlure, convient beaucoup mieux; je l'ai vu produire de bons effets. Chaque application appaise la douleur. Avec sa fécule sèche on saupoudre les excoriations, les phlogoses de la peau chez les enfants, l'intertrigo, l'érysipèle; on en fait des cataplasmes. — La tige, les feuilles, les fleurs et les baies, sont sédatives et narcotiques, utiles dans les névralgies, les rhumatismes, les catarrhes pulmonaires chroniques. — J'ai fréquemment prescrit la décoction des tiges et feuilles de pomme de terre dans les toux sèches, la coqueluche, la diarrhée avec irritation. J'ajoute à cette décoction un peu de miel, de sucre ou d'extrait de réglisse; elle calme la toux et facilite l'expectoration. Dans certains cas, qu'il est facile d'apprécier, j'ai coupé cette décoction avec celle de lierre terrestre, de marrube blanc, de bourgeons de peuplier baumier, etc.

D'après le docteur Nauche, des catarrhes pulmonaires, intestinaux, urétraux et surtout utérins, qui duraient depuis plusieurs années, ont cédé à de légères décoctions de pommes de terre rouges et de réglisse. Des injections avec le même liquide ont eu le même succès contre les fleurs blanches. Des scorbuts, des douleurs d'estomac, ont été avantageuse-

suivant quelques-uns, à un principe occulte, répandu dans l'air et exerçant sur cette plante une action pestilentielle analogue à celle du choléra sur les hommes.

Dans un travail appuyé d'observations soigneusement recueillies pendant quatre années (2), et qui a obtenu la grande médaille d'argent au concours ouvert en 1848 à la Société Nationale et Centrale d'Agriculture de Paris, nous avons démontré que la maladie de la pomme de terre, dont les progrès furent accidentellement favorisés par l'humidité de 1845, provenait de l'épuisement graduel, de la dégénérescence de la plante par une série continuelle de mauvais traitements, et que pour la guérir il suffisait de revenir aux lois de la nature.

(2) 1. De la maladie de la pomme de terre et des moyens de la guérir, Boulogne-sur-mer, 1847;—2. Sur les moyens de guérir la pomme de terre par la plantation d'automne, et d'en obtenir des récoltes plus abondantes et plus hâtives; lettres adressées à la Société Nationale et Centrale d'Agriculture de Paris, par MM. Le Roy-Mabille, Cazin et Brunet-Sire, membres résidants de la Société d'Agriculture, des sciences et des arts de Boulogne sur mer;—Paris; chez Mme veuve Bouchard-Huzard, 1848.

ment traitées par l'usage de cette décoction. C'est surtout contre la gravelle que l'action de la pomme de terre en infusion a été efficace. Ce médicament a rendu les urines limpides, et a procuré un soulagement plus durable que les autres diurétiques.

Un médecin allemand (*annales de la Société de Médecine d'Anvers*, 1845) a vanté les feuilles et tiges de la pomme de terre, sous forme de cataplasme, de fomentations et de lavements dans les cas de phlegmasie avec douleur vive, d'hémorroïdes très-douloureuses, de spasmes de la vessie, etc. Pour faire ces cataplasmes, il suffit de réduire en pulpe les parties indiquées de la plante.

Les cataplasmes faits avec la pulpe de pomme de terre et la décoction de graine de lin, de feuilles de mauve, etc., peuvent remplir la même indication que ceux de mie de pain, de farine de froment, etc.

En résumé, les tiges et les feuilles de pomme de terre jouissent, quoi qu'à un faible degré, des propriétés de la morelle noire, de la jusquiame et de la belladone.

POMMIER.

Malus flore pleno (T.)
Pyrus malus (L.)

Le pommier est un arbre indigène, enlevé depuis longtemps à nos forêts et livré à la culture pour ses fruits ou pommes, que l'on mange crues ou cuites, et avec lesquelles on fait le cidre.

Propriétés.

La pomme est acidule, rafraîchissante, tempérante, fréquemment mise en usage dans les inflammations gastriques et pulmonaires, en décoction. On forme avec la pulpe cuite des cataplasmes employés contre certaines ophtalmies aiguës. On fait souvent usage d'une sorte de limonade avec la *reinette blanche*, contre la toux, l'enrouement, les maux de gorge, les phlegmasies pulmonaires, vésicales, rénales, les fièvres bilieuses et putrides, etc. On fait aussi un sirop, une gelée et un sucre de pomme.

Dans les villages du Nord, où l'on n'a pour boisson ordinaire que le cidre, cette boisson est regardée comme *préservatif de la pierre*. Il est à remarquer, en effet, qu'il y a moins de calculeux en Normandie et en Picardie que dans les autres parties de la France, où l'on use du vin ou de la bière. Le suc récent de pomme et le cidre sont utiles dans le scorbut. A défaut de vin on peut se servir du cidre de première qualité pour composer les *vins* médicinaux. A la campagne il faut, autant que possible, faire de la médecine à bon marché ; on ne pense pas au village, comme à la ville, qu'un médicament est d'autant plus efficace qu'il vient de plus loin ou qu'il coûte plus cher.

Une personne digne de foi m'a assuré avoir vu une dame âgée de quarante-huit ans, atteinte d'une ascite contre laquelle on avait vainement employé tous les moyens connus, guérir dans l'espace de quinze jours par l'usage abondant du cidre doux. La malade en prenait deux à trois litres chaque jour. Ce moyen produisit d'abord des selles abondantes, et, ensuite, une augmentation considérable de la sécrétion urinaire. Il n'y eut point de rechute. Le cidre doux agit ici probablement comme la cassonnade prise à grande dose, et que l'on a vu réussir dans les engorgements abdominaux, les phlegmasies chroniques des intestins et du péritoine, l'ascite, etc,

L'écorce du pommier est tonique et astringente. J'ai employé, en 1847, la décoction de l'écorce de racine fraîche de cet arbre (60 gram. pour 500 gram d'eau) dans quatre cas de fièvres intermittentes, dont deux ayant le type tierce et deux le type quotidien. Les deux premiers cas ont cédé au troisième jour de l'emploi de ce moyen. Dans les deux autres, les accès ne se sont dissipés que graduellement dans l'espace de huit jours, de sorte que l'action du médicament est restée problématique en présence de la possibilité d'une guérison qui a souvent lieu spontanément.

PHLORIDZINE.

La phloridzine est une substance amère retirée de l'écorce fraîche du tronc et surtout de celle des racines du pommier, du poirier, du cerisier et du prunier. Ce principe immédiat a été découvert par M. de Konnink. C'est une matière cristalline neutre, d'un blanc mât, à peine soluble dans l'eau froide et soluble en toute proportion dans l'eau bouillante, plus soluble dans l'alcool que dans l'eau à température égale, fort soluble dans l'éther. Les acides favorisent sa dissolution dans l'eau ; elle colore en brun le sulfate de de fer ; la colle animale est sans action sur elle.

Pour l'extraire, on met les écorces des racines fraîches en digestion à plusieurs reprises, pendant sept à huit heures, avec de l'alcool faible, à une température de 50 à 60 degrés. Les liqueurs réunies concentrées dans un appareil distillatoire, la laissent déposer en cristaux grenus, qu'on purifie à l'aide du charbon animal et par plusieurs cristallisations (Thénard, *Traité de chimie, sixième édition.*)

M. de Konnink a employé la phloridzine avec succès comme succédanée du sulfate de quinine, à la dose de 50 à 75 centigrammes. Le docteur Hanegraeff, d'Anvers, a publié vingt-trois observations de fièvres intermittentes de divers types, qui ont été recueillies par lui-même, et six par son confrère le docteur Lutens, dans chacune desquelles la phloridzine a été employée sans autre médicament. Ce médecin a conclu de ces faits : 1° que la phloridzine jouit de propriétés fébrifuges incontestables dans les fièvres quotidiennes et les fièvres tierces ; 2° que ce médicament est moins efficace contre les fièvres quartes ; 3° qu'il ne produit aucune irritation sensible sur les voies digestives ; 4° enfin, qu'il n'occasionne ni vertiges, ni surdité, ni tintement d'oreilles, symptômes qui apparaissent si souvent après l'administration du sulfate de quinine, et que les malades supportent avec tant d'impatience. (*Bullet. de la Soc. de Médec. de Gand,* 1837.) On administre la phloridzine en poudre, en pilules ou dans une potion, du sirop, à l'aide d'un intermède approprié.

POMME ÉPINEUSE.

STRAMOINE, HERBE AUX SORCIERS, HERBE DES MAGICIENS, ENDORMIE.

> *Stramonium fructu spinoso, rotundo, flore albo, simplici* (T).
>
> *Datura stramonium* (L.)

Cette plante, cultivée d'abord dans les jardins de l'Europe et que l'on croit originaire de l'Amérique, s'est semée d'elle-même, naturalisée et propagée partout ; on la trouve sur les bords des chemins, près des habitations, dans les champs, les lieux sablonneux, etc. On emploie ses feuilles, ses fleurs et ses semences.

Préparations et doses.

A L'INTÉRIEUR : *infusion,* 5 à 20 cent. par 120 gram. d'eau.

Sirop (1 de teinture sur 20 de sirop de sucre), de 10 à 20 gram. en potion.

Suc exprimé, de 50 cent. à 1 gram. en potion.

Teinture (2 d'herbe pilée sur 1 d'alcool, ou 1 de feuilles sèches sur 8 d'alcool à 21°, ou 1 de suc filtré sur 1 d'alcool à 55°), de 10 cent. à 1 gram. en potion.

Teinture éthérée (1 de semences sur 4 d'éther sulfurique), de 10 cent. à 1 gram.

Vin de semences (2 sur 8 de vin de Malaga et 1 d'alcool a 35°), de 25 cent. à 1 gram.

Extrait alcoolique (1 de sucre sur 4 d'alcool à 55°), de 2 à 60 cent. progressivement.

Poudre, de 5 cent. à 1 gram. progressivement, en bols, pilules,etc.

A L'EXTÉRIEUR : *extrait* et *poudre*, fréquemment employés par la méthode endermique, de 20 cent. à 1 gram.

Pommade (1 sur 4 d'axonge), feuilles enfumées, en cigares.

Poudre (2 gram. par 500 gram. d'infusion aromatique) pour frictions, fumigations, injections, etc.

Teinture éthérée et *huile*, en frictions.

Suc, quelques gouttes dans les collyres calmants.

Emplâtre (9 parties d'extrait alcoolique, une partie de résine-élemi et une partie de cire blanche.)

Décoction, en lotions, fomentations, bains, cataplasmes.

Propriétés.

D'une odeur vireuse, d'une saveur âcre et amère, la pomme épineuse est un poison narcotico-âcre, très-énergique. A petite dose, elle est narcotique et anti-spasmodique. Son action est analogue à celle de la belladone. Elle est employée contre l'épilepsie, les névralgies, les convulsions, le rhumatisme, la coqueluche, l'asthme spasmodique, l'hystérie, les hallucinations, la chorée, la manie, etc.

Sous le rapport thérapeutique, le datura stramonium n'est pas aussi constant dans ses effets que la belladone ; il réclame dans son emploi la plus grande circonspection. On ne doit commencer à l'administer qu'à une dose très-minime et n'augmenter que graduellement. Il ne faut jamais perdre de vue l'effet relatif des plantes narcotiques. Chez certains individus, la dose la plus faible peut causer les accidents les plus graves, tandis que chez d'autres cette même dose suffit à peine pour produire une légère somnolence. (1). Les enfants et les vieillards, ainsi que nous l'avons dit en parlant de l'opium, supportent moins facilement ce genre de médication.

Je fus appelé, au mois de mai 1839, pour voir une petite fille, atteinte de la coqueluche, à laquelle un jeune médecin avait fait prendre un sirop contenant de l'extrait de stramonium. Cette enfant, âgée de 20 mois, avait les yeux immobiles et la tête agitée d'un mouvement latéral vif et continuel ; le pouls était petit et concentré, les membres tremblants. Je lui fis prendre assez difficilement de l'eau tiède sucrée et émétise (5 cent.) en assez grande quantité

---

(1) Chaque narcotique a une action modificative qui lui est propre : j'ai vu des femmes d'un tempérament éminemment nerveux ne pouvoir pas supporter deux gouttes de laudanum sans éprouver tous les symptômes du narcotisme, se trouver très-bien de l'usage de la jusquiame à dose ordinaire.

pour produire le vomissement. Quelques lavements acidulés avec le vinaigre, le sirop de limon, le suc de citron étendu dans l'eau, pour boisson, complétèrent le traitement. Les principaux accidents se dissipèrent dans la journée ; mais le mouvement latéral de la tête, qui cependant avait diminué, persista encore pendant près de deux mois. Ce petit malade n'avait pris, au rapport du médecin traitant, que trois ou quatre centigrammes d'extrait de stramonium dans les vingt-quatre heures. C'était trop pour un début.

L'usage longtemps continué du stramonium occasionne quelquefois des douleurs dans les membres, du prurit à la peau, le hoquet, la somnolence ou un sommeil très-agité ; il rend parfois les malades comme stupides et produit plusieurs anomalies de la vue.

[Sorck est le premier qui, en 1763, employa à l'intérieur la stramoine pour combattre l'épilepsie et les convulsions. Ses essais furent répétés peu de temps après sur quatorze malades par le docteur Odhelins, de Stockholm, et ensuite par Bergius, Greding, Durande, Wedinberg, Maret, etc. Depuis lors, on a employé ce remède contre la chorée, la mélancolie, la manie, les hallucinations, et autres névroses ; les névralgies, le rhumatisme, l'asthme, etc., etc.

A dose toxique modérée, la stramoine manifeste ses effets par la sécheresse à la gorge, l'irrégularité du pouls, des sueurs abondantes ou un flux d'urine, la congestion au cerveau, la rougeur de la face, la dilatation des pupilles, la perversion des organes des sens, des aberrations dans la faculté perceptive, des vertiges, un engourdissement des muscles soumis à la volonté, de l'agitation pendant le sommeil, des idées fantastiques, etc. ; à dose plus élevée, elle cause une soif ardente, un sentiment de strangulation, des douleurs cardialgiques. la tuméfaction de l'abdomen, une sorte d'ivresse, un délire quelquefois furieux, des convulsions ou le coma, la paralysie, la perte de la voix, la petitesse et la vitesse du pouls, des sueurs froides et la mort. Cette dernière a lieu ordinairement au bout de dix à quinze heures. On trouve l'estomac enflammé, le cerveau injecté et contenant des grumeaux de sang. Quand le malade a pu résister à l'action du poison, il reste souvent frappé, pendant des mois ou des années, d'une perte absolue de la mémoire, d'aliénation mentale, de tremblement dans les membres ou d'une grande débilité.]

On a souvent combattu les aliénations mentales par le datura stramonium. Sur 55 cas rapportés par Stœrck, Schmalz, Hagstroem, Reef, Meyer, Odhelins, Durande,

Maret, Bergius, Greding, Schneider, Bernard et Amelung, 21 ont été terminés par la guérison ; 24 ont résisté.

Dans les États de l'Union, on traite la manie sans fièvre
par le suc de datura, à la dose de 20 à 30 gouttes par jour.
(De Candolle, *Essai sur les propr. méd. des plantes*, p. 226.)

Le docteur Amelung affirme que, dans les vésanies périodiques on parvient, par l'usage prolongé de la teinture
de datura stramonium, à rendre les accès moins violents
et les intervalles de plus longue durée. Il reconnaît à ce
moyen une action plus spéciale qu'à tous ceux que l'on a
vantés jusqu'à ce jour. Je dois dire, dans l'intérêt de la
vérité, que dans trois cas de manie aiguë sans apparence
de congestion cérébrale, et dans lesquels j'avais d'ailleurs
combattu par les antiphlogistiques les symptômes inflammatoires ou la pléthore, j'ai obtenu du soulagement, une sorte
de rémission par l'effet du stramonium chez le premier
malade ; mais point de guérison. La guérison a pu être attribuée à l'effet du médicament dans le second cas, en raison de l'amélioration graduellement obtenue par son administration ; chez le troisième malade le rétablissement eut
lieu spontanément longtemps après la cessation de tout
traitement.

Greding n'a réussi que dans un seul cas d'épilepsie traitée avec le stramonium. Sur 14 épileptiques traités par
Odhelins avec l'extrait de cette plante, 8 ont été guéris, 5
soulagés (1). Les malades éprouvaient, pendant le traitement, une céphalalgie légère, des étourdissements, l'ob-
scurcissement de la vue, etc. ; mais ces accidents se dissi-
paient peu à peu.

Il résulte des diverses observations rapportées par les auteurs que, dans un certain nombre de cas d'épilepsie où
il n'y a pas eu guérison, la maladie a été avantageusement
modifiée : les accès étaient remplacés par une espèce de
syncope légère et périodique, ou par un sentiment de for-
mication incommode et revenant aussi périodiquement.

MM. Trousseau et Pidoux ont employé le datura avec un
succès très-remarquable dans deux cas d'asthme essentiellement nerveux, intermittent et d'une extrême intensité. L'un
des malades depuis sept mois, l'autre depuis quatre,
n'avaient pu se coucher. Nous leur fîmes fumer du datura
stramonium, et, à la lettre, disent ces auteurs, la maladie
fut guérie à l'instant même, au point que, dès la première

---

(1) Greding fait observer (*mém. de l'Acad. de Stockholm*) que les malades d'Odelins étant trop promptement sortis de l'hôpital, il était impossible de rien affirmer sur la guérison d'une maladie dont les accès
laissaient quelquefois entre eux un grand intervalle.

nuit, ils purent se coucher et dormir sans oppression. Depuis plus de quatre ans ils ont éprouvé de temps en temps des retours de leur asthme ; mais ils fument dès qu'ils en éprouvent les premières atteintes, et peu de minutes suffisent pour les calmer. C'est donc dans cette forme particulière de l'asthme que le datura réussit le mieux ; mais il s'en faut qu'il guérisse toujours, même dans ce cas ; nous avons souvent réussi, mais aussi nous avons souvent échoué, et quelquefois aussi, dans l'asthme spasmodique non intermittent qui cède en général moins bien au datura, nous avons vu ce médicament calmer les accidents avec autant de rapidité que dans l'asthme nocturne. Ce moyen est encore employé avec avantage pour calmer la toux et la dypsie des phthisiques, des malades atteints de catarrhe et de maladie de cœur, lorsqu'ils éprouvent de temps en temps de l'oppression, que l'on doit rapporter à une modification nerveuse plutôt qu'aux lésions organiques graves que l'on a pu constater chez eux. . . . . Les inspirations de vapeur d'eau chaude chargée de datura stramonium conviennent aussi, mais sont loin d'être aussi actives ; elles ne peuvent d'ailleurs être employées quand la suffocation est extrême, car elles augmentent momentanément les accidents dyspnéiques . . . . Quant à l'administration interne de ce médicament, dans le cas de dyspnée, nous n'avons jamais eu à nous en louer. » (*Traité de thérap.*, *t.* I, *p.* 256.)

Les bons effets du datura stramonium dans l'asthme ne font plus doute. M. English rapporte (*Edimb. med. and surg. jour. t.* VII, 1811), que, sujet à des accès d'asthme extrêmement violents que rien ne soulageait, il fut guéri immédiatement en fumant du datura stramonium. Krimer (*Journ. compl. du dict. des scienc. médic. t.* V. *p.* 375) cite cinq cas d'asthme guéris en fumant de la stramoine. Meyer, (*Journ. d'Hufeland*, *avril* 1827) l'a employée avec le même succès. Christie, Reid, Kipton, ont également publié des faits favorables à l'emploi de ce médicament. Laënnec en faisait usage dans les dyspnées. MM. Martin-Solon, Andral, Cruveilher, se louent aussi des bons effets qu'ils en ont obtenu en s'en servant de la même manière.

M. T., dit le docteur Lefebvre, (*de l'asthme ; mém. couronné par la Soc. royale de Méd. de Toulouse*, *Paris* 1847, *p.* 108 *et* 180) qui a expérimenté cette plante sur lui-même, ne saurait lui donner trop d'éloges ; il fume les feuilles de stramonium sous forme de cigarettes, et il dit que c'est au moment où on éprouve une sorte de vertige que le soulagement commence à se manifester ; l'influence de cet agent se borne à modifier l'accès contre lequel on l'emploie, il n'a aucune action sur le paroxisme suivant, qui, dit-il, n'en arrive pas moins avec toute son intensité. Le temps n'a fait que confirmer à mon confrère M. T. les avantages qu'il lui avait reconnus pour arrêter instantanément le développement des accès d'asthme, seulement il l'emploie pur et sans mélange avec le tabac.—Un autre médecin de mes amis, qui est asthmatique depuis plus de quarante ans, ne s'est décidé à y recourir que dans ces dernières années, et il le vante avec enthousiasme.... La meilleure manière de l'administrer consiste à hacher les feuilles comme on fait du tabac, à en charger des pipes ordinaires, ou mieux encore à en faire des cigarettes en papier, à la manière espagnole. On doit se borner d'abord à une ou deux pipes ou cigarettes, pour augmenter plus ou moins vite, suivant le résultat. Il est rare que le soulagement ne se manifeste pas très-promptement. Quelques asthmatiques se bornent à fumer le stramonium lorsqu'ils ressentent les avant-coureurs d'un accès, qu'ils parviennent ainsi à enrayer. . . . Plusieurs médecins conseillent de ne prescrire ce médicament qu'après s'être assuré qu'il n'existe aucune phlogose pulmonaire. »

Le docteur Meyer recommande de commencer par une demi-pipe, surtout pour les personnes non habituées à la fumée de tabac, les femmes surtout, et de cesser au bout de quinze jours si ce moyen ne soulage pas. On peut augmenter graduellement jusqu'à deux pipes par jour, jusqu'à produire le vertige. Le docteur Krimer n'en préconise l'emploi que dans l'asthme purement essentiel, et pense que l'on pourrait s'en servir avec avantage dans la période non inflammatoire des coqueluches. Le docteur Ducros jeune, de Marseille, l'a employée avec succès dans un cas d'angine de poitrine. (*Lancet.*, 10 *janv.* 1837.)

Les névralgies ont été efficacement combattues par le stramonium. Vaidy (*Journ. compl. des scienc. méd.*, *t.* VIII, *p.* 18 *et t.* XI *p.* 176) a rapporté deux cas de névralgie faciale où il l'a employé avec succès. Dans le premier, il donna 2 centigrammes et demi d'extrait de semences par jour, et quatre prises suffirent pour assurer la guérison du malade ; dans le second, il prescrivit 5 centigrammes d'extrait des capsules, et, après en avoir pris 40 centigram., le malade fut tellement soulagé qu'il ne jugea pas à propos de continuer ; cette dernière (c'était une femme), pendant qu'elle usait de ce remède, était étourdie, éprouvait des vertiges, de la sécheresse au gosier, accidents qui cessèrent en discontinuant l'emploi du médicament. Kirckhoff

(*Bull. des scienc.méd.*, *Férussac*, *t.* xɪ, *p.* 197) rapporte quatre cas de névralgies qui avaient leur siège dans différentes
régions, et dont il obtint la guérison au moyen de frictions
faites sur le trajet douloureux avec la teinture de feuilles de
stramonium. Amelung a constaté l'efficacité de l'usage interne et externe de cette teinture contre les crampes aux
mollets, qui, quelquefois, affectent si douloureusement
les femmes enceintes. M. Marcet (*Journ. univ. des scienc.
méd.*, *t.* xvɪ. *p.* 107) a donné avec un succès complet 1
centigramme et demi à 2 centigrammes et demi par jour
d'extrait de semences de cette plante, dans les douleurs
nerveuses qui avaient résisté aux autres remèdes. M. Orfila (*Nouv. jour. de méd.*, *décembre* 1819) a vu une cépha-
lée se dissiper par l'emploi de 10 centigrammes d'extrait de
stramonium, qui causa d'abord un narcotisme effrayant.

L'on a retiré de grands avantages du stramonium, soit à
l'intérieur soit à l'extérieur, contre le rhumatisme chro-
notique. Le docteur Zollickoffer (*Revue méd.*, *t,* xɪ,*p.* 469)
l'a mis en usage de l'une et de l'autre manière dans cette
affection. Il se sert, 1° d'une teinture composée de 30
grammes de semences sur 250 grammes d'alcool, dont la
dose est de 8 à 12 gouttes par jour, en augmentant progressivement jusqu'à ce qu'il survienne du malaise et des
étourdissements; 2° d'une pommade composée de deux
parties d'axonge sur une de feuilles de stramonium,
qu'on fait cuire à un feu modéré. Lorsque la tête se prend
par l'effet de la teinture, on cesse l'usage de cette dernière
pour se borner à des frictions sur la partie douloureuse
avec cette pommade. L'auteur rapporte un grand nombre
de cas de guérison par ce double moyen. Le docteur Van
Nuffel (*Nouv. bibl. méd.*, *t.* ɪɪ, *p.* 451) guérit un manouvrier atteint depuis longtemps de douleurs intolérables à
l'épaule droite en lui administrant par cuillerées, d'heure
en heure, le mélange de 10 centigrammes d'extrait de
stramonium dans 250 grammes d'eau distillée; on fric-
tionna en même temps la partie douloureuse avec un liniment composé de 2 gram. du même extrait et de 125
grammes d'huile d'olive : en moins de huit jours la douleur avait disparu. Il prit en tout 14 décigrammes d'extrait
à l'intérieur et 12 grammes en frictions.

De tous les remèdes que j'ai employés pour combattre
cette maladie (rhumatisme chronique), je n'en ai point
de plus efficace, dit le docteur Kirckhoff (*Journ. compl.
des scienc. méd.*, *t.* xxvɪɪ, *p.* 191), que la pomme épineuse,
dont je ne cesse, depuis nombre d'années, d'obtenir les
meilleurs effets. Je l'administre à l'intérieur, sous forme

d'extrait préparé avec les feuilles, en commençant par un grain pour vingt-quatre heures, dose que j'augmente journellement, et par gradation, jusqu'à ce qu'il se manifeste de la sécheresse à la gorge, des vertiges et la dilatation de la pupille. J'emploie également à l'extérieur, sur les parties douloureuses, de légères frictions avec de la teinture de stramoine, ou bien les feuilles de cette plante en cataplasme et dans les bains chauds.

Nous dirons encore, pour ce qui concerne l'emploi à l'intérieur du stramonium, qu'Odhelins l'a recommandé dans les convulsions hystériques et dans la chorée, que Begbie l'a employé dans le tétanos, et Marcet dans l'ascite et le cancer.

La stramoine est employée le plus ordinairement en extrait ou en teinture. La préparation de l'extrait exige beaucoup de soin pour conserver le principe actif de la plante; l'extrait des semences est plus énergique que celui des feuilles. Il peut encore varier suivant le climat ou certaines causes inexplicables, et qu'il faut se contenter d'admettre comme démontrées par l'expérience. Ainsi Greding rapporte que l'extrait de Vienne, que lui avait envoyé Stoerk, exigeait une dose trois fois plus forte que celui de Leipsick pour produire le même effet.

Stoerck administrait 2 centigrammes et demi d'extrait en pilules, matin et soir, et allait jusqu'à 15 centigrammes. Odhelins, Wedenberg commençaient par la même dose que ce dernier et montaient jusqu'à 35 ou 40 centig. par jour. Greding donnait 10 centig. de l'extrait de Vienne et augmentait graduellement jusqu'à 1 gram. et même 1 gram. 20 centig. par jour. Il donnait, en commençant, 2 à 5 centigrammes de l'extrait de Leipsick et s'élevait à 20 centig. sans jamais dépasser celle de 30 centig. Marcet commençait par 7 à 8 centig. en trois fois, et Begbie par 1 à 2 centig. et demi toutes les trois ou quatre heures.]

A l'extérieur, on se sert de la stramoine en décoction, fomentation, bains, etc., ou en cataplasme sur les ulcères cancéreux, les chancres, les hémorroïdes douloureuses, sur certaines tumeurs inflammatoires très-douloureuses, sur les mamelles engorgées pour suspendre la sécrétion laiteuse, sur les brûlures, etc. (1) Le suc entre à la dose de quelques gouttes dans les collyres; il n'est pas moins effi-

---

(1) L'observation suivante prouve tout le danger de l'application du stramonium sur la peau mise à nu : « Un paysan tomba dans une chaudière d'eau bouillante, et en fut retiré ayant les deux jambes brûlées jusqu'aux genoux. Un médecin applique sur les parties qui avaient été brûlées des feuilles de datura stramonium, ce qui produisit un très-bon

cace que la belladone pour faire cesser la contraction de la pupille, pour calmer l'excessive sensibilité et les douleurs de l'œil, pour combattre l'ophtalmie.

POTENTILLE ARGENTINE,*

POTENTILLE ANSÉRINE, ARGENTINE, BEC D'OIE.

Pentaphilloïdes argenteum, alatum; seu potentilla (T.)
Potentilla enserina (L.)

Cette plante vivace, très-commune, croît partout sur les terrains humides, au bord des chemins et des ruisseaux. On emploie l'herbe.

L'argentine, d'une odeur nulle, d'une odeur légèrement styptique, noircit la solution de sulfate de fer, et son suc rougit le papier bleu. Elle a joui longtemps d'une grande réputation comme astringente contre les hémorrhagies, la dysenterie, la diarrhée, les fleurs blanches. Dioscoride et Dodaens la recommandent dans ces maladies. Degner (*Hist. méd. de Dysent.*, p. 146) dit que dans une dysenterie qui régna en 1736, on employa avec succès la décoction d'argentine dans du lait. Ce remède est vulgairement employé dans nos campagnes, et réussit souvent contre les diarrées. Les propriétés fébrifuges, antiphthisiques, diurétiques, lithontriptiques, attribuées à cette plante par Withering, Rosen et Bergius sont tout-à-fait illusoires ; elle n'a point justifié le titre de potentille (de *potentia*, puissance, vertu, efficacité), bien que l'illustre Boerhaave l'ait considérée comme l'égale du quinquina dans le traitement des fièvres intermittentes.

Quandoque bonus dormitat Homerus (HOR.)

---

effet. Le docteur Borzencof, l'ayant trouvé parfaitement calme et très-bien portant, ordonna de percer les ampoules qui s'étaient formées afin d'évacuer la sérosité, d'enlever l'épiderme, et de panser avec le cérat de saturne ; mais le premier médecin qui lui avait donné des soins, après avoir arraché l'épiderme, recouvrit de nouveau les plaies du datura stramonium, et bientôt le malade éprouva les plus graves accidents. La bouche devint sèche, les yeux étaient fixes et éteints, les sens extrêmement émoussés, le pouls intermittent et presque insensible. M. Borzencof étant arrivé, enleva avec soin les feuilles qui recouvraient les plaies, lava les parties brûlées et les recouvrit avec du cérat de saturne. Bientôt les symptômes de l'empoisonnement disparurent ; il ne resta qu'une faiblesse extrême et des étourdissements semblables à ceux d'un homme qui revient d'un état profond d'ivresse. * (*Journ. de méd. et de chir. pra.*, t. II, p. 63.)

PRÊLE,

QUEUE DE CHEVAL, QUEUE DE RENARD.

Equisetum arvense (T.)
Equisetum arvense (L.)

Cette plante est très-commune dans les lieux humides, les fossés, le long des haies. La tige et les feuilles sont employées.

Propriétés.

On a vanté la prêle comme astringente et diurétique. On l'a prescrite dans l'hydropisie, la gravelle, la dysenterie, la diarrhée, l'hémoptysie, l'hématurie et autres hémorrhagies. Le professeur Lenhossek, de Vienne (*Journ. de chimie, pharm. et toxicol.*, 1827), recommande les diverses espèces de prêle, et particulièrement l'*equisetum hiemale* et l'*equisetum limosum*, comme des diurétiques puissants. Ces plantes n'ont, suivant cet auteur, aucune influence funeste sur les organes digestifs, circulatoires et nerveux. Il vaut mieux les employer sèches. La poudre et la décoction réussissent également bien (8 à 15 gram. par litre); une à deux cuillerées de cette décoction aux enfants, 100 à 200 gram. aux adultes toutes les deux heures.

J'ai vu employer la décoction de prêle avec succès dans l'hématurie des bestiaux, après avoir toutefois, dans la plupart des cas, pratiqué une large saignée. C'est un remède populaire à la campagne.

Cette plante a été considérée comme emménagogue: Schulze accuse les prêles de causer l'avortement des vaches et des brebis, quand elles se trouvent mêlées en trop grande quantité dans leur fourrage. Cependant les Irlandais donnent indifféremment toutes les espèces à manger à leurs bestiaux sans qu'il en résulte aucun accident.

J'ai reconnu à la prêle une action assez prononcée sur les organes urinaires. Elle m'a paru utile dans la néphrite calculeuse avec absence de douleur vive, et dans l'état cachectique et œdémateux qui suit ou accompagne les fièvres intermittentes. J'ai donné avec avantage, dans ces derniers cas, la décoction de parties égales de cette plante et de feuilles de pissenlit. J'ai aussi employé le suc de prêle à la dose de 30 à 100 grammes dans un kilog. de petit lait.

PRIMEVÈRE,

OREILLE D'OURS, COUCOU, HERBE DE LA PARALYSIE.

Primula veris odorata flore luteo simplici (T.)
Primula officinalis (L.)

Cette plante, très-répandue dans les prairies et le long des haies, montre ses fleurs dès les premiers jours du printemps. L'odeur qu'elles exhalent annonce leur action sur les système nerveux comme calmante et anti-spasmodique. On l'a vantée contre les affections hystériques, les vertiges, les maux de tête nerveux, la gastralgie, etc. Elle peut être rangée sur la même ligne que la muscatelline, les fleurs de tilleul, celles de caille-lait jaune. Les feuilles ont été quelquefois employées avec les fleurs. La plante entière a été appliquée sur les articulations affectées de la goutte, ce qui l'a fait appeler *arthritica* par Gesner. En Suède on prépare, par la fermentation, une boisson agréable avec ses fleurs, le citron et le sucre ou le miel. La racine a une odeur analogue à celle de l'anis, et une saveur astringente. Les gens de la campagne l'emploient en décoction contre la gravelle. On la donne aussi vulgairement, comme vermifuge, en infusion dans le vin ou la bière. On dit avoir guéri des maux de dents en faisant aspirer par le nez du vinaigre dans lequel cette racine avait infusé.

Cette plante n'est pas tout à fait inerte; mais elle est du nombre de celles dont on peut se passer sans inconvénient, malgré les éloges qui lui ont été prodigués.

PRUNELLIER.

ÉPINE NOIRE, FOURDINIER.

Prunus sylvestris (T.)—*Prunus spinosa* (L.)

Le prunellier est tellement commun qu'on en fait des haies. L'écorce, les fruits, les fleurs, sont usités.

Préparations et doses.

A L'INTÉRIEUR : *Décoction de l'écorce*, 12 à 50 gram. dans 1/2 kilog. d'eau.
Poudre de l'écorce, 6 à 12 gram., pillules.
Fleurs en infusion, une poignée pour 150 à 200 gram. d'eau bouillante.

Propriétés.

L'écorce de prunellier est astringente, fébrifuge; les fleurs sont laxatives; les fruits sont astringents et servent à préparer l'*acacia germanica*.

L'écorce de prunellier est astringente et a été proposée comme febrifuge.

Cette écorce a pu, au rapport de Coste et Wilmet, réussir dans quelques fièvres tierces, mais je dois avouer qu'elle ne m'a pas offert le même avantage. Sur six cas de fièvres, dont cinq à type tierce et un à type quotidien, un seul a pu être considéré comme ayant cédé à l'administration de la décoction concentrée, prise dans l'apyrexie. La fièvre quotidienne a résisté. Les quatre autres cas ont donné une solution d'autant plus douteuse que les accès se sont graduellement dissipés, ainsi que cela arrive dans les fièvres printanières, par les seuls efforts de la nature.

Les fleurs de prunelliers sont réellement laxatives. Je les ai fréquemment employées comme telles, fraîchement cueillies et infusées dans une suffisante quantité d'eau, à la dose d'une poignée. Ce laxatif convient aux enfants. En sirop, ces fleurs perdent, au bout d'un certain temps, leur vertu purgative. Le suc exprimé des prunelles, cuit et épaissi jusqu'à consistance d'extrait solide, se nomme *acacia d'Allemagne* ou *acacia nostras*, et peut être substitué à l'acacia d'Egypte. Je l'ai employé comme astringent avec autant de succès.

J'emploie quelquefois la décoction de prunelles dans les diarrhées atoniques: l'effet est prompt. J'ai fait un vin astringent avec des prunelles séchées au four et infusées dans le vin rouge. Ces mêmes prunelles cuites, infusées dans l'eau-de-vie, donnent une teinture qui, avec addition de sucre et de canelle, ou de macis, forme une excellente liqueur de table.

PTARMIQUE,

HERBE A ÉTERNUER.

Ptarmica vulgaris (T.)
Achillæa ptarmica (L)

Cette plante se rencontre partout dans les prés humides. La saveur de ses feuilles, à peine aromatique et un peu âcre, ressemble un peu à celle de l'estragon. Sa racine et ses feuilles, séchées et réduites en poudre, sont sternutatoires. La racine, lorsqu'on la mâche, excite vivement l'action des glandes salivaires Elle convient, ainsi employée, comme celle de pyrèthre, qui est plus rare et à laquelle on peut la substituer dans l'engorgement des glandes salivaires, l'amygdalite chronique, les engorgements atoniques de la bouche, l'odontalgie rhumatismale, la paralysie de la langue, etc.

PULMONAIRE.

HERBE DE CŒUR, HERBE AU LAIT DE NOTRE-DAME,
HERBE AUX POUMONS.

Pulmonaria vulgaris latifolia (T.)
Pulmonaria officinalis (L.)

La pulmonaire, que l'on cultive dans les jardins, croît naturellement dans les bois, aux lieux ombragés. — Ses feuilles et ses fleurs sont usitées.

Propriétés.

Cette plante est adoucissante, pectorale; on la donne en décoction dans le catarrhe pulmonaire, la phthisie etc., (50 à 100 gram. par kilog. d'eau.)

Les habitants de la campagne croient fermement que le Créateur a indiqué l'usage de cette plante par les taches qu'on remarque sur ses feuilles et qui, disent-ils, sont tout-à-fait semblables à celles qui existent dans le poumon malade. Ils composent avec la pulmonaire, le choux rouge, quelques oignons blancs, du mou de veau et une suffisante quantité de sucre candi, un bouillon que j'ai moi-même employé avec beaucoup de succès dans les affections de poitrine, surtout quand elles sont accompagnées d'un état fébrile, de difficulté d'expectorer, d'irritation bronchique, de douleurs, etc.

PULMONAIRE DE CHÊNE.

MOUSSE PULMONAIRE, LICHEN D'ARBRE, PULMONAIRE
D'ARBRE, LICHEN PULMONAIRE.

Lichen arboreus sive pulmonaria arborea (T.)
Lichen pulmonaria (L.)

Cette plante vient sur les troncs des vieux chênes, des hêtres, des sapins et d'autres arbres sauvages. On recueille ordinairement celle qui se trouve sur les chênes.

Propriétés.

Tonique et mucilagineux, le lichen pulmonaire est employé depuis longtemps dans les affections de poitrine, l'asthme, les diarrhées chroniques, etc. Cramer, d'après sa propre expérience, a proposé, dans une dissertation publiée en 1780, de substituer ce lichen à celui d'Islande. Willemet l'a employé en poudre, à la dose d'un gros (4 gram.) délayé dans une forte décoction de la même plante, édulcorée avec le sucre candi, à prendre matin et soir, contre les toux invétérées. Scopoli, au rapport d'Hoffmann, a guéri des hémoptysies avec toux au moyen de la poudre de lichen pulmonaire, à la dose de quatre gram., quatre fois par jour ; mais il avait soin auparavant de combattre l'état inflammatoire et la pléthore par les antiphlogistiques. Pour moi, je retire du lichen pulmonaire le même avantage que de celui d'Islande ; il m'est d'une grande ressource pour mes pauvres. Je le fais prendre en décoction avec du miel dans les catarrhes pulmonaires chroniques et dans la phthisie ; je l'emploie dans tous les cas où l'on use habituellement, et d'une manière si générale, du lichen d'Islande. Selon les circonstances, je joins à la décoction de pulmonaire de chêne, les fleurs de tussilage, de mauve, le mucilage de graine de lin, les bourgeons de peuplier baumier, de sapin, etc.

PULSATILLE COMMUNE.*

ANÉMONE PULSATILLE, COQUELOURDE, FLEUR DE VENT, HERBE AU VENT, FLEUR DE PAQUES, PASSE-FLEUR, TEIGNE-ŒUF.

Pulsatilla folio crassiore et majore flore (T.) *Anémone pulcatilla* (L.)

La coquelourde se trouve dans les terrains secs et montagneux de la France. Elle se rapproche beaucoup de l'anémone des prés (*pulsatilla nigricans* L.) par ses caractères botaniques comme par ses propriétés ; elle semble même ne s'en distinguer que par la plus grande élévation de sa tige et la rectitude de ses pétales. On emploie toute la plante.

Propriétés.

La pulsatille commune, presque inodore, est âcre et vésicante. Cette âcreté est plus prononcée dans les feuilles que dans les racines.

Storck (*de usu pulsatilla nigricant. medic.*, Vindebon., 1771) a mis en vogue la pulsatille des prés, espèce trèsvoisine, ainsi que nous venons de le faire remarquer, de notre pulsatille commune. Ces deux plantes, données à l'intérieur à haute dose, enflamment l'estomac et frappent de stupeur le système nerveux. Elles sont rangées parmi les poisons âcres.

A dose thérapeutique, la pulsatille a été vantée par Storck et d'autres auteurs, comme propre à combattre efficacement l'amaurose, la paralysie, la syphilis consécutive, la cataracte, les taies de la cornée, les ulcères opiniâtres, les dartres. C'est surtout dans le traitement de ces dernières que le célèbre médecin de Vienne dit avoir obtenu les résultats les plus avantageux de cette plante. Il employait ordinairement l'extrait, en commençant par une petite dose, qu'il augmentait graduellement.

D'un autre côté, Smucker, Richter et Bergius, dont le témoignage est également irrécusable, ont répété sans succès les expériences de Storck. Entre ces résultats contradictoires, l'observateur, en se livrant à de nouvelles études sur cette plante, doit se placer de manière à voir sans prévention jusqu'à quel point l'exagération est chez les uns et le scepticisme chez les autres.

Bonnel de la Brageresse (*ancien journal de méd.*, t. 58, *p.* 476) regardait l'extrait de pulsatille comme le remède le plus efficace contre le vice dartreux. Il l'administrait à la dose de 8 centigram. deux fois par jour, et faisait en même temps lotionner les parties affectées avec la décoction de jusquiame et de cigüe.

Le docteur Deramm (*Bibl. méd. nat. et étrang.*, t. 4, p. 521) a obtenu des résultats avantageux de l'extrait de pulsatille dans la coqueluche. Il prétend avoir employé ce remède pendant dix ans chez un grand nombre de malades, et ne l'avoir vu échouer qu'une seule fois. Il donnait l'extrait à la dose d'un quart de grain à un grain et demi, suivant l'âge, quatre fois par jour. Il le prescrivait aussi aux adultes atteints de toux sèches et spasmodiques, à la dose de 2 ou 3 grains répétée trois fois dans la journée.

Quelques médecins ont employé, dit-on, avec avantage l'infusion des feuilles de pulsatille commune dans les engorgements des viscères abdominaux et dans l'hydropisie. On ne doit pas dépasser, dans cette infusion, la dose de 2 gram. chaque fois. Sous quelque forme qu'on administre la pulsatille il ne faut commencer que par de petites doses, en augmentant progressivement et avec circonspection.

La coquelourde ne se rencontre que rarement dans le pays que j'habite ; je ne l'ai jamais employée. Les vétérinaires appliquent les feuilles de coquelourde sur les vieux ulcères des chevaux pour les déterger. Les paysans entourent le poignet de ces mêmes feuilles pilées pour se guérir de la fièvre intermittente. Bulliard (*ouv. cit.*, p. 178) signale le danger de cette application trop longtemps prolongée, et rapporte le fait d'un vieillard chez lequel cette plante, laissée pendant douze heures sur le mol'et dans l'intention de guérir un rhumatisme très-douloureux, produisit la gangrène d'une grande partie du membre. Le mal céda aux scarifications et aux fomentations d'eau-de-vie camphrée. Cet homme fut en même temps complètement débarrassé de son rhumatisme.

On peut néanmoins, en agissant avec prudence, mettre à profit la propriété rubéfiante et vésicante de la coquelourde quand, dans un cas pressant, on est privé de sinapismes et de vésicatoires.

L'anémone pulsatille perd presque toute son âcreté par la dessiccation ; sèche, les bestiaux la mangent sans danger ; mais verte ils n'y touchent pas, à moins qu'ils n'aient rien autre chose, et alors il est rare qu'ils n'en meurent pas.

On emploie les fleurs de cette plante cuites dans l'eau pour teindre les œufs ; de là le nom de *teigne-œuf* qu'elle porte dans quelques contrées.

PUTIET,

CERISIER SAUVAGE.

Cerasus racemosus, sylvestris (T.)
Prunus Padus (L.)

Le putiet croît naturellement en Lorraine, sur les montagnes des Vosges, et se cultive aisément dans les jardins.

Préparations et doses.

A L'INTÉRIEUR : *Décoction de l'écorce*, de 16 à 60 gram. par kil. d'eau.
Poudre : 4 à 6 gram., dans du vin ou en électuaire, etc.

Propriétés.

L'écorce de cerisier sauvage est tonique, stomachique, fébrifuge.

L'écorce du putiet était connue depuis longtemps en Lorraine comme propre à remplacer le quinquina dans les fièvres intermittentes ; Coste et Willemet ont reconnu cette propriété. Trois fièvres *tierces*, une fièvre *quarte*, une *quotidienne* et une *double tierce* ont été guéries, sans récidives.

De tels succès m'ont engagé a essayer cette écorce. Je l'ai administrée en poudre en 1819, pendant le règne d'une épidémie de fièvres intermittentes sévissant à Frethun. Huit malades en ont fait usage à la dose en poudre de 4, 8 ou 12 grammes dans l'apyrexie. Six étaient atteints de fièvre tierce, deux de fièvre quotidienne. Chez trois malades ayant le type tierce, qui ont pris la poudre de cette écorce à la dose de huit grammes en deux fois, dans l'apyrexie, l'accès a disparu dès le lendemain ; chez trois autres malades, dont un était atteint de fièvre quotidienne et deux de fièvre tierce ; la maladie a diminué graduellement pendant l'usage, à la même dose, de la poudre de putiet ; ils n'ont été guéris qu'au bout de 8 à 12 jours ; les deux derniers atteints, l'un d'une fièvre tierce, l'autre d'une fièvre quotidienne, n'ont pu guérir, bien que la dose du médicament ait été portée à 12 grammes, prise en trois fois dans l'apyrexie. L'occasion était favorable pour l'essai comparatif de l'écorce de saule blanc. Cette dernière fut administrée aux deux malades, à la dose de 6 grammes dans l'apyrexie ; dès le lendemain, celui qui avait la fièvre tierce en fut délivré. L'autre éprouva une amélioration notable ; il continua de prendre le médicament et fut débarrassé graduellement dans l'espace de cinq jours.

Ces faits ne me laissèrent aucun doute sur la supériorité de l'écorce de saule blanc, que je préfère à tous les autres fébrifuges indigènes et que j'administre avec succès aux indigents et aux ouvriers. Le sulfate de quinine est d'un prix trop élevé pour la plupart des habitants de la campagne. J'en ai vu beaucoup qui, après avoir pris du sulfate de quinine pour *couper* la fièvre, ont eu des récidives, parce qu'ils n'ont pu continuer assez longtemps l'usage de ce remède ; en définitive, ils ne se guérissaient qu'en prenant abondamment et pendant quelque temps l'écorce de saule en décoction.

PYROLE,

VERDURE D'HIVER.

Pyrola rotundifolia major (T.)
Pyrola rotundifolia (L.)

Cette plante croît dans les lieux ombragés des bois ; elle fleurit en mai et juin. Les anciens auteurs la préconisent comme vulnéraire et astringente. Elle a une saveur amère et acerbe. On l'a employée contre la ménorrhagie passive, la leucorrhée chronique, la diarrhée, etc. Elle entre dans le mélange connu sous le nom de *vulnéraire suisse*. On peut la donner en décoction (30 à 60 gram. par kilog. d'eau), en poudre (2 à 4 gram.), en extrait aqueux ou alcoolique (de 1 à 3 grammes).

La Pyrole en ombrelle (*Pyrola ombellata* L.), quoique peu connue, ne paraît pas dépourvue de propriétés. On lui a reconnu une vertu diurétique qui l'a rendue utile dans les hydropisies. L'infusion de cette plante (*medical Repository, New-York, avril* 1818) a été employée avec succès dans deux cas de cancer à la face. D'après le journal que nous venons de citer, les deux malades ont été guéris après avoir fait usage du *pyrola umbellata*, l'un pendant un mois, et l'autre pendant trois semaines seulement. Il est à craindre qu'il n'en soit de cette plante comme de tant d'autres remèdes proposés contre le cancer, et qui ont toujours échoué en présence de l'observation rigoureuse des faits.

QUINTE-FEUILLE,*

POTENTILLE RAMPANTE, PIPEAU.

Quinquefolium majus repens (T.)
Potentilla reptans (L.)

La quinte-feuille, plante vivace, croît partout et est connue de tout le monde. La racine et les feuilles sont usitées.

Propriétés.

La racine de quinte-feuille est astringente. Elle teint en noir la solution de sulfate de zinc. Hippocrate (*de morb., lib.* II) indique la potentille rampante comme propre à guérir la fièvre intermittente. Senac (*de recond. febr. interm. naturâ, Amsterd.* 1759) lui a reconnu cette propriété et l'a employée avec succès dans des cas opiniâtres. Les campagnards l'emploient par tradition pour *couper* la fièvre; ils réussissent souvent quand ils la prennent en décoction très-concentrée.

Elle convient comme astringente dans les diarrhées et les dyssenteries lorsqu'il y a absence d'irritation. ou d'inflammation. Chomel assure qu'elle lui a réussi dans ces dernières maladies quand l'ipécacuanha avait échoué. On l'emploie aussi contre la leucorrhée par atonie, les pertes séminales, les hémorrhagies passives, etc. « Cette plante, dit Bodart, trop négligée de nos jours parce qu'elle n'a pas le mérite d'être étrangère, peut rendre les plus grands services dans les hémorragies passives avec relâchement; mais, comme les autres astringents, elle est nuisible dans les flux critiques dépendants de l'énergie du principe vital. » (*Ouv. cit., t.* I, *p.* 284.)

J'ai souvent employé, dans ma pratique rurale, une forte décoction de parties égales de racine de quinte-feuille, de tormentille et de bistorte. Cette décoction me réussit tout aussi bien que celle de ratanhia contre les hémorrhagies passives, et a, sur cette dernière, l'avantage de ne coûter que la peine de récolter les racines indigènes qui la composent.

On récolte la racine de quinte-feuille en tout temps ; après l'avoir mondée de ses filaments , on l'incise longitudinalement et on la fait sécher au soleil.

RAIFORT,

GRAND RAIFORT SAUVAGE, MOUTARDE DES CAPUCINS, DES ALLEMANDS.

Raphanus rusticanus (T.)
Cochlearia armoracia (L.)

Le grand raifort sauvage vient spontanément dans les fossés, sur les bords des ruisseaux, dans presque tous les départements de la France; on le cultive dans les jardins. Sa racine est usitée.

Préparations et doses.

À L'INTÉRIEUR ; *infusion*, de 15 à 30 gram. par kil. d'eau.
Suc exprimé, de 15 à 30 gram.
Eau distillée, de 15 à 30 gram. dans une potion.
Sirop (1 de suc sur 2 de sucre), de 45 à 60 gram. en potion.
Vin ou bière (par macération à vase clos de la racine fraîche, 8 à 15 gram. sur 1|2 litre), de 30 à 100 gram.
Teinture, de 8 à 15 gram. en potion.

À L'EXTÉRIEUR: *teinture* en frictions. — *Pilé*, en pédiluves, sinapismes, etc.

Propriétés.

La racine de raifort est très-stimulante et anti-scorbutique. Son action, puissamment tonique et excitante, due à l'huile volatile âcre et caustique qu'elle contient, l'a fait conseiller dans les scrofules, les catarrhes chroniques, l'œdème des poumons, les rhumatismes chroniques, certaines hydropisies passives, quelques maladies cutanées, etc. A l'extérieur, elle agit comme rubéfiante et peut, comme telle, remplacer la moutarde.

Le raifort sauvage est une plante précieuse; elle est,comme le cochléaria,au premier rang des plantes anti-scorbutiques, et convient dans tous les cas où les toniques stimulants sont indiqués. Le suc de raifort est vomitif à la dose de 30 à 80 centigr. Suivant Rivière , la semence de cette plante, à la dose de 15 à 24 gram. en décoction, est aussi émétique et purgative. Ettmuler dit avoir guéri une femme hydropique, ascitique et scorbutique, avec toux, difficulté de respirer,au moyen de la racine de raifort sauvage infusée dans du vin blanc, avec du cresson d'eau haché et pilé dans un mortier.

La malade buvait ce mélange, qui purgeait par haut et par bas. Gilibert considère le suc de la racine de cette plante comme un des plus forts diurétiques indigènes. Bartholin fait infuser la racine de raifort dans la bière, comme anti-scorbutique et diurétique. Bergius faisait avaler, contre la goutte et le rhumatisme chronique, une cuillerée de rapure de cette racine chaque matin à jeun, et par dessus une tasse de décoction de sommités de genévrier. Linné faisait grand cas du sirop préparé à froid avec le raifort dans l'asthme scorbutique. Sydendam recommandait la racine de cette plante dans les hydropisies qui sont la suite des fièvres intermittentes. Cullen la croit utile dans le rhumatisme. Raygerus (*Eph. nat. cur.*) rapporte qu'une dame, affectée depuis plusieurs années d'un rhumatisme qui avait résisté à tous les moyens connus, en fut débarrassée par l'usage de la décoction de cette racine dans du lait. Lanzoni (*Eph. nat. cur.*) a guéri un bourgeois de Ferrare attaqué d'un enrouement chronique considérable au moyen du sirop de raifort.

Les Suédois préparent un petit lait médicamenteux, en jetant du lait bouilli sur la rapure de raifort, humecté avec du vinaigre ; ensuite ils séparent le fromage du petit lait. Ce petit lait, que j'ai fréquemment employé dans ma pratique comme diurétique, est une excellente préparation. Je l'ordonne principalement dans l'anasarque, le scorbut, la gravelle sans trop d'irritation, et dans certains catarrhes chroniques. Je me trouve très-bien dans la leucophlegmasie, lescachexies, la chlorose, etc., de l'usage du vin de racine de raifort et de baies de genièvre concassées, de chaque 30 gram. pour un litre de bon vin blanc. Je fais prendre ce vin par plusieurs cuillerées par jour, ou à la dose de 60 gram. matin et soir.

[Hufeland faisait digérer pendant vingt-quatre heures 30 gram. de racine fraîche de raifort dans 1 kil. de bière, avec addition de 30 gram. de sirop simple, et administrait cette boisson par tasses toutes les trois heures dans l'hydropisie. Brennecke (*Rinnas, Repert.*, 1833) prétend que cette même infusion est très-efficace dans l'aménorrhée et la leucorrhée.

M. Rayer a employé avec avantage la racine du raifort dans l'hydropisie résultant de la néphrite albumineuse chronique : « J'ai vu, dit cet auteur, l'hydropisie diminuer ou même quelquefois disparaître complètement par l'action diurétique de la tisane de raifort sauvage. Plusieurs malades ont refusé de continuer cette boisson, parce qu'ils la trouvaient désagréable et qu'elle leur fatiguait l'estomac. J'en ai vu d'autres qui, malgré la persévérance avec laquelle ils en ont fait usage, n'en ont retiré aucun soulagement. Cependant, de tous les diurétiques, c'est encore celui dont l'usage m'a paru offrir généralement le plus de chances de succès. » (*Traité des malad. des reins; Paris*, 1839, *p.* 40 et 41.)

M. Martin-Solon vante aussi ce puissant diurétique contre l'albuminairie : « Nous pensons, dit ce médecin, que le raifort sauvage convient surtout dans les cas d'hydropisies accompagnées d'urine albumineuse, lorsque l'on peut attribuer l'affection à un état blafard et atonique des reins, avec tendance au ramollissement. » (*Dict. de méd. et de chir. prat.* t. XIV, *p.* 127.)

Comme rubéfiant et vésicatoire, je me sers de la racine ou des feuilles de raifort, à défaut de moutarde. Elles agissent très-promptement, et j'ai toujours eu à me louer de leur effet. Nous avons, à la campagne, une foule de plantes dont les propriétés analogues nous offrent des ressources variées pour satisfaire à une seule et même indication.

[Les propriétés du raifort disparaissent par la dessiccation. On doit donc employer la racine à l'état frais. L'eau, la bière, le vin, le lait, l'alcool dissolvent ses principes actifs. On la fait macérer, coupée par petits morceaux, en vase clos dans l'une ou dans l'autre de ces liquides, pendant vingt-quatre heures.

La racine de raifort entre dans la bière, le vin et le sirop antiscorbutique du Codex ; elle est la base de la teinture de raifort composé.

RÉGLISSE.

Glycyrrhiza siliquosa vel germanica (T.)
Glycyrrhiza glabra (L.;

La réglisse croît spontanément en Bourgogne et dans les départements méridionaux de la France. La racine est employée.

Propriétés.

La racine de réglisse, en infusion ou en décoction (8 à 30 gram. par kil. d'eau) est adoucissante et mucilagineuse. On l'emploie vulgairement dans les rhumes, les maladies inflammatoires, surtout dans celles des voies aériennes et urinaires. C'est une boisson populaire en usage pendant les chaleurs de l'été. L'infusion est préférable à la décoction, parce que l'eau bouillante en extrait un principe oléo-résineux âcre et amer. Il vaut même mieux la traiter par l'eau froide ou tiède. On ne doit donc l'ajouter aux tisanes qu'on veut édulcorer, et dans lesquelles elle remplace le miel et le sucre, que lorsque la décoction est presque entièrement refroidie ou froide.

L'extrait de réglisse, suc ou jus de réglisse, jus noir, s'emploie journellement dans les affections catarrhales; il calme la toux et facilite l'expectoration. La pâte de réglisse, faite avec l'infusion de cette plante, la gomme arabique et le sucre, est employée dans les mêmes cas. A la campagne, on fait un loock domestique avec l'infusion de semence de lin, 15 gram. environ d'extrait de réglisse et une cuillerée de miel ; on y ajoute quelquefois la pulpe d'un oignon cuit sous la cendre, et trituré dans le mélange. La racine de réglisse, tenue dans la bouche, appaise la soif ; on l'emploie comme masticatoire chez les hydropiques que la soif tourmente.

RENONCULE.

1° RENONCULE ACRE. — Renoncule des prés, grenouillette, bouton d'or, patte de loup, jauneau, herbe à la tâche. (*Ranunculus pratensis erectus acris* T. — *Ranunculus acris* L.)

2° RENONCULE BULBEUSE.—Rave de Saint-Antoine, pied-de-coq, pied-de-poule, pied-de-corbin, clair-bassin, bassinet, (*Ranunculus tuberosus major* Harm.—*Ranunculus bulbosus* L.)

3° RENONCULE SCÉLÉRATE. — Herbe sardonique, herbe de feu, mort aux vaches, herbe scélérate. (*Ranunculus palustris apii folio* T.—*Ranunculus sceleratus* L.)

Toutes les renoncules croissent en France, dans les prairies, les lieux humides, surtout dans les départements du Nord. La racine, les feuilles et les fleurs sont usités.

Propriétés.

Les renoncules doivent être rangées dans la classe des poisons âcres : leur ingestion peut causer la mort. On les a employées à l'extérieur contre la teigne, les ulcères atoniques et scrophuleux ; mais le plus ordinairement on ne s'en sert que comme rubéfiantes et vésicantes. Elles peuvent remplacer les cantharides lorsque l'on craint l'action de celles-ci sur la vessie, ou que certains cas d'urgence se présentent où l'on est forcé de se servir du moyen qui se trouve sous la main.

[L'action rubéfiante et vésicante des renoncules a lieu assez promptement : quelques minutes suffisent quelquefois pour produire une inflammation suivie de vésicules conte-

nant une sérosité âcre. Les plaies qui en résultent guéris·
sent assez promptement par l'application des feuilles broyées
de cynoglosse ou de bouillon-blanc. Les mendiants qui, au
rapport de Linnée et de Gaspard Hoffmann, se faisaient
venir des ulcères par l'application de la renoncule scélérate
afin d'exciter la commisération, se servaient de feuilles de
bouillon-blanc pour les guérir. La renoncule âcre a été
employée comme vésicatoire dans la goutte et les maux de
tête, par Chesneau. Il a guéri un prêtre retenu au lit depuis
trois mois par la goutte, en appliquant sur la partie affectée des
feuilles de cette renoncule écrasée (*Observ. médicinal. libri
quinque*, 1672). Baglivi appliquait cette plante sur le siége
des douleurs externes : *Doloribus externarum partium*, *si
alia non proficiant, ad causticum devenias : ipse uti soleo
foliis ranunculi....* (*Opera omn. Antwerp.*, 1715, *p.* 113).
Stock employait ce topique dans le rhumatisme articulaire
chronique. Sennert (*De febr. lib.* 4) dit qu'un individu,
affecté de fièvre quarte, avec douleurs violentes à l'épaule
gauche, fut guéri par l'application, au poignet, de la renoncule pilée.

La renoncule âcre, que nos paysans nomment *herbe à la
tâche*, est vulgairement employée en épicarpe contre les
taies des yeux ; on entoure de cette herbe écrasée le poignet
du côté opposé à celui de l'œil atteint de tâches ; après la
vésication résultant de ce topique, et à l'aide de quelques
oraisons ou d'une neuvaine, on attend patiemment la guérison (1).

La renoncule bulbeuse est si active que sa pulpe pilée
et appliquée sur la peau y produit des phlictaines dans
l'espace d'une demi-heure. Cette promptitude d'action peut
être très-utile dans certains cas : mais, comme la renoncule
âcre, la renoncule scélérate, elle peut causer du gonflement,
des douleurs vives, des ulcérations rebelles, la gangrène,
etc. Pour prévenir ces inconvénients, on ne doit en appliquer qu'une petite quantité à la fois, sur une petite étendue,
et l'enlever au bout de quelques heures. Avec ces précautions, on peut se servir des renoncules comme de puissants
révulsifs dans tous les cas qui exigent une action prompte
et efficace.

« Le docteur Polli vante l'efficacité de la renoncule bulbeuse contre la sciatique ; il pile le bulbe et l'applique autour

---

(1) On a écrit de gros volumes sur les préjugés populaires relatifs à
la médecine. Une page de l'almanach de Mathieu Lensberg, consacrée
chaque année à leur destruction, ferait beaucoup plus de bien que l'ouvrage de Richerand sur cette matière.

du talon ; de cette application résulte une vésication qui ne tarde pas à devenir insupportable ; alors on donne issue à la sérosité accumulée sous l'épiderme soulevé. M. Nardo fait l'éloge de cette méthode, et M. Freschi assure qu'elle est suivie depuis plusieurs années avec succès dans l'hôpital de Crémone (*Journ. des Conn. médico-chir.*, 8ᵉ *année,* 2ᵉ *semest.,* *pag.* 257). Virey (*Traité de Pharm.,* t. I, *p.* 73) a retiré une fécule douce et nutritive de la racine de renoncule bulbeuse.

La renoncule scélérate est très-active. Orfila a fait périr des animaux en introduisant de l'extrait de cette renoncule dans leurs plaies. Cependant Krapf affirme que la décoction des renoncules peut être ingérée sans inconvénient. L'ébullition, en effet, enlève une grande partie de leur principe ; leur suc s'affaiblit aussi beaucoup à l'évaporation.

Appliquée aux poignets, la renoncule scélérate peut produire, comme les renoncules âcre et bulbeuse, une révulsion salutaire dans les fièvres intermittentes. Elle est vulgairement employée pour cela. Gilibert a proposé de délayer le suc de renoncule scélérate dans une grande quantité d'eau (2 gram. de suc sur 1 kil. d'eau), pour l'administrer comme apéritif, désobstruant et tonique énergique. Il dit que ce *dilutum* a été usité dans l'asthme, les gonorrhées et les ulcères de la vessie. Grapf (*Experim. de nonnul. ranuncul. venen. qualit. horumque extern. et intern. usu. vienn.* 1766) le recommande dans les mêmes cas et dans la phthisie, les scrofules, l'ictère, etc. On manque de données positives sur la nature des effets consécutifs de cette plante dans ces divers cas, et si son âcreté surpasse celle des autres renoncules, avec quelles précautions et quelle prudence ne doit-on pas l'employer.

Il résulte de tout ce que nous venons de dire, que les effets des renoncules âcre, bulbeuse et scélérate, employées à l'extérieur, se réduisent à la rubéfaction et à la vésication à un degré plus ou moins prononcé. J'ai employé trois fois ce vésicatoire végétal. Il est douloureux quand l'application en est trop prolongée. On doit s'en abstenir chez les femmes et les enfants qui ont la peau délicate. J'ai toujours présent à la mémoire le fait rapporté par Murray, d'un enfant de huit ans qui, ayant été délivré d'une fièvre intermittente par l'application en épicarpe de la renoncule âcre, fut immédiatement atteint, outre l'hydropisie ascite et l'hydrocèle qui survinrent bientôt, d'un profond ulcère au poignet qui altéra les tendons des muscles fléchisseurs et le ligament annulaire des doigts, au point de gêner considérablement, par l'adhérence de la cicatrice, les mouvements de ces organes.

Suivant le docteur Polli (*Annali univers. di Med.*) la renoncule scélérate est la plus active ; viennent ensuite les renoncules âcre et bulbeuse. Dans les renoncules âcre et scélérate la tige et les feuilles sont les parties les plus énergiques ; dans la renoncule bulbeuse, c'est la tige et la bulbe. Dans toutes, la fleur est la partie la plus âcre. La teinture alcoolique préparée à froid est très-active ; elle produit sur la peau, après dix à douze heures d'application, de la chaleur, de la rougeur, avec tuméfaction et prurit. Ces effets ne disparaissent qu'au bout de cinq à six jours. L'huile préparée par la macération de la plante pendant six jours dans l'huile d'olive, et chauffée ensuite jusqu'à 60 degrés, produit, douze, vingt-quatre ou quarante-huit heures après son application sur la peau, une rubéfaction accompagnée d'une démangeaison très-vive qui dure trois à quatre jours. L'alcool distillé au bain-marie, sur la renoncule pilée, cause après six à huit heures d'application, une chaleur intense, avec gonflement et formation d'une vésicule. L'eau distillée de renoncule fraîche est, de toutes les préparations, la plus active. Elle peut donner lieu à une gangrène superficielle après avoir produit des phlyctaines. Le docteur Jiovani Polli conseille ces diverses préparations dans la sciatique chronique, la gastralgie, la dyspepsie, les affections chroniques du larynx et de la trachée-artère, l'aphonie, les toux. Ce médecin affirme que dans trente cas de sciatiques chroniques, il n'en a pas vu un seul qui ait résisté à l'application sur le talon de la teinture ou de l'eau distillée de renoncule.

L'activité des renoncules diffère selon la nature du sol, l'exposition, la saison, etc.; elles perdent leur âcreté par la dessiccation et peuvent alors être mangées sans danger par les bestiaux.

La renoncule flammule ou flammette, petite flamme, petite douve (*Ranunculus flammula* L.)—La renoncule des champs (*Ranunculus arvensis* L.)—La renoncule graminée (*Ranunculus gramineus*).—La renoncule rampante (*Ranunculus repens* L.)—La renoncule aquatique (*Ranunculus aquatilis* L.), etc., jouissent des mêmes propriétés que celles dont nous venons de parler.

RENOUÉE,

RENOUÉE DES OISEAUX, AVICULAIRE, CENTINODE, TRAÎNASSE,
HERBE DES SAINTS INNOCENTS, HERBE A CENT NŒUDS,
LANGUE DE PASSEREAU, FAUSSE SENILE,
SANGUINAIRE, TRAME.

Polygonum latifolium (T.)
Polygonum aviculare (L.)

Cette plante est très-commune ; on la trouve partout, dans les champs, sur le bord des chemins, dans les lieux incultes et même dans les places peu fréquentées des villes, où elle pousse entre les pavés.

Propriétés.

La renouée est sans odeur et d'une saveur légèrement astringente. Elle était tombée dans l'oubli comme tant d'autres plantes utiles dont on avait exagéré les propriétés, lorsque des praticiens l'ayant de nouveau soumise à l'expérimentation, l'ont trouvée digne de figurer avec avantage dans la matière médicale indigène. Les anciens employaient la centinode dans le crachement de sang, les flux de ventre, le vomissement, etc. Camérarius la recommande contre l'hématenièse ; Scopoli et Chomel assurent l'avoir employée avec succès dans les diarrhées et les dyssenteries chroniques. Wilmet (*Flore écom.*) dit que les vétérinaires font un secret de l'emploi de cette plante contre l'hématurie des vaches. Je l'ai vu mettre en usage avec succès dans ce dernier cas par les habitants de la campagne. Poiret (*Hist. des plantes de l'Europe*) dit que la renouée traînasse, quoique dédaignée, foulée aux pieds, assez souvent couverte de poussière et de boue, n'en est pas moins une plante des plus intéressantes, et qui mérite, par ses grands services, une place honorable parmi les végétaux utiles.

Dans une note lue à la Société de médecine de Lyon, et consignée dans le journal de cette Société (1843), M. Levrat-Perroton cite trois cas de diarrhée qui, après avoir résisté à l'eau de riz, aux fécules et au laudanum, cédèrent à une forte décoction de renouée sucrée. Le même succès a été obtenu par ce médecin dans beaucoup de flux diarrhéiques qui se sont présentés à son observation pendant les chaleurs de l'été de 1842.

J'ai employé ce remède, en 1846, chez une femme qui, atteinte de diarrhée depuis près de deux mois, avait inutilement employé les opiacés, la rhubarbe, le cachou, le dias-cordium, l'extrait de ratanhia ; une forte décoction de centinode, prise pendant huit à dix jours, arrêta graduellement ce flux. Je ferai remarquer, à cette occasion, que les astringents les plus énergiques, en supprimant trop promptement la supersécrétion de la muqueuse intestinale, n'ont qu'un effet momentané et ne sont pas toujours employés sans inconvénients, tandis que des astringents plus doux, mais dont l'action est continuée, soutenue pendant huit à quinze jours, ramenant peu à peu à leur état normal les fonctions sécrétoires altérées, ont un résultat plus certain et peuvent toujours être administrés sans danger.

Les semences de la renouée, réduites en poudre, ont une odeur nauséeuse et sont, dit-on, fortement émétiques et purgatives ; mais on manque, dit Loiseleur-Deslongchamps, d'observations positives pour apprécier cette propriété à sa juste valeur.

RHAPONTIC,

RHUBARBE DES MOINES, RHUBARBE A MAQUEREAUX, RHUBARBE A POUDINGS, RHUBARBE A TARTES.

Rhaponticum, folio lapathi majoris glabro (Bauh.)
Rheum rhaponticum (L).

Le rhapontic, que quelques auteurs soupçonnent être le rheum des anciens, croît spontanément sur les bords du Volga et dans plusieurs parties de la Scythie, le long du Bosphore, et sur le mont Rhodope ; on l'a, dit-on, trouvé en France dans les montagnes d'Auvergne, au Mont-d'Or. Cette plante est d'ailleurs si communément cultivée dans nos jardins pour l'usage culinaire, que nous la considérons comme indigène. La racine et les tiges sont usitées.

Préparations et doses.

A L'INTÉRIEUR : *infusion ou décoction de la racine*, de 15 à 30 gram. par kil. d'eau.
Poudre de la racine, de 4 à 15 gram. en électuaire, ou dans un véhicule approprié.
Extrait de la racine, de 2 à 8 gram.

A L'EXTÉRIEUR : décoction des tiges, cataplasmes, etc.

Propriétés.

La racine de rhapontic est d'une saveur plus astringente qu'amère. Quand on la mâche, elle laisse dans la bouche une viscosité douce et gluante qui suffirait seule pour la dislinguer de la rhubarbe proprement dite. Elle présente à peu près la même composition chimique et a les mêmes propriétés médicales, mais à un plus faible degré. Comme tonique et astringente, elle a été préconisée dans l'atonie des premières voies, dans la diarrhée et la dysenterie, dans les flux muqueux, tels que la blennorrhée, la leucorrhée ; elle facilite la digestion et convient dans la gastralgie, l'hypochondrie, lachlorose ; elle remédie surtout à l'état de torpeur qui, dans ces affections, se traduit par la constipation. On la mâche souvent comme stomachique.

A haute dose, la racine de rhapontic détermine la purgation ; torréfiée, elle devient plus astringente. J'ai employé cette racine avec autant d'avantages que celle de rhubarbe, seulement la dose doit en être plus élevée ; son effet, comme astringent, est beaucoup plus constant que comme purgatif.

Dans plusieurs contrées, cette plante est employée dans les cuisines comme la chicorée, les épinards, etc. En Angleterre, on se sert de ses tiges, coupées par morceaux et cuites, pour remplacer les groseilles à maquereaux ; elles sont d'une acidité agréable ; on en fait aussi des poudings.

Ces mêmes tiges, cuites et réduites en pulpe, sont résolutives et maturatives. Je les ai employées en cataplasme sur les engorgements lymphatiques et les abcès froids, pour en activer la résolution ou en hâter la terminaison par suppuration.

RICIN, *

PALME DE CHRISTI, PALMA-CHRISTI, KIKI.

Ricinus vulgaris (C. Bauh).
Ricinus communis (L).

Le ricin, originaire de l'Inde et de l'Afrique, où il s'élève à la hauteur de vingt à quarante pieds, est cultivé en France dans les jardins ; mais ce n'est plus qu'une plante annuelle qui, vers la fin de juillet, a atteint la hauteur de quatre à cinq pieds et est couverte de fleurs auxquelles succèdent des fruits dont on tire une huile très-usitée en médecine.

Propriétés.

Les fruits du ricin sont d'une saveur oléagineuse, douceâtre, nauséeuse, âcre et brûlante. Cinq ou six de ces fruits suffisent pour produire des vomissements et quelques selles. On les a recommandés comme drastiques dans la goutte, la sciatique, l'hydropisie. On a prétendu aussi que, pris pendant dix à douze jours, à la dose d'un ou deux, ils guérissent la gonorrhée; mais leur usage exige une grande circonspection, et l'on doit même, suivant l'aveu de Rolfinck, s'en abstenir. Ce n'est que vers 1767 que l'on songea à en extraire l'huile, employée d'abord en Angleterre sous le nom vulgaire d'*huile de castor*; mais elle ne fut bien connue et son usage ne fut bien répandu en France que par les ouvrages d'Odier de Genève, en 1778.

Nous avons aujourd'hui deux espèces d'huiles de ricin; l'une, colorée, légèrement rougeâtre, d'une saveur très-âcre, venant d'Amérique, est très-active, mais elle a l'inconvénient de causer souvent de violentes coliques (1); l'autre, indigène, qui est celle de nos pharmacies, est douce et moins énergique.

On la prescrit dans tous les cas où les laxatifs sont indiqués. C'est un purgatif doux qui convient surtout lorsqu'il existe une irritation des voies digestives, comme dans les cas de colique, de péritonite, de dysenterie, de hernie étranglée, d'engouement stercoral, d'inflammation sourde, obscure des intestins, de rétention de calculs dans les canaux biliaires, etc. Elle fait cesser la constipation beaucoup mieux que les purgatifs les plus énergiques. Dans l'Inde, on la donne avant l'accouchement. Le docteur Gartner (*Bull. des Scienc. méd. de Ferussac, t. 22, p.* 247) la conseille dans la fièvre puerperale et la suppppression des lochies, par cuillerées avec le calomel. «On s'en sert avec avantage, dit M. Martin-Solon, à la suite des couches, dans quelques cas de péritonite, où l'on reconnaît l'indication d'évacuer le canal intestinal. Corvissart l'unissait au sirop de nerprun, et prescrivait ce mélange, un peu épais, à la fin des péripneumonies; il obtenait de cette médication de grands avantages que nous avons souvent observés dans le service de M. Husson, et que, depuis, nous avons nous-mêmes fréquemment constatés.» On l'emploie avec succès comme anthelmintique, contre les lombrics. MM. Dunant et Odier prétendent qu'on peut également s'en servir pour l'expulsion du tœnia. M. Mérat n'est pas de cet avis; il est certain que les faits n'ont que rarement répondu d'une manière affirmative à cette assertion. Cependant, employée conjointement avec la décoction de fougère mâle et l'éther, elle a quelquefois réussi au professeur Bourdier dans le traitement de ce parasite dangereux.

«Pison rapporte qu'au Brésil on applique de l'huile de ricin sur le nombril des enfants, pour leur faire rendre des

---

(1) On peut, en chauffant cette huile, lui enlever une grande partie de son âcreté et en obtenir ainsi *l'huile douce de ricin*.

vers. Nous avons essayé de frictionner ainsi le ventre avec de l'huile de ricin, soit comme laxatif, soit comme anthelmintique ; nous avons rarement obtenu le premier, jamais le second de ces effets. On a vanté aussi l'usage de cette huile, en lavement ou en potion, contre la colique saturnine. Il s'en faut, d'après nos essais du moins, que ce médicament procure de fréquentes et durables guérisons dans cette affection ; son action paraît le plus souvent insuffisante. Toutefois, on peut la prescrire avec avantage lorsque la maladie a peu d'intensité » (*Dict. de méd. et de chir. prat.*, t. 14, p. 388).

J'ai souvent employé avec avantage, dans les fièvres mucoso-vermineuses, surtout chez les enfants, l'huile de ricin mêlé avec le suc d'oseille, l'infusion de menthe et du sucre, unis au moyen d'un peu de jaune d'œuf. On donne cette huile, à la dose de 15 à 60 et même 100 grammes, seule, avec de l'eau sucrée, du bouillon gras, du lait chaud, etc., mélanges qu'il ne faut opérer qu'au moment de l'ingérer, car ils s'épaississent bientôt et forment une sorte de gelée désagréable à prendre. La même coagulation a lieu avec les sirops de fleurs de pêcher, de chicorée, de limon, de pommes, etc. On la donne aussi sous forme d'émulsion ; dans ce cas, le jaune d'œuf est préférable à la gomme, qui augmente la consistance de la potion. Sous cette forme, l'huile de ricin semble perdre un peu de sa propriété purgative et se rapproche des médicaments simplement émollients ; aussi convient-elle alors particulièrement dans les bronchites aigues, sur la fin des pneumonies, etc., surtout lorsqu'il existe en même temps une tendance à la constipation.

Les semences de ricin rancissent en vieillissant et prennent alors un goût de chenevis. L'huile elle-même devient, avec le temps, rance, irritante et drastique. Je lui ai souvent substitué, dans ma pratique rurale, le mélange extemporané d'huile d'œillette et d'huile de croton (une goutte par once), ou de celle d'épurge (quatre gouttes).

Les feuilles du ricin, que certains auteurs ont à tort regardées comme âcres et vénéneuses, ne sont qu'émollientes ; appliquées fraîches ou légèrement fanées, elles calment, dit-on, les douleurs de l'arthritis ; pilées et réduites en cataplasmes, on les applique sur les yeux, dans l'ophtalmie et sur les inflammations locales des autres parties du corps ; macérées dans le vinaigre, on leur a attribué, contre la gale, la teigne, les dartres, etc., une efficacité que l'expérience n'a pas confirmée.

ROMARIN,

ENCENSIER.

Rosmarinus hortensis augustiore folio (T.)
Rosmarinus officinalis (L.)

Le romarin croît en abondance sur les rochers et les plages maritimes des contrées méridionales de l'Europe ; il croît également dans nos départements maritimes du Midi ; il est cultivé dans nos jardins. Les feuilles et les sommités sont usitées.

Préparations et doses.

A L'INTÉRIEUR : *infusion théiforme,* de 5 à 15 et même 60 gram. par kil. d'eau.

Eau distillée (1 sur 4 d'eau), de 50 à 100 gram. en potion.

Alcoolat, (1 frais sur 5 d'alcool à 51° et 1 d'eau de romarin) ; 4 à 15 gram. en potion.

Huile essentielle (1 sur 5 d'huile d'olive), de 5 à 25 cent. en potion.

A L'EXTÉRIEUR: *infusion,* de 15 à 60 gram. par kil. d'eau en lotions, fomentation, gargarisme, bains, fumigations.

Propriétés.

Le romarin, d'une odeur forte, d'une saveur amère, est aromatique et stimulant ; sa diffusibilité agit sur tout le système nerveux d'une manière énergique. On l'a vanté contre la paralysie, la dyspepsie, l'asthme, les catarrhes chroniques, les vomissements spasmodiques, les affections hystériques, l'aménorrhée, la leucorrrhée, les engorgements des viscères abdominaux, les scrophules, etc.

A l'extérieur, on l'emploi en gargarisme contre l'angine chronique, et en bains contre le rhumatisme chronique, les scrofules, la chlorose.

Le romarin sauvage convient plus spécialement comme léger narcotique dans quelques maladies convulsives et spasmodiques (asthme, coqueluche.)

[Campegius (Champier) pensait que le romarin pouvait très bien remplacer la canelle. Voici ce qu'il écrivait à ce sujet en 1533 :

« *Habent indi suum cinnamomum, habent et Galli suum rosmarinum. Valet cinnamomum contra debilitatem stomachi et novas fissuras labiorum, contra-corruptionem gingivarum, contra syncopem ac cardiacum passionem; superfluitatem oculorum siccat, obstructiones aperit.—Valet et Rosmarinus Galliens contra syncopem ac cardiacam passionem cum vino potus. Contra frigiditatem ac delibitatem cerebri ejus cummero decoctio. Contra stomachi delibitatem valet, ac digestionem comfortat et procurat. Matricem mundificat, et ad concipiendum muliérem præparat.» (Hortus gallic.)*]

J'emploie le romarin pour aromatiser les vins médicinaux toniques. L'infusion de sommités fleuries de cette plante m'a été fort utile dans divers cas de fièvres mucoso-adynamiques, que l'on désigne aujourd'hui par le nom assez vague de fièvre typhoïde, appliqué sans distinction à des variétés que l'on est ensuite obligé de distinguer par le mot *forme*. Selon que les symptômes muqueux, bilieux, adynamiques ou ataxiques prédominent, on dit fièvre typhoïde *forme* muqueuse, bilieuse, etc., ce qui charge la nomenclature sans rien ajouter à la science (1).

L'usage du romarin dans les fièvres adynamiques et ataxiques m'a été suggéré par une circonstance qui se rencontre souvent à la campagne, savoir, la pénurie des moyens ordinairement employés. J'étais au village de Verlincthun, on me prie de visiter un malheureux qui, me dit-on, est sur le point de mourir. Je trouve dans une chaumière, située sur le bord d'un marais, un homme de quarante ans environ, malade depuis huit heures, couché sur une paillasse, occupant une place éclairée par un carreau fixé à demeure, où l'air n'est jamais renouvelé, et dans laquelle deux personnes ne peuvent se mouvoir sans se coudoyer. Un état complet d'immobilité, la face décolorée, les yeux à demi-ouverts, un

---

(1) Nous avons eu successivement, pour désigner une seule et même maladie, les dénominations de fièvre putride, fièvre putride maligne, fièvre adynamique, fièvre ataxico adynamique, fièvre entéro-mésentérique, gastro-entérite, dothinentérite, dothinentérite, iléo-dicliodite, etc. C'est surtout relativement à la médecine qu'on peut dire que l'histoire d'une science est tout entière dans l'histoire de sa langue. Chaque dénomination, en effet, est le résumé d'une théorie qui a pour conséquence les indications curatives et les déterminations thérapeutiques. On a traité la fièvre putride par les purgatifs, les acides, les antiseptiques; la fièvre adynamique par les boissons vineuses, le vin pur, les toniques, les stimulants. Quand la doctrine de l'irritation remplaça les fièvres essentielles par la gastro-entérite, les sangsues furent appliquées en abondance sur toutes les régions de l'abdomen, et les antiphlogistiques si rigoureusement recommandés qu'on alla même jusqu'à ne prescrire la gomme qu'après l'avoir privée de ce qu'elle pouvait contenir de trop irritant !...... Broussais et ses sectateurs enthousiastes ne voyaient dans l'asthénie pathologique qu'un symptôme de l'irritation locale, qu'une concentration des forces. Pour eux, l'asthénie réelle, essentielle, ne se rencontrait pas trois fois sur cent, tandis que les Browniens abusaient des stimulants dans la persuasion que sur cent maladies quatre-vingt-dix-sept étaient asthéniques. Toujours on a invoqué l'observation et l'expérience, et les succès sont venus en foule justifier les systèmes les plus opposés : «Hinc concludo naturam esse optimam morborum médicatricem, cum invitis quæ à medico objiciuntur impedimentis, ægrum tamen à morbo liberat.» (Sauvages, Nosol. meth.)

délire taciturne, un pouls faible, petit, concentré, mais peu fréquent, la langue dans son état naturel, la respiration courte, mais sans gêne, sont autant de symptômes qui me font croire, chez ce malheureux, à l'existence d'un accès de fièvre intermittente pernicieuse. Demander de l'ail pour appliquer, non à la plante des pieds qui est dure et calleuse, mais sur les genoux, aller dans le *jardinet* à la recherche de quelque plante excitante, cueillir des sommités de romarin, en préparer une infusion concentrée, en administrer immédiatement au malade, tout cela ne fut que l'affaire d'un instant: *necessitas medicinam invenit, experientia perfecit* (Baglivi.)

J'avais annoncé que si l'on parvenait par ces moyens à se rendre maître de l'accès, le malade serait beaucoup mieux ; mais qu'un second accès, beaucoup plus dangereux, aurait lieu si on ne se hâtait de le prévenir par le moyen du sulfate de quinine, que je promis de remettre à la personne qui devait venir, le lendemain de bonne heure, me donner connaissance de l'état du malade. N'ayant vu personne, je le crus mort. Cependant, quatre jours après on vint me dire qu'il allait beaucoup mieux ; mais que l'intervalle que j'avais annoncé n'ayant pas eu lieu, on s'était contenté de continuer l'usage de l'infusion de romarin. Je me transportai de suite près de ce malade, que je trouvai dans un état satisfaisant. Il avait recouvré son intelligence, le pouls était mou, développé ; une chaleur halitueuse de la peau, quelques instants de sommeil, une soif modérée, le jeu naturel et activé de toutes les sécrétions, annonçaient le résultat d'une réaction salutaire et le rétablissement prochain de la santé.

L'ail avait produit une rubéfaction vive et quelques phlictaines. Cette révulsion avait ouvert la marche vers l'amélioration, l'infusion stimulante l'a continuée. On n'est pas étonné de cet effet quand on réfléchit que le romarin contient un principe gommo-résineux, une huile volatile limpide très-odorante, et du camphre en plus grande quantité que la plupart des autres labiées.

Je regarde donc le romarin comme un des meilleurs stimulants anti-spasmodiques que l'on puisse employer dans les fièvres typhoïdes. Je l'ai adopté définitivement dans le traitement de ces fièvres, surtout lorsque les symptômes ataxiques dominent. Je le joints quelquefois à la racine d'angélique et à l'écorce de saule dans les cas où l'adynamie, la putridité, caractérisent la maladie.

Le romarin sauvage contient plus de principes actifs que celui que l'on cultive. Les feuilles de romarin, cuites dans du vin, conviennent comme résolutives dans les engorgements pâteux et indolents. Je les ai employées ainsi sur les gonflements articulaires, à la suite des entorses. Heister a surtout obtenu de bons effets de l'application des feuilles de cette plante en topique sur des tumeurs scrofuleuses du cou. D'autres les ont employées en sachets contre l'œdème.

RONCE,

RONCE DES HAIES, MURIER DES HAIES, RONCE FRUTESCENTE.

Rubus vulgaris (T).
Rubus fruticosus (L.)

Cet arbrisseau, très-commun dans les haies, est connu de tout le monde ; ses feuilles et ses fruits sont usités.

Propriétés.

Les feuilles de ronce ont une saveur astringente ; on se sert vulgairement de leur décoction en gargarisme dans les maux de gorge, dans l'engorgement des gencives, la stomatite, etc. On l'emploie aussi dans la diarrhée, la dysenterie, l'hématurie, etc.

Les fruits (mûres sauvages, catins-murons) sont rafraîchissants et peuvent remplacer les mûres. On en fait un sirop et une gelée ; écrasés et mis en fermentation, ils fournissent, par l'addition d'une certaine quantité d'eau-de-vie, une boisson qui ressemble beaucoup au vin de qualité inférieure et dont on pourrait faire usage dans les campagnes des départements du Nord, où les ouvriers n'ont le plus souvent, pendant les chaleurs de l'été, que l'eau pure pour boisson.

ROQUETTE SAUVAGE,

FAUSSE ROQUETTE, ROQUETTE DE MURAILLE.

Eruca tenuifolia perrennis (T).
Sisymbrium tenuifolium (L.)

La roquette sauvage se trouve partout dans les lieux sablonneux et incultes. On emploie toute la plante.

Propriétés.

La roquette, d'une odeur forte, d'une saveur piquante, âcre, est anti-scorbutique comme le cresson, le cochléaria, le raifort, etc., et s'emploie dans les mêmes cas et de la même manière que ces plantes ; elle était célèbre, chez les anciens, comme aphrodisiaque. Sa semence se rapproche, par son âcreté, de celle de la moutarde, et peut servir au besoin, étant pulvérisée, pour rubéfier la peau. Wauters (*op. cit. p.* 65) dit que cette semence, en infusion à la dose de 15 gram. pour un kil. d'eau, procure assez ordinairement le vomissement.

La roquette est une plante énergique ; elle ne mérite pas l'oubli dans lequel elle est tombée.

ROSEAU. *

1° ROSEAU A BALAI. (*Arundo fragmites* L.) Ce roseau croît dans les rivières et les étangs ; sa racine est considérée comme sudorifique et diurétique ; elle a été vantée contre les affections rhumatismales, la goutte, la syphilis. On a prétendu qu'elle faisait la base du fameux Rob de Boiveau-Laffecteur. On la donne en décoction (30 à 60 gram. par 500 gram. d'eau), en sirop, teinture, etc.

2° ROSEAU A QUENOUILLES, CANNE DE PROVENCE. (*Arundo donax* L). Cette espèce croît abondamment dans le Midi de la France. La racine, seule partie usitée en médecine, est inodore, d'une saveur douce, sucrée et légèrement aromatique. Sa décoction est légèrement diurétique et diaphorétique ; elle jouit dans le peuple d'une grande réputation comme *anti-laiteuse*. On l'administre comme le roseau à balai.

ROSEAU AROMATIQUE, *

ROSEAU ODORANT, ACORE VRAI, ACORUS AROMATIQUE, CALAMUS AROMATIQUE.

Acorus verus sive calamus aromaticus (T.)

Acorus calamus (L.)

Cette plante est d'un autre genre que les précédentes ; elle appartient aux aroïdées. On la trouve dans les fossés marécageux de l'Alsace, de la Bretagne, de la Normandie, etc. On emploi la racine.

Préparations et doses.

A L'INTÉRIEUR : *décoction ou infusion*, de 8 à 15 gram. et au-delà, par kilog. d'eau ou de vin.

Poudre, de 1 à 4 gram. dans un véhicule approprié, ou en électuaire, bols, etc.

Teinture, de 2 à 6 gram. en potion.

Extrait, de 1 à 4 gram.

Vin (5 sur 50 de vin), de 50 à 100 gram.

Eau distillée, de 50 à 60 gram.

Propriétés.

La racine du roseau odorant exhale une odeur agréable; sa saveur est amère, âcre et aromatique. Son action excitante l'a fait considérer comme stomachique, diaphorétique, diurétique, emménagogue, expectorante, etc., suivant l'état d'atonie de tel ou tel organe. C'est ainsi qu'elle est utile dans les affections exanthématiques lorsqu'il y a défaut d'action de la peau, comme on l'observe chez les sujets faibles; dans l'aménorrhée, chez les femmes lymphatiques et prédisposées à la chlorose, dans la période d'atonie des affections catarrhales, dans les fièvres intermittentes exemptes d'irritation viscérale et accompagnées de débilité, d'œdème, de cachexie; contre les affections vermineuses, etc. Chomel (*hist des pl.*) en a éprouvé les bons effets dans l'atonie de l'estomac, la dyspepsie et le vomissement. Lebeau, médecin au Pont-de-Bonvoisin, a préconisé ce médicament dans l'épistaxis et dans les hémorrhagies qui suivent l'avortement; il dit que son père l'a souvent employé avec succès dans différentes espèces d'hémorrhagies (*anc. journ. de méd., t.* 10, *p.* 373); mais il est évident qu'elle ne peut convenir que lorsque ces hémorrhagies sont passives: les excitants ne peuvent, dans les hémorrhagies actives ou avec pléthore locale, qu'augmenter l'afflux qui les produit.

Loiseleur-Deslongchamps administrait chaque jour 50 à 60 centigrammes de racine d'acore en poudre dans les cas où il était nécessaire de rétablir les fonctions faibles et languissantes des organes digestifs. Mapp (*hist. plant. alsatic.* 1742) attribue à l'acore vrai la faculté de provoquer le vomissement, donné à la dose de 4 gram. en poudre; il a été rarement employé dans le but de produire cet effet.

Le calamus aromatique indigène peut très-bien remplacer celui qui nous est apporté des Indes.

ROSIER. *

1° ROSE DE PROVINS, ROSE ROUGE, ROSIER DE FRANCE. (*Rosa rubra multiplex* (T).—*Rosa gallica* (L.) Cet arbrisseau, cultivé dans les jardins, croît naturellement dans les montagnes de l'Orléanais, de la Touraine, de l'Auvergne. Les pétales sont usitées.

Préparations et doses.

A L'INTÉRIEUR : *infusion*, de 8 à 15 gram. par kil. d'eau.
Poudre, de 2 à 8 grammes dans un véhicule approprié.

Conserve, de 60 à 120 gram.
Sirop, de 30 à 60 gram.
Miel rosat, de 30 à 100 gram.

A L'EXTÉRIEUR: *infusion*, de 15 à 60 gram. par kil. d'eau, en lotion, collyre, etc.
Vin (1 sur 16 de vin rouge), en injection, lotions, etc.
Miel rosat, en gargarisme, collutoire, etc.
Vinaigre rosat.

Propriétés.

La rose rouge est astringente, amère, tonique; elle convient dans les écoulements muqueux chroniques, les catarrhes, les diarrhées chroniques, les leucorrhées, les hémorrhagies passives, etc. Beaucoup d'auteurs ont attribué à la conserve de rose une grande efficacité contre la phthisie pulmonaire. S'il faut en croire Avicenne, Valériola, Forestus, Rivière, Murray, Buchan, on serait parvenu, au moyen de son usage longtemps continué, à suspendre la marche de cette maladie et même à la guérir. Ces auteurs administraient ce médicament en grande quantité; ils citent des malades qui en avaient pris jusqu'à vingt et trente livres dans le cours de leur traitement.

Cette conserve m'a été utile dans les sueurs et les diarrhées des phthisiques.

L'infusion et le vin de roses rouges, le miel et le vinaigre rosats s'emploient en lotions, injections, gargarismes, collyres, comme astringents, toniques, résolutifs. On met fréquemment en usage, contre les ulcères atoniques, blafards, les roses infusées pendant une demi-heure dans du vin rouge bouillant (1 partie sur 16 de vin). On applique des fomentations, des cataplasmes et des sachets de roses sur les tumeurs froides et indolentes, sur les engorgements atoniques, œdémateux.

Les pétales de roses doivent être récoltées avant leur épanouissement; elles perdent de leurs qualités en se développant; leur astringence est beaucoup plus développée lorsque leur dessiccation a été opérée rapidement, à l'étuve, que lorsqu'elles sont desséchées lentement. On doit les conserver à l'abri du contact de l'air, dans un lieu sec.

2° ROSIER MUSQUÉ, ROSE MUSQUÉE OU DE DAMAS, ROSE MUSCATE OU MUSCADE. (*Rosa moschata* (L.) — *Rosa damascena.*)

Ce rosier, originaire de l'Orient, est naturalisé en France.

La plupart des auteurs de matière médicale regardent plusieurs espèces de roses, et surtout la rose musquée, comme purgatives. Les Allemands se purgent avec la seule infusion des pétales de cette rose dans du petit lait. Venel dit avoir purgé une femme avec quinze pétales de rose musquée en infusion, et que quatre fois ce purgatif lui a réussi. Amatus Lusitanus regarde cette rose comme un purgatif violent. Dans le Languedoc et la Provence, les pétales de trois ou quatre roses musquées suffisent, suivant Lémery, pour purger. Ce purgatif est en effet plus actif dans les pays chauds que dans le Nord.

L'eau distillée de rose musquée est également purgative à la dose de 500 grammes. Loiseleur-Deslonchamps (*man. des pl. us. ind.* p. 204) s'étonne qu'un médicament aussi agréable soit tombé dans l'oubli, tandis que tous les jours les médecins prescrivent, pour purger, des préparations dégoûtantes par leur couleur, leur odeur et leur saveur.

Le rosier à fleurs blanches (*Rosa alba* L.), et le rosier à fleurs pâles (*Rosa pallida* L.), jouissent des mêmes propriétés.

3° ROSIER DE CHIEN (1), ROSIER SAUVAGE, CYNORRHODON (voyez *Eglantier*). Loiselier-Deslonchamps a obtenu plusieurs évacuations alvines au moyen des pétales de cette rose pulvérisées et données à la dose de 1 à 2 grammes 50 centigrammes. — J'ai administré cette poudre à la dose de quatre grammes ; elle a provoqué cinq selles, précédées de légères coliques.

Le duvet qui entoure les semences du cynorrhodon, appliqué sur la peau, y cause une démangeaison insupportable suivie de douleur, d'un léger gonflement et de points rouges qui se dissipent spontanément dans l'espace d'une heure. Ce duvet peut être employé à l'intérieur comme vermifuge ; il agit immédiatement et mécaniquement sur les vers, en les piquant à la manière du pois à gratter (*Dolichos pruriens* L.) que Chamberleyne (*a practical treatise on the efficacy of stilozobium or cowlage*, etc. Lond. 1784) a vanté comme anthelmintique. J'ai plusieurs fois employé les poils de l'églantier, à la dose de 15 à 30 centigrammes, mêlés dans du miel. Ce vermifuge, que les enfants prennent avec facilité, tue les vers lombrics, et n'a aucun inconvénient. Ni les poils du *dolichos*, ni ceux de l'églantier, ne produisent sur la muqueuse des voies digestives l'irritation qu'ils déterminent à la peau ; ils agissent exclusivement sur les vers.

---

(1) Ce nom vient de ce que les anciens supposaient à la racine de cet arbrisseau la propriété de guérir la rage. Les dieux même, suivant Pline (VIII. 41), avaient révélé en songe cette merveilleuse propriété à une mère dont le fils avait été mordu par un chien atteint de cette terrible maladie.

RUE,

RUE DES JARDINS, RUE OFFICINALE, HERBE DE GRACE.

Ruta hortensis latifolia (T).

Ruta graveolens (L).

La rue croît spontanément dans les départements du Midi et se trouve dans presque tous les jardins. On emploie les feuilles et la semence.

Préparations et doses.

A L'INTÉRIEUR : *infusion*, de 2 à 10 gram. par kil. d'eau, à prendre par tasses avec un sirop approprié.

Sirop (2 de teinture sur 7 d'eau distillée de rue et 15 de sucre) de 15 à 50 gram.

Extrait alcoolique (2 sur 7 d'alcool à 22°), de 50 cent. à 2 gram.

Extrait aqueux, par infusion (1 de feuilles sèches sur 4 d'eau chaude), de 50 cent à 2 gram.

    id.   par décoction (1 sur 8 d'eau), même dose.

Conserve (1 de rue fraîche sur 5 de sucre), de 1 à 5 gram.

Huile essentielle, de 10 à 50 cent.

Poudre, de 50 cent. à 5 gram. en bols, pillules, etc.

A L'EXTÉRIEUR : *infusion*, de 10 à 30 gram. par kil. d'eau, pour lotions, fomentations, fumigations, injections, etc.

Poudre, pour saupoudrer les ulcères.

Propriétés.

La rue, d'une odeur fétide et pénétrante, d'une saveur amère et âcre, est tellement stimulante, qu'étant appliquée sur la peau elle y détermine la rubéfaction ; introduite dans le canal digestif, elle y exerce une vive excitation qui se transmet bientôt à tous les organes et donne lieu à divers phénomènes consécutifs dont la thérapeutique a su tirer partie. Elle a toujours été considérée, en outre, comme agissant puissamment sur le système nerveux en général et sur l'utérus en particulier, ce qui l'a fait employer contre l'épilepsie, la chorée l'hystérie, et comme emménagogue dans l'aménorrhée et les désordres de la menstruation. Dans ces derniers cas, il est bien essentiel d'apprécier l'état de la malade avant de lui administrer un tel médicament. Si l'aménorrhée, par exemple, était dû à un excès de sensibilité de l'utérus, à un état de pléthore, soit locale, soit générale, il est bien certain que l'usage de la rue ne pourrait être que très-dangereux. J'ai vu une métrorrhagie active, avec douleurs violentes à l'utérus causées par l'emploi imprudent de cette plante, chez une jeune femme d'un tempéramment sanguin avec prédominance utérine. Une forte saignée du bras, des bains tièdes, des boissons nitreuses et émulsives, des lavements de décoction de mauve et de laitue, suffirent pour dissiper ces accidents. Je suis convaincu que si l'hémorrhagie n'avait pas eu lieu, l'inflammation de l'utérus eut été la funeste conséquence de l'ingestion de la rue.

[L'influence que cette plante exerce sur la matrice se manifeste évidemment par une congestion sanguine et une stimulation des fibres musculaires de cet organe. Les observations recueillies par le docteur Hélie (*Bull. de thérap.*, t. 12, p. 77), et les faits assez nombreux qui se sont présentés à ma pratique, ne me laissent aucun doute sur la propriété abortive qui lui a été attribuée. Les anciens connaissaient cette propriété ; Pline (*Hist. nat.* lib. 20) en défend l'emploi aux femmes enceintes. Les modernes la préconisent comme emménagogue ; Desbois de Rochefort employait comme un des meilleurs médicaments de ce genre, l'huile essentielle de rue à la dose de 12, 15 et 20 gouttes.

Comme anti-spasmodique, la rue a été recommandée contre l'hystérie et l'épilepsie par Alexandre de Tralles, Valeriola, Boerhaave, Cullen, etc. Haller la comparaît à l'assa-fœtida et l'administrait en lavement dans l'hystérie. Bodart l'a proposée comme succédanée de cette dernière substance.

Elle est utile dans l'hypocondrie résultant de l'atonie des viscères, et surtout de la faiblesse du canal alimentaire, dans les coliques avec flatulence, lorsque, toutefois, elles ne sont pas dues à un état d'irritation de l'intestin, comme cela a lieu le plus souvent.

La rue est un anthelmintique trop négligé. Wauters propose, d'après Cartheuser, de substituer sa semence au *semen-contra*. Je l'ai employée avec succès dans trois cas d'affection vermineuse. Je suis parvenu, au moyen de lavements de décoction de feuilles fraîches de rue, à détruire de nombreux ascarides vermiculaires qui causaient depuis dix ans un prurit anal insupportable. L'huile d'olive, de noix ou d'œillette, dans laquelle on a fait infuser les feuilles de rue, peut servir en embrocations sur le bas-ventre, comme vermifuge chez les enfants.

Les propriétés anti-syphilitiques attribuées à la rue n'ont pas été confirmées par l'expérience. Ses vertus anti-vénéneuses doivent être reléguées au rang des fables, ainsi que tout ce qu'on a avancé sur son efficacité contre la peste. Le fameux antidote de Mithridate, dont Pompée trouva la formule dans la cassette de ce prince, était composée, dit-on, de vingt feuilles de rue contuses, de deux noix sèches, de deux figues et d'un peu de sel. Quand on se représente, dit Chaumeton (*flor. méd.*), le roi de Pont avalant chaque matin un semblable mélange, avec la ferme conviction d'être à l'abri de tout empoisonnement pendant le jour, pourrait-on s'empêche de rire, si l'on ne réfléchissait que l'ignorance et la crédulité figurent honorablement parmi les nobles qualités des héros?

J'ai vu un curé de campagne employer le topique suivant contre la phthisie et le catarrhe pulmonaire chronique: prenez deux poignées de rue fraîchement cueillie, vers la fin de mai; faites-les bouillir dans deux kilogrammes d'eau jusqu'à réduction à moitié; exprimez la rue et retirez-la; mettez 15 grammes d'aloës dans la décoction, et faites-y tremper une serviette de coton demi usée pendant vingt-quatre heures, puis faites-la sécher à l'ombre dans un appartement. Cette serviette, plié en huit, doit être appliquée sur la poitrine et portée jusqu'à ce qu'elle tombe en lambeaux. On m'a assuré qu'une seule serviette avait souvent suffi pour opérer la guérison. On doit avoir deux serviettes ainsi préparées, afin que l'on puisse se servir de l'une pendant qu'on fait sécher l'autre à l'ombre. Ce moyen populaire, qu'il est bon d'essayer, a pu procurer quelque soulagement dans la phthisie pulmonaire· et guérir des catarrhes chroniques que l'on aura pris pour cette dernière maladie.

On a conseillé la rue dans une multitude d'autres maladies. Suivant Martius, on la regarde en Russie comme un excellent remède contre la rage, et on l'emploie aussi, à ce titre, en Autriche, en Westphalie et même en Angleterre. L'expérience a fait justice de cette prétendue propriété.]

A l'extérieur, la rue pilée peut être employée comme rubéfiante. On a conseillé de l'appliquer en épicarpe contre les fièvres intermittentes. Les lavements de rue peuvent être utiles comme stimulants, dans beaucoup de cas, tels que l'inertie des intestins, la timpanite, la flatulence, l'aménorrhée, etc. On en a fait usage pour déterger les ulcères atoniques et sordides, pour guérir l'ozène, en injectant sa décoction dans les narines; contre la gale, la teigne, pour tuer les poux (1), pour fortifier la vue, en recevant la vapeur sur les yeux. Garidel traitait les taies de la cornée par la vapeur de la décoction de rue dirigée sur l'œil au moyen d'un entonoir renversé. Le nsuc de cette plante, plus ou moins étendu dans l'eau et introduit dans le conduit auditif, a été mis aussi en usage, avec quelque apparence de succès, dans la surdité causée par la diminution ou l'aberration de la sensibilité acoustique. La décoction vineuse de rue, en

---

(1) J'ai vu une femme de soixante-cinq ans se débarrasser du phthiriasis ou maladie pédiculaire, en portant une chemise qu'on avait fait bouillir dans une décoction aqueuse de rue.

gargarisme, a été employée avec avantage dans l'engorgement et les ulcères scorbutiques des gencives.

*RUE DE MURAILLE, SAUVE-VIE. *Asplenium ruta muraria* L. Plante de la famille des fougères, qui croît sur les murailles, entre les pierrés, dans les lieux ombrageux. Rangée au nombre des capillaires, elle est comme ces derniers employée comme adoucissante, béchique, légèrement aromatique dans les affections légères de la poitrine ou de la gorge. Le crédule Chomel considère la rue de muraille, *d'après son expérience*, comme un remède précieux pour les phthisiques : *experientia fallax*. Cet auteur assure, en outre, avoir fait vider une vomique à une femme mal guérie d'une pleurésie, en lui faisant user pour boisson ordinaire d'une décoction édulcorée de cette plante ! J'ai vu plus d'un Chomel attribuer à un remède insignifiant des guérisons dues aux efforts salutaires de la nature.

SABINE,

SAVINIER, GENÉVRIER SABINE.

Sabina folio cupressi (T.)
Juniperus sabina (L.)

La sabine croît naturellement sur les montagnes de nos départements méridionaux, dans les Alpes ; on la cultive dans les jardins. Les feuilles de cet arbrisseau sont usitées.

Préparations et doses.

A L'INTÉRIEUR : *Infusion*, de 4 à 8 gram. par kilog. d'eau bouillante, à prendre par petite quatité à la fois.
Poudre, de 25 cent. à 1 gram. 50 centig. en bols, pilules ou dans un véhicule mucilagineux.
Teinture (1 sur 4 d'alcool à 32°), de 1 à 4 gram. en potion.
Extrait alcoolique (2 de sabine sèche sur 7 d'alcool à 21°), de 50 cent. à 1 gramme.
Extrait aqueux (1 sur 6 d'eau), de 50 cent. à 1 gramme.
Huile volatile, de 4 à 10 gouttes, en potion, pilules, oléo-sacchar.
Huile par infusion (6 de sabine sur 50 d'huile d'olive), de 10 à 50 centigrammes.

A L'EXTÉRIEUR : *Pommade* (2 parties de poudre sur 5 d'axonge ou de cérat), pour cataplasme rubéfiant ou vésicant.
Poudre, comme cathérétique pour détruire les excroissances vénériennes, sur les ulcères de mauvaise nature, sur les fongosités, les os cariés, les dents gâtées, pour calmer la douleur odontalgique, etc.
Teinture, en frictions. — *Décoction*, en lotions antipsoriques.

Propriétés;

[Les feuilles de sabine exhalent une odeur très-forte, très-pénétrante, à la fois aromatique et fétide ; leur saveur est chaude, âcre, résineuse et amère. En contact prolongé avec la peau, elles l'irritent, l'enflamment ; appliquées sur une surface saignante ou ulcérée, la poudre de ces feuilles produit une impression irritante et presque caustique. M. Orfila (*Trait des pois.*, 3ᵉ *édit.*, *t.* 1, *p.* 724) ayant saupoudré avec 8 gram. de cette poudre une plaie faite à la partie interne de la cuisse d'un chien, y a vu survenir une inflammation violente, et l'animal est mort au bout de vingt-quatre heures. Des traces d'inflammation et des tâches livides se remarquaient sur quelques parties du tube intestinal, le duodénum et le rectum en particulier. Cet organe, de même que l'estomac, était sensiblement phlogosé dans d'autres chiens, morts douze ou seize heures après avoir avalé, l'un 15 gram. et l'autre 24 gram. de sabine en poudre.

La sabine, à dose élevée, cause un sentiment de chaleur à l'épigastre, le hoquet, des vomissements, des coliques, des déjections sanguinolentes. Bientôt cette irritation se transmet avec plus ou moins d'énergie au système circulatoire, aux poumons, à l'utérus, etc., et produit l'hémoptysie, des hémorrhagies utérines, des congestions sanguines sur divers points du corps. A dose modérée, c'est un excitant énergique ayant une action spéciale sur l'utérus, et dont l'emploi doit être dirigé avec beaucoup de circonspection.]

Ce que j'ai dit de la rue s'applique avec plus de raison encore à la sabine. Cette plante, administrée à l'intérieur, peut déterminer l'inflammation ou des hémorrhagies redoutables de la matrice, provoquer l'expulsion du fœtus, et donner lieu à des accidents qui mettent la vie de la mère en danger (1). Il est donc bien essentiel, comme pour l'usage de la rue, de s'assurer de l'état de l'utérus, avant d'administrer la sabine comme emménagogue. On sait combien les causes de l'aménorrhée sont variées. Celle qui est caractérisée par l'atonie générale peut seule en indiquer l'emploi.

Bulliard conseille, contre la suppression des règles, la simple infusion des feuilles de sabine dans le vin : « On prendra, dit cet auteur, une bonne pincée de ces feuilles ;

---

(1) Murray rapporte qu'une femme de trente ans, dans l'espoir de sauver sa réputation, prit une infusion de cette plante, qui causa des vomissements affreux et continuels, suivis, au bout de quelques jours, de douleurs violentes et d'avortement avec hémorrhagie utérine mortelle. A l'ouverture du corps, on trouva la vésicule du fiel rompue, une effusion de bile dans l'abdomen et l'inflammation des intestestins.

on les fera infuser dans deux verres de vin rouge ou blanc, dont on avalera un verre avec du sucre en se couchant, pendant deux jours de suite, et l'on se tiendra chaudement au lit. Si la malade est d'une complexion faible, un demi-verre suffira. » (*Hist. des plant. vénén.*)

Les femmes de la campagne pensent qu'il suffit d'introduire quelques feuilles de sabine dans la chaussure des jeunes filles pour provoquer chez elles la menstruation. Il serait à désirer que l'on se bornât à une pratique aussi innocente. Malheureusement il n'en est pas ainsi. Nous avons vu administrer cette plante, par des sages-femmes ignorantes et cupides, dans l'intention coupable de rappeler les règles lorsque leur suppression était plus que suspecte.

Cependant, on a prescrit la sabine contre la métrorrhagie, Widekind (*Hufeland journ.*, 1810) et Gunter ont préconisé cette médication dans des cas où l'hémorragie était due à l'atonie de l'utérus. Le dernier prescrit la poudre de cette plante à la dose de 1 gram. 25 centigram. quatre fois par jour. Sauter (*Mélang. de chir. étrang.*, t. i, p. 281) a arrêté et prévenu l'avortement en donnant 7 à 10 décigrammes de cette poudre trois fois par jour. Aran (*Gazette médic.*, 1844) l'a aussi employée avec succès dans les mêmes cas. Un anti-métrorrhagique pris dans un aussi puissant emménagogue me paraît une chose assez contradictoire pour ne pas l'adopter sans qu'une rigoureuse observation en ait constaté les effets, ou tout au moins sans s'être assuré préalablement de l'état réellement atonique de l'utérus. On peut admettre que dans les cas d'hémorrhagie par inertie de cet organe, la sabine, comme stimulant spécifique, agit à la manière du seigle ergoté. A ce titre on pourrait, je crois, l'employer avec avantage dans certains engorgements lymphatiques de l'utérus.

[La sabine a été employée contre les affections vermineuses et surtout contre le ténia. Elle a plutôt réussi contre les ascarides lombricoïdes que contre le ver solitaire. Ray donnait comme anthelmintique le suc des feuilles, mêlé avec du lait et un peu de sucre. Bulliard prescrit les feuilles cuites dans du lait. Un cataplasme de son et de décoction de sabine appliqué sur l'abdomen, m'a suffi, chez un enfant de trois ans, pour obtenir l'expulsion de treize lombrics dans l'espace de trois jours.

Bréra a donné avec succès l'extrait de sabine dans le rhumatisme chronique, et Hufeland (*journ.* 1818) prétend avoir guéri, au moyen de la poudre de cette plante à la dose de 60 cent. à 1 gram. 25 cent., ou de l'huile essentielle à la dose d'une goutte, des gouttes chroniques qui avaient résisté aux remèdes les plus énergiques. M. Ratier (*Dict. de Méd. et de Chir. prat., t.* xvi) fait judicieusement remarquer que, dans ces cas, la guérison a pu être le résultat de la purgation qui ne manque pas d'avoir lieu quand ce médicament est employé à dose suffisante. Sauvan (*Bull. de la Soc. roy. de Médec.*, 1838) a préconisé la décoction de sabine dans la période atonique de la blennorrhagie. Je l'ai employée deux fois en pareil cas sans résultat appréciable. Gilibert dit avoir guéri, au moyen de cette plante, des fièvres intermittentes qui avaient résisté à beaucoup d'autres remèdes.]

La poudre de sabine, ainsi que nous l'avons dit plus haut, est employée à l'extérieur comme cathérétique. La décoction a été employée en lotions contre la gale et comme stimulante et détersive contre les ulcères putrides, blafards, gangréneux. Boerhaave recommande comme très-efficace, contre la teigne et l'ankylose, un cataplasme composé de feuilles de sabine pilées, d'huile et de sel. On a quelquefois prescrit l'huile volatile de cette plante, amenée à l'état de liniment, dans les cas de douleurs névralgiques rhumatismales, arthritiques, etc. La teinture est employée en frictions dans les mêmes cas. On applique la pommade pour produire la rubéfaction ou la vésication.

SAFRAN, *

SAFRAN CULTIVÉ, INDIGÈNE, SAFRAN OFFICINAL.

Crocus sativus (T.)
Crocus satívus (L.)

Le safran, originaire de l'Asie, est cultivé en France ; celui qui provient du Gatinois est préféré. Son introduction date du 14e siècle. Les tygmates, seule partie usitée, sont désignées dans les pharmacies sous le nom de *safran*.

Préparations et doses.

À L'INTÉRIEUR : *Infusion* (comme stomachique), 50 cent. à 1 gram. par kil. d'eau, (comme emménagogue) de 1 à 2 gram.

Poudre (comme emménagogue), 50 cent. à 2 grammes; (comme stomachique), de 20 à 50 cent.

Teinture (1 sur 4 d'alcool à 52°), de 1 à 8 gram. en potion.

Extrait alcoolique (1 sur 4 d'alcool à 22°), de 50 à 60 cent. en pilules.

Extrait aqueux (1 sur 16 d'eau), de 50 à 60 cent. en pilules.

Sirop (par infusion, 5 sur 60 d'eau bouillante et 100 de sucre, ou 1 sur 5 de vin blanc et 40 de sucre), de 15 à 30 grammes en potion.

A L'EXTÉRIEUR : en infusion pour lotions, fomentation, collyre, etc.
Teinture, en frictions, fomentations.
Poudre, en cataplasme, pommade, fumigations, etc.

Propriétés.

La safran est d'une saveur chaude, amère, aromatique, d'une odeur pénétrante, d'abord agréable, bientôt après fatigante. C'est à l'huile volatile qu'il contient qu'on rapporte ses propriétés.

Les émanations de cette substance agissent si énergiquement sur le système nerveux, qu'elles occasionnent des céphalalgies, des vertiges, des tremblements, de l'accablement, et une sorte d'ivresse à ceux qui la récoltent. Borelli (*observat.*, *cent.* III, *p.* 303) et d'autres observateurs rapportent des cas où elles ont occasionné le coma et même la mort, à des individus qui s'étaient livrés au sommeil dans des chambres où il y avait beaucoup de safran, ou sur des sacs qui en étaient remplis. Amatus Lusitanus et Kœnig ont vu ces émanations causer des ris immodérés et sardoniques. Aussi quelques médecins ont-ils rangé le safran parmi les poisons narcotiques Les expériences de M. Orfila, constatant qu'il n'est point délétère pour les chiens, ou du moins qu'il ne l'est qu'à un degré très-faible, ne prouvent rien quant à ses effets sur l'homme.

A petite dose, il excite l'estomac, augmente l'appétit et favorise la digestion. A la dose de 12 décig. et plus, il rend le pouls plus fréquent, la transpiration cutanée, la sécrétion urinaire et d'autres sécrétions plus abondantes ; on éprouve du malaise, de la chaleur à l'épigastre, des nausées, des coliques. Quelquefois il survient des hémorrhagies, les règles paraissent, et une métrorrhagie peut avoir lieu.

A haute dose, le safran porte à la tête et produit la gaîté, le développement des forces, des facultés morales, un sommeil inquiet, une sorte d'ivresse ; il peut causer du délire, des vertiges, la pesanteur de tête, la faiblesse musculaire, la somnolence, la pâleur de la face, le ralentissement du pouls, et même la mort. Ces derniers résultats, toutefois, ne s'accordent ni avec l'expérience d'Alexander (*Experimental Essays, etc.*) qui dit en avoir avalé 4 scrupules sans en éprouver le plus léger effet, ni avec les essais de Cullen, dont le scepticisme refuse même à cette substance les propriétés qu'on lui attribue : « Je l'ai donné à grandes doses, dit cet auteur, sans en éprouver d'effets sensibles ; à peine augmente-t-il la fréquence du pouls ; et je ne me suis guère aperçu qu'il agisse comme anodin ou anti-spasmodique. J'ai eu, dans un cas ou deux, quelques raisons de croire qu'il jouissait d'une puissance emménagogue ; mais, dans beaucoup d'autres, il a absolument trompé mes espérances, quoique réitéré à fortes doses. »

Si des résultats aussi contradictoires portent à croire que l'on a beaucoup exagéré les vertus du safran, on peut aussi admettre qu'ils peuvent tenir au pays où cette plante a été cultivée, à l'époque de sa récolte, aux procédés employés pour la cueillir et la dessécher, et surtout à sa falsification par les étamines de carthame, les pétales de soucis des champs, etc.

Quoi qu'il en soit, le safran passe avec raison pour stimulant, anti-spasmodique et surtout emménagogue. Cette dernière propriété est la plus puissante. Son usage, pour rappeler les règles, est tout-à-fait populaire ; les femmes y ont recours sans consulter le médecin, bien que cette coutume puisse donner lieu à des inconvénients lorsque l'aménorrhée est due a l'irritation, à la phlegmasie ou à la pléthore, soit générale, soit locale. Quand l'absence des menstrues tient à l'atonie, l'usage du safran les fait souvent reparaître. Je l'ai employé avec succès dans ce cas. On s'en est servi aussi pour faire couler les lochies ; mais, comme le plus souvent la suppression de ce flux est due à l'inflammation de l'utérus ou à un point inflammatoire quelconque, son usage, dans ce cas, devra être subordonné à l'examen sévère des causes efficientes de la maladie. Comme anti-spasmodique sédatif, le safran a été recommandé dans l'hypocondrie, la mélancolie, l'hystérie, les spasmes, l'asthme, la coqueluche, les névroses viscérales, les coliques nerveuses, l'ictère provenant de spasme, etc. Mais il n'est rationnellement indiqué qu'autant qu'il n'existe aucun caractère phlegmasique, et que ces diverses affections sont purement spasmodiques ou nerveuses.

L'infusion aqueuse est le mode d'administration le plus fréquemment employé ; c'est celui par lequel on obtient avec le plus de facilité les principes de cette substance. On l'emploie quelquefois en extrait ou en teinture, soit seul, soit associé à d'autres substances. Il entre dans une foule de médicaments officinaux.

A l'extérieur, il est employé comme résolutif et anodin ; on en met sur les cataplasmes pour dissiper les engorgements froids, les phlegmons, et pour hâter la disparition des ecchymoses. On le fait entrer dans les collyres calmants et résolutifs. Larrey faisait usage pour le pansement des brûlures du cérat safrané (2 à 4 gram. par 32 gram. de cérat) ; j'ai employé aussi cet onguent contre les gerçures du sein, les excoriations, les vésicatoires ulcérés. l'intertrigo et les exsudations eczémateuses des enfants ; il calme la douleur, dissipe l'inflammation, modère la suppuration et amène une prompte cicatrisation.

Le safran de bonne qualité est en longs filaments, d'une belle couleur rouge-orangé, sans aucun mélange d'étamines (lesquelles sont jaunes) ; il doit avoir beaucoup d'odeur, bien colorer la salive, et n'être enfin ni trop humide ni trop sec. Il perd beaucoup de son activité par la dessiccation.

SAFRAN BATARD, *

SAFRAN D'ALLEMAGNE, SAFRANUM.

Carthamus officinarum (T)
Carthamus tinctorius (L.)

Cette plante annuelle est cultivée en Espagne, en Allemagne, en France, etc. La semence est usitée ; elle est vulgairement connue sous le nom de *graine de perroquet.*

Propriétés.

La semence de carthame est purgative. Hippocrate la cite comme douée de la propriété de lâcher le ventre. Gallien et Dioscoride sont du même avis. Schroeder la regarde comme émétique; Mesué la conseille contre la pituite, l'anasarque, les maladies du poumon,etc. Quoique la semence de carthame d'Europe, dit Camerarius, soit moins purgative que celle du carthame d'Alexandrie, elle purge suffisamment donnée en émulsion à la dose de deux gros, ce que Burtin a aussi constaté, ainsi que Wauters, qui propose de la substituer au séné. Sennert la donnait en décoction à la dose de 12 à 24 gram. Ettmuller ajoutait à cette décoction de la semence de fenouil ou d'anis. Heurnius la corrigeait avec le galanga, que la racine d'angélique peut très-bien remplacer.

L'extrait alcoolique de semence de carthame purge assez fortement à la dose de 2 à 4 grammes.

SALEP FRANÇAIS,*

ORCHIS, TESTICULE DE CHIEN, SATIRION, PATTE DE LOUP.

Orchis morio mas, foliis maculatis (T.)
Orchis mascula (L.)

Les orchis, dont nos prés, nos collines et nos bois sont couverts, peuvent très-bien remplacer le salep qui nous vient de Perse. Tous les orchis ont une racine qu'il est impossible de ne pas reconnaître pour peu qu'on en ait vu : elle est tuberculeuse, ovoïde, quelquefois palmée, offrant une légère odeur de bouc. Les fleurs, éperonnées et en épi, sont d'un aspect agréable.

Geoffroy (*Mém. de l'Acad. des Sciences*, 1740) obtint de nos orchis un salep tout-à-fait semblable à celui de Perse. Depuis, Coste et Wilmet, Bodart, Wauters, Burtin, Desbois, ont obtenu les mêmes résultats. « Le commerce, dit Fée (*Cours d'hist. nat. pharm.*, t. I, p. 366), tirait autrefois le salep de la Perse, et même encore aujourd'hui, que la France nous le fournit, on ne manque guère de lui donner la Perse pour patrie. Il serait bien temps de revenir à des idées plus saines, et de se persuader que nos productions indigènes valent, dans le plus grand nombre de cas, les productions exotiques. » Les tubercules charnus de l'*orchis mascula*, et de toutes les espèces qui en offrent de très-développés (*orchis militaris, orchis bifolia, orchis latifolia*, etc.) peuvent servir à la fabrication du salep. « J'en ai vu faire à Édimbourg, dit Cullen (*Traité de Mat. méd.*, t. I) en parlant de la farine de salep, qui était aussi pure et aussi parfaite que celle qui vient de Turquie. »

Le salep, suivant les recherches de Berzélius et de Lindley, est une véritable gomme et non de la fécule. Cette substance est restaurante, adoucissante, et convient dans les convalescences, dans les irritations et les phlegmasies chroniques de la poitrine et du tube digestif, les catarrhes, la phthisie et la plupart des maladies de longue durée. Sa décoction est utile dans la diarrhée, la dyssenterie, l'extrême susceptibilité de l'estomac et des intestins, par suite des affections aiguës de ces organes, etc.

Le salep s'emploie comme aliment en gelées, soit avec le bouillon, soit avec l'eau ou le lait aromatisé. Les orchis à racine tuberculeuse étant extrêmement communes, pourraient, dans les temps de disette, servir à la nourriture des pauvres.

Pour convertir en salep les bulbes des orchis, il faut les récolter en été un peu avant la floraison, les plonger dans l'eau bouillante pour en séparer plus facilement l'épiderme, les faire ensuite sécher au four, au degré de chaleur nécessaire pour faire cuire le pain. On les y laisse six, huit ou dix minutes ; elles y perdent leur blancheur, et acquièrent une transparence égale à celle de la corne. Lorsqu'on veut en faire usage, il suffit d'en mettre en poudre la quantité que l'on désire. Cette opération est difficile, à cause de la dureté et de la consistance acquise par la dessiccation.

SALICAIRE,

LYSIMACHIE ROUGE, SALICAIRE A ÉPIS.

Salicaria vulgaris purpurea (T.)
Lythrum salicaria (L.)

Cette plante est très-commune le long des ruisseaux, au bord des étangs.

Propriétés.

La salicaire est légèrement astringente. On la conseille contre la diarrhée atonique, la dyssenterie chronique, la leucorrhée, l'hématurie passive, etc. On la donne en décoction (30 à 60 gram. par kil. d'eau), ou en poudre (4 à 8 gram. et plus.)

Nous possédons trop d'astringents indigènes énergiques pour avoir recours à la salicaire, dont je ne fais mention que parce qu'on l'a signalée comme pouvant être utile.

[Toutefois, nous devons dire que Dehaen (*Rat. med.*) administrait cette plante en poudre à la dose de 4 grammes deux fois par jour dans la diarrhée et la dyssenterie, que Vicat affirme avoir employé son infusion théiforme dans un cas de dyssenterie qui avait résisté à une foule de moyens; que Gardanne (*Gaz. de santé*, 1773) l'employa avec succès dans une épidémie de dyssenterie qui régna à Lyon ; que Murray l'a vanté dans le flux lientérique ; que Sagar (*Dissert. de salicariá*) l'a employée dans la leucorrhée et le crachement de sang, etc. Les avantages qu'on prétend avoir obtenus de la salicaire paraissent plutôt dus au mucilage qu'au principe astringent, dont la présence se révèle à peine dans cette plante.]

SALSEPAREILLE D'ALLEMAGNE,*

LAICHE DES SABLES, CAREX DES SABLES, SALSEPAREILLE DES PAUVRES, GLAYEUL DES SABLES.

Sarsaparilla germanica (Pharm.)
Carex arenaria (L.)

Cette plante est très-commune dans les dunes de la Picardie, du Languedoc, etc. Elle est abondante dans les dunes des environs de Boulogne-sur-mer ; elle fixe les sables. Les racines, ou plutôt les rhizomes, sont employées. Elles sont d'une odeur et d'une saveur légèrement aromatiques.

D'après Murray, Reuss et Gloditch, la laiche des sables serait supérieure à la salsepareille, à laquelle Merz, qui lui donne de grands éloges, propose de la substituer. Suivant Sainte-Marie, les propriétés de cette plante seraient absolument les mêmes que celles de la salsepareille de Portugal. On l'administre à la même dose et de la même manière.

SANICLE,*

SANICLE D'EUROPE, SANICLE COMMUNE.

Sanicula officinarum (**T**).
Sanicula europea (L.)

La sanicle est commune dans les bois, à l'ombre, dans les lieux humides. Les feuilles sont usitées.

Propriétés.

La sanicle a un goût amer, austère, laissant dans l'arrière-bouche un sentiment d'âcreté. Cette saveur est moins forte dans la plante fraîche que lorsqu'elle est sèche. On regardait autrefois cette plante comme une panacée universelle (1). Elle est surtout employée comme vulnéraire, et, à ce titre, elle est restée comme une des principales espèces dans les *vulnéraires suisses* ou *faltranck*, sorte de farrago dont l'infusion est d'un usage vulgaire dans les chutes et dans beaucoup de maladies aussi différentes par leur nature que les plantes qui composent ce mélange le sont par leurs propriétés. La confiance populaire dans *les vulnéraires* a pour effet, comme tous les remèdes innocents, d'empêcher de recourir à des moyens rationnellement indiqués et plus efficaces.

Quoiqu'il en soit, la sanicle, à cause de sa légère astringence, a été employée dans les hémorrhagies passives, la leucorrhée, la diarrhée, la dyssenterie, l'hématurie, etc. On en donne le suc (50 à 100 gram.) ou l'infusion (30 à 60 gram. par kil.). Les gens de la campagne broient une poignée de sanicle, la font infuser à froid pendant une nuit dans un verre de vin blanc, passent le tout par un linge, avec forte expression, et font avaler ce remède à jeun contre les hémorrhagies et surtout contre le crachement de sang, les diarrhées et dyssenteries chroniques. On donne aussi, dans quelques cantons, sous le nom d'*herbe de Deffaut*, la sanicle

---

(1) Sanicula dérive du verbe *sanara* guérir.

aux vaches qui viennent de vêler, afin de favoriser l'expulsion de l'arrière-faix.

La sanicle a été employée à l'extérieur comme tonique et détersive.

SANTOLINE,*

SANTOLINE BLANCHE, AURONNE FEMELLE, PETITE CITRONELLE, SANTOLINE FAUX CYPRÈS, GARDEROBE.

Santolina foliis teretibus (T.)
Santolina chamæcyparissus (L.)

Cette plante croît spontanément dans les lieux secs et pierreux des départements méridionaux de la France. On la cultive dans les jardins. Les feuilles et les fleurs sont usitées.

Propriétés.

La saveur amère et aromatique de la santoline, son odeur vive et pénétrante, décèlent une propriété excitante qui a été rarement mise à profit par les praticiens ; et qui, pourtant, est très-énergique.

Cette plante est anti-spasmodique, emménagogue et vermifuge. Bagard, au rapport de Coste et Wilmet, préférait la semence de santoline au semen-contrà. Il la donnait à la même dose. Wauters propose de la substituer à ce dernier, et la regarde comme tout aussi efficace. Loiseleur-Deslongchamps dit qu'elle a été employée avec avantage dans les affections hystériques et contre les vers. D'après Mérat, l'huile essentielle de santoline aurait été employée par les anciens contre le ténia. Deux faits rapportés dans une notice des travaux de la Société de Médecine de Bordeaux (1827 et 1828) constatent les heureux effets de cette huile essentielle contre le ver solitaire, donnée à la dose de 10 à 15 gouttes. Le docteur Pétrequin (*Journ. des Progrès des Scienc. méd., t.* 15) regarde ce remède comme un vermifuge immanquable employé à la dose de 2 à 4 grammes. J'ai moi-même fréquemment employé la semence de santoline en poudre à la dose de 1 à 2 gram. comme anthelmintique; elle ma paru tout aussi efficace que la semence de tanaisie comme succédané du semen-contrà. J'ai vu une petite fille de huit ans rendre vingt-cinq vers lombrics et un grand nombre d'ascarides vermiculaires, après avoir pris pendant trois jours, chaque matin, 1 gram. 50 cent. de semence de santoline en poudre mêlée avec du miel.

SANTOLINE DES JARDINS,*

CYPRÈS DES JARDINS, BARBOTINE, ARMOISE SANTONIQUE.

Absynthium santonicum gallicum (T.)
Arthemisia santonica (L.)

L'armoise santonique est originaire de la Tartarie et de la Perse. On la cultive dans les jardins. Les semences sont usitées.

Propriétés.

La semence de santoline des jardins est d'une odeur analogue à celle de la camomille, et d'une saveur aromatique, amère et un peu âcre. Elle contient un principe amer et une matière résineuse, ce qui fait que l'extrait qu'elle fournit, au moyen de l'alcool, est plus âcre que celui qu'on en obtient par l'eau. Cette semence est tonique, stimulante, anthelmintique, anti-spasmodique. On l'a conseillée dans les engorgements froids et indolents des viscères abdominaux, dans l'hystérie avec atonie des organes digestifs, etc. On la rencontre quelquefois dans le semen-contrà, qu'elle peut remplacer comme vermifuge. On l'administre en poudre (de 1 à 4 gram.) en bols, pilules, électuaire, etc., ou en infusion (de 2 à 8 gram.) dans l'eau, le lait, le vin, la bière ou le cidre.

SAPONAIRE,

SAVONNIÈRE, HERBE A FOULON, SAVONAIRE.

Lychnis sylvestris quœ saponaria vulgò (T.)
Saponaria officinalis (L.)

La saponaire croît dans presque toute la France, sur le bord des rivières et des ruisseaux, dans les bois, les champs, les buissons, les haies, etc. Les racines et les sommités fleuries sont employées.

Préparations et doses.

A L'INTÉRIEUR : *Décoction*, de 15 à 60 gram. par kilog. d'eau.
Suc exprimé, de 50 à 120 grammes.
Sirop, de 50 à 100 grammes.
Extrait par infusion (1 sur 8 d'eau bouillante), de 2 à 8 gram. en pilules, etc.
Extrait par décoction (1 sur 6 d'eau), de 2 à 8 gr. en pilules, etc.

Propriétés.

Cette plante est tonique, apéritive, légèrement diaphorétique. On l'emploie dans les affections cutanées, rhumatismales, goutteuses, syphilitiques ; dans l'ictère, l'asthme, la
leucorrhée, la blennorrhée, les engorgements des viscères
abdominaux, etc.

[Bergius et Peyrilhe vantent la saponaire dans le traitement de la goutte, du rhumatisme, des affections vénériennes. Roques l'a employée avec succès dans les obstructions viscérales, suites de fièvres intermittentes rebelles.
Sennert, Bartholin, Colle, Wedelius, Zapata, etc., ont préconisé cette plante comme un remède anti-syphilitique très-
efficace. Jurine (*Journ. de Médec. chir. pharm.*, mars 1786)
a fait connaître deux cas de syphilis secondaire qui, après
avoir résisté au mercure et à la salsepareille, furent guéris
par la décoction et l'extrait de saponaire. « Plusieurs auteurs, dit Alibert (*nouv. élém. de Thérap. et de Mat. méd.,
t. 2, p.* 332), donnent de grands éloges à la saponaire, et je
pense qu'elle en est digne. Il arrive souvent que les maladies
vénériennes résistent à l'administration du mercure, les
symptômes, loin de diminuer, semblent acquérir une nouvelle intensité. La saponaire, donnée dans ces circonstances,
produit d'excellents effets. J'ai souvent occasion de l'administrer dans le traitement des dartres furfuracées et squammeuses, et j'ai eu lieu de me convaincre, par un grand
nombre d'observations, que cette plante précieuse n'était
pas assez employée par les praticiens. »]

Je ne crois d'efficacité à la saponaire comme anti-syphilitique, que lorsque son administration a été précédée de
celle des préparations mercurielles. Quand je vois la liste
des maladies dans lesquelles on a prescrit cette plante, je
me demande si les auteurs ont eu soin d'apprécier l'état
pathologique réel d'un viscère engorgé, obstrué ; car il est
bien évident que, s'il existe, avec l'engorgement du foie,
une phlegmasie de cet organe, la saponaire sera contre-
indiquée ; il en sera de même si l'ictère n'est qu'un effet qui
dépend de causes diverses, contre lesquelles, par conséquent, un seul et même moyen ne peut être rationnellement
employé.

Je me bornerai à considérer la saponaire, d'après les
effets que j'en ai observés, comme une plante excitante, tonique, dont l'action est propre à provoquer les sécrétions, à en
augmenter l'activité, en stimulant nos organes. Sa propriété
savonneuse l'a mise en réputation comme fondante et apéritive. Je l'ai employée avec succès dans les engorgements

lymphatiques, les cachexies consécutives de fièvres inter-mittentes rebelles, les affections catarrhales chroniques, les maladies cutanées anciennes, et surtout dans les dartres squammeuses. Pour en éprouver de bons effets, il faut la donner à grande dose. La décoction concentrée de ses racines (60 à 100 gram. pour 1 kilog. d'eau) et le suc des feuilles (150 à 200 gram. le matin à jeun) sont les deux préparations qui m'ont le mieux réussi. A l'extérieur, j'ai employé la saponaire comme résolutive, en cataplasme et en fomentation, sur les engorgements lymphatiques, œdéma-teux, avec quelque succès ; mais je pense que l'eau de savon, la solution de savon dans le lait, produisent le même effet.

SARRIETTE, *

SARRIETTE COMMUNE, SARRIETTE DES JARDINS, SERVIETTE, SAURIETTE, SAVOURÉE, SADRÉE.

Satureia Sativa (T.)
Satureia hortensis (L.)

Cette plante croît spontanément sur les colines sèches des départements méridionaux de la France. On la cultive dans les jardins pour l'usage culinaire. Les feuilles et les sommi-tés sont employées.

Propriétés.

L'odeur aromatique très-forte qu'exhale la sarriette, sa saveur amère et chaude, annoncent des propriétés analogues à celles du thym, du serpolet, du romarin, etc. Cette plante, tout-à-fait tombée en désuétude sous le rapport de son usage médical, a des propriétés dont on peut tirer parti. On la considérait autrefois comme stomachique, carminative, anti-spasmodique, aphrodisiaque, vermifuge. C'est au camphre qu'elle contient et que l'on observe quelquefois, suivant Ferrein, en corpuscules sur ses feuilles, qu'elle doit sa propriété vulgairement connue de tuer les vers et de guérir la gale. J'ai vu des femmes de la campagne donner avec succès à leurs enfants, comme anthelmintique, l'infu-sion de sarriette (4 à 8 gram. pour 250 gram. d'eau). Cette même infusion très-concentrée a réussi, comme celle de menthe et de la plupart des plantes aromatiques et âcres, contre la gale. J'ai vu, chez une jeune fille de dix-sept ans, cette dermatose guérir dans l'espace de huit jours, au moyen de lotions faites matin et soir avec une forte infusion de sar-riette.

SAUGE,

1° Sauge commune, cultivée, franche, officinale, grande sauge, petite sauge. *Salvia officinalis* (L.)

2° Sauge hormia. *Salvia horminum* (L.)

3° Sauge sclarée, orvale. *Salvia sclarea* (L.)

4° Sauge des bois, sauge sauvage, germandrée des bois, faux scordium. *Salvia sylvestris*.

5° Sauge des prés. *Salvia pratensis.*

La sauge officinale croît naturellement dans les provinces méridionales de la France; on la cultive dans les jardins. Les autres espèces se rencontrent dans les bois, le long des chemins, dans les prés, etc. Les feuilles et les fleurs de ces diverses espèces sont employées.

Préparations et doses.

A l'intérieur : *infusion théiforme*, de 15 à 50 gram. par kil. d'eau.
Eau distillée, de 50 à 100 gram. en potion.
Vin, de 60 à 100 gram.
Huile essentielle, 10 à 60 centigr. en potion.
Extrait (1 sur 16 de vin rouge), de 1 à 5 gram. en bols, pillules, etc.
Conserve, de 1 à 5 gram. en pilules, bols, etc.
Poudre, de 1 à 4 gram.
Suc, de 4 à 16 gram.

A l'extérieur : de 15 à 60 gram. par kil. d'eau; pour lotions, fomentations, etc.
Feuilles sèches, fumées dans une pipe ou en cigarettes.
Vin et infusion vineuse, pour lotions, etc.

Propriétés.

Ces plantes sont aromatiques, excitantes, détersives, résolutives ; on les emploie contre la paralysie, les vertiges, les tremblements des membres, la goutte atonique, le rhumatisme chronique, les fièvres ataxique et typhoïdes, les catarrhes ataniques, la toux avec expectoration, l'hydropisie, les cachexies, les engorgements froids des viscères abdominaux, etc.

Les sauges agissent toutes, plus ou moins, comme les plantes aromatiques du même genre. Elles sont stimulantes et ont un effet secondaire sur le système nerveux. Si, au lieu de romarin, j'avais trouvé de la sauge dans le jardin du malade dont j'ai rapporté l'histoire (page 470), je l'aurais probablement employée avec autant de succès ; en pareille circonstance, je n'hésiterais pas à le faire.

Trousseau et Pidoux (*ouv. cit.*) regardent la sauge officinale comme un médicament utile dans les fièvres muqueuses et adynamiques. Roques a éprouvé, dans quelques fièvres intermittentes, d'heureux effets de l'infusion de ses feuilles, à la dose de deux ou trois verres, une heure ou deux avant l'accès. Je n'ai pas remarqué, en pareil cas, un effet qui ait pu me faire considérer cette plante comme fébrifuge. Cependant, elle pourrait agir comme telle dans les cas ou un état spasmodique entretient la fièvre et résiste aux préparations de quinquina. Il est reconnu que cette plante a une action marquée sur le système nerveux, ce qui a donné lieu à cet adage de l'Ecole de Salerme :

« *Salvia confortat nervos manuum que tremorem tollit.* »

[L'infusion de sauge, dit M. Deslandes (*Dict. de méd. et de chir. prat*), provoque de la chaleur dans l'estomac, facilite la digestion, excite notablement la sécrétion urinaire, modifie le système nerveux, etc.

Van Swieten employait le vin de sauge, à la dose de cinq à six cuillerées, pour arrêter les sueurs nocturnes et débilitantes qui surviennent après la convalescence des fièvres de longue durée. Quand le vin était insuffisant, il avait recours à la teinture, à la dose de deux cuillerées, répétée deux fois par jour. L'infusion de sauge, administrée à froid, m'a réussi pour diminuer les sueurs nocturnes et les diarrhées colliquatives des phthisiques.

Alibert employait avec avantage le vin de sauge dans le scorbut et l'hydropisie, dans l'état de langueur qui accompagne fréquemment la convalescence des fièvres muqueuses, adynamiques et ataxiques.

On a employé la sauge avec succès dans la diarrhée ; *Salvia sicca est : alvum sistit*, dit Hippocrate. Les succès que j'ai obtenu de l'infusion de sauge édulcorée avec le sirop de coing, dans les diarrhées abondantes et épuisantes des enfants à la mamelle, confirment pleinement cette propriété.

Dans les contrées froides et humides de nos départements du Nord, les habitants de la campagne font usage de la sauge en guise de thé ; ils prétendent, avec raison, que cette boisson les préserve des fièvres. Les Grecs modernes s'en servent habituellement de cette manière, ce qui l'a fait appeler, dans l'Orient, le *thé des Grecs*. « Un verre de son infusion, dit M. Barbier (*ouv. cit.*) en parlant de la sauge, pris avant ou après le repas, donne toujours plus d'activité aux forces digestives. Ce remède sera favorable quand l'estomac et les intestins ont éprouvé une altération matérielle, un ramollissement ou une oligotrophie de leurs tissus qui nuit à l'exercice de leurs fonctions, ou quand une diminution de l'influence des nerfs sur l'appareil digestif met ce dernier dans un état d'inertie. »

M. Giacomini regrette que la sauge officinale ne soit pas aussi souvent employée qu'elle pourrait l'être, et c'est surtout dans le traitement des fièvres rhumatiques, des affections éruptives aigues, des bronchites aigues et choniques, qu'elle lui parait offrir des avantages réels si on l'administre à la haute dose. Ce médecin porte la dose de cette plante jusqu'à 40 grammes en infusion dans un demi litre d'eau.

Quelques auteurs ont regardé la sauge comme emménagogue. Elle peut avoir cette action sur l'utérus, comme tous les excitants, lorsqu'un état d'inertie de cette organe s'oppose à l'écoulement des règles. Je l'ai employée avec avantage dans la gastralgie et les affections nerveuses des chlorotiques. Deker (*Prax. med.*) la préconisait dans la cardialgie.

Aëtius a conseillé l'emploi de la sauge pour combattre l'hémopthysie; mais on conçoit que l'administration de cette plante doit être subordonnée à la nature de la maladie, à l'état du malade et à celui des organes affectés. Une pléthore générale ou locale, un état flegmasique aigu accompagnant l'hémorrhagie, contre-indiqueraient évidemment l'usage des excitants.]

La sauge officinale est, de toutes ses congénères, celle qui a le plus d'énergie. La sauge orvale ou sclarée pourrait cependant, à quelques égards, la remplacer; elle a une odeur très-pénétrante; infusée dans le vin, elle lui communique une saveur analogue à celle du vin muscat, et le rend très-enivrant. C'est un moyen de fraude employé par les marchands...

La sauge des bois ou sauvage est mise en usage dans nos campagnes contre l'anasarque; on la fait infuser dans le vin blanc, et l'on donne un verre de ce vin trois ou quatre fois par jour. Ce remède convient, en effet, dans les cachexies, l'œdème et l'anasarque, qui suivent ou accompagnent les fièvres intermittentes, le scorbut et autres affections qu'une atonie manifeste caractérise.

A l'extérieur, j'emploie quelquefois l'infusion vineuse de sauge officinale dans les engorgements articulaires, suites d'entorses, dans l'œdème; en gargarisme avec le cochléaria et une certaine quantité de miel, dans les engorgements ulcéreux et scorbutiques. Il suffit, disent MM. Trousseau et Pidoux (*ouv. cit.*), de toucher les aphthes des enfants et des femmes grosses avec un pinceau trempé dans une décoction vineuse de sauge pour les voir disparaître. J'emploie souvent, en pareil cas, une forte infusion de sauge en collutoire. Le thé de sauge, avec un peu de vinaigre, est, suivant Macbride (*inst. meth. à la prat.* t. 2, p. 198), un gargarisme efficace contre l'angine tonsillaire. M. Giacomini recommande l'infusion ou le suc de sauge en lotion dans les contusions, les blessures, les ulcères. MM. Trousseau et Pidoux ont vu plusieurs fois les ulcères atoniques des jambes se fermer, se couvrir d'un tissu cutané nouveau par l'application de compresses imbibées de vin cuit avec la sauge et le miel, et même d'une simple décoction de sauge. M. Jobert, de Lamballe, emploie avec succès, dans le traitement des ulcères atoniques et scrophuleux, une pommade préparée avec la sauge et le lierre terrestre (sauge et lierre terrestre, de chaque, 30 gram., axonge, 250 gram., cire blanche, 45 gram.) Les *vulnéraires* et les *cicatrisants*, depuis longtemps tombés dans le domaine de la médecine populaire, reprennent donc dans la matière médicale leur antique renommée.

[« Des bains préparés avec la sauge ont contribué, dit Loiscleur-Deslonchamps (*Dict. des Scienc. méd.* t. L., p. 62), à rendre le mouvement à des membres paralysés et à faire cesser l'endurcissement du tissu cellulaire des enfants. Elle agt même assez fortement de cette manière pour qu'on ait vu un état fébrile résulter d'un pareil bain. Appliquée même seulement en sachets, la sauge ne paraît pas avoir été tout-à-fait inutile pour dissiper des engorgements œdémateux et autres tumeurs atoniques. »

La sauge des pays méridionaux, et celle qui a crû dans les lieux secs et élevés, est plus énergique que celle que l'on a cueillie dans les lieux humides ou que l'on a cultivée dans nos jardins. Il est bon de laver avec soin les feuilles de cette plante avant d'en faire usage, la poussière et d'autres impuretés se fixant facilement entre les papilles qui en rendent la surface comme chagrinée.

SAULE BLANC,

SAUX BLANC,   OSIER BLANC.

Salix vulgaris (L.)
Salix alba (T.)

Le saule blanc est un arbre très-commun le long des routes, près des villages, au bord des ruisseaux, des rivières, dans les terrains humides. Son écorce est usitée.

Préparations et doses.

À L'INTÉRIEUR : *décoction*, de 50 à 60 gram. par kil. d'eau.
   Poudre, de 8 à 30 gram. en pilules, électuaires ou dans du vin, de la bière, etc.
Teinture (1 sur 4 d'alcool), de 10 à 50 gram. en potion.

Extrait par infusion (1 sur 10 d'eau), } de **1** à **2** gram. en pilules,
— *par décoction* (1 sur 8 d'eau), } bols, ou dans du vin, etc.
— *Alcoolique*, (1 sur 5 d'alcool), }

A L'EXTÉRIEUR : *décoction*, pour lotions, fomentations, injections, gargarisme, cataplasme, etc.

Propriétés.

L'écorce de cet arbre est un tonique énergique et un peu astringent, proposé comme un bon succédané du quinquina; on l'emploie contre les fièvres intermittentes avec succès. Comme tonique, elle est très-utile dans l'atonie du tube digestif, les névroses, les hémorrhagies passives, les flux muqueux atoniques et surtout la leucorrhée; on la donne aussi comme vermifuge. On en fait des bains toniques contre la faiblesse des enfants, etc.

L'écorce de saule blanc doit être considérée comme l'un des toniques indigènes les plus énergiques. Un grand nombre d'expériences ne permettent plus de douter de sa vertu fébrifuge; à cet égard, elle est, de toutes les écorces des arbres d'Europe, celle qui se rapproche le plus du quinquina.

Longtemps avant que les médecins eussent fait mention de l'écorce de saule comme fébrifuge, nos paysans l'employaient en décoction aqueuse ou vineuse. Elle est, dans quelques villages de ma circonscription pratique, d'un usage populaire et traditionnel. On la prend, en forte décoction, en infusion dans le vin, dans la bière ou dans le cidre, suivant les ressources locales ou individuelles.

Tous les médecins savent que Stone, Gunz, Gerhard, Mayer, Harthmann, Gilibert, Wilkinson, Coste et Wilmet, ont combattu avec succès des fièvres intermittentes de tous les types avec l'écorce du saule blanc et de quelques autres espèces du même genre. Koning, (*de cort. salicis* alb.) rapporte beaucoup de faits en faveur de l'efficacité de cette écorce employée comme fébrifuge. Burtin (*Mémoire couron. par l'Acad. des Scienc. de Bruxelles*), qui en a obtenu aussi beaucoup de succès, affirme qu'il l'a vu quelquefois réussir dans des cas où le quinquina avait échoué. Wauters (*répert. cit.*) a administré l'écorce de saule à quarante-neuf malades atteints de fièvres intermittentes de divers types; sur ce nombre, trente-deux guérirent parfaitement, onze furent soulagés, les six autres n'en éprouvèrent aucun effet. Clossicus a retiré les mêmes avantages de cette écorce, non-seulement dans les fièvres intermittentes, mais encore dans d'autres maladies périodiques. Il arrêta un vomissement pituiteux périodique, en administrant cette substance, finement pulvérisée, à la dose de 24 gram. dans l'intermission.

M. Barbier, d'Amiens (*ouv. cit.*), dit que de nombreuses observations justifient les éloges qu'on accorde à l'écorce de saule dans le traitement des affections périodiques. Planche (*Bullet. de Pharm., t.* 1), assure que, n'ayant pu faire disparaître une fièvre tierce au moyen du quinquina, il eut le plaisir de la voir céder à 60 gram. d'écorce de saule. Pour éviter une rechute, une égale quantité fut administrée en quatre jours. Depuis plus de vingt ans que j'emploie cette écorce, il m'arrive rarement d'avoir recours au quinquina. Cependant, j'avouerai que, malgré l'observation rapportée par Monier, médecin à Apt, constatant la guérison, par ce moyen, d'une fièvre intermittente pernicieuse cholérique, je n'ai pu encore me décider à m'en tenir à l'emploi de l'écorce de saule dans les fièvres pernicieuses. Le danger imminent que présentent ces fièvres commande au praticien consciencieux de ne substituer au quinquina aucun autre médicament, quelque vanté qu'il ait été. Il ne pourrait être autorisé à une telle substitution qu'autant que l'écorce du Pérou lui manquerait ; celle de saule serait alors le seul succédané qu'il put choisir. Il faut, contre une fièvre pernicieuse, une action prompte et sûre, telle que celle du sulfate de quinine. Si, dans une fièvre intermittente ordinaire, l'accès ne disparaît pas après l'administration des premières doses d'écorce de saule, ce qui arrive souvent, on peut, sans danger, attendre un résultat favorable de la continuation de l'emploi de cette écorce. Il n'en est pas de même de la fièvre intermittente ou rémittente ataxique, qui, abandonnée à elle-même ou mollement combattue, peut emporter le malade au deuxième ou au troisième accès.

Je ne rapporterai point les cas nombreux de guérison de fièvres intermittentes que j'ai été à même de constater ; ce serait grossir inutilement le répertoire de tous ceux que les auteurs citent et que les praticiens connaissent. Je dirai seulement que de tous les faits que j'ai observés j'ai pu conclure que l'écorce de saule, administrée à grande dose (double ou triple de celle de l'écorce du Pérou), compte autant de succès que le quinquina dans les fièvres intermittentes ordinaires ; que, néanmoins, le type tierce cède plus facilement que le type quotidien et quarte, par la raison que les fièvres printannières guérissent plus tôt que les fièvres automnales. Dans les premières, il me suffit souvent de donner 8 gram. de poudre d'écorce de saule dans chaque intermission pour obtenir la guérison au bout de trois ou quatre jours, avec la précaution, comme pour l'emploi du quinquina, d'en continuer l'usage pendant huit à quinze jours, afin d'empêcher la récidive. Dans les quotidiennes et quartes automnales, je porte la dose à 30, 60 et même 80 gram., divisés en quatre, cinq ou six prises pour chaque intervalle d'accès. C'est à l'élévation des doses, selon les cas, que je dois les succès constants que j'obtiens. La décoction et le vin que je fais préparer sont toujours très-concentrés. Ainsi que le pratiquait Sydenham pour l'administration du quinquina, je fais reprendre l'usage de l'écorce de saule le huitième jour depuis la dernière dose, et je reviens jusqu'à trois ou quatre fois à cet usage, en laissant toujours huit à quinze jours d'intervalle ; quelquefois je donne alors le fébrifuge pendant trois ou quatre jours.

Dans les fièvres automnales rebelles, avec bouffissure, engorgement splénique, je me suis bien trouvé de l'addition de sel commun à l'écorce de saule, dans la proportion de 1 gram. pour 5 ou 6 gram. de poudre de cette écorce. Je mêle ce sel au vin de saule dans les mêmes proportions pour chaque dose de vin, au moment de son administration. J'emploie aussi, dans ces cas, le vin concentré de saule et d'absynthe, avec addition de cendre de genêt ou de genévrier. La teinture d'écorce de saule, celle d'absynthe et de semences d'anpélique me servent, mêlées, à composer un vin fébrifuge extemporané.

Dans les cas d'hydropisie accompagnant les fièvres intermittentes, j'ai associé avec avantage à l'écorce de saule la racine de raifort sauvage ou de celle de Bryone à dose diurétique et légèrement laxative, les baies de genièvre concassées et la semence de moutarde blanche, infusées dans le vin blanc, la bière ou le bon cidre.

[J'ai employé l'écorce de saule avec un succès incontestable, comme moyen de préserver des fièvres intermittentes les habitants qui, constamment soumis aux influences marécageuses, en étaient atteints chaque année. Je pourrais citer vingt familles indigentes qui, par l'usage habituel, au printemps et en automne, de la décoction ou de la simple infusion à froid d'écorce fraîche de saule, se sont délivrés de ce fléau périodique et de la misère qui en était la conséquence. Je citerai, comme le plus remarquable, le fait suivant : La famille Pinchedé, composée du père, de la mère, et de huit enfants, habitant la vallée humide de la Liane, (où les fièvres intermittentes sont devenues endémiques depuis l'établissement de fossés qui longent le chemin de fer), et soumise, en outre, aux effets débilitants d'une position voisine de l'indigence, était atteinte chaque année, depuis cinq ans, de fièvres intermittentes de divers types. Cette famille était littéralement ruinée par l'emploi réitéré du sulfate de quinine. Il m'a suffi, durant le printemps de

1847, de la mettre à l'usage d'une forte décoction de saule, et de revenir dans le cours de l'été, pendant deux ou trois jours, à cet usage, pour les préserver de l'intoxication paludéenne. Le même moyen, réitéré en 1848, les a également préservés. De tels résultats, qu'il est d'autant plus facile d'obtenir que le saule croît en abondance dans les lieux où sévissent généralement les fièvres intermittentes, sont de nature à fixer l'attention des philantropes.

L'écorce de saule peut être administrée comme tonique dans tous les cas où l'emploi du quinquina est indiqué. J'ai fait cesser des diarrhées chroniques, des hémorrhagies passives, des leucorrhées, des gastralgies par le seul usage de la décoction aqueuse, du vin, de la teinture ou de la poudre d'écorce de cet arbre. Lorsque, dans les diarrhées chroniques, il existe une grande susceptibilité des voies digestives jointe à la débilité, j'associe l'écorce de saule, en décoction ou en teinture, au sirop diacode administré à petites doses souvent répétées.

« L'infusion de l'écorce de cet arbre a guéri, dans six semaines, deux ulcères internes, dont l'un à la poitrine, et l'autre au rein gauche, suite d'abcès qui avaient été ouverts et qui avaient déjà jeté le malade dans une fièvre lente et dans le marasme. » (Robert, *nouv. Élém. de Méd. pratiq.*, 2e *partie, p.* 842.—*Paris*, 1805).

Harthman et Luders ont préconisé l'écorce de saule comme un anthelmintique puissant. Ils en ont surtout employé la décoction en lavement contre les ascarides vermiculaires. Je l'ai aussi administrée avec succès comme vermifuge ; mais on retire de bien plus grands avantages, sous ce rapport, de l'écorce de saule à feuilles de laurier, vantée par Em. Harthman) *Dissert. de virtut. salicis folio laureæ anthelmint., Francf.* 1781), oubliée de nos jours et que j'ai employée comme anthelmintique avec beaucoup de succès depuis plus de vingt ans. On pourrait aussi l'employer comme fébrifuge.

À l'extérieur, l'écorce de saule blanc est employée soit en décoction, soit en poudre contre les ulcères atoniques ou fongueux, contre la gangrène et la pourriture d'hôpital. À cet égard encore, elle se rapproche du quinquina et agit de la même manière. J'ai fréquemment mis en usage cette écorce en décoction comme antiseptique ; j'ai pu arrêter promptement la gangrène dans un cas d'érysipèle phlegmoneux occupant toute la jambe gauche chez un vieillard cacochyme, âgé de soixante-neuf ans, cultivateur au village de Besinghen, par cette seule décoction très-concentrée, employée en fomentation sur toute l'étendue du membre, et en injection dans les sinuosités causées par la fonte suppuratoire du tissu cellulaire et le décollement de la peau, qui ont toujours lieu dans cette affection. Je me suis trouvé très-bien de cette même décoction pour baigner les enfants scrophuleux ou ceux qui sont atteints de débilité des extrémités inférieures. Après chaque bain, je fais pratiquer des frictions sur le rachis avec la teinture d'écorce de saule et de sommités de romarin ou de sauge. Je crois que ces bains peuvent suffire chez les enfants pour guérir les fièvres intermittentes, quand l'état du tube digestif ou la répugnance du malade ne permet pas l'administration de l'écorce de saule à l'intérieur.

Les chatons de saule en fleurs exhalent une odeur agréable ; suivant Gunz, ils sont calmants et hypnotiques, et l'on peut en préparer une eau distillée assez analogue à celle des fleurs de tilleul.

Dioscoride dit que l'usage habituel des feuilles de saule en décoction suffit pour rendre les femmes stériles. C'est sans doute d'après cette assertion que Ettmuller et autres conseillent le suc de ces feuilles aux femmes trop ardentes ou atteintes de nymphomanie : *Commendantur contrà libidinem imprimis muliebrem arcendam, ad quam decoctum horum cum vino egregiè valet. Imo, ut Ettmuller dicit, per salicem non solum appetitus muliercularum minuitur, sed se possunt illa reddere omninò steriles, jejuno ventriculo aliquoties si adhibentur : sic contra furorem uterinum, item contra nimiam salacitatem mulierum prodest, si primo vere ex salicis surculis tenellis sauciatis aqua seu succus colligatur et deindè cum pane in placentulas formentur ac mulieribus propinentur, sic meliùs coercetur libido ut nunquàm ampliùs æstiment res venereas et steriles reddantur* (Boecler. *Cynosur. mat. med.*, t. 3, p. 589.)

Bien que la vertu anti-aphrodisiaque des feuilles de saule s'accorde peu avec les propriétés toniques bien reconnues de cet arbre, on n'en doit pas moins les soumettre à l'expérience. Les caractères physiques ne sont pas toujours en rapport avec les propriétés thérapeutiques des substances, et la chimie même est souvent impuissante pour en découvrir le principe actif et spécial. J'offrirai pour exemple le seigle ergoté, qui est loin de laisser soupçonner, par ses propriétés physiques et chimiques, l'énergie de son action spéciale sur l'utérus. Si l'on ne doit pas accueillir avec crédulité tout ce que les anciens nous ont dit sur les propriétés des plantes, il ne faut pas non plus toujours rejeter sans examen ce que l'apparence ne justifie pas, ou même ce qui nous paraît absurde.

Plusieurs autres espèces (*salix fragilis, salix triandra, salix vitellina, salix purpurea, salix caprea,* etc.) ont été essayées et ont donné des résultats à peu près semblables. C'est le saule marceau (*salix caprea*) que Wilkinson a préconisé. Comme fébrifuge, je n'ai jamais employé que le saule blanc, qui, dit-on, contient plus de salicine que les autres espèces.

Il faut que l'écorce de saule soit prise sur des branches de deux, trois ou quatre ans, récoltées avant la floraison, desséchées promptement à l'étuve et conservées à l'abri du contact de l'air et de l'humidité.

SALICINE.*

La salicine, principe immédiat retiré de l'écorce de plusieurs espèces de saules et de peupliers, est d'un aspect nacré, d'une saveur très-amère, un peu soluble dans l'eau froide, très-soluble dans l'eau chaude, insoluble dans l'éther et dans les huiles volatiles, soluble dans les acides sans se combiner avec eux. Son action sur nos organes l'a fait considérer comme un tonique puissant. Proposée comme succédané du sulfate de quinine, la salicine a été employée avec succès dans les fièvres intermittentes et dans toutes les affections qui ont une marche périodique ; mais comme elle doit être administrée à plus forte dose, le prix en devient presque aussi élevé en pharmacie que celui de ce dernier. On a administré la salicine à la dose de dix, quinze et jusqu'à 100 décigram. dans de nombreux cas de fièvres intermittentes, et les succès ont été nombreux, quoi qu'en dise le professeur Trousseau. Si ce médecin révoque en doute la propriété fébrifuge de la salicine, M. Magendie la considère comme jouissant d'autant d'efficacité que la quinine et la cinchonine. M. Andral a administré la salicine à douze fiévreux : chez six malades l'accès a manqué après la première dose du médicament ; chez deux, il n'est revenu qu'une seule fois ; il a échoué chez les quatre autre. « Cette substance, dit M. Barbier (*ouv. cit.*), s'est montrée un remède plein d'efficacité dans le traitement des fièvres quotidiennes, tierces, doubles-tierces et quartes. Je l'ai mise assez souvent en usage pour avoir reconnu que la salicine est une découverte précieuse pour la médecine. » Une foule d'autres médecins, tels que Miquel (*Gaz. méd. de Paris, janvier* 1830), Noble, médecin à Versailles, Lefebvre, etc., ont obtenu de la salicine, administrée comme fébrifuge, les résultats les plus avantageux.

Serre a employé avec succès la salicine dans un cas de

névralgie faciale intermittente. Lenz (*Journ. de Hufeland*, *août* 1833) s'en est bien trouvé dans la toux chronique qui persiste à la suite des affections aigües de la poitrine et surtout dans celle qui résulte de la grippe. La salicine a encore été utile dans les maladies chroniques avec paroxismes fébriles périodiques, les flux muqueux atoniques, les diarrhées colliquatives ; en un mot, dans tous les cas où la quinine est indiquée.

SAXIFRAGE.

1° Saxifrage blanche ou granulée, Sanicle de Montagne (*Saxifraga granulata* L.) Cette plante croît sur les bords des bois et dans les pâturages secs. Les petits tubercules qui composent sa racine ont une saveur un peu amère. Bergius a remarqué que leur décoction aqueuse noircissait lorsqu'on y versait du sulfate de fer, ce qui décèle un principe astringent. On leur a gratuitement attribué la propriété de dissoudre les calculs urinaires et d'en favoriser l'expulsion. Comme beaucoup d'autres plantes légèrement amères et astringentes, la saxifrage peut exciter l'action des reins et provoquer, lorsqu'il y a absence d'irritation, la sécrétion de l'urine ; mais elle est, sous ce rapport, au-dessous de beaucoup d'autres végétaux qui possèdent la même propriété.

2° Saxifrage de Sibérie (*Saxifraga grassifolia* L.) Les feuilles de lierre qui servent ordinairement pour le pansement des cautères entretiennent une odeur extrêmement désagréable ; celles de poirée ou bette ont l'inconvénient de se dessécher promptement, de devenir friables, et d'adhérer ainsi aux bords de la plaie. M. Rousseau (*Journ. de méd. et de chir. prat.*, t. 1er, p. 189) a conseillé de remplacer ces plantes par les feuilles de la saxifrage de Sibérie, que l'on cultive dans nos jardins, où elle montre de bonne heure ses jolies fleurs d'un rouge foncé. Cette plante n'étant pas détruite par la gelée peut servir pendant toute l'année. Je l'ai employée avec avantage pour le pansement des vésicatoires.

SCABIEUSE.

Scabiosa pratensis hirsuta (T.)
Scabiosa arvensis (L.)

La scabieuse des champs est très-commune. On la rencontre partout, le long des chemins, dans les prés, etc. On emploie la racine, l'herbe et les fleurs.

Préparations et doses.

A L'INTÉRIEUR : *décoction ou infusion*, de 30 à 60 gr. par kil. d'eau. *Eau distillée* (1 sur 2 d'eau), de 50 à 100 gram. en potion. *Extrait*, de 1 à 4 gram. et plus, en potions, pilules, etc.

Propriétés.

La scabieuse était autrefois regardée comme sudorifique, dépurative, etc , et employée dans les affections cutanées (1), la phthisie pulmonaire, la fin des pleurésies et des pneumonies, l'empyrème, les catarrhes chroniques.

Malgré l'autorité de Boerhaave, qui accordait beaucoup d'avantages à la décoction miellée de scabieuse dans le traitement des pleurésies et des pneumonies parvenues à leur dernière période, je ne puis distinguer cette plante d'une multitude d'autres de la même nature, et dont l'action est si faible, les effets si peu appréciables, qu'on peut les employer dans les maladies du caractère le plus opposé, avec la même apparence de succès.

Des bains préparés avec la scabieuse n'ont pas été plus utiles que son usage à l'intérieur. Les paysans en font des gargarismes contre les maux de gorge. Cette plante, d'une saveur un peu amère et astringente, que l'on peut regarder comme un faible topique, est encore prescrite par quelques médecins ; mais c'est plutôt par habitude que par persuasion. C'est principalement contre les maladies chroniques de la peau, tels que les dartres, la teigne, la lèpre, etc., qu'on la met encore en usage.

SCEAU DE SALOMON,

GRENOUILLET, MUGUET ANGULEUX.

Sigillum Salomonis sive polygonatum (T.)
Convallavia polyganatum (L.)

Cette plante, très-commune, croît dans les bois et dans les lieux ombragés.

La racine de sceau de Salomon, d'une saveur douceâtre, visqueuse, un peu âcre et amère, est un astrigent léger, agissant à peu près comme la grande consoude. On en conseillait autrefois l'usage dans la goutte, la gravelle, la leucorrhée, les hémorrhagies, etc. On l'appliquait sur les

---

(1) Le nom de *scabiosa* rappelle la propriété antipsorique attribuée longtemps à cette plante : — « *Urbanus per se nescit pretium scabiosæ*, » dit l'école de Salerme.

contusions, les ecchymoses. Elle est aujourd'hui presque inusitée. Les bonnes femmes pilent cette racine avec autant de celle de grande consoude, pour appliquer sur les contusions, et pour guérir les hernies, qu'un bandage vient ensuite consolider. Les cultivateurs donnent quelquefois la racine de grenouillet hachée dans l'avoine des chevaux qui ont le farcin.

[« Quelques auteurs, dit Loiseleur-Deslongchamps, rapportent que 4 grammes de racine de cette plante, ou dix à quinze de ses fruits, provoquent le vomissement, ce qui ne s'accorde nullement avec ce que disent Linné et Bergius. Selon ces auteurs, des paysans suédois, dans un temps de disette, ont mêlé de ces racines avec de la farine de froment, et ils en ont fait une sorte de pain d'une couleur brunâtre et d'une consistance visqueuse; mais il n'est pas question que ce pain ait fait vomir. » (*Dict. des Scienc. méd.*, t. 50, *p.* 134.)

SCEAU DE NOTRE-DAME,

TAME COMMUN, TAMISIER, RACINE VIERGE, VIGNE SAUVAGE, VIGNE NOIRE, HERBE AUX FEMMES BATTUES.

Tamnus sive sigillum beatæ mariæ officinarum (T.)
Tamnus communis (L.)

Cette plante vient spontanément dans les bois et dans les haies du milieu et du midi de la France. La racine est usitée.

Propriétés.

Le tame est une plante purgative tout-à-fait oubliée et qui cependant mérite une place dans l'officine du médecin de campagne. A petite dose, elle est apéritive et diurétique. Sa racine sèche, en poudre, purge à la dose de 2 à 4 grammes.

L'odeur et la saveur de cette plante semblent annoncer des propriétés énergiques. Sa racine, remplie d'un suc visqueux, d'une saveur âcre, d'une odeur nauséabonde, a été considérée depuis longtemps comme cathartique (1), hydragogue, apéritive. Lobel la regarde comme exerçant une action spéciale sur l'appareil urinaire et utérin ; elle peut augmenter la sécrétion des urines graveleuses et glaireuses,

---

(1) D'après J. Rai, Martin Lester, médecin anglais, a donné souvent la racine de tamisier, en substance ou en extrait à grande dose, sans jamais observer qu'elle purgeât, fît vomir ou parût agir d'aucune manière sensible. (Loiseleur-Deslongchamps, *Dict. des Sc. méd. t.* XXI, *p.* 44.)

et favoriser les règles. Celse en conseille l'usage pour détruire la vermine de la tête.

Les guérisseurs de campagne font manger les premières pousses tendres de cette plante, comme les asperges, pour *diminuer la rate* pendant ou après les fièvres intermittentes. Ils l'appliquent sur les contusions et les ecchymoses après l'avoir pilée ou ratissée ; elle est résolutive comme celle de Bryone.

Je n'ai aucun fait à citer en faveur de cette plante, que je me propose d'essayer. Elle se rencontre rarement dans nos contrées.

SCILLE, *

SCILLE MARITIME, SCILLE OFFICINALE, GRANDE SCILLE, SQUILLE ROUGE, OIGNON MARIN, ORNITHOCALE MARINE, CHARPENTAIRE.

Cette plante croît sur les plages sablonneuses de la Méditerrannée et de l'Océan ; on la trouve abondamment en Bretagne et en Normandie. On emploie sa bulbe ou oignon.

Préparations et doses.

A L'INTÉRIEUR : *poudre*, de 5 à 50 cent. en pilules, dans un véhicule liquide, etc.

Teinture (1 sur 4 d'alcool à 22°), de 1 à 8 gram. en potion.

Vin (1 sur 16 de vin), de 15 à 60 gram.

Vinaigre (1 sur 12 de vinaigre fort), de 5 à 10 gram. en potion.

Oximel (1 de vinaigre scillitique sur 2 de miel), de 15 à 30 gram. en potion.

Extrait alcoolique (1 de scille sèche sur 5 d'alcool à 22°), 5 à 20 cent. pilules.

Extrait aqueux, par infusion (1 fraîche sur 4 d'eau), rarement employé, 5 à 20 cent. pilules.

A L'EXTÉRIEUR : de 10 à 60 cent. *en friction* ou par la méthode endermique.

Décoction, de 8 à 15 gram. en lavement de 350 gram. d'eau.

Teinture, de 10 à 15 gram. en frictions à l'hypogastre, à l'intérieur des cuisses, etc.

Vin, de 50 à 60 gram. en lotions.

Vinaigre, de 10 à 50 gram. en lotions.

Pulpe, en cataplasme comme rubéfiant, maturatif.

Pommade (1 de poudre sur 2 d'axonge), de 4 à 15 gram. en frictions.

Oximel, de 50 à 60 gram. en gargarisme.

Propriétés.

La scille, à l'état frais, a une odeur vive et pénétrante, une saveur âcre et très-amère; les émanations qui s'en échappent irritent les yeux et la muqueuse nasale. Appliquée sur la peau, elle produit la rubéfaction; à l'état sec, elle est inodore, à moins d'âcreté, mais elle conserve toute son amertume.

A haute dose, la scille agit à la manière des poisons narcotico-âcres; elle produit des nausées, des vomissements, de la cardialgie, des coliques, l'hématurie, la strangurie, la superpurgation, l'inflammation et la gangrène de l'estomac et des intestins, des mouvements convulsifs et la mort. C'est un médicament qu'il faut employer avec prudence. Lange *(Rem. domest., p.* 176) dit qu'une femme d'Helmstad, attaquée de tampanite, à laquelle un charlatan en fit prendre une trop grande dose, en mourut; on lui trouva l'estomac enflammé. M. Orfila a constaté ces dangereux effets de la scille sur des chiens, même appliquée à l'extérieur dans l'épaisseur des chairs,

A petite dose fréquemment répétée, cette racine excite principalement les reins et augmente la sécrétion urinaire. Elle a été considérée à juste titre par les anciens et les modernes, comme le plus puissant des diurétiques. Sous ce rapport, on l'a employée avec beaucoup de succès dans l'anasarque, l'hydrothorax, les infiltrations séreuses en général. Cependant elle ne produit aucun effet dans l'hydropisie enkystée des ovaires, et réussit rarement dans l'ascite. « Que peut cette plante, dit Alibert, contre les squirrosités, les tubercules, les kystes, les concrétions ou autres altérations des organes, qui produisent les épanchements hydropiques? Je réponds à cela que lorsque l'hydropisie n'est pas le résultat d'une lésion organique incurable, la guérison peut avoir lieu après l'écoulement des eaux, et que, dans le cas contraire, on obtient toujours du soulagement, une guérison apparente qui fait gagner du temps et console le malade en le livrant aux douces illusions de l'espérance. »

La scille exerce aussi une action très-marquée sur la muqueuse pulmonaire, et provoque l'expectoration dans les affections de poitrine où des mucosités tenaces engouent les ramifications bronchiques; elle convient, à ce titre, à la fin des pneumonies, dans certains catarrhes chroniques, dans l'asthme humide, l'infiltration pulmonaire, etc., lorsque, toutefois, il y a absence d'irritation et de fièvre. On en a aussi recommandé l'usage dans certaines maladies des voies urinaires exemptes de douleur et d'inflammation, telles que la néphrite calculeuse, l'albuminurie, le catarrhe chronique de la vessie.

M. Giacomini (*Trad. de la Pharmacologie, p.* 182) regarde la scille comme douée d'une vertu hyposthénisante cardio-vasculaire, et, selon lui, les propriétés diurétiques et expectorantes, etc., ne sont que des effets secondaires et subordonnés à son action primitive.

Si la scille convient chez les sujets lymphatiques, d'une sensibilité obtuse, et lorsqu'il n'y a plus de chaleur, d'irritation ni de fièvre, elle est évidemment contre-indiquée chez les sujets irritables et très-nerveux, ou qui ont une disposition imminente aux phlegmasies, aux hémorrhagies, à la phthisie sèche ou nerveuse, dans les cas de fièvre, d'inflammation, d'excitation des voies digestives, de douleurs vives, etc. Ce n'est pas seulement par une trop forte dose que ce médicament peut être nuisible. Il peut encore devenir funeste, même à petite dose, soit par une disposition idiosyncratique des organes qui en reçoivent l'action, soit à l'occasion de l'état d'irritation morbide-latente de ces mêmes organes. Quarin rapporte un cas où douze grains de scille suffirent pour causer la mort. Il est donc prudent de ne commencer que par des doses légères, qu'on augmente graduellement ; quand des nausées se manifestent, on doit les diminuer.

L'on doit, de temps en temps, suspendre l'usage de la scille, car longtemps continué, même en très-petite quantité, cet usage trouble les digestions et produit une sorte de gastrite, ce qui arrive également par l'action prolongée des amers sur la muqueuse gastro-intestinale.

Associée à la digitale, la scille est employée dans les maladies de cœur, l'hydro-péricarde, les palpitations, pour ralentir le pouls et produire en même temps une diurèse abondante. Ce mélange convient surtout s'il y a dyspnée, étouffement, etc., symptômes souvent dûs à l'infiltration du tissu pulmonaire. Unie au calomel, cette racine devient plus diurétique et agit plus efficacement sur les absorbants. M. Bertrand la mêle à l'oxide noir de fer pour combattre les hydropisies atoniques. Dans la vue de diminuer son action trop irritante, ou de modifier ses propriétés suivant l'indication, on l'unit encore à l'opium, à l'ipécacuanha, à la gomme ammoniaque, à la scammonée, au vin d'Espagne, au savon, aux aromates, aux antispasmodiques, aux mucilagineux, etc.

Employée en frictions, la scille agit également comme diurétique. La teinture est ordinairement préférée pour ce mode d'administration. On en use depuis quatre grammes jusqu'à huit chaque fois. Une plus grande quantité pourrait causer des accidents analogues à ceux que produit le médicament pris à l'intérieur. On se sert souvent pour ces frictions de parties égales de teinture de scille et de celle de digitale, auxquelles on ajoute quelquefois autant d'huile essentielle de térébenthine. Je me suis très-bien trouvé de ce dernier mélange en frictions sur la région lombaire, sur l'hypogastre et à l'intérieur des cuisses, dans l'albuminurie chronique, la leucophlegmatie, l'hydrothorax, etc., surtout lorsque l'état des voies digestives s'opposait à l'usage intérieur de la scille et des autres diurétiques irritants. Les lavements de décoction de scille peuvent agir efficacement comme révulsifs. Schmveker (*Dissert. de Scillâ*) les a conseillés dans les commotions cérébrales et dans les blessures graves de la tête. Larrey (*Mém. de Chir. milit.*) appliquait des cataplasmes de bulbes de scille, cuits sous la cendre, sur les bubons pestilentiels pour en hâter la suppuration.

La poudre de scille n'est pas facile à préparer. Les squammes de cet oignon détachées, doivent être préliminairement desséchées au soleil en été, à l'étuve en hiver. Quand elles ne sont pas très-sèches, elles moisissent dans les bocaux et ne se pulvérisent pas. La poudre devient aussi humide et s'altère si elle n'est pas conservée dans un lieu sec.

La scillitine, découverte par Vogel, est le principe immédiat auquel, d'après ce chimiste, la scille doit sa propriété active; elle est inusitée.

SCILLE PENCHÉE,

JACINTHE DES BOIS, POTELET.

Hyacinthus pratensis (Lam.)
Hyacinthus non scriptus (L)

Cette plante, qui fleurit en avril et mai, se trouve en abondance dans nos bois.

Suivant M. Leroux, pharmacien à Versailles (Poiret. *Hist. phil. des plant. d'Europe*, t. 3, p. 289), les bulbes de jacinthe des bois contiennent en abondance une substance gommeuse ayant les propriétés physiques et chimiques de la gomme arabique, et pouvant servir aux mêmes usages. Cette plante, étant partout très-abondante, la gomme qu'on en pourrait extraire serait d'un prix très-peu élevé, et, partant, de nature à fixer l'attention des économistes. En attendant, le médecin de campagne peut tirer parti de ce nouveau mucilage en l'obtenant par la solution aqueuse de la pulpe et l'évaporation jusqu'à consistance convenable.

SCOLOPENDRE,

DORADILLE SCOLOPENDRE, LANGUE DE CERF, LANGUE DE BŒUF.

Lingua cervina officinarum sens colopendrium (T.)
Asplenium scolopendrium (L.)

Cette plante se trouve partout, dans les fentes des rochers, les puits, etc.

Propriétés.

La scolopendre est un astringent léger, jadis employé dans un grand nombre de maladies de poitrine, des voies urinaires, etc., et presque inusitée de nos jours. On la donne en décoction (30 à 60 gram. par kil. d'eau.)

Les qualités physiques de la scolopendre consistent dans une faible stypticité et dans un léger arôme. C'est une de ces plantes qui, malgré les éloges pompeux dont elles ont été l'objet, ont plus d'effet sur la transpiration, la sécrétion de l'urine, etc., par l'action de la chaleur et de l'eau qui leur servent d'excipient, que par leurs propriétés.

[Nous devons dire, néanmoins, qu'on employait autrefois cette plante comme apéritive, béchique, splénique, hépatique, dans les obstructions des viscères abdominaux, principalement dans celles de la rate, dans le crachement de sang, les diarrhées atoniques, les affections catarrhales, la gravelle, etc.]

SCORDIUM (1).

Chamœdrys palustris, canescens (T.)
Tancrium chamœdrys.

Propriétés.

Galien rapporte qu'à la suite d'une bataille, les morts, qui étaient gisants sur des plants de scordium, furent longtemps exempts de putréfaction, et qu'ainsi fut découverte la pro-

---

(1) Voyez Germandrée aquatique, p. 190.

priété antiseptique de cette plante. Sans attacher à cette fable plus d'importance qu'elle n'en mérite, on peut employer le scordium comme topique stimulant, soit en cataplasme, soit en poudre, contre les ulcères sordides, atoniques, la gangrène, la pourriture d'hôpital, etc. Je l'ai appliqué sur un ulcère qu'il a parfaitement détergé. Comme toutes les plantes toniques et excitantes, le scordium augmente le ton de l'estomac et des intestins, et l'action de la plupart de nos organes sécréteurs. Sa propriété anthelmintique est plus faible qu'on ne le croit généralement, et celle qu'on lui a attribuée comme fébrifuge est plus que douteuse. Elle ne m'a pas réussi dans trois cas de fièvres intermittentes où je l'ai employée; et comme vermifuge je l'ai mise en usage sans en éprouver un succès bien constaté. Entre autres faits, je citerai celui d'un enfant de quatre ans qui, après en avoir pris en infusion concentrée pendant cinq jours, ne put être débarrassé de plusieurs ascarides lombricoïdes que par l'emploi de l'ail bouilli dans le lait.

SCROPHULAIRE AQUATIQUE,

HERRE DU SIÉGE, BÉTOINE D'EAU.

Scrophularia aquatica major (T.)
Scrophularia aquatica (L.)

La scrophulaire se trouve partout dans les lieux humides, les fossés remplis d'eau, les bois, etc. On emploie toute la plante.

Propriétés.

Les différentes parties de la scrophulaire ont une saveur amère et une odeur fétide.

Si les succès qu'on attribue à la scrophulaire, et qui semblent lui avoir fait imposer le nom qu'elle porte, sont réels, c'est évidemment à l'excitation qu'elle exerce sur les organes qu'ils sont dus. On a observé, en effet, qu'à haute dose cette plante provoque la purgation et même le vomissement : c'est une propriété que j'ai constatée. Je ne conseillerai pas, cependant, de l'employer comme vomitif ou comme purgatif, à cause de l'inconstance et de l'irrégularité de ses effets sur la contractibilité du tube digestif.

La décoction de racine de scrophulaire, à la dose de 30 gram. dans 300 gram. d'eau, aromatisée avec un peu de semence d'angélique et administrée à un enfant de dix ans, très-sujet aux affections vermineuses, a provoqué deux vomissements et déterminé quatre selles abondantes avec expulsion de quatre ascarides lombricoïdes. Comme je n'ai que ce seul fait à citer sur les propriétés purgatives et anthelmintiques de la scrophulaire, je me propose de me livrer à de nouveaux essais sur l'emploi de cette plante, et je le ferai avec d'autant plus d'intérêt que peu de médecins s'en sont occupés, et qu'elle est tombée dans une sorte d'oubli que je ne crois pas mérité.

Tragus recommande la graine de cette plante contre les vers, à la dose de quatre grammes.

On faisait usage autrefois de la racine de scrophulaire en décoction, ou en poudre à la dose de deux à quatre gram., contre les scrophules, les hémorroïdes, la gâle, les dartres et autres maladies de la peau. Divers auteurs ont employé la décoction de scrophulaire en cataplasme, en fomentation, dans les mêmes affections et sur les ulcères atoniques ou gangréneux; on a même prétendu qu'elle était extrêmement utile pour favoriser la cicatrisation des plaies. On raconte, en effet, que les chirurgiens, pendant le long siége de La Rochelle, sous Louis XIII, en faisaient un grand usage pour guérir toutes sortes de blessures, ce qui lui fit alors donner le nom d'*herbe du siége.* Mais si l'on réfléchit un instant que les plaies guérissent parfaitement et beaucoup plus promptement par l'usage de l'eau simple que par tout autre moyen, on réduira à sa juste valeur la décoction de racine de scrophulaire considérée comme vulnéraire. Disons, cependant, que l'action stimulante de cette plante a pu modifier des plaies de mauvais caractère, tonifier les chairs, prévenir ou combattre la tendance à la pourriture d'hôpital.

D'après Boulduc et le botaniste Marchand, j'ai employé les feuilles de scrophulaire pour corriger la saveur désagréable du séné, en faisant infuser parties égales des deux plantes. Le mauvais goût de ce dernier a été, en effet, en grande partie enlevé sans en altérer en rien la vertu purgative. Ce fait est d'autant plus difficile à expliquer que la scrophulaire a elle-même une odeur fétide et nauséabonde qui se trouve considérablement diminuée par cette association.

SEIGLE.

Secale hybernum vel majus (T.)
Secale cereale (L.)

Le seigle est rafraîchissant et légèrement laxatif. Il est plus usité comme aliment que comme médicament. Sa farine peut être employée aux mêmes usages que celle du froment. Appliquée en cataplasme, elle est émolliente et résolutive, mais elle s'aigrit trop tôt et devient irritante. J'ai employé avec avantage le seigle légèrement concassé en décoction (30 à 60 gram. et plus par kil. d'eau), contre la constipation, quand tous les moyens ordinairement mis en usage contre cette affection avaient été inutilement administrés. Cadet de Vaux prétend que ceux qui se nourrissent de pain de seigle sont rarement atteints d'apoplexie : on sait vulgairement que la liberté du ventre dégage la tête, et diminue par conséquent la tendance aux congestions cérébrales.

Wauters (*Répert. remed. indig.*, p. 173) rapporte plusieurs observations sur l'efficacité du pain de seigle fortement torréfié, contre les fièvres intermittentes. La plus remarquable est celle d'une fièvre quarte qui durait depuis plus de deux ans, et avait constamment résisté au quinquina. Il administrait ce remède en décoction à la dose de 60 gram., 750 gram. d'eau, en deux fois, dans l'apyrexie, à la manière du café. Il le donnait quelquefois en poudre (15 gram. en trois doses dans l'apyrexie), avec la carcarille (2 à 4 gram.) et le sel de tartre (2 gram.)

SEIGLE ERGOTÉ,

ERGOT DU SEIGLE, SEIGLE CORNU, SEIGLE NOIR, CLOU DE SEIGLE, SEIGLE A ÉPERON.

Secale cornutum (T).
Sclerotium clavus (L.)

Le seigle ergoté, ou plutôt l'ergot du seigle, est une excroissance longiforme qui se développe sur l'ovaire du seigle, à la place de la graine de cette plante. Il est d'un noir violacé à l'extérieur, d'un blanc violet à l'intérieur, allongé, recourbé, d'une saveur amère, un peu âcre, d'une odeur légèrement vireuse.

Préparations et doses.

A L'INTÉRIEUR : *poudre récente*, de 50 cent. à 8 gram. en suspension dans de l'eau sucrée, du vin blanc, une potion, etc.
Infusion de poudre, de 2 à 8 gram. dans 150 à 500 gram. d'eau.
Vin (1 sur 40 de vin), de 10 à 100 gram. (plus rarement vomi.)
Teinture (3 sur 8), de 10 à 15 gram. en potion.
Sirop (1 sur 5 de sirop), de 15 à 60 gram. en potion.
Conserve pulvérulente, de 2 à 12 gram. en potion.
Huile, 20 à 50 gouttes dans un véhicule chaud. (Dr. Wright.)
A L'EXTÉRIEUR : *poudre*, de 8 à 15 gram. en lavement, injection.
Huile, en frictions, ambrocation, etc.

Propriétés.

A haute dose, le seigle ergoté est un irritant très-actif, suivi d'accidents graves quand on l'administre à l'intérieur ou que l'on en prend accidentellement; il produit des convulsions, le tétanos, la gangrène des membres et la mort. Ces effets sont connus sous le nom d'ergotisme.

A doses moyennes et longtemps continuées, l'ergot de seigle produit une sorte de narcotisme; à petite dose, sa propriété spéciale, et la plus remarquable, est de solliciter des contractions utérines dans les cas d'inertie de la matrice. On l'administre lorsque le travail de l'enfantement languit, quand les douleurs ont cessé ou sont trop faibles. Il convertit les douleurs lombaires en douleurs expultrices; mais il faut, dans tous les cas, que le col utérin soit suffisamment dilaté, que l'enfant ne soit pas d'un volume disproportionné avec les dimensions du bassin, qu'il se présente dans une position ne faisant pas obstacle à son expulsion, qu'il ait franchi le détroit supérieur, en un mot, qu'il ne manque pour son expulsion que des contractions utérines suffisantes.

L'action du seigle ergoté commence ordinairement au bout de 10 à 15 minutes; la durée de cette action varie d'une demi-heure à une heure et demie; elle s'affaiblit au bout d'une demi-heure, mais elle reprend son intensité si on administre une nouvelle dose. Les douleurs, au lieu d'être courtes et intermittentes comme les douleurs naturelles, sont vives, longues et plus ou moins permanentes. L'abdomen est plus dur et plns tendu que dans les contractions ordinaires de la matrice.

On emploie le seigle ergoté pour déterminer la sortie du placenta et des caillots sanguins retenus dans la matrice, ainsi que celle des corps étrangers développés dans sa cavité, tels que les polypes, les môles, les hydatides, etc. Il convient aussi pour faire cesser la métrorrhagie causée par l'inertie de l'utérus. Il ne survient presque jamais d'hémorrhagie utérine après les accouchements provoqués par ce médicament.

Les convulsions qui accompagnent le travail de l'enfantement ne sont pas une contre-indication à l'ergot de seigle, lorsque l'état de l'utérus est d'ailleurs favorable à son administration. Cette pratique n'est pas généralement adoptée. MM. Mérat et Delens, entr'autres, disent formellement qu'on ne doit point prescrire l'ergot dans ces cas. Cette opinion est trop exclusive. J'ai vu, chez une jeune anglaise de vingt ans, des convulsions persistant après la saignée et le bain tiède, céder immédiatement après l'enfantement accéléré au moyen de l'administration du seigle ergoté, qui, du reste, était indiqué par la lenteur du travail et la dilatation du col utérin. Dans les cas de pléthore générale on fera précéder son usage d'une saignée plus ou moins copieuse selon l'état de la malade et les circonstances que l'accoucheur peut seul apprécier. Ce médicament, précieux entre les mains d'un accoucheur habile, devient dangereux et peut même être mortel par une administration intempestive ou contre-indiquée.

La connaissance des vertus obstétricales de l'ergot date de longtemps. Ce ne fut pas sans étonnement que j'appris qu'il était en usage depuis plus de soixante ans dans nos campagnes comme moyen de provoquer l'accouchement. Dans certaines contrées de l'Allemagne, au rapport de J.-R. Camerarius (1688), les matrones l'employaient pour hâter l'accouchement (*Act. nat. cur. cent.* 6). On dit, dans l'Albert moderne, recueil imprimé en 1782, *p.* 1, *Art. accouchement laborieux*, comme recette populaire, que, pour faire accoucher incontinent, il faut prendre plein un dé à coudre de l'ergot qui se trouve sur les épis du seigle. La science s'empara de cette découverte, la discuta, en fit une judicieuse application, et l'adopta.

[Le docteur Stearns, dans une lettre adressée au docteur Akerley et insérée dans le *Magasin de médecine de New-York*, éveilla un des premiers l'attention des médecins sur l'emploi de l'ergot de seigle pour déterminer des contractions utérines et accélérer l'accouchement. Peu après, Olivier Prescot (*medical and phys. Journal*, *t.* XXXII, *p.* 90) publia un mémoire intéressant sur l'emploi de cette substance dans l'inertie de la matrice, la leucorrhée, les pertes utérines. A la même époque, et même auparavant, Desgranges, de Lyon (*nouv. Journal de médec.*, *t.* I, *p.* 54), instruit par des matrones, en constatait, par de nombreuses expériences, les vertus obstétricales. Les docteurs Goupil (*Journal des progrès*, *t.* III, *p.* 150), et Villeneuve (*Mém. sur l'emploi du seigle ergoté*) publièrent un mémoire où il résulte de l'analyse des travaux de leurs prédécesseurs et de l'exposition de leurs propres expériences, la preuve irréfragable de ce qui avait été dit jusqu'alors en faveur de ces mêmes vertus.

D'après tous les faits publiés jusqu'en 1835, suivant le docteur Bayle (*Bibl. de thérap.*, *t.* III, *p.* 534), sur 1176 cas d'accouchements ralentis ou empêchés par l'inertie de la matrice, 1051 ont été plus ou moins promptement terminés par l'emploi du médicament ; dans 111 cas l'ergot a échoué, dans 14 le succès a été modéré.]

Les propriétés obstétricales du seigle ergoté ne peuvent

donc plus être révoquées en doute. Vingt années de pratique comme médecin-accoucheur dans une ville populeuse, m'ont mis à même d'apprécier les services que ce précieux médicament rend à l'humanité. Combien de femmes qui, sans son administration, n'eussent pu accoucher que par l'application du forceps ! Je pourrais citer cent cas où ce médicament a été pour moi d'une utilité incontestable ; mais ces documents n'ajouteraient rien à ce qui est aujourd'hui généralement connu. Je me contenterai de raconter un fait récent et remarquable sur les effets que j'ai obtenu de l'ergot de seigle comme moyen de provoquer les douleurs expultrices et de prévenir l'hémorrhagie utérine consécutive. Je fus appelé le 25 mars 1845 chez M. Trollé, propriétaire cultivateur à Widhen, à l'effet de porter secours à sa femme qui, depuis quatre jours, était en travail d'enfantement, et auprès de laquelle se trouvaient MM. C. D........ et D..... médecins à Samer. A mon arrivée, je trouvai madame Trollé, âgée de trente deux ans et primipare, dans un grand état d'épuisement, n'ayant plus que de faibles douleurs et complètement découragée. L'enfant présentait la tête en première position, d'après ce que me dirent MM. C. D...... et D....., car, dans l'état de tuméfaction où elle était, il me fut impossible de reconnaître cette position. On avait tenté plusieurs fois d'appliquer le forceps. Ces essais infructueux avaient produit une désolation telle que l'on s'attendait à la mort prochaine de la mère et de l'enfant. J'annonçai que ce dernier n'était plus vivant, et je donnai la certitude que l'accouchement serait promptement terminé ; mais je déclarai, en même temps, que je ne pouvais répondre des accidents consécutifs, qu'une perte considérable pouvait avoir lieu, et que l'inflammation de l'utérus était souvent la conséquence d'un pareil état. J'appliquai, non sans difficulté, les branches du forceps, à cause de l'extrême tuméfaction de la vulve, et je parvins, après quinze à vingt minutes, à terminer l'accouchement.

Ce que j'avais prédit arriva ; une perte effrayante eut lieu immédiatement. J'allai chercher le placenta ; l'hémorrhagie diminua un peu, mais bientôt elle revint tellement abondante, que les affusions froides étant insuffisantes ; je ne pus m'en rendre maître qu'en injectant en abondance dans la cavité de la matrice un mélange de vinaigre et d'eau-de-vie. Le bas-ventre étant très-douloureux, je n'aurais employé la compression de l'aorte descendante qu'après avoir inutilement mis en usage les autres moyens. Les frictions sur l'hypogastre, l'introduction de la main dans l'utérus, et tous les moyens propres à rappeler la contractilité de cet organe furent employés et prévinrent une nouvelle perte. L'abdomen se boursoufla, une escarre gangréneuse se forma aux grandes lèvres et au périnée : mais les lavements, les applications émollientes sur le bas-ventre et une diète sévère, suffirent pour prévenir l'inflammation de l'utérus ou du péritoire. La malade, ne recouvrant que lentement ses forces, ne fut complètement rétablie qu'au bout de quarante jours.

En 1846, le 26 avril, on m'appela de nouveau pour accoucher madame Trollé. Le travail avait commencé la veille à onze heures du soir ; il était six heures du matin. Je trouvai la tête de l'enfant en première position dans l'excavation du bassin, mais n'avançant plus, quoique les douleurs fussent suffisamment expultrices. L'arcade du pubis, se dirigeant en arrière, diminuait les dimensions du détroit inférieur. Je crus devoir appliquer le forceps au moyen duquel je terminai l'accouchement en quelques minutes. L'enfant, du sexe masculin, était vivant et très-volumineux ; une perte survint comme après le premier accouchement, continua aussi après l'expulsion du placenta, et ne cessa qu'après l'injection dans l'utérus de parties égales de vinaigre et d'eau-de-vie.

Le 15 juin 1847, madame Trollé m'appela pour son troisième accouchement. J'arrivai près d'elle à neuf heures du matin. Le travail avait lieu depuis minuit ; les douleurs étaient suffisantes et de bonne nature ; le col utérin était souple, mince, dilatable et déjà dilaté de la grandeur d'une pièce de cinq francs ; la tête en première position, encore au détroit supérieur. Les douleurs augmentèrent, le col se dilata de plus en plus, les membranes se rompirent vers onze heures du matin, et une grande quantité d'eau s'écoula. Dès ce moment les douleurs se ralentirent et cessèrent enfin presqu'entièrement : la malade se découragea. Je lui fis administrer, à une heure après midi, quatre ergots de seigle (je n'avais pu m'en procurer davantage) récoltés en 1846, concassés et bouillis dans 80 à 100 gram. d'eau. Trois minutes après, la malade fut comme réveillée en sursaut par une forte contraction utérine ; les douleurs vinrent coup sur coup et continuèrent avec la même violence; mais la tête rencontrant l'obstacle au détroit inférieur, fut amenée par le forceps à trois heures et demie. L'enfant, serré au cou par un tour de cordon ombilical, étant dans un état apoplectique, fut rappelé à la vie par la saignée qui résulta de la section prompte de ce cordon.

Deux choses sont à remarquer dans cette observation : 1° l'action prompte, très-énergique, et persistant pendant trois heures et demie, d'une dose très-légère de seigle ergoté, contre une inertie utérine portée au plus haut degré ; 2° l'absence de l'hémorrhagie qui avait suivi immédiatement les deux accouchements précédents. Ce dernier résultat était pour moi tellement certain, que je l'avais annoncé à l'avance.

J'ai remarqué, dans le plus grand nombre des cas qui se sont offerts à mon observation, que les effets du seigle ergoté étaient d'autant plus prononcés que l'inertie utérine était plus grande. Ceci paraît paradoxal, ou tout au moins inexplicable ; mais c'est un fait, et, en médecine comme dans toutes les sciences d'observation, un fait répété repousse brutalement toute théorie qui tendrait à l'anéantir.

Lorsque le seigle ergoté est imprudemment administré dans les cas de rigidité du col utérin, de pléthore locale s'opposant par une sorte de torpeur aux contractions utérines, ces contractions ne se développent qne peu ou point par l'action de ce médicament ; mais il en résulte une excitation vasculaire pouvant donner lieu à une métrite aigue.

J'ai observé un fait de cette nature chez la femme d'un épicier, âgée de trente-six ans, d'un tempéramment sanguin, d'une constitution forte et active. Cette femme, accouchant pour la quatrième fois, prit, par le conseil d'une sage-femme, une dose de seigle ergoté que je ne puis préciser, mais qui n'excédait pas 2 grammes. Le pouls s'accéléra, la face devint vultueuse, un état d'anxiété inexprimable eut lieu, et cependant les contractions utérines n'augmentèrent pas. L'orifice utérin avait quatre centimètres environ de dilatation ; mais il était épais et engorgé, sans trop de résistance. Je pratiquai une saignée du bras de 500 grammes, et prescrivis un bain tiède. Au bout de deux heures seulement les contractions utérines revinrent graduellement ; mais l'abdomen était tellement sensible que la couverture même ne pouvait être supportée. L'accouchement eut lieu naturellement au bout de huit heures ; mais le bas-ventre resta sensible au toucher, le pouls plein, dur et fréquent. Une nouvelle saignée du bras fut prntiquée, des lavements émollients, des fomentations avec la décoction de graine de lin et de tête de pavot furent prescrits. Ce ne fut qu'après une troisième saignée, pratiquée dans les premières vingt-quatre heures qui suivirent l'accouchement, que les symptômes s'appaisèrent, que les lochies parurent et que je pus espérer de sauver cette femme. Les suites de couches furent naturelles, et le rétablissement complet au bout de huit à dix jours.

Lorsqu'il existe de fortes contractions utérines sans progrès du travail, et qu'il y a en même temps pléthore, pouls plein et dur, turgescence de la face, pesanteur de tête, on ne doit point administrer l'ergot, mais pratiquer une saignée copieuse.

[Il est des médecins qui ne regardent pas la dilatation préalable du col utérin comme une condition indispensable pour l'emploi du seigle ergoté. M. Desgranges rapporte l'exemple d'une femme qui prit ce médicament avant le commencement du travail, et qui accoucha une demi-heure après. Hastam obtint le même résultat dans un cas où l'orifice était très-peu ouvert. Mais on sait que quelquefois le col utérin est souple, très-dilatable et cède facilement aux premières contractions de la matrice, ce qui explique la promptitude avec laquelle s'opèrent quelques accouchements naturels, et, par conséquent, l'effet immédiat du seigle ergoté dans ces circonstances. James Prowe, il est vrai, cite un autre fait où le col, qui était raide et peu dilaté, se ramollit et s'ouvrit après l'ingestion de 4 gram. d'ergot, et M. Chevreuil rapporte seize observations où 24 à 30 grains de cette substance déterminèrent la dilatation du col utérin et le travail de l'enfantement. Michel cite aussi seize cas de non-dilatation de l'orifice du col, dans lesquels ce dernier, par l'effet du seigle ergoté, s'ouvrit en quelques minutes plus qu'il n'aurait fait en quelques heures sans l'emploi de ce médicament. Ces faits prouvent seulement, à mon avis, que la non-dilatation du col utérin n'empêche pas l'action obstétricale du seigle ergoté ; mais cette action, quand le travail est si peu avancé et doit nécessairement se faire long-temps attendre, est intempestive et peut devenir dangereuse pour la mère par la nécessité de réitérer les doses du médicament, et pour l'enfant, par la compression plus longue que l'utérus, contracté sans relâche, lui fait subir.

Lorsque l'expulsion du placenta se fait trop attendre, ou que sa présence détermine des hémorrhagies, qu'il y a iner-tie de l'utérus manifestée par le défaut de contraction et l'absence du *globe rassurant* se présentant à l'hypogastre, l'ergot est indiqué. Aux observations dues a MM. Balardini, Davies, Duchâteau et Morgan, et qui ne laissent à ce snjet aucun doute, j'ajouterai comme assez remarquable le fait suivant : Madame Filiette, marchande de volaille à Samer, âgée de trente-sept ans, d'une constitution grêle et faible, d'un tempérament nerveux, était accouchée de son septième enfant depuis quarante-huit heures, lorsque, dans les premiers jours de janvier 1835, on m'appela en consultation. L'arrière-faix n'était point expulsé, et le cordon ombilical avait été rompu par les tentatives d'extraction ; aucune perte n'avait eu lieu, et cependant l'utérus paraissait être dans une complète inertie. Un état comateux existait depuis quarante heures environ ; le pouls était normal, mais faible ; des mouvements convulsifs avaient lieu de temps en temps aux paupières et aux lèvres ; la face était pâle, la peau fraîche, la respiration parfois suspirieuse. L'immobilité et l'assoupissement, que je considérais comme purement hystériques, alarmaient la famille et même mon confrère M. Grignon. Ce dernier, néanmoins, abandonnait la délivrance à la nature plutôt que de recourir à l'emploi du seigle ergoté, auquel il n'avait aucune confiance, et dont les vertus, d'ailleurs, étaient encore contestées par Dupuytren, et aussi par madame Lachapelle, qui, en raison de ses nombreux moyens d'expérimentation, devait faire autorité. Toutefois, je proposai d'administrer à la malade une potion composée de 4 gram. de seigle ergoté en poudre, de 30 gram. d'eau distillée de menthe poivrée, de 80 gram. d'eau distillée de fleurs de tilleul, et de 30 gram. de sirop d'écorce d'orange, à prendre en trois fois, de quart-d'heure en quart-d'heure. Huit minutes après la première prise, un état d'agitation se manifesta, le pouls devint plus fréquent et plus développé, la matrice se contracta, et, au bout d'un quart-d'heure, l'arrière-faix descendit dans le vagin, et fut immédiatement expulsé. Madame Filiette ouvrit les yeux, revint aussitôt à elle-même, et put nous adresser quelques paroles. Les lochies furent peu abondantes, et les suites de couches se passèrent comme d'habitude. Ainsi, l'action du seigle ergoté, dans cette circonstance, a fait immédiatement cesser des symptômes nerveux insolites, difficiles à expliquer, et coïncidant avec la rétention du placenta, en même temps qu'elle a porté la conviction dans l'esprit d'un confrère dont l'incrédulité ne voulait céder qu'à l'autorité irrésistible des faits. « L'expérience, dit Montaigne, est proprement sur son fumier au sujet de la médecine, où la raison luy quitte toute la place. »

Le seigle ergoté a été employé avec succès dans les hémorrhagies utérines autres que celles qui sont occasionnées par l'accouchement ; mais dans ces cas son effet est plus lent ; la guérison n'a lieu ordinairement que dans l'espace de plusieurs heures et même de plusieurs jours. L'ergot s'est également montré efficace dans les hémorrhagies ayant leur siége dans d'autres parties du corps. Spajrani, Pignacca et Cabini rapportent quatre observations d'épistaxis, huit d'hémoptysie, deux d'hématurie et une d'hematimèse arrêtées après l'emploi de ce médicament. Le docteur Ross *the Lancet*, vol. 2, p. 127—1845) a rapporté un cas de *purpura hemorrhagica* très-grave, où le seigle ergoté, administré de quatre heures en quatre heures, à la dose de

25 centigrammes dans une once d'infusion de roses composée, eût un succès aussi prompt qu'inespéré.

Le docteur Macgill a observé le fait suivant sur les bons effets de l'ergot dans les cas de môle hydatique : Une femme de quarante ans avait une affection utérine annoncée par des hémorrhagies qui se renouvelaient tous les soirs depuis trois mois ; à cette époque, le toucher fit reconnaître un corps saillant à l'orifice utérin. L'ergot de seigle fut prescrit, et, quelques minutes après son administration, un paquet d'hydatides, du volume de la tête d'un enfant, fut expulsé. Dès-lors, l'hémorrhagie cessa pour ne plus reparaître, et la malade recouvra promptement toutes ses forces et sa santé.

Bazzoni (*Annali univ. di medicina, omodei*) a publié des observations sur l'utilité de l'ergot de seigle contre la leucorrhée. Sur huit malades auxquelles il l'a administré, sept furent guéries en très-peu de temps. La plupart de ces leucorrhées étaient abondantes et existaient depuis plusieurs mois ; l'une d'elle durait depuis plusieurs années. Celle où l'on n'obtint que du soulagement était due à une lésion organique de l'utérus.

Le docteur Spajrani (*Annali univers. omodei*, Marzo, 1830) a tenté de combattre les congestions utérines qui sont souvent le début des phlegmasies chroniques de la matrice, en prescrivant l'ergot. Sur quatre femmes, trois furent guéries, une n'éprouva aucun soulagement. Depuis, plusieurs praticiens, et notamment Lisfranc (*malad. de l'utérus*, 1836), ont employé ce médicament avec succès dans le traitement des engorgements utérins. Il fait cesser, ou tout au moins diminuer graduellement les tiraillements de reins, presque constants dans ces affections. Le praticien que nous venons de citer rapporte un cas de grossesse avec douleurs névralgiques, prise pour une affection grave du col de la matrice, suivie de guérison et d'un accouchement heureux, après l'emploi du seigle ergoté à la dose de 15 cent. unis à un centigramme d'extrait d'opium pour chaque soir. (*ouv. cit.*, p. 122.)

Le seigle ergoté a été recommandé dans l'aménorrhée par Biegelon, Thacher, Beekmann, Béclard, Giacomini, etc ; mais Prescot croit que ce médicament est contre-indiqué dans ce genre de maladie. L'aménorrhée et la leucorrhée, comme beaucoup d'autres affections, tiennent à des causes si diverses, que l'on peut admettre que le seigle ergoté a pu réussir dans certains cas et être nuisibles dans d'autres cas en apparence identiques. C'est à la recherche des causes efficientes, du siége et de la nature des maladies, que le praticien doit s'attacher s'il veut distinguer le symptôme de l'affection essentielle et arriver à des inductions thérapeutiques vraiment rationnelles : « *ad primam mali causam, ad causœ occasionem et primordia deveniendum* (*Hipp.*) »

« Dans deux cas de paralysie, M. Barbier, d'Amiens, a observé, après l'ingestion de 36 grains, des secousses dans les jambes et les cuisses, et une émission d'urine par jet involontaire, d'où il a conclu que le seigle ergoté agit aussi sur le renflement lombaire de la moëlle épinière dans les cas d'affection de cet organe..» (*Bibl. de thér.*, t. III, *p.* 530.) De deux paraplégiques, auxquels M. Barbier le fit prendre, il y en eut un de guéri, l'autre resta dans le même état : tous les deux éprouvèrent des secousses dans les jambes et les cuisses. Ducros (*Lancet,* août 1835), de Marseille, rapporte plusieurs cas de guérison de paralysie des membres inférieurs par l'emploi de l'ergot pris en guise de café, à la dose 75 cent. à 1 gram. 50 cent par jour. Nous citerons le suivant comme très-remarquable : Un matelot fit une chute du haut d'un mât sur le tillac d'un vaisseau ; il devint impotent et cul-de-jatte. Pendant quelques temps il fut infructueusement traité par Delpech à l'aide des moxas et des moyens ordinaires ; l'ergot, entre les mains du docteur Ducros aîné, de Marseille, en obtint la guérison. M. Payan (*Bullet. de thérap.* 1841) a également rapporté quatre cas de paraplégie traités avec succès par le même moyen. M. Boudin (*Bouchardat, annal. de thérap.*, 1843,) a vu l'ergot réussir dans un cas d'abaissement et de paralysie du rectum compliquant une paraplégie, et dans un cas d'abaissement et de chute de la matrice. M. Ulo a raconté à la Société nationale de Médecine de Marseille (*procès-verb. de la séance publ. du* 3 *décemb.* 1848 *et compte-rendu des travaux de cette société pendant l'année méd.* 1847-1848, *p.* 52), l'histoire d'une demoiselle de quarante-sept ans, forte, à tempérament sanguin très-dévelopé, qui, à la suite d'une forte attaque d'apoplexie, fut atteinte d'une paralysie complète des membres inférieurs. Le vingtième jour de la maladie, la paralysie persistant, M. Ulo donna l'ergot de seigle en pilules, à la dose de 20 centigrammes. Après douze jours de traitement, il survint une légère amélioration ; ce médicament fut porté à 30 cent., et, au bout de deux mois et demi, la maladie fut tout-à-fait guérie. M. Ulo cite encore l'observation d'une femme qui, depuis deux mois, était hémiplégique, et chez laquelle l'ergot de seigle, administré de le même manière, produisit, après soixante jours de traitement, les résultats les plus favorables.

L'ergot de seigle a la propriété d'augmenter la contractilité de la vessie. M. Allier (*Journ. des conn. méd.* 1838), l'a employé avec succès dans des cas où la vessie avait perdu sa contractilité, par suite de sa distension excessive produite par l'accumulation de l'urine. M. Guersant fils (*Journ. de chim. méd., juin* 1839) a signalé aux praticiens l'application qu'il a faite de ce médicament pour déterminer l'expulsion des fragments de calculs résultant du broiement. C'est surtout chez les vieillards, dont la vessie a si peu d'action, que l'ergot est employé avec avantage.

Festler, Backer, Dalton, ont employé l'ergot dans les fièvres intermittentes. Sachero l'a préconisé contre les pertes seminales, et Clutterburck contre le rhumatisme. D'autres médecins l'ont recommandé dans l'hystérie, les névralgies internes, la chlorose, la gonorrhée, la diarrhée, etc.

Les opinions des médecins sur la propriété abortive du seigle ergoté sont contradictoires et laissent penser que les cas d'avortement causés par cette substance sont très-rares. Plusieurs femmes m'ont avoué en avoir fait usage sans résultat. Toutefois, comme une prédisposition particulière de l'utérus pourrait en favoriser l'action, on doit être très-prudent dans son emploi lorsqu'on soupçonne un état de grossesse.

Le mode d'administration de ce médicament varie suivant les cas. Dans l'inertie de l'utérus, survenant pendant le travail de l'enfantement, on emploie ordinairement la poudre à la dose de 1 gram. répétée à des intervalles d'une demi-heure; et suspendue dans un peu d'eau sucrée ou rougie, d'infusion de menthe, de tilleul, ou mieux dans du vin. Je la donne à la dose de 4 gram. dans une potion composée d'eau distillée de fleurs de tilleul, de menthe poivrée et de sirop d'écorce d'orange. Je fais prendre le tiers de cette potion; si, après une demi-heure, l'effet ne se manifeste pas, je réitère la même dose, et ainsi de suite pour le reste. On peut aussi donner cette potion par cuillerée toutes les dix minutes jusqu'à effet prononcé. Prescot donnait l'ergot en décoction (2 gram. par 100 gram. d'eau, divisés en trois doses, à prendre de vingt minutes en vingt minutes). Dans un cas, ce médecin en prescrivit 4 gram. en lavement. Je l'ai administré sous cette forme dans les cas où le vomissement s'opposait à son ingestion par la bouche.

Lorsque l'ergot est indiqué contre un état morbide et qu'il doit être continué pendant quelque temps, on doit l'administrer à doses fractionnées et rapprochées : on commence à la dose de 1 gram. 20 cent. divisée en six prises, pour arriver ensuite à 2 gram., et revenir graduellement à 1 gram. 20 cent., et diminuer successivement pendant huit à dix jours après la guérison, afin de prévenir les récidives.. On est quelquefois obligé de suspendre momentanément l'usage de ce médicament, à cause de son action stupéfiante, ce qui, néanmoins, arrive rarement, cette action étant ordinairement très-modérée ou presque nulle.

Le docteur Wright (*Journ. de pharm.*, t. 27, p. 430) a employé l'huile d'ergot avec le plus grand succès dans les cas où l'on administre le seigle ergoté en poudre ou en infusion. La dose est de 20 à 50 gouttes dans un véhicule chaud, telle qu'une infusion de thé, ou dans une potion légèrement spiritueuse. « L'effet de cette huile, dit cet auteur, est plus rapide et son ingestion moins désagréable que celle de l'infusion ou de la substance elle-même. »

L'ergot, bien que renfermé dans des flacons parfaitement bouchés, s'altère, est rongé par des mites et de grosses larves, et devient inerte après un an. L'emploi de celui que le temps a détérioré est probablement la cause qui a fait regarder ce médicament comme inefficace. La poudre ne doit être préparée qu'au moment de l'administrer, car elle perd promptement ses vertus. M. Debourge, de Rollot (*Journ. de méd. et de chirurg. prat.*, t. 2, p. 271), membre de la Société médicale d'Amiens, a proposé de le conserver par la méthode d'Appert. Il s'est assuré qu'après deux années de conservation par ce moyen, le seigle ergoté possédait encore toute sa vertu obstétricale. Mais il est plus sûr de le récolter chaque année et de ne le pulvériser qu'au moment de s'en servir.]

L'ergotine a été employée avec succès à l'intérieur (25 à 50 cent.), et à l'extérieur contre les hémorrhagies traumatiques, par M. Bonjean (*Journ. de méd. et de chir. prat.*, t. 21, p. 5.)

SÉNÉ BATARD, *

BAGUENAUDIER, BAGUENAUDIER ARBORESCENT, SÉNÉ D'EUROPE, FAUX SÉNÉ, ARBRE A VESSIE, CULOTIER.

Colutea arborescens (L.)
Colutea vesicaria (T.)

Cet arbrisseau croît naturellement dans quelques localités des départements méridionaux de la France. On le cultive dans les jardins paysagers ; les feuilles et les semences sont usitées.

Propriétés.

Les feuilles de baguenaudier ont une saveur âcre, nau-

séeuse. Boerhaave, Gesner, Garidel, Tablet, regardent ces
feuilles comme pouvant remplacer le séné. Coste et Wilmet
ont administré ce purgatif, à la dose de 30 à 100 grammes
en infusion dans un kil. d'eau, à des pauvres de la campagne, dont plusieure étaient atteints de fièvres intermittentes. Ces malades ont eu constamment sept à huit selles
abondantes, sans aucune fatigue. Bodart dit avoir toujours
employé avec succès la formule suivante : feuilles de Baguenaudier, 30 à 100 gram., racine verte de réglisse effilée, 30
gram., semence de fenouil sucré d'Italie, deux pincées ;
faites infuser sur les cendres chaudes pendant une nuit,
dans 1 kil. d'eau ; faites bouillir légèrement le lendemain
et passez, pour prendre le matin, à la dose de trois verres,
à deux ou trois heures d'intervalle, pendant deux jours de
suite. On falsifie, dit-on, le séné d'Alexandrie avec les feuilles
de Bauguenaudier. Ces feuilles fumées font couler une
grande quantité de sérosités nasales. Les semences sont
aussi purgatives.

SÉNEÇON, *

Senecio vulgaris (L.)
Senecio minor vulgaris (T.)

Cette plante, que l'on trouve en fleur pendant toute la
belle saison, croît abondamment dans les jardins et les lieux
cultivés. Toute la plante est usitée.

Propriétés.

Le seneçon, privé d'odeur et d'une saveur fade et herba-
cée, est émollient ; On le considérait autrefois comme apéritif, et on en conseillait la décoction dans la jaunisse et
les maladies du foie. En Angleterre, au rapport de Ray, on
donnait le suc de séneçon aux chevaux qui étaient tourmen-
tés par des vers. C'est peut-être d'après cela, dit Loiseleur-
Deslonchamps, que quelques médecins ont recommandé ce
suc à la dose de deux onces contre les vers intestinaux de
l'homme. Le docteur Finazzi (*formul. ecclect.* de Détilly,
1849, p. 99) prétend que le suc de séneçon récent, à la dose
d'une cuillerée à bouche, deux ou trois fois par jour, fait
cesser avec la rapidité de l'éclair, les convulsions les plus
violentes, surtout celles dont *la cause est inconnue!* et cela
sans tenir compte de la diversité de l'affection et par con-
sequent de celle des indications curatives. C'est de l'empirisme tout pur. Boerhaave employait le mélange d'oxicrat et
de suc de séneçon en gargarisme dans les maux de gorge

inflammatoires. On a conseillé cette plante cuite dans l'eau et converti en cataplasme contre l'engorgement laiteux des mamelles et les hémorrhoïdes douloureuses, les phlegmons, etc. Enfin, la décoction de séneçon peut, comme émolliente, être employée en lavement.

SERPOLET,

THYM SAUVAGE.

Serpillum vulgare (T.)
Thymus serpillum (L.)

Le serpolet, parmi les plantes aromatiques, est une des plus communes ; il croît partout, sur les pelouses sèches, les collines, le long des chemins, dans les terrains arides, etc. L'herbe fleurie est usitée.

Propriétés.

Cette plante, d'une saveur amère et d'une odeur agréable, est aromatique, excitante, tonique, carminative, etc. On l'emploie dans la dyspepsie, les flatuosités, l'aménorrhée par atonie. Je l'ai vu employer avec avantage en infusion aqueuse miellée dans l'asthme humide, les catarrhes chroniques, la coqueluche, comme l'hyssope, le lierre terrestre et autres plantes du même genre. Capuron *(Man. des Dames de Charité, p.* 39*)* conseille cette infusion contre la coqueluche.

J'ai souvent mis en usage le serpolet comme plante aromatique, qu'il est facile de se procurer. J'ai vu des gastralgies se dissiper par la seule infusion de cette plante prise en guise de thé. Elle convient dans tous les cas où il y a relachement, débilité, nécessité de solliciter l'action de la peau, d'augmenter les sécrétions ; c'est un remède populaire contre les fleurs blanches. On donne le serpolet en infusion (12 à 15 gram. par kil. d'eau), et en poudre (2 à 4 gram.), suspendue dans du vin ou mêlé au miel.

[Linné attribue au serpolet donné en infusion la propriété de dissiper l'ivresse et la céphalalgie qu'elle cause. Campegius compare cette plante au musc et recommande son suc contre l'hémoptysie, et sa décoction pour tuer les vers et exciter les règles. Son huile essentielle est excitante, antispasmodique, emménagogue (6 à 10 gouttes). Les bains préparés avec cette plante, comme avec toutes les plantes aromatiques, sont utiles dans la faiblesse générale, les rhumatismes chroniques, les scrophules, le rachitis, la paralysie, etc. Sa décoction est employée en lotion contre la gale, et réussit comme celle de menthe, de sariette, et en fomentation sur l'œdême, les infiltrations séreuses, les ecchymoses.

Le docteur Martineng, de la Seyne, vit, étant médecin à l'armée d'Italie, en 1795, l'aumônier d'un hôpital arrêter une hémorrhagie nasale qui avait résisté aux moyens ordinaires chez une jeune malade de quinze ans, en introduisant dans le nez la poudre de serpolet. Ce remède, *secret de famille*, disait le bon ecclésiastique qui n'en faisait pas un mystère, s'était montré tout aussi efficace, pris à l'intérieur, contre les hémorrhagies utérines. (*Gazet. de santé*, 1er déc. 1808).

SOLDANELLE,

CHOU MARIN, LISERON SOLDANELLE.

Convolvulus soldanella (L)
Convolvulus maritimus nostras rotan difolius (T.)

Cette plante croît sur les bords de la mer, dans les sables. On emploie les feuilles, les racines et la résine qu'on en retire.

Préparations et doses.

A L'INTÉRIEUR : *décoction des feuilles sèches*, de 10 à 15 gram. par 500 gram. d'eau.
Feuilles en poudre, de 1 à 4 gram. en bols, pilules, etc.
Racine en poudre, de 2 à 4 gram. en bols, pilules, suspension liquide, etc.
Résine, de 1 à 2 gram., dissoute dans l'alcool.

Propriétés.

La soldanelle était employée autrefois comme purgatif drastique contre les hydropisies passives, les engorgements atoniques des viscères abdominaux, la constipation par inertie des intestins, etc.

[Mathiole employait la décoction de cette plante avec la rhubarbe, comme un remède excellent contre l'hydropisie. Forestus (*observ. mèd.*, p. 162) et Gabriel Fallope la considéraient aussi comme un bon hydragogue.]

Les feuilles en décoction ont un effet infidèle. On doit employer la poudre des feuilles ou des racines, ou mieux, la résine, qui est un purgatif insipide et qui, dans tous les cas, peut remplacer le jalap, la scamonée. Les habitants des bords de la mer se purgent avec le suc de cette plante, qu'ils prennent à la dose d'une cuillerée à café à une cuillerée à bouche, suivant l'âge, dans un bouillon ou dans une tasse d'eau miellée. Buchoz (*Dict. univ. des plant.*, t. 3, *p.* 301) dit qu'en Provence on se purge avec un bouillon fait avec un collet de mouton et une poignée et demie de feuilles de soldanelle.

Cette plante ne mérite pas l'oubli dans lequel elle est tombée. Loiseleur-Deslonchamps a mis hors de doute sa propriété purgative. Sur quatre malades auxquels il donna les feuilles sèches en décoction, deux ont été très-bien purgés ; les deux autres n'ont épouvé aucun effet. La racine en poudre (50 à 60 cent.) ayant été ensuite administrée par le même praticien à vingt-quatre malades, ils eurent depuis une jusqu'à douze évacuations alvines. Treize malades ont pris la teinture (24 à 30 gram.) et dix la résine de soldanelle (75 cent. à **1** gram. 20 cent.) ; tous ont éprouvé des effets semblables à ceux des meilleurs purgatifs. (*Manuel des plantes indig.*, 2e *part.*, *p.* 39.)

SOUCI,

SOUCI OFFICINAL, SOUCI DES JARDINS.

Caltha vulgaris (T.)
Calendula officinalis (L.)

Le souci commun croît spontanément dans nos départements méridionaux ; on le cultive dans les jardins. On emploie toute la plante.

Préparations et doses.

A L'INTÉRIEUR : *décoction ou infusion*, de 30 à 60 gram. par kil. d'eau.

Suc exprimé, de 100 à 200 gram.

Extrait (par infusion 1 sur 4 d'eau), de 1 à 5 gram., en potion, pilules, etc.

A L'EXTÉRIEUR : *en décoction* pour fomentations, lotions, injections, feuilles en cataplasme.

Propriétés.

Le souci est stimulant, antispasmodique, résolutif, etc. ; on l'a employé dans l'aménorrhée athénique, l'hystérie, l'ictère, etc. Les gens de la campagne accordent à cette plante mille propriétés plus merveilleuses les unes que les autres. Ils l'emploient principalement dans la chlorose, la jaunisse et les scrophules. J'ai vu mettre en usage, contre les affections scrofuleuses, la décoction de houblon et de feuilles fraîches de souci. On joignait à cette décoction le suc de souci mêlé avec autant de vin blanc ; le malade prenait de ce mélange chaque matin, à la dose de 120 à 180 grammes, deux heures avant le déjeûner.

On emploie vulgairement la décoction concentrée d'armoise et de souci en fumigation dans le vagin, pour rappeler les règles.

Murhsbeck (*Bibl. méd.*, *t.* 28, *p.* 233) a rapporté deux cas de vomissements chroniques traités avec succès par l'extrait de souci administré à la dose de 20 centigrammes cinq fois par jour. Le docteur Carter (*Gaz. méd.*, *janv.* 1831) a également réussi à arrêter par le même moyen des vomissements opiniâtres.

J'ai employé avec avantage le souci pilé sur les tumeurs scrofuleuses ulcérées ; il m'a été utile sur des ulcères sordides et calleux ; les callosités sont manifestement ramollies par son action. Je l'ai aussi mis en usage, d'après une pratique populaire, dans les ophtalmies chroniques ; il y produit un bon effet quand il n'est pas contre-indiqué par une irritation trop vive de la conjonctive ; il m'a surtout réussi dans les cas de palpébrite chronique et d'ulcération scrofuleuse des paupières.

[Suivant Hecquet, les feuilles fraîches de cette plante, écrasées sur les verrues, font disparaître ces excroissances. Ses fleurs, macérées dans le vinaigre, ont pour cela une action plus energique.

La dessiccation, faisant perdre toutes les vertus du souci, on ne doit l'employer qu'à l'état frais.]

STAPHISAIGRE, *

DAUPHINELLE STAPHISAIGRE, HERBE AUX POUX, MORT AUX POUX.

Delphinium platanifolio staphysagria dictum (T.)
Delphinium staphysagria (L.)

Cette plante croît naturellement dans les lieux sablonneux et maritimes du midi de la France. On la trouve dans les environs de Montpellier. La semence est usitée.

Propriétés.

La semence de staphisaigre, d'une saveur amère, âcre et

brûlante, produit un sentiment de cuisson dans la bouche suivi d'une abondante sécrétion de salive. Elle a été conseillée, à l'intérieur, comme vomi-purgatif et anthelmintique à la dose de 60 cent. à 1 gram. 20 cent.; à plus forte dose, elle peut produire une inflammation assez violente pour occasionner la mort. On ne doit l'employer qu'avec une extrême circonspection. Son usage le plus ordinaire est à l'extérieur contre la maladie pédiculaire, la gale, et pour composer quelques emplâtres vésicatoires. Pour détruire les poux de la tête, on saupoudre cette dernière avec la poudre, ou bien on se sert en onction d'une pommade composée de 8 gram. de poudre de staphisaigre et de 24 gram. de cérat. Ranque (*Journ. de Corvisart, t.* 20, *p.* 503) dit avoir employé avec le plus grand succès, sur six cents galeux, des lotions pratiquées avec la décoction de 32 gram. de poudre de staphisaigre dans un litre et demi d'eau, à laquelle on ajoute un gramme 20 cent. d'opium. J'ai employé cette même décoction avec avantage dans le phthiriasis ou maladie pédiculaire.

La teinture de staphisaigre a été prescrite en frictions sur le front dans quelques cas d'amaurose et d'iritis, à la dose de 4 à 6 gram.

DELPHINE.

La Delphine, principe actif des semences de la staphisaigre, substance alcaline blanche, inodore, d'une saveur d'abord amère, puis âcre, est un poison violent; pris à la dose de 60 cent., il détermine les mêmes symptômes et les mêmes altérations de tissus que ceux qui sont produits par les graines de staphisaigre. Cependant on l'a administrée à la dose de 2 mill. à 7 cent. en pilules, et, en teinture, à celle de 50 cent. à un gramme 50 cent. dans une potion, dans certaines névroses, dans les névralgies, la paralysie, le rhumatisme, la goutte, les tumeurs glandulaires, l'anasarque, et principalement contre l'amaurose récente, l'iritis, l'opacité de la cornée, la cataracte capsulaire, l'otite, l'otorrhée, la paracousie, la surdité, l'otalgie, l'odontalgie. A l'extérieur, on emploie la teinture et l'huile de delphine en frictions ; on en fait aussi une pommade (20 cent. par 30 gram. d'axonge) qu'on emploie en onction (1).

---

(1) La delphine, découverte en 1819 par MM. Lassaigne et Feneulle s'obtient en faisant bouillir la décoction des semences de staphisaigre avec la magnésie, filtrant, lavant le résidu et le faisant bouillir dans l'alcool bouillant, filtrant et faisant évaporer.

SUMAC, *

SUMAC DES CORROYEURS, ROUX OU ROURE DES CORROYEURS, VINAIGRIER.

Rhus folio ulmi (T.)
Rhus coriara (L.)

Cet arbrisseau croît aux lieux secs et pierreux et sur les collines du midi de la France ; on la cultive dans les jardins paysagers.

Propriétés.

Le sumac est un tonique astringent. La décoction de ses feuilles ou de ses fruits est employée dans les diarrhées chroniques, les hémorrhagies passives, le scorbut. L'extrait aqueux des fruits, à la dose de 8 à 15 gram., est plus actif.

A l'extérieur, la décoction des feuilles ou des fruits est employée en gargarisme dans l'angine tonsillaire, le gonflement et l'ulcération scorbutiques des gencives, la vacillation des dents, la stomatite, etc. Cette plante est moins en usage dans le Nord que dans le Midi de la France où elle croît naturellement.

SUMAC VÉNÉNEUX, *

RHUS TOXICODENDRON.

Toxicodendron iriphillon (T.)
Rhus toxicodendron (L.)

Cet arbrisseau de l'Amérique du Nord est cultivé en France dans les jardins, où il se multiplie avec la plus grande facilité.

Préparations et doses.

A L'INTÉRIEUR : *infusion*, 1 à 2 gram. par 150 d'eau bouillante.
Extrait, de 50 cent. à 1 gram., 5 ou 4 fois par jour, et progressivement à 4 et 8 gram. chaque fois.
Sirop (2 de teinture sur 7 d'eau et 25 de sucre), de 15 à 30 gram. en potion.
Teinture, 4 à 10 gouttes dans 60 gram. d'eau distillée, à prendre par cuillerées à thé plusieurs fois par jour, progressivement jusqu'à 50 gouttes.
Poudre, 6 décigram. par jour en plusieurs prises (Bréva).

Propriétés.

Il existe autour de cette plante une atmosphère for-

mée par les effluves qui s'en dégagent; elle s'étend dans un
rayon de cinq à six mètres et est très-malfaisante : elle
produit, sans contact de l'arbre, du purit, des éruptions à la
peau, etc.

Les observations de Fontana, Gouan, Amoureux, Van-
Mous, et les expériences de M. Orfila, tendent à prouver :
1° que la partie la plus active du rhus toxicodendron est celle
qui se dégage à l'état de gaz lorsqu'il ne reçoit pas les
rayons directs du soleil ; 2° qu'elle agit comme les poisons
âcres ; 3° que l'extrait aqueux de cette plante, administré
a l'intérieur ou appliqué sur le tissu cellulaire, détermine
une irritation locale suivie d'une inflammation plus ou
moins intense, et qu'il exerce une action stupéfiante sur le
système nerveux après avoir été absorbé ; 4° qu'il paraît agir
de la même manière quand il a été injecté dans la veine ju-
gulaire.

Dufresnoy, professeur de botanique à Valenciennes, publia en 1788 des guérisons de dartres rebelles et de paralysies, soit récentes soit anciennes, par l'usage de cette plante.
Depuis cette époque, Van Baerlen, Rumpel, à Bruxelles ;
Pontingon et Gouan, à Montpellier ; Alderson, Kellie et
Duncan, en Angleterre, ont employé ce végétal avec sucès,
surtout dans le traitement de la paralysie des membres inférieurs. Il est à remarquer que c'est particulièrement dans
les cas où cette maladie est due à la débilité générale, au
rhumatisme ou à la goutte, et non lorsqu'elle le résultat
d'une lésion cérébrale apoplectique. Horsfield l'a donné
contre le tabès, l'hypocondrie, et Gibson dit en avoir retiré
de très-bons effets dans la phthisie pulmonaire. On assure
aussi avoir quelquefois guéri l'ambliopie et l'amaurose par
l'usage de cette plante. Lichtenfels dit avoir combattu, avec
le suc de sumac vénéneux, des ophtalmies herpétiques et scrophuleuses qui avaient resisté à une foule d'autres remèdes.
Ammon et Grunner prescrivent, dans les mêmes affections, la teinture à la dose de dix gouttes dans 60 grammes
d'eau distillée, à prendre par cuillerées à thé, plusieurs fois
dans la journée. M. Elsholz (*Encyclographie des Scienc.
méd.*) a employé, chez un enfant âgé de quatre ans, atteint
d'une ophtalmie scrophuleuse rebelle, la teinture de rhus
toxicodendron, qu'il fit prendre à la dose de quatre gouttes
dans deux onces d'eau (une cuillerée à dessert trois fois par
jour.) Il augmenta insensiblement la dose jusqu'à 8, 16 et
32 gouttes sur la même quantité d'eau. Le succès fut sur-
prenant. Duer a préconisé cette teinture contre le diabète
et l'incontinance d'urine. L'extrait est la forme la plus ordinairement usitée. Des médecins le croient vénéneux, tan-

dis que d'autres lui refusent toutes propriétés, ce qui tient sans doute au mode de préparation. Souvent la manière de confectionner les extraits leur fait perdre leurs qualités, surtout si elles résident dans un principe volatil. M. Baudelocques (*Journ. de méd. et de chir. prat.*, t. 8, p. 28) a employé sans succès, contre l'ophtalmie scrophuleuse, la teinture de sumac vénéneux, d'après l'indication de la pharmacopée de Saxe (suc récemment exprimé et alcool, parties égales, filtrés après plusieurs jours d'infusion.) « Peut-être, dit avec raison le rédacteur du journal que nous venons de citer, ne faudrait-il pas se hâter de conclure de ces expériences que la teinture de sumac vénéneux est sans action dans l'ophtalmie scrophuleuse. On s'était servi en effet, pour la préparation de cette teinture, de feuilles de sumac recueillies en automne. Il est probable que le suc qu'elles contenaient à cette époque jouissait d'une vertu beaucoup moins grande qu'au printemps, où les plantes poussent avec vigueur. Si quelques-uns de nos lecteurs voulaient répéter ces expériences, nous croyons qu'ils auraient quelque chance de succès en recueillant les feuilles au commencement de l'été. »

M. Fouquier (*Bullet. de la Faculté*, t. 5, p. 439), qui a administré d'énormes doses de cet extrait, dit ne lui avoir jamais vu produire aucun résultat en bien ni en mal, et qu'il n'a pas agi d'une manière appréciable sur l'estomac. Selon MM. Trousseau et Pidoux (*Trait. de thérap. et de mat. méd.* t. 1, p. 526), il ne résulte de son administration aucun inconvénient ; les fontions digestives ne sont pas troublées, et elles acquièrent au contraire plus d'activité. Ils ajoutent qu'il ne se manifeste aucun phénomène nerveux, si ce n'est quelquefois un spasme de la vessie, en vertu duquel les malades éprouvent un besoin fréquent d'uriner, une sorte de tenesme vésical ; mais cet inconvénient cède promptement à l'emploi de quelques lavements émollients et de quelques bains généraux. Toutefois, il ne faut jamais, sans précaution, ainsi que le fait judicieusement remarquer M. Giacomini (*ouv. cit.*), se permettre de prescrire une forte dose d'extrait tiré d'une plante vénéneuse, malgré l'inefficacité des doses ordinaires indiquées dans les bons traités de thérapeutique. On donne d'abord l'extrait de rhus toxicodendron à la dose de 50 cent. à 1 gramme trois à quatre fois par jour ; on augmente progressivement et de manière à arriver, en six semaines ou deux mois, à 4 ou 8 grammes chaque fois. Les malades prennent alors 12 à 30 grammes d'extrait en vingt-quatre heures.

SUREAU.

SUREAU NOIR , SÉU.

Sambucus fructu in umbella nigro (T.)
Sambucus nigra (L.)

Le sureau croît partout, dans les haies, les terrains gras et frais, etc. L'écorce intérieure, le liber de la racine, les feuilles et les fleurs sont usitées.

Préparations et doses.

A L'INTÉRIEUR : Comme *purgatif*, décoct. de 20 à 50 gramm. de liber, de baies ou de feuilles, par 500 gram. d'eau.
Suc de la racine, de 50 à 100 gram.
Infusion théiforme des fleurs sèches, comme *sudorifique*, de 2 à 10 gram. par kil. d'eau.
Eau distillée des fleurs, de 50 à 100 gram. en potion.
Extrait ou rob, de 10 à 60 gram.
Vin (100 gram. d'écorce intérieure pour 1 kilog. de vin blanc), 60 à 100 gram. et plus.
A L'EXTÉRIEUR: *Fleurs en infusion* pour fomentations, lotions, etc., ou en sachets; décoction de l'écorce ou des feuilles comme résolutive.

Propriétés.

Toutes les parties du sureau exhalent une odeur forte. Celle des feuilles, lorsqu'on les froisse, est très-désagréable. Les émanations de cet arbre, lorsqu'il est en fleur, suffisent quelquefois pour incommoder ceux qui y restent longtemps exposés.

Tout ce que nous avons dit sur l'hièble peut s'appliquer au sureau.

La seconde écorce de sureau, dont la saveur est douceâtre-amère, âcre et nauséeuse, est la partie de toute la plante qui a le plus d'énergie, à l'état frais. Son action sur les voies digestives se manifeste quelquefois par des vomissements, ordinairement par des selles abondantes. On a vu la violence de cette action, après l'ingestion d'une forte dose, produire des accidents, et surtout un état de débilité et de somnolence qu'on a attribué à la vertu prétendue narcotique de cette plante, et qui n'est sans doute que l'effet secondaire de la concentration de la vitalité sur le tube gastro-intestinal.

La vertu purgative de cette écorce est vulgairement connue depuis longtemps. Tragus l'employait en décoction dans le vin; Dodoens et Petrus Forestus parlent des propriétés hydragogues de son suc; Boërhaave l'administrait à la dose de 4 à 15 grammes dans les hydropisies, et Gaubius le préconise contre ces maladies. Sydenham, qui faisait beaucoup de cas de ce purgatif, prescrivait la décoction suivante dans les hydropisies : écorce intérieure de sureau, trois poignées; faites-les bouillir dans un litre d'eau commune et autant de lait, que vous réduirez à une livre ; coulez ensuite la liqueur, dont le malade prendra la moitié le matin et l'autre le soir; et il continuera ainsi tous les jours jusqu'à sa guérison. Sydenham avertit que ce remède ne guérit l'hydropisie qu'en purgeant par haut et par bas, et non point par une vertu spécifique.

M. Martin-Solon (*Bullet. de thérap.*) donne le suc exprimé de l'écorce de la racine à la dose de 15 à 60 grammes chaque jour jusqu'à l'évacuation entière des eaux de l'abdomen. Ce médicament procure des selles liquides, faciles, et dont l'effet est terminé, dit-il, au bout de huit à dix heures sans vomissement ni fatigue. Il a vu des cas non-équivoques d'ascite guéris par ce moyen, qu'il préfère aux autres hydragogues. Toutefois, il ne peut convenir que lorsqu'il n'existe aucune irritation phlegmasique des viscères abdominaux.

Les donneurs de recettes dans nos villages conseillent, contre l'hydropisie, 1 à 3 onces (30 à 90 gram.) de suc de l'écorce intérieure du sureau sur lequel ils font traire une pareille quantité de lait de vache, en approchant l'animal le plus près possible du lit du malade, afin qu'il puisse avaler ce mélange immédiatement et encore chaud. On met deux jours d'intervalle entre chaque dose, qui, en effet, me paraît assez élevée pour exiger ce ménagement. J'administre ordinairement 32 grammes d'écorce fraîche de sureau en décoction dans un demi-litre d'eau à laquelle j'ajoute autant de lait ; le malade prend cette dose le matin en trois ou quatre fois. Je prépare aussi un vin de sureau, en faisant infuser pendant vingt-quatre heures 120 grammes de son écorce intérieure dans 1 kilogramme de vin blanc. La dose est de 60 grammes le premier jour ; on augmente graduellement jusqu'à un demi-litre, en consultant toutefois l'état de l'estomac. J'ai vu employer aussi avec avantage le suc de cette écorce mêlé avec le vin blanc.

L'écorce intérieure du sureau perd la plus grande partie de ses propriétés par la dessiccation.

Les feuilles et les fleurs de sureau sont laxatives, purgatives et diurétiques quand elles sont fraîches, diaphorétiques quand elles sont sèches. Les baies sont réellement purgatives ; Hippocrate les employait, comme drastiques, dans l'hydropisie. Les campagnards les prennent en teinture dans du genièvre (60 à 100 gram. fraîches par litre),à la dose de 15 à 30 gram., trois fois par jour, comme diurétiques et purgatives,contre la même maladie. Les médecins emploient le rob qu'on en prépare comme sudorifique,dans le rhumatisme,dans les rétrocessions exanthémateuses, la syphilis constitutionnelle. Les semences sont regardées comme laxatives. Elles fournissent une huile, qui, suivant Ettmuller, est un éméto-cathartique excellent, à la dose de quelques gouttes à un gros.

Hippocrate faisait usage des feuilles de sureau fraîches dans l'hydropisie. Wauters (*Repert. remed. indig.* p. 294) dit que les paysans flamands emploient souvent, pour se purger, une décoction préparée avec le lait de beurre et les feuilles tendres de sureau. Selon Burtin (*mém. cour.*, p. 167), on les mange en salade dans les campagnes des environs de Bruxelles, pour obtenir le même effet. Radcliff, au rapport de Haller, se servait souvent de la décoction des jeunes tiges de sureau, pour combattre l'hydropisie (32 gram. par kilog. d'eau, avec addition d'un peu de semence de carotte.)

Les feuilles fraîches et les jeunes pousses de sureau, frites dans du beurre frais ou broyées avec du miel, sont vulgairement employées comme laxatives dans la constipation ; c'est un excellent moyen, il m'a réussi chez les vieillards atteints de constipation par inertie des intestins. Ces mêmes sommités de sureau, infusées dans du petit-lait bouillant, agissent comme diurétiques, et conviennent dans les hydropisies,certains ictères,les engorgements atoniques des viscères abdominaux, la néphrite chronique, la gravelle, etc.

J'ai vu employer avec succès, contre les diarrhées et les dyssenteries chroniques, les feuilles de sureau récoltées au commencement de la floraison, séchées à l'ombre, pulvérisées, et infusées à la dose de 1 à 2 grammes, pendant 12 à 15 heures dans 120 grammes de vin blanc, que l'on administrait chaque matin jusqu'à guérison. Ce remède, que je tiens d'une dame charitable, m'a réussi dans trois cas de diarrhée chronique, dont l'un durait depuis six mois et avait résisté à l'emploi de tous les moyens rationnellement indiqués. La poudre de feuilles de sureau donnée à petite dose aurait-elle sur la muqueuse gastro-intestinale une action analogue à celle de l'ipécacuanha ?

Les feuilles fraîches passent pour avoir la propriété de calmer les douleurs des hémorrhoïdes sur lesquelles on les applique. J'ai vu des paysans les employer en suppositoire broyées avec l'huile d'olive ou d'œillette, et en éprouver du soulagement. Rudolphi cite un exemple de leur succès dans un cas semblable. Je les ai employées une fois en pareil cas, sans en retirer un avantage appréciable : la décoction de jusquiame dans le lait m'a mieux réussi. M. le docteur Vallez a publié, dans le *Journal de médecine de Bruxelles*, une note sur la composition d'un onguent destiné à arrêter le flux de sang trop abondant fourni par les veines hémorrhoïdales. Ayant eu plusieurs fois, dit-il, occasion de mettre en usage l'onguent résultant de la combinaison ci-dessous décrite, chez des personnes atteintes d'hémorrhoïdes fluentes, nous avons toujours observé que son application avait les résultats les plus heureux. Voici la formule : Extrait de feuilles de sureau, 4 grammes; alun calciné, 2 grammes; onguent populeum, 16 grammes; mêlez. On doit en oindre l'anus quatre fois par jour, à trois heures d'intervalle, avec gros comme une noisette chaque fois. S'il y a de la constipation, il est prudent d'ordonner un léger purgatif préalablement. Par ce moyen, la spongiosité du tissu muqueux, le grand nombre de vaisseaux sanquins qui sillonnent en tous sens la face interne du rectum, se densifient, se resserrent, et les ouvertures qui livraient passage à la perte de sang se cicatrisent si immédiatement qu'elles résistent dans la suite aux efforts de la défécation.

« L'extrait de feuilles de sureau et l'alun, dit M. Vallez, ne sont pas des moyens nouveaux dans le cas dont il s'agit, car ils ont été indiqués il y a plus de deux siècles, mais ils n'ont été employés que séparément et sous forme de lavement; c'est ce qui nous a engagé à les combiner pour les utiliser à l'extérieur; malheureusement aujourd'hui, dans la pratique, ces remèdes ont été complètement oubliés. »

Lorsqu'il est question de tumeurs hémorrhoïdales, c'est-à-dire d'hémorrhoïdes sèches, on se trouve très-bien, suivant M. Vallez, d'un topique composé de feuilles de sureau et de persil à demi cuit en application immédiate : et lorsque ces tumeurs passeront à l'état d'hémorrhoïdes fluentes, on aura recours au moyen précité.

Le praticien prudent appréciera les cas où l'on peut, sans danger, employer les moyens proposés par M. Vallez; il n'oubliera pas que les hémorroïdes sont au nombre des maladies qu'il est souvent dangereux de guérir.

Ainsi que nous l'avons dit plus haut, les fleurs fraîches de sureau ont, jusqu'à un certain point, la vertu purgative et émétique de l'écorce et des feuilles. Sèches, elles sont diaphorétiques, et leur action sur les exhalants cutanés est indépendante de la température de l'eau qui leur sert de véhicule, bien que prise chaude elle en favorise l'effet. J'en fais un grand usage dans le rhumatisme, les affections catarrhales, et lorsque, dans la variole et la rougeole, l'éruption languit par atonie, ainsi que dans les cas de rétrocession subite de ces exanthèmes. Une forte infusion de sureau et un pédiluve chaud, ont rappelé, chez un enfant de dix ans, l'éruption d'une rougeole dont la rétrocession, causée par l'eau froide en boisson, avait donné lieu à une oppression alarmante. J'ai vu des campagnards faire avorter la bronchite, l'angine, la pleurésie et même la pneumonie, par une transpiration provoquée au moyen d'une forte infusion de fleurs de sureau prise abondamment. Lorsque, dans la dernière période des phlegmasies muqueuses, le pouls devient mou, la peau souple, la diaphorèse, favorisée par l'infusion de fleurs de sureau, est très-avantageuse.

Lorsque j'étais attaché, en 1806, comme chirurgien sous-aide à l'hôpital militaire n° 3 de Boulogne, je suivais le service des fiévreux, partagé entre les docteurs Liénard et Demont. Le premier, médecin de l'ancienne faculté, traitait les fièvres qu'il qualifiait de putrides, de putrides-malignes et ataxiques, par quelques laxatifs au début, et l'infusion de fleurs de sureau nitrée et acidulée prise en abondance pendant tout le cours de la maladie. Le second, médecin de l'école de Pinel, donnait, dans la première période de ces fièvres, qu'il désignait sous les dénominations d'adynamiques, d'ataxo-adynamiques, le vomitif et les laxatifs acidulés et stibiés ; dans la période caractérisant l'adynamie et l'ataxie, l'eau vineuse, la décoction de quinquina, la potion antiseptique de la pharmacopée des hôpitaux (décoction de quinquina, 128 grammes ; teinture alcoolique de canelle, 8 grammes ; acétate d'ammoniaque, 8 grammes ; sirop d'œillet, 32 grammes), et les vésicatoires successivement appliqués et entretenus à la nuque, aux jambes et aux cuisses. La mortalité n'était pas plus grande d'un côté que de l'autre, et les deux médecins attribuaient leurs succès à la médication, sans se douter le moins du monde des efforts de cette bonne nature, qui guérit souvent quand même...

Je fais un fréquent emploi de l'infusion de fleurs de sureau sèches dans l'érysipèle, que je couvre de compresses imbibées de cette infusion tiède. Quoi qu'en disent les partisants des onctions d'onguent mercuriel, de saindoux, des vésicatoires, etc, je me trouve fort bien de ces fomentations ; en calmant les douleurs et l'ardeur qui caractérisent cette affection, elles en favorisent graduellement la résolution. On sait, d'ailleurs, que l'érysipèle est presque toujours sous la dépendance d'un état inflammatoire ou bilieux qu'il faut avant tout combattre par les antiphlogistiques ou les évacuations. Je dois faire remarquer que l'infusion de fleurs de sureau fraîches est trop active appliquée sur l'érysipèle ; elle peut augmenter l'inflammation au lieu de la diminuer ;

mais elle convient beaucoup mieux contre les engorgements œdémateux, les tumeurs froides, etc. En y ajoutant un peu d'acétate de plomb liquide, on en fait un excellent résolutif. J'emploie alors indifféremment les feuilles ou les fleurs récemment cueillies.

.Les auteurs sont peu d'accord sur les doses auxquelles les différentes parties du sureau doivent être administrées à l'intérieur. Cette divergence vient de l'activité plus ou moins marquée de ce végétal, suivant l'époque de l'année où on l'a récolté, sa préparation avec plus ou moins d'eau ou de quelque autre liquide, son emploi à l'état de dessiccation ou fraîchement recueilli. Les fleurs doivent être récoltées vers la fin de juin, lorsqu'elles sont bien épanouies ; il faut les sécher promptement et à l'abri de l'humidité, afin qu'elles soient d'un beau blanc avec une légère teinte jaune. Elles contractent une couleur brune qui en diminue la qualité quand elles sont exposées à l'humidité ou séchées trop lentement.

TABAC,*

NICOTIANE, PETUN, JUSQUIAME DU PÉROU, HERBE DE LA REINE, HERBE DE L'AMBASSADEUR, HERBE SAINTE, HERBE DU GRAND-PRIEUR, HERBE SACRÉE, HERBE DE SAINTE CROIX, PANACÉE ANTARCTIQUE, TARNABONNE.

Nicotiana major latifolia (T.)
Nicotiana tabacum (L.)

Cette plante, originaire de l'Amérique méridionale, est abondamment cultivée dans toute l'Europe. Jean Nicol, ambassadeur de François II, en Portugal, envoya, dit-on, les premières graines de tabac à Catherine de Médicis, en 1560, et lui en fit connaître les propriétés (1). Les feuilles sont usitées.

Préparations et doses.

A L'INTÉRIEUR : *infusion*, 75 cent. à 2 gram. par 500 gram. d'eau bouillante, comme éméto-cathartique (rarement employé.)
Vin (4 de feuilles sur 12 de vin), de 25 cent. à 2 gram.
Sirop (8 de sucre sur 6 d'hydromel, 4 d'oxymel et 12 de sucre, ou 4 de tabac sur 12 d'eau ; 2 de réglissse, 24 d'eau et 16 de miel), de 10 à 30 gram., comme purgatif et vermifuge.

(1) Grâce à un usage devenu un plaisir d'habitude, un besoin factice, et aux gouvernements, toujours habiles à profiter de ce qui peut augmenter leurs ressources, nous sommes volontairement tributaires d'une herbe âcre, puante et sale.

Extrait, de 5 à 20 cent., comme *altérant*, de 10 à 50 cent. comme *émétique*.

Teinture de Fowler (32 gram. de feuilles pour 500 gram. d'eau en macération au bain-marie ; à 120 gram. de cette infusion, ajoutez 60 gram. d'alcool),de 40 à 200 gouttes progressivement.

A L'EXTÉRIEUR : *décoction*, de 10 à 30 gram. par kil. d'eau, pour lotions, fomentations, etc., feuilles en cataplasme.

Suc (1 sur 3 d'axonge), pour pommades, etc.

Propriétés.

Le tabac exhale une odeur forte, piquante, vireuse ; sa saveur est âcre, amère, nauséeuse. Irritant et narcotique, il agit sur l'économie comme les autres solanées vireuses, et peut occasionner l'empoisonnement. Appliqué sur une membrane muqueuse extérieure, telle que celle du nez, de la bouche ou de l'œil, le tabac y fait naître un sentiment de titillation et de picotement suivi d'une sécrétion plus abondante, non-seulement des follicules muqueux, mais aussi des glandes voisines, à moins que les parties ne soient accoutumées à son action par un long usage. La vapeur qui s'en élève quand on le brûle suffit pour produire ces effets. Appliqué sur la peau, même non dénudée, il l'irrite et l'enflamme. Introduit dans l'estomac, son effet primitif ou direct est de déterminer l'irritation, des nausées, des vomissements, des coliques violentes, des déjections alvines abondantes,l'inflammation du tube digestif. Lorsqu'il est absorbé, il produit la sédation du systême nerveux et donne lieu à tous les phénomènes du narcotisme, tels que vertiges, trouble de la vue, céphalalgie violente, défaillances, convulsions, état comateux, apoplexie. Quelquefois aussi il augmente l'action des reins ou celle de la peau et provoque une diurèse douloureuse ou des sueurs abondantes. S'il a été pris en assez grande quantité, la mort s'ensuit, et l'on trouve à l'autophe des traces d'inflammation ou d'ulcération sur les parties avec lesquelles le tabac a été mis en contact. Ces effets sont également produits par le tabac en substance, par sa décoction, par son extrait aqueux et par sa fumée ; ils ont également lieu, soit qu'il soit introduit dans l'estomac ou dans le rectum, appliqué sur des surfaces dénudées, inséré dans le tissu cellulaire, ou injecté dans les veines, soit qu'il ait été simplement appliqué sur la peau excoriée. La fermentation et les préparations que le commerce fait subir à cette plante, ajoutent encore à ses propriétés narcotico-âcres et vénéneuses.

Le poète Santeuil mourut après avoir éprouvé de violents vomissements et des douleurs atroces, pour avoir pris du vin dans lequel on avait mis à son insçu du tabac d'Espagne. Murray rapporte l'histoire de trois enfants qui furent pris de vomissements, de vertiges, de sueurs abondantes, etc., et qui moururent en vingt-quatre heures au milieu des convulsions, pour avoir eu la tête frictionnée avec un liniment composé de tabac, dans l'intention de les guérir de la teigne. Ramazzini a vu une jeune fille avoir de violentes envies d'uriner, aller fréquemment à la selle et rendre beaucoup de sang par les vaisseaux hémorrhoïdaux, pour s'être reposée sur des paquets de tabac en corde. Fourcroy a observé de graves accidents causés par l'emploi de la décoction de tabac en lotions dans le traitement de la gale. Le même auteur (*trad. de l'ouv. de Ramazzini*) cite aussi le cas de la petite fille d'un marchand de tabac qui mourut dans des convulsions affreuses pour avoir couché dans un endroit où l'on en avait rapé une grande quantité, et celui d'un enfant qui, ayant avalé de cette plante par mégarde, échappa à ces premiers effets, mais qui mourut quelque temps après de polypes qu'on ne put attribuer qu'à cette méprise. « Un homme âgé de cinquante-six ans était porteur d'une hernie étranglée ; après des efforts infructueux de réduction, on administra un lavement de 15 grammes de tabac. Un quart-d'heure après, les symptômes d'un narcotisme le plus intense survinrent, et le malade mourut vingt-cinq minutes après l'administration du lavement. » (*L'Abeille méd.*, t. 1, p. 24.)

L'usage habituel de *priser*, par l'irritation répétée qu'il cause sur la membrane olfactive, affaiblit l'odorat, dérange la mémoire, et produit à la longue des vertiges, des maux de tête, des tremblements et même l'apoplexie. J. Lanzoni (*journ. d'Allemagne, année* 1730, *p.* 179) rapporte l'histoire d'un soldat qui avait contracté une telle habitude de prendre du tabac, qu'il en consommait jusqu'à trois onces par jour ; à l'âge de trente-deux ans, il commença à être atteint de vertiges qui furent bientôt suivis d'une apoplexie violente qui l'emporta. Le même auteur cite encore le cas d'une personne que l'usage immodéré du tabac d'Espagne rendit aveugle et ensuite paralytique. Les grands *priseurs* tombent quelquefois dans une espèce d'imbécillité. « J'ai connu, dit M. Mérat (*Dict. des scienc. méd.*, t. 54), de ces priseurs intrépides qui étaient dans une sorte d'abattement continuel, qui, la bouche béante et les narines étoupées d'une croûte noire de cette poudre, ne savaient que fouiller sans cesse dans leur tabatière, et conservaient tout juste assez d'instinct pour cette action machinale. » L'abus du tabac en prise peut produire des polypes ; Fourcroy cite même un cas de cancer du nez attribué à cette cause. Cependant on le prescrit quelquefois comme sternutatoire, soit pour produire une secousse, soit pour augmenter la sécrétion muqueuse nasale dans les céphalalgies, l'odontalgie, l'otalgie, l'enchifrement, les fluxions, certaines névralgies de l'une des régions de la tête, etc; mais l'habitude que l'on en contracte, lors même qu'on parvient à dissiper les maux qui en avaient indiqué l'usage, fait que le *remède est pis que le mal.* Il vaut mieux, quand on le croit nécessaire, employer tout autre sternutatoire que le tabac, et en cesser l'usage lorsqu'on en a obtenu l'effet désiré.

L'usage du tabac est tellement répandu dans nos campagnes et parmi la classe indigente des villes, que le malheureux supporte plutôt la privation du pain que celle de cette plante narcotique, qu'il mâche, fume et prise. L'ouvrier prend sur son salaire de quoi satisfaire une habitude qui lui fait perdre beaucoup de temps et le rend lourd, moins apte à se livrer au travail. L'usage trop fréquent de la pipe occasionne de grandes pertes de salive et rend la digestion pénible et imparfaite, ce qui produit, chez les personnes d'une constitution sèche et nerveuse, des affections chroniques de l'estomac, et souvent le squirre, l'ulcère et le cancer de cet organe. Le cancer des lèvres est aussi très-souvent causé par l'usage d'une pipe à tuyau court et échauffé. J'en ai opéré un grand nombre qui n'avaient pas d'autre cause. « Le brule-gueule, dit Percy (*Dict. des Scienc. méd., t.* 52, *p.* 465), est pour le vieux fumeur ce que l'eau-de-vie est pour l'ivrogne incorrigible ; ils sont blasés l'un et l'autre, et tous deux périssent à peu près de même ; ils se nourrissent mal ; aucun aliment n'est assez assaisonné pour leur palais et leur bouche brûlés ; ils ont toujours soif ; ils vieillissent de bonne heure, et une cachexie incurable les fait périr avant le temps. »

Toutefois, les dangers de l'abus du tabac sont moindres chez les sujets lymphatiques, ayant de l'embonpoint, livrés au repos, que chez les gens nerveux, bilieux, délicats, d'une constitution sèche ; chez les personnes qui habitent les pays bas, humides, froids, marécageux, que chez celles qui reçoivent l'action vivifiante des régions sèches, élevées ou chaudes.

Ce poison dangereux, manié par une main habile, devient pourtant un médicament héroïque. C'est un stimulant énergique et en même temps un vomi-purgatif qu'on emploie avec succès contre les cas de grande diminution ou d'abolition passagère de la sensibilité, dans la paralysie, la léthargie et même l'apoplexie ; mais il ne faut pas perdre de vue, lorsqu'il y a congestion cérébrale, que l'action stimulante locale et puissamment dérivative, est la seule qui soit utile; car l'action narcotique ne ferait qu'augmenter le danger. Il est bon que l'on sache que cette dernière action est plus facilement produite par le tabac en vapeur, que par la décoction étendue, l'extrait, etc.

L'introduction de la fumée de tabac a été recommandée depuis longtemps dans l'asphyxie, et surtout dans celle qui est produite par la submersion. Pia, pharmacien philanthrope, a mis ces fumigations en vogue, et Cullen, Stoll, Tissot, Desgranges, Louis, etc., en ont constaté les bons effets. « Plusieurs centaines de faits, dit Fodéré (*Dict. des Sciences méd.*, t. 36, p. 434), en justifient l'emploi, et elles n'ont contre elles que des présomptions théoriques et le raisonnement. » Marc (*Mém. sur les secours*, etc.) les regarde comme un des meilleurs auxiliaires pour rappeler les asphyxiés à la vie. Vigné (*Traité de la mort appar.*, p. 15) a rapporté le fait de la mort apparente de vingt marins, après quinze à vingt minutes de submersion, et qui furent rappelés à la vie au moyen de la fumée de tabac introduite dans le rectum par le tuyau d'une pipe.

Sydenham et Mertens conseillent la fumée de tabac dans l'*ileus*; on l'a aussi recommandée dans la hernie étranglée (Schœffer, Dehaen, etc.), la constipation opiniâtre, les vers intestinaux, etc. Introduite en petite quantité à la fois dans le rectum, elle m'a réussi chez un cultivateur âgé de trente-cinq ans qui n'avait pu, par aucun autre moyen, se débarrasser de nombreux ascarides vermiculaires dont il était atteint depuis plus de cinq ans. Ce n'est guère que dans les constipations par paralysie que le tabac a pu être employé avec avantage. « J'ai connu, dit M. Mérat (*Dict. des Sc. méd.*, t. 54, p. 201), un médecin de la Faculté de Paris, paralytique dans les sept ou huit dernières années de sa vie, qui, tous les dix ou douze jours, n'allait à la garde-robe qu'au moyen d'un lavement de décoction de tabac; tout autre moyen était insuffisant pour le faire évacuer. »

Le tabac a été employé comme diurétique. Fowler (*Med. reports on the eff. of tabacco*, etc. *Lond.* 1783) en a préconisé l'usage dans l'hydropisie. Il employait surtout la teinture (voyez *préparations et doses*) à la dose, deux fois par jour, de 40 à 80 gouttes, augmentant de 5 à 10 gouttes à la fois jusqu'à 200 gouttes, sans jamais aller au-delà. Sur trente-un malades, dix-huit furent guéris et dix furent soulagés; trois seulement n'en éprouvèrent aucun effet. Fowler éloignait ou diminuait les doses aussitôt qu'il observait des nausées, des vertiges ou du trouble dans les idées. Les résultats obtenus par ce médecin pourraient être considérés comme très-heureux si l'on ne savait que l'hydropisie, étant la plupart du temps produite par une lésion organique plus ou moins grave, les prétendues guérisons obtenues par l'évacuation de la sérosité ne sont le plus souvent qu'apparentes : la source subsistant, l'eau revient.

Gesner, Hufeland, Stoll ont employé le tabac avec succès contre la coqueluche. Pitshaft (*Journal de Hufeland*, 1832) en faisait prendre l'infusion (1 gram. 20 cent. pour 180 gr. d'eau bouillante) à la dose d'une cuillerée à café aux enfants d'un à deux ans, toutes les heures ; il en donnait une cuillerée à bouche aux enfants plus âgés. Hanin (*Cours de mat. méd.*) dit avoir vu employer fréquemment contre l'asthme, par un médecin de sa connaissance, quatre à cinq cuillerées par jour d'une infusion vineuse préparée avec 32 gram. de tabac pour un kilogram. de vin. On s'est servi aussi de cette plante dans les catarrhes chroniques, dans certaines affections asthéniques des poumons, contre les fièvres intermittentes.

On l'a aussi recommandé à l'intérieur dans l'épilepsie, l'hystérie, la manie, etc. Zacutus Luzitanus, Rivière, Hannemer, disent l'avoir employé avec succès dans l'épilepsie. On doit s'assurer par de nouvelles expériences si, en effet, cette plante, par son action à la fois perturbatrice et stupéfiante, peut s'opposer à la concentration nerveuse, subite, convulsive qui caractérise les accès de cette terrible maladie. Les résultats obtenus de l'usage de la belladone et du stramonium portent à croire, par analogie, à l'efficacité du tabac.

Aux Antilles, on administre des bains d'infusion de tabac contre le tétanos. Thomas et Anderson (*Journ. d'Édimb.*, t. 7, *p.* 198) employaient cette plante avec succès dans cette maladie. Le premier faisait administrer des lavements de fumée de tabac ; le second appliquait cette plante fraîche aux parties antérieures et latérales du cou, et en même temps en décoction ou en cataplasme sur la plaie, dans le tétanos traumatique. Obierne, de Dublin, dit avoir obtenu de bons effets de l'infusion de tabac appliquée à l'extérieur dans la dyssenterie. On l'a mis en usage en cataplasme (30 gram.) sur l'épigastre pour provoquer le vomissement, ou en frictions (pommade) sur l'abdomen pour procurer des évacuations alvines. Il vaut mieux, pour produire ce dernier effet, employer, comme exempt des inconvénients du principe narcotique du tabac, la pommade ou la teinture de coloquinte en frictions, ou plutôt, la poudre de cette dernière plante par la méthode endermique.

On a encore conseillé le tabac à l'extérieur dans l'ischurie, la rétention d'urine, le resserrement de l'urètre, la colique métallique. Gravel (*Journ. de Chim. méd.*, *t. 4, p.140*) s'en est servi en topique dans cette dernière maladie. Mais c'est surtout contre les maladies externes que le tabac a été employé. Les fumigations de cette plante ont été prescrites dans quelques maladies de la peau, dans le rhumatisme, la goutte, les douleurs anciennes, en en préservant la face et les voies aériennes. Pour calmer les douleurs de la goutte, on expose, deux ou trois fois chaque jour, la partie malade à la vapeur du tabac jeté sur des charbons ardents.

Le tabac, employé à l'extérieur, a eu le plus grand succès dans le traitement de la gale. Boerhaave, Dodoens, Lémery ont vanté les vertus antipsoriques du tabac. Coste, médecin des armées, employait, il y a plus de soixante-dix ans, l'infusion vineuse de cette plante pour guérir les galeux confiés à ses soins à l'hôpital militaire de Calais. Bécu avait recours à l'hôpital militaire de Lille, en 1786, à la décoction aqueuse, bien plus économique et tout aussi efficace. Voici le procédé qui fut adopté alors pour les hôpitaux militaires, et que j'ai encore vu mettre en usage au camp de Boulogne: on prend 1 kilog. du meilleur tabac haché, on le fait infuser dans 8 kilog. d'eau bouillante, ou bien on le fait bouillir légèrement dans 9 kilog. qu'on réduit à 16. On fait dissoudre dans l'eau, avant d'y avoir mis le tabac, 30 gram. de sel ammoniac ou 60 gram. de sel marin ; 150 ou 160 gram. de cette infusion, employée chaude en deux ou trois lotions, suffisent pour un jour. Ces lotions doivent durer huit à dix minutes, et n'être pratiquées qu'après la digestion, de crainte de nausées et de vomissements. Par ce moyen la guérison a souvent lieu au bout de huit jours en été ; mais, l'hiver, elle se fait souvent attendre quinze jours. Les sujets irritables éprouvent des lassitudes dans les membres, des coliques, des vertiges, des vomissements qui forcent de suspendre le traitement. Il faut donc être très-circonspect dans l'administration de ce remède et ne pas l'employer indistinctement chez tous les sujets.

Le prurigo, la teigne, les dartres, le phthyriasis, les poux de la tête et du pubis, sont aussi avantageusement combattus par le même traitement. J'ai vu, en 1847, une femme de soixante-dix ans se débarrasser d'une maladie pédiculaire contre laquelle elle avait inutilement employé plusieurs remèdes, en employant pendant huit jours des lotions de tabac et de sel marin (15 gram. pour 1 kilog. d'eau); ces lotions provoquèrent quelques selles avec coliques et de légers vertiges.

On s'est bien trouvé de l'infusion de tabac dans l'ophtalmie purulente. On prépare à cet effet un collyre avec 2 gram. de tabac pour 500 gram. d'eau.

Le docteur J. Graham (*Journ. analyt.*, *mars* 1828) a guéri en peu de jours, au moyen de l'onguent de tabac, des bubons qui avaient résisté à une foule de remèdes. On lit dans le journal de Leroux (*t. 25, p.* 286) que l'on est parvenu à dissiper une tumeur abdominale très-considérable par l'application des feuilles fraîches de tabac trempées dans le vinaigre. J'ai employé ce topique avec succès sur des engorgements lymphatiques, comme résolutif.

On a encore recommandé le tabac comme excitant pour déterger des ulcères atoniques, sanieux, putrides, cancéreux; mais il ne faut pas perdre de vue que, dans ces cas, il peut être facilement absorbé et donner lieu à des accidents graves et même à l'empoisonnement.

Terminons cet article en disant avec M. Londe (*Dict. de méd. et de chirurg. prat.*, *t.* 15, *p.* 244), qu'après avoir observé l'anéantissement, la subite et profonde prostration qui suivent l'emploi du tabac fumé ou chiqué chez un individu qui n'en a point l'habitude, il y a lieu d'être surpris qu'on n'ait jamais pensé à employer l'une ou l'autre de ces pratiques, préférablement à la saignée, dans les cas où il s'agit de paralyser sur-le-champ les forces musculaires d'un sujet, dans la réduction de certaines luxations, par exemple. Ce moyen, dans ce cas, atteindrait mieux et plus rapidement que tout autre le but qu'on se propose.

TANAISIE.

HERBE SAINT-MARC, HERBE AUX VERS.

Tanacetum vulgare luteum (T.)
Tanacetum vulgare (L.)

Cette plante vient spontanément en France dans les prairies, le long des chemins. On la cultive dans les jardins. On utilise les feuilles, les fleurs et les graines.

Préparations et doses.

A L'INTÉRIEUR : *infusion*, de 15 à 50 gram. par kil. d'eau bouillante.
Eau distillée (1 sur 4 d'eau), de 50 à 100 gram. en potion.
Vin (1 sur 16 de vin blanc), 60 à 100 gram.
Sirop, de 15 à 60 gram. en potion.
Poudre, de 2 à 8 gram., en bols, pilules, ou en suspension dans un liquide.
Extrait aqueux (1 sur 6 d'eau), de 50 cent. à 1 gram. en bols, pilules, etc.
Extrait alcoolique (1 sur 4 d'alcool et 1 d'eau), de 50 cent. à 1 gram., en bols, pilules, etc.
Huile essentielle, de 20 à 50 cent. en potion, alco-saccharum, etc.

A L'EXTÉRIEUR: *décoction* en lavement (50 à 1 gram. par kil. d'eau), fomentations, lotions, etc., infusée dans l'huile, en liniment, ambrocation, etc.

Teinture, en frictions.

Propriétés.

La tanaisie, d'une odeur forte et pénétrante, d'une saveur amère et âcre, est tonique, excitante, anthelmintique, emménagogue. Elle convient dans l'atonie des voies digestives, les fièvres intermittentes, la chlorose, l'aménorrhée avec asthénie, la leucorrhée, l'hystérie, les affections vermineuses.

Congénère en vertus à l'absynthe, la tanaisie peut être employée dans tous les cas où cette dernière est indiquée. Elle convient, par conséquent, dans toutes les maladies caractérisées par l'atonie des organes ; mais c'est surtout comme vermifuge que la tanaisie a été plus particulièrement signalée et répandue traditionnellement dans la médecine populaire. Je l'ai souvent employée en lavement contre les ascarides vermiculaires. Les semences sont pour moi aussi précieuses que le semen-contrà ; elles produisent tout autant d'effet que ce dernier, soit en décoction, soit en poudre, mêlée avec le sirop simple, avec du miel ou délayée dans un peu de vin.

[Coste et Wilmet affirment que la semence de tanaisie, dont ils vantent les propriétés anthelmintiques, se vend, dans les pharmacies de la Lorraine, pour le semen-contrà. Wauters la préfère à ce dernier qui, le plus souvent, contient diverses substances avec lesquelles on la falsifie (1).

Dans les campagnes, on emploie fréquemment la tanaisie infusée dans le vin, la bière ou le cidre, dans les fièvres intermittentes, contre lesquelles elle a la même efficacité que l'absynthe, la camomille, la petite centaurée, etc. Césalpin préconise le vin de tanaisie comme fébrifuge et surtout comme emménagogue.

L'odeur repoussante de cette plante l'a fait employer dans les affections nerveuses, l'hystérie, les vertiges, la gastrodynie, les coliques spasmodiques, l'épilepsie, la chorée, etc. Suivant Simon-Pauli, les fleurs sont très-utiles dans l'hystérie. Clerk et Bradley ont attribué à la tanaisie une vertu anti-goutteuse qu'on ne peut rationnellement rapporter qu'à ses propriétés toniques, lorsque ces affections sont accompagnées de débilité. On en a fait aussi usage dans l'hydropisie.

---

(1) La semence du *tanacetum balsamita* L., grand baume ou baume-coq des jardins, est aussi vermifuge. (Voyez *Balsamite.*)

Payer (*Éphém. d'Allem.*, *déc.* 2, *art.* 2) rapporte qu'un soldat atteint de cette maladie , ayant pris de la décoction de
tanaisie au lieu de celle d'absynthe, rendit une si grande
quantité d'urine que son enflure se dissipa promptement.

A l'extérieur, la tanaisie est employée en cataplasme sur
le bas-ventre comme vermifuge. Geoffroy, médecin de
l'Hôtel-Dieu (*Mérat et Delens, ouv. cit.*), rapporte qu'ayant
fait appliquer de la tanaisie sur le ventre d'un sujet affecté
de maladie grave, il évacua trente-deux vers lombrics. Ce
cataplasme m'a souvent réussi chez les enfants ; j'y ajoute
de l'ail, des feuilles de pêcher, d'absynthe, d'hièble, de
gratiole, etc.

En fomentation ou en cataplasmes préparés avec l'eau ou
le vin, la tanaisie est résolutive, détersive et antiseptique.
Elle s'est montrée utile dans les entorses, les contusions, le
rhumatisme chronique, les engorgements lymphatiques, les
ulcères atoniques, sordides,vermineux ou gangréneux. Elle
a, comme antiseptique, la même énergie que l'absynthe.
Tournefort dit qu'on emploie en lotions, contre le rhumatisme, un esprit préparé avec la tanaisie et l'alcool.

THÉ DU MEXIQUE, *

AMBROISIE, ANSÉRIFE AMBROISIE, BOTRYS DU MEXIQUE, PAROTE.

Botrys Mexicana officinarum (Murr.)
Chenopodium ambrosioïdes (L.)

Cette plante, cultivée dans les jardins, s'est répandue
spontanément, surtout dans quelques contrées du midi de
la France. On la trouve le long de la Garonne, dans les
prairies, dans les environs de Toulouse et de Perpignan.
On emploie les feuilles, les sommités et les semences.

Propriétés.

L'ambroisie a une odeur très-agréable et une saveur aromatique. Elle est considérée comme excitante, antispasmodique, emménagogue, etc. J. Franck (*Prax. méd.*, *t.* 2, *p.* 201)
l'a fréquemment employée dans les affections nerveuses et
surtout dans la chorée. Plenck (*de merb. infant*) la regarde
comme le plus efficace de tous les remèdes proposés contre la
chorée. Il rapporte particulièrement cinq cas où la maladie
après avoir résisté aux moyens ordinaires, céda à l'usage
journalier de l'infusion aqueuse de cette plante (8 grammes
pour 300 gram. d'eau, à prendre par tasses soir et matin).

Il l'associe à la menthe poivrée. M. Mick, de Vienne, l'a également administrée avec succès dans la même maladie; il la mêle au quinquina. Suivant ces praticiens, on obtient ordinairement la guérison dans l'espace de trois semaines à un mois. Rilliet et Barthez (*Bouchardat, Annales de thérap.*, 1844) en ont fait usage dans les mêmes circonstances à la dose de 4 gram. de semences en infusion dans 500 gram. d'eau. On attribue aussi à ses semences une vertu vermifuge. Cette plante doit être préservée avec soin de l'humidité, qui lui fait perdre toutes ses qualités.

Le Botrys (*chenopode botrys, ansérine botrys, herbe de Printemps, chenopodium botrys* L.), que l'on cultive dans les jardins et qui s'est très-bien acclimaté dans diverses parties de la France, surtout dans les lieux sablonneux des départements méridionaux, possède les mêmes vertus que l'ambroisie et peut lui être substituée. Un suc balsamique très-abondant s'échappe par les pores de ses feuilles et les rend très-aromatiques. *Eximiæ fragrantiæ gratiâ etiam diis expetita fuisse dicitur hæc planta* (Boecl.)

Cette plante, à laquelle un charlatan appelé Printemps à donné son nom (*Herbe à Printemps*); que Mathiole et Geoffroy ont vanté outre mesure, est excitante, antispasmodique, expectorante. On l'a recommandée dans le catarrhe pulmonaire chronique, l'asthme humide, la dyspepsie, la dysménorrhée, etc. Wauters (*Dissert. botanico-méd., p. 9*) assure avoir guéri des phthisies confirmées par l'usage du botrys, qu'il propose comme succédané du baume de copahu, du polygala de Virginie et de la térébenthine. Le praticien de Wetteren n'a eu probablement dans ces prétendus cas de guérison de phthisie, que des catarrhes pulmonaires chroniques à traiter. L'infusion théïforme de cette plante est la préparation la plus simple et celle qu'on préfère. On administre quelquefois son infusion vineuse. Geoffroy (*mat. med.*) donne la formule d'un sirop qui pourrait être fort utile.

THYM,

THYM COMMUN.

Thymus supinus caudicans odoratus (T.)
Thymus vulgaris (L.)

Le thym croît spontanément dans les départements méridionaux, aux environs de Narbonne et de Montpellier. On le cultive dans les jardins : ses sommités fleuries sont employées.

Préparations et doses.

A L'INTÉRIEUR : *infusion*, de 10 à 15 gram. par kil. d'eau bouillante.
Eau distillée, de 50 à 100 gram. en potion.
Huile essentielle, de 10 à 20 cent.
Poudre, 4 à 8 gram. en électuaire ou dans un véhicule liquide.
A L'EXTÉRIEUR : *infusion ou décoction*, 50 à 100 gram. par kil.
d'eau ou de vin, pour lotions, fomentations, bains, injections, etc.

Propriétés.

Cette plante, d'une odeur aromatique, d'une saveur amère et un peu âcre, est un stimulant ayant des propriétés analogues à celles du serpolet ou thym sauvage ; on le conseille dans l'atonie des voies digestives, les flatuosités, l'aménorrhée asthénique, les catarrhes chroniques, etc.

[Van Swieten employait la vapeur de l'infusion de thym contre le lumbago ; il dirigeait cette vapeur sur la partie douloureuse, pendant une demi-heure, au moyen d'un tube, et frictionnait ensuite fortement avec des linges chauds pendant un quart-d'heure. M. Casenave (*Bullet. de thérap.*, t. 20, *p.* 112) a employé avec avantage, contre la gale, les lotions composées d'infusion de thym (60 gram. pour 1 kil. d'eau bouillante) et de vinaigre (280 gram.), trois lotions par jour ; durée moyenne du traitement, douze jours. On sait que la sarriète, la menthe et d'autres plantes aromatiques sont aussi antipsoriques.

L'infusion aqueuse ou vineuse de thym a été employée sur les ulcères atoniques ; les sommités de cette plante sont appliquées sur les engorgements pâteux et indolents.]

TILLEUL,

TILLEUL D'EUROPE, TILLAU, TILLET, TILLIER, TIL.

Tilia fœmina (T.)
Tilia europœa (L.)

Cet arbre croît spontanément dans les forêts et est cultivé dans les parcs, les jardins, dont il fait l'ornement. On utilise les fleurs, l'écorce, les jeunes feuilles, les bourgeons.

Préparations et doses.

A L'INTÉRIEUR : *infusion des fleurs*, de 5 à 10 gram. par kil. d'eau bouillante.
Eau distillée, de 50 à 100 gram.
Sirop, de 50 à 100 gram. en potion.
Conserve (1 sur 5 de sucre), de 10 à 50 gram.
A L'EXTÉRIEUR : *infusion et décoction* des fleurs, de l'écorce, ou des feuilles en bain, fomentations, etc.

Propriétés.

Les fleurs de tilleul sont antispasmodiques, légèrement diaphorétiques ; on les administre souvent dans les affections nerveuses, l'hystérie, l'hypocondrie, la migraine, les indigestions. Dans ce dernier cas, elles n'irritent pas comme le thé. L'eau distillée de fleurs de tilleul est souvent employée en potion comme excipient. M. Brossat, pharmacien à Bourgoin (*Journ. de pharm.*, *t. 4, p.* 396), a obtenu, de la distillation de plus de 50 kilog. de fleurs de tilleul à peine développées, 40 kilog. d'une eau chargée d'un principe balsamique analogue à celui des bourgeons de peuplier ; cette eau, recohobée sur une même quantité de fleurs encore moins développées, donna 20 kilog. d'un liquide chargé d'un arôme très-pénétrant et très-suave, comme le baume du Pérou noir ; il surnageait des globules d'huile volatile d'un jaune doré. Cette eau, placée à la cave, était, au mois de janvier suivant, transformée en une liqueur épaisse, aromatique. M. Brossat éprouva, après en avoir bu, une sorte d'ivresse joviale mêlée d'accablement, de sommeil, et une excitation toute particulière. Un hydrolat de tilleul, ainsi préparé, offre un médicament énergique à essayer comme antispasmodique dans les affections nerveuses. Les bourgeons des feuilles à peine développés, et les feuilles naissantes, jouissent des mêmes propriétés que les fleurs, mais ces dernières ne doivent pas être confondues avec les bractées. Les fleurs et l'écorce, soumises à la macération aqueuse, fournissent un mucilage épais que F. Hoffmann a préconisé contre la brûlure et les douleurs de la goutte. J'ai employé ce mucilage avec succès dans la diarrhée et les gastro-entérites chroniques. Les paysans le mettent souvent en usage contre les inflammations externes, les plaies enflammées et douloureuses, le tenesme, les brûlures ; ils font une décoction d'écorce de tilleul, et s'en servent, dans ces différents cas, en fomentations, en lotions, injections, etc. J'ai vu cesser une diarrhée chronique qui avait résisté aux moyens rationnellement indiqués, par le seul usage de la tisane mucilagineuse d'écorce et de fleurs de tilleul, et de la même décoction plus concentrée en demi-lavements répétés chaque jour. A cette occasion, je ne puis m'empêcher de faire remarquer que beaucoup de diarrhées chroniques, contre lesquelles on emploie inutilement les astringents, cèdent à l'usage des mucilagineux continué avec persévérance : c'est que très-souvent ces affections sont dues à une irritation de la muqueuse contre laquelle les astringents ne réussissent pas toujours, bien qu'ils aient une action manifeste contre certaines phlegmasies chroniques.

La semence de tilleul, et même les feuilles, peuvent être employées comme l'écorce.

[M. Rostan (*Journ. de méd. et de chir. prat.*, t. 16, p. 299) a mis en usage les bains d'infusion de fleurs de tilleul prolongés pendant plusieurs heures (d'abord deux, puis trois, quatre heures et même plus), contre les névroses et particulièrement l'hystérie caractérisée par un spasme général, un sentiment de strangulation, etc. Ce moyen agit d'autant mieux que le bain est supporté pendant un temps plus long.

Les pharmaciens et les herboristes vendent souvent les fleurs de tilleul avec leurs bractées : on doit les en séparer. Pour les conserver belles et odorantes, il faut les faire sécher à l'étuve ou au soleil.

TORMENTILLE,

TORMENTILLE DROITE, TORMENTILLE TUBÉREUSE.

Tormentille sylvestris (T.)
Tormentilla erecta (L.)

La tormentille se rencontre partout, dans les bois, les lieux frais, le long des haies : on emploie la racine.

Préparations et doses.

À L'INTÉRIEUR : *décoction*, de 15 à 30 gram. par kil. d'eau.
Teinture, (1 sur 8 d'alcool), de 5 à 10 gram. en potion.
Poudre, de 2 à 12 gram. en bols, pilules ou dans du vin généreux.
Extrait (1 sur 8 d'eau), de 1 à 4 gram. et plus, dans du vin, en pilules, bols, etc.
Vin (1 sur 16 de vin), 60 à 100 gram.

À L'EXTÉRIEUR : *décoction* (30 à 60 gram. par kil. d'eau), pour lotions, fomentations, etc.
Poudre, quantité suffisante pour cataplasme.
Pommade (1 de poudre sur 5 à 10 d'axonge.

Propriétés.

La racine de tormentille, d'une saveur styptique et un peu aromatique, est énergiquement astringente ; comme la bistorte, elle est employée dans les flux et écoulements muqueux atoniques, les hémorrhagies passives, les fièvres intermittentes, etc. Haller la préférait à toutes les autres plantes astringentes. « La tormentille, disent MM. Mérat et Delens (*Dict. de mat. méd.*), est un des meilleurs astringents indigènes connus ; c'est une plante trop négligée, et sa racine, sous le seul rapport économique, devrait être recueillie avec soin et employée plus qu'on ne fait. »

La tormentille et la bistorte peuvent remplacer, dans la médecine rurale, le ratanhia. Je leur ai constamment trouvé la même efficacité. Comme tous les autres astringents, la racine de tormentille ne doit être employée dans la dyssenterie, la diarrhée, etc., que lorsque la période d'irritation est passée. Loiseleur-Deslonchamps et Marquis (*Dict. des Scienc. méd.*, *t.* 44, *p.* 383) disent que c'est uniquement à son emploi intempestif qu'il faut attribuer la diminution de sa réputation dans les dyssenteries et les fièvres intermittentes, et non à son défaut d'énergie ; et ils ajoutent que si quelquefois elle a été nuisible, il est probable que ce n'a été qu'entre des mains inexpérimentées.

Cullen a éprouvé de bons effets de la racine de cette plante dans certaines fièvres intermittentes, en l'unissant à la gentiane ; ce mélange m'a réussi dans la leucorrhée atonique. Gilibert dit avoir vu un phthisique guérir par le seul usage d'un gros (4 gram.) de tormentille en poudre, administrée tous les matins, pendant un mois, par le conseil d'un paysan. Cette phthisie était consécutive de fréquents crachements de sang avec langueur d'estomac. Il est probable qu'il n'existait chez ce malade qu'une grande débilité causée par de *fréquents crachements de sang*, et que les poumons n'eussent offert, à l'exploration, aucune lésion semblable à celles que l'on trouve chez les phthisiques.

[A la campagne, on emploie la décoction de racine de tormentille contre l'hématurie des bestiaux.

A l'extérieur, on emploie cette plante en décoction aqueuse ou vineuse dans les cas de ramollissement des gencives, pour résoudre les contusions, les ecchymoses, pour exciter les ulcères atoniques, blafards, etc. Le docteur Morin, de Rouen (*Bullet. de thérap.*, *nov.* 1839) a recommandé le remède suivant contre le panaris : on fait sécher au four la racine de tormentille, on la pulvérise, et, au moyen d'un jaune d'œuf, on lui donne une consistance pâteuse ; on étend sur un linge une ou deux lignes d'épaisseur de cette pâte, et on enveloppe la partie malade ; on doit de plus avoir la précaution de recouvrir le tout d'un cataplasme ordinaire, afin de retarder la dessiccation de la pâte par la chaleur de la partie malade ; ce remède réussit aussi contre le furoncle. Quel est, dans ces cas, sa manière d'agir ?]

TUE-CHIEN,*

COLCHIQUE D'AUTOMNE, SAFRAN DES PRÉS, VEILLEUSE, VEILLOTE, MORT-AUX-CHIENS, SAFRAN D'AUTOMNE, SAFRAN SAUVAGE, SAFRAN BATARD, NARCISSE D'AUTOMNE, FLAMME NUE, CHENARDE, LIS VERT.

Cette plante croît dans les prairies, où elle montre ses fleurs vers la fin de l'été. On la trouve dans presque toutes les parties méridionales de la France, en Normandie; je l'ai rencontrée dans les prés humides des environs d'Abbeville.

Préparations et doses.

A L'INTÉRIEUR : Bulbe, *Poudre*, de 5 à 10 cent. (sédatif), de 10 à 50 cent. (purgatif).

Vin (1 sur 16 de vin et un d'alcool à 52°), de 50 cent. à 1 gram. (sédatif), et de 1 à 2 gram. (purgatif).

Vinaigre, ne sert guère qu'à préparer l'oximel (1 sur 12 de vinaigre.)

Oximel (1 de vinaigre sur 2 de miel), de 8 à 30 gram. (sédatif), progressivement.

Miel (1 de colchique sur 24 d'eau et 12 de miel), de 15 à 50 gram. (sédatif).

Teinture alcoolique (1 sur 4 d'alcool à 21°), de 50 cent. à 1 gram. (sédatif), de 1 à 2 gram. (purgatif).

Extrait alcoolique (peu usité), de 1 à 10 cent. en pilules ou en solution dans un liquide.

Extrait acétique (1 de colchique sur un d'acide acétique), de 1 à 5 cent. (sédatif), de 5 à 10 cent. (purgatif).

Semences.—*Vin* (5 sur 12 de vin et 2 d'alcool), de 1 à 2 gram. (sédatif), de 1 à 3 gram. (purgatif).

Vinaigre (1 de graine sur 4 de vinaigre blanc), de 2 à 4 gram. (sédatif), de 4 à 15 gram. (purgatif).

Teinture, mêmes doses que celles du vin.

Poudre, mêmes doses que celles du bulbe, mais d'une action plus certaine.

A L'EXTÉRIEUR : *Teinture*, en frictions.

Bulbe, en cataplasme.

Propriétés.

A haute dose, le colchique d'automne est irritant de la membrane muqueuse du tube digestif; il détermine des douleurs aiguës à l'estomac, des nausées, des vomissements, des déjections alvines, une soif ardente, le tremblement des membres, le délire, la diminution et l'insensibilité du pouls, la mort. Brandes, Willis et Carminati, après avoir signalé l'action irritante locale, disent qu'une fois absorbé il exerce une action affaiblissante sur le pouvoir nerveux, et consécutivement il affaiblit aussi les mouvements du cœur et des artères. Locher-Balber (*Revue méd.* 1825), Richter (*Ausfuhrt. arzn,* t. II, *p.* 425), Schwartz (*Pharm. tab. p.* 420), notent, outre les symptômes indiqués, la salivation, une sorte de choléra, des sueurs froides aux extrémités, l'évanouissement.

A doses modérées, le colchique produit de légers vertiges, des nausées, une diminution du pouls, l'augmentation de la sécrétion urinaire Il est employé aussi comme diurétique et purgatif. A petites doses il est, par absorption, plus sédatif qu'irritant.

Stoerck fixa l'attention des praticiens en 1763 sur les bons effets du colchique dans les hydropisies. Collin, Plenk, Quarin, Zacht, Cullen, Heurman, Carminati, etc., répétèrent avec plus ou moins de succès les expériences de Stoerck. Les médecins français ont trop négligé cette plante, dont l'efficacité est, comme hydragogue, plus énergique que celle de la scille, à laquelle Wauters a proposé de la substituer: *Scilla invenitur quidem in littore maris in Normandia, sed parcius.... Et si experimenta et auctoritates pensitentur, facilè cum schinzio (in præmio ad* III *Stoerk libell. translat.) præferremus oximel colchicum scillitico, etenim illud sæpè juvasse reperiemus ubi scilla iners manserat* (Wauters, Repert. remed. p. 284). J'ai connu un médecin de campagne qui employait le colchique avec succès dans toutes les hydropisies; je l'ai moi-même mis en usage avec avantage dans des cas où les autres remèdes avaient échoué.

C'était à peu près aux hydropisies que se bornait l'emploi du colchique, lorsqu'en 1814 des médecins anglais le préconisèrent contre le rhumatisme et la goutte. J. Watt (*Med. and phys. journ.,* t. XXIII, 1815). Evrard Home l'employa sur lui-même pendant dix-huit mois. On rapporte (*Lond. medic. journ.,* t. XXIII, 1821) le cas d'un médecin qui fut guéri de la goutte qui le retenait dans son lit depuis un mois, en prenant une cuilierée et demie à café de vin de colchique dans de l'eau de menthe : au bout de deux heures, le paroxisme était si bien passé qu'il put monter à cheval. Williams (*Pract. observ. on the colch. autum. Lond.* 1820) substitua les grains au bulbe. L'effet fut prompt chez trente-cinq sujets affectés de rhumatismes aigus ou chroniques. Le docteur Twedie (*The London med. and phys. journ.,* t. 67, *p.* 172), qui a aussi constaté les bons effets du colchique dans ces affections, affirme que les insuccès tiennent à la mauvaise manière de l'administrer. Il donne les semences en poudre, à la dose de 9 grammes en plusieurs fois dans les vingt-quatre heures. Suivant le docteur Léach (*Lond. med. gaz.*), ce médicament est surtout indiqué contre le rhumatisme lorsque la constitution est forte et vigoureuse, la peau chaude et sèche, le pouls fort et plein, les intestins resserrés et les autres fonctions en partie suspendues.

Le docteur Wigan dit que pendant trente ans il a employé avec le plus grand succès le colchique dans le traitement du rhumatisme articulaire. Il l'administre en poudre à la dose de 40 cent. par heure, dans de l'eau sucrée. Il réitère cette dose jusqu'à ce qu'elle ait produit un vomissement actif, une copieuse purgation ou une transpiration abondante, ou au moins jusqu'à ce que l'estomac n'en puisse plus supporter. S'il y a des nausées après trois ou quatre doses, on laisse entre elles un quart-d'heure d'intervalle de plus. Il faut alors donner au malade un morceau de sucre imbibé d'eau-de-vie ou d'eau de Cologne, ou garder dans la bouche une tranche de citron, afin de dissiper les nausées et de permettre ainsi l'administration de quelques doses de plus. Après la sixième ou la septième dose, il y a nausées. Si l'attention du malade est détournée, ou qu'il excite le palais par une tranche de citron, un clou de girofle, etc., il peut en prendre trois ou quatre doses de plus, lors même que le dégoût serait devenu intolérable. Il survient ordinairement un profond sommeil suivi de nausées. La douleur cesse, mais les effets les plus actifs du colchique n'ont lieu que quelques heures après la prise de la dernière dose. L'inflammation articulaire se calme et le gonflement se dissipe rapidement. Du moment que le malade peut boire une tasse de thé, il tombe bientôt dans un profond sommeil, auquel succède un bien-être parfait.

MM. Chailly (*Rev. méd.*, t. 1, *p.* 2, 1836) et A. Boyer, (*Gaz. méd. de Paris*, 1835, *p.* 359) ont aussi obtenu des résultats heureux de l'emploi du colchique dans le traitement du rhumatisme aigu et chronique, et dans la goutte; mais le docteur Fiévée est un des médecins qui, en France, ont employé le colchique avec le plus de succès, et qui en ont le mieux étudié les effets dans ces affections. « Depuis vingt-quatre ans, dit-il, que nous formulons le colchique, des milliers de faits, soigneusement étudiés, sont venus, à nos yeux, constater l'efficacité de ce remède et nous rendre son action aussi sûre, et peut-être plus encore que celle du sulfate de quinine dans les fièvres intermittentes. (*De la goutte et de son trait. spécif. par les prép. de colchique*, 1845). » Ce médecin regarde la teinture de bulbes séchées comme la préparation la plus sûre dans ses effets; il l'a donne à la dose de 3 à 4 gram., de trois heures en trois heures, dans une infusion aromatique (tilleul, mélisse, menthe, etc.) édulcorée avec le sirop d'orange ou de limon. Lorsque l'estomac ne peut supporter cette préparation, il l'administre dans un quart de lavement. Beaucoup d'autres médecins, tels que Battley, Consbruck, Armstrong, Bang, Locher-Balber, Kunh, Chelius, Cloquet, Mojon, etc., ont obtenu les mêmes résultats. Après des témoignages aussi irrécusables, je me crois dispensé de rapporter les faits qui me sont particuliers, et qui m'ont pleinement convaincu de l'efficacité du colchique contre les affections goutteuses et rhumatismales, lorsque, toute fois, l'état du malade ou des complications n'en contre-indiquent pas l'usage.

Le professeur Chelius (*Archiv. génér. de méd.* 1828) s'est assuré que l'urine de ceux qui prennent du vin de semences de colchique contient plus d'acide urique qu'elle n'en renfermait avant l'emploi de ce médicament. Ainsi, chez un goutteux auquel il administrait ce vin, l'urine, avant qu'il en fit usage, contenait 0,069 d'acide urique libre ou combiné avec l'ammoniaque ; quatre jours après, la proportion était de 0,076 ; le huitième jour, de 0,091, et le douzième, de 0,0102. Ce résultat explique le soulagement qu'en éprouvent les goutteux.

On a encore employé le colchique dans d'autres maladies. Haden, Willams, Wallis, Hasting, Abercrombie, Armstrong, Robert Lewins, l'ont employé dans les maladies inflammatoires les plus aigues, et quelques-uns d'entre eux pensent qu'il peut avec avantage remplacer la saignée, même dans la pneumonie et les phlegmasies cérébrales. Caron Du Villards (*Guide prat. pour l'étude et le trait. des malad. des yeux, t. 2, p.* 574) a mis en usage avec succès la teinture des semences, à haute dose, dans l'inflammation de la sclérotique, ainsi que dans les affections de l'œil compliquées de rhumatisme et de goutte. Locher-Balber (*Rev. méd.,* 1825, *t.* 3) a guéri deux ophtalmies par ce remède. Bullock (*Journ. des conn. méd.,* 1835) a traité avec succès cinq érysipèles au moyen de la poudre de colchique. Elliotson (*Arch. génér. de méd., t.* 16, *p.* 290) a guéri un prurigo chez un homme de soixante-dix ans, en trois semaines, en lui donnant 2 gram. de vin de colchique trois fois par jour.

Le docteur Ritton (*Gaz. eclettica di Verona,* 1835) emploie avec succès la poudre de colchique dans la leucorrhée. Il commence par 15 cent. en pilules avec du savon, trois fois par jour, et il élève cette dose jusqu'à 25 cent. Pendant que la malade suit ce traitement, elle doit s'abstenir de liqueurs alcooliques ; 25 cent. de colchique, pris trois fois par jour, suffisent ordinairement pour guérir la leuchorrhée en dix jours. Quelques cas exigent trois semaines et même un mois de traitement,

Le colchique s'est aussi montré efficace dans les affections nerveuses. Goss, de Dowlich (*Gaz. méd. de Paris*, 1833), a guéri trois névralgies rebelles au moyen du vin de semences de colchique, à la dose de 30 gouttes trois fois par jour. Raven (*the London med. and philos. Journal*) emploie le vin ou la teinture de colchique dans la chorée, les crampes, l'hystérie, etc. Une jeune fille (*Bibl. méd.*, t. 60, p. 124), atteinte d'accès hystériques, fut guérie par l'administration de 30 gouttes de teinture de colchique toutes les huit heures. Trois enfants (*ibid.*, t. 58, p. 292) furent délivrés de la chorée, en trois ou quatre jours, par 10 à 20 gouttes de teinture de colchique.

Le docteur Clutterburck (*the London méd. Gaz.*, 1838) a administré le colchique avec succès dans l'inertie de l'utérus, tenant à une vive irritation de son parenchyme et de ses ligaments. Il a vu la bulbe en poudre produire, chez quatre femmes en couche, les mêmes effets que le seigle ergoté. M. Metta (*il filiatre Sebezio*, 1843) a employé le même moyen pour favoriser l'expulsion du placenta chez une femme qui, dans le cours d'une fièvre bilieuse, avait été atteinte d'avortement.

Le docteur Chrishelm (*Gerson und julius Magazin*, B d. 7, p. 370) dit avoir combattu le ténia par le vin de colchique, à la dose d'une cuillerée à café deux ou trois fois par jour. On rapporte (*Rust. Magaz. Band.* 21, H. 2, p. 270) qu'un ver solitaire a été expulsé par l'usage du vin de colchique continué pendant cinq jours.

Les fleurs de colchique possèdent les mêmes propriétés que les bulbes. Garidel rapporte qu'une demoiselle succomba pour avoir mangé trois ou quatre fleurs de colchique dans l'espoir de se débarrasser d'une fièvre intermittente. Le docteur Copland, (*Kühn, Dissert. sur les colchicacées*), Frost, Buschell, etc., les administrèrent sous forme de vinaigre, de teinture, contre la goutte, le rhumatisme aigu, le rhumatisme chronique ; ils ont observé qu'elles ralentissaient la circulation.

Il n'est pas indifférent d'employer une préparation ou une autre. L'oximel convient mieux dans les cas d'hydropisie et comme expectorant, parce que le vinaigre adoucit la trop grande violence du colchique. Les préparations de semences sont, suivant le docteur Williams, plus douces et plus sûres que celles de bulbes. Le vin de colchique fait cesser promptement les accès de goutte ; il provoque des nausées ; mais c'est le seul inconvénient qui résulte de son usage, quand il est prudemment administré. On peut le donner à haute dose en procédant graduellement et commençant par 60 à 70 gouttes, pourvu qu'on ait eu soin de le priver, par la filtration, d'un sédiment ou dépôt sans doute formé par la vératrine, au bout de quelque temps de sa préparation, et qui est si actif qu'une petite quantité enflamme et ulcère la membrane muqueuse de l'estomac.

Le colchique a été employé à l'extérieur. Le docteur Gumpert (*Revue méd.*, *t.* 1, *p.* 140) affirme que la teinture des semences a eu beaucoup de succès en frictions dans la goutte et le rhumatisme, surtout chez un ecclésiastique de cinquante ans, qui gardait le lit depuis un mois ou six semaines, et qui fut guéri le cinquième jour après en avoir commencé l'usage. Ces frictions peuvent être employées comme celles que l'on pratique avec la teinture de scille, dans les hydropisies, et pour exciter l'action des reins dans l'albuminurie.

Après la floraison, les propriétés du colchique diminuent. Il faut donc le cueillir avant cette époque, et, afin qu'il ne moisisse point, le faire bien sécher au soleil, ou mieux à l'étuve, et le placer dans un lieu sec. M. Wigan pense que le meilleur moyen de prévenir la déperdition de ses propriétés est de le réduire, lors de sa récolte, en poudre très-fine avec deux ou trois fois autant de sucre : de cette manière, il offre toujours le même degré d'activité dans son application thérapeutique.

COLCHICINE.

La colchicine, principe actif de la semence de colchique, d'une saveur âcre et amère, est très-vénéneuse. A dose toxique, elle cause une inflammation violente de l'estomac et des intestins. Ces propriétés sont analogues à celles de la vératrine : mais elle est moins âcre et moins active que cette dernière. On l'a employée, à petite dose, comme purgatif drastique dans quelques affections nerveuses, rhumatismales et goutteuses, mais principalement dans les névroses des organes de la vision et de l'audition.

TUSSILAGE.

PAS-D'ANE, PAS-DE-CHEVAL, HERBE DE SAINT-QUIRIN, TACONNET, PROCHETON.

Tussilago vulgaris (T.)
Tussilago farfara (L.)

Cette plante se trouve aux bords des ruisseaux, des fontaines, dans les terrains argileux du centre et du nord de la France. Ses feuilles et ses fleurs sont usitées.

Préparations et doses.

A L'INTÉRIEUR : *Infusion théiforme des fleurs*, de 20 à 50 gram. p. kil. d'eau bouillante.

Sirop des fleurs (1 sur 2 d'eau bouillante et 5 de sucre) de 50 à 100 gram.

Suc des feuilles ou des fleurs, de 50 à 60 gram.

Extrait des feuilles ou des fleurs, de 5 à 10 gram. et plus.

A L'EXTÉRIEUR : *Décoction*, de 50 à 100 kil. d'eau pour fomentations, lotions, injections, fumigations, etc. Feuilles pilées en cataplasme.

Propriétés.

Le tussilage est presque inodore, et sa saveur est désagréable, amère et un peu styptique. Les fleurs sont légèrement excitantes, béchiques. On les emploie dans le catarrhe pulmonaire, la pneumonie chronique, la phthisie scrofuleuse. Les feuilles ont été employées contre les scrofules. Hippocrate faisait usage de la racine dans les affections de poitrine. Pline, Dioscoride, Galien, parlent de la fumée des feuilles contre la toux et l'asthme.

Si les qualités physiques et chimiques expliquent jusqu'à un certain point les diverses propriétés des plantes, comment concilier les vertus toniques, fondantes, sudorifiques du tussilage, avec les propriétés émollientes, relâchantes, antiphlogistiques qui lui sont tout aussi libéralement accordées ?... L'action tonique de cette plante est trop faible pour qu'on puisse y avoir recours avec succès dans les maladies qui réclament une médication de cette nature, et elle ne peut convenir, à cause de son amertume, dans les cas où les antiphlogistiques sont indiqués.

Fuller, Meger, Peyrilhe, Cullen ont vanté le suc des feuilles fraîches de tussilage ou leur décoction concentrée dans la phthisie scrofuleuse et les scrofules. Bodart rapporte des observations (*Ouv. cit.*, *p.* 128) recueillies à l'hôpital de Sainte-Claire de Pise, en Toscane, qui prouvent, dit-il, l'efficacité de cette plante dans l'atonie du système capillaire sanguin et lymphatique, qui constitue essentiellement la diathèse dite scrofuleuse. Alibert. sous les yeux duquel cette plante a été administrée dans diverses affections scrofuleuses, n'en a obtenu aucun résultat. Je n'ai pas été plus heureux dans deux cas où j'ai désiré me convaincre consciencieusement de son inefficacité dans ces affections.

[Si Tourtelle (A. Lorentz, *Dissert. sur les mal. scropful.*, *p.* 20) a eu à se louer de l'usage de cette plante dans les affections scrofuleuses, ne peut-on pas l'attribuer à la potasse et à la soude avec lesquelles il en aiguisait la décoction? Baumes néanmoins (*Du vice scrofuleux*) dit que le tussilage est un très-bon remède contre les obstructions des glandes, les éruptions cutanées, et surtout contre la toux scrofuleuse et les affections des poumons. Il réussit très-bien, suivant lui, chez les enfants qui ont les poumons faibles, même lorsque la fièvre a commencé à s'établir. Il prescrit le suc frais des feuilles à la dose de 30 à 120 gram. dans la journée, ou la décoction des feuilles sèches lorsqu'on ne peut se procurer la plante fraîche. Peut-être le tussilage est-il plus actif dans le midi que dans les régions froides du nord.

A l'extérieur, on s'est servi des feuilles de tussilage pilées, en cataplasme, pour adoucir et dissiper les inflammations. Que penser des vertus de la décoction des fleurs de cette plante dans le vin, à laquelle on ajoute *un peu de myrrhe, de mastic et de litharge,* et qui est *excellente,* disent Simon Pauli et Sennert, contre les ulcères gangréneux qui viennent aux jambes des hydropiques?

THYPHA,

MASSETTE D'EAU, CHANDELLE D'EAU, ROSEAU DES ÉTANGS, ROSEAU DE LA PASSION.

. *Thypha palustris major* (L.)
Thypha latifolia (T.)

Cette plante vivace est très-commune dans les lieux aquatiques.

Propriétés.

On peut employer les aigrettes de la massette d'eau au lieu de coton, dans le pansement des brûlures. On trouve difficilement le coton cardé sous le toit du pauvre. Le docteur Vignal (*Essai sur les brûlures, thèse,* 1833) a publié quelques observations qui prouvent les bons effets du pansement des brûlures suppurantes avec les aigrettes du typha à larges feuilles.

[Le docteur Durant (*Ann. de la Soc. des Sc. nat de Bruges,* 1840) a employé ce duvet avec avantage contre les engelures ulcérées; il hâte la cicatrisation et procure une guérison solide. On peut employer de la même manière et dans les mêmes cas, l'espèce de coton qui tombe en abondance du peuplier du Canada à l'époque de la floraison (voyez *Peuplier.*) De Candolle (*Essai sur les prop. des plant., p.* 306) dit que le pollen du typha remplace dans quelques pharmacies la poudre de lycopode, à cause de la facilité d'en recueillir une grande quantité à la fois lorsqu'il est en fleur.

La racine de cette plante, qui est grosse et noueuse, contient, d'après Raspail (*Nouv. syst. de chim. organ.*) et Lecoq (*Journ. de chim. méd. t. 4, t.* 177), une fécule abondante qui, au contact de l'air, prend une teinte rougeâtre, et forme, avec l'eau bouillante, une gelée semblable à celle du salep. Cette racine sert de nourriture aux Kalmoucks. Elle peut fournir une ressource alimentaire aux indigents dans les temps de disette.]

VALÉRIANE,

VALÉRIANE SAUVAGE, HERBE AU CHAT.

Valeriana sylvestris major (T.)
Valeriana officinalis (L.)

Cette plante se trouve sur le bord des rivières, aux lieux un peu humides, dans les bois. La racine est usitée.

Préparations et doses.

A L'INTÉRIEUR : *Décoction* ou *infusion* à vase clos, de 15 à 60 gram. par kil. d'eau.
Poudre, de 2 à 50 gram. et plus, en bols, pilules ou dans du vin.
Teinture (1 sur 4 d'alcool à 21° ou d'éther), de 2 à 50 gram. en potion.
Extrait alcoolique (2 sur 7 d'alcool à 21) de 4 à 10 gram. en bols, pilules, etc.
Extrait aqueux (par décoct. 1 sur 8 d'eau) idem.
Sirop (1 sur 8 de sirop), de 50 à 60 gram. en potion.
Huile essentielle, de 20 à 50 centigram. en potion.
Eau distillée (rarement employée), de 60 à 100 gram. en potion.

A L'EXTÉRIEUR : *Décoction* de 30 à 100 gram. par kil. d'eau, pour bains, lavements, fomentations.
Huile et *teinture*, en frictions.
Poudre, en introduction dans le nez, comme errhin.

Propriétés.

La racine de valériane sauvage est d'une odeur forte, nauséeuse, désagréable, et d'une saveur âcre et amère. A haute dose, cette racine est un excitant énergique dont l'action se porte sur le système nerveux et plus particulièrement sur le cerveau: elle accélère le pouls, cause de l'agitation, des éblouissements, des congestions vers la tête, des mouvements convulsifs, des douleurs vagues, un sentiment de constriction vers la poitrine ; elle provoque la sueur, les urines, les règles; mais elle ne produit presque jamais ni vomissement ni purgation, quoique son amertume et son odeur désagréable lui aient fait attribuer ces effets.

A petite dose, la valériane augmente l'action des organes digestifs, sans en troubler les fonctions, même à dose assez élevée, ainsi que l'ont constaté Tissot, Bergius, Vaïdy, et récemment MM. Trousseau et Pidoux (*ouv. cit.*, *t.* 1), qui en ont pris eux-mêmes de hautes doses, tant en infusion qu'en substance, sans éprouver le moindre dérangement dans les fonctions de la vie organique. Elle leur a causé seulement un peu de céphalalgie, de l'incertitude et de la susceptibilité dans l'ouïe, la vue et la myotilité. C'est donc uniquement, disent-ils, sur le système cérébro-spinal qu'agit cette substance, qu'ils rangent parmi les anti-spasmodiques purs. M. Giacomini (*Trad. de la pharmacol. p.* 579) prétend que la valériane produit un état d'hyposthénie et non d'excitation. Tissot avait déjà fait remarquer, en effet, qu'à haute dose elle produisait un malaise général, de la faiblesse dans les membres, phénomènes qu'on pouvait prévenir en y associant du macis, qui est une substance hypersthénique.

La valériane est antispasmodique, vermifuge, fébrifuge. On l'administre avec avantage dans les névroses en général, dans l'hystérie, la chorée, l'hypocondrie, l'hémicranie, la catalepsie, l'asthme convulsif, le tremblement des membres, le hoquet opiniâtre, le vomissement nerveux, la gastralgie, l'hémiplégie et les paralysies circonscrites liées à des névroses, les palpitations nerveuses, les flatuosités, l'aphonie nerveuse, les convulsions des enfants et surtout l'épilepsie, contre laquelle elle a été regardée comme spécifique. On l'a aussi préconisée contre les fièvres ataxiques et adynamiques, le typhus.

L'action de la valériane sur le cerveau et le système nerveux est constatée par l'observation; aussi a-t-elle été de tous temps administrée dans les maladies nerveuses. Depuis l'heureux emploi que Fabius Columna en a fait sur lui-même contre l'épilepsie, un grand nombre d'observateurs, parmi lesquels je citerai Scopoli, Rivière, Tissot, Haller, Gilibert, Sauvages, Macartan, Marchant, Bouteille, etc., ont constaté son efficacité dans cette fâcheuse névrose, soit chez les enfants, soit chez les adultes, surtout quand l'affection était purement nerveuse et produite par la peur, la colère, l'onanisme, etc. Citons les faits :

Scopoli (*Flor. Carniol.*, 1760) a guéri un individu affecté d'épilepsie depuis trois années, par l'usage de la valériane. Tissot (*Traité de l'épilepsie*, 1770) donne à la valériane la première place dans le catalogue des anti-épileptiques ; il rapporte douze cas de guérison obtenus par ce médicament, et assure qu'il a soulagé tous les malades qui en ont fait usage. Chomel (*plant. usuel.*) atteste avoir guéri par le même moyen plusieurs épileptiques , et notamment un garçon de douze ans , qui était atteint depuis trois ou quatre ans. Gilibert a guéri trois sujets atteints de la même maladie , en donnant cette racine en poudre à haute dose et en infusion vineuse. Marchant (*Hist. de l'Acad. des Sc.*, 1766) soulagea presque tous les épileptiques auxquels il fit prendre la valériane , et en guérit parfaitement quelques-uns. Sauvages (*nosol.*) cite le fait d'un individu qui depuis douze ans éprouvait un accès d'épilepsie toutes les fois qu'il remplissait les devoirs conjugaux , et qui fut guéri par l'usage de la valériane en poudre et en infusion continué pendant trois mois. Bouteille (*anc. Journ. de Méd., t.* 48) a rapporté cinq observations en faveur de cette plante contre l'épilepsie. Macartan (*Journ. génér. de méd., t.* 25, *p.* 26) a guéri, par ce remède , une demoiselle âgée de dix-neuf ans qui était épileptique depuis dix ans. Le docteur Chauffard (*même Journ., juin* 1823) a rapporté trois observations de guérison de cette maladie au moyen de la valériane administrée à grandes doses. Il n'y avait point eu de récidive dix ans après (*même Journ., mars* 1828, *p.* 299). M. Gibert (*Revue méd.*, 1835) a employé avec succès, dans les mêmes cas , l'extrait de cette racine à haute dose. Gairdner (*the Edinb. med. and surg. Journ.*, 1828) a aussi préconisé cette plante comme anti-épileptique. J. Franck dit qu'elle occupe comme telle la première place. M. Dhuc a présenté en 1838, à l'Académie de médecine de Paris , un mémoire où sont consignées sept observations d'épilepsie , dont six militent en faveur de la valériane.

Ainsi que nous l'avons dit plus haut, on a souvent vu réussir la valériane dans l'épilepsie essentiellement nerveuse. Je l'ai employée avec succès dans deux cas où la maladie pouvait être attribuée à une cause efficiente de cette nature ; ces deux observations méritent d'être connues.

Première observation. Le sieur Boucher, voiturier à Saint-Pierre-lès-Calais, âgé de vingt ans , d'un tempérament sanguin, d'une forte constitution, fut pris, pour la première fois, et sans cause connue, d'un accès d'épilepsie dans le courant du mois de juin 1829. Vingt-cinq jours après un second accès eut lieu. Un troisième survint , et ils se succédèrent à des intervalles plus ou moins rapprochées, et avec tous les caractères de cette névrose portée à un haut degré d'intensité. La maladie existait depuis six mois lorsque je fus appelé. Je pratiquai une ample saignée du bras (800 gr.) et je mis le malade au régime végétal. Les accès se ralentirent et devinrent moins violents. Des sangsues, appliquées à l'anus, saignèrent abondamment.

Malgré ce traitement et le régime continué pendant deux à trois mois, les accès d'épilepsie persistaient d'une manière variable, soit sous le rapport de l'intervalle qu'ils laissaient entre eux, soit sous celui de leur durée et de leur violence. Je me décidai à administrer la valériane en poudre, d'abord à la dose de 2 grammes, en augmentant tous les trois jours de 1 gramme. J'arrivai ainsi à la dose de 12 grammes, que je faisais prendre en trois fois dans la journée. Après quinze jours de ce traitement, un accès eut lieu ; mais il fut moins violent et était revenu après un intervalle plus grand. Huit jours après, le malade ne fut que légèrement atteint et ne perdit pas connaissance. La dose de la valériane était alors portée à 25 grammes chaque jour, administrés en cinq fois. Depuis ce dernier et léger accès, aucun symptôme de l'affection ne reparut. J'ai revu Boucher dix ans après sa guérison, il n'avait éprouvé aucune récidive ; mais comme il était très-sanguin, il se faisait fréquemment saigner. J'ai appris qu'il était mort en 1846 d'une apoplexie foudroyante.

Deuxième observation. Le nommé Fourrier, menuisier à Hubersent, âgé de trente ans, d'un tempérament lymphatique (cheveux blonds, teint pâle, taille moyenne, constitution grêle), célibataire, adonné à la masturpation depuis l'âge de puberté, fut pris, pour la première fois, d'un accès d'épilepsie dans le courant du mois d'août 1836, sans cause déterminante. Cet accès, dans lequel le malade perdit complètement connaissance, fut suivi d'un autre plus violent huit jours après. Ils se rapprochèrent ensuite au point qu'il n'y avait plus entre eux qu'un intervalle d'un, de deux ou trois jours. Quand je fus consulté, la maladie datait de huit mois. Je prescrivis une application de sangsues à l'anus comme dérivative, des pédiluves sinapisés, de légers laxatifs, l'abstinence de la masturpation, et une alimentation ordinaire. Après huit jours de l'emploi de ces moyens préparatoires, j'administrai la racine de valériane en poudre à la dose de quatre grammes chaque matin. Cette dose fut prise pendant dix jours, sans changement appréciable dans l'état du malade. Je portai de suite la dose à 8 gram. Après dix jours, il y eut diminution dans la violence des accès. On donna 10 grammes de la même poudre et l'on augmenta d'un gramme tous les cinq jours. J'arrivai ainsi à 20 grammes, que le malade avalait en quatre prises dans les vingt-quatre heures. Dès-lors, non-seulement les accès furent moins violents, mais il y eut aussi entre eux de plus grands intervalles. Le malade n'éprouvait plus d'attaque que tous les quinze à vingt jours. Je continuai l'usage du médicament à la dose de 20 grammes pendant près de deux mois.

Au printemps de 1837, les accès ne revenaient plus qu'à des intervalles d'un à deux mois ; mais leur intensité ne diminuait pas dans la même proportion. Cependant, le malade, vivement impressionné par la crainte de l'incurabilité de son mal, ne se livrait plus à la mastupration. Afin de soustraire l'action de la valériane à l'empire de l'habitude, je crus devoir en suspendre l'usage. Le malade fut près d'un mois sans en prendre. Pendant cet intervalle je lui fis administrer, à deux reprises, le sirop de nerprun, qui provoqua chaque fois un vomissement et six à huit évacuations alvines.

Les accès ne furent ni plus violents ni plus fréquents. Je repris l'usage de la valériane en poudre, en commençant de suite à la dose de 10 gram. en deux fois, le matin à jeun, et augmentant de 1 gram. de huit jours en huit jours. Vers la fin de l'année, le malade en prenait 32 gram. chaque jour. Les accès étaient devenus beaucoup plus rares et ne duraient que quelques secondes, sans perte totale de connaissance. Je fis continuer l'emploi du médicament, bien que le malade éprouvât quelque peu de pesanteur de tête et d'éblouissement, effets bien connus de la valériane administrée à haute dose.

Après dix-huit mois de ce traitement, le malade était complètement guéri. Il a toujours joui depuis de la meilleure santé.

Trois choses sont à remarquer dans cette observation : 1° la cause de la maladie, que l'on peut attribuer à la funeste habitude de l'onanisme ; 2° les doses élevées auxquelles la valériane a été administrée et qui ont produit des étourdissements et une pesanteur de tête, dont l'effet a peut-être contribué révulsivement, ou comme modificateur de la sensibilité cérébrale, à amener la guérison ; 3° la longue durée du traitement et la persévérance dans l'emploi varié du même moyen curatif.

Je dois avouer que, dans d'autres cas d'épilepsie, et ils sont au nombre de huit, je n'ai obtenu, dans les uns aucun effet, dans les autres seulement une amélioration plus ou moins prononcée, malgré l'usage continué pendant longtemps de la racine de valériane.

J'ai souvent employé la valériane dans la chorée ; elle en a presque toujours calmé les symptômes après l'usage des moyens généraux antiphlogistiques, les bains, etc. Mais, dans des essais comparatifs que j'ai faits, j'ai été convaincu que, quelque soit le traitement, sans traitement même, cette névrose a toujours à peu près la même durée et se dissipe souvent d'elle-même, surtout lorsqu'elle a lieu, ainsi que cela arrive ordinairement, à l'âge de puberté. Je n'ai pas eu souvent l'occasion d'employer la valériane contre d'autres névroses dans ma pratique rurale : grâce à une civilisation arriérée, ces affections sont rares à la campagne. Mais je l'ai mise en usage avec succès dans ma pratique urbaine contre une foule d'affections nerveuses indéterminées et qui se rapportent plus ou moins à l'hystérie ou à l'hypocondrie.

[La vertu vermifuge de cette plante ne fait plus de doute. Marchant (*loc. cit.*) l'a surtout employée avec succès. Je l'administre de préférence dans les cas d'affections nerveuses sympathiques produites par la présence des vers intestinaux. Elle satisfait ainsi à deux indications à la fois. Il m'est souvent arrivé de l'administrer dans la seule intention de traiter une névrose que je croyais idiopathique, et de découvrir, par l'expulsion de plusieurs vers lombricoïdes qui mettaient un terme à la maladie, la véritable cause de cette dernière. Ces résultats inattendus m'ont engagé dans des circonstances embarrassantes, et après avoir inutilement employé une médication rationnellement indiquée, à avoir recours aux anthelmintiques pour m'assurer, au point de vue de l'étiologie, de l'existence ou de la non-existence de vers intestinaux. C'est une pierre de touche qui m'a révélé, comme cause unique, l'irritation sympathique provoquée par ces derniers dans trois cas de chorée et dans deux cas d'épilepsie : A juvantibus et lœdentibus indicatio. L'incertitude de nos connaissances et la faiblesse de mes lumières m'ont plus d'une fois obligé, dans le cours d'une longue pratique, d'appliquer avec prudence ce principe regardé comme une source d'indications, et dont les anciens faisaient grand usage.]

J'emploie fréquemment la valériane dans les fièvres adynamiques ou putrides, dans les fièvres ataxiques et vermineuses : c'est ma *serpentaire de Virginie*.

On doit à Vaidy (*Journ. de méd. de Corvisart, t.* 18, *p.* 385), médecin militaire dont j'ai été à même d'apprécier le mérite, seize observations sur l'emploi de la valériane à forte dose contre les fièvres intermittentes de tous les types. Il résulte de ces observations que des sujets affaiblis, cachectiques et même infiltrés, ont été guéris à la fois de la fièvre et de ces complications. Ces faits et beaucoup d'autres ne laissent aucun doute sur la possibilité, dans certains cas, de substituer la valériane au quinquina.

On peut l'associer avec avantage, comme fébrifuge, à la gentiane ou à l'écorce de saule.

On a préconisé la poudre de valériane, prise comme du tabac, contre l'affaiblissement amaurotique de la vue. Je l'ai employée avec avantage dans ce cas : elle agit comme sternutatoire. Les feuilles de valériane sont détersives. Dodoens (*Stirp. hist.*, *p.* 350) en employait la décoction en gargarisme dans les ulcérations enflammées de la bouche.

La valériane qui croît sur les montagnes est plus énergique que celle qu'on récolte dans les lieux bas et humides. L'infusion ne suffit pas pour dépouiller les racines de cette plante de tous ses principes. On doit la faire bouillir dans un vase bien clos, afin d'empêcher l'évaporation de ces mêmes principes.

VAREC VÉSICULEUX, *

FUCUS VÉSICULEUX, CHÊNE MARIN, BRAC.

Fucus marinus (Bauh.)
Fucus vésiculosus (L.)

Cette plante se trouve sur les bords de la mer, où elle exhale une odeur très-désagréable; c'est le plus commun et le plus volumineux de tous les fucus de notre continent. Pline en parle sous le nom de *quercus marina* (*Lib.* 12, *c.* 25), et lui attribue une propriété anti-goutteuse et aussi celle de calmer les douleurs inflammatoires. Ganbius, Baster, etc., le recommandent comme fondant dans les scrofules, le squirre, les engorgements glanduleux, etc. Steller indique sa décoction comme pouvant combattre la diarrhée. Russel se servait de sa décoction pour frictionner les tumeurs scrofuleuses. J'ai moi-même employé avec succès cette décoction en fomentation et en cataplasme, avec une suffisante quantité de farine de fève, sur les engorgements lymphatiques, glandulaires et œdémateux, chez des individus qui habitaient les bords de la mer. Réduit en charbon (*œthiops végétal*), il a été employé avec succès dans le traitement du goître et les affections scrofuleuses.

L'IODE, que Courtois a découvert dans ce fucus, en 1812, et qu'on en a extrait si abondamment depuis, est d'une efficacité reconnue dans ces maladies. C'est une substance énergique qui, à haute dose, peut causer l'empoisonnement; à petite dose, il stimule spécialement le système glandulaire et lymphatique, et produit quelquefois, comme fondant, l'atrophie des glandes mammaires et du corps thyroïde. On l'emploie non-seulement contre le goître et les scrofules, mais encore contre les engorgements lymphatiques quelconques, les indurations, les squirres, les adénites, la blennorrhée, la leucorrhée; l'aménorrhée, la chlorose, la phthisie pulmonaire, la syphilis constitutionnelle, etc.

Les préparations de l'iode jouissent des mêmes propriétés et ont les mêmes inconvénients que l'iode. Cependant on regarde comme moins nuisible et plus efficace l'iodure de potassium, dont l'emploi a été reconnu si utile dans les affections scrofuleuses et les symptômes tertiaires de la syphilis. Dans ce dernier cas, M. Ricord obtient de grands avantages de la préparation suivante : décoction de houblon ou de saponnaire, 1 kil., iodure de potassium, 1 gram., on porte la dose d'iodure potassique graduellement à 4 et jusqu'à 8 gram. par jour, et plus.

Nous ne nous occuperons pas des diverses combinaisons de l'iode avec le fer, le mercure, le plomb, etc., qui forment des iodures dont l'emploi est connu de tous les médecins; nous passerons sous silence aussi les considérations thérapeutiques qui se rattachent à l'usage de cette substance et que l'on trouve dans tous les traités de matière médicale. Je dirai, néanmoins, que l'on doit en suspendre l'usage dès qu'il produit l'amaigrissement ou qu'il irrite trop les voies digestives.

VAREC HELMINTHOCORTON,*

MOUSSE DE MER, MOUSSE DE CORSE.

Ce fucus croît sur les côtes de l'île de Corse, sur celles de Sardaigne et de la Méditerranée. La substance que l'on trouve chez les pharmaciens, sous le nom de *mousse de Corse*, ne contient, tout au plus, qu'un tiers de *fucus helminthocorton*; le reste se compose, suivant Decanddolle, d'environ vingt-cinq espèces d'algues. Ce mélange, qu'il ne faut pas confondre avec la coraline blanche (*coralina officinalis*), dont les propriétés sont presque nulles, a une odeur saumâtre et désagréable.

Préparations et doses.

A L'INTÉRIEUR : *décoction*, de 6 à 15 gram. pour 150 à 200 gram. d'eau bouillante ou de lait.

Gelée (64 de décoction concentrée sur 16 de sucre, 16 de vin et 1 de colle), de 40 à 100 gram.

Sirop (1 sur 2 d'eau tiède et 6 de sucre), de 50 à 100 gram. en potion.

Poudre, de 1 à 8 gram, en électuaire ou dans du lait, du vin, etc.

A L'EXTÉRIEUR : *décoction* dans l'eau ou le lait, en lavement, de 50 à 60 gram.

Propriétés.

La mousse de mer, dont l'emploi comme vermifuge est très-ancien, fut surtout préconisé en 1775 par Dimo Stephano Poli (*Voyage en Grèce*) ; elle est maintenant connue de toutes les mères comme le moyen le plus doux et le plus approprié aux organes digestifs des enfants, pour tuer les vers lombrics. On peut en faire usage dans les fièvres vermineuses, lors même qu'il y a irritation de l'estomac ou des intestins.

Napoléon, lors de son exil à Sainte-Hélène, fit connaître à ses médecins l'usage tout-à-fait populaire, en Corse, de la mousse de mer contre les squirres et le cancer non ulcéré. Le docteur Faarr dit en avoir obtenu des résultats satisfaisants dans les dégénérescences squirreuses des glandes; il l'administre en décoction (32 gram. pour un kil. d'eau), à la dose de trois ou quatre verres par jour. L'effet favorable du médicament est indiqué par la coloration en vert des excréments, qui sont accompagnés d'une quantité notable de lymphe coagulable. Malgré le peu de confiance qu'inspirent de telles assertions, il serait bon de répéter ces essais. Entre le sceptique et désolant anatomo-pathologiste, qui abandonne ses malades, et le thérapeutiste qui les console et tâche de les guérir, lors même qu'ils sont regardés comme incurables, il n'y a point à balancer pour le choix. Le premier voit toujours dans le malade des lésions organiques telles que le cadavre les lui a montrées, sans songer que ces résultats des progrès du mal n'ont pas toujours existé, et qu'il eût peut-être été possible de les prévenir; le second ne se fait pas illusion sur la nature de la maladie, mais il remplit avec prudence les indications qui se présentent, agit toujours, tente tous les moyens possibles, et réussit quelquefois: *In desperatis satius est anceps remedium, quàm nullum* (Cels).

M. Gaultier de Claubry (*Ann. chim. t.* 93, *p.* 73) a constaté, dans la mousse de Corse, l'existence de l'iode. Il est à croire que c'est à cette substance qu'elle doit la propriété fondante dont nous venons de parler.

VARIOLAIRE AMÈRE. *

Variolaria amara (Achard).
Lichen fagineus (Neck.)

Ce lichen se trouve assez abondamment sur le charme, le hêtre, le châtaignier.

Cette plante, d'une saveur amère analogue à celle du quinquina, a été employée comme fébrifuge. Le docteur Dacier *(Journal de méd. et de chir. de Toulouse)* en a obtenu des résultats avantageux, administrée à la dose de 50 cent. à 1 gram. pour les adultes, et à celle de 20 à 40 cent. pour les enfants au-dessous de dix ans. « Plus d'une fois, dit ce médecin, j'ai pu constater ses heureux effets dans toutes les saisons, sur des malades de tout âge, de tout sexe, et de tout rang ; il m'a paru un remède sûr contre la fièvre quotidienne, avantageux dans la fièvre tierce, fort incertain contre la fièvre quarte. » Le docteur Casseber, en Allemagne, et de Barreau, en France, avaient déjà constaté la propriété fébrifuge de la variolaire.

Cette plante, suivant Alms *(Arch. de botan., t. 2, p. 380)*, contient un principe cristallisable auquel il donne le nom de picrolichénine. Les expériences de MM. Filhol et Bouchardat font présumer que le principe amer contenu dans cette plante, est de la cétrarine.

VELAR,

ERYSIME OFFICINAL, SISYMBRE OFFICINAL, HERBE AU
CHANTRE, TORTELLE, MOUTARDE DES HAIES.

Erysimum vulgare (T)
Erysimum officinale (L.)

Cette plante se rencontre partout sous nos pas, dans les chemins, le long des haies, des murs, etc. On emploie l'herbe, les graines, la plante fraîche.

Préparations et doses.

A L'INTÉRIEUR : *infusion*, de 30 à 60 gram. par kil. d'eau bouillante.
Suc, de 15 à 30 gram.
Sirop (1 sur 12 d'eau bouillante et 24 de sucre), de 30 à 100 gram. en potion.
Conserve (1 sur 2 de sucre), de 15 à 30 gram.
Poudre, de 2 à 4 gram , en électuaire, bols, etc.
A L'EXTÉRIEUR : *décoction*, *suc*, *poudre*, etc.

Propriétés.

L'érysimum est inodore ; les feuilles, et surtout les semences, ont une saveur âcre et piquante. Cette plante agit sur nos organes à peu près comme l'alliaire, sa congénère. Le sirop d'érysimum était très-employé dans le siècle dernier ; on l'a abandonné dans la médecine urbaine comme tant d'autres préparations d'une utilité incontestable, pour le remplacer par d'autres moins efficaces et d'un prix plus élevé. Ne vaudrait-il pas mieux lui rendre sa place dans nos officines que d'y perpétuer les dépôts coûteux des sirops de Lamouroux, de nafé d'Arabie, etc., que le charlatanisme accrédite, et que l'on emploie autant par habitude que par conviction ?

J'emploie souvent l'infusion miellée de velar dans les affections catarrhales pulmonaires chroniques, et je m'en trouve très-bien.

[Lobel (*Stirp. advers. nov. p.* 69), vante beaucoup le sirop d'érysimum contre l'enrouement. Vicat préconise aussi le sirop simple de cette plante ; il dit avoir guéri par son usage un enrouement qui était survenu chez un prédicateur, et contre lequel on avait inutilement employé une foule de remèdes. Le nom d'*herbe-au-chantre* vient, dit-on, d'un passage d'une lettre de madame de Sévigné, où cette femme célèbre dit qu'un chantre de Notre-Dame fut guéri, par son usage, d'un enrouement considérable dont il était affecté depuis plusieurs mois.]

Les semences d'érysimum sont antiscorbutiques comme celles de moutarde et de roquette, mais elles ont moins d'énergie. Les feuilles sont aussi antiscorbutiques ; décoctées dans l'eau ou le vin, elles peuvent être employées en gargarismes dans les stomacaces, l'amygdalite chronique, etc.

Les anciens employaient un onguent d'érysimum contre les cancers et les tumeurs squirreuses ; ils pilaient la plante dans un mortier de plomb avec du miel, en consistance de pommade. Un peu d'oxide de plomb, se mêlant à l'onguent, lui donnait une couleur grise. Ce remède, que je n'ai jamais employé, peut être très-utile contre certains ulcères sordides, et, comme résolutif, dans les engorgements lymphatiques et scrofuleux. Pour l'usage externe, je préfère à cette plante l'alliaire, dont j'ai retiré de grands avantages. (Voir ALLIAIRE, p. 15.)

VERGE D'OR.

Virga aurea vulgaris latifolia (T.)
Solidago virga aurea (L.)

La verge d'or est très-commune partout, dans les bois, les prairies, les lieux incultes, etc. On emploie l'herbe et les sommités fleuries.

Cette plante est astringente, diurétique. Conseillée jadis dans les hémorrhagies utérines, la dyssenterie, la néphrite calculeuse chronique, la gravelle, le catarrhe vésical, etc., elle est presque inusitée aujourd'hui, bien qu'elle ne soit pas tout-à-fait dépourvue de propriétés On la donne en infusion théïforme (15 à 100 gram. par kil. d'eau) ou en poudre (5 à 10 gram.) dans du vin blanc ou en électuaire, pilules, etc.

Arnauld-de-Villeneuve dit avoir vu de vieux ulcères des jambes guérir en neuf jours par l'application des feuilles fraîches de verge d'or, renouvelées matin et soir ; mais ce même auteur, recommandable d'ailleurs sous plusieurs rapports, dit aussi qu'un gros de poudre de cette plante, infusé du soir au matin dans un petit verre de vin blanc, et continué douze ou quinze jours, *brise la pierre dans la vessie!*
.....*Risum teneatis amici.*

. VÉRONIQUE,

VÉRONIQUE OFFICINALE, VÉRONIQUE MALE.

Veronica mas supina et vulgatissima (T.)
Veronica officinalis (L)

La véronique se trouve dans toute la France ; elle croît dans les bois et sur les côteaux arides.

Préparations et doses.

A L'INTÉRIEUR : *infusion*, de 15 à 50 gram. par kil. d'eau bouillante.
Eau distillée (1 sur 5 d'eau), de 50 à 100 gram.
Suc exprimé, de 50 à 60 gram.
Extrait par décoction (1 sur 6 d'eau), de 1 à 4 gram.
Extrait alcoolique,   do.
A L'EXTÉRIEUR : *décoction* pour lotions, fomentations , suc, etc.

Propriétés.

La véronique, d'une odeur nulle, d'une saveur un peu

amère, est légèrement excitante ; elle a été employée dans les catarrhes pulmonaires chroniques, la dispepsie, les flatuosités, etc. En infusion théiforme, elle provoque, dit-on, la sécrétion de l'urine et facilite l'expectoration.

La véronique doit être mise au nombre de ces plantes auxquelles on a attribué une foule de vertus contradictoires, et recommandées contre des maladies qui demandent des toniques et dans celles qui ne réclament que des antiphlogistiques. Nos paysans emploient les feuilles de véronique mâle séchées, en guise de thé ; ils préfèrent cependant, pour cet usage, les sommités et les feuilles d'aigremoine. Le seul avantage qu'ils en retirent, c'est de leur épargner l'achat du thé ; car c'est bien plutôt à l'eau et à la chaleur qu'il faut attribuer l'effet sudorifique et diurétique de la véronique, qu'aux vertus de cette plante.

[Si l'on en croit Johan Franke, auteur aussi prodigieux d'érudition que dépourvu de goût et de jugement (*Polychresta herba veronica, Ulmæ* 1694), la véronique peut suffire seule à toutes les indications, et guérir toutes les maladies. Le célèbre Hoffmann lui-même ne tarit point sur l'éloge de cette plante (*Dissert. de infus. veronicæ, etc.,* Halæ 1694). Il ne faut pas moins se défier des panégyristes des médicaments que de ceux des héros, dit le judicieux Haller. Les éloges pompeux prodigués à des plantes inertes, ou dont on a exagéré les vertus, n'ont pas peu contribué à discréditer la thérapeutique végétale indigène. Si on se fut renfermé dans les limites d'un raisonnement fondé sur la rigoureuse observation des faits, la pénurie où nous croyons être à cet égard, et qui nous porte à payer chèrement les secours de l'étranger, n'eût jamais existé que pour un petit nombre de substances.]

VERVEINE,

HERBE SACRÉE.

Verbena communis flore cœruleo (T.)
Verbena officinalis (L.)

La verveine est très-commune dans les champs, le long des chemins, des haies, etc.

L'étymologie du mot verveine, composé du mot latin *herba veneris*, rappelle les propriétés que les anciens attribuaient à cette plante ; ils la croyaient propre à rallumer un amour près de s'éteindre. C'était avec cette plante que les prêtres nettoyaient les autels pour les sacrifices, d'où vient le nom d'herbe sacrée (*herba sacra*). Les druides la faisaient entrer dans l'eau lustrale, et s'en servaient pour prédire l'avenir.

On a vanté la verveine comme antispasmodique et diaphorétique ; on l'employait aussi comme résolutive, dans la pleurodynie, les contusions, les douleurs rhumatismales, etc.

Autrefois la verveine guérissait les fièvres intermittentes, l'hydropisie, l'ictère, la chlorose, les coliques, les maux de gorge quelconques, les vapeurs, les ulcères, l'ophtalmie, la pleurésie, la céphalalgie, et augmentait le lait des nourrices. Encore aujourd'hui, dans nos villages, on l'applique en cataplasme avec du vinaigre sur les points pleurétiques. Son suc rougeâtre, qui teint le linge, est pris pour du sang attiré par la force du médicament, auquel on ne manque jamais d'attribuer le succès, quoique l'effet, si effet il y a, ne puisse être dû qu'au vinaigre.

Les médecins reconnaissent généralement que les vertus médicinales de la verveine ne reposent que sur des faits douteux, de fausses observations ou des préjugés. Si cette plante a quelque propriété tonique et astringente, c'est à un degré si faible, qu'elle ne mérite aucunement de conserver une place dans la matière médicale.

VESSE-LOUP GÉANTE,

LICOPERDON VESSE-DE-LOUP, LYCOPERDON GIGANTESQUE, VESSE-LOUP DES BOUVIERS, BOVISTA.

Lycoperdon vulgare (T.)
Lycoperdon bovista (L).

Ce champignon globuleux, blanchâtre, jaune quand il est sec, de volume varié, mais souvent de la grosseur de la tête d'un homme, quelquefois ayant, au rapport de Bulliard, dix-huit, vingt et même vingt-trois pouces de diamètre, croît aux lieux sablonneux et humides, sur la lisière des bois, principalement après les pluies ; il est rare dans nos départements du Nord, mais on y rencontre plus fréquemment la vesse-loup verruqueuse ou commune, qui a les mêmes propriétés (*lycoperdon verrucosum*).

La vesse-de-loup était très employée autrefois contre les hémorrhagies externes. Félix Plater arrêtait le flux hémorrhoïdal excessif en introduisant la poudre de vesse-de-loup dans le rectum. Dans quelques contrées de l'Allemagne les chirurgiens-barbiers s'en servaient pour arrêter les hémorrhagies traumatiques les plus graves. On la préparait en l'arrosant en été pendant quinze jours avec de l'eau dans laquelle on avait fait dissoudre du sulfate de zinc, et, chaque fois, on la faisait sécher au soleil ; on la mettait ensuite en poudre et on la conservait dans un lieu sec.

Boerhaave regardait ce champignon comme un excellent hémostatique. Tulpius dit qu'une dame qui perdait beaucoup de sang par une dent molaire fut guérie au moyen de l'application d'un morceau de vesse-de-loup. Helvétius, dans une lettre adressée à Regis, assure que cette espèce de champignon « arrête le sang d'une manière surprenante et ne fait » nulle douleur ni escarre comme les vitriols. » (Portal, *Hist. de l'anatomie, art.* Helvétius.)

Lecat employait le lycoperdon pour arrêter les hémorrhagies dans les opérations chirurgicales. Ravius, au rapport de Haller, faisait usage de ce remède contre les hémorrhagies traumatiques ; il recommandait de le laisser sur la plaie jusqu'à sa chute spontanée, parce qu'il nuisait quand on l'arrachait.

Paul Hermann (*Cynosura mater. med.*, Strasbourg, 1710) dit que la poudre de vesse-de-loup épaissit, absorbe l'humidité. Il vante, contre les hémorrhagies, les excoriations, les pustules, etc., un mélange de parties égales de terre douce de vitriol (colcothar lavé, péroxide de fer rouge produit par la décomposition du proto-sulfate de fer par le feu), de flegme de vitriol (acide sulfurique extrait par la distillation du sulfate de fer), et de bovista, dont on fait une masse. Ce mélange, appliqué sur les veines ouvertes, arrête immédiatement l'hémorrhagie.

Frappé de l'accord d'un grand nombre d'auteurs sur la vertu hémostatique du lycoperdon, je l'ai mis depuis longtemps en usage. J'ai plusieurs fois arrêté l'hémorrhagie produite par les piqûres de sangsues au moyen d'une couche épaisse de vesse-de-loup commune ou véruqueuse, comprimée pendant quelques minutes par une petite pelote de linge. Introduite dans les narines, cette poudre m'a réussi dans deux cas d'hémorrhagie nasale abondante après avoir inutilement employé l'eau de rabel, l'eau alumineuse, les applications réfrigérantes, etc.

Le fait suivant atteste la propriété du lycoperdon contre l'hémorrhagie traumatique : M. Duhauton, de St.-Pierre-lès-Calais, ancien militaire, âgé de quatre-vingts ans, d'une bonne constitution, avait depuis plusieurs années une tumeur spongieuse, hématode, à la région temporale gauche. Cette tumeur, du volume d'un œuf de poule, molle, indolente, rouge-bleuâtre, moins étendue à sa base, avait été piquée à diverses reprises avec une épingle, et comprimée chaque jour pour en faire sortir le sang. Ces piqûres devinrent des plaies qui se convertirent, dans l'espace de deux à trois mois, en un ulcère fongueux, grisâtre, ichoreux, à bords renversés, rouges, ayant la forme d'un chou-fleur, et donnant issue à chaque pansement à trois ou quatre onces de sang. Les hémorrhagies affaiblissaient chaque jour le malade, et l'ulcère faisait de rapides progrès, lorsque je proposai l'ablation comme le seul moyen à employer. Cette opération fut pratiquée le 28 juillet 1813. La tumeur, mobile à sa base, où un tissu cellulaire lâche semblait la séparer des parties sous-jacentes, fut facilement enlevée par deux incisions semi-elleptiques faites dans la partie saine, et une dissection de haut en bas, qui acheva de l'isoler. La plaie, d'une assez grande étendue, laissait échapper de tous ses points, et surtout de ses bords, une grande quantité de sang coulant en nappe sans présenter aucun vaisseau dont on pût faire la ligature. J'appliquai de l'agaric de chêne, une compresse un peu épaisse et un bandage serré, espérant que la compression suffirait pour arrêter l'hémorrhagie. Il n'en fut pas ainsi : un moment après l'appareil était entièrement imbibé. J'attendis près d'une demi-heure, comptant sur la formation d'un caillot plastique. Mon espoir fut trompé. J'eus recours alors à la vesse-de-loup commune, que j'avais placée depuis peu dans ma collection d'objets d'histoire naturelle médicale. J'appliquai sur la plaie, préalablement abstergée, une couche épaisse de poudre de ce lycoperdon, maintenue par une compresse et un bandage médiocrement serré. L'hémorrhagie, à mon grand étonnement, s'arrêta à l'instant même. Elle reparut encore, quoique moins abondante, à chaque pansement, pendant trois ou quatre jours; mais elle fut toujours combattue efficacement par le même moyen. Le travail de la suppuration s'établit, quelques légères cautérisations avec le nitrate d'argent fondu réprimèrent les chairs fongueuses et favorisèrent la cicatrisation, qui fut parfaite un mois après l'opération. M. Duhauton reprit sa santé habituelle, et ne mourut qu'à l'âge de 94 ans.

Jusqu'au moment où j'essayai l'application du lycoperdon, j'avoue que le discrédit dans lequel il était tombé, comme hémostatique, m'inspirait peu de confiance. L'opinion erronée, que la poussière de vesse-de-loup est âcre, irritante et même toxique, a été probablement la cause de ce discrédit.

Linné dit que les Finlandais font prendre la poudre de vesse-de-loup, mêlée avec du lait, aux veaux qui ont la diarrhée. Ne pourrait-on pas en essayer l'emploi chez l'homme dans la même affection, et surtout dans les hémorrhagies gas-triques et intestinales passives, l'hématemèse, le meléna, etc.? Durande (*Flore de Bourgogne, t.* 2) et d'autres auteurs, disent que la poussière de vesse-de-loup dessèche les ul-cères, et en favorise ainsi la cicatrisation.

VIGNE. *

Vitis vinifera (T).
Vitis vinifera (L).

La vigne cultivée, originaire de l'Asie et acclimatée depuis plus de vingt siècles dans nos contrées, est connue de tout le monde. On emploie les feuilles, le bois (sarments), les fruits ou raisins. Ces derniers produisent le verjus, le mou, le vin, l'alcool, le vinaigre, etc.

Les feuilles de vigne sont astringentes. On les a employées dans la dyssenterie, la diarrhée chronique, les hémorrha-gies passives. Flamant (*le véritable Médecin, Paris* 1649, *p.* 245), médecin peu connu, recommande contre les pertes utérines la feuille de vigne blanche séchée à l'ombre, pul-vérisée et administrée à la dose de 2 à 4 grammes dans un demi-verre de vin rouge. Le docteur G. C. Fenuglio, de Turin (*Journ. univers. des Sc. méd., t.* 28 , *octobre* 1822) rapporte trois cas de ménorrhagie dans lesquels l'usage des feuilles de vigne de raisin muscat noir, séchées à l'ombre et pulvé-risées, à la dose de 4 grammes, a été couronné de succès : 1re *observation.* Une blanchisseuse, d'un tempérament peu robuste, affectée depuis près de neuf mois d'une ménorrhagie qui revenait fréquemment ; abattement complet, grande débilité. Après avoir inutilement employé divers moyens, la malade prend 4 gram. de poudre de feuilles de vigne de raisin muscat ; l'hémorrhagie s'arrête dans l'espace de dix heures et ne reparaît plus ; les forces se réparent et le réta-blissement est complet. — 2e *Observation.* Jeune femme de chambre atteinte depuis deux mois d'une très-forte hémor-rhagie utérine pour laquelle un médecin lui avait administré inutilement divers astringents. Pouls fébrile, dur, plein ; deux saignées apportent un prompt, mais trop court soula-gement : l'hémorrhagie reparaît au bout de quelques jours comme auparavant. La poudre de feuilles de vigne est prise à la dose de 4 gram. chaque fois ; au bout de quelques jours, l'hémorrhagie cesse et ne reparaît plus ; la malade reprend ses forces et ses occupations, devient enceinte et jouit d'une santé parfaite. — 3e *Observation.* Femme d'une très-forte complexion, d'un tempérament bilieux, prise, après une chute, d'une ménorrhagie qui dure depuis un an, et qui, après avoir paru céder aux remèdes accoutumés, devint plus que jamais inquiétante. Toux, oppression qui nécessite une forte saignée qui amène du soulagement, mais qui ne diminue ni la toux, ni l'hémorrhagie. On donne la poudre de feuilles de vigne à la dose de 8 gram , et en moins de deux heures l'hémorrhagie cesse et la malade ne tarde pas à recouvrer la santé.

Le même médecin cite aussi un cas d'hémorrhagie nasale chez un jeune homme d'une constitution très-robuste, dont la vie était en danger après avoir perdu une grande quantité de sang, et qui fut instantanément débarrassé de cet écoulement au moyen de la poudre de feuilles de vigne prise en guise de tabac.

Le docteur Fenuglio dit qu'il a vu réussir ce remède dans les cas d'excitation comme dans ceux d'atonie ; il doit en être ainsi, dit-il, puisque le tannin exerce son action sur les tissus surexcités, comme sur ceux qui sont atteints de faiblesse. Il ne laisse, suivant lui, aucun trouble dans les parties sur lesquelles il agit ; il les plonge, au contraire, dans un calme que les malades n'eussent jamais espéré. On l'administre dans du bouillon, dans du vin ou dans de l'eau.

J'ai employé deux fois la poudre de feuilles de vigne contre l'hémorrhagie utérine, avec débilité et anémie ; elle m'a complètement réussi, bien qu'elle n'eut point agi avec la promptitude signalée par le docteur Feniglio, qui l'a employée dans un climat où toutes les plantes sont beaucoup plus énergiques que dans le nord. Disons, toutefois, qu'il en est de ce moyen comme de tous les astringents, qu'on ne doit employer que lorsqu'il n'existe ni pléthore ni état inflammatoire. Tous les praticiens savent qu'il est des hémorrhagies nécessaires, et que l'on se garde bien d'arrêter avant qu'elles aient amené le soulagement et l'atonie des organes.

On doit récolter les feuilles de vigne dans le courant du mois d'août, les faire sécher à l'ombre, et se servir de celles qui ont le mieux conservé la couleur verte.

M. Bredel, médecin à Bléré, départ¹ d'Indre-et-Loire, (*Journ. de méd. et de chirur. prat.*, t. 7, p. 353), indique les feuilles de vigne comme pouvant servir à faire des moxas tout aussi efficaces que ceux que l'on obtient avec le duvet préparé de *l'artemisia chinensis*. On les prépare de cette manière : « A la fin de l'automne, lorsque déjà les gelées ont provoqué la chute des feuilles des tiges sarmenteuses, et qu'elles sont passablement dépouillées de l'humidité qu'elles pouvaient encore contenir, on les prend et on les jette à plusieurs reprises dans un four modérément chauffé. Lorsqu'elles sont bien desséchées, on les pile dans un mortier en fonte, jusqu'à ce qu'elles forment une masse mollette et bien cotonneuse. Pour conserver le duvet qui résulte de cette simple opération, on les renferme dans des boîtes de carton ou de bois, exposées dans un lieu sec et chaud. On se sert de ce duvet pour faire le moxa, comme du duvet de l'armoise, et les effets que l'on obtient avec ce *moxa-vigne* sont absolument les mêmes que ceux procurés par les autres moxas. »

Les vrilles de la vigne sont acidules et un peu astringentes.

La sève limpide qui découle au printemps des incisions faites aux rameaux de la vigne, quoique vantée par les commères comme propre à guérir les ophtalmies, les dartres, en l'employant en lotion, et comme diurétique administrée à l'intérieur, paraît tout-à-fait inerte.

La cendre de sarments est diurétique, et peut être employée comme celles de genêt, d'écorce de fèves, etc. A l'extérieur elle est utile, en lessive, dans tous les cas où les bains alcalins sont indiqués.

Les raisins frais et mûrs ont une saveur délicieuse et sont nourrissants, rafraîchissants, légèrement laxatifs ; ils conviennent aux personnes d'une constitution sèche et irritable, aux tempéraments sanguins ou bilieux, dans les maladies inflammatoires, les fièvres bilieuses, les exanthèmes, les phlegmasies chroniques des viscères, la phthisie, etc. Mangés abondamment, les raisins ont guéri des engorgements des viscères abdominaux, des hydropisies, des maladies cutanées chroniques, le scorbut. On en a vu d'heureux effets dans l'hypochondrie, l'hystérie, les affections des voies urinaires avec irritation, la diarrhée, la dyssenterie, les hémorrhagies, etc. Pris avec excès ils peuvent produire des coliques, la diarrhée, la dyssenterie, etc.

Le suc de raisin encore vert (verjus) est fortement acide et astringent. On en prépare une boisson tempérante (100 à 200 gram. par kil. d'eau) qui convient dans les maladies inflammatoires, les fièvres bilieuses, les irritations gastro-intestinales, les diarrhées légères, etc. On l'emploie aussi dans les gargarismes contre le ramollissement des gencives, le relâchement de la luette, et au début ou à la fin des angines.

Dans les cantons où croît la vigne sauvage, les pauvres font avec ses raisins fermentés dans l'eau, une boisson acidule agréable. « C'est, dit le docteur Thore (*Flore des Landes*), notre tisane populaire dans les fièvres ardentes et autres qui exige l'emploi des acides. »

Le suc exprimé des raisins mûrs ou *moût* contient beaucoup de sucre ; il est nourrissant. C'est un laxatif agréable, mais il dérange souvent les fonctions digestives, et ne convient pas aux personnes sujettes aux flatuosités. Soumis à l'ébullition, ce vin doux prend la dénomination générique de *vin cuit*, et présente des différences suivant le degré de coction qu'il a subi. Il est nutritif, pectoral, adoucissant, mais peu facile à digérer. Réduit à la consistance de sirop, de rob, de gelée, le moût peut, dans beaucoup de cas, remplacer le sucre, et servir à édulcorer les préparations pharmaceutiques. Proust a extrait de la cassonade du moût de raisin, mais ce sucre est peu cristallisable et peu soluble.

Le marc (ou *râpe passée*) qui reste après l'expression des raisins, et qui acquiert souvent une température de 30° ou plus, est stimulant, aromatique. On l'emploie en bains, en y plongeant la partie malade pendant une heure ou deux, contre les douleurs rhumatismales, les engorgements arthritiques, l'ankylose, les rétractions musculaires, la sciatique, la paralysie, la faiblesse des membres. Ces bains agissent non-seulement par l'humidité et la chaleur, mais aussi par les vapeurs alcooliques et carboniques qui s'en dégagent, et produisent une excitation à laquelle on peut principalement attribuer les avantages obtenus par ce moyen.

Les raisins secs, plus sucrés que les raisins frais, sont béchiques, émollients, relâchants. On les prescrit en décoction dans les affections catarrhales et les phlegmasies des organes de la respiration ; ils entrent, ainsi que les figues, dans la plupart des tisanes et des boissons que l'on emploie dans ces cas (30 à 60 gram. par kil. d'eau). Par leur fermentation dans l'eau on obtient un vin léger et agréable.

VIN.

Le vin, produit de la fermentation alcoolique des principes du moût, est une liqueur plus ou moins excitante, tonique, astringente et nourrissante, selon qu'elle contient plus ou moins d'alcool, de tannin ou de matière sucrée.

Les vins rouges foncés sont astringents et ont une action plus durable que les vins blancs, qui excitent plus particulièrement les reins et sont employés comme diurétiques. Les vins doux sont très-nourrissants. Les vins spiritueux agissent plus particulièrement sur le système nerveux, et enivrent plus facilement. Ceux qui sont acidules, chargés d'acide carbonique, mousseux, produisent un effet fugace, une ivresse passagère.

A dose modérée, le vin augmente l'action de tous les

organes ; il excite surtout la circulation et les fonctions cérébrales, produit la gaîté, éclaircit les idées, dispose à la confiance, à l'expansion, donne de la valeur et de la jactance, exalte, en un mot, toutes les facultés.

Fœcundi calices quem non fecere disertum ? (Hor.)

Pris en grande quantité, surtout quand on n'en a pas l'habitude, il produit une forte excitation, une joie turbulente et déraisonnable, l'affaiblissement des sens, des vertiges, la vacillation, la perte de l'équilibre, la suspension de la digestion, des vomissements, la somnolence, l'ivresse enfin, qui peut amener le délire furieux, le sommeil profond ou coma, et même l'apoplexie et la mort.

Quand l'ivresse se renouvelle fréquemment et devient habituelle, l'estomac perd sa sensibilité, l'appétit se détruit, l'intelligence s'engourdit, les affections du cœur s'éteignent, l'action musculaire s'affaiblit. Quelquefois surviennent la fièvre, des douleurs intestinales, une vive irritation du cerveau, la chaleur de la peau, une sueur fétide, le *delirium tremens*. Dans cet état, le sang est noir, extrêmement poisseux, et moins propre à la circulation. Enfin, l'abus continuel du vin peut produire la goutte, l'apoplexie, des inflammations et des engorgements chroniques des viscères abdominaux, des hydropisies incurables.

Chez les femmes, cet abus est encore plus dangereux que chez les hommes. Il rend la peau rude, bourgeonnée, couperosée, dérange la menstruation et produit la stérilité; il abrutit, fait oublier la modestie et la pudeur, détruit la sensibilité et jusqu'aux liens du sang et de la nature. Il altère le lait des nourrices, et en fait une sorte de poison pour l'enfant.

L'usage du vin est en général nuisible aux enfants. Il les dispose aux affections cérébrales, aux phlegmasies gastro-intestinales, à la phthisie pulmonaire, à l'hémoptysie, au croup, etc. Pris modérément, il convient aux vieillards, aux mélancoliques, aux tempéraments lymphatiques, aux personnes qui se nourrissent d'aliments grossiers et peu nutritifs, accablées sous le poids des chagrins, des soucis, de la misère, habitant des lieux insalubres et humides, surtout dans les saisons pluvieuses et brumeuses ; à ceux qui fréquentent les hôpitaux et les prisons, ou qui sont exposés à l'action du principe contagieux ou épidémique de certaines maladies, telles que le typhus, les fièvres typhoïdes, le choléra asiatique, etc.

Le vin ne convient pas aux sujets maigres et irritables, aux tempéraments sanguins et bilieux, aux personnes sujettes aux congestions sanguines du cerveau, des poumons ou du cœur ; à ceux qui sont disposés aux affections de la peau, à la phthisie pulmonaire, à l'hémoptysie, aux irritations phlegmasiques de l'estomac et des intestins, aux rétentions d'urine, etc.

Le vin est un médicament précieux contre une foule de maladies, surtout pour les personnes qui n'en usent pas habituellement. J'ai vu guérir, dans nos campagnes du Nord, des fièvres intermittentes rebelles, la chlorose, le scorbut, les scrofules, par le seul usage inaccoutumé du vin vieux de Bordeaux. Il convient dans toutes les maladies où la faiblesse est évidente et essentielle, indépendante de tout point central d'irritation. C'est ainsi qu'on l'emploie avec avantage après de grandes évacuations, un allaitement trop prolongé, des pertes séminales trop fréquentes, une longue salivation, une abstinence prolongée, une leucorrhée ou blennorrhée abondante. Dans ces cas on la donne souvent avec le bouillon, ou mêlé avec le jaune d'œuf. Les convalescences réclament aussi l'usage du vin.

Dans la période adynamique des fièvres typhoïdes, dans les fièvres mucoso-vermineuses et putrides, le vin produit de bons effets. Il s'oppose à cet affaissement, à cette prostration des forces qui caractérisent ces maladies, et qu'on ne peut attribuer, quoi qu'en disent les partisans de la doctrine dite physiologique, à l'existence d'une gastro-entérite spéciale et sourde, dont le développement est aujourd'hui considéré, avec plus de raison, comme coïncidence ou comme effet de l'altération primitive du sang. J'ai vu, pendant plusieurs années, administrer avec avantage l'eau vineuse ou le vin de Bordeaux pur, suivant la dépression plus ou moins grande des forces, dans toutes les fièvres adynamiques et adynamico-ataxiques qui régnaient dans les hôpitaux militaires du camp de Boulogne. Ma conviction à cet égard n'a point été ébranlée : j'ai continué le même traitement dans ma pratique civile et je m'en suis toujours bien trouvé. Lorsque la prostration augmente, je fais même prendre le vin de Malaga, d'Alicant ou de Madère pur, par cuillerées souvent répétées, et je parviens ainsi à maintenir les forces, à activer les sécrétions, à provoquer par des crises favorables l'élimination du principe morbifique. J'ai observé des cas où le sujet n'aurait pu supporter en santé le tiers de la quantité de vin que je lui faisais prendre, sans obtenir d'autre résultat qu'un peu d'élévation dans le pouls, la distribution plus égale d'un reste de forces, une tendance à la solution heureuse que je tâchais d'obtenir et que souvent la persévérance réalisait.

Le docteur Petit administrait aussi le vin avec succès dans

la fièvre typhoïde, quand cette affection s'accompaguait d'un état de faiblesse très-prononcé et de coma. Pinel employait, dans ce cas, le vin de Malaga par cuillerées fréquemment répétées.

L'usage du vin de Bordeaux, généreux et pur, est quelquefois nécessaire dès le début de certaines fièvres, parce que les signes d'adynamie, d'ataxie, de décomposition sont si rapides et si évidents, que la seule indication est de relever le système nerveux, de ranimer le mouvement artériel. De pareils cas se sont présentés dans ma pratique rurale, chez des sujets soumis à l'influence destructive d'une saison froide-humide, d'une habitation malsaine, de miasmes délétères, d'une mauvaise nourriture, du chagrin, de la misère, etc. Nous avons vu, dans ces malheureuses circonstances, des médecins, séduits par une doctrine aussi facile en théorie que simple dans l'application, poursuivre comme cause efficiente une irritation chimérique, perdre rapidement leurs malades, et regretter de n'avoir pas appliqué un plus grand nombre de sangsues !

Toutefois, hâtons-nous de le dire, le médecin qui, dans certains cas appréciés par l'homme de l'art exempt de toute prévention, ne traite que les symptômes typhoïdes, sans jamais prendre en considération l'altération organique interne, lors même qu'elle est portée au plus haut degré d'intensité, nous paraît aussi aveugle que celui qui s'attache exclusivement à combattre par les antiphlogistiques la phlegmasie intestinale, dont les caractères non identiques diffèrent ici essentiellement de l'inflammation franche. Nous avouerons même qu'il n'est pas toujours facile de concilier des indications contradictoires, ni de déterminer alors quel est le genre de traitement qui convient le mieux. Placé entre une susceptibilité viscérale irritative ou inflammatoire, et la diminution ou l'absence de réaction générale avec désordre du système nerveux, on est parfois très-embarrassé. Dans ces circonstances délicates et équivoques, le praticien exercé, semblable à un habile général sur un terrain ennemi, avance avec circonspection, s'arrête à propos, et n'attaque vigoureusement qu'après s'être assuré de sa position et de ses avantages.

Tissot, Borsieri, Neumann et beaucoup d'autres auteurs considèrent le bon vin, pris à fortes doses, comme le meilleur remède contre les fièvres intermittentes rebelles au quinquina. J'en ai observé les bons effets en pareils cas ; mais, lorsqu'il y avait cachexie, engorgement splénique ou hépatique, œdème, je donnais de préférence le vin blanc.

Le vin de champagne mousseux, que j'ai employé souvent, comme la potion de Rivière, contre les vomissements par irritation nerveuse, surtout chez les femmes enceintes, s'est montré utile dans l'épidémie de fièvre jaune de 1819, à la Nouvelle-Orléans (*Rapp. fait au nom de la Soc. méd. de cette ville, p.* 11. *Nouv.-Orl.* 1820).

Arétée conseillait le vin, à doses faibles mais répétées, dans la pneumonie des vieillards. Moscati, Laënnec et le professeur Chomel disent en avoir obtenu de bons effets dans la même maladie. Suivant Pinel et Franck, certaines pneumonies épidémiques ou adynamiques, où les saignées sont meurtrières, se modifient avantageusement par l'emploi des toniques et en particulier par celui du vin généreux. «Je traitai il y a quinze ans, dit Fodéré, un homme riche qui habitait les bords d'un marais, et qu'autrefois j'avais guéri d'une péripneumonie exquisite. Je le trouvai cette fois croyant avoir la même maladie parce qu'il crachait beaucoup de sang, qu'il avait une douleur à la poitrine et une grande difficulté de respirer ; mais ce sang était noir, il y avait quelques taches sur la peau, un pouls faible, flasque, irrégulier, et une faiblesse générale que je jugeai scorbutique. Loin d'employer la saignée, je mis en usage le régime tonique, le vin de quinquina et les antiscorbutiques, et mon malade guérit encore. Cet homme est mort depuis mon départ, de la même maladie, que son médecin ne connut pas.» (*Dict. des Sc. méd.*, *t.* 58, *p.* 100.)

Le vin chaud est souvent employé à la campagne pour provoquer la sueur et faire avorter une fluxion de poitrine. Ce remède a quelquefois réussi ; mais le plus souvent c'est jouer *à quitte ou double* que de l'employer, surtout chez les sujets vigoureux et sanguins. Le même moyen a souvent rappelé immédiatement les règles supprimées par l'immersion des mains dans l'eau froide, par la suppression de la transpiration, etc., surtout chez les femmes d'une constitution délicate et d'un tempérament lymphatique. Il a quelquefois été utile dans les exanthèmes aigus (rougeole, scarlatine, variole), où l'éruption languit par le défaut d'énergie du sujet, et quand il y a dyspnée avec pouls petit, concentré, pâleur, etc., ce qui se rencontre assez fréquemment chez les enfants anémiques des pauvres qui habitent des lieux bas, marécageux, peu aérés.

J'ai vu le choléra asiatique céder, à son début, à l'abondante transpiration provoquée au moyen d'une bouteille de vin chaud prise par tasses fréquemment répétées. Ce même vin, pris chaque soir et provoquant de la sueur pendant la nuit, a guéri des diarrhées chroniques qui avaient résisté aux remèdes ordinairement employés. Tous les praticiens savent combien il est difficile de combattre avantageusement les diarrhées chroniques. Souvent les astringents sont nuisibles ou n'ont qu'un effet momentané, et les mucilagineux sont impuissants, surtout quand le malade, conservant l'appétit, surcharge l'estomac et fatigue les organes digestifs par le travail pénible et irritant de la digestion. Dans ces cas, le traitement qui m'a le mieux réussi consiste à administrer chaque matin un tiers de lavement de vin rouge, d'abord tiède et ensuite froid, dans lequel je fais délayer un ou deux jaunes d'œuf, et à mettre le malade à l'usage des œufs, avalés crus et entiers, pour toute nourriture, au nombre de deux le premier jour, trois le second, ainsi de suite en augmentant graduellement, selon l'effet obtenu. J'arrive ainsi quelquefois à faire prendre dix à douze œufs dans les vingt-quatre heures. Le malade s'abstient de toute boisson. Ce traitement, à-la-fois alimentaire et médicamenteux, produit un effet prompt et durable; mais ordinairement, dans les diarrhées anciennes, je le fais continuer pendant vingt, trente, et même quarante jours. Je ne reviens que peu à peu aux aliments ordinaires, en commençant par les plus faciles à digérer.

Dehaen, Welse, Strambio ont trouvé le vin très-efficace, même à forte dose, pour calmer et guérir les accidents dont l'ensemble constitue la colique saturnine. On l'a même donné en lavement dans cette affection. Guersant l'a vanté contre l'incontinence d'urine chez les enfants. Il est aussi très-utile dans les affections gangréneuses, les hémorrhagies passives, le *purpura hemorrhagica*, dans la dysménorrhée qui dépend de l'atonie, de l'inertie de l'utérus, etc.

Le vin a aussi été regardé comme anthelmintique. On a remarqué que les enfants auxquels on en faisait prendre avaient plus rarement des vers intestinaux que ceux qui n'en faisaient point usage. Pris à jeun, il m'a réussi chez les habitants des marais, ne vivant que de légumes et de laitage, pour prévenir le retour des affections vermineuses, en combattant la débilité des voies digestives qui les produisait. On m'a rapporté que, dans une fièvre vermineuse épidémique qui enlevait la plupart des malades, aucun prêtre n'avait été atteint de la maladie. On attribua cette heureuse exemption au vin pur pris à jeun en disant la messe, sans tenir compte de celui qui était administré plus largement au presbytère, et qui, joint à de bons aliments, devait être un prophylactique bien plus puissant.

Le vin est contre-indiqué dans les irritations, les inflammations, les ulcérations; dans les maladies fébriles avec symptômes angioténiques ou pluralité de lésions, les hypertrophies, les indurations des tissus organiques, dans tous les cas où il y a hypersthénie.

Le gros vin rouge, en injection dans l'urêtre, suspend la gonorrhée dès son début, et la fait avorter sans inconvénient si l'on en continue l'usage deux ou trois fois par jour. Les injections vineuses conviennent aussi dans les plaies sinueuses, dans les conduits relâchés, dans le vagin contre la leucorrhée, dans la tunique vaginale pour la cure radicale de l'hydrocèle. Le vin chaud, pur ou miellé, appliqué sur les plaies, leur donne du ton, les avive, les déterge et hâte la cicatrisation. Le vin est encore employé comme résolutif sur les contusions, les infiltrations cellulaires, les engorgements articulaires suites d'entorses, etc. On l'a aussi employé en lotion et même en bain comme fortifiant chez les enfants faibles, scrofuleux ou rachitiques.

On a conseillé l'ivresse pour réduire les luxations qui offrent trop de résistance musculaire. J'ai vu Percy employer ce moyen avec succès dans les luxations de l'humérus, chez des militaires fortement constitués et offrant une grande résistance aux moyens ordinaires de réduction.

Vins médicinaux. — Préparations dont le vin est l'excipient. Les vins médicinaux sont faits tantôt avec les vins rouges, tantôt avec les blancs, suivant la nature des principes à extraire et celle des indications à remplir. Ces vins doivent être de première qualité, sans être trop vieux, car ils tendraient à la décomposition. Les vins alcooliques, comme ceux de Madère, de Malaga, etc., fournissent des produits de plus longue durée que ceux de France. On ajoute de l'alcool à ces derniers lorsqu'on ne peut pas se procurer les premiers.

Un vin médicinal, tel bien préparé qu'il soit, tend toujours à se décomposer ; il ne se conserve pas plus d'un an, même dans des vases bien clos et dans une cave bien fraîche ; ils se décomposent d'autant plus facilement qu'ils sont plus composés. Toute bouteille entamée se corrompt avec une promptitude extrême, ce qui oblige à le mettre dans des vases graduellement plus petits, chose d'une difficile et minutieuse exécution. Je me contente, lorsque le vin médicinal est fait, de le partager en deux demi-litres et de l'employer le plus tôt possible.

Le procédé de Parmentier, qui consiste à mettre dans le vin la teinture alcoolique des substances, donne un produit moins susceptible de s'altérer, mais il ne contient pas les mêmes principes que celui qui est préparé par le vin, puisqu'il est privé de ceux que l'eau de celui-ci peut retirer.

Dans nos départements du Nord, où le vin est cher, nous

nous servons souvent de fort cidre auquel nous ajoutons une certaine quantité d'eau-de-vie. La bière et l'hydromel vineux peuvent servir aussi aux mêmes usages.

VINAIGRE.

Le vinaigre, ou acide acétique impur, pris à jeun dans l'état de santé pendant un certain temps, occasionne des crampes d'estomac, l'anorixie, et fait maigrir au point de produire à la longue le marasme et la mort.

Etendu dans l'eau (6 sur 50 d'eau), il forme *l'oxicrat*, qui est tempérant, diurétique, antiseptique. Hippocrate en faisait un grand usage comme remède antiphlogistique contre les fièvres, pour éteindre la soif et appaiser les inflammations. Son action est affaiblissante, analogue à celle de la saignée. Van Swiéten le regardait avec raison comme un excellent sudorifique et diurétique. Il convient dans les fièvres bilieuses et putrides, les fièvres typhoïdes, l'ictère, le scorbut, etc.

Il est à remarquer que le vinaigre, quoique tiré du vin, a une action dynamique opposée à celle du vin et de l'alcool. Il est en effet reconnu comme un des meilleurs remèdes contre l'ivresse, qu'il dissipe promptement. S'il faut en croire Giacomini, le vinaigre, donné à très-forte dose (demi kil. dans l'eau en vingt-quatre heures), a guéri plusieurs cas d'hydrophobie canine bien déclarée. Mais d'autres praticiens l'ont inutilement employé dans cette funeste maladie, contre laquelle tant d'autres moyens proposés comme efficaces ont échoué.

En Allemagne, le vinaigre a été donné avec avantage, à la dose de 92 grammes plusieurs fois par jour, contre la folie aigüe. Fodéré (*Dict. des Scienc. méd.*, t. 58, p. 135) dit l'avoir essayé plusieurs fois dans cette maladie sans aucun avantage.

Le vinaigre est astringent; on a pu arrêter l'épistaxis en appliquant des linges trempés dans le vinaigre sur les tempes et sur le front, et en introduisant dans les narines un bourdonnet de charpie imbibé de cet acide. On y a recours aussi dans les pertes qui accompagnent l'avortement, en tamponnant les parties avec de l'étoupe trempée dans l'oxicrat, et dans celles qui suivent l'accouchement, en appliquant des compresses imbibées de ce liquide et en en injectant dans la matrice. Un mélange de vinaigre et d'eau-de-vie, injecté dans l'utérus, m'a souvent réussi, après l'accouchement, pour faire cesser l'inertie utérine et la métrorrhagie qui en était la conséquence. Les injections d'eau vinaigrée froide, dans le cordon ombilical, ont été conseillées par M. Mojou, et depuis par plusieurs accoucheurs soit pour hâter le décollement du placenta, soit pour faire cesser des pertes utérines.

Le vinaigre n'est pas moins utile, tant à l'extérieur qu'à l'intérieur, dans les hémorrhagies passives des scorbutiques, dans le *purpura hemorrhagica*, dans les stomacaces, le relâchement de la luette, les fongosités des gencives, etc. Fodéré (*loc. cit.*) dit avoir employé avec succès des demi lavements de vinaigre dans des fleurs blanches très-abondantes, qui épuisaient les malades, dont la cause était due au relâchement, et contre lesquelles on avait inutilement employé les autres moyens. Les lavements d'eau vinaigrée (30, 60, 92 gram., suivant les médications, sur 184 gram. d'eau) ont été conseillés dans l'iléus, la constipation rebelle et l'apoplexie. Tabès, chirurgien à Toulouse (*Journ. gén. de méd.*, t. 304), a retiré de grands avantages dans les cas de pollutions nocturnes et d'écoulemens involontaires de semence, suite de la masturbation, de l'application au périnée d'une éponge trempée dans du vinaigre.

M. Barber (*The Lancet*, et *Gaz. méd.* 1849) emploie avec avantage le vinaigre pour le pansement des ulcères. Il suffit de baigner chaque matin le membre où siége l'ulcère dans de l'eau chaude ou froide ; on le lave ensuite avec du vinaigre commun, et enfin l'on y applique un morceau de linge imbibé de ce liquide ; le tout est maintenu par un bandage roulé. Sous l'influence de ce pansement régulièrement continué, on voit la suppuration diminuer peu à peu et les bourgeons charnus prendre un bon aspect.

Le mélange, à parties égales, de vinaigre et d'eau-de-vie, que l'on peut toujours se procurer instantanément, m'a constamment réussi, en lotions continuelles, dans les brûlures. En enlevant le calorique, il calme promptement la douleur et prévient l'inflammation et la vésication. J'ai vu, maintes fois, des enfants atteints de larges brûlures, s'endormir sous l'influence bienfaisante de ces lotions. On applique sur la partie des compresses imbibées du même mélange et tenues constamment humides. Quand l'épiderme s'enlève ou que les essarres se détachent, je panse avec le cérat safrané (voyez *Safran*). J'emploie comme résolutif, dans les contusions, etc , le mélange d'eau-de-vie, de vinaigre et de sel commun. Cette fomentation économique, et que l'on peut toujours facilement et promptement se procurer, remplace toutes celles que fournit la pharmacie et dont l'usage, continué plus ou moins long-temps, devient très-dispendieux.

Le vinaigre, réduit à l'état de vapeur, est résolutif. Cette vapeur, dirigée sur des tumeurs lymphatiques, des engorgements œdémateux, etc., au moyen d'un appareil convenable, les a très-souvent dissipés. J'ai vu un engorgement du testicule, suite d'orchite, céder à l'action de la vapeur du vinaigre versé sur des cailloux chauffés au rouge.

VINAIGRES MÉDICINAUX. Les vinaigres médicinaux se préparent par macération. On choisit un vinaigre fort, très-odorant et le plus déflegmé possible. Les substances médicamenteuses y ajoutent des parties aqueuses qui tendent à l'affaiblir ; mais l'ébullition, qu'on peut employer ici, et qui est contraire dans la préparation des vins, dépouille les vinaigres de leur humidité. C'est une précaution qu'il faut avoir de temps en temps. Les vinaigres médicinaux sont simples ou composés. Les premiers ne se font qu'avec une seule substance, comme le vinaigre framboisé, le vinaigre scillitique, le vinaigre colchique, etc., lesquels servent à composer le sirop de vinaigre framboisé, l'oximel scillitique, l'oximel colchique. Les vinaigres composés, sont ceux dans lesquels entrent plusieurs substances, tel que celui des quatre voleurs

ACIDE ACÉTIQUE CONCENTRÉ ou VINAIGRE RADICAL. Il se rencontre tout formé dans le règne organique, surtout dans un grand nombre de fruits, dans la sève, etc., dont on peut l'obtenir par la distillation. On le tire ordinairement du vinaigre et de l'acétate de cuivre ; il n'est point employé intérieurement à l'état de concentration, son action étant caustique. Aussi le délaie-t-on dans beaucoup d'eau ou de tisane (1 gram. pour 1 kil. de véhicule). Il est alors un puissant antiphlogistique ; il appaise la fièvre, favorise la transpiration et la sécrétion urinaire, abaisse la vitalité. A l'état de pureté, l'acide acétique est un poison dont le mode d'action paraît être asthénique comme celui des autres acides.

A l'extérieur, l'acide acétique concentré est rubéfiant et vésicant. On peut s'en servir quand on craint l'action des cantharides sur la vessie. Pour cela, on coupe un morceau de taffetas d'Angleterre, on humecte sa surface gommée avec cet acide, et on l'applique sur la peau. Dans le cas de syncope et d'asphyxie, on stimule la membrane pituitaire au moyen du vinaigre radical mis sous le nez.

Acide pyro-ligneux, acide pyro-acétique, vinaigre de bois impur. D'une odeur et d'une saveur acides, rendues très-désagréables par celles d'empyreume, ce liquide tient en dissolution de l'huile pyrogénée (goudron), et cette huile contient beaucoup d'autres corps qui ont reçu les noms d'eupione, de créosote, de picamare, etc.

Les docteurs Pittchafft, Teussel, de Leipzig, l'ont employé avec succès à l'intérieur contre la gastro-malacie ou ramollissement gélatiniforme de la membrane muqueuse des voies digestives. Ils le conseillent, à la dose de 4 gram. associé à 60 gram. d'eau de fleurs d'oranger et 30 gram. de sirop d'orgeat, pour une mixture à prendre par petites cuillerées de temps en temps. M. Berres, de Lemberg, le présente de plus comme avantageux contre le ténia, les affections scorbutiques, etc.; et, à l'extérieur, dans les ulcérations carcinomateuses et la gangrène. M. Klantsch, de Berlin, l'a aussi indiqué, il y a peu d'années, comme anti-septique, contre le cancer aquatique ou *noma*. M. Schulze, de Karan, l'a souvent employé en topique contre les ulcères phagédéniques des pieds, dont il détruit, dit-il, la mauvaise odeur, amollit les callosités, améliore la suppuration, et amène promptement la cicatrisation.

ALCOOL.

L'alcool est un liquide blanc obtenu par la fermentation de tout végétal sucré, ou par la distillation des vins, où il se trouve tout formé. A l'état de pureté on l'appelle *esprit de vin rectifié*. L'alcool du commerce est ordinairement impur; il est mêlé à des proportions variables d'eau et d'autres substances, et reçoit des noms différents, tels qu'esprit de vin, eau-de-vie, rhum, tafia, etc.

L'alcool est un stimulant diffusible dont l'action porte sur le cerveau et surtout sur la moelle épinière. Concentré, c'est un poison violent; à forte dose, il produit l'ivresse : à l'excitation générale, à la gaieté, succèdent la faiblesse, l'abattement, l'hébétude, quelquefois même des convulsions, le délire, l'assoupissement, l'immobilité, un état apoplectique qui se dissipe quelquefois au bout de quelques heures, mais qui aussi devient souvent mortel.

L'usage habituel de l'eau-de-vie produit l'inflammation chronique de l'appareil digestif, l'induration squirreuse du foie, des ulcérations et des callosités dans les intestins, l'hydropisie, des calculs rénaux avec dysurie, ischurie et autres symptômes plus ou moins graves; la perte de la mémoire, la stupidité, des vertiges, des tremblements dans les membres, le *delirium tremens*, en un mot, tous les symptômes que nous avons signalés en parlant de l'abus du vin, sont les suites funeste de l'abus de l'eau-de-vie et de toutes les liqueurs alcooliques.

Etendu dans l'eau, l'alcool est tonique, stimulant, et peut

être utile dans le typhus, l'adynamie, les convalescencesdes maladies graves, le tremblement alcoolique. J'ai vu beaucoup d'ivrognes dont les mains tremblaient chaque matin jusqu'à ce qu'une certaine quantité d'eau-de-vie fût ingérée dans l'estomac, et qui ensuite avaient la main ferme. Les campagnards emploient contre *le chaud et le froid*, c'est-à-dire les suppressions de transpiration, ce qu'ils appellent le *gloria*, mélange d'eau-de-vie et d'eau chaude, de thé ou de café. Ils réussissent quelquefois ainsi, par une abondante transpiration, à faire avorter un catarrhe pulmonaire, une pleurésie ou une pneumonie ; mais, combien de fois n'a-t-on pas, par cette conduite, rendu très-graves et même mortelles des maladies légères dans le principe ? Les bronchites chroniques, avec expectoration abondante, cèdent souvent à l'eau-de-vie brûlée, au mélange d'eau chaude et d'eau-de-vie. On se trouve bien dans l'asthme humide de l'usage d'une petite quantité de genièvre.

L'alcool en lotion convient au début des brûlures et des entorses, dans les contusions, les ecchymoses, etc. Il est stimulant, irritant, réfrigérant ou rubéfiant, suivant ses degrés de concentration ou la sensibilité plus ou moins grande des tissus avec lesquels on le met en contact.

Teinture médicinale. Liqueur préparée avec de l'alcool dans lequel on fait dissoudre diverses substances en les y laissant digérer pendant un certain temps à une douce chaleur. Ces substances doivent être sèches, pulvérisées ou concassées, et en quantité suffisante pour saturer autant que possible l'alcool. Les teintures sont simples ou composées, suivant qu'elles contiennent un ou plusieurs médicaments. Dans ce dernier cas, on doit mettre en contact avec l'alcool, d'abord les substances les plus dures, ensuite celles qui se dissolvent facilement.

La force de l'alcool varie selon la nature des substances à dissoudre. On doit se procurer l'alcool le plus pur possible, et le ramener ensuite, par l'addition de l'eau distillée simple, au degré le plus convenable pour chaque teinture.

On emploie, en médecine, un grand nombre de teintures. Cependant elles ne contiennent pas tous les principes du médicament qui a servi à leur préparation. Souvent même les substances employées ont des propriétés opposées à celles de l'alcool. La digitale est sédative, par exemple, et l'alcool est stimulant ; il paraît donc contradictoire d'allier ces deux médicaments qui se neutralisent l'un l'autre jusqu'à un certain point. Le degré de cette neutralisation n'étant pas appréciable, il en résulte des mécomptes fâcheux dans la pratique.

On ne devrait donc admettre, pour ces préparations, que des médicaments dont le mode d'action est analogue à celui de l'alcool, tels que l'opium, les substances aromatiques, l'ammoniaque, etc. Ces remarques peuvent s'appliquer aux alcoolats, esprits, eaux spiritueuses, baumes, essences, etc.

Les teintures se conservent dans des vases bien bouchés.

VIOLETTE ODORANTE,

Viola odorata (**L.**)
Viola martia purpurea, flore simplici odoro (**T.**)

La violette, aimable avant-courrière du printemps, croît dans les bois, le long des haies et dans les lieux un peu couverts. On emploie sa racine, ses feuilles, ses fleurs et ses fruits.

Préparations et doses.

A L'INTÉRIEUR : *décoction* de la racine comme émétique, 12 gram. pour 200 gram. d'eau réduits à 120 gram.
Poudre, de 1 à 4 gram., comme émétique.
Infusion théiforme des fleurs, de 2 à 10 gram. par kil. d'eau.
Eau distillée, de 60 à 100 gram. en potion.
Sirop (1 sur 5 d'eau, 5 de sucre), de 15 à 60 gram.
Conserve (1 sur 5 de sucre), de 15 à 50 gram.
Miel violat (1 sur 2 de miel), de 15 à 60 gram. } comme béchique.

A L'EXTÉRIEUR : *décoction* des feuilles en lavement, fomentations, cataplasme, etc.

Propriétés.

La racine de violette, à haute dose, est vomitive. Les fleurs sont émollientes, pectorales, légèrement diaphorétiques ; on les prescrit contre les bronchites aiguës, les catarrhes chroniques, les angines, les affections exanthémateuses, etc. La semence est émétique, purgative, diurétique.

Coste et Wilmet ont administré la racine de violette odorante séchée, alcoolisée et pulvérisée comme vomitive. Mêlée à la dose de 2 gram. dans une tasse de décoction légère de feuilles de la même plante, édulcorée avec une cuillerée de sirop violat, elle a provoqué un vomissement et trois petites selles. A la dose de 2 gram. 50 cent. à 4 gram., cette racine a produit trois ou quatre vomissements et cinq selles copieuses. Quand on répugne à une aussi grande dose on l'administre ainsi : Racine sèche de violette, 8 à 12 gram., coupée menue, cuite légèrement et long-temps dans 300 gram. d'eau, réduits à 100 grammes et édulcorés comme ci-dessus, ou tout simplement avec du sucre blanc. C'est ainsi que je l'ai donnée dans trois cas où elle a produit quatre à six vomissements et autant de selles.

La racine sèche et alcoolisée peut être portée jusqu'à la dose de 5 gram., et en décoction jusqu'à celle de 12 gram. Sous cette forme, elle offre un purgatif doux.

[La semence de violette est peu usitée. Linné la considé-rait comme émétique. Elle offre, en émulsion (12 à 15 gram. pour 150 gram. d'eau édulcorée), un purgatif doux, facile à prendre, et convenable surtout pour les enfants.]

Coste et Wilmet ont obtenu les mêmes effets vomitifs et purgatifs de la racine de violette de chien (*violata canina*). Niemeyer (*Dissert. de violæ caninæ in medicinâ usu*, 1785) dit qu'elle agit plutôt comme purgatif que comme émétique. Hanin (*Cours de mat. méd.*, t. 2, p. 78) a observé que la poudre de cette racine provoquait le vomissement à la dose de 1 gramme, et même à celle de 50 cent. quand elle était très-fine et récemment préparée. Suivant cet auteur la pou-dre de violette est plus vomitive que purgative, l'infusion et la décoction plus purgatives qu'émétiques.

Dans la plupart des maladies qui réclament l'emploi des vomitifs, je mets en usage le tartrate de potasse antimonié (émétique), que l'on manie avec précision et dont le prix est tellement bas qu'il n'y aurait aucun avantage à lui substituer d'autres substances moins certaines, d'ailleurs, dans leurs effets. Cependant, il est des cas où l'ipécacuanha est spécia-lement employé, et dans lesquels la racine de violette peut être administrée avec avantage comme succédané de la racine exotique. C'est surtout dans la dyssenterie qu'elle trouverait sa place pour cette substitution, en cas d'épidémie sévissant sur la classe indigente de nos campagnes. On pour-rait aussi l'employer à dose nauséabonde comme l'arum, l'asarum et la bryone, dans la coqueluche, l'asthme humide, le catarrhe pulmonaire chronique. Lorsqu'un long emploi de l'ipécacuanha est nécessaire, il devient trop coûteux pour la thérapeutique du pauvre. Si la pratique urbaine donne au médecin la facilité de puiser à l'aide des bureaux de bien-faisance, dans l'officine du pharmacien, il n'en est pas ainsi de la pratique rurale ; ici le praticien emploie, le plus souvent, ce que la nature lui offre avec cette générosité et cette profusion émanée d'une bonté providentielle qui a voulu mettre à la portée de tout le monde ce qui est vrai-ment et généralement utile.

[La Violine *ou* Émétine indigène, alcaloïde retiré de la violette et de la pensée sauvage, est blanche, d'une saveur âcre et nauséeuse, à peine soluble dans l'eau, soluble dans l'alcool, insoluble dans l'éther ; elle est éméto-cathartique. Chomel a constaté qu'à la dose de 30 à 60 centig. elle provoque, dans la plupart des cas, le vomissement et quelquefois des évacuations alvines.]

SUPPLÉMENT

ACONIT (*Ce complément devait être placé à l'article* Aconit, *p.* 8.) Il est reconnu aujourd'hui que l'action de l'aconit est essentiellement asthénique et produit le même résultat que les hémorrhagies abondantes. C'est donc à tort qu'on a regardé cette plante comme analogue à l'opium. L'action de ces deux substances est si différente que l'une peut être détruite par l'autre. La première, en effet, est antiphlogistique, tandis que l'autre est évidemment stimulante du système sanguin.

Les symptômes propres à l'empoisonnement par l'aconit sont les suivants : pâleur, sueurs générales, dysphagie, céphalalgie compressive, vertiges, absence de la mémoire, froid le long de la moëlle épinière, obcurcissement de la vue, salivation, urines abondantes, nausées, vomituritions, vomissements bilieux, diarrhée involontaire, ecchymoses par tout le corps, resserrement aux hypocondres, fixité des yeux, évanouissements, débilité, pouls filiforme, vacillation des genoux, convulsions, paralysie aux bras, somnolence, sueurs froides au front, yeux vitrés, intelligence et parole libres, quelquefois délire, lèvres violacées, enfin mort par asphixie. (Stoerk, Hahneman, Albano, Giacomini, etc.)

Les mêmes accidents surviennent lorsqu'on met le suc ou l'extrait de la plante en contact soit avec la membrane interne du rectum, soit avec le tissu cellulaire, ou quand on en injecte le suc dans les veines.

Le traitement antiphlogistique est ici essentiellement nuisible et précipite les malades au tombeau. « Le véritable antidote de l'aconit a été, dit Giacomini, indiqué par Léméry. Ce grand observateur avait remarqué que l'aconit tue en produisant des phénomènes analogues à ceux de la vipère. Il a, en conséquence, proposé les remèdes opiacés et ammoniacaux, tels que la thériaque et le sel volatil de corne de cerf. Les anciens préconisaient le vin pour corriger les effets de l'aconit, ainsi que cela nous est laissé écrit par Macrobe, par Pline et par Celse. Les italiens ne se sont pas éloignés de ces préceptes en prescrivant les éthers, l'alcool et l'opium, d'après la connaissance de la vertu contro-stimulante de l'aconit. »

D'après les faits observés, l'aconit est un remède antiphlogistique puissant, et réussit dans les maladies à caractère hypersthénique, Fleming (*Bouchardat*, 1847), a obtenu les résultats les plus satisfaisants de l'emploi de cette plante dans le rhumatisme aigu ; sur vingt-deux cas traités par ce médicament, tous ont guéri dans un intervalle moyen de cinq à six jours. Lombard, de Genève (*Gaz. méd. de Paris, août* 1834) regarde l'aconit comme une sorte de spécifique contre le rhumatisme articulaire aigu. Il donne l'extrait alcoolique à la dose de 1 cent. à 2 cent. et demi toutes les deux heures ; il le porte progressivement à 30 et même à 45 cent. par jour. « Dans les rhumatismes bénins apyrétiques ou accompagnés seulement d'une fièvre légère, dit le docteur Tessier (*Bull. de therap.*), l'alcoolature d'aconit, administré dès le début, peut supprimer complètement les douleurs en trois ou quatre jours, et abréger par conséquent la durée de la maladie. L'observation nous a appris, au contraire, que dans les rhumatismes intenses, accompagnés d'un mouvement fébrile très-prononcé, la même substance pouvait bien modérer les accidents, mais qu'il n'était pas susceptible d'arrêter brusquement la maladie dans sa marche. »

L'aconit agit moins efficacement dans le rhumatisme chronique. Cependant Barthez le considère comme un antigoutteux des plus puissants ; il a guéri, au moyen de son extrait, des affections goutteuses associées à la syphilis. Murray dit que l'aconit long-temps continué peut résoudre les tophus arthritiques. Colin, Rosen, Odhelius, Ludwig, Ribes, Andrew, Nysten en font également l'éloge dans le traitement de ces affections. Bergius, Vogel, Wildberg, Hufeland, Prus, etc., ont employé avec succès l'aconit dans différentes espèces de névralgies, et notamment dans les névralgies faciales. Burger (*Bouchardat, ann.* 1842) en a éprouvé de bons effets dans la céphalalgie nerveuse. Il prescrivait des pilules d'extrait frais, à la dose de 2 centigrammes toutes les deux heures. Fleming (*Bouchardat, ann.* 1847) a traité quarante-quatre névralgies par la teinture d'aconit ; dix-sept ont guéri radicalement, treize n'ont obtenu qu'un soulagement momentané. Sur quarante-deux cas de douleurs dentaires traitées par le même médicament, soit en frictions sur les gencives, soit en l'introduisant dans la cavité de la dent malade, il y a eu vingt-sept guérisons immédiates, sept soulagements, et sept résultats nuls. Dans la migraine, ce remède lui a procuré dix cas de guérison sur quinze. D'après Tessier (*Bouchardat*, 1848), c'est surtout dans les névralgies récentes que l'aconit se montre efficace ; dans les névralgies invétérées, il calme seulement la douleur. Eades (*L'Abeille méd.*, *Oct.* 1845) a guéri plusieurs névralgies en appliquant sur la partie malade des linges imbibés d'un liquide préparé avec 16 gram. de teinture d'aconit, et de 120 gram. d'eau de rose.

« L'aconit a été, dit M. Richard (*Dict. en 21 vol.*, *t.* 1, *p.* 321), mis en usage pour guérir l'épilepsie, les convulsions et la paralysie, surtout celle qui est la suite des attaques d'apoplexie. M. le docteur Kappeler, médecin de l'hôpital Saint-Antoine de Paris, l'a employé fréquemment dans cette dernière circonstance, et en a obtenu des succès souvent répétés. »

Suivant le docteur Tessier, l'alcoolature d'aconit serait un remède avantageux dans l'érysipèle de la face, l'angine, la bronchite et la coqueluche.

Busch regarde l'extrait d'aconit comme un moyen indiqué dans le spasme des vaisseaux exhalants et absorbants des voies aériennes. Il dit qu'on peut arrêter la phthisie pulmonaire en combattant cet état nerveux au début de la maladie. Le docteur Harel du Tancrel a publié une série d'observations tendant à prouver l'utilité de l'aconit associé à de faibles doses de sulfure de chaux, dans la phthisie pulmonaire ; mais Portal n'en a obtenu dans cette maladie que des résultats peu satisfaisants, et des essais tentés par MM. Trousseau et Pidoux, dans des phthisies dont les signes n'étaient point équivoques, ont convaincu ces praticiens de l'inutilité de ce moyen.

Brera, Biett, Trousseau et Pidoux, Double et d'autres médecins ont associé l'aconit au mercure et surtout au protoiodure de mercure dans le traitement des ulcérations vénériennes de la peau. Mais, ainsi que le font remarquer MM. Trousseau et Pidoux, il est difficile de décider si l'amélioration rapide que l'on a obtenue ne doit pas être exclusivement attribuée au mercure.

Enfin Bergius, Baldinger et Reinld ont guéri des fièvres intermittentes rebelles par l'aconit. Fouquet l'employait avec succès dans les obstructions des viscères abdominaux, les ulcères et les affections scrofuleuses. Greding l'a trouvé efficace dans les gonflements glandulaires. Fritze l'a recommandé contre la syphilis constitutionnelle, et Bodart le considère comme un excellent succédané du gayac.

Il est important, dans l'emploi de l'aconit comme dans

celui des médicaments actifs en général, de saisir le degré de tolérance de l'organisme, et de ne cesser le remède qu'après avoir observé des signes de saturation, comme des nausées, des vomissements, des vertiges, etc.

Il est toujours prudent de ne commencer l'usage de cette plante que par des quantités très-faibles, surtout si on ne connaît pas le degré d'activité de la préparation. On peut arriver, pour l'extrait, à la dose de 4 gram. par jour et même davantage. M. Quadri en a donné jusqu'à 15 gram. et Borda jusqu'à 30 gram. en vingt-quatre heures dans les maladies inflammatoires. La poudre de la racine se donne à la même dose que l'extrait. La teinture demande plus de circonspection, car elle est d'une plus grande énergie. On peut aussi, à l'exemple de Stoerk, donner l'extrait en poudre en le triturant avec une grande quantité de sucre. L'extrait préparé à grand feu est souvent carboné, noir et peu actif, ou même inerte. Préparé au bain de sable ou à la vapeur, il est moins noir et conserve une partie de son principe actif. Stoerck se servait de l'extrait préparé avec le suc récent de la plante fraîche évaporé au soleil : cette préparation doit être préférée. Comme le principe actif de l'aconit se dissout dans l'alcool, la teinture est la préparation la plus énergique. La partie la plus active de cette plante réside dans la racine. Ainsi la diversité des opinions sur les effets de l'aconit napel vient sans doute de la préparation qu'on a mis en usage. Elle peut tenir aussi aux conditions variables de la plante selon la nature du terrain où elle a été cultivée, le temps de sa conservation, etc.

L'Aconitine, alcaloïde de l'aconit, jouit des mêmes propriétés et s'emploie dans les mêmes cas. On l'a mise en usage avec succès dans l'amaurose récente, l'iritis, l'otite, l'otorrhie, l'otalgie, la paracousie et la surdité. La dose est de 2 à 5 cent. divisés en 12 à 16 pilules. On dépasse rarement 7 cent. par jour. La teinture d'aconitine (aconitine 5 cent. alcool 8 gram.) se donne à la dose de 20 cent. à 1 gram. 50 cent. en potion. A l'extérieur, on emploie l'aconitine à la dose de 20 à 40 cent. en embrocation et de 20 cent. à 1 gram. en liniment, pommade, etc.

AGARIC DE CHÊNE.

AGARIC AMADOUVIER, AGARIC DES CHIRURGIENS, BOLET
AMADOUVIER, POLYPORE AMADOUVIER.

Agaricus pedis equini facie (T.)
Boletus igniarius (L.)

Ce champignon croît sur les troncs des vieux chênes, des
pommiers et d'autres arbres.

C'est ce bolet, dépouillé de son écorce et des autres parties
dures, et ensuite battu jusqu'à ce qu'il devienne spongieux,
flexible, doux au toucher et facile à déchirer, qui forme
l'amadoux employé pour arrêter les légères hémorrhagies
dans les coupures, les piqûres de sangsues. C'est par la compression et en s'adaptant à la surface de la plaie, en bouchant
les petits vaisseaux, qu'il agit. Aussi un bandage compressif
est-il nécessaire pour en favoriser l'action.

On a proposé cet amadou contre le rhumatisme chronique et la goutte. Appliqué sur la partie malade et recouvert d'une flanelle, il excite une douce transpiration qui
calme la douleur.

AIL (*voyez l'art.* AIL, *p.* 10). Dans une lettre adressée
par M. Michel, médecin à Avignon, au *Bulletin de thérapeutique*, et reproduite dans l'*Abeille médicale* (année 1849,
p. 147) nous trouvons les passages suivants relatifs à l'emploi de l'ail dans le choléra épidémique. « Assurément ce
n'est point par amour d'innovation que nous exhumons de
l'oubli un médicament aussi prosaïque que l'ail, mais parce
que, en vérité, nous lui avons reconnu des propriétés que
nul remède ne possède à un plus haut degré que lui. C'est
ainsi que dans plusieurs affections adynamiques, léthargi-
ques, dans la paralysie, l'atrophie des membres, divers cas
cacochymiques et comateux, il relève les forces contractiles,
met en jeu la circulation, et excite cette fièvre salutaire, qui
est souvent le sûr garant et le triomphe de la nature dans
les crises qui vont s'effectuer.

Dans la période algide du choléra, alors que tout l'organisme est stupéfié, et que la vie anéantie va s'éteindre, maintes fois, à notre grand étonnement, nous avons vu la réaction s'opérer, et le malade marcher sans entrave vers la
guérison. Malgré la figure décomposée et livide, le pouls
insensible, les ongles violets, les extrémités froides, le hoquet, les crampes, le vomissement, les déjections alvines,
la prostration, la stupeur et l'asphyxie cholérique, présages

d'une mort certaine, nous avons vu, sous l'influence de l'ail, les ressorts de la vie se remettre en mouvement sur des cholériques pour ainsi dire agonisants.

Pour produire cet heureux phénomène, il ne faut que piler quelques bulbes d'ail dans un mortier, avec addition de 50 à 75 cent. d'encens, qui se réduisent facilement en pommade, et l'employer en frictions et en cataplasmes sur plusieurs parties du corps, principalement sur la région thoracique et abdominale, pendant que d'un autre côté on administre quelques tasses d'une infusion chaude préparée avec quelques gouttes de cet asphodèle. Bientôt un sentiment de chaleur suivie de sueur se déclare avec une forte odeur alliacée. C'est le prélude de la réaction qui doit sauver le malade.

Quelquefois nous avons administré la poudre de Dower avec une infusion de coquelicot et de bourrache, quand l'ail n'a pu être supporté à l'intérieur à cause de son goût et de son odeur désagréables, mais, dans ces circonstances, il faut insister jusqu'au bien-être sur l'usage extérieur.

Certainement nous ne voulons point signaler l'*allium sativum* comme un spécifique contre le choléra ; mais, à l'aide de cet agent, nous avons obtenu, nous le répétons, de si beaux résultats, que nous croyons utile de l'indiquer à nos confrères, faute jusqu'ici de médicaments plus énergiques contre la maladie régnante. »

AIRELLE.

MYRTILLE, RAISIN DES BOIS, GUEULE DE LION NOIR, MORET, BRINBALLIER, ARUDECH, COUSINIER.

Vaccinium myrtillus (L.)
Vitis idœa (T.)

Ce petit arbuste croît dans les bois, sur les montagnes; ses fruits (blucts, cousines, morettes, etc.) sont usités.

Les fruits de l'airelle sont acides, légèrement styptiques, tempérants, astringents ; ils conviennent dans les inflammations, les fièvres inflammatoires et bilieuses, la diarrhée, la dyssenterie, les affections scorbutiques, etc.

Le docteur Reiss (*Journ. de méd., avril* 1843), considère les fruits de l'airelle comme une ressource d'autant plus précieuse dans la diarrhée chronique, que les autres moyens restent souvent sans effet, tandis que celui-ci procure au moins une amélioration momentanée dans les plus graves circonstances, et que, sans jamais être nuisible, il suffit quelquefois pour amener une guérison inespérée. Il administre l'extrait seul, sous forme de pilules de 20 cent., que l'on prend de quatre à six fois par jour.

M. Bergasse (*Bouchardat, ann. de thérap. ann.* 1844, *p.* 80) rapporte l'observation d'une diarrhée chronique extrêmement grave, guérie par l'administration intérieure de 30 gram. de baies d'airelle.

On donne ces fruits en décoction (30 à 60 gram. par kil. d'eau), le suc et le sirop sont employés en potion ou étendus dans les tisannes. La poudre est administrée à la dose de 4 gram.,toutes les deux ou trois heures, et l'extrait à celle de 1 à 2 gram. par jour, en pilules ou délayé dans l'eau ou le vin.

AMANDIER COMMUN.

Amygdalus communis (L.)
Amygdalus sativa, fructu majore (T.)

Cet arbre, qui vient spontanément dans la Mauritanie, est naturalisé en Europe. On emploie les fruits que l'on distingue, d'après leur saveur, en amandes douces et en amandes amères.

1° AMANDES DOUCES.—On emploie l'eau, l'huile et le sirop d'amandes douces.

L'eau d'amandes douces était préparée autrefois en farcissant d'amandes entières non écorcées le ventre d'un poulet, et en le faisant bouillir. On obtenait ainsi une boisson mucilagineuse et légèrement nourrissante. Je prescris souvent l'eau de veau et d'amandes douces coupées par morceaux, comme adoucissant et rafraîchissant. On préparait aussi, par la distillation des amandes non écorcées, une eau également mucilagineuse et ayant l'odeur de la fleur d'acacia. De nos jours on emploie le plus souvent l'émulsion d'amandes douces ou lait d'amandes. On la prépare en pilant, dans un mortier de marbre, les amandes privées de leur épiderme, et en délayant le tout avec une certaine quantité d'eau, qu'on fait passer ensuite à travers un filtre. On y ajoute quelquefois un certain nombre d'amandes amères et on édulcore à volonté. Cette émulsion doit être plus ou moins chargée suivant l'état des voies digestives ; ordinairement, elle est dans les proportions de 30 grammes d'amandes dépouillées d'épiderme et deux livres d'eau de fontaine.

Dillen propose une boisson analogue au café, en faisant rôtir des amandes douces avec du seigle. Les amandes torréfiées sont prescrites aussi aux convalescents, soit entières, mangées avec du pain, soit en potages, après avoir été pulvérisées et mêlées avec de l'orge. On prépare encore une sorte de potage aux amandes.

L'huile d'amandes douces est fréquemment employée en médecine ; elle dissout le camphre et d'autres substances, elle peut s'unir à l'eau au moyen d'un jaune d'œuf. Administrée à l'intérieur (8 à 60 gram.), elle est lubréfiante et légèrement laxative ; on la donne aux enfants atteints de coliques, de vers intestinaux, de volvulus, ou même de convulsions. Elle est utile contre les toux sèches et nerveuses, la strangurie, les douleurs néphrétiques, les calculs rénaux, les douleurs qui suivent l'accouchement.

A l'extérieur, on prescrit l'huile d'amandes douces comme émolliente dans les inflammations externes et sur certaines tumeurs ; elle est utile en ambrocation, dans quelques névralgies ; elle ramollit, adoucit les tissus.

Les parfumeurs vendent, sous le nom de *pâte d'amandes*, le résidu des amandes qui ont déjà servi à l'expression de l'huile et qui est desséché et réduit en farine. En y ajoutant une certaine proportion d'amandes amères, cette farine est beaucoup plus détersive et pourrait servir comme médicament externe, sous forme de cataplasme, contre certaines phlogoses cutanées et certaines taches du visage.

Le Sirop d'Amandes douces (sirop d'orgeat) se prépare à l'aide de l'émulsion et de la décoction d'orge.

2° Amandes amères. — Ces amandes contiennent une huile volatile vénéneuse et une certaine proportion d'acide hydrocyanique qu'on retire principalement de leur épiderme. La quantité de l'huile essentielle qu'on peut en retirer est, d'après Feruger de Rostock, de 4 gros par 2 kilogrammes d'amandes, et la proportion de l'acide hydrocyanique dans l'huile est variable de 8 à 14 pour 180, suivant Christison (*on Poisons*, *p.* 718). D'après ce dernier, l'huile essentielle cesse d'être un poison si on la dépouille de son acide hydrocyanique (*ouv. cit.*, *p.* 719). Le principe vénéneux de cette huile est donc l'acide hydrocyanique.

Prises en petite quantité, les amandes amères sont toniques, tandis qu'à haute dose, elles peuvent empoisonner. Une femme sujette à des palpitations de cœur, fit, par le conseil d'une commère, usage des amandes amères ; elle commença à en manger une par jour et en augmenta ensuite le nombre par degrés. Arrivée au n° 7 par jour, elle éprouva des faiblesses générales, des évanouissements et une anxiété extrême (*Ann. clin. de Montp.*, *t.* 1, *p.* 297). Une femme a donné à son enfant, âgé de quatre ans, le suc d'une poignée d'amandes amères pour le guérir des vers. A l'instant coliques, gonflement du ventre, vertiges, serrement de mâchoires, écume à la bouche, convulsions, mort dans l'espace de deux heures (Coullon). Un droguiste, éprouvant une vive attaque de douleurs néphrétiques, boit d'un seul trait, au lieu d'esprit de nitre dulcifié, quinze grammes d'huile essentielle d'amandes amères. Tous les symptômes de l'empoisonnement sont portés au plus haut degré: Syncopes, anxiété, faiblesse générale, pâleur mortelle, abaissement extrême du pouls et du rhythme de toutes les fonctions, refroidissement général.

M. Chavasse est appelé, fait vomir le malade à l'aide du sulfate de zinc qu'il donne jusqu'à la dose de 12 gram. et de l'eau chaude. Il réchauffe le corps à l'aide de bouteilles d'eau chaude, de sachets et de linges chauds; il fait prendre un mélange d'eau-de-vie et d'ammoniaque étendus dans de l'eau. L'amélioration est instantanée et le malade passe de la mort à la vie. On fait continuer la potion suivante: ammoniaque, 4 gram.; teinture de cardamome, 30 gram.; mixture de camphre, 210 gram. Le malade guérit (*Gazette. des Hôpit.*, 2 *nov.* 1839.)

Il est évident que, dans ce genre d'empoisonnement, la mort arrive par excès d'asthénie si l'on n'administre pas de suite de fortes doses de stimulants diffusibles, tels que l'alcool et l'ammoniaque.

Les anciens considéraient les amandes amères comme un excellent moyen de prévenir et de dissiper l'ivresse (Dioscoride). Plutarque raconte que le médecin du fils de Néron se préservait de l'ivresse, et surpassait les buveurs les plus intrépides de son temps, en mangeant cinq ou six amandes amères.

Comme l'acide hydrocyanique et l'eau cohobée de laurier cerise, les amandes amères conviennent, d'après les expériences de Borda, dans toutes les maladies dont le fond est d'excitation. Les anciens les prescrivaient contre les tranchées utérines, les fleurs blanches, la pneumonie, la pleurésie, etc, Boerhaave les recommande dans toutes les affections phlogistiques indistinctement; P. Franck contre les affections éruptives de la peau; Bateman dans les affections cutanées douloureuses; Thébesius (*Act. nouv. des Cur. de la nature)* comme préservatif de l'hydrophobie (en faisant toutefois appliquer des *ventouses scarifiées* sur la morsure); Hufeland, pour combattre les fièvres intermittentes. Bergius conseille une ou deux livres d'émulsion d'amandes amères les jours apyrétiques des fièvres intermittentes, avec addition de miel et de crême de tartre.

On emploie les amandes amères contre les maladies vermineuses, les toux nerveuses, la coqueluche, les accès d'asthme, et à l'extérieur, sur les ulcères douloureux, le cancer, etc.

On donne les amandes amères entières, au nombre d'une à six par jour ; on en diminue le nombre ou on les suspend tout-à-fait quand il survient des vertiges ou des vomissements. Ainsi administrées, elles m'ont souvent réussi dans les fleurs blanches accompagnées d'un état d'irritabilité de l'estomac qui interdisait l'usage des amers et des ferrugineux. L'émulsion est la meilleure préparation. On peut la composer de la manière suivante : amandes amères entières et non dépouillées de leur épiderme, 30 gram. ; amandes douces dépouillées de leur épiderme, 45 gram. ; eau de fontaine, 750 gram. ; faites une émulsion, ajoutez sirop de fleur d'oranger, 30 gram., à prendre par cuillerées à soupe toutes les heures.

L'eau distillée se prend à la dose de 4 à 8 gram. par jour dans une potion édulcorée. L'huile essentielle, non purifiée, est à peine employée en thérapeutique ; on peut s'en servir avec précaution et à la dose de 1 à 5 centigram. Cette huile peut être utile, à l'extérieur, dans les inflammations graves de l'oreille, dans le traitement de certaines dartres, en lotions, liniment, ambrocations, etc. Le tourteau d'amandes amères, que les parfumeurs obtiennent par expression pour faire de la pâte d'amandes, contenant de l'huile essentielle, est vénéneux. « Il a été employé avec un avantage très-marqué sous forme de cataplasme, chez une jeune personne prédisposée à la phthisie et dont la peau de la pointe et de la base du nez était habituellement rouge, boursouflée et couverte de boutons. » *(Dict. des dict. de médecine.)*

L'Amygdaline, principe des amandes amères, peut servir à remplacer les eaux distillées de laurier-cerise et d'amandes amères dont les effets sont incertains. 85 centigram. d'amygdaline, dissous dans 30 gram. d'émulsion faite avec 8 gram. d'émulsion d'amandes douces, donnent 30 gram. d'un produit représentant 30 gram. d'eau distillée d'amandes amères saturée, qui contiennent 5 centigram. d'acide cyanhydrique anhydre.

ANAGYRE FÉTIDE.

BOIS PUANT.

Anagyris fœtida (L.)

Cet arbrisseau se trouve dans les lieux arides, pierreux et montagneux des départements méridionaux de la France.

Toutes les parties de cette plante exhalent une odeur fétide quand on les froisse entre les doigts ; les feuilles ont une saveur amère. Pline et Dioscoride regardaient ses semences comme vomitives ; Peyrilhe leur attribue la même propriété, ainsi qu'aux feuilles qu'il considère aussi comme purgatives. Loiseleur-Deslonchamps (*ouv. cit.*, *p.* 57) a constaté les propriétés purgatives de ces dernières ; elles purgent doucement à la dose de 8 à 16 grammes. Elles peuvent, suivant Wauters (*Répert. reméd. indig.*, *p.* 293), comme celles de globulaire turbith, être substituées au séné. « L'anagyris, dit Biett (*Dict. des Scienc. médic.*, *t.* 2, *p.* 14), est un purgatif dont on pourrait se servir avec le plus d'avantage pour la classe indigente ou dans les hôpitaux. »

ARNICA (*p.* 24). L'arnica a été employée avec succès, à l'extérieur, par le docteur Nagel, dans l'hydrocéphale aigüe. Après avoir fait raser la tête, il fait pratiquer de demi-heure en demi-heure des fomentations avec une infusion froide de 60 gram. d'arnica pour 1 kil. d'eau bouillante. M. Nagel rapporte l'observation d'un garçon âgé de neuf ans qui, après deux heures de l'emploi de ce moyen, commença à respirer profondément et ouvrit les yeux comme au sortir d'un sommeil normal ; la dilatation des pupilles diminua peu à peu ; la connaissance revint et le pouls se releva. Plus tard, il se manifesta plusieurs phénomènes critiques : des sueurs d'abord, puis des selles copieuses, puis enfin une diurèse abondante, de sorte que la disparition des symptômes cérébraux fut heureusement suivie de celle de l'anasarque (*Journ. des Conn. médico-chir.*, août 1849).

Le docteur Worms (*même journ.*, *août* 1849) a employé avec succès, contre ce qu'il appelle la période comateuse du choléra, des lotions composées d'infusion d'arnica 100 gram., alcool camphré, 150 gram., ammoniaque 15 à 20 gram., hydrochlorate d'ammoniaque, 45 gram. Reste à savoir la part que prend ici l'arnica.

Kluyskens (*Mat. méd. prat.*, *t.* 1, *p.* 104) a employé l'arnica avec succès dans la rétention d'urine par atonie. Ce remède lui a réussi dans trois cas d'inertie de la vessie qui duraient depuis quatre-vingts à cent jours.

ARTICHAUT.

Cynara hortensis aculeata (T.)
Cynara scolymus (L.)

L'artichaut, cultivé dans nos jardins, est originaire du midi de l'Europe.

Les racines et les feuilles d'artichaut sont amères, toniques, diurétiques. Le docteur Montain (*Acad. de Méd.* 1838) a employé l'extrait d'artichaut avec succès comme vermifuge. MM. Trousseau et Pidoux (*ouv. cit.*) ont vu employer la poudre des feuilles contre les fièvres intermittentes, mais ils n'en ont pas constaté eux-mêmes les propriétés. Fournier et Vaidy (*Dict. des Scienc. méd.*, t. *XV, p.* 324) ont obtenu des succès assez constants de la décoction de queue d'artichaud dans les fièvres quotidiennes et tierces, particulièrement dans une épidémie de fièvre tierce qui régna à Valençay et dans les campagnes environnantes. Cependant, M. Bailly a fait un rapport peu favorable à l'Académie de Médecine sur l'extrait d'artichaut que M. Montain avait présenté sous le nom d'extrait cynarique, comme amer et fébrifuge. La commission ne lui a pas reconnu les vertus fébrifuges qu'on lui avait attribuées ; ce n'est qu'à la dose de plusieurs onces qu'il est parvenu à supprimer les accès de fièvre ; mais son amertume est tellement insupportable, qu'à cette dose les malades ne peuvent se décider à le prendre. Cependant la commission a pensé que si l'on ne peut l'employer comme fébrifuge, il pouvait être utile comme amer. (*Journ. de méd. et de chir. prat.*, t. 9, p. 237.)

Le docteur Copeman (*The London. Méd. Gaz.* 1833) dit avoir employé avec succès l'artichaut contre le rhumatisme aigu et chronique. Il a employé la teinture et l'extrait des feuilles ; la première était obtenu en faisant macérer pendant quatorze jours deux livres de ces feuilles dans deux pintes d'alcool ; la dose était de 2 gros, trois fois par jour, portée ensuite à une once. L'extrait, préparé avec le suc évaporé des tiges et des feuilles, était administré à la dose de 3 grains quatre fois par jour.

M. Levrat-Perrotton (*Rev. méd., nov.* 1845) a publié quelques faits qui constatent l'efficacité du suc de cette plante dans le traitement de l'ictère chronique. Le docteur Wilson (*Conspect. des pharm. de Dublin, etc., p.* 45) affirme avoir obtenu de bons effets du suc épaissi d'artichaut dans les hydropisies provenant d'une affection hépatique, et qui avaient résisté à beaucoup d'autres remèdes. J'ai vu des paysans employer avec succès, comme recette de famille, la décoction de racine d'artichaut dans le vin blanc contre l'hydropisie, la jaunisse et les engorgements abdominaux qui accompagnent ou suivent les fièvres intermittentes. Le suc des feuilles, à la dose de 30 gram. dans un verre de vin blanc, est aussi mis en usage dans les mêmes cas

AUNE (*p.* 36). Murray (*Apparat. méd., t.* 1, *p.* 121) a proposé les feuilles d'aune, appliquées sur le sein, comme un moyen efficace pour arrêter l'écoulement du lait chez les nourrices. Buckner (*Jour. de Chim. méd., janv.* 1843) a employé ces feuilles avec succès, en pareil cas, et pour résoudre les engorgements laiteux des mamelles. On les hâche, on les fait sécher dans une assiette jusqu'à exsudation d'un liquide, et on les applique sur le sein plusieurs fois par jour. Ce moyen m'a réussi l'année dernière dans un cas de galactirrhée, ou écoulement spontané de lait, qui durait depuis un mois.

AUNÉE DYSSENTÉRIQUE,

INULE DYSSENTÉRIQUE, INULE CONYSIÈRE, ENULE TONIQUE, CONYSE DES PRÉS, HERBE DE SAINT-ROCH.

Aster autumnalis pratensis, conysæ folio (T.)
Inula dyssenterica (L.)

Cette plante, qui fleurit en juillet et août, se trouve abondamment dans les prés humides, au bord des fossés et des rivières.

L'aunée dyssentérique, d'une saveur âcre et un peu aromatique, a été vantée contre la diarrhée et la dyssenterie. Les Russes, au rapport de Linnée (*Linn. flor. succ. p.* 294), l'ont employée avec succès dans une dyssenterie épidémique dont leur armée fut atteinte pendant leur expédition contre la Turquie. J'ai administré l'année dernière l'inule dyssentérique en décoction (30 gram. pour 1 kil. d'eau), par tasses dans la journée, dans un cas de diarrhée qui durait depuis un mois. Dès le second jour il y avait une amélioration sensible, et le cinquième jour le malade était guéri. Je me propose de soumettre cette plante à de nouveaux essais.

BELLADONE (*p.* 43). M. Debreyne (*Journ. des conn. médico-chir., déc.* 1849, *p.* 231), qui regarde cette solanée comme la plus précieuse de toutes les plantes indigènes de France, a rapporté un grand nombre d'observations constatant son efficacité dans l'épilepsie. Ce praticien donne ordinairement l'extrait de belladone à la dose de 20 à 30 cent. par jour, et lorsque la maladie est dissipée, il diminue graduellement la dose. Quand la guérison ne peut être obtenue, presque toujours les accès s'éloignent et diminuent d'intensité. Les effets de ce médicament sont surtout marqués chez les épileptiques dont les accès sont très-fréquents et même journaliers. Il faut en continuer longtemps l'administration. Un épileptique, âgé de quarante-huit ans, a pris pendant vingt mois vingt centigrammes d'extrait de belladone par jour sans que les accès fussent suspendus, mais ils étaient moins longs; on continua le traitement, et à la fin ces accès s'éloignèrent et disparurent complètement. Une petite fille âgée de huit ans, dont les accès s'éloignèrent dès le quatrième jour, fut guérie au bout d'un mois ; elle prit néanmoins encore pendant deux mois cinq centigram. d'extrait de belladone chaque jour.

M. Debreyne a employé avec succès la belladone dans la chorée, l'hystérie, l'asthme, les névralgies, la nyctalopie, les toux nerveuses, la photophobie, les taies ou cataractes centrales, l'incontinence d'urine nocturne, la constriction spasmodique de divers orifices, le paraphymosis, etc. Dans des cas de panaris très-graves, il a jugulé le mal en un ou deux jours à l'aide d'une pommade faite avec deux parties d'onguent mercuriel et une partie d'opium et d'extrait de belladone. Contre les constrictions spasmodiques des orifices (de la gorge, du larynx, du col de la vessie, du col utérin, de l'anus), la hernie et le paraphymosis, il a recours à l'extrait de belladone à la dose de 4 à 15 gram. pour 15 gram. de cérat de Galien. Il emploie souvent, contre les névralgies, la pommade suivante : extrait de belladone 12 gram., axonge 12 gram., opium 2 gram. Mêlez exactement et aromatisez avec quelques gouttes d'huile de thym ; en frictions sur le siége du mal, au moment des exacerbations, ou trois fois par jour. Chaque friction comprenant le volume d'une noisette de cette pommade, se fait pendant cinq ou six minutes ou jusqu'à parfaite absorption. On y ajoute de temps en temps un peu de salive pour mieux faire pénétrer le médicament dans la peau. Dans la nyctalopie et dans toutes les affections oculaires qui nécessitent l'emploi de la belladone, M. Debreyne conseille l'extrait de cette plante en collyre (2 gram. d'extrait sur 125 gram. d'eau de rose).

Pour l'usage interne, ce médecin emploie les pilules suivantes : extrait de belladone 8 gram., poudre de gomme arabique 2 gram., poudre inerte quantité suffisante pour 120 pilules. Doses : une pilule le premier jour, deux le second et trois le troisième, matin, midi et soir, et une heure ou deux avant le repas. On continue ainsi si l'on n'éprouve point un trouble notable dans la vue. Si ce trouble se manifeste, on diminue la dose, ou on cesse tout-à-fait pendant quelques jours. Si l'on n'observe aucune altération dans la vue, ni autres effets fâcheux, on pourra porter la dose à quatre ou cinq pilules, ce qui fera environ 30 centig. d'extrait par jour.

M. Debreyne fait ainsi préparer l'extrait de belladone : on coupe toute la plante, feuilles et tiges, vers la fin du mois de juin, lorsqu'elle est en pleine floraison ; on la fait fortement et longtemps bouillir jusqu'à cuisson parfaite des tiges. On met en presse, on décante et on fait bouillir vivement d'abord pour diminuer promptement le volume du liquide, puis on termine l'opération lentement, suivant le procédé ordinaire des extraits aqueux. Cet extrait est uni et homogène et peut se conserver plusieurs années sans moisir, ou du moins il ne moisit que fort peu. L'extrait fait avec la coupe d'automne est moins bon ; il est plus granuleux, moins liant, et moisit davantage.

L'ATROPINE, principe extrait de la racine, des tiges et des feuilles de la belladone, jouit des propriétés de cette plante, mais à un bien plus haut degré. On l'emploie à la dose de 3 millig. à 1 cent. progressivement, avec du sucre, de la gomme, en pilules, sirop, etc.

BERCE,

FAUSSE BRANC-URSINE, BRANC-URSINE DES ALLEMANDS.

> *Sphondillum vulgare hirsutum* (T.)
> *Heracleum sphondillum* (L.)

Cette plante, qui aime les pays froids, croît en abondance dans nos prés, où elle s'élève à hauteur d'homme.

L'écorce et la racine de berce sont si âcres, qu'elles enflamment, ulcèrent même la peau sur laquelle on les applique ; elles pourraient être employées avec prudence comme rubéfiantes. L'intérieur de la tige, au contraire, offre une saveur douce et procure un aliment très-recherché des habitants du Kamschatka. Ces peuples mangent la berce récente écorcée, laquelle fournit en outre, par la dessiccation, une farine sucrée. Les Russes retirent de cette farine une eau-de-vie qu'ils préfèrent à celle de grain.

Les tiges et les pétioles des feuilles concassées et abandonnées quelques jours sur des claies, fournissent un suc mucilagineux sucré. Accumulez ces tiges et ces pétioles dans un tonneau ; versez-y une quantité d'eau suffisante pour recouvrir le tout ; après un mois vous retirerez une masse d'une saveur acidule agréable. Si vous soumettez ce marc à la distillation au moment de la fermentation vineuse, il vous donnera un esprit ardent plus actif que celui de grain (Gilibert, *Dém. élém. de bot.*, t. 2, p. 437).

La berce est regardée, dans quelques parties de la Suède,

comme un remède familier contre la dyssenterie. On a employé sa décoction en bains, en lavements, que l'on regarde comme carminatifs, apéritifs, antispasmodiques, etc. On applique les feuilles et la racine pilées sur les callosités : elles sont résolutives et peuvent convenir, en cataplasme, sur les abcès froids, les engorgements lymphatiques, l'œdème, etc. On dit que le suc détruit la vermine, et que la décoction des racines et des semences a été employée avec succès en lotion contre la gale.

La berce n'est point une plante inerte. Elle mérite d'être étudiée dans ses effets thérapeutiques. Ses semences ont une saveur âcre et aromatique qui décèle une vertu stimulante dont on peut faire une utile application.

BOLET ODORANT,

POLYPORE ODORANT.

Boletus suaveolens (L.)

Ce champignon croît sur les vieux troncs du saule, et particulièrement sur le saule blanc et le saule cassant. Il a une odeur agréable, analogue à celle de l'iris de Florence, et une saveur un peu amère et légèrement acide.

Le bolet odorant est balsamique et un peu excitant. Sartorius et Bœcler, au rapport de Murray, le préconisent contre la phthisie pulmonaire. Le docteur Enslin (*Dissert. de boleto suaveolente*), dit qu'il a été employé avec succès, contre la phthisie, par les professeurs Schmidel et Wendt, et aussi par lui-même. Il prescrit ce médicament en poudre à la dose de 1 gram. 20 cent. à 4 gram. Plusieurs médecins allemands citent des cas de guérison où l'on avait employé ce médicament à la dose de 8 gram. matin et soir. Nous ne devons pas laisser ignorer, toutefois, que l'on avait recours en même temps à d'autres médicaments et au lait de chèvre, ce qui laisse des doutes sur les effets du bolet odorant.

Ce champignon a été conseillé également contre certaines affections nerveuses. Schmidel et Pfeiffer l'ont employé avec avantage dans la dyspnée, l'hypocondrie avec spasmes abdominaux.

Le BOLET ou CHAMPIGNON DU SAULE (*Boletus salicinus*), qui croît sur les saules, possède, dit-on, les mêmes propriétés.

Pour pulvériser facilement ces champignons, il faut les couvrir de mucilage de gomme arabique et les faire sécher ensuite.

BOULEAU,

BOULEAU BLANC, BOUILLARD.

Betula (T.)
Betula alba (L.)

Cet arbre, très-commun dans nos bois, est généralement connu.

Sans croire aux merveilleuses vertus que les peuples du Nord ont accordées à la sève du bouleau, on ne peut non plus les révoquer tout-à-fait en doute. Cette sève, qui est très-abondante, a été vantée comme dépurative contre les éruptions cutanées, dartreuses et psoriques par Salzmann, Riedlin, Werg, Pauli ; comme diurétique et lithontriptique par Matthioli, Charleton, Bartholin, Davel ; comme vermifuge par Rosen et Bergius. On en fait prendre 100 gram. par jour aux enfants, et 180 à 250 gram. aux adultes.

Percy (*Opusc. de méd. et de chir.*, *p.* 3) parle de l'eau de bouleau en ces termes : « Les maladies de la peau, les boutons, les dartres, couperoses, etc., lui résistent rarement. C'est un remède précieux dans les affections rhumatismales, dans les reliquats de goutte, dans les embarras de la vessie, et dans une foule de maux chroniques contre lesquels la science médicale est si sujette à échouer, etc. » Voici, suivant cet auteur, la manière de se procurer cette eau : « Dès les premiers jours de mars, on va dans la forêt voisine choisir un bouleau de moyenne taille, on y fait, avec une vrille grosse comme une plume à écrire, un trou horizontal à la hauteur de trois ou quatre pieds du sol ; dans ce trou, un peu profond, on place un tuyau de paille qui sort de trois ou quatre travers de doigt, pour servir de conducteur à l'eau qui va s'écouler au-dessous et à terre ; on dispose un récipient quelconque que l'on couvre d'un linge clair et propre, afin d'arrêter les petits insectes ou les ordures qui pourraient y tomber. Ce récipient se remplit bientôt ; on ne fait cette perforation qu'une ou deux fois sur le même arbre, et, au bout de peu de jours, on passe à un autre, afin de ne pas trop le fatiguer. On a soin, quand on fait ce changement, de boucher le trou avec un fosset, sans quoi le bouleau, continuant à donner plus ou moins d'eau, souffrirait, sans toutefois en périr, tant cet arbre est dur et vivace. »

« L'écorce de bouleau, dit Biett (*Dict. des Scienc. méd.*, *t.* 5, *p.* 278), a quelquefois été administrée dans les fièvres intermittentes accompagnées d'une disposition scorbutique ; on loue les effets de la décoction de cette écorce employée en lotions dans les vieux ulcères. » Bergius assure que l'épiderme du bouleau, porté dans les souliers, détermine une sueur des pieds qui peut devenir salutaire dans plusieurs maladies chroniques. Les paysans suédois et moscovites couvrent de feuilles de bouleau leurs membres affectés de douleurs rhumatismales, arthritiques, ou gonflés par des engorgements séreux, œdémateux, afin de provoquer la sueur.

BYSSUS DES CAVES.

Byssus cryptarum (Lam).

Ce champignon se trouve dans les caves, sur les vieux bois, sur les tonneaux ou le long des murs. Composé de filaments entrecroisés les uns dans les autres, il forme une espèce de feutre mou, doux au toucher comme de l'amadou, jaunâtre, puis noir ou d'un brun verdâtre, et qui acquiert quelquefois une grande dimension.

Lepelletier, pharmacien de l'hôpital de la marine de Rochefort, a, le premier, tiré parti de cette production pour la fabrication des moxas. Après l'avoir lavé et réduit en pâte, il en forma des trochisques et des cônes qui, bien séchés, furent livrés au service de l'hôpital. Il affirme que depuis plusieurs années que l'on se sert de ces moxas, on n'a eu qu'à s'en louer. Suivant le docteur Lefebvre (*journ. de Méd. prat.*, 1847), ils brûlent sans qu'on ait besoin d'entretenir la combustion par l'insufflation, ce qui leur donne un avantage sur ceux de charpie ou de coton, et, à volume égal, l'escarre qu'ils produisent paraît avoir plus de consistance et plus d'épaisseur que celle qui résulte de l'action des moxas d'armoise ; ils brûlent avec la même lenteur que ces derniers.

CAILLE-LAIT JAUNE (*p.* 70). Le docteur Ferramosa a récemment vanté le caille-lait jaune dans le traitement des scrofules dégagées de toutes complications. Il le préfère à l'iode et à tous les antiscrofuleux employés jusqu'à ce jour. On donne son suc à l'intérieur à une dose aussi élevée que le malade peut la supporter. On applique la plante pilée sur les engorgements et les ulcères scrofuleux. L'analyse chimique, en montrant dans cette plante de l'acétate de potasse, de l'acide gallique et du tannin, explique théoriquement, suivant M. Ferramosa, les résultats pratiques qu'on en a obtenus. (Bouchardat, *Ann. de thérap.*, 1843.)

CAROTTE (*p.* 75). Rosen, Van Denbosch, Bremser, considèrent la carotte crue comme vermifuge. Le peuple en fait manger aux enfants vermineux; ce moyen réussit contre les lombrics. Un médecin de campagne m'a dit tout récemment qu'il faisait toujours manger des carottes crues, pendant trois ou quatre jours, aux enfants ayant des vers intestinaux, avant de leur administrer d'autres vermifuges plus énergiques : l'effet de ceux-ci est alors plus certain et plus complet.

Le docteur Larroque dit avoir obtenu la résolution de tumeurs cancéreuses, en y appliquant, tous les deux ou trois jours, *trois ou quatre sangsues*, et, deux ou trois fois dans la journée, des cataplasmes de carotte crue. Bouvart, Desbois de Rochefort et Bridault (*Traité sur la carotte*), se sont bien trouvés de l'application de la pulpe de carotte sur les cancers ulcérés, notamment sur celui du sein ; mais il résulte des observations de Bayle et de Cayol (*Dict. des Scienc. méd.*, *t.* 3, *p.* 638) que ce remède est sans efficacité contre les affections cancéreuses, mais qu'il peut améliorer et même guérir plusieurs affections dartreuses, scrofuleuses ou autres qui ont parfois toutes les apparences du cancer. M. Ricord affirme (*Trait. prat. des malad. vénér.*) que dans des cas rebelles de chancre phagédénique les cataplasmes de pulpe de carotte ont quelquefois réussi.

CHÊNE (*p.* 87). Le café de glands de chêne s'est montré efficace sur la fin de la coqueluche, quand il y a débilité, et contre les engorgements et indurations de l'abdomen. Hufeland (*Man. de méd. prat.*), Baumes (*Du vice scroful.*, *p.* 356) ont vu les atrophies scrofuleuses les plus menaçantes disparaître après un long usage du même remède. Barras (*des gastralg.*, *p.* 265) a guéri des douleurs d'estomac et des dyspepsies par l'usage de l'infusion sucrée de glands torréfiés. Prise après le repas, cette infusion lui a souvent réussi dans l'atonie des organes digestifs. Trousseau et Pidoux (*ouv. cit.*) regardent l'infusion caféiforme de glands comme fort utile aux enfants après le sévrage, aux personnes dont les digestions sont laborieuses et qui éprouvent du dévoiement, aux malades irritables dont les fonctions digestives sont entravées par une phlegmasie chronique.

Les tubercules qui se forment sur les feuilles de chêne ont la plus grande analogie avec la noix de galle et peuvent être employés comme ces dernières. L'encre qu'on en prépare ne le cède point à l'encre ordinaire.

Tannin. Le tannin, ou acide tannique, est un produit végétal qui existe dans tous les végétaux astringents et qu'on retire ordinairement de la noix de galle, de l'écorce de chêne, etc. C'est l'astringent le plus énergique, le plus puissant que possède la matière médicale; il est, en masse, résinoïde, de couleur verdâtre; il se dissout dans l'eau en quantité considérable.

Employé pur ou à l'état de dissolution concentrée, le tannin peut causer des accidents, mais, convenablement administré, il est très-utile dans les hémorrhagies passives, les diarrhées chroniques, le catarrhe pulmonaire, les écoulements muqueux atoniques (blennorrhée, leucorrhée, etc.), les fièvres intermittentes, la chlorose, la dyspepsie, quelques gastralgies, les affections asthéniques en général.

Le docteur Pezzoni, de Constantinople (*Dict. des Scienc. méd., t.* 54, *p.* 341), le considère comme l'égal du meilleur quinquina dans les consumptions, le marasme, la chlorose, les fièvres d'accès, etc. G. Ricci (*Esculapio,* 1er cahier, *p.* 6) l'a employé, dissous dans l'alcool, contre les hémorrhagies, et, en solution, dans l'eau distillée de laurier-cerise, comme contre-stimulant. M. Cavalier, de Draguignan (*Mémor. des hôpit. du Midi, t.* 1, *p.* 50), a rapporté deux observations de métrorrhagies rebelles et menaçantes, arrêtées par l'emploi du tannin pur; il l'a donné par doses de 10 centigr. toutes les deux heures jusqu'à concurrence de 4 gram. sans causer d'irritation gastrique. J'emploie depuis long-temps ce médicament, et presque toujours avec succès dans les hémorrhagies chroniques; il réussit surtout dans les ménorrhagies, qu'il guérit quand elles sont essentielles, purement asthéniques, et qu'il calme souvent lorsqu'elles dépendent d'une affection organique de l'utérus. On peut même l'opposer à des métrorrhagies actives, pourvu que la saignée en précède l'usage.

On l'administre dans les diarrhées chroniques, à la dose de 5 à 20 centigr. chez les enfants, et de 50 centigr. chez les adultes; dans les blennorrhagies chroniques, le catarrhe pulmonaire, la leucorrhée, etc., à la dose de 1 gram. et même plus, par jour pendant un ou deux mois.

Le tannin est un excellent contre-poison de la morphine, des autres alcaloïdes végétaux et de leurs sels.

Introduite dans le nez, le tannin a réussi dans l'épistaxis rebelle et le coryza chronique; en gargarisme (4 gram. pour 250 gram. d'eau), dans les inflammations chroniques de la muqueuse de la bouche et de la gorge; en injection (5 à 50 cent. par 30 gram. de véhicule), dans les blennorrhagies vaginales et urètrales, le catarrhe utérin; en lavement (1 gram. à 1 gram. 50 centigr. pour 500 gram. d'eau), dans la diarrhée et la dyssenterie chroniques, les écoulements hémorrhoïdaux ; en collyre (10 à 20 cent. par 30 gram. de véhicule), dans l'ophtalmie catarrhale ; en topique, sur les tissus relâchés, les escarres gangréneuses, le coccyx, provenant de la compression, les *nœvi materni*, les cancers encéphaloïdes, etc. M. Michaelsen (*Journ. des conn. médico-chir., mars* 1850), ayant à arrêter une hémorrhagie abondante survenue dans le cours des progrès d'un cancer au sein, employa la solution de tannin (4 gram. pour 30 gram. d'eau), au moyen de couches de ouate trempées dans cette solution, appliquées sur la surface ulcérée et fréquemment renouvelées. M. Michaelsen fut étonné le lendemain des changements qui s'étaient opérés : l'ulcère paraissait rétréci ; ses bords étaient moins douloureux et moins livides. Les applications de tannin furent continuées, et bientôt le sein ulcéré offrit un aspect de plus en plus rassurant. Au bout de dix semaines, la guérison pouvait être considérée comme certaine. Il est à regretter, dit avec raison le rédacteur du journal que nous venons de citer, que cette observation ne soit pas entourée de détails qui permettent de la considérer comme un fait de guérison de cancer.

CIGUE (*p.* 92). Cette plante a été recommandée dans quelques névroses et même dans l'épilepsie. Kluyskens (*mat. méd.*, *t.* 1 *p.* 68) en a employé l'extrait avec succès contre les convulsions et les spasmes habituels, non-seulement de la face, mais de plusieurs parties du corps simultanément affectées. Il regarde ce moyen comme une sorte de spécifique dans toutes les affections musculaires purement spasmodiques, à moins qu'une périodicité régulière n'atteste la présence d'une fièvre latente, qui ne demande que du quinquina pour se guérir.

La ciguë administrée à haute dose a été regardée comme un anti-goutteux très-efficace. On a calmé et même dissipé les douleurs de la goutte par des bains locaux ou entiers préparés avec la décoction de ciguë. Plusieurs auteurs prétendent avoir employé cette plante avec succès, non-seulement dans les scrofules, les engorgements lymphatiques et glandulaires, mais encore dans la phthisie pulmonaire. Alibert conseille l'inspiration des vapeurs de ciguë dans cette dernière maladie, et vante cette plante administrée à l'intérieur dans la phthisie scrofuleuse et nerveuse.

La ciguë a été employée avec avantage dans les affections cutanées. Murray, Quarin, Hufiland l'ont vantée contre la teigne. Alibert a essayé des cataplasmes de ciguë sur huit sujets affectés de teigne, dont quatre étaient atteints de teigne faveuse, et quatre de teigne granulée. Trois de ces derniers ont été parfaitement guéris, les autres ont eu des récidives. Fantanetti (*Gaz. Méd. p.* 426. 1837) a constaté les bons effets des bains de ciguë dans les dermites aiguës et chroniques. Il a guéri, par ce moyen, des impitigo, des lichens, érysipèles, etc.

La ciguë a été recommandée dans la syphilis. Zeller la considère comme un excellent topique contre les ulcères syphilitiques. Casenave s'est bien trouvé de ce médicament associé au mercure, et Kluyskens pense qu'il favorise l'effet de ce dernier dans le traitement des ulcères vénériens, et qu'il est très-utile dans les ulcères mercuriels. Hanin (*Mat. méd., t.* 2, *p.* 651), cite le cas d'un montagnard suisse qui était couvert d'ulcères vénériens, et que l'usage extérieur de la ciguë a guéri complètement. « La ciguë, dit Samuel Cooper, peut être regardée comme un remède excellent dans les cas d'ulcères scrofuleux avec irritation et douleurs ; elle pourra même compléter la guérison de beaucoup d'ulcères, dans lesquels, après que l'on est parvenu à détruire l'action syphilitique à l'aide du mercure, la plaie ne marche pas d'une manière favorable vers la cicatrisation. Cette plante est également utile pour combattre plusieurs ulcères invétérés de mauvais caractère, particulièrement quelques-uns de ceux que l'on rencontre de temps en temps sur la langue. C'est un altérant utile dans les cas de *noli me tanger*, de porrigo, et dans diverses affections herpétiques. J'ai vu plusieurs gonflements de la mamelle, chez les femmes, disparaître par l'emploi de la ciguë unie au calomel. Quelques engorgements des testicules ont également cédé au même moyen.... M. Pearson fait observer, relativement à la ciguë, que l'on en peut réellement prescrire avec un évident succès la poudre et l'extrait dans les cas d'ulcères irritables et rongeants, soit qu'ils tiennent à l'action présente du virus vénérien, soit qu'ils subsistent encore après l'emploi d'un traitement mercuriel régulier.... M. Pearson établit en principe que la ciguë est presque un spécifique dans les ulcères syphilitiques qui attaquent les orteils dans leur point de jonction avec le pied, lesquels se gangrènent quelquefois.... Le mode le plus ordinaire d'administrer la ciguë est sous forme de pilules du poids de cinq grains que l'on fait avec son extrait. J'ai toujours pensé, néanmoins, que des pilules de trois grains étaient suffisantes pour commencer, augmentant ensuite graduellement la dose. La quantité que l'on peut prendre sous cette forme est étonnante. M. Wilson rapporte, dans sa *Pharmacop. chirurgical.*, un cas remar--

quable d'ulcère cancéreux pour lequel le malade prit 124 pilules de 5 grains de ciguë chaque, dans l'espace de vingt-quatre heures, sans qu'il éprouvât aucun soulagement ni inconvénient. On reconnaît que la dose de ce médicament est assez forte quand l'estomac éprouve un peu de malaise et qu'il se manifeste en quelque sorte des vertiges (*Dict. de chir., t.* 1, *p.* 342. *Paris.*)

Un malade, traité avec succès par M. Valentin pour un catarrhe invétéré de la vessie, prit jusqu'à 4 livres d'extrait de ciguë; il avait commencé par 6 grains et avait été jusqu'à 3 gros par jour (*Ann. de méd. prat. de Montp.*, p. 1808.)

Plusieurs accoucheurs ont employé avec avantage la ciguë jointe à la valériane au commencement de la fièvre puerpérale; M. Antenrieth l'a prescrite en injection dans l'utérus contre cette maladie. Georges Hoffner avait recours à la ciguë dans les hydropisies des articulations.

La Conicine *ou* Conin, principe actif de la ciguë, est tellement énergique que 8 gouttes peuvent faire périr un chien. M. Baudeloque (Bouchardat, *Ann. de thérap.*, 1844) a employé avec succès ce principe dans l'affection scrofuleuse.

CITRONNIER.

Citreum vulgare (T.)
Citrus medica (L.)

Cet arbre, qui paraît être originaire de la Médie et de l'Assyrie, est cultivé partout en Europe. On utilise ses fruits (citrons), ses grains, les écorces ou zestes de citron.

Préparations et doses.

A L'INTÉRIEUR. *Suc,* de 50 à 60 grammes comme vermifuge (mêlé à l'huile de ricin ou à l'huile douce de moutarde), de 50 à 100 gram. par kil. d'eau (limonade).

Infusion ou décoction du fruit (limonade), dans l'eau.

Huile volatile, de 10 à 25 cent. en potion ou sous forme d'*oleosaccharum.*

Teinture alcoolique de l'écorce du fruit, 1 à 4 gram. dans un liquide approprié.

Sirop de suc (1 de suc sur 2 de sucre), de 50 à 100 gram. en potion.

Sirop d'écorce aqueux (1 de zeste sur 5 d'eau et 10 de sucre), de 50 à 100 gram. en potion.

Sirop vineux (1 de zeste sur 5 de vin blanc et 5 de sucre), de 50 à 100 gram. en potion.

Sirop alcoolique (1 d'esprit de citron, 2 de sirop de sucre), de 50 à 100 gram. en potion.

Alcoolat d'écorce de citron, 2 à 8 gram. en potion ou dans une tisane appropriée.

Semence, de 10 à 15 en émulsion.

A L'EXTÉRIEUR. *Suc*, 50 à 60 gram. par kil. d'eau ou de vin, en gargarisme, collutoire, etc.

Suc pur, sur les plaies gangréneuses, la pourriture d'hôpital, etc.

Propriétés.

On emploie le citron entier pour la préparation de la *limonade commune*. Quand on enlève l'écorce, quand on coupe sa partie succulente et qu'on la laisse en contact avec l'eau froide ou chaude, on obtient une simple dissolution dans l'eau. La manière la plus simple de faire cette boisson consiste à exprimer dans l'eau, jusqu'à acidité convenable, un citron coupé par le milieu. On y ajoute une suffisante quantité de sucre. Si l'on soumet à l'ébullition les tranches de citron, on obtient une limonade cuite qui est moins acide et d'une consistance plus mucilagineuse. En laissant tremper dans l'eau le citron coupé et muni de son écorce, on fait une limonade tonique par le principe amer, et excitante par l'huile volatile qu'elle contient. Ainsi préparée, elle convient mieux chez les personnes qui ont l'estomac faible, qui digèrent mal, ainsi que dans les fièvres muqueuses, putrides ou typhoïdes, etc.

La limonade est rafraîchissante, délayante, diurétique. Elle convient dans les embarras gastriques de caractère bilieux, les nausées, les dégoûts, les vomissements, l'ictère, les calculs biliaires, les irritations hépatiques, les inflammations des organes de la tête et de l'abdomen, les fièvres inflammatoires, bilieuses, putrides, la fièvre jaune, le typhus, la peste du Levant. Mais comme les acides excitent ordinairement la toux, on doit s'en abstenir dans les inflammations des organes respiratoires.

Le *suc de citron* est vermifuge, antiseptique, rafraîchissant, diurétique, astringent, etc. On le prescrit contre le vomissement, la putridité, le scorbut, etc. Mêlé avec la solution aqueuse de bicarbonate de potasse, il forme la potion anti-émétique de Rivière. Whytt (*Flor. méd.*) a vu des palpitations nerveuses, rebelles à tous les autres moyens, céder comme par enchantement à quelques cuillerées de suc de citron, ce qui suppose une action hyposthénisante. Mêlé au muriate de soude (sel commun), Wright (Coxe, *americ. dispensat.*, p. 200) le vante comme un moyen très-efficace dans la dyssenterie, les fièvres rémittentes, les angines gangréneuses, et presque comme un spécifique dans le diabétès et la lientérie. Le suc de citron, administré à la dose de 60 à 100 gram. dans l'intervalle apyrétique, a quelquefois guéri des fièvres intermittentes rebelles. J'ai vu plusieurs fois employer avec succès contre ces fièvres le suc d'un citron mêlé avec une tasse de café très-chaud. Ce moyen populaire, administré avant de se mettre au lit, provoque une abondante transpiration.

Le suc de citron à la dose de 15 à 60 gram., mêlé avec autant d'huile de ricin, d'huile douce de moutarde, ou de celle de noix, d'olives, de lin ou d'œillette, avec addition d'un peu d'eau-de-vie, forme une mixture vermifuge efficace. On regarde aussi comme un vermifuge puissant l'émulsion faite avec dix à douze pepins de citron et quelques cuillerées d'eau aromatisée avec l'eau de fleur d'oranger ou de menthe. Cette émulsion convient, en outre, dans tous les cas où les toniques amers et excitants sont indiqués; je l'ai employée avec avantage dans la leucorrhée atonique, dans l'anorexie par débilité gastrique, dans les fièvres intermittentes, et vers la fin des fièvres muqueuses.

On se sert du suc de citron pour obtenir le *sirop de limons*. Etendu d'eau, ce sirop donne une limonade extemporanée. Ajouté en quantité suffisante à l'eau saturée d'acide carbonique, il forme la *limonade gazeuse*.

A l'extérieur, le suc de citron convient sur les ulcères sanieux, putrides, gangréneux, vermineux, dans la pourriture d'hôpital, etc.

On a aussi employé avec avantage le suc de citron en friction sur les dartres furfuracées. « Un enfant de douze ans, aux cheveux blonds, au teint pâle, était atteint depuis quelque temps d'un exanthème qui avait envahi la presque totalité du corps, et offrait des plaques irrégulièrement circulaires, s'élevant par petites écailles semblables au son de froment, plus rapprochées et plus nombreuses sur le pourtour du tronc et sur la plus grande partie des muscles abdominaux. Ces disques n'offraient aucune sécrétion, mais causaient une démangeaison continuelle et insupportable. Le front, les oreilles et le cuir chevelu étaient couverts d'une éruption de nature différente, qui laissait suinter une sérosité un peu épaisse et de couleur blanc-sale. M. Ardusset père, appelé pour donner des soins à cet enfant, prescrivit une saignée du bras, des bains tièdes avec addition de son de froment ou de feuilles de mauve, une tisane amère et des onctions avec le cérat soufré sur les parties dartreuses. L'enfant se refusa à prendre la tisane, et son éruption resta absolument la même. Les lotions de suie et la litharge incorporée dans l'huile d'olive n'eurent pas de meilleurs résultats. Ce fut alors que M. Ardusset prescrivit deux frictions par jour avec le jus de citron sur toute la surface des téguments atteints par l'exanthême. Quatre citrons furent employés dans l'intervalle de dix jours, et l'effet en fut si prompt, qu'à cette époque l'éruption avait entièrement disparu. L'enfant reprit sa gaîté, son appétit, et ce fut par précaution seulement qu'on le purgea de temps en temps avec le calomel, et qu'on continua quelques jours encore l'emploi des bains tièdes émollients. » (*Journ. de méd. et de chir. prat.*, t. 8, p. 462, d'après le *Journ. de méd. prat. de Bordeaux*.)

Le docteur Evrat a proposé de répandre le suc d'un citron dans l'intérieur de la matrice chez les nouvelles accouchées atteintes d'hémorrhagie utérine, ce qui stimule cet organe, augmente ses contractions, fait revenir ce viscère sur lui-même et cesser l'écoulement sanguin (MM. Mérat et Dolens, *ouv. cit.*, t. 2, p. 307).

L'*acide citrique*, d'une saveur excessivement aigre, est employé aux mêmes usages que le suc de citron ; mais son acidité est moins agréable et sujette à pincer l'estomac. On l'associe au sucre. Suivant Hallé (*Cours d'hygiène, manusc.* 1801), il tend à diminuer la sueur fébrile, tandis que l'acide acétique l'augmente. Broussais a remarqué (*Phlegm. chron.*, t. 3, p. 254) que cet acide était celui que l'estomac supportait le mieux dans la gastrite. Quelque concentré qu'il soit, même à l'état solide, il ne paraît pas susceptible de produire l'inflammation. Les pastilles connues sous le nom de *pastilles de citron*, qui conviennent pour calmer la soif dans les grandes chaleurs, se font ordinairement avec l'acide tartarique. L'acide citrique s'administre à l'état liquide en en faisant fondre 1 gram. 20 centig. dans 500 gram. d'eau qu'on édulcore avec 30 gram. de sucre. On administre aussi cet acide sous forme de sirop.

L'*écorce de citron*, dépouillée de la partie blanche qui se trouve au-dessous, est chargée de glandes remplies d'huile volatile. A l'état frais, il suffit de presser cette écorce entre les doigts pour en faire jaillir ce liquide inflammable. Cette écorce a une saveur chaude et piquante. Appliquée sur la peau par sa partie extérieure, elle y produit la rubéfaction. Elle est tonique, excitante, et un peu diaphorétique. On la prescrit en poudre lorsqu'elle est desséchée, et en infusion théiforme lorsqu'elle est fraîche. On en prépare un sirop, une teinture et un alcoolat.

L'*huile essentielle de citron*, que l'on compose avec les zestes, se donne à l'intérieur comme stimulente dans une potion ou sous forme d'oleo-saccharum. Cette essence a encore été prescrite contre le ténia, à la dose de 4 à 8 gram.

Werlitz a proposé (*observ. de olei citri rec. exp. usu in quibusdam acut. morb.*) l'application de l'huile essentielle de citron dans différentes affections des yeux. D'après les expériences de ce médecin, elle peut spécialement être employée avec avantage dans les ophtalmies qui tendent à passer à l'état chronique et qui ont leur siége dans les membranes extérieures de l'œil, surtout dans les cas où les petits vaisseaux présentent des dilatations variqueuses, dans les ophtalmies rhumatismales, blennorrhoïques et scrofuleuses, dans le pannus et le ptérygion, dans plusieurs cas de taies de la cornée transparente, enfin lorsque le tissu de cette membrane est ramolli et prend un aspect spongieux.

On applique cette essence de la manière suivante : on coupe une tranche d'écorce de citron d'environ 3 centimètres (1 pouce) de long sur 12 millimètres (6 lignes) de large, et, par une légère pression, on fait jaillir dans l'œil affecté les petites gouttelettes d'huile volatile qui remplissent les glandules dont est parsemée cette écorce ; ces gouttelettes s'en échappent sous forme d'un petit nuage, et l'impression qu'elles produisent dans l'œil est quelquefois très-vive. Dans le cas où la douleur produite serait trop forte, on pourrait recourir à des fomentations froides pour la calmer. Cette instillation d'essence peut être réitérée de cinq à dix fois dans les vingt-quatre heures.

L'*écorce de racine de citronnier* n'est pas usitée en Europe ; mais, à la Guadeloupe, d'après M. Lherminier (*Journ. de pharm.*, t. 3, p. 465), on l'emploie sous forme de poudre ou sous celle d'extrait pour combattre les fièvres qui sont si communes dans cette île.

CLÉMATITE DES HAIES (*p.* 96). La vertu antipsorique de la clématite était connue des anciens ; Pline, Dioscoride et Galien en ont parlé. Vicari, médecin d'Avignon (*Mém. de la Soc. Royale de méd.*, t. 3, p. 186), guérissait promptement la gale au moyen de frictions faites avec la clématite pilée, mêlée à un peu d'huile d'olive. Schwilgué (*Trait. de mat. méd.*, t. 2, p. 149), dit que dans les environs d'Avignon on emploie, contre la gale, une huile dans laquelle on a fait infuser des feuilles de clématite fraîche. Curtel (Wauters, *Trait. du choix des exutoires*, t. 1, p. 186) employait l'huile dans laquelle on avait fait bouillir un nouet d'écorce intérieure de cette plante ; il faisait frictionner tout le corps avec le nouet près d'un feu clair ; après la deuxième, troisième ou quatrième friction, une éruption générale assez pénible était produite, mais en huit ou dix jours on était débarrassé de la gale, même la plus invétérée.

COLOQUINTE (*p.* 100). Fabre (*Trait. des maladies vénér.*, *t.* 2, *p* 368) préconisait particulièrement dans la gonorrhée une teinture ainsi préparée : poudre grossière de coloquinte, 45 gram., clous de girofle n° 6, anis étoilé (ou anis indigène), 4 gram., safran, 60 cent., terre foliée de tartre, 30 gram ; faites digérer pendant un mois dans 600 gram. d'alcool. Le malade, pendant trois jours de suite, prend à jeun, 8 gram. de cette teinture dans 60 ou 90 gram. de vin d'Espagne ; il se repose le quatrième jour, recommence pendant trois jours encore, pour rester tranquille encore un jour, et ainsi de suite, jusqu'à vingt ou vingt-cinq doses. On boit, une heure après l'administration du médicament, deux ou trois verres de tisane d'orge ou de chiendent ; s'il survient des coliques, on donne des lavements émollients. Cette médication, très-efficace dans les blennorrhagies un peu anciennes, mérite d'être tirée de l'oubli dans lequel elle est tombée.

COQUELICOT (*p.* 105). D'après Boulduc (*Hist. de l'Acad. des scienc.*, *ann.* 1712, *p.* 66), l'extrait des capsules de coquelicot aurait les avantages de l'opium sans en avoir les inconvénients. Quatre onces de ces capsules vertes lui ont donné 5 gros d'extrait, qu'il prescrivait à la dose de 2 à 4 grains. Chomel (*pl. us.*) employait, comme très-utile dans les affections de poitrine, une décoction faite avec douze têtes de coquelicot, une poignée d'orge et 2 onces de réglisse pour 3 pintes d'eau. L'extrait qu'on en prépare, dit cet auteur, donné à la dose d'un demi-gros à un gros, est anodin et procure un sommeil assez doux. Loiseleur-Deslonchamps a préparé, par contusion et expression de toute la plante, un extrait qui lui a paru agir à peu près comme celui préparé par la décoction des têtes et aux mêmes doses.

Samuel Crumpe a extrait du coquelicot un opium semblable à celui d'Égypte. Gatereau (*Descript. des plant. qui croiss. aux environs de Montauban*) le préfère à l'opium exotique.

MARONNIER D'INDE (*p.* 269) M. Jobert se sert, à l'hôpital Saint-Louis, d'une teinture d'écorce de cet arbre préparée de la manière suivante : écorce de marronnier d'Inde, 125 gram., alcool à 21°, 500 gram. ; concassez l'écorce, mettez-la en contact avec le véhicule, agitez de temps en temps, et, après quinze jours de macération, filtrez. Dose : une cuillerée à bouche à jeun ou avant le principal repas, le plus ordinairement dans une tasse de tisane amère. M. Jobert obtient tous les jours les meilleurs résultats de l'usage de cette teinture chez les femmes affectées de gastralgies atoniques. Ce médicament paraît agir sur le système nerveux en vertu d'une huile volatile associée au principe amer *(Journ. de méd. et de chir. prat., janv.* 1849.)

MENYANTHE, Trèfle d'eau (*p.* 284). Cullen a constaté les bons effets de cette plante dans quelques affections herpétiques, ou même d'un aspect cancéreux. Roques (*ouv. cit., t.* 2, *p.* 244) l'a employé avec le plus grand succès dans plusieurs affections dartreuses qui avaient résisté aux préparations antimoniales, au souffre et à la douce-amère. Double en a obtenu de bons résultats à la fin des rhumatismes aigus, pour combattre la disposition des malades aux récidives.

MILLE-FEUILLE (*p.* 289). M. Zanon (*Annal. univ. di medicina*), chimiste italien, a analysé cette plante et y a trouvé un principe nouveau qu'il nomme achilléïne. M. Puppi a fait sur lui-même, et sur quelques malades, des expériences qui prouveraient que l'achilléïne, à la dose de 50 centig. à 1 gram. par jour, en solution dans l'eau, serait un fébrifuge efficace. Les paysans emploient dans certaines contrées, pour combattre les fièvres intermittentes, une forte décoction de mille-feuille.

Boerhaave, Rivière, et beaucoup d'autres auteurs, ont préconisé cette plante contre les hémorrhagies; elle s'est surtout montrée efficace, dit-on, contre les hémorrhagies du rectum. Trnka (*Hist. hæmorrh. omnis ævi observ., v.* 2, *p.* 3) en a recueilli un grand nombre d'observations rapportées par différents auteurs.

MOUSSE COMMUNE (*p.* 297). M. Dominé (*l'Abeille méd., fév.* 1850, *p.* 52) a constaté que rien n'est plus propre que la mousse pour conserver les sangsues; elle les débarrasse de la matière glutineuse qu'elles secrètent abondamment, et qui, s'attachant à leurs corps, les presse assez fortement pour les diviser en segments (sangsues nouées), les rendre impropres à la succion et les faire périr. On choisit la mousse la plus verte qu'il soit possible de trouver, on la monde et on la lave parfaitement; puis on remplit de cette mousse un verre de capacité variable (d'un litre de contenance pour 100 sangsues), et on le recouvre d'une toile. La

mousse bien éparpillée, et les sangsues bien lavées, introduites alternativement, doivent remplir complètement le vase.
En hiver, on peut se contenter d'introduire la mousse et les
sangsues mouillées ; mais, dès que les chaleurs arrivent, on
met au fond du vase une petite quantité d'eau.

Il n'est pas nécessaire de changer souvent les sangsues en
hiver ; en été il faut, au contraire, les renouveler à peu près
tous les deux jours, et les conserver à la cave. Pendant toute
la saison, où la température intérieure de l'officine ne s'é-
lève pas au-dessus de 12 à 15°, M. Dominé conserve les
sangsues à la pharmacie.

ORANGER.

Aurantium dulci medullâ vulgare (T.)
Citrus aurantium (L.)

Cet arbre, originaire de la Chine ou des îles de la Sonde,
est naturalisé en Espagne, en Portugal, en Italie et dans le
midi de la France. On emploie les feuilles, les fleurs, les
fruits (oranges), l'écorce des fruits.

Préparations et doses.

A L'INTÉRIEUR : *infusion de fleurs, de feuilles, d'écorce,* de 1 à 8
gram. par demi kilog. d'eau.
Décoction de feuilles, 120 feuilles pour 600 gram. d'eau, avec un
peu de vin et de sucre (Welse.)
Poudre de feuilles ou d'écorces, de 1 à 8 gram.
Eau distillée de fleurs (1 sur 5 d'eau), de 50 à 200 gram. en potion.
Sirop de fleurs ou d'écorces d'oranges (1 sur 2 de sucre), de 30 à
60 gram. en potion.
Alcoolat ou teinture de fleurs, de feuilles ou d'écorce (1 sur 4
d'alcool à 24°), de 2 à 10 gram. en potion.
Huile essentielle d'écorces, de fleurs (néroli), de 10 à 50 cent. en
potion ou sur du sucre.
Infusion de l'orange (orangeade), une ou deux oranges coupées
par tranches par kil. d'eau.

Propriétés.

Les feuilles d'oranger ont une odeur aromatique et une
saveur amère ; elles sont antispasmodiques, stomachiques,
toniques, fébrifuges, vermifuges, sudoriques. On les emploie
avec avantage dans la débilité des organes digestifs marquée
par l'inappétence, les flatuosités, la lenteur des digestions;
elles sont utiles aussi dans les maladies nerveuses et convulsives, l'hystérie, l'hypocondrie, les toux spasmodiques, les
palpitations, la cardialgie, les céphalalgies nerveuses,

l'épilepsie, les accidents ataxiques des fièvres typhoïdes.

Locher les trouva très-avantageuses dans l'épilepsie, et parvint, par leur usage, à rendre les accès de cette affection plus rares et moins violents. Ce médecin purgeait ou faisait tirer préalablement un peu de sang, selon les circonstances ; il donnait ensuite depuis 2 gram. jusqu'à 4 gram. de ces feuilles en poudre, une, deux, et jusqu'à quatre fois par jour, ou bien le *decoctum* d'une poignée de feuilles bouillies dans une livre d'eau réduite à moitié, en une fois le matin à jeun. Welse a aussi employé les feuilles d'oranger avec avantage dans l'épilepsie. Je m'en suis très-bien trouvé dans l'hystérie accompagnée de douleurs vagues et de spasme dans l'estomac, ainsi que dans toutes les névroses par débilité. Elles paraissent, dans toutes ces affections, porter sur l'organisme en général, et sur le cerveau et les nerfs en particulier, une influence à la fois calmante et tonique.

Les fleurs d'orangers exalent une odeur suave et ont une saveur amère ; elles doivent leurs qualités à une huile essentielle qui, par la distillation, passe entièrement dans l'eau, à laquelle elle donne toutes les propriétés des fleurs elles-mêmes (eau de fleurs d'oranger). Cette eau exerce son action sur le système nerveux comme antispasmodique et sédative ; on en fait un fréquent usage dans les spasmes, les convulsions, les palpitations nerveuses, les anxiétés précordiales, l'hystérie, les coliques nerveuses, et dans cette longue série de maux de nerfs qui, dans nos grandes cités, abreuvent d'amertume la femme incomprise accablée sous le poids du *bonheur* et de l'ennui, et dont la vie se consume soit à la lecture des romans du jour, qui exaltent l'imagination, ou à des broderies qui n'exercent que les doigts, soit à recevoir, mollement étendue sur un divan, des visites que l'oisiveté procure trop souvent sous le voile de l'intérêt qu'inspire l'état de *souffrance* d'un corps frêle et délicat tenant sous sa dépendance une âme sensible et destinée à faire les délices de la société.

L'écorce d'orange et les jeunes oranges sont toniques, excitantes, stomachiques, carminatives ; elles conviennent dans toutes les maladies que caractérise ou accompagne la débilité des organes digestifs. On les a employées comme fébrifuges dans les cas où des symptômes graves ne forcent pas d'avoir recours de suite au quinquina. J'ai quelquefois associé avec avantage l'écorce d'orange à l'écorce de saule contre des fièvres intermittentes ordinaires.

Cette écorce, et ses diverses préparations, sont encore employées avec avantage dans la chlorose, l'hystérie, l'hypocondrie, et comme vermifuge.

Les jeunes oranges fort petites servent quelquefois à remplacer les pois à cautère, pour augmenter la suppuration.

Le suc d'orange, délayé dans l'eau (orangeade) est tempérant ; il est journellement employé dans les fièvres inflammatoires, bileuses, typhoïdes; dans les flegmasies, la dyssenterie, la péritonite, la néphrite, la blennorrhagie, les irritations gastriques et genito-urinaires, les dispositions scorbutiques, en un mot, dans toutes les affections aiguës ou chroniques dans lesquelles convient la limonade faite avec le suc de citron, mais étant plus doux et plus délayant que ce dernier. Le sirop de suc d'orange se donne dans les mêmes cas que l'orangeade.

FIN.

RÉCOLTE,

DESSICATION

ET

CONSERVATION DES PLANTES.

Les plantes qui doivent être employées fraîches seront récoltées par un temps serein plutôt que nébuleux ou pluvieux.

Les *racines* se récoltent au printemps et en automne. Nous préférons en général l'automne pour les racines annuelles et bisannuelles, et le printemps pour celles qui durent plus de deux années. Il est des racines qui, essentiellement ligneuses, peuvent être récoltées en tout temps. Il en est qu'il ne faut arracher de terre que lorsque la partie ligneuse et solide est déjà formée ; telles sont celles dont on n'emploie que l'écorce, comme les racines de cynoglosse, de bardane, de quinte-feuille, etc. Il faut, en effet, que cette écorce soit devenue assez épaisse pour qu'on puisse la détacher facilement du corps ligneux.

Pour conserver les racines on ne doit pas les laver ; l'eau en retarde et en rend la dessiccation plus difficile, surtout pour celles qui sont mucilagineuses. Il vaut mieux les étendre à l'air pendant un jour ou deux, et les ratisser ensuite légèrement, les brosser, ou les agiter fortement dans un sac de grosse toile pour en séparer la terre et toutes les parties

étrangères, les filaments, etc. On les coupe ensuite en tran
ches d'autant plus minces qu'elles sont plus charnues et plus
difficiles à sécher. Les racines chargées de mucilage, comme
celles de guimauve, d'aunée, de grande gentiane, de bardane, de grande consoude, etc., se dessèchent difficilement
et se moisissent. Leur dessiccation doit être opérée à l'étuve, ou mieux au four, après qu'on en a retiré le pain ; mais
alors il faut les surveiller, parce qu'elles peuvent se griller,
si l'on dépasse le point nécessaire. Les racines fibreuses et
ligneuses se dessèchent facilement. Il suffit souvent de les
placer sur des claies ou de les enfiler dans une corde et de
les exposer à un courant d'air dans un grenier.

Les racines se conservent en raison directe de leur état
de siccité. Il en est cependant, comme celles de bardane,
qui sont dès la seconde année attaquées par les vers, et d autres qui se conservent en bon état au-delà de cinq ans. Il est
à remarquer que la racine d'angélique que l'on récolte au
printemps est bientôt attaquée par les vers, tandis que celle
qui est arrachée en automne se conserve plusieurs années ;
ce qui indique qu'en général, ainsi que nous l'avons dit plus
haut, on doit récolter de préférence les racines en automne.

On doit placer les racines dans des boîtes bien fermées ou
dans un local bien sec, les visiter souvent, et si les vers les attaquent, qu'elles se ramollissent ou moisissent, les nettoyer,
les passer à l'étuve ou dans un four modérément chauffé.

Il est des racines que l'on veut conserver pleines de leurs
sucs le plus long-temps possible, parce que leur énergie diminue beaucoup par la dessiccation : telles sont celles du
raifort, du pied-de-veau, de l'iris, de la bryone, etc., que
l'on conserve en les couvrant de sable sec.

Les bulbes, les oignons, comme ceux de scille, par exemple, doivent être séchés et conservés de la manière suivante :
Après avoir enlevé les tuniques et la tige centrale, on détache toutes les autres squammes, à l'exception des plus voisines du centre, on les déchire longitudinalement en plusieurs

pièces, et, après les avoir enfilées dans une ficelle, on les suspend dans une étuve dont la température est très-élevée jusqu'à ce qu'elles soient bien sèches.

Les *feuilles* et les *tiges herbacées* doivent être choisies sur des végétaux sains et exposés autant que possible au midi, cueillies à l'époque de la floraison de la plante, par un temps sec, après le lever du soleil et lorsque la rosée est dissipée. On ne doit pas les laisser en tas ni les presser les unes contre les autres parce qu'elles s'échauffent bientôt et se détériorent. On les étend sur des draps de toile, sur des claies recouvertes d'un tissu à larges mailles, exposés aux rayons du soleil, ou dans une étuve dont la chaleur, de vingt-cinq degrés d'abord, est graduellement élevée jusqu'à trente trente-six et même plus. Un grenier exposé au midi et suffisamment chauffé par le soleil peut remplacer l'étuve. On les remue de temps en temps afin que la dessiccation s'opère d'une manière égale, et on les retire lorsqu'elles se brisent entre les doigts. On les laisse alors au contact de l'air pendant quelques heures; et dès qu'elles ont repris un peu de souplesse, on les enferme dans des boîtes que l'on place dans un lieu sec. Les feuilles ainsi préparées conservent leur couleur et une partie de leur arôme. Les feuilles séchées lentement et à l'ombre perdent quelquefois leur odeur et contractent une couleur fauve ou noire : dans cet état elles sont dépourvues de propriétés.

Les *bourgeons* doivent se récolter au moment où le mouvement d'ascension de la sève commence, un peu avant leur épanouissement.

Les *fleurs* se cueillent, pour la plupart, avant leur entier épanouissement. Il en est même plusieurs qu'on récolte quand le calice ne fait à peine que s'entr'ouvrir. La rose de Provins est dans ce cas. Il en est cependant quelques-unes, comme les violettes, les pensées, etc., qu'on ne doit cueillir qu'après leur entier épanouissement, mais il faut que cet épanouissement se soit opéré depuis peu. Les fleurs des labiées, telles que celles de romarin, de lavande, de sauge, de thym, doivent être cueillies et séchées avec leur calice, parce que c'est là que réside principalement leur odeur. Celles dont l'odeur réside spécialement dans les pétales sont ordinairement séparées du calice pour la dessiccation ; cependant Beaumé a observé qu'on les conservait bien mieux lorsqu'on les faisait sécher avec leur calice.

Il y a des fleurs qui, étant trop petites pour être conservées séparément, doivent être cueillies avec les sommités de la plante : telles sont celles de l'absynthe, de la petite centaurée, de l'hyssope, de la fumeterre, du caille-lait, etc. Après les avoir fait sécher en petites bottes, on les enveloppe dans des sacs de papier.

Pour conserver le plus posssible la couleur et l'odeur des fleurs, on doit les faire sécher promptement au soleil, à une étuve, ou, comme pour les feuilles, dans un grenier dont le toit est suffisamment chauffé par la chaleur atmosphérique, en les plaçant sur des papiers soigneusement rangés eux-mêmes sur des claies. On les remue de temps en temps, et lorsqu'elles sont sèches au point d'être réduites en poudre, on les retire pour les placer dans des boîtes ou des bocaux à l'abri de l'humidité. Il est essentiel que la partie épaisse des fleurs soit également sèche, sinon elles se décolorent et se détériorent promptement.

Il est des fleurs, surtout celles qui sont bleues, qui perdent bientôt leur couleur. Cependant celles de mauve restent colorées jusqu'à trois années. La lumière solaire contribuant à leur décoloration, nous conseillons de les sécher à l'étuve ou dans un grenier, et de les conserver dans des boîtes garnies de papier, bien fermées et placées dans un lieu sec. Les violettes exigent des soins particuliers : après avoir enlevé les calices et les étamines, on fait sécher les corolles entre deux papiers, dans une étuve chauffée à 30 degrés R., ɐ⊾ on les conserve ensuite à l'abri du contact de l'air, de la lumière et de l'humidité. Il ne faut pas mettre trop d'importance à la conservation de la couleur des fleurs médicinales : ce n'est point là que résident leurs propriétés.

Les *fruits* qu'on veut employer frais doivent être choisis bien mûrs et pleins de sucs ; mais si l'on se propose de les faire sécher, il faut les cueillir un peu avant leur maturité parfaite, et par un temps sec. En général, pour la dessiccation des fruits on doit suivre la même marche que pour les feuilles, les fleurs, les racines, etc. Les fruits pulpeux, tels que la figue, la prune et le fruit du rosier sauvage ne doivent jamais être séchés au point de devenir tout-à-fait durs ; il suffit d'en faire évaporer l'excès d'humidité, ce qu'on obtient en les exposant à une chaleur d'abord très-douce, qu'on élève ensuite peu à peu, jusqu'à ce qu'ils soient arrivés an degré de mollesse convenable. Les semences émulsives, les farineuses et toutes les autres, récoltées parfaitement mûres, se placent sur des toiles de chanvre dans des greniers, à un libre courant d'air, ou dans une étuve médiocrement échauffée. On a soin de les remuer souvent, pour renouveler les surfaces en contact avec l'air.

Les *écorces* résineuses doivent être récoltées au printemps, quand les arbres commencent à être en sève ; les non-résineuses, ordinairement en automne. Il faut choisir les écorces produites par des arbres vigoureux, sains, dans la force de l'âge, sur des branches de deux ou trois ans. Après les avoir séparées de l'aubier qui pourrait y adhérer, ainsi que des mousses qui couvrent l'épiderme, on les coupe en morceaux d'autant plus petits qu'ils contiennent plus d'eau de végétation ; on les fait sécher au soleil ou dans une étuve, et on les conserve à l'abri de l'air, de l'humidité et de la poussière. Bien préparées, les écorces se conservent en bon état pendant plusieurs années.

Les *bois* indigènes usités en médecine, tels que ceux de

génevrier, de buis, de gui de chêne, doivent être récoltés avant le développement des bourgeons ou après la chute des feuilles. On doit choisir les grosses branches, et, à l'exception de celui de génevrier, on laisse l'écorce et l'aubier. Il suffit, pour la dessication, de les exposer au soleil ou à l'air, à l'abri de la pluie et de l'humidité.

—Nous ne terminerons pas sans dire qu'il faut, autant que possible, renouveler les plantes chaque année, et apporter à leur récolte tous les soins que nous venons de recommander. La négligence à cet égard, en diminuant ou anéantissant le principe médicamenteux des plantes indigènes, a puissamment contribué à les faire tomber dans le discrédit.

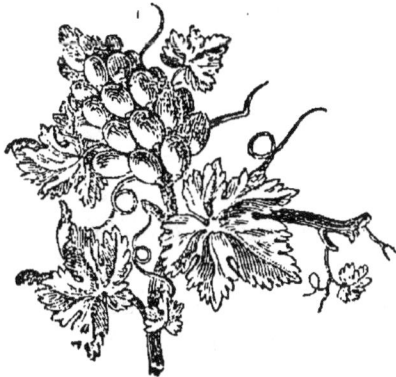

PLANTES INDIGÈNES

CLASSÉES

D'APRÈS LEURS PROPRIÉTÉS THÉRAPEUTIQUES.

ÉMOLLIENTS ET ADOUCISSANTS.

Arroche ou bonne-dame, — avoine, *semence*, *gruau.*—Betterave, — bouillon blanc, — bourrache, — buglose. —Carotte, *racine*,—chanvre, *semence*, — citrouille,—chiendent,—coignassier, *semence*,—cynoglosse.—Douce-amère, *feuilles.* —Fenu-grec, *semence*,—figuier, *fruit*,—froment, *farine*, *son*, *amidon*, *pain.*—Grande consoude, — guimauve. — Iacynthe des bois, *gomme.* —Laitue cultivée, — lin cultivé, *semence*, *huile*,—linaire.—lis.— Mauve,— mercuriale annuelle.—Navette, *huile*,—noyer, *huile.*—Olivier, *huile*, — orchis, *salep français*, — orge, *semence.*—Pariétaire, — pavot blanc, *huile* —pied de chat ou gnaphalie,—pomme de terre, *feuilles*, *tubercule*, *fécule*,—pulmonaire.—Réglisse.—Seigle, *semence*, *farine*, — séneçon.—Tussilage, *fleurs.*—Vigne, *raisins secs*,— violier, *feuilles*, *fleurs.*

TEMPÉRANTS.

Airelle, *fruits*,—alleluia.—Cerisier, *fruits*,—citron, *suc du fruit.* —Epine vinette, *fruit.* — Fraisier, *fruit.* — Grenadier, *suc du fruit*,—groseiller, *fruit.*—Mûrier, *fruit* —Oranger, *suc du fruit*, — oseille. — Pommier, *fruit.* — Ronce, *fruit.* — Vigne, *raisin*, *verjus*, *vinaigre.*

TONIQUES ASTRINGENTS.

Aigremoine,—airelle, *fruits*,—alchimille pied-de-lion,—argentine, — aune, *écorce, feuilles*. — Benoite, — bistorte, — bourse à pasteur,—brunelle,—bugle.—Chêne, *écorce, feuilles, glands*.— Coignassier, *fruit*.— Filipendule,— frêne, *écorce*.— Grenadier , *écorce du fruit*. — Hêtre , *écorce*. — Joubarbe,— Marronnier d'Inde, *écorce*, — millefeuille,— myrte. — Noyer, *feuilles, brou de noix*,— nummulaire.—Orme, *écorce*,—Ortie, —ortie blanche.—Paquerette ou petite marguerite,— patience aquatique,—pervenche,—peuplier blanc, *écorce et feuilles*,— peuplier tremble, *écorce et feuilles*, — peuplier noir, *écorce*,— piloselle,—plantain,— pommier, *écorce*,—prêle, — prunellier, *écorce* , *suc épaissi des fruits*. — putiet ou cerisier sauvage , *écorce*,—pyrole.—Quinte-feuille.—Renouée,— rhapontic, *racine*, *tiges*,—ronce, *feuilles et sommités*,— rosier, roses rouges ou de Provins,—rosier sauvage, *fruit*.—Salicaire,—sceau de Salomon, *racine*,—sanicle,—saule, *écorce*,—sumac des corroyeurs. — Tormentille. — Verge d'or , — vigne , *feuilles*, *raisin* , *verjus, vin rouge, vinaigre*.

TONIQUES AMERS.

Artichaut,— aunée, —aunée dyssentérique,—Chardon étoilé ou chausse-trappe, *feuilles et fleurs*, — chicorée.— Epine vinette, *écorce de la racine et de la tige*,—eupatoire, *feuilles*.— Fumeterre.—Gentiane.—Houblon,—houx, *feuilles*.— Lichen pulmonaire,—lilas, *capsules*.—Noyer, *feuilles, brou*.—Olivier, *écorce et feuilles*, — oranger, *écorce du fruit*. — Patience sauvage,—petite centaurée.—Marrube.—Polygala amer,—Scrofulaire aquatique. — Trèfle d'eau ou menianthe. — tussilage, *feuilles*.—Variolaire amère.

EXCITANTS GÉNÉRAUX.

Absynthe,— âche,— acore vrai,—ail,—alliaire, — aneth,— angélique, — anis,—armoise,—arnica , — aristoloche clématite,—aurone. — Balsamite ou baume-coq, — beccabunga,— berce, *semence*,— betoine,—botrys.—Calament,— camomille fétide ou maroute,— camomille romaine,—capucine,—cardamine,—carvi,—cataire,—citron, *écorce ou zeste du fruit*,—cochlearia,—coriandre,— cresson de fontaine,—cresson alénois.

Dictame de Crête ou fraxinelle.— Fenouil.—Genèvrier,—germandrée aquatique ou scordium , — germandrée maritime , — germandrée officinale ou chamœdrys petit chêne. —Hyssope.— Impératoire. — Julienne.— Lavande , — laurier d'Apollon,— lierre terrestre,— livèche. — Marjolaine,— marrube blanc,— marrube noir ou ballote,— matricaire,— camomille, — matricaire officinale,— mélisse,— mélilot, — menthe aquatique,— menthe crispée,— menthe poivrée,— menthe pouliot, etc.,— millefeuille,— millepertuis, — moutarde. — Nielle cultivée, — nielle des champs.—Oignon,—oranger, *écorce du fruit*,—origan,—ortie blanche.—Passerage,—persil,—persicaire âcre,— piment des jardins, — peuplier baumier, *bourgeons*,— peuplier noir, *bourgeons*.—pins et sapins, *bourgeons, térébenthine*, etc.,— polygala vulgaire.—Raifort,— romarin.—Santoline,— sarriette,—sauge officinale,—sauge des bois,—sauge sclarée, —sauge des prés,— scrophulaire aquatique,—serpolet,—souci officinal,—stœchas.—Tanaisie,—thé du Mexique ou Ambroisie,— thym,— Vélar ou sisymbre officinal,— Véronique officinale.

ANTISPASMODIQUES.

Ambroisie ou thé du Mexique,—armoise,—arroche fétide ou vulgaire.—Bolet odorant, — Botrys.—Caille-lait jaune,— chèvre-feuille , *fleurs*.—Gui.— Matricaire,—mélisse,—millefeuille , *fleurs*,—moscatelline.— muguet (petit) ou aspérale,— Oranger , *feuilles et fleurs*.— Pivoine,— primevère, *fleurs*.— Saule, *fleurs*,—souci des jardins,—sthœchas.—Tilleul , *fleurs*. —Valériane , *racine*.

NARCOTIQUES ET SÉDATIFS.

Aconit.—Belladone.—Cerise noire,—ciguë (grande).—ciguë (petite),— coquelicot. — Digitale, — douce - amère, *tiges*.— Jusquiame. — Laitue cultivée ,— laitue vireuse,— laurier cerise.—Morelle,—mouron rouge.—Pavot blanc ou somnifère , *opium indigène*,—pavot cornu ou glaucier,— pêcher, *feuilles et amandes du fruit* ,— phellandre aquatique,—pomme épineuse ou stramoine.—Tabac.

EMMÉNAGOGUES.

Armoise.—Matricaire officinale. — Nielle cultivée,—nielle des champs. — Perce-mousse. — Rue. — Sabine, — safran,— seigle ergoté.

SUDORIFIQUES.

(Excitants de la peau, dépuratifs.)

Aconit.—Bardane,—buis, *bois*.—Chélidoine (dose altérante).
— Douce-amère. — Fumeterre. —Genévrier, *bois*, — gratiole
(dose altérante).—Hièble, *fleurs*,—houblon. —Laiche des sables
ou salsepareille d'Allemagne.—Mézéréon.—Patience sauvage,
—patience aquatique,—persicaire amphibie,—pensée sauvage.
—Orme pyramidal.—Roseau à balai.—Saponaire,—scabieuse,
sapins et pins, *bourgeons*, *goudron*, etc.—sureau.—Trèfle
d'eau.—Vincetoxicum ou dompte-venin (dose altérante.)

EXCITANTS SPÉCIAUX DU SYSTÈME ABSORBANT
ET DE CERTAINES GLANDES.

Aconit. — Ciguë. — Varec, fucus helminthocorton, ou
mousse de Corse, — varec ou fucus vésiculeux, *réduit en
charbon* ou *aethiops végétal*,—iode et *ses préparations*.

DIURÉTIQUES.

(Stimulants des reins.)

Ache,—ail,—alliaire,— alkékenge, *baies*,—arrête-bœuf,—
artichaut,—asperge,—avoine, *semence*. —Bardane, *semence*,
—bouleau, *sève*,—busserole ou raisin d'ours,—bryone. —
Carotte, *semence*.—chardon étoilé ou chausse-trappe, *racine
et semence*,—chardon rolland,—cerisier, *pédicules ou queues
de cerise*,—chélidoine,—colchique.—Digitale.—Epine vinette,
racine.—Fenouil, *racine*,—fève, *cendre des tiges et des gousses*,—frêne, *écorce de la racine*,—fraisier, *racine*.—Genet,
semence, cendre,—genévrier, *baies*,—géranion bec de grue,—
grateron, *semence*.—Hépatique des fontaines,—hièble, *baies*,
racine,—houx (petit) ou fragon.—Millepertuis,—moutarde.—
Oignon.—Pariétaire,—persil,—pissenlit,—prêle.—Raifort.—
roquette sauvage. — Sapin et pin, *bourgeons, goudron, térébenthine*, etc.,—saponaire, — saxifrage,—scille,—sureau,
écorce intérieure, baies, feuilles.—Verge d'or, — vigne, *vin
blanc*.

EXPECTORANTS.

(Stimulants des organes respiratoires.)

Ail,—arum ou pied-de-veau, *racine*, — aunée. —Bolet
odorant.—Capucine,—chou rouge,—colchique.— Genévrier,

tiges, feuilles et baies. — Hyssope. — Iris nostras. — Lierre terrestre.—Marrube—millepertuis.—Navet.—Oignon.—Phellandre aquatique,—polygala vulgaire,—pouliot,—pulmonaire, —pulmonaire de chêne ou lichen pulmonaire. — Sapin et pin, *térébenthine, goudron, bourgeons*, etc.,—serpolet,— scille.—Velar ou erysimum.

VOMITIFS *OU* ÉMÉTIQUES.

Arroche ou bonne dame, *semence*,—asaret ou cabaret.— Colchique.—Dompte-venin ou vincetoxicum, *fusain, fruit.*— Genêt à balai,—genêt d'Espagne,—genêt des teinturiers.— Joubarbe (petite) ou vermiculaire brûlante.—Lierre grimpant, *baies.*—Moutarde, *semence en poudre*,—muguet, *fleurs.*—Narcisse des poètes,— narcisse des prés. — Parisette ou herbe à Pâris,—patience sauvage, *racine en poudre.*—Raifort, — roquette, *semence.* — Scille.—Violette odorante,— violette de chien.

PURGATIFS.

(Laxatifs, cathartiques, drastiques.)

Agaric blanc, — anagyre. — Baguenaudier ou faux séné,— bourgène, *écorce intérieure*, — bryone. — Carthame, *fleur*, —concombre sauvage ou élatérion, — coloquinte, — coronille ou séné bâtard. — Eupatoire d'avicenne, *racine*, — euphorbe cyparisse, — euphrobe réveille - matin, — euphorbe des marais,—euphorbe des vignes,—euphorbe nummulaire, — euphorbe épurge. —Frêne commun, *feuilles*,— fusain, *baies.*—Genêt à balai, des teinturiers et d'Espagne, *fleurs et fruits*,—globulaire turbith,—globulaire vulgaire,— gratiole.—Hellebore noir,—hellebore blanc ou vérâtre,— hellebore vert,—hellebore fétide,—houx, *baies.*—Iris des marais,—iris fétide,—iris germanique.—Lierre grimpant, *baies.* —lin purgatif,—liseron des champs,—liseron des haies.— Mercuriale annuelle,—moutarde blanche, *semence*,—moutarde noire, *huile douce de la semence.* — Neprun, *baies*, — noyer cendré, *écorce.*—Pêcher, *fleurs*,—pigamon jaunâtre,—polypode.—Rhapontic, *racine*, —ricin, *huile*, — rosier de chien, *fleurs*,—rosier musqué, *fleurs.*—Soldanelle,—sureau, *écorce et feuilles.*—Tam ou sceau de Notre-Dame.

VERMIFUGES *OU* ANTHELMINTIQUES.

Absynthe,—absynthe marine,—ail,—ambroisie,—amandes

amères,—artichaut,—aurone.—Balsamite ou baume-coq, *fleurs et semences*, —bourgène, *écorce*, — bryone. — Carotte, *racine crue*, — chélidoine, — colchique, — coloquinte, —coriandre.— Eupatoire d'avicenne.—Fougère mâle,—fusain, *fruits*.—Genevrier, *huile de cade*,—gratiole,—grenadier, *écorce de la racine*.—Hellebore noir, — hellebore fétide ou pied de griffon. —Lin cultivé, *huile*,—lin purgatif,—liseron.—Mille-pertuis, *semence, fleurs, huile essentielle*,—mousse de Corse ou fucus helminthocorton,—moutarde, *huile douce*,—mûrier, *écorce de la racine*.—Nielle,—noyer, *brou de noix, huile*.—Oignon,— olivier, *huile d'olive*.—Pêcher, *feuilles*. — persicaire brûlante, —pied d'alouette.—Ricin, *huile*,—rosier sauvage, *duvet intérieur du fruit*.—rue, *semence*. — Sabine, —santoline blanche, *fleurs et semences*,—santoline des jardins, *fleurs et semences*,—sapins et pins, *térébenthine, huile essentielle de térébenthine*,—sarriette,—saule à feuilles de laurier, *écorce*,— scordium, — serpolet, — staphisaigre, *semence*. — Tabac, — tanaisie.—Valériane.—Toutes les plantes amères.

RUBÉFIANTS ET VÉSICANTS.

Ail,—alliaire,—arum ou pied-de-veau,—anémone des bois. —Bryone. — Chélidoine ou grande éclaire,— clématite des haies.—Dentelaire.—Euphorbe épurge,—euphorbe cyparisse, —euphorbe réveil- matin, etc.—Garou, *écorce*.—Hellebores.— Moutarde noire, moutarde blanche.—Nenuphar, *racine fraîche*,—noyer, *écorce de la racine*.—Ortie brûlante,—ortie dioïque. — Piment,—plantin aquatique, — pulsatille commune.— Raifort sauvage, —renoncules, — roquette sauvage,—rue.— Sabine.—Velar ou sisymbre officinal,—vermiculaire brûlante ou petite joubarbe.

Pour *moxas* : Byssus des caves.—Vigne, *feuilles*.

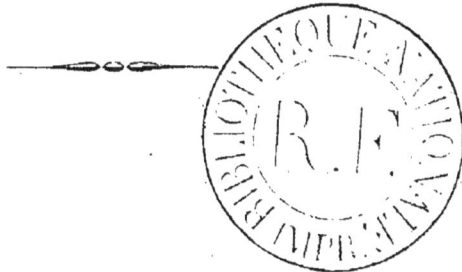

TABLE

Matières Pathologiques et Thérapeutiques.

TABLE

DES

PLANTES MÉDICINALES INDIGÈNES

INDIQUANT

Les familles naturelles auxquelles elles appartiennent.

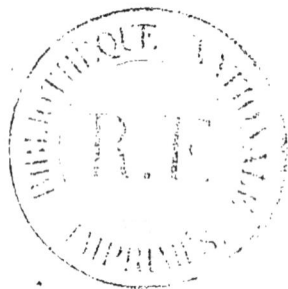

FIN DE LA TABLE.

BOULOGNE-SUR-MER.

IMPRIMERIE DE BERGER FRÈRES,

51, Grande Rue.

1850.

ERRATA.

—◄●●►—

Pages	lignes	au lieu de :	lisez :
204	33	hémorrhoïdaires,	hémorrhoïdaux.
239	26	(Effacez *ou*, et ajoutez-le avant *il* de la ligne 27.)	
257	39	cataclysme,	cataplasme.
292	2	ont,	a.
337	3	cette,	la.
341	15	Lusutanus,	Lusitanus.
365	37	prescrivis,	prescris.
380	13	apoplexie,	apyrexie.
443	14	dypsie,	dyspnée.
459	6	albuminairie,	albuminurie.
476	34	(après *employé*, ajoutez en 1849.)	
494	32	atanique,	atonique.
500	21	anpélique,	angélique.
505	22	topique,	tonique.
511	7	*sens*,	*sive*.
528	16	*roton difolius*,	*rotondifolius*.
585	29	même,	néanmoins.
590	15	médications,	indications.

www.ingramcontent.com/pod-product-compliance
Lightning Source LLC
Chambersburg PA
CBHW071133270326
41929CB00012B/1735